U0255596

内科常见病诊断治疗学

杜子强 吴谦谦 曹先波 主编

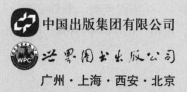

中国出版集团有限公司

世界图书出版公司

广州·上海·西安·北京

图书在版编目（CIP）数据

内科常见病诊断治疗学 / 杜子强，吴谦谦，曹先波
主编. 广州：世界图书出版广东有限公司，2023.5
ISBN 978-7-5192-9268-3

Ⅰ. ①内… Ⅱ. ①杜… ②吴… ③曹… Ⅲ. ①内科 –
常见病 – 诊疗 Ⅳ. ①R5

中国版本图书馆 CIP 数据核字（2021）第 274766 号

书　　名	内科常见病诊断治疗学
	NEIKE CHANGJIANBING ZHENDUAN ZHILIAOXUE
主　　编	杜子强　吴谦谦　曹先波
责任编辑	曹桔方　韩海霞
装帧设计	天顿设计
责任技编	刘上锦
出版发行	世界图书出版有限公司　世界图书出版广东有限公司
地　　址	广州市新港西路大江冲 25 号
邮　　编	510300
电　　话	020-84460408
网　　址	http://www.gdst.com.cn
邮　　箱	wpc_gdst@163.com
经　　销	各地新华书店
印　　刷	三河市天润建兴印务有限公司
开　　本	787mm × 1092mm　1/16
印　　张	31.5
字　　数	802 千字
版　　次	2023 年 5 月第 1 版　2023 年 5 月第 1 次印刷
国际书号	ISBN 978-7-5192-9268-3
定　　价	298.00 元

主编简介

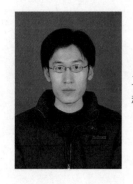

　　杜子强，山东省广饶县人民医院神经内科主治医师，从事神经内科临床工作15年，一直致力于"眩晕"课题的研究，尤擅长前庭功能床边查体及各种BPPV治疗。

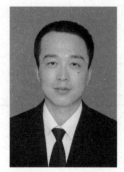

　　吴谦谦，山东省东营市人民医院神经内科主治医师，对神经内科常见病、多发病的诊治有丰富经验，尤其擅长头晕、眩晕、头痛、脑血管疾病的诊治。

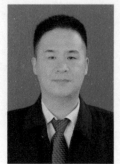

　　曹先波，济南重汽医院（济南市中心医院西院）肿瘤老年病科主任，擅长常见恶性肿瘤的诊治，尤其擅长肺癌、乳腺癌、消化道肿瘤的诊治及靶向治疗、免疫治疗、化疗方案的调整及毒副反应的防治。

编　委　会

前　言

随着人民生活水平的提高,人民群众对健康的需求越来越高,对医生的要求也越来越高。医学的基础及临床研究日新月异,各种新理论、新治疗观念不断涌现,且内科疾病病种繁多,病情复杂,如何全面、准确地掌握内科常见病、多发病的诊疗方法是内科医生当下所要面临的重大挑战。

本书对内科常见病、多发病的临床表现、诊断、鉴别诊断、治疗等都进行了详细的阐述,并根据临床的发展动态相应增加了近年来达成共识的新理念、新技术等。本书理论知识与临床实践紧密结合,内容丰富翔实,文字精练,便于查阅,可供内科及相关医务工作者参考阅读。

由于本书编写水平有限,如有疏漏或不足之处,恳请各位专家批评指正,以期再版时修正完善。

目　录

第一章　呼吸系统疾病

第一节　急性上呼吸道感染

急性上呼吸道感染简称上感,为外鼻孔至环状软骨下缘包括鼻腔、咽或喉部急性炎症的总称,是呼吸道最常见的一种传染病。主要病原体是病毒,少数由细菌引起。患者不分年龄、性别、职业和地区,免疫功能低下者易感。本病全年皆可发病,冬春季节多发,多为散发,但常在气候突变时小规模流行。人体对其感染后产生的免疫力较弱、短暂,病毒间也无交叉免疫,故可反复发病。主要通过患者喷嚏和含有病毒的飞沫经空气传播,或经污染的手和用具接触传播。通常病情较轻、病程短、可自愈,预后良好。其不仅具有较强的传染性,而且少数可引起严重并发症。

急性上呼吸道感染通常分为普通感冒、流行性感冒(归入传染病)、急性鼻窦炎、急性咽炎、急性扁桃体炎、急性喉炎、急性会厌炎和急性中耳炎等疾病,其中急性鼻窦炎和急性中耳炎通常归入耳鼻喉科专科处理。

一、病因及发病机制

急性上呼吸道感染有 70％～80％ 由病毒引起,主要有鼻病毒、腺病毒、呼吸道合胞病毒、流感病毒(甲、乙、丙)、副流感病毒、冠状病毒等。另有 20％～30％ 由细菌引起,细菌感染既可以是原发的,也可以继发于病毒感染,以溶血性链球菌为最常见,其次是流感嗜血杆菌、金黄色葡萄球菌、肺炎链球菌、卡他莫拉菌等,偶见革兰阴性杆菌。肺炎支原体和肺炎衣原体较少见。

接触病原体后是否发病,还取决于传播途径和人群易感性。各种可导致全身或呼吸道局部防御功能降低的因素,如受凉、气温变化、淋雨、疲劳等,致使原已存在于上呼吸道的病毒或细菌迅速繁殖,或者直接接触含有病原体的患者喷嚏、空气以及污染的手和用具诱发本病。老幼体弱,免疫功能低下或有慢性呼吸道疾病如鼻窦炎、扁桃体炎者更易发病。

二、病理生理

组织学上可无明显病理改变,亦可出现上皮细胞的破坏。当病毒到达咽喉部腺体区时,病毒与气道上皮细胞特异性结合。病毒在呼吸道的上皮细胞及局部淋巴组织中复制,引起细胞病变及炎症反应。病毒感染后释放的炎性介质包括激肽、白三烯、IL-1、IL-6、IL-8 和 TNF-α 等,导致血管通透性增加,使鼻腔及咽黏膜充血、水肿、上皮细胞破坏,伴单核细胞浸润,有浆液性及黏液性渗出。临床上出现流清涕、鼻塞等呼吸道症状,并产生发热、全身疼痛等全身症状。症状往往在病毒感染机体后的 16 小时内出现,并在 24～48 小时达高峰,在 2～3 天内达到病毒排出高峰。继发细菌感染者可有中性粒细胞浸润及脓性分泌物。

三、临床表现及辅助检查

(一)临床表现

根据病因不同,临床表现可有不同的类型,主要有以下类型:

1.普通感冒

普通感冒为病毒感染引起,俗称"伤风",又称急性鼻炎或上呼吸道卡他。起病较急,早期主要表现为鼻部卡他症状,如喷嚏、鼻塞、流清水样鼻涕,也可表现为咳嗽、咽干、咽痒或烧灼感甚至鼻后滴漏感。咽干、咳嗽和鼻后滴漏与病毒诱发的炎症介质导致的上呼吸道传入神经高敏状态有关。2～3 天后鼻涕变稠,可伴咽痛、头痛、流泪、味觉迟钝、呼吸不畅、声嘶等,有时由于咽鼓管炎致听力减退。严重者有发热、畏寒、四肢酸痛、头痛及食欲缺乏等全身症状。无并发症的普通感冒一般 5～7 天后可痊愈。老年人和儿童容易出现感冒并发症。若伴有基础疾病的普通感冒患者,则临床症状较重、迁延,容易出现并发症,使病程延长。体检可见鼻腔黏膜充血、水肿、有分泌物,咽部可为轻度充血,胸部体检多无异常。伴有基础疾病或出现并发症者可以查到相应体征。

2.急性病毒性咽炎和喉炎

由鼻病毒、腺病毒、流感病毒、副流感病毒以及肠病毒、呼吸道合胞病毒等引起。临床表现为咽痒和灼热感,咽痛不明显。咳嗽少见。急性喉炎多为流感病毒、副流感病毒及腺病毒等引起,临床表现为明显声嘶,讲话困难,可有发热、咽痛或咳嗽,咳嗽时咽喉疼痛加重。体检可见喉部充血、水肿,局部淋巴结轻度肿大和触痛,有时可闻及喉部的喘息声。

3.急性疱疹性咽峡炎

多由柯萨奇病毒 A 引起,表现为明显咽痛、发热,病程约为 1 周。查体可见咽部充血,软腭、腭垂、咽及扁桃体表面有灰白色疱疹及浅表溃疡,周围伴红晕。多发于夏季,多见于儿童,偶见于成人。

4.急性咽结膜炎

主要由腺病毒、柯萨奇病毒等引起。表现为发热、咽痛、畏光、流泪、咽及结膜明显充血。病程 4～6 天,多发于夏季,由游泳传播,儿童多见。

5.急性咽扁桃体炎

病原体多为溶血性链球菌,其次为流感嗜血杆菌、肺炎链球菌、葡萄球菌等。起病急,咽痛明显、伴发热、畏寒,体温可达 39℃以上。查体可发现咽部明显充血,扁桃体肿大、充血,表面有黄色脓性分泌物。有时伴有颌下淋巴结肿大、压痛,而肺部查体无异常体征。

(二)辅助检查

1.血液检查

因多为病毒性感染,白细胞计数常正常或偏低,伴淋巴细胞比例升高,严重病毒感染时淋巴细胞比例可以降低。细菌感染时白细胞计数与中性粒细胞比例升高,出现核左移现象。

2.病原学检查

因病毒类型繁多,且明确类型对治疗无明显帮助,一般无须明确病原学检查。需要时可用免疫荧光法、酶联免疫吸附法、血清学诊断或病毒分离鉴定等方法确定病毒的类型。脓性分泌物可作细菌培养和药物敏感试验,有助于判断细菌类型,指导临床用药。

四、诊断和鉴别诊断

(一)诊断

诊断依据:包括危险因素、症状、体征和辅助检查。

1.危险因素

各种可导致全身或呼吸道局部防御功能降低的因素均可诱发本病。如受凉、气温变化、淋雨、疲劳、人群拥挤的环境、久坐的生活方式、免疫力低下及与高危人群接触或营养不良等。

2.症状

以鼻部卡他症状为主,如鼻塞、流鼻涕、打喷嚏。根据病毒或细菌侵犯的部位不同,症状有所不同。如鼻腔:鼻黏膜受刺激后可有鼻塞、流清水样鼻涕、打喷嚏等;咽部:干燥、灼热感、咽痛等;喉:声音嘶哑、咳嗽咳痰、喉部不适等;急性扁桃体炎的症状主要为咽痛、发热、吞咽困难等;急性上呼吸道感染时可伴有不同程度的全身症状,如发热、畏寒、头痛、四肢酸痛、咳嗽和疲乏等。

3.体征

普通感冒时鼻腔黏膜充血、水肿、有分泌物、咽部轻度充血;急性咽炎时可见咽部明显充血、水肿;急性扁桃体炎时可见扁桃体肿大、充血、表面有或无脓性分泌物;急性喉炎时可见喉部充血、水肿、有黏液性分泌物或黏膜溃疡。

具备上述危险因素并根据鼻咽部的症状和体征,结合周围血象和阴性胸部 X 线检查可做出临床诊断。一般无须病因诊断,特殊情况下可进行细菌培养和病毒分离,或病毒血清学检查等确定病原体。但必须与初期表现为感冒样症状的其他疾病相鉴别。

(二)鉴别诊断

1.流行性感冒(以下简称流感)

起病急,具有较强的传染性,以全身中毒症状为主,呼吸道症状较轻。老年人及伴有慢性呼吸道疾病、心脏病者易并发肺炎。普通感冒与流感的鉴别诊断如表 1-1-1 所示。

表 1-1-1 普通感冒与流感的鉴别诊断

症状	普通感冒	流感
发热	少见	常见
鼻塞	很常见,且通常在 1 周内症状自然缓解	常见
打喷嚏	常见	常见
咽痛	常见	常见

症状	普通感冒	流感
头痛	少见	非常常见
咳嗽	通常为间断的、排痰性(有黏液产生)咳嗽	通常为间断性干咳
寒战	少见	有轻-中度恶寒症状
疲倦	较轻微	通常为中度疲倦,且常伴有乏力
胸部不适	轻-中度	中度

2.急性细菌性鼻窦炎

致病菌多为肺炎链球菌、流感嗜血杆菌、葡萄球菌、大肠埃希菌及变形杆菌等,临床多见混合感染。其多在病毒性上呼吸道感染后症状加重。主要症状为鼻塞、脓性鼻涕增多、嗅觉减退和头痛。急性鼻窦炎患者可伴有发热和全身不适症状。

3.过敏性鼻炎

分为季节性和常年性,多于接触过敏源(如花粉等)后出现症状,主要症状为阵发性喷嚏、流清水样鼻涕,发作过后如健康人。仅表现为鼻部症状或感疲劳,一般无发热等全身症状,且病程较长,常年反复发作或季节性加重。普通感冒与急性鼻窦炎、过敏性鼻炎的鉴别诊断如表1-1-2所示。

表 1-1-2　普通感冒与急性鼻窦炎、过敏性鼻炎的鉴别诊断

普通感冒

1.以鼻部卡他症状为主,初期也可有咽部不适或咽干、咽痒或烧灼感

2.四肢酸痛和头痛等全身症状较轻

3.诊断主要依据典型的临床症状

急性鼻窦炎

1.致病菌多为肺炎链球菌、流感嗜血杆菌、葡萄球菌等,临床多见混合感染

2.多于病毒性上呼吸道感染后症状无改善或加重

3.主要症状为鼻塞、脓性鼻涕增多、嗅觉减退和头痛

4.急性鼻窦炎患者可伴发热及全身不适症状

过敏性鼻炎

1.分为季节性和常年性,多于接触过敏源后(如花粉等)出现症状,主要症状为阵发性喷嚏、流清水样鼻涕,发作过后如正常人

2.仅表现为鼻部症状或感到疲劳,一般无发热等症状,且病程较长,常年反复发作或季节性加重

4.链球菌性咽炎

主要致病菌为 A 组溶血性链球菌。其症状与病毒性咽炎相似,发热可持续3~5天,所有症状将在 1 周内缓解。好发于冬、春季节;以咽部炎症为主,可有咽部不适、发痒、灼热感、咽痛等,可伴有发热、乏力等;检查时有咽部明显充血、水肿,颌下淋巴结肿大并有触痛。链球菌型咽炎的诊断主要靠咽拭子培养或抗原快速检测。

5.疱疹性咽峡炎

发病季节多发于夏季,常见于儿童,偶见于成人;咽痛程度较重,多伴有发热,病程约 1 周;有咽部充血,软腭、腭垂、咽及扁桃体表面有灰白色疱疹及浅表溃疡,周围环绕红晕;病毒分离多为柯萨奇病毒 A。

6.急性传染病前驱症状

如麻疹、脊髓灰质炎、脑炎、肝炎、心肌炎等病,患病初期可有鼻塞、头痛等类似症状,应予重视。如果在上呼吸道症状一周内,呼吸道症状减轻但出现新的症状,须进行必要的实验室检查,以免误诊。

五、治疗

1.一般治疗

应卧床休息,多饮水,室内保持适当的温度和湿度。注意增强体质,劳逸结合,生活有规律,这是预防上呼吸道感染的理想方法。

2.对症治疗

可选用含有解热镇痛及减少鼻咽部充血和分泌物的抗感冒复合剂或中成药,如对乙酰氨基酚(扑热息痛)、双酚伪麻片、银翘解毒片等。

3.病因治疗

(1)抗菌药物治疗:如有细菌感染,可根据病原菌选用敏感的抗菌药物。经验用药,常选青霉素、第一代头孢菌素、大环内酯类或喹诺酮类。

(2)抗病毒药物治疗:早期应用抗病毒药有一定效果。利巴韦林有较广的抗病毒谱,对流感病毒、副流感病毒和呼吸道合胞病毒等有较强的抑制作用。奥司他韦对甲、乙型流感病毒神经氨酸酶有较强的抑制作用,可缩短病程。金刚烷胺、吗啉胍和抗病毒中成药也可选。

第二节　肺部感染性疾病

一、肺炎链球菌肺炎

肺炎链球菌肺炎是由肺炎链球菌或称肺炎球菌所引起的肺炎,约占社区获得性肺炎的半数。通常急骤起病,以高热、寒战、咳嗽、血痰及胸痛为特征。胸部 X 线片呈肺段或肺小叶急性实变,近年来抗生素的广泛使用,致使起病方式、症状及 X 线影像改变均不典型。

(一)症状与体征

1.症状

发病前常有受凉、淋雨、疲劳、醉酒、病毒感染史,多有上呼吸道感染的前驱症状。起病多急骤,高热、寒战、全身肌肉酸痛,体温通常在数小时内升至 39～40℃,高峰在下午或傍晚,或呈稽留热,脉率随之增速。患侧胸痛,可放射至肩部或腹部,咳嗽或深呼吸时加剧。痰少,可带血或呈铁锈色,胃纳锐减,偶有恶心、呕吐、腹痛或腹泻,可被误诊为急腹症。

2.体征

患者呈急性病容,面颊绯红,鼻翼翕动,皮肤灼热、干燥,口角及鼻周有单纯疱疹;病变广泛时可出现发绀。有感染中毒症者,可出现皮肤、黏膜出血点,巩膜黄染。早期肺部体征可无明显异常,仅有胸廓呼吸运动幅度减小,听诊可有呼吸音减低及胸膜摩擦音。肺实变时叩诊呈浊音、触觉语颤增强并可闻及支气管呼吸音。消散期可闻及湿啰音。心率增快,有时心律失常。重症患者有肠胀气,上腹部压痛多与炎症累及膈胸膜有关。严重感染时可伴发休克、急性呼吸窘迫综合征及神经精神症状,表现为神志模糊、烦躁、呼吸困难、嗜睡、谵妄、昏迷等。累及脑膜时有颈抵抗及出现病理性反射。

(二)辅助检查

1.血常规检查

常可见白细胞计数$(10\sim20)\times10^9/L$,中性粒细胞多在80%以上,并有核左移,细胞内可见中毒颗粒。年老体弱、免疫力低下、酗酒者白细胞计数可不高,但中性粒细胞比例仍高。肺充气减少可出现低氧血症,过度通气可出现呼吸性碱中毒。

2.痰培养

痰的革兰染色在典型情况下可呈短链排列的革兰阳性柳叶形双球菌。用多价肺炎球菌抗血清显示荚膜肿胀才能明显证明这些链球菌是肺炎链球菌。痰培养$24\sim48$小时可确定病原体。聚合酶链反应(PCR)及荧光标记检测可提高病原菌检出率。

3.X线检查

典型的肺炎球菌肺炎的X线影像表现为肺浸润,但在最初数小时可表现不明显或难以发现。支气管肺炎是最常见的X线表现,但实变局限于一叶的大叶性肺炎伴典型支气管充气征是肺炎球菌感染的特征性表现,现已少见。

4.肺炎球菌多糖荚膜抗原测定

以对流免疫电泳法对痰、血液、胸液或脑脊液进行该种抗原检测,有助于诊断。

5.血气分析

病变范围广泛者,可表现氧分压(PaO_2)及二氧化碳分压$(PaCO_2)$下降。

6.血培养

10%$\sim$20%患者并发菌血症,血培养阳性是肺炎链球菌感染的确切证据。如合并胸腔积液,应积极抽取胸液进行细菌培养。

(三)诊断要点

(1)有受凉、淋雨、醉酒或疲劳等一定诱因。

(2)发病急骤,寒战、高热、咳嗽、胸痛或痰中带血。

(3)胸部X线表现为叶、段或亚段分布的均匀密度增高影或浸润影。

(4)痰涂片革兰染色可见成对或呈短链状排列的阳性球菌,痰培养分离出肺炎链球菌。

(5)血培养分离出肺炎链球菌。

凡急性发热伴胸痛、呼吸困难和咳嗽都应怀疑为肺炎球菌性肺炎。根据病史、胸部X线改变、适当标本的培养和革兰染色、荚膜肿胀反应可做出初步诊断。确切诊断则需证明胸膜液、血液、肺组织或经气管吸出物中有肺炎链球菌。

（四）鉴别诊断

1.传染性非典型肺炎

它也称严重呼吸窘迫综合征,本病是由冠状病毒的一种变异体引起的以肺炎为特征的急性传染病,起病急,表现为发热(>38℃)、头痛、关节酸痛、乏力、腹泻,无上呼吸道卡他症状,干咳、少痰;肺部体征不明显,严重者出现呼吸加速、明显呼吸窘迫;白细胞计数正常或减低,淋巴细胞计数减低;肺部影像学检查表现为片状、斑片状浸润性阴影或呈网状样改变。一旦发现并确定为传染性非典型肺炎或疑似病例,必须按要求填写《传染性非典型肺炎或疑似病例报告登记一览表》,在 6 小时内报告当地县、市卫生行政部门和疾病预防控制机构。

2.干酪性肺炎

可有低热、乏力、咯鲜血,血白细胞计数可正常,抗生素治疗无效,结核菌素试验阳性;X 线显示病变多在肺尖部,密度不均,可形成空洞和肺内播散,痰中容易找到结核杆菌。

3.急性肺脓肿

本病早期临床表现与肺炎球菌肺炎相似,但随着病程的发展,有大量臭脓痰排出,致病菌有金葡菌、厌氧菌,X 线显示脓腔和液平。

4.金黄色葡萄球菌肺炎

感染中毒症状重,咳粉红色乳状痰,血白细胞计数增高更为显著;胸部 X 线片显示病变密度不均匀,有空腔形成,呈肺气囊肿,并侵及胸膜,进展迅速。青霉素治疗效果不如肺炎球菌肺炎。血或痰培养可培养出金葡菌。

5.克雷伯杆菌肺炎

急性发病,症状与肺炎球菌类似,但有寒战、高热伴全身衰竭,痰呈砖红色胶冻样;胸部 X 线片可见肺叶实变,上叶多发,下缘下坠,早期有空洞形成,血白细胞计数增高不如肺炎球菌肺炎明显。青霉素治疗无效。

6.支原体肺炎

症状一般较轻,体征常不明显,白细胞计数不升高或轻度升高;胸部 X 线片示阴影浅淡,血冷凝试验可阳性。疾病恢复期血清肺炎支原体特异性抗体升高,大环内酯类治疗有效,青霉素治疗无效。

（五）治疗

1.一般治疗

患者应卧床休息,注意足够蛋白质、热量和维生素等的摄入。观察患者的呼吸、心率、血压、尿量。鼓励饮水每日 1～2L;注意维持水、电解质平衡。有明显胸痛者,可应用可待因15mg,口服;有低氧血症或有发绀的,应给予吸氧,保持呼吸道通畅;若有呼吸衰竭进行性发展,须考虑气管插管、气管切开及机械呼吸等。如有烦躁不安、谵妄、失眠等,可给予地西泮5mg,口服。

2.抗生素治疗

抗生素治疗首选青霉素。如无青霉素过敏,可用青霉素每次 80 万 U,每日 2 次,肌内注射;或用青霉素每次 320 万～400 万 U 加入 0.9％氯化钠注射液 100mL 中静脉滴注,每日 2 次。有青霉素过敏的,则用红霉素每次 1～1.5g 加入 5％葡萄糖注射液 500mL 中静脉滴注,每日 2 次；或用头孢呋辛酯(力复乐或西力欣)每次 1.5g 加入 0.9%氯化钠注射液 100mL 中静脉滴注，每日 2 次。

3.中毒休克型肺炎治疗

治疗时应注意纠正水、电解质和酸碱紊乱，监测和纠正钾、钠及氯紊乱以及酸碱中毒。可用以下方式治疗：500mL 右旋糖酐-40 静脉滴注，每日 1 次；多巴胺 60～80mg 加入 5%葡萄糖注射液 500mL 中静脉滴注(一般可根据血压调整滴速，使收缩压维持在 90～100mmHg)；青霉素 400 万～500 万 U 加入 0.9%氯化钠注射液 100mL 中静脉滴注，每日 2 次(青霉素皮试阴性后用)或用头孢曲松 2g 加入 0.9%氯化钠注射液 100mL 中静脉滴注，每日 1 次；地塞米松 5～10mg 加入 5%葡萄糖氯化钠注射液 500mL 中静脉滴注，每日 1 次或用氢化可的松 100～200mg 加入 5%葡萄糖氯化钠注射液 500mL 中静脉滴注，每日 1 次，一般应用 3～5 日。如因补液过多、过速或伴有中毒性心肌炎，出现心功能不全者，可用0.2mg毛花苷 C 加入 50%葡萄糖注射液 20mL 中，静脉缓慢注射。

二、葡萄球菌肺炎

葡萄球菌肺炎是由葡萄球菌引起的急性肺部化脓性炎症。主要为原发性金黄色葡萄球菌肺炎和血源性金黄色葡萄球菌肺炎。金黄色葡萄球菌是葡萄球菌属中最重要的致病菌，致病力极强，其耐药菌株逐渐增多。人体是金黄色葡萄球菌在自然界的主要宿主之一，通常葡萄球菌主要定植于鼻前庭黏膜、腋窝、阴道、皮肤破损处及会阴等部位。近年来，不但金黄色葡萄球菌肺炎呈增多趋势，而且其他葡萄球菌肺炎亦有增加。葡萄球菌肺炎一般病情重，病死率高，尤其是耐甲氧西林的金黄色葡萄球菌(MRSA)引起的肺炎，治疗困难，预后差，应引起临床的重视。

(一)诊断标准

1.临床表现

(1)常发生于有基础疾病，如糖尿病、血液病、艾滋病、肝病、营养不良、酒精中毒、静脉吸毒或原有支气管肺疾病者。起病多急骤，寒战、高热，体温多高达 39～40℃，咳嗽，咯脓痰，带血丝或脓血痰，胸痛，呼吸困难等。毒血症状明显时，全身肌肉、关节酸痛，体质衰弱，精神萎靡，病情重者可早期出现周围循环衰竭。院内感染病例通常起病较隐袭，但亦有高热、脓痰等。老年人症状多不典型。

(2)体检：体征在早期不明显，其后可出现两肺散在性湿啰音。病灶较大或融合时可有肺实变体征，气胸或脓气胸时则有相应体征。

(3)血源性葡萄球菌肺炎：常有皮肤伤口、疖痈和中心静脉导管置入等，或有静脉吸毒史，咯脓痰较少。应注意肺外病灶，静脉吸毒者多有皮肤针口和三尖瓣赘生物，可闻及心脏病理性杂音。

2.辅助检查

(1)血常规：白细胞计数明显升高，中性粒细胞比例增加，核左移并出现毒性颗粒。

(2)痰涂片：可见成堆的葡萄球状菌及脓细胞，痰培养发现葡萄球菌，如凝固酶阳性，可诊断为金黄色葡萄球菌。血行感染时血培养阳性率高。

(3)胸部 X 线检查

①多发性肺段浸润或肺叶实变，可形成空洞，或呈小叶样浸润，其中有单个或多发的液气

囊腔。

②肺部浸润、肺脓肿、脓胸、脓气胸为金黄色葡萄球菌肺炎的四大 X 线征象。

③X 线阴影的易变性是金黄色葡萄球菌肺炎的另一重要特征。其表现为一处炎性浸润消失而另一处出现新病灶,或很小的单一病灶发展为大片阴影。

(二)治疗原则

早期清除引流原发病灶,选用敏感的抗菌药物。

1.抗菌治疗

金黄色葡萄球菌多为凝固酶阳性葡萄球菌,近年来对青霉素 G 耐药率已高达 90% 左右。对甲氧西林敏感株(MSSA)首选耐青霉素酶的半合成青霉素或头孢菌素,如苯唑西林、氯唑西林单用或联合利福平、阿米卡星等。替代:头孢唑啉、头孢呋辛、克林霉素、呼吸喹诺酮类,联合氨基糖苷类如阿米卡星等。β-内酰胺类/β-内酰胺酶抑制剂:阿莫西林/克拉维酸,氨苄西林/舒巴坦。对甲氧西林耐药株(MRSA)可用万古霉素、去甲万古霉素、替考拉宁、利奈唑胺等。万古霉素每日 1～2g 静脉滴注,不良反应有静脉炎、皮疹、药物热、耳聋和肾损害等,替考拉宁首日 800mg 静点,以后 400mg/d,偶有药物热、皮疹、静脉炎等不良反应。利奈唑胺 600mg,每日 2 次,静脉滴注,注意监测血小板。近年来在院内感染中,凝固酶阴性葡萄球菌感染逐渐增多,如表皮葡萄球菌、溶血性葡萄球菌等,这些凝固酶阴性葡萄球菌所致肺炎发病及症状虽不如金黄色葡萄球菌凶险,但其对抗菌药物的耐药率则有过之而无不及,抗菌治疗原则同金黄色葡萄球菌肺炎。并发脓胸、脑膜炎、心内膜炎以及肾、脑、心肌转移性脓肿时,可选用上述药物,并要对脓腔做适当引流。

临床选择抗菌药物时可参考细菌培养的药物敏感试验。

抗菌治疗的疗程视病情而定,一般疗程 2～4 周,如严重感染或有脓胸等并发症需 4～8 周,甚至更长。

2.其他治疗

包括吸氧以及对症处理,营养支持治疗及对脓胸、脓气胸、循环衰竭等并发症的处理。血源性金黄色葡萄球菌肺炎需要积极治疗原发病以消除感染灶。

(三)预后与预防

1.预后

一般病死率为 30%～40%,大多数患者有严重的合并症。部分健康成人在流感后患葡萄球菌肺炎,病情发展快,最后导致死亡。抗菌药物疗效起效慢,恢复期长。

2.预防

医护人员应严格采用无菌操作技术,做好病区内消毒隔离,接触每一患者后要洗手。

三、支原体肺炎

(一)定义及概况

支原体肺炎是由肺炎支原体引起的呼吸道和肺部的急性炎症改变,常同时有咽炎、支气管炎和肺炎。秋冬季节发病较多,但季节性差异并不显著。临床主要表现为发热、咽痛、咳嗽及肺部浸润,肺部 X 线征象可较明显,体征相对较少。

本病约占非细菌性肺炎的 1/3 以上,或各种原因引起的肺炎的 10%,常于秋季发病。患者中儿童和青年人居多,婴儿有间质性肺炎时应考虑支原体肺炎的可能性。

本病潜伏期和呼吸道带菌时间长,但病死率较低,约为 1.4%。

肺炎支原体过去称"非典型肺炎",该名称首次应用于 1938 年,描述一种常见的气管-支气管炎及症状。病原体于 1944 年由 Eaton 等首先自非典型肺炎患者的痰中分离,但直到 1961 年才被 Chanock 鉴定为肺炎支原体。

(二)病理生理

支原体是一组原核细胞型微生物,介于细菌和病毒之间,是能在无细胞培养基上生长的最小微生物之一;无细胞壁,仅有三层结构的细胞膜,基本形态为杆状,长 $1\sim2\mu m$、宽 $0.1\sim0.2\mu m$,能在含有血清蛋白和甾醇的琼脂培养基上生长,$2\sim3$ 周后菌落呈煎蛋状,中间较厚,周围低平。

首次感染肺炎支原体后,病原体可在呼吸道黏膜内常驻,时间可长达数月(在免疫低下患者甚至可达数年),成为正常携带者;另外肺炎支原体可进入黏膜下和血流,并播散至其他器官。

肺炎支原体吸入呼吸道后,在支气管周围可有淋巴细胞和浆细胞浸润及中性粒细胞和巨噬细胞聚集,向支气管和肺蔓延,呈间质性肺炎或斑片融合性支气管肺炎;而且支原体通常存在于纤毛上皮之间,不侵入肺实质,通过细胞膜上神经氨酸受体位点,吸附于宿主呼吸道上皮细胞表面,抑制纤毛活动与破坏上皮细胞。

肺炎支原体致病性还可能与患者对病原体或其代谢产物的过敏反应有关。肺外器官病变的发生,可能与感染后引起免疫反应、产生免疫复合物和自身抗体有关。

肺炎支原体可附着并破坏呼吸道黏膜纤毛上皮细胞。在显微镜下,可见间质性肺炎、支气管炎和细支气管炎。支气管周围有浆细胞和小淋巴细胞浸润。支气管腔内有多形核白细胞、巨噬细胞、纤维蛋白束和上皮细胞碎片。

由于大环内酯类抗生素是临床上治疗支原体感染的首选药物,此类药物的广泛使用,导致支原体对大环内酯类抗生素耐药形势严峻。日本学者 Morozumi 等发现,2002 年肺炎支原体对大环内酯类耐药为 0,2003 年耐药为 5%,2004 年为 12.5%,2005 年为 13.5%,2006 年上升致 30.6%。而另一日本学者报道在 2000—2003 年上呼吸道感染患者分离的肺炎支原体中,有约 20% 对大环内酯类耐药。

(三)流行病学

血清流行病学显示全球范围的肺炎支原体感染率较高。支原体肺炎以儿童及青年人居多,主要通过呼吸道飞沫传播。支原体肺炎冬季高发,症状持续 $1\sim3$ 周。

在普通人群中,肺炎支原体感染常呈家庭内传播。在大中小学校和集体单位可引起小范围的暴发和流行。儿童支原体肺炎有一定的流行规律,一般每 $3\sim4$ 年流行一次。支原体肺炎占小儿肺炎的 15%~20%,占成人肺炎的比例可高达 15%~50%。40 岁以下的人群是支原体肺炎高发人群。

支原体肺炎的传染源是支原体肺炎患者和支原体携带者,主要通过口、鼻的分泌物在空气中传播,引起散发的呼吸道感染或者小流行。

（四）临床表现

1.症状

大多数感染者仅累及上呼吸道。潜伏期2～3周,起病缓慢。潜伏期过后,表现为畏寒、发热,体温多在38～39℃,伴有乏力、咽痛、头痛、咳嗽、食欲缺乏、腹泻、肌肉酸痛、全身不适、耳痛等症状。发热可持续2～3周,体温恢复正常后可能仍有咳嗽,偶伴有胸骨后疼痛。少数患者有关节痛和关节炎症状。

咳嗽是肺炎支原体感染的特点,咳嗽初期为干咳,后转为顽固性剧烈咳嗽,无痰或伴有少量黏痰,特别是夜间咳嗽较为明显,偶可有痰中带血。由于持续咳嗽,患者可因肌张力增加而发生胸骨旁胸腔疼痛,但真正的胸膜疼痛较少见。

病情一般较轻,有时可重,但很少死亡。发热3天至2周,咳嗽可延长至6周左右。可有血管内溶血,溶血往往见于退热时,或发生于受凉时。

2.体征

体检示轻度鼻塞、流涕,咽中度充血、水肿。耳鼓膜常有充血、水肿,约15%有鼓膜炎。颈淋巴结可肿大。少数病例有斑丘疹、红斑或唇疱疹。胸部一般无明显异常体征,约半数可闻及干性或湿性啰音,10%～15%病例发生少量胸腔积液。

3.并发症

可并发皮炎、鼓膜炎或中耳炎、关节炎等;中枢神经受累者,可见脑膜炎、脑炎及脊髓炎病变;可伴有血液(急性溶血、血小板减少性紫癜)或雷诺现象(受冷时四肢间歇苍白或发绀并感疼痛),此时病程延长。心包炎、心肌炎、肝炎也有发现。

（五）实验室检查

1.X线胸片

显示双肺纹理增多,肺实质可有多形态的浸润形,以下叶多见,也可呈斑点状,斑片状或均匀模糊阴影。约1/5有少量胸腔积液。肺部病变表现多样化,早期间质性肺炎,肺部显示纹理增加及网织状阴影,后发展为斑点片状或均匀的模糊阴影,近肺门较深,下叶较多。约半数为单叶或单肺段分布,有时浸润广泛、有实变。儿童可见肺门淋巴结肿大。少数病例有少量胸腔积液。肺炎常在2～3周内消散,偶有延长至4～6周者。

2.血常规

血白细胞总数正常或略增高,以中性粒细胞为主。

3.尿液分析

可有微量蛋白,肝功能检查可有转氨酶升高。

4.病原学检查

可采集患者咽部分泌物、痰、支气管肺泡灌洗液等进行培养和分离支原体。

肺炎支原体的分离,难以广泛应用,无助于早期诊断。痰、鼻和咽拭子培养可获肺炎支原体,但需要约3周,同时可用抗血清抑制其生长,也可借红细胞的溶血来证实阴性培养。此项检查诊断可靠,但培养技术难度大、烦琐、费时,无助于本病的早期诊断。

5.血清学检查

血清学检查是确诊肺炎支原体感染最常用的检测手段,如补体结合试验、间接荧光抗体测定、间接血凝试验、酶联免疫吸附试验(ELISA)及生长抑制试验等。酶联免疫吸附试验最敏感,免疫荧光法特异性强。血清学方法可直接检测标本中肺炎支原体抗原,用于临床早期快速诊断。肺炎支原体免疫球蛋白 M(IgM)抗体阳性可作为急性感染的指标,尤其是在儿科患者。在成人,IgM 抗体阳性是急性感染的指标,但阴性时不能排除肺炎支原体感染,因为再次感染时 IgM 抗体可能阙如。

6.冷凝集试验

冷凝集试验是临床上沿用多年的一种非特异性血清学诊断方法,由于冷凝集抗体出现较早,阳性率较高,下降也快,故在目前仍不失为一项简便、快速、实用和较早期的诊断方法,但其他微生物也可诱导产生冷凝素,故该试验不推荐用于肺炎支原体感染的诊断,必须结合临床及其他血清学检测进行判断。

如果血清病原抗体效价＞1：32,链球菌 MG 凝集试验,效价≥1：40 为阳性,连续两次 4 倍以上增高有诊断价值。

7.单克隆抗体

免疫印迹法、多克隆抗体间接免疫荧光测定、固相酶免疫技术 ELISA 法等可直接从患者鼻咽分泌物或痰标本中检测支原体抗原而确立诊断。此法快速、简便,但敏感性、特异性和稳定性尚待进一步提高。

8.核酸杂交技术及聚合酶链反应(PCR)技术等

其具有高效、特异而敏感等优点,易于推广,对早期诊断肺炎支原体感染有重要价值。

(六)诊断

(1)好发于儿童及青少年,常有家庭、学校或军营的小流行发生,有本病接触史者有助于诊断。

(2)发病缓慢,早期有乏力、头痛、咽痛等症状。多为中等度发热,突出症状为阵发性刺激性咳嗽,可有少量黏痰或脓性痰,也可有血痰,部分患者无明显症状。

(3)肺部检查多数无阳性体征,部分患者可有干、湿啰音。

(4)周围血白细胞总数正常或稍增多,以中性粒细胞为主。

(5)血清免疫学检查:①红细胞冷凝集试验阳性(滴定效价 1：32 以上)持续升高者诊断意义更大。一般起病后 2 周,约 2/3 患者冷凝集试验阳性,滴定效价大于 1：32,特别是当滴度逐步升高时,有诊断价值。②链球菌 MG 凝集试验阳性(滴定效价 1：40 或以上),后一次标本滴度较前次增高达 4 倍或以上诊断意义更大;约半数患者对链球菌 MG 凝集试验阳性。③血清特异性补体结合试验阳性[滴定效价(1：40)～(1：80)],2 周后滴度增高 4 倍,有重要诊断价值。

(6)痰液,尤其是支气管吸出分泌物培养分离出肺炎支原体可确诊。

(7)X 线检查:肺部有形态多样化的浸润阴影,以肺下野斑片状淡薄阴影多见,肺门处密度较深。部分呈叶段性分布。

（七）鉴别诊断

1.气管-支气管炎

大多数感染肺炎支原体的患者症状很轻,起始时主要表现为上呼吸道症状,肺部也没有体征,白细胞通常是正常的,此种情况下容易误诊为急性气管炎和支气管炎,但通过胸部影像学的检查一般不难鉴别。对于不易诊断的可做胸部 CT 确诊。

2.传染性非典型肺炎(SARS)

本病主要表现为发热等病毒感染的非特异性症状,实验室检查白细胞不升高或降低,特别表现为淋巴细胞数量的下降。由于 SARS 是新出现的一个疾病,易与支原体肺炎混淆。但 SARS 有很强的传染性,重症发生率高,对抗生素治疗无效,病情进展快。对于鉴别有困难的,可通过实验室检查进行鉴别。

3.肺嗜酸粒细胞浸润症

多数支原体肺炎感染特征不是很明显,影像学特征又不具特异性,很容易与肺嗜酸粒细胞浸润症、过敏性肺炎等混淆,但非感染性肺疾病一般在病理学上有其相应特征,及时进行检查有助于鉴别。

4.细菌性肺炎

临床表现较肺炎支原体肺炎重,X 线的肺部浸润阴影也更明显,且白细胞计数明显高于参考值上限。

5.流感病毒性肺炎或流感后并发细菌性肺炎

发生于流行季节,起病较急,肌肉酸痛明显,可能伴胃肠道症状。

6.腺病毒肺炎

尤其多见于军营,常伴腹泻。

7.军团菌肺炎和衣原体肺炎

临床不易鉴别,明确诊断必须借助于病原的分离鉴定培养和血清学检查。

（八）治疗

(1)早期使用适当抗生素可减轻症状,缩短病程至 7~10 天。

大环内酯类抗生素是肺炎支原体感染的首选药物,红霉素、克拉霉素、多西环素治疗有效,可缩短病程。喹诺酮类(如左氧氟沙星、莫昔沙星等)、四环素类也用于肺炎支原体肺炎的治疗。疗程一般 2~3 周。因肺炎支原体无细胞壁,青霉素或头孢菌素类等抗生素无效。若继发细菌感染,可根据痰病原学检查结果,选用针对性的抗生素治疗。

推荐剂量:红霉素每次 0.5g,每 6 小时 1 次;克拉霉素的胃肠道反应轻,其他不良反应少,效果与红霉素相仿,用量 0.5g/d,口服;四环素 0.25g,每 6 小时 1 次;多西环素每天 0.1g,口服。治疗须继续 2~3 周,以免复发。罗红霉素、阿奇霉素的效果亦佳,且不良反应少。如果不能排除军团菌肺炎,应选用红霉素。如果不能排除衣原体肺炎,推荐四环素和多西环素。

对于耐药的肺炎支原体,可选用他利霉素和利福霉素。他利霉素属于酮内酯类,是新一代大环内酯类抗生素,该类抗生素由 14 元环大环内酯衍生而成,因在菌体内有更广泛的结合位点,具有更强的抗菌活性。

利福霉素具有抗菌谱广、作用强、吸收快、局部浓度高、不良反应小、耐药率较低等优点,对于耐阿奇霉素肺炎支原体引起的下呼吸道感染选用联合利福霉素治疗,有明显的疗效。

支原体耐药与抗生素的使用密切相关,在临床治疗支原体感染时,应结合药敏试验足量使用敏感药物,并使疗程尽可能短,避免低浓度药物与支原体长期接触,人为造成"抗生素压力",使原来占优势的敏感株被抑制或杀灭,诱导或选择出耐药菌株并使之繁衍成抗菌药物主要作用对象,造成治疗失败。

(2)对剧烈呛咳者,应适当给予镇咳药。

(九)预后

本病预后良好。但在老年患者和已有慢性病,如慢性阻塞性肺疾病(COPD)的患者,或继发其他细菌性肺炎患者,预后较差。

本病有自限性,部分病例不经治疗可自愈。家庭中发病应注意隔离,避免密切接触。抗生素预防无效。支原体肺炎疫苗的预防效果尚无定论。鼻内接种减毒活疫苗的预防尚在研究中。

(十)预防

预防支原体肺炎,一定要多到户外活动,以增强体质;外出回来及用餐前一定要用洗手液或肥皂洗手;咳嗽或打喷嚏时用手绢或纸掩住口鼻,尽量减少飞沫向周围喷射,以免传染他人。

四、衣原体肺炎

(一)鹦鹉热衣原体肺炎

1.定义及概况

鹦鹉热衣原体肺炎是由鹦鹉热衣原体引起的肺部急性炎症。鹦鹉热衣原体的主要宿主是禽类,所以提出了另一病名称鸟疫,以示该病的传染源不限于鹦鹉科鸟类,而包括家禽和野禽在内的诸多鸟类。其次宿主为人类以外的哺乳动物,人只是在接触动物后才会受到感染。

该病来源于家禽接触或受染于鸟粪,是禽类饲养、贩卖和屠宰者的职业病。人与人的感染少见。

病原体自分泌物及排泄物排出,鸟类可长期带菌。人类的鹦鹉热既可以是呼吸道感染,也可能是以呼吸系统为主的全身性感染。

2.病理生理

鹦鹉热衣原体在鸡胚卵黄囊及 HeLa 细胞、猴肾细胞培养中易于生长,并能感染小鼠发生肺炎、腹膜炎或脑炎而致死。

鹦鹉热衣原体还能产生一种红细胞凝集素,能凝集小鼠和鸡的红细胞。这种凝集素为卵磷脂核蛋白复合物,其作用可被特异性抗体及 Ca^{2+} 所抑制。

病原体分离可采取患者血液或痰液。痰液宜加链霉素处理。注射至小鼠腹腔及鸡胚卵黄囊内,接种动物常于 7～10 天内死亡。剖检后取脾、肺、肝等涂片涂色,查看有无衣原体及嗜碱性包涵体。结果阳性时,再进行血清学鉴定。

鹦鹉热衣原体通过呼吸道进入人体,在单核细胞内繁殖并释放毒素,经血流播散至肺及全身组织,引起肺实质及血管周围细胞浸润,肺门淋巴结肿大。病理变化为伴单核细胞渗出的肺炎。

3.流行病学

在抗生素问世之前,本病暴发流行病死率达 20%。现已降至 1% 以下,且多数为老年人和幼儿。

病原体自分泌物及排泄物排出,可带菌很久。患病后免疫力减弱,可复发,有报道复发率达 21%,再感染率达 10% 左右。

4.临床表现

人类在接触鹦鹉热衣原体受到传染以后即可获得感染。潜伏期多在 1～3 周,个别病例的潜伏期可长达近 40 天。本病呈急性发病,出现 38～40.5℃ 发热,轻症 3～7 天发热渐退,中症 8～14 天,重症 20～25 天退热。寒战、喉痛、头痛、周身不适和厌食,若出现脉搏和呼吸进行性加快,则预示预后不良。少数病例可逐渐发作,在开始 1 周内仅有不同程度的头痛,颇似普通感冒。随着病情发展,患者出现不安、失眠,甚至谵妄,严重者出现昏迷、全身中毒症状、急性肾衰竭、胰腺炎,并迅速死亡。

典型病例临床表现为非典型性肺炎,发热体温逐渐升高并出现干咳,但有时有少量黏液脓性痰,第二周可出现肺炎及明显的突变伴继发化脓性肺部感染,个别主诉胸痛。衣原体毒素引起的毒血症可使患者恶心、呕吐,甚至出现黄疸、少尿。

严重病例可累及心血管及神经系统,表现为心肌炎、心内膜炎、脑膜炎和脑炎等症状,可在心肌炎患者心肌内的巨噬细胞中检查到包涵体。一般有心脏损害病例同时有肺炎出现,病死率也高。严重感染患者多在发病 2～3 周时死亡。临床上根据症状,有鸟粪接触史即可初步诊断。不过鉴于临床病情变化很大,必须有实验室的辅助检查以明确诊断。

5.实验室检查

(1)X 线胸片:从肺门向周边扩展,特别在下肺野可见毛玻璃样阴影中间有点状影,可能存在游走性病变。

(2)血常规:外周血白细胞数正常或稍低。

(3)血沉:在患病早期稍增快。

(4)病理检查:肺泡渗出液的吞噬细胞内可查见衣原体包涵体,可在心肌炎患者心肌内的巨噬细胞中检查到包涵体。

(5)血清学试验:患本病后常可检出特异性抗体升高。补体结合抗体在体内维护时间较长,可在病初期及后期采取双份血清标本进行试验。如后期血清比早期血清抗体滴度高 4 倍或以上,则有诊断意义。此外,还可进行血凝抑制试验。

6.诊断

来源于家禽接触或受染于鸟粪,是禽类饲养、贩卖和屠宰者的职业病。发病呈感冒样症状,常有 38～40.5℃ 的发热,咳嗽初期为干咳,以后有痰,呼吸困难或轻或重。有相对缓脉、肌痛、胸痛、食欲不振,偶有恶心、呕吐。如为全身感染,可有中枢神经系统感染症状或心肌炎表现,偶见黄疸。结合实验室检查特异性抗体升高或病理组织中吞噬细胞内查见衣原体包涵体可明确诊断。但如有肝、脾肿大,应与伤寒、败血症相鉴别。

7.鉴别诊断

与肺炎支原体肺炎、军团菌肺炎及病毒性肺炎临床表现相似,依靠实验室检查进行鉴别。

8.治疗

四环素 0.25g,每 6 小时 1 次口服;多西环素 0.1g,每 12 小时 1 次,口服。一般在 48～72 小时内发热和其他症状得到控制,但抗生素至少连用 10 天,必须卧床休息,必要时吸氧及镇咳。

9.预后

本病预后较差,易发生其他器官的感染。如毒性强的毒株感染引起死亡的概率更高,逐渐康复的期限可能更长。

10.预防

一定要避免与鸽棚内已感染的鸽子(如赛鸽和信鸽)、其他发病的鸟类、羽毛尘埃及鸽笼内的东西接触,进口的鹦鹉必须用金霉素处理过的饲料强制性喂养 45 天以控制传播,本方法一般(并非绝对)可消灭鸟血液和粪便中的病原体。

由于咳嗽的飞沫和痰液可以通过吸入而感染别人,因此,当根据临床和流行病学背景(接触可能的传染源)怀疑本病时,应对患者严加隔离。

(二)沙眼衣原体肺炎

1.定义及概况

沙眼衣原体(CT)被认为是婴幼儿,特别是 6 个月以内婴儿肺炎的重要病原之一。其对心脏、肝脏及肾脏功能亦有损伤作用。

2.病理生理

沙眼衣原体是一类在细胞内寄生的微生物,大小 250～450nm。其分为 3 个生物型:小鼠生物型、沙眼生物型和性病淋巴肉芽肿生物型(LGV 型),后两者与人类疾病有关。用间接微量免疫荧光试验,沙眼生物型又分 A、B、Ba、C、D、Da、E、F、G、H、I、Ia、J、K 等 14 个血清型,LGV 生物型又有 L_1、L_2、L_{2a}、L_3 四个血清型。

沙眼衣原体生物变种 A、B、Ba、C 血清型可引起沙眼。该病发病缓慢,早期出现眼睑结膜急性或亚急性炎症,表现流泪、有黏液脓性分泌物、结膜充血等症状与体征。沙眼衣原体生物变种 D-K 血清型可引起包涵体包膜炎,包括婴儿及成人两种。病变类似沙眼,但不出现角膜血管翳,一般经数周或数月痊愈,无后遗症。沙眼衣原体生物变种 D-K 血清型引起泌尿生殖道感染,经性接触传播。男性多表现为尿道炎,不经治疗可缓解,但多数转变成慢性,周期性加重,并可合并附睾炎、直肠炎等。女性能引起尿道炎、宫颈炎等,以及输卵管炎等较严重并发症。该血清型有时也能引起沙眼衣原体性肺炎。沙眼衣原体 LGV 生物变种引起性病淋巴肉芽肿,该病是一种性病,男性可侵犯腹股沟淋巴结,女性可侵犯会阴、肛门、直肠。

3.流行病学

衣原体是与革兰阴性杆菌有密切亲缘关系的专性细胞内寄生微生物,具有独特的发育周期。大量研究证明,衣原体是引起儿童及成人呼吸道感染的病原之一。1 岁以内特别是 6 个月以下婴儿的肺炎及毛细支气管炎的主要病原体之一为沙眼衣原体。

沙眼衣原体是引起人类眼、呼吸道、泌尿生殖道疾病的重要病原之一。孕妇宫颈沙眼衣原体阳性率为 2％～47％。沙眼衣原体阳性孕妇所生婴儿 20％～50％发生沙眼衣原体结膜炎,10％～20％发生沙眼衣原体肺炎。

4.临床表现

(1)症状:主要先引起上呼吸道感染如鼻塞、流涕等上感症状,1/2患儿有结膜炎,以咳嗽为主(占100%),其中多数为阵发性干咳。少数表现为痉挛性百日咳样咳嗽,最长咳嗽病程达1.5个月,又因小儿气道狭窄,气道上皮纤毛运动功能差,有分泌物不易排出,引起喘促明显、呼吸困难,甚至呼吸衰竭等症状。

咳嗽是沙眼衣原体肺炎的主要表现,具有特征性的不连贯的咳嗽,一阵急促的咳嗽后继以一短促的吸气,但无百日咳样回声,阵咳可引起发绀和呕吐,亦可有呼吸暂停。

(2)体征:呼吸频率加快,肺部偶闻及干、湿啰音,甚至捻发音和哮鸣音。

(3)并发症:可发生心脏、肝脏及肾脏功能的损伤。

5.实验室检查

(1)胸部X线:双侧广泛间质和肺泡浸润,过度充气征比较常见,偶见大叶实变。

(2)血常规:周围血白细胞计数一般正常,嗜酸粒细胞增多。

(3)其他检查:鼻咽拭子一定要刮取到上皮细胞;也可用直接荧光抗体试验(DFA)、酶免疫试验(EIA)检测鼻咽标本沙眼衣原体抗原。血清学检查特异性抗体诊断标准为双份血清抗体滴度4倍以上升高,或 IgM＞1∶32,IgG＞1∶512;也可应用 PCR 技术直接检测衣原体 DNA。

6.诊断

本病多由受感染的母亲传染,可眼部感染经鼻泪管传入呼吸道。症状多在出生后2～12周出现,起病缓慢,可先有上呼吸道感染表现,一般无发热或偶有低热,然后出现咳嗽和气促,吸气时常有细湿啰音或捻发音,少有呼气性喘鸣。

胸部 X 线片显示双侧广泛间质和肺泡浸润,过度充气征比较常见,偶见大叶实变。肺部体征和 X 线所见可持续 1 个多月方能消失。周围血白细胞计数一般正常,嗜酸粒细胞增多。鼻咽拭子一定要刮取到上皮细胞;也可用直接荧光抗体试验(DFA)、酶免疫试验(EIA)检测鼻咽标本沙眼衣原体抗原。血清学检查特异性抗体诊断标准为双份血清抗体滴度 4 倍以上升高,或 IgM＞1∶32,IgG＞1∶512;也可应用 PCR 技术直接检测衣原体 DNA。对于使用头孢类抗生素疗效不佳者应考虑有无沙眼衣原体感染的可能,及时加用红霉素。

7.鉴别诊断

与病毒性肺炎进行鉴别,依靠实验室检查。

8.治疗

抗生素治疗,缩短病程,减少并发症的发生。

(1)一般治疗:注意加强护理和休息,保持室内空气新鲜,保持呼吸道通畅。烦躁不安者可给适量的镇静药物。供给热量丰富、易于消化吸收的食物及充足水分。

(2)抗生素治疗

①大环内酯类抗生素

a.红霉素。衣原体肺炎的抗生素应首选红霉素。

b.罗红霉素。

c.阿奇霉素。

②磺胺甲噁唑（SIZ）。

（3）支持治疗：对病情较重、病程较长、体弱或营养不良者应输鲜血或血浆，或应用丙种球蛋白治疗，以提高机体抵抗力。

9.预防

在空气不流通的地方，空气中漂浮物浓度比较高，极易生成衣原体微生物。这些衣原体微生物不光可以引发呼吸道疾病，还可导致泌尿等系统的疾病。因此，不管是家庭还是办公环境，都应经常开窗，保持空气流通和环境清洁卫生。

（三）肺炎衣原体肺炎

1.定义及概况

肺炎衣原体主要引起呼吸道和肺部感染。1986 年 Grayeton 等在学生急性呼吸道感染中，发现一种衣原体，以后于成人呼吸道疾病中亦被发现，当时命名为鹦鹉热衣原体 TWAR-TW 株，后经研究证明该衣原体为一新种，并定名为肺炎衣原体。

肺炎衣原体与鹦鹉热衣原体相似，但无抗原性。肺炎衣原体引起的呼吸道感染在临床上与鹦鹉热不同，在流行病学上与鸟类无关。可能在人与人之间通过呼吸产生的气溶胶传播。沙眼衣原体是 3～8 岁婴儿肺炎的常见原因，而在较大儿童和成年人肺炎中不是重要原因。

肺炎衣原体与鹦鹉热和沙眼衣原体有相同的属特异性抗原，而其他特异性抗原血清学特征却不同。通常 DNA 杂交试验和限制性核酸内切酶分析确认其为不同于沙眼和鹦鹉热衣原体的第三种衣原体。

2.病理生理

肺炎衣原体引起人类感染的机制尚不十分清楚。目前因肺炎衣原体感染者很少进行肺活检，故病理资料亦缺乏。现有动物实验资料，以肺炎衣原体鼻内或静脉接种 Icr 小鼠，在不同时点（1 天、3 天、7 天、14 天、21 天、28 天和 60 天）处死动物，以透射电镜观察小鼠肺炎衣原体肺炎急性期肺组织超微病理改变。结果发现小鼠吸入肺炎衣原体后第 3 天在肺间质、支气管腔和肺泡腔可见明显多形核白细胞浸润，病原体感染肺泡上皮细胞，形成各种发育阶段的肺炎衣原体包涵体。7 天后在支气管及肺泡间质中单核细胞浸润呈上升趋势，肺泡隔中见Ⅱ型上皮细胞、成纤维细胞增生，但未再见到肺炎衣原体的包涵体。静脉接种组亦引起上述类似改变，但程度轻、时间短，未见包涵体形成。

3.流行病学

肺炎衣原体常在儿童和成人中产生上呼吸道和呼吸道感染。现仅知人是该衣原体宿主，感染方式为人与人之间通过呼吸道分泌物传播。5 岁以下儿童极少受染，8 岁以上儿童及青年易被感染，尤其是人群聚集处，如家庭、学校、军营中易于流行。

该病原体可见于 5%～10%患社区获得性肺炎的老年人，且症状严重，需住院治疗。该病原体亦可见于 5%～10%的医院获得性肺炎，但对其流行病学了解甚少。

血清流行病学显示人类的肺炎衣原体感染是世界普遍性的，随着年龄的增加，感染率迅速上升，青壮年可达 50%～60%，老年可达 70%～80%，大部分为亚临床型。老年人可再次受到感染，且感染率没有性别差异。

4.临床表现

肺炎衣原体引起的临床表现与肺炎支原体相似,包括咽炎、支气管炎和肺炎,主要发生于较大儿童和青年人。大多数患者有咳嗽、发热和咳痰,但不严重。几乎所有患者均有诸如喉炎或咽炎的上呼吸道症状,老年患者的临床表现不易与其他原因引起的肺炎相区别。持续性咳嗽是本病的主要特点。肺炎衣原体在支气管哮喘的发病机理中亦可能发挥作用。

5.实验室检查

(1)X线胸片:胸片无特异性,多为单侧下叶浸润,表现为节段性肺炎,严重者呈广泛双侧肺炎。

(2)血常规:白细胞计数正常。

(3)病原学检查:以气管或鼻咽吸取物做细胞培养,肺炎衣原体阳性。或用荧光结合的肺炎衣原体特异性单克隆抗体来鉴定细胞培养中的肺炎衣原体。

PCR检测肺炎衣原体DNA较培养更敏感,但用咽拭子标本检测似不够理想,不如血清学检测肺炎衣原体特异性抗体。

微量免疫荧光(MIF)试验检测肺炎衣原体仍最敏感。特异性IgM抗体≥1∶16或IgM抗体≥1∶512或抗体滴度4倍以上增高,有诊断价值。

6.诊断

本症临床表现无特异性,与支原体肺炎极相似。起病缓,病程长,一般症状轻,常伴咽炎、喉炎及鼻窦炎为其特点。上呼吸道感染症状消退后,出现干、湿啰音等支气管炎、肺炎表现。咳嗽症状可持续3周以上。白细胞计数正常,胸片无特异性,多为单侧下叶浸润,表现为节段性肺炎,严重者呈广泛双侧肺炎。病原学检查以气管或鼻咽吸取物做细胞培养,肺炎衣原体阳性。或用荧光结合的肺炎衣原体特异性单克隆抗体来鉴定细胞培养中的肺炎衣原体,或特异性IgM抗体≥1∶16或IgM抗体≥1∶512或抗体滴度4倍以上增高,可以诊断。如果没有病原学证据,β-内酰胺类抗生素无效即可怀疑此病。

7.鉴别诊断

与肺炎支原体肺炎、军团菌肺炎及病毒性肺炎临床表现相似,依靠实验室检查进行鉴别。

8.治疗

四环素或红霉素,治疗10~21天,剂量与治疗支原体肺炎相同,β-内酰胺类药物无效。

9.预后

治疗反应比支原体肺炎慢,如治疗过早停止,症状有复发趋势。年轻人一般治疗效果较好。老年人病死率为5%~10%。

10.预防

在空气不流通的地方,空气中漂浮物浓度比较高,极易生成衣原体微生物。不管是家庭还是办公环境,都应经常开窗,保持空气流通和环境清洁卫生。

第三节 肺部真菌病

一、肺念珠菌病

肺念珠菌病或称念珠菌肺炎是由念珠菌引起的急性、亚急性或慢性肺部感染,通常也包括支气管念珠菌病,统称支气管肺念珠菌病。支气管肺念珠菌的病原性真菌主要是白色念珠菌,其次是热带念珠菌和克柔念珠菌。

(一)症状与体征

1.支气管炎型

全身情况良好,症状轻微,一般不发热。主要表现剧咳,咳少量白色黏液痰或脓痰。检查发现口腔、咽部及支气管黏膜上被覆散在点状白膜,胸部偶尔听到干性啰音。

2.肺炎型

大多见于免疫抑制或全身情况极度衰弱的患者。其呈急性肺炎或败血症表现,出现畏寒、发热、咳嗽、咳白色黏液胶冻样痰或脓痰,常带有血丝或坏死组织,呈酵母臭味,甚至有咯血、呼吸困难等。肺部可闻及干、湿啰音。

(二)辅助检查

1.微生物学检查

(1)痰液或支气管肺泡灌洗液培养连续两次以上同一念珠阳性有意义,尤以肺泡灌洗液意义更大。并发有真菌血症时血养真菌阳性。真菌培养不仅可以明确真菌类型,体外药敏试验可以帮助选择敏感抗真菌药物。痰液应以刷牙漱口后第二口深处咳出的黏痰为佳。

(2)痰液或支气管肺泡灌洗液直接镜检或细胞学检查见到酵母细胞和(或)假菌丝,尤以分隔菌丝最有意义。患者就诊初期先行痰涂片检查,当日可出结果,有助于该病早期诊断。

(3)免疫荧光法:使用荧光色素标记抗体与相对应的菌体抗原相结合后通过荧光显微镜进行观察。

2.血清学检查

主要有乳胶凝集试验、补体结合试验等。

3.组织病理学检查

通过针吸或活检肺组织标本 HE 染色、PAS 染色发现真菌是诊断的金标准。高度怀疑真菌感染但又缺乏微生物学证据时,在患者能耐受该项检查的情况下可采取。临床上对肺炎症性实变、空洞形成、并发胸腔积液的肺炎可以经皮穿刺肺活检结合胸液病原学检测诊断。

4.影像学检查

X 线胸片以两肺中下野多见,表现为弥漫、密度不均、大小不等的斑片影,病灶可融合形成团块影,部分实变区域内可出现空腔,并有较快进展。通常认为念珠菌肺炎不具有特殊的影像学特点。

5.其他实验室检查

白细胞常轻度升高,重度感染亦可降低。可有肝肾功能的损害等。

（三）诊断要点

1.确诊

（1）X线胸片显示急性浸润性阴影,与临床考虑肺真菌相符合。

（2）可接受的下呼吸道标本包括经皮针吸、经支气管肺活检、剖胸肺活检或胸腔镜直视活检标本培养分离到念珠菌。

（3）活组织切片染色检查发现假菌丝。

2.拟诊

（1）念珠菌抗原或抗体阳性。

（2）具有发病危险因素,同时痰或下呼吸道分泌物多次分离到同一种念珠菌;镜检同时见到菌丝和孢子。

肺念珠菌病诊断困难,确诊需要组织学诊断和微生物学诊断证据同时具备。本病绝大多数是继发性的,尤其常见于终末期疾病和接受广谱抗生素和（或）肾上腺皮质激素治疗的患者。痰标本查到念珠菌或口腔黏膜见到念珠菌斑或粪便中分离到念珠菌是肺炎念珠菌诊断的重要线索,但不是诊断依据。影像学改变没有特征性。由于活组织检查受到多种因素的限制,难以普遍实施。在具有高危因素患者,痰中查到念珠菌,特别是多次查到,临床上给予诊断性抗真菌治疗,如果确实有效,即微生物和影像学均显示有效,或许可以反证诊断;但问题是很难评价疗效,因为抗真菌治疗后念珠菌的清除仍不能区分二重寄植与二重感染,而影像学异常的改善往往很慢,而且常因为原发细菌感染,抗生素治疗不能完全撤停,到底是抗生素还是抗真菌治疗有效不能区别。因此,目前临床应尽量争取应用防污染采样或灌洗标本,如果涂片见到菌丝和孢子,而且培养到念珠菌,则诊断价值较高。倘若病情允许和技术条件成熟,则在纤维支气管镜防污染采样或灌洗同时做经支气管肺活检（TBLB）,争取获得组织学诊断。组织学听见真菌与培养到真菌如果一致,当可确诊。

（四）鉴别诊断

肺念珠菌病需要与其他肺真菌病和细菌性肺炎相鉴别。当真菌和细菌混合感染时,则不是鉴别而是需要确诊。偶尔肺念珠菌病在影像上呈球形或结节性病灶,则需要与肿瘤等进行鉴别。唯一鉴别手段是肺活检标本组织病理学和微生物学检查。

（五）治疗

1.一般治疗

加强营养支持,必要时补充外源性增强免疫物质,如血浆、免疫球蛋白;加强口腔护理,防止局部念珠菌增生。

2.用药常规

（1）两性霉素B

用药指征:适用于念珠菌属感染性支气管-肺感染,其中白色念珠菌对本品极为敏感。本品对多数致病真菌如念珠菌属、大多数曲霉菌、组织胞浆菌、新型隐球菌、高大毛霉菌等均敏感,仅土曲霉菌、放线菌、波伊德假霉样真菌和镰孢菌属等对本品耐药。皮肤和毛发真菌大多耐药。

用药方法:先以灭菌注射用水 10mL 配制本品 50mg,或 5mL 配制 25mg,然后用 5% 葡萄糖注射液稀释(不可用氯化钠注射液,因可产生沉淀),注射液的药物浓度不超过 0.1mg/mL,避光缓慢静脉滴注,每次静脉注射时间需 6 小时以上,稀释用葡萄糖注射液的 pH 应在 4.2 以上。成人常用剂量:开始静脉滴注时先试以 1~5mg 或按体重每次 0.02~0.1mg/kg 给药,后根据患者耐受情况每日或隔日增加 5mg,增加至每次 0.6~0.7mg/kg 时即可暂停,成人每日最高剂量不超过 1mg/kg,每日或隔日给药 1 次,累积总量 1.5~3.0g 或以上,疗程 1~3 个月,也可长至 6 个月,视病情而定。

联合用药:①氟胞嘧啶与本品有协同作用,但也可增强氟胞嘧啶的毒性反应;②本品与吡咯类抗真菌药如氟康唑、伊曲康唑等在体外具拮抗作用,而且吡咯类可诱导真菌对两性霉素 B 耐药,故两者不宜联合;③抗肿瘤药、万古霉素、氨基糖苷类、多黏菌素、环孢素、卷曲霉素等肾毒性药物与本品同时应用可增强其肾毒性;④洋地黄类药物,因两性霉素 B 所致低钾血症可增强潜在的洋地黄毒性,故应密切观测血钾和心电图;⑤肾上腺皮质激素可以控制本品的不良反应但也可加重本品诱发的低钾血症,故如需同时应用激素时应选最小剂量和最短疗程,并监测血钾;⑥碱性药物可增强本品的排泄,减少肾小管酸中毒的发生可能。

用药体会:本品为迄今抗真菌谱最广的强效药物,理论上应为治疗侵袭性真菌感染的最有效药物,但其毒性大、不良反应多,许多患者应用受到限制或因不能耐受而被迫终止治疗,因此应用时要权衡利弊。其多用于敏感菌所致的进展性、危及生命的真菌感染治疗。在经济条件允许的情况下,可先使用其他敏感的、毒副反应较小的抗真菌药。

(2)两性霉素 B 含脂复合制剂:具体包括有以下 3 种制剂,即①两性霉素 B 脂质复合体;②两性霉素 B 胆固醇复合体;③两性霉素 B 脂质体。

用药指征:抗菌谱和抗菌活性同两性霉素 B,但毒副反应明显下降,适用于包括念珠菌肺炎在内的绝大多数侵袭性真菌感染的经验及确诊治疗;无法耐受传统两性霉素 B 制剂的患者;肾功能严重损害,不能使用传统两性霉素 B 制剂的患者。

用药方法:起始剂量为每日 1mg/kg,经验治疗的推荐剂量为每日 3mg/kg,确诊治疗为每日 3~5mg/kg,静脉滴注时间不应少于 1 小时,以 2 小时为宜。疗程同两性霉素 B。

联合用药:同两性霉素 B。

用药体会:两性霉素 B 脂质体临床应用抗真菌(尤其抗念珠菌属,曲霉菌属)效果好,毒副反应也较两性霉素 B 显著降低,但费用相对较高,且相对于对念珠菌属敏感的氟康唑来说,该药毒副反应仍相对较大,故选择时应根据病情和患者的经济情况慎重考虑。建议限于氟康唑耐药的或危重念珠菌肺炎治疗。

(3)氟康唑

用药指征:抗菌谱包括念珠菌属,主要为白色念珠菌。对光滑念珠菌活性降低,对曲霉菌感染无效。适用于敏感念珠菌、隐球菌所致的严重感染的治疗,也可用于预防放化疗后恶性肿瘤患者、免疫功能受抑制的患者的真菌感染(本品治疗播散性真菌病时通常与两性霉素 B 联合应用,因单独应用时易致真菌耐药性的发生)。血中药物可透析清除。

用药方法:念珠菌肺炎常用氟康唑静脉滴注(规格为 50mL:100mg 或 100mL:200mg),

滴注时间为 30～60 分钟。每日剂量为第 1 日 400mg,随后每日 200～400mg。疗程根据临床疗效而定。肾功能不全者,需根据肾功能减退程度减量给药。

联合用药:①本品与两性霉素 B 具协同作用,两性霉素 B 亦可增强本品的毒性,此与两性霉素 B 可使细胞摄入药物量增加以及肾排泄受损有关;②有报道同时接受氟康唑和华法林治疗的患者可合并凝血酶原时间延长,发生出血性不良事件,应严密监测凝血酶原时间;③口服咪达唑仑后给予氟康唑可引起咪达唑仑血药浓度明显升高,故同时应用时应减少咪达唑仑的用量;④氟康唑与利福平同时应用可导致氟康唑的曲线下面积减少 25%,并使其半衰期缩短20%,对同时服用氟康唑和利福平的患者,应考虑增加氟康唑的剂量;⑤氟康唑 200mg,连用14 日可导致茶碱平均血浆清除率降低 18%,故同时服用氟康唑时应注意观察其茶碱中毒症状,必要时调整剂量。

用药体会:本品对白色念珠菌最为敏感,性价比较高,为敏感白色念珠菌的首选治疗药物。但目前耐氟康唑的白色念珠菌菌株呈增多趋势,故还应以药敏结果为主。重危患者的经验性用药可能需要比氟康唑抗菌活性更强、抗菌谱更广的药物。

(4)伊曲康唑:为三唑类抗真菌药,药理作用同氟康唑。

用药指征:抗菌谱包括白色念珠菌、多数非白色念珠菌属,但光滑念珠菌和热带念珠菌对本品敏感性最低。对曲霉菌属、毛孢子菌属、地霉菌属、新型隐球菌属、皮肤癣菌和多数暗色孢科真菌如产色芽生菌属、组织胞浆菌属、波伊德假霉样真菌和马尔尼非青霉菌属有效。另外,伊曲康唑不能抑制的主要真菌有接合菌纲(如根霉菌属、根毛菌属、毛霉菌属和犁头霉属)、镰刀菌属、足放线病菌属和帚霉菌属。

用药方法:①注射液。第 1,2 日治疗方法为每日 2 次,每次 1 个小时静脉滴注 200mg 伊曲康唑。第 3 日起,每日 1 次,每次 1 个小时静脉滴注 200mg 伊曲康唑。静脉用药超过 14 日的安全性尚不清楚。②胶囊剂。治疗念珠菌病、组织胞浆菌病和曲霉菌病的成人常用剂量为每日 200～400mg,剂量超过 200mg 宜分 2 次给药。但目前基本上仅限于浅表部位真菌感染或需要较长期维持序贯治疗的后期用药。③口服液。为达到最佳吸收,本品不应与食物同服。服药后至少 1 小时内不要进食。预防真菌感染,每日 5mg/kg,分 2 次服用;在临床试验中,预防治疗开始于细胞抑制剂前和抑制手术 1 周前,治疗一直持续至嗜中性粒细胞数恢复正常(即>1000/μl)。对于伴有发热的中性粒细胞减少症患者,疑为系统性真菌病时的经验治疗,首先应给予伊曲康唑注射液进行治疗,推荐剂量为每次 200mg,每日 2 次,给药 4 次后,改为每次200mg、每日 1 次,共使用 14 日,每剂的输液时间均应在 1 小时以上;然后使用伊曲康唑口服液每次 200mg(2 量杯或 20mL)、每日 2 次进行治疗,直至临床意义的中性粒细胞减少症消除。对非粒细胞减少念珠菌肺炎患者口服液适用于静脉滴注后的序贯治疗,疗程以肺部影像学渗出性病变吸收为准。对疑为系统性真菌病发热患者超过 28 日治疗的安全性和有效性尚未明确。对于念珠菌肺炎的预防来说,首选药物仍然是氟康唑。

联合用药:①影响伊曲康唑代谢的药物。诱酶药物如利福平、利福布汀和苯妥英可明显降低伊曲康唑的口服生物利用度,从而导致疗效降低,因此,本品不应与强效酶诱导药物合用。尚无有关其他酶诱导剂,如卡马西平、苯巴比妥和异烟肼的正式研究,但与其作用相似。②伊曲康唑对其他药物代谢的影响。伊曲康唑会抑制由细胞色素 3A 酶代谢药物的代谢过程,这会导致药物作用的增加和(或)延长(包括不良反应)。停用伊曲康唑治疗后,伊曲康唑血浆浓度逐渐下降,其下降速度取决于用药量和用药时间,当考虑伊曲康唑对同服药物的抑制作用时,应考虑此特点。③对蛋白结合的影响。体外研究表明在血浆蛋白结合方面,伊曲康唑与丙咪嗪、普萘洛尔、地西泮、西咪替丁、吲哚美辛、甲苯磺丁脲和磺胺二甲基嘧啶之间无相互作用。

用药体会:伊曲康唑是真菌尤其曲霉菌经验治疗和诊断后治疗的首选药物,对敏感的曲霉菌和念珠菌疗效好,不良反应相对较弱,并有多种剂型供选择,尤以注射液+口服液的序贯治疗最为经典,疗效最好。日前,伊曲康唑针剂-口服液序贯疗法已经成为粒细胞缺乏及骨髓或实体器官移植患者真菌感染预防与治疗的首选药物,对于普通念珠菌肺炎患者多首选氟康唑,较重肺炎或者不能排除曲霉菌感染者或者可疑氟康唑耐药者首选伊曲康唑。该药虽脑脊液中浓度很低,但也有个例报道其治疗脑曲霉菌病有效。

(5)伏立康唑:为三唑类抗真菌药,药理作用同氟康唑。

用药指征:抗真菌谱包括念珠菌(对氟康唑耐药的克柔念珠菌、光滑念珠菌、白念珠菌耐药菌株也具抗菌活性)、新生隐球菌、曲霉菌、镰刀霉菌属和荚膜组织胞浆菌等致病真菌,还包括有足放线菌属。

用药方法:本品在静脉滴注前先溶解成 10mg/mL,再稀释至 2~5mg/mL。本品不宜用于静脉推注。建议本品的静脉滴注速度最快不超过每小时 3mg/kg,稀释后每瓶滴注时间需1~2 小时以上。

成人用药:静脉滴注和口服的互换方法。无论是静脉滴注或口服给药,首次给药时第 1 日均应给予首次负荷剂量,以使其血药浓度在给药第 1 日即接近于稳态浓度。由于口服片剂的生物利用度很高(96%),所以在有临床指征时静脉滴注和口服两种给药途径可以互换。

序贯疗法:静脉滴注和口服给药尚可以进行序贯治疗,此时口服给药无须给予负荷剂量,因此前静脉滴注给药已经使伏立康唑血药浓度达稳态。

疗程:静脉用药疗程不宜超过 6 个月。

注意事项:因伏立康唑视觉障碍常见,应监测视觉功能,包括视敏度、视力范围和色觉。

联合用药:①伏立康唑禁止与利福平、卡马西平、苯巴比妥合用,后者可使伏立康唑药效降低;②伏立康唑禁止与特非那定、阿司咪唑、西沙必利、匹莫齐特、奎尼丁合用,因可引起尖端扭转性室速;③伏立康唑可使华法林药效增强,后者应减量;④伏立康唑可使苯二氮类药效增长。

用药体会:该药多适用于免疫抑制患者的严重真菌感染、急性侵袭性曲霉菌病、有氟康唑耐药的念珠菌引起的侵袭性感染、镰刀霉菌引起的感染等。但其价格较昂贵,多作为二线用药。

(6)卡泊芬净:为棘白菌素的第一个上市品种。

用药指征:卡泊芬净的抗真菌谱包括多种致病性曲霉菌属(如烟曲霉、黄曲霉、土曲霉和黑曲霉等)和念珠菌属(如白色念珠菌、光滑念珠菌、克柔念珠菌、热带念珠菌等),但对新生隐球菌、镰刀霉菌属和毛霉菌属等无活性。

用药方法:第 1 日静脉注射每日 70mg,之后每日 50mg,输注时间不少于 1 小时。疗程依病情而定,一般为末次真菌培养阳性后至少 14 日。

本品不良反应轻微。本品常见的不良反应为皮疹、皮肤潮红、瘙痒、热感、发热、面部水肿、支气管痉挛、静脉炎、恶心、呕吐等;也见呼吸困难、喘鸣、皮疹恶化等变态反应的报道;也可见转氨酶升高、血清碱性磷酸酶升高、血钾降低、嗜酸粒细胞增多、尿蛋白升高、尿红细胞升高等。

对症处理有效,停药可消失。严重肝功能异常者应避免用药。

联合用药:①利福平可使本药血药谷浓度降低,合用时本品应加量至每日70mg;②他克莫司与本品应用时应减量。

用药经验:多用于侵袭性念珠菌病、侵袭性曲霉菌病治疗的二线用药。毒副反应小,但价格高。临床常用于两性霉素B及其脂质体不能耐受的重症念珠菌感染或伊曲康唑无效的肺曲霉菌病。

(7)5-氟胞嘧啶:为氟化嘧啶化合物。为抑菌剂,高浓度时有杀菌作用。

用药指征:适用于敏感念珠菌、隐球菌感染的治疗。本品治疗播散性真菌病通常与两性霉素B联合应用,因本品单独应用时易致真菌耐药性的发生。

用药方法:口服或静脉注射每日100～150mg/kg,口服分4次给药;静脉注射分2～4次给药,静脉滴注速度4～10mL/min。

注意事项:肾功能不全者禁用。短期内真菌就会产生对本品的耐药,合用两性霉素B可延缓耐药性的产生。

联合用药:①本品与两性霉素B具协同作用,但两性霉素B也可增强本品的毒性;②阿糖胞苷可抑制本品的活性。

用药经验:本品治疗播散性真菌病通常与两性霉素B联合应用,因抗菌活性有限,目前较少用于念珠菌属的治疗。

3.其他治疗

对某些严重神经肌肉疾患者应减少吸入性肺炎发生的可能性,必要时建立人工气道。

二、肺曲菌病

肺曲菌病致病菌主要为烟曲菌,少数为黄曲菌、土曲菌、黑曲菌、棒状曲菌、构巢曲菌及花斑曲菌等。肺部曲菌病绝大多数为继发感染,原发者极为罕见。临床上一般将本病分为曲菌球、变态反应性支气管肺曲菌病和急性侵袭性肺曲菌病(IPA)等三种类型。

(一)症状与体征

1.变态反应性支气管肺曲菌病

(1)典型表现:急性期主要症状有喘息(96%)、咯血(85%)、黏脓痰(80%)、发热(68%)、胸痛(55%)和咯出棕色痰栓(54%)。其中,咯血绝大多数为血痰,但有4%患者咯血量偏大。急性期症状持续时间较长,往往需要激素治疗半年才能消退,少数病例演变为激素依赖性哮喘期。由于对急性发作期界定不一,其发生频率报道不一。在变态反应性支气管肺曲菌病虽然哮喘症状较轻,但有近半数患者需要长期局部吸入或全身应用激素。

(2)不典型表现:偶见变态反应性支气管肺曲菌病与曲菌球同时存在。变态反应性支气管肺曲菌病在极少数患者也可以出现肺外播散,如出现脑侵犯、脑脊液淋巴细胞增多、胸腔积液等。

2.肺曲菌球

肺曲菌球的最常见症状是咯血,发生率为50%～90%,咯血量亦多变化,从很少量到大量致死性咯血不等。咯血原因有几种假设：如随呼吸运动曲菌球对血管的机械性摩擦与损伤、曲菌内毒素所致溶血作用与抗凝作用、空洞壁血管的局部性侵蚀可能也是一种参与因素。其他常见症状有慢性咳嗽，偶有体重减轻。除非并发细菌性感染，患者一般无发热。毗邻胸膜的曲菌球可以引起胸膜腔感染，个别病例可导致支气管胸膜瘘。部分患者呈现隐匿性过程，持续多年无症状，但绝大多数最终出现症状。

3.急性侵袭性肺曲菌病

典型病例为在粒细胞缺乏或接受广谱抗生素、免疫抑制剂和激素过程中出现不能解释的发热，胸部症状以干咳、胸痛最常见。咯血虽不像前两种症状那么常见，但十分重要，具有提示性诊断价值。当肺内病变广泛时则出现气急，甚至呼吸衰竭。此外，尚可出现胃肠出血及各种中枢神经系统症状。

(二)辅助检查

1.微生物检查

(1)痰液或支气管肺泡灌洗液培养连续2次以上检出同一曲霉菌阳性有意义，尤以肺泡灌洗液意义更大。并发有真菌血症时，血培养真菌阳性，但很少能从血液中分离出曲霉菌。真菌培养不仅可以明确真菌类型，体外药敏试验还可帮助选择敏感抗真菌药物。

(2)痰液或支气管肺泡灌洗液直接镜检或细胞学检查见到分隔菌丝，其上有特征性的二分叉结构最有意义。患者就诊初期先行痰涂片检查，方便快捷，当日可出结果，有助于该病早期诊断，但因空气中常有曲霉菌存在，故应谨慎对待痰涂片结果。一般认为免疫功能正常者痰中分离出曲霉菌通常代表定植菌，而高危患者痰曲霉菌阳性可以预测感染。例如粒细胞缺乏症患者痰曲霉菌阳性，80～90％可能为侵袭性曲霉肺炎。

2.血清学检查

主要有曲霉沉淀素试验等。

3.曲霉菌素皮肤试验

用曲霉抗原做皮肤试验有助于过敏性曲霉菌病的诊断。肺曲菌球、过敏性曲霉菌病患者皮试常为阳性，但严重患者可因免疫受损而出现假阴性。

4.组织病理学检查

通过针吸或活检肺组织标本 HE 染色、PAS 染色发现曲霉菌是诊断的金标准。高度怀疑曲霉菌感染但又缺乏微生物学证据时，在患者能耐受该项检查的情况下可采取。

5.影像学检查

胸部 X 线片以两肺中下野多见，表现为弥漫的、密度不均匀的、大小不等的斑片影，病灶可融合形成团块影，部分实变区域内可出现空腔，且进展较快。肺 CT 除以上改变外，后期还可见光晕征、新月形空气征等。这些特征性影像学改变是判断真菌肺炎的重要手段，不仅有助于该病早期诊断，还可用来评价抗真菌治疗的有效性。

6.其他实验室检查

白细胞升高或降低，中性粒细胞减少$<0.5\times10^9/L$，并可有肝肾功能的损害。

(三)诊断要点

1.确诊曲霉菌肺炎

通过针吸或活检肺组织标本用组织化学或细胞化学方法检获菌丝或球形体可确诊；或通

常无菌而临床表现或放射学检查支持存在感染的部位,在无菌术下取得的标本,其培养结果呈阳性。

2.临床诊断曲霉菌肺炎

至少符合一项宿主因素,且肺感染部位符合一项主要(或两项次要)临床标准、一项微生物学因素。

3.拟诊曲霉菌肺炎

至少符合一项宿主因素、一项微生物学因素,或肺感染部位符合一项主要(或两项次要)临床标准。

4.宿主因素

(1)外周血中性粒细胞减少,中性粒细胞计数$<0.5\times10^9$/L,且持续>10日。

(2)体温$>38℃$或$<36℃$,并伴有以下情况之一:①之前60日内出现过持续的中性粒细胞减少(>10日);②之前30日内曾接受或正在接受免疫抑制剂治疗;③有侵袭性真菌感染病史;④患有艾滋病;⑤存在移植物抗宿主病的症状和体征,持续应用类固醇激素3周以上;⑥有慢性基础疾病,或外伤、术后长期住院在ICU病房,长期使用机械通气,体内留置导管,全胃肠外营养和长期使用广谱抗生素治疗等。

5.主要特征

侵袭性肺曲霉感染的胸部X线和CT影像学特征为早期出现胸膜下密度增高的结节实变影,数日后病灶周围可出现晕轮征,10~15日后肺实变区液化、坏死,出现空腔阴影或新月征。

6.次要特征

①肺部感染的症状和体征;②影像学出现新的肺部浸润影;③持续发热96小时,经积极的抗菌治疗无效。

7.微生物学检查

①合格痰液经直接镜检发现曲霉属菌丝,真菌培养2次为阳性;②支气管肺泡灌洗液直接镜检发现菌丝,真菌培养为阳性;③血液标本曲霉菌半乳甘露聚糖抗原(GM)(ELISA)检测连续2次为阳性;④血液标本真菌细胞壁成分1,3-β-D葡聚糖抗原(G试验)连续2次为阳性。

(四)鉴别诊断

1.变态反应性支气管肺曲菌病

需要与其他原因的支气管哮喘、肺不张、过敏性肺炎、肺结核和细菌性肺炎相鉴别。血清曲菌特异性IgE和IgG增高、肺浸润灶伴中央性支气管扩张以及下呼吸道防污染标本分离到曲菌是诊断变态反应性支气管肺曲菌病的最有力支持,确诊尚需组织学证据。

2.肺曲菌球

影像学显示典型的新月征具有诊断意义,偶尔其他真菌球可以有同样征象,则需要借助微生物学资料以资鉴别。倘若真菌球过大,充盈整个空腔而不能显示新月征,或球体过小则可能造成诊断困难,需要与肺肿瘤、各种原因的肺结节灶相鉴别,主要有赖于病原(因)学的诊断证据。

3.急性侵袭性肺曲菌病

应与其他病原微生物的肺炎、肺栓塞、基础疾病(如白血病)肺部病变以及药物性肺部疾病相鉴别。影像学技术缺乏鉴别诊断价值,病理组织学上发现曲菌和培养分离到曲菌当可确诊。但是在此类患者侵袭诊断技术采集组织学标本极其困难,合格痰标本培养到曲菌仍有重要参考价值。

(五)治疗

1.基础疾病的治疗,去除诱因

如减少广谱抗生素的应用,减少糖皮质激素和免疫抑制剂的使用,控制血糖。

2.加强营养支持治疗

必要时可应用丙种球蛋白、新鲜血浆等迅速提高机体免疫。

3.合理的选用抗真菌药物

分为以下四个阶段:

(1)预防治疗:指在真菌感染高危的患者中,预先使用抗真菌治疗。如接受高强度免疫抑制治疗的骨髓移植患者、肿瘤化疗出现粒细胞减少的患者等,首选药物为伊曲康唑口服液。疗程2~4周为宜。

(2)经验治疗:指免疫缺陷、长期应用广谱抗生素或糖皮质激素后出现的不明原因发热,广谱抗生素治疗7日无效,或起初有效但3~7日后再出现发热,在积极寻找病因的同时,可经验应用抗真菌治疗。近几年曲霉菌感染的发生率明显上升,而白色念珠菌的感染则有所下降,曲霉菌对伊曲康唑敏感而对氟康唑耐药,故首选药物仍为伊曲康唑。

(3)临床诊断患者的治疗:应根据药敏情况及病情酌情选择,并均应足量、足疗程应用抗曲霉菌治疗。两性霉素B、伊曲康唑均为一线药物,但两性霉素B对肾功能损害及出现寒战、高热等不良反应较多,故较少应用。氟康唑则主要对白色念珠菌有效,因此,对临床诊断为肺曲霉菌病者不再选用氟康唑。伊曲康唑则几乎覆盖整个念珠菌属及曲霉菌属,且毒副反应相对较少。其他也可考虑应用伏立康唑、卡泊芬净,但主要定位为伊曲康唑无效时选用的二线药物。

(4)确诊后的治疗:可选药物有伊曲康唑、两性霉素B、两性霉素B脂质体等,均应足量、足疗程应用抗真菌治疗。

①变态反应性支气管肺曲菌病:目前倾向于将变态反应性支气管肺曲菌病排除在侵袭性肺曲菌病的范畴,认为其发病与曲霉菌吸入有关,但不属于曲霉菌大量繁殖侵害组织引起的感染性疾病,而是机体对曲霉菌的变态反应。治疗包括脱离过敏源,轻症患者无须治疗。急性加重期的患者可应用激素治疗(静脉激素+吸入激素),并同时应用支气管扩张药物,如氨茶碱、万托林等,有报道两性霉素B雾化吸入治疗有一定疗效。慢性期的患者则不适合激素治疗,而应以包括抗真菌感染在内的综合治疗。

②肺曲菌球:通常肺曲菌球并不直接损害肺组织,也不与肺循环相交通。虽然咯血是常见症状,但抗真菌治疗无理论依据,通常也无效。如发生大量或反复的咯血则应行手术治疗,通常需切除病变肺叶以确保根治。如患者既有较多量咯血又不耐受肺叶切除,可以采用病变肺叶萎陷疗法。

③急性侵袭性肺曲菌病:有很多种联用方案,如两性霉素B联用氟胞嘧啶或利福平、两性霉素B联用伊曲康唑等,但均以两性霉素B为标准治疗方案。不能耐受两性霉素B毒副反应

的患者可选用伊曲康唑或两性霉素 B 脂质体,但价位均较高。

④慢性坏死性肺曲霉病:如药物治疗效果差,可根据患者耐受情况及病变范围,酌情行手术切除坏死病灶及病变周围组织。

三、肺隐球菌病

肺隐球菌病是由隐球菌引起的肺部感染,它可以单独存在于肺,也可以是全身播散性隐球菌感染的肺部表现。隐球菌属有 37 个种和 8 个变种,但致病菌主要是新型隐球菌,该菌广泛存在于土壤与鸽粪中。对于免疫功能正常的宿主,肺隐球菌病可以仅有影像学异常,而无症状。但对于免疫抑制状态如恶性肿瘤的放化疗、器官移植、获得性免疫缺陷综合征(AIDS)的患者,肺部损害通常为全身播散性隐球菌病的局部表现,偶尔还可出现严重的呼吸系统症状甚至呼吸衰竭。

(一)诊断标准

1.临床表现

隐球菌病虽为全身性感染,但以中枢神经系统感染最为多见。肺部感染虽也多见,但常因症状不明显而被忽视,皮肤、骨骼或其他内脏的损害则较少见。

(1)肺隐球菌病在临床表现上无特异性,症状轻重不一。通常根据临床表现的轻重缓急可以分为下列三种情况:

①无症状型:正常宿主中绝大多数的病例是在接受胸部 X 线透视时偶然发现的。这些患者中大部分没有任何临床症状。

②慢性型:常为隐匿性起病,表现为咳嗽、咯痰、胸痛、发热、盗汗、气急、体重减轻、全身乏力和咯血。查体一般无阳性发现。

③急性型:这种情况尤其多见于 AIDS 患者,临床上表现为高热、显著的气促和低氧血症。

(2)体征:查体除了气促和发绀外,有时双肺可闻及细湿啰音,极少数患者并发胸腔积液而出现相应临床体征。

(3)少见临床表现:表现为上腔静脉阻塞、Pancoast 综合征、Horner 综合征、嗜酸性粒细胞性肺炎、气胸、纵隔气肿以及累及胸壁等。肺隐球菌病可以发生全身播散,出现中枢神经系统、皮肤和骨、关节症状,肾、肾上腺、肝、脾、淋巴结、肌肉、胰腺、前列腺等的隐球菌病常为全身性感染的一部分,均较少见。

2.辅助检查

(1)血常规:白细胞计数可以正常,也可轻度或中度增高,部分患者红细胞沉降率可加快及 C 反应蛋白升高,中后期可出现血红蛋白及红细胞数减少。G 实验阴性。

(2)脑脊液检查:70% 的脑膜炎患者脑脊液压力升高,一般为 $200\sim400mmH_2O$,外观清澈、透明或微混。白细胞计数轻至中度增多,少数可超过 $500/mm^3$,常以淋巴细胞占优势。蛋白含量呈轻至中度增高,糖定量和氯化物含量轻至中度减低。病原学检查墨汁染色涂片阳性率可达 85% 以上。

(3)呼吸道标本:传统的真菌镜检和培养是肺部隐球菌感染诊断的重要依据,但痰培养和涂片阳性率一般低于 25%。

（4）免疫学检查：抗体检测特异性不强，假阳性率高，临床价值不高。临床常用的是乳胶凝集试验检测新型隐球菌荚膜多糖抗原，是一种简便、快捷而有效的诊断方法。抗原滴度超过1∶4提示有隐球菌感染，滴度越高对于诊断的价值亦越大。患者体内若存在类风湿因子，则可出现假阳性。

（5）影像学表现：变化多样，且非特异性，可有如下几种表现：

①结节或团块状损害：可为单个或多个，也可以为单侧或双侧，常位于胸膜下，结节大小不一，直径为1～10cm。边界可以清楚锐利，也可模糊或带有小毛刺。这种表现主要见于免疫功能正常的患者。

②肺实质浸润：可以为单侧或双侧性，这种表现绝大多数见于免疫功能低下的宿主，合并有急性呼吸衰竭的患者或AIDS患者在X线上通常都为这种表现。

③空洞性病变：空洞内壁一般较光滑，局灶性空洞是隐球菌性肺炎的放射学特征之一。

④胸腔积液，常伴随胸膜下结节，以免疫功能低下的宿主多见。

⑤肺门淋巴结肿大，表现与肺门淋巴结结核相似，但一般没有钙化。

⑥间质性改变，在少数患者，可表现为磨玻璃样改变和微小结节性损害与粟粒型肺结核很相似。

（6）组织病理学检查：如标本取自肺穿刺活检或细针抽吸，或经支气管镜防污染毛刷标本，镜检和（或）培养出新型隐球菌则具有诊断价值。

（二）治疗原则

1.药物治疗

肺隐球菌病的危险不在肺部病变本身，而是有可能发生全身播散，特别是引起中枢神经系统的感染。因此，对肺隐球菌病患者，必须首先就机体免疫状态和有无全身播散进行评估，然后再根据呼吸系统症状的轻重程度进行分级治疗。

（1）对于免疫功能正常的肺隐球菌病患者

①症状轻到中度，口服氟康唑400mg/d，6～12个月，氟康唑不耐受可口服伊曲康唑、伏立康唑。

②重症患者，按照中枢神经系统隐球菌感染方案治疗。

（2）对于免疫功能低下的肺隐球菌病患者

①对肺部感染合并中枢神经系统或播散至其他脏器的感染以及重症肺隐球菌病患者按照中枢神经系统隐球菌感染方案治疗。

②呼吸道症状属于轻到中度、无弥漫性肺浸润、免疫功能轻度抑制以及无播散的肺隐球菌病者，口服氟康唑400mg/d，6～12个月。

（3）中枢神经系统隐球菌感染治疗方案

①初始治疗（包括诱导和巩固治疗）首选两性霉素B脱氧胆酸0.7～1mg/(kg·d)；或两性霉素B脂质体3～4mg/(kg·d)；或两性霉素B脂质复合物5mg/(kg·d)联用氟胞嘧啶100mg/(kg·d)，2～4周，然后口服氟康唑400～800mg/d，至少8周。还可选择单用两性霉素B 4～6周；或两性霉素B联用氟康唑2周，然后口服氟康唑至少8周；或氟康唑联用氟胞嘧啶口服6周；或单用大剂量氟康唑口服10～12周；或口服伊曲康唑10～12周作为替代治疗。

②维持治疗氟康唑200mg/d或伊曲康唑400mg/d口服,维持治疗6～12个月。

2.手术治疗

开胸切除病变组织能够有效治愈孤立性的肺部结节。但手术切除的主要原因往往是为了排除肺部恶性疾病。目前,除了怀疑有肿瘤的可能性以外,并不推荐手术治疗。对于肺部隐球菌病,一旦确诊,即使当时未出现中枢感染的症状,也必须进行脑脊液的常规检查,并在手术后给予足够疗程的系统抗真菌药物治疗,以免出现隐球菌性脑膜炎。

四、肺孢子菌病

肺孢子菌病曾被称为卡氏肺孢子虫病(PCP)。近年研究发现肺孢子虫基因及其编码的蛋白与真菌特别接近,2001年国际原生生物会议将感染人的肺孢子虫更名为伊氏肺孢子虫,又称为伊氏肺孢子菌,明确其为真菌属性。肺孢子菌感染多见于免疫缺陷症、艾滋病、器官移植、肿瘤及长期肾上腺皮质激素治疗等免疫功能低下的患者,重症病例可播散累及肝脾、淋巴结、骨髓等。

(一)诊断标准

1.临床表现

临床表现一般分成两种类型。

(1)流行型:亦称经典型或婴幼儿型。此型患者目前比较少见,发病者多为早产儿、营养不良、体质虚弱或患先天性免疫缺陷综合征的婴幼儿,高发于出生后6个月内。起病缓慢,初期出现全身不适,体温正常或轻度升高、呼吸快、干咳、进行性呼吸困难、鼻翼翕动、发绀、心动过速等表现。本型特征为全身症状虽重,但肺部体征相对较轻。严重时出现呼吸困难和发绀,常因呼吸衰竭而死亡。

(2)散发型:亦称现代型或儿童-成人型。患者多为成人和儿童。本型的高危人群包括艾滋病患者、器官移植术后长期接受免疫抑制剂者、接受放(化)疗的恶性肿瘤患者以及因其他原因引起的体弱和免疫力下降者,其中艾滋病患者最为常见。潜伏期多为1～2个月,为亚急性或急性起病,多数患者以干咳、少痰为起病的重要临床特征,体温正常或低热,进而出现高热不退,80%有呼吸困难,伴有严重的低氧血症。10%的肺孢子菌病病程呈急进性,最终可进展为呼吸衰竭,需要呼吸机治疗,未治疗者数日内死亡,病死率约为50%。体格检查肺部的体征往往十分轻微或呈阴性,或可闻及散在的干、湿啰音,体征与疾病症状的严重程度往往不成比例,这是本病的重要特征。

2.辅助检查

(1)血液学检查:白细胞正常,少数可以偏高。乳酸脱氢酶(LDH)及血管紧张素转换酶升高。血清KL-6抗原水平升高及G实验阳性,对诊断有一定提示意义。

(2)病原学检测:确诊仍依靠检出肺孢子菌。取材可用痰液、BALF和经皮肺穿刺或开胸肺组织活检等。痰液检查简便、安全、无损伤,但肺孢子菌病患者多为干咳,较难收集足量的痰液标本,检出率低,仅为30%左右。诱导痰的方法可使病原体检出率达到60%～70%。经气管镜获取BALF检出阳性率可达75%。经皮肺穿刺活检阳性率约为60%,开胸肺组织活检可达95%,但两法均对患者有一定损伤,并发症亦较多,一般不宜首先采用。

①细胞化学染色方法:通过细胞化学染色方法使肺孢子菌包囊和(或)滋养体着色后进行病原学检测,特异性好,操作简单,费用低廉。常用的染色方法包括六甲基四胺银(GMS)染色、甲苯胺蓝(TBO)染色、吉姆萨染色以及瑞氏染色等。其中 GMS 和 TBO 染色使肺孢子菌包囊着色,菌体容易辨认,因而应用最广。荧光染色法简便、易行、耗时短,是一种很有价值的肺孢子菌检测法。

②免疫学检查:免疫学方法近年来已开始用于检测痰液、BALF 及肺活检组织中的肺孢子菌滋养体和包囊,亦用于检测血清中的肺孢子菌特异性抗体。但假阳性和假阴性率高,同传统细胞化学染色法相比具有耗时、费用高等缺点,未能在临床上广泛开展。

③分子生物学检查:利用 PCR 的方法可检测痰液、血液、BALF 中的肺孢子菌 DNA,但不同的标本肺孢子菌检出的阳性率和敏感性不同。其虽然具有较高的敏感性和特异性,但假阳性的可能性有所增加。

(3)影像学表现:肺孢子菌病初期,胸片不易发现肺实质浸润,往往在起病 1 周以后肺门周边区域出现双侧、对称的细网格状间质浸润影,随感染的加重,病变由肺门向外扩展,迅速融合形成弥漫、均一的蝶状阴影,但很少累及肺尖和肺底部。10%～40%的患者 X 线胸片无异常改变。高分辨 CT(HRCT)较普通胸片更敏感。典型的 HRCT 扫描示两肺弥漫对称性分布的磨玻璃影,主要分布在肺门周围,而边缘肺野及肺尖清晰。较为少见的表现为斑片状、颗粒结节状阴影及实变影,可融合成大片致密阴影。10%～35%的患者可出现双侧多发的肺气囊,严重病例可发生自发性气胸、纵隔气肿。

(二)治疗原则

1.常用的抗肺孢子菌的治疗药物

(1)磺胺甲基异噁唑-甲氧苄胺嘧啶(SMZ-TMP,复方新诺明):TMP 15～20mg/(kg·d),SMZ 75～100mg/(kg·d),分 3～4 次口服,疗程 14～21 天。SMZ-TMP 是目前临床最常用的防治肺孢子菌病的一线药物。对艾滋病并发肺孢子菌病的治疗有效率为 80%～95%,治疗非艾滋病肺孢子菌病患者有效率为 60%～80%。主要不良反应为皮疹、口炎、胃肠反应和骨髓抑制,可有血清转氨酶、肌酐升高,偶发 Steven-Johnson 综合征、中毒性表皮融解坏死(TEN)等。

(2)戊烷脒:3～4mg/(kg·d),深部肌内注射;重症者静脉滴注,4mg/(kg·d),疗程 14～21 天,有效率为 60%～70%,主要不良反应为发热、出汗、胃肠反应,肝肾功能损害,白细胞减少,低血糖,高血钾及心律失常,注射局部疼痛,肿块或脓肿形成。应慎用此药。

(3)苯胺砜:100mg/d,口服,一天 1 次,同时口服 TMP。不良反应为溶血性贫血、高铁血红蛋白症、粒细胞减少、肝功能异常等。

(4)三甲曲沙:1.0～1.5mg/(kg·d),静滴,同时加用甲酰四氢叶酸,疗程 21 天。其主要不良反应为骨髓抑制、肝肾功能损害等。

(5)氯林可霉素＋伯氨喹啉氯林可霉素:400～600mg,静滴,6～8 小时 1 次;伯氨喹啉 15～30mg/d,口服,一天 1 次,疗程 21 天。主要不良反应为胃肠反应、皮疹、骨髓抑制、高铁血红蛋白血症等。

(6)阿托喹酮:750mg,口服,一天 2～3 次,疗程 21 天。主要不良反应为胃肠道反应、皮疹、肝肾功能损害及骨髓抑制等。

2.糖皮质激素的应用

对于中至重度 HIV 感染并发肺孢子菌病的患者,若 PA-aO$_2$≥35mmHg 或 PaO$_2$≤70mmHg,在抗肺孢子菌治疗 3 天内提倡开始应用糖皮质激素,推荐方案为第 1～5 天:泼尼松 40mg,口服,一天 2 次;第 6～10 天:泼尼松 40mg,口服,一天 1 次;第 11～21 天:泼尼松 20mg,口服,一天 1 次。

3.全身支持疗法

肺孢子菌病患者一般表现为呼吸困难,应注意根据不同病情给予不同流量的氧气;输液、补充水电解质,纠正酸碱平衡紊乱。对喘重者可考虑给予 20％甘露醇,以缓解肺间质水肿状态。必要时应用机械通气给予呼气末正压来维持 PaO$_2$≥60mmHg。

第四节　支气管哮喘

一、概论

(一)定义

支气管哮喘(简称哮喘)是一种古老的疾病,"哮喘"一词源自古希腊文字"气喘",最初哮喘被描述为劳力性的呼吸急促,随着对哮喘认识的不断深入,逐渐认识到慢性气道炎症、可逆性气流受限和气道高反应性是哮喘的基本特征。美国国立心、肺和血液研究所 2006 颁布的《支气管哮喘防治全球创议(GINA)》关于哮喘的定义为:哮喘是一种气道慢性炎症性疾病,许多细胞和细胞组分参与其中,包括肥大细胞、嗜酸性粒细胞、T 淋巴细胞、巨噬细胞、中性粒细胞和上皮细胞。在易感个体中,炎症导致反复发作的喘息、气紧、胸闷和咳嗽,特别是在晚上和清晨。这些症状通常伴随有广泛但可变的气流阻塞,常常可自行缓解或用药后缓解。炎症还导致支气管对各种刺激的反应性增加。2014 年修订的 GINA 在前述定义的基础上强调了哮喘临床表现和气流受限的可逆性和变异性,特别指出"哮喘是一种异质性疾病"。

上述定义描述了哮喘的主要特征,但实际上没有任何一种特征是哮喘独有的,也没有任何一种特征普遍存在于所有哮喘患者,到目前为止,哮喘仍然缺乏一个公认的可度量的定义,因此关于哮喘究竟是一种疾病还是具有相似临床表现的一组疾病的综合征,多年来一直存在争议。

(二)流行病学和疾病负担

哮喘是最常见的慢性呼吸疾病之一,可累及各个年龄段和任何种族的人群。近年来哮喘患病率在全球范围内有逐年增加的趋势,据估计几乎每 10 年增加 50％。西欧近 10 年间哮喘患者增加了 1 倍,美国自 20 世纪 80 年代初以来哮喘患病率增加了 60％以上,亚洲地区哮喘流行病学调查数据显示,亚洲的成人哮喘患病率为 0.7％～11.9％,平均不超过 5％,但近年来患病率也有上升趋势。中国哮喘患病率也在逐年上升,2010 年我国进行的"全国支气管哮喘患病情况及相关危险因素流行病学调查"(CARE 研究)结果显示,我国 14 岁以上人群哮喘患病率为 1.24%。第三次中国城市儿童哮喘流行病学调查显示,我国 14 岁以下人群哮喘患病率为 3.02%。目前全球哮喘患者至少有 3 亿人,中国哮喘患者约 3000 万人。

20 世纪 70 年代中期以来哮喘的危害逐渐引起重视,目前已公认哮喘为导致伤残、医疗开支增大和死亡的主要慢性疾病之一,因而成为一个重大的公共健康问题。哮喘所产生的疾病负担包括:直接成本,即与疾病直接相关的医疗服务费用;间接成本,即因哮喘导致患者及其家庭的工作、社会活动受限制而造成的损失。世界大多数国家和地区哮喘的疾病负担逐年上升,约占全球所有疾病伤残调整寿命年(DALYs)的 1%。其一是因为哮喘的发病率和患病率的快速增加,其二是哮喘远未达到理想的控制水平。2006 年 AIRIAP2 调查显示,亚太地区哮喘患者只有 2.5%达到了哮喘控制。我国 CARE 研究及 6 个城市哮喘控制现状调查同样也显示中国的哮喘患者控制状态不佳。虽然从家庭和社会角度来说控制哮喘的费用较高,但若没有控制哮喘则会导致更高的花费。

二、发病机制

(一)基本发病机制

1.免疫学机制

免疫系统中体液介导和细胞介导的免疫均参与哮喘的发病,Ⅰ型变态反应和 IgE 合成调控紊乱抗原(变应原)初次进入人体后,作用于 B 淋巴细胞,使之成为浆细胞而产生 IgE,IgE 吸附于肥大细胞或嗜碱粒细胞上,其 Fc 段与细胞膜表面的特异性受体结合,使 IgE 牢固吸附于细胞膜上,致使机体处于致敏状态。当相应抗原再次进入致敏机体时,即吸附在肥大细胞及嗜碱粒细胞膜上与 IgE 结合,导致细胞膜脱颗粒,释放一系列化学介质包括组胺、慢反应物质、缓激肽、5-羟色胺和前列腺素等,这些生物活性物质可导致毛细血管扩张、通透性增强、平滑肌痉挛和腺体分泌亢进等生物效应作用,引起支气管哮喘。近来认为炎症细胞尤其是 Th1 细胞向 Th2 的漂移可导致多种炎性介质如白介素-4、白介素-5 等的产生,使气道病变加重,炎症细胞浸润增加,产生哮喘的临床症状,这是一个典型的变态反应过程。

2.气道炎症

气道慢性炎症被认为是哮喘的本质,活化的 Th2 细胞分泌的细胞因子可以直接激活肥大细胞、嗜酸粒细胞及肺泡巨噬细胞等多种炎症细胞,使之在气道浸润和聚集。这些细胞相互作用可分泌出 50 多种炎症介质和 25 种以上的细胞因子,构成了一个与炎症细胞相互作用的复杂网络,使气道反应性增高,气道收缩,黏液分泌增加,血管渗出增多。此外,各种细胞因子及环境刺激因素可作用于气道上皮细胞,后者分泌内皮素-1 及基质金属蛋白酶(MMP)并活化各种生长因子特别是转移生长因子-β(TGF-β)。以上因子共同作用于上皮下成纤维细胞和平滑肌细胞,使之增殖而引起气道重塑。由血管内皮及气道上皮细胞产生的黏附分子(AMs)可介导白细胞与血管内皮细胞的黏附,白细胞由血管内转移至炎症部位,是加重气道炎症的另一个机制。

3.气道高反应性

气道肺表面活性物质可以维持气道稳定性,防止液体在管腔聚集,促进液体清除,在局部形成阻止吸入颗粒物质的屏障,并有调节免疫的重要功能。哮喘时肺表面活性物质功能失常的主要原因是气道内血浆蛋白渗出,导致局部蛋白浓度增高,而多种蛋白(如白蛋白、纤维蛋白)均可抑制肺表面活性物质的功能。

(二)非典型表现发病机制

神经机制:支气管受复杂的自主神经支配,除胆碱能神经、肾上腺素能神经外,还有非肾上腺素能、非胆碱能(NANC)神经系统。支气管哮喘与 β-肾上腺素受体功能低下和迷走神经张力亢进有关,并可能存在有 α-肾上腺素能神经的反应增加,NANC 能释放舒张支气管平滑肌的神经介质,如血管活性肠肽(VIP)、一氧化氮(NO),及收缩支气管平滑肌的介质如 P 物质、神经激肽,两者平衡失调,则可引起支气管平滑肌收缩,导致支气管哮喘的发作。

三、病理

广泛的气道狭窄是产生哮喘临床症状最重要的基础。气道狭窄的机制包括:支气管平滑肌收缩、黏膜水肿、慢性黏液栓形成,气道重塑及肺实质弹性支持的丢失。

哮喘发作早期或急性发作时产生的气道狭窄多为气道平滑肌收缩和黏膜水肿,此时,很少发现器质性改变,气道狭窄有较大的可逆性;随着病情持续、黏膜水肿进一步发展,且由于炎性细胞特别是嗜酸粒细胞聚集,黏液分泌亢进,可出现慢性黏液栓形成,此时,临床持续且缓解不完全。若哮喘反复发作,即可进入气道不完全可逆阶段,主要表现为支气管平滑肌肥大,气道上皮细胞下的纤维化,及气道重塑、周围组织对气道的支持作用消失。

四、病理生理

阻塞性通气障碍为哮喘的主要病理生理学表现,可见气道黏膜水肿、炎性细胞浸润和气道壁的增厚,黏膜下胶原沉积引起基质成分增加,平滑肌肥大与增生,黏液腺肥大及黏液分泌细胞增生等,形成气道重构,而气道重构可加重气道阻塞。哮喘时气道重构的主要病理学改变为气道壁的增厚。气道壁增厚可累及全部支气管树,但主要以膜性和小的软管性气道为主。气道壁的各个成分均有异常改变,如黏膜上皮脱落及平滑肌收缩时黏膜的折叠,黏膜下胶原沉积引起基质成分增加,平滑肌肥大与增生,外膜新血管形成与局部血容量增加,黏液腺肥大及黏液分泌细胞增生等,以上改变均造成气道壁面积普遍增大。气道重构可加重气道高反应性,导致肺功能持续性与进行性损害。

五、临床表现和诊断

哮喘的诊断应当基于详细的个人史、临床表现、体格检查以及肺功能测定。

(一)临床表现

1.病史和症状

反复发作的喘鸣、气短、胸闷和咳嗽,这些症状易发生于夜间或凌晨,与广泛且可变的气流阻塞有关,气流阻塞可自发或经药物治疗而缓解。

2.体征

呼气末哮鸣音是哮喘的典型特征,其机制因为气体通过狭窄气道产生的湍流所致。但哮喘具有可变性,在很多情况下,双肺听诊正常。在哮喘发作或未控制的患者,双肺可以听到广泛哮鸣音,但哮鸣音具有可变性。哮喘患者常伴有鼻炎、鼻窦炎和鼻息肉。

(二)实验室检查

1.肺功能测定

反映哮喘患者肺功能的指标,包括:

(1)第一秒用力呼出气量(FEV_1):FEV_1是一种客观的肺功能测量方法,也是测量气流阻塞的最佳和最标准的方法。FEV_1的绝对值取决于用力肺活量(FVC),因此FEV_1的判读需要同时测定FVC,哮喘患者FEV_1/FVC通常小于70%。但在重度哮喘中,由于气体陷闭使残气量增加、FVC降低,FEV_1/FVC可能会增加。

(2)呼气流量峰值(最大呼气流速,峰流速,PEF):PEF的测定对诊断和监测哮喘具有很重要的作用,通常未治疗的哮喘患者和哮喘控制不稳定的患者日间PEF的变异率($PEFR$)超过20%。平均每天PEF昼夜变异率=连续7天每天PEF变异之和/7。

(3)呼气中段流量(用力呼气流速$FEF\ 25\%\sim75\%$,在FVC的25%和75%之间进行测定。与FEV_1相比,$FEF25\%\sim75\%$在更低的肺容积时测定,因此$FEF\ 25\%\sim75\%$降低能更敏感地检测小气道阻塞。$FEF\ 25\%\sim75\%$缺乏公认的标准值,其临床应用有较大局限性。

(4)支气管舒张试验:在使用支气管扩张剂后FEV_1改善超过12%和200mL表明可逆性气流阻塞,即支气管舒张试验阳性,对哮喘的诊断有较高的提示价值。准确的测定要求停用长效β_2激动剂($LABA$)至少12小时,停用短效支气管扩张剂至少6小时。基础FEV_1正常或轻度降低者($FEV_1 > 70\%$预计值)对支气管舒张剂反应不大,不推荐做支气管舒张试验。此外,支气管扩张试验阳性包括抗感染治疗4周肺功能改变较治疗前FEV_1增加大于等于12%,且FEV_1增加绝对值大于等于200mL。

(5)支气管激发试验:气道激发试验反映了哮喘患者在吸入非特异性刺激物或特异性抗原后气道的敏感性,即是否存在气道高反应性。根据刺激物的种类分为特异性和非特异性刺激,非特异性刺激又分为直接刺激和间接刺激。直接刺激是指用已知的能够引起支气管收缩的物质吸入气道内而直接作用于平滑肌,是最广泛使用的评估气道高反应性的方法。吸入性乙酰胆碱是支气管激发最常使用的刺激物,通过倍增量给药直到FEV_1下降超过20%。引起FEV_1下降20%的乙酰胆碱浓度称为PC20,引起FEV_1下降20%的乙酰胆碱累计剂量称为PD20。PC20和PD20既能定性,也在一定程度上反映AHR的程度。PC20<16mg/mL属于轻度AHR,PC20<4mg/mL属于中度AHR,而PC20<1mg/mL属于重度AHR,即PC20越低通常对应更严重的哮喘。间接刺激也可以诱发支气管收缩,如冷空气、运动,以及吸入高渗盐水、甘露醇和单磷酸腺苷。间接刺激通过引起气道细胞释放炎症介质与ASM相互作用而诱发支气管收缩。本方法不易评估刺激的剂量反应,但间接刺激与哮喘症状的相关性较强。例如,在怀疑有运动诱发的支气管收缩的运动员,与采用物理活动的间接激发相比,直接激发试验不容易发现支气管收缩。采用特异性抗原如尘螨提取液进行激发试验目前没有标准化的

操作流程,可诱发哮喘急性发作,仅用于支气管激发试验研究目的。

气道激发试验对哮喘的诊断敏感性较高,但存在一定非特异性,如 COPD、支气管扩张、支气管感染后患者也可表现为气道高反应性,在临床解释时应充分考虑。

2.炎症标志物

目前诱导痰细胞计数和呼出气一氧化氮(FeNO)检测已在临床上普遍开展,其他的技术如呼出气冷凝液(EBC)检测、呼出气一氧化碳检测、外周血及尿液检测主要用于研究目的。

(1)FeNO 检测:FeNO 测定可以作为评估气道炎症和哮喘控制水平的指标,也可以用于判断吸入激素治疗的反应。美国胸科学会推荐 FeNO 的正常参考值:健康儿童为 5~20ppb,成人为 4~25ppb。FeNO>50ppb 提示激素治疗效果好,FeNO<25ppb 提示激素治疗效果差。但是 FeNO 测定结果受多种因素的影响,连续测定、动态观察 FeNO 的变化其临床价值更大。英国 NICE 指南(2015)推荐 FeNO 诊断哮喘的阳性标准:16 岁的成人和青年,如果肺功能正常,以及以下两者之一的情况:16 岁及以上,FeNO≥40ppb;5~16 岁儿童患者 FeNO≥35ppb。

(2)痰液细胞分类计数:诱导痰细胞分类计数可作为评价哮喘气道炎性标准之一,也是评估糖皮质激素治疗反应性的敏感指标,对于指导哮喘治疗也有一定价值。嗜酸性粒细胞>3%可判定为嗜酸性粒细胞性炎症,中性粒细胞≥67%可判定为中性粒细胞性炎症,两者均增高可判定为混合性炎症。

3.过敏原检测

分为:①体外试验:测定外周血总 IgE 和抗原特异性 IgE;②体内试验:采用常见过敏原做皮肤点刺或划痕试验。过敏原检测能够了解个体是否为特应质,筛查可能与哮喘有关的过敏原,对哮喘的诊断价值不大,但可以指导脱敏治疗和避免接触的措施。

4.其他生物标志物

骨膜蛋白是一种新发现的生物标志物,由支气管上皮细胞和成纤维细胞在 IL-4 和 IL-13 作用后分泌。部分哮喘患者血清中可检测到骨膜蛋白,其水平与气道嗜酸性粒细胞水平相关,预测嗜酸性粒细胞性炎症的价值优于外周嗜酸性粒细胞和 FeNO,且血清骨膜蛋白水平变动很少,不受激素治疗的影响。目前血清骨膜蛋白主要用于预测抗细胞因子抗体等的生物制剂的治疗反应,在哮喘的个体化治疗中具有很大的应用前景。

(三)诊断

全面的病史采集对于哮喘的诊断和评估至关重要。大多数哮喘患者诉间断发作的咳嗽、气紧和(或)高调的呈乐音性的喘息症状。哮喘症状可以持续几分钟或几天。咳嗽是哮喘患者经常抱怨的症状,可能伴有或不伴有咳痰,可能在夜间或活动后加重,也可能在接触变应原后发作。气紧和喘息通常发生在呼气时,常常在急性加重时发作,可由感染、冷空气、活动、接触化学气味或其他空气刺激物、动物毛发、真菌、尘螨,或其他变应原触发。此外,部分患者在急性发作时还可能出现胸闷。锐痛和刀割样疼痛在哮喘中很少出现,若出现这些症状临床医生应考虑其他诊断。症状在周末或假期好转,而在工作时加重,应怀疑是否存在职业性哮喘和(或)工作所致哮喘加重。职业性哮喘是指由于特定的职业环境所致的新发哮喘,而工作所致哮喘加重则是指工作环境导致已知的哮喘加重。

哮喘患者在发作间歇期体格检查往往是正常的;若在正常呼吸时出现喘息和(或)呼气相延长则可能提示哮喘。用力呼气时出现喘息并非哮喘所特有,但提示气道阻塞或陷闭。除了呼吸异常外,哮喘患者常常合并过敏的相关体征,以及鼻腔炎症和(或)鼻息肉、扁桃体肥大所致的上呼吸道炎症和阻塞的表现。皮肤检查时发现湿疹、荨麻疹或过敏性皮炎可支持哮喘的诊断。

在做出哮喘诊断前,应考虑患者是否具有以下临床特点:

(1)是否有反复的喘鸣?

(2)是否有夜间咳嗽?是否运动后有喘鸣或咳嗽?

(3)是否接触过敏原后有喘鸣、胸闷或咳嗽?

(4)患者是否感冒累及肺部或 10 天以上才能康复?

(5)症状是否因抗哮喘治疗而缓解?

1.诊断标准

(1)典型哮喘的临床症状和体征

①反复发作的喘息、气急,伴或不伴胸闷或咳嗽,夜间及晨间多发,常与接触变应原、冷空气、物理、化学性刺激以及病毒性上呼吸道感染、运动等有关。

②急性发作或重度哮喘患者双肺可闻及散在或弥散性、以呼气相为主的哮鸣音,呼气相延长。

③上述症状和体征可经治疗缓解或自行缓解。

(2)可变性气流受限的客观检查

①支气管舒张试验阳性(吸入支气管扩张剂后,FEV_1 增加 $\geqslant 12\%$,且 FEV_1 绝对值增加 $\geqslant 200mL$)。

②支气管激发试验呈阳性。

③呼气流量峰值(PEF)平均日变异率大于 10%。

符合上述症状和体征,同时具备气流受限客观检查中的任一条,并除外其他疾病所引起的喘息、气急、胸闷和咳嗽,可以诊断为哮喘。

2.鉴别诊断

许多疾病与哮喘相似,可以引起部分或全部的哮喘症状,在诊断哮喘时需要与以下疾病相鉴别:声带功能障碍、慢性阻塞性肺疾病(COPD)、囊性纤维化、左心衰竭引起的呼吸困难、中央气道阻塞、支气管结核、变态反应性支气管肺曲菌病(ABPA)、支气管扩张、肺栓塞、药物相关的咳嗽支气管扩张、睡眠呼吸暂停、结节病以及心身疾病。特别强调在诊断与鉴别诊断中,胸片或胸部 CT 是必须进行的检查手段。

(四)分期和分级

根据临床表现,哮喘可分为急性发作期和非急性发作期。哮喘急性发作是指喘息、气促、咳嗽、胸闷等症状突然发生,或原有症状加重,并以呼气流量降低为其特征,常因接触变应原、刺激物或呼吸道感染诱发。

哮喘病情严重程度分级标准如表 1-4-1 所示。

表 1-4-1　哮喘病情严重程度分级标准

分级	临床特点
间歇状态（第 1 级）	症状＜每周 1 次
	短暂出现
	夜间哮喘症状≤每月 2 次
	FEV_1 占预计值%≥80%或 PEF≥80%个人最佳值，PEF 或 FEV_1 变异率＜20%
轻度持续（第 2 级）	症状≥每周 1 次，但＜每天 1 次
	可能影响活动和睡眠
	夜间哮喘症状＞每月 2 次，但＜每周 1 次
	FEV_1 预计值%≥80%或 PEF≥80%个人最佳值，PEF 或 FEV_1 变异率为 20%～30%
中度持续（第 3 级）	每天有症状
	影响活动和睡眠
	夜间哮喘症状≥每周 1 次
	FEV_1 占预计值 60%～79%或 PEF 60%～79%个人最佳值，PEF 或 FEV_1 变异率 ＞30%
重度持续（第 4 级）	每天有症状
	频繁出现
	经常出现夜间哮喘症状
	体力活动受限
	FEV_1 占预计值＜60%或 PEF＜60%个人最佳值，PEF 或 FEV_1 变异率＞30%

（1）初始治疗时严重程度的判断，主要用于临床研究中。

（2）急性发作时严重程度分级：哮喘急性发作时程度轻重不一，可在数小时或数天内出现，偶尔可在数分钟内即危及生命，故应对病情做出正确评估，以便给予及时有效的紧急治疗。

（五）评估

1.评估内容

（1）评估患者是否有合并症，如变应性鼻炎、鼻窦炎、胃食管反流、肥胖、阻塞性睡眠呼吸暂停综合征、抑郁和焦虑等。

（2）评估哮喘的触发因素，如职业、环境、气候变化、药物和运动等。

（3）评估患者药物使用的情况：哮喘患者往往需要使用支气管舒张剂来缓解喘息、气急、胸闷或咳嗽症状，支气管舒张剂的用量可以作为反映哮喘严重程度的指标之一，过量使用这类药物不仅提示哮喘未控制，也和哮喘频繁急性发作以及死亡高风险有关。此外，还要评估患者药物吸入技术和长期用药的依从性。

（4）评估患者的临床控制水平：正确地评估哮喘控制水平，是制订治疗方案和调整治疗药物以维持哮喘控制水平的基础。根据患者的症状、用药情况、肺功能检查结果等复合指标可以将患者分为哮喘症状良好控制（或临床完全控制）、部分控制和未控制，以及评估患者有无未来哮喘急性发作的危险因素。

（5）评估患者有无未来哮喘急性发作的危险因素：哮喘未控制、接触变应原、有上述合并症、用药不规范、依从性差以及过去一年曾有哮喘急性发作急诊或住院等都是未来哮喘急性发作的危险因素。

2.评估的主要方法

（1）症状：哮喘患者的喘息、气急、胸闷或咳嗽等症状昼夜均可能出现。当患者因上述症状出现夜间憋醒往往提示哮喘加重。

（2）肺功能：临床上用于哮喘诊断和评估的通气功能指标主要为 FEV_1 和 PEF。FEV_1 和 PEF 能反映气道阻塞的严重程度，是客观判断哮喘病情最常用的评估指标。峰流速仪携带方便，操作简单，患者可以在家自我监测 PEF，根据监测结果及时调整药物。

（3）哮喘控制量表：哮喘控制测试（ACT）问卷。ACT 是一种评估哮喘患者控制水平的问卷。ACT 得分与专家评估患者的哮喘控制水平具有较好的相关性。ACT 不要求测试患者的肺功能，简便、易操作，适合在缺乏肺功能设备的基层医院推广应用。临床上也可使用包含肺功能检查项目的哮喘控制问卷（ACQ）来评估哮喘控制水平。

六、治疗

尽管哮喘的病因及发病机制均未完全阐明，但依目前的治疗方法，只要能够规范地长期治疗，绝大多数患者能够使哮喘症状得到理想的控制，减少复发乃至不发作，与正常人一样生活、工作和学习。免疫治疗在哮喘治疗中占有重要地位。对激素依赖型或激素抵抗型哮喘，可用免疫抑制药治疗，如甲氨蝶呤、环孢霉素、三乙酰竹桃霉素（TAO）和金制剂等。为了增强机体的非特异免疫力或矫正免疫缺陷，可应用免疫调整或免疫增强药，如胸腺素、转移因子、菌苗等。脱敏疗法（SIT）是哮喘的一种特异性免疫治疗，用于过敏原明确又难以避免的中、轻度慢性哮喘，可减轻发作，青年和儿童患者使用效果较好。由于对脱敏疗法治疗哮喘的疗效尚有不同意见，且其治疗时间长、起效慢，并有引起严重变态反应的危险，因而使该疗法的广泛应用受到限制。WHO 和欧洲变态反应与临床免疫学会先后提出了关于哮喘患者采用 SIT 治疗的建议：①多种过敏原或非过敏原所致者，SIT 无效；②青少年效果比老年人好；③SIT 注射必须在无症状期进行；④患者 FEV_1 在 70% 以上；⑤花粉哮喘是良好适应证；⑥对动物过敏又不愿放弃饲养者；⑦交链霉菌和分枝孢子菌属过敏者可行 SIT。此外，抗原制作必须标准化，对多种抗原过敏者不宜施行脱敏疗法。

成功哮喘治疗的目标：尽可能控制症状（包括夜间症状）；改善活动能力和生活质量；使肺功能接近最佳状态；预防发作及加剧；提高自我认识和处理急性加重的能力，减少急诊或住院；避免影响其他医疗问题；避免药物的不良反应；预防哮喘引起死亡。

上述治疗目标的意义在于强调：应积极治疗，争取完全控制症状；保护和维持尽可能正常的肺功能；避免或减少药物的不良反应。为了达到上述目标，关键是合理的治疗方案和坚持长期治疗；吸入疗法是达到较好疗效和减少不良反应的重要措施。

（一）发作期治疗

解痉、抗炎、保持呼吸道通畅是治疗关键。以下药物可提供临床选择。

1.β₂ 受体激动药

β₂ 受体激动药为肾上腺素受体激动药中对 β₂ 受体具有高度选择性的药物。另外一些较老的肾上腺素受体激动药如肾上腺素、异丙肾上腺素、麻黄碱等,因兼有 α₁ 受体及 β₂ 受体激动作用易引起心血管不良反应而逐渐被 β₂ 激动药代替。β₂ 激动药可舒张支气管平滑肌,增加黏液纤毛清除功能,降低血管通透性,调节肥大细胞及嗜碱粒细胞介质释放。常用药品:①短效 β₂ 受体激动药,如沙丁胺醇、特布他林,气雾剂吸入 $200\sim400\mu g$ 后 $5\sim10$ 分钟见效,维持 $4\sim6$ 小时,全身不良反应(心悸、骨骼肌震颤、低血钾等)较轻。以上两药口服制剂一般用量每次 $2\sim4mg$,每日 3 次,但心悸、震颤等不良反应较多。克伦特罗平喘作用为沙丁胺醇的 100 倍,口服每次 $30\mu g$,疗效 $4\sim6$ 小时,也有气雾剂。②长效 β₂ 受体激动药,如丙卡特罗,口服每次 $25\mu g$,早晚各 1 次;施立稳,作用长达 $12\sim24$ 小时。β₂ 激动药久用可引起 β₂ 受体功能下调和气道不良反应性更高,应引起注意。使用 β₂ 激动药若无疗效,不宜盲目增大剂量,以免严重不良反应发生。

2.茶碱

茶碱有舒张支气管平滑肌作用,并具强心、利尿、扩张冠状动脉作用,尚可兴奋呼吸中枢和呼吸肌。研究表明茶碱有抗炎和免疫调节功能。①氨茶碱:为茶碱与乙二胺的合成物,口服一般剂量为每次 0.1g,每日 3 次。为减轻对胃肠刺激,可在餐后服用,亦可用肠溶片。注射用氨茶碱 $0.125\sim0.25g$ 加入葡萄糖注射液 $20\sim40mL$ 缓慢静脉注射(注射时间不得少于 15 分钟),此后可以每小时 $0.4\sim0.6mg/kg$ 静脉滴注以维持平喘。②茶碱控释片:平喘作用同氨茶碱,但血浆茶碱半衰期长达 12 小时,且昼夜血液浓度稳定,作用持久,尤其适用于控制夜间哮喘发作。由于茶碱的有效血浓度与中毒血浓度十分接近,且个体差异较大,因此用药前须询问近期是否用过茶碱,有条件时最好做茶碱血药浓度监测,静脉用药时务必注意浓度不能过高,速度不能过快,以免引起心律失常、血压下降甚至突然死亡。某些药物如喹诺酮类、大环内酯类、西咪替丁等能延长茶碱半衰期,可造成茶碱毒性增加,应引起注意。茶碱慎与 β₂ 激动药联用,否则易致心律失常,如需两药合用则应适当减少剂量。

3.抗胆碱能药物

抗胆碱能药物包括阿托品、东莨菪碱、山莨菪碱、异丙托溴铵等。其应用于平喘时,主要以雾化吸入形式给药,可阻断节后迷走神经传出,通过降低迷走神经张力而舒张支气管,还可防止吸入刺激物引起反射性支气管痉挛,尤其适用于夜间哮喘及痰多哮喘,与 β₂ 激动药合用能增强疗效。其中异丙托溴铵疗效好,不良反应小,有气雾剂和溶液剂两种,前者每日喷 3 次,每次 $25\sim75\mu g$;后者为 $250\mu g/mL$ 浓度的溶液,每日 3 次,每次 $2mL$,雾化吸入。

4.肾上腺糖皮质激素(简称激素)

激素能干扰花生四烯酸代谢,干扰白三烯及前列腺素的合成,抑制组胺生成,减少微血管渗漏,抑制某些与哮喘气道炎症相关的细胞因子的生成及炎性细胞趋化,并增加支气管平滑肌对 β₂ 激动药的敏感性。因此激素是治疗哮喘的慢性气道炎症及气道高反应性的最重要、最有效的药物,有气道及气道外给药两种方式,前者通过气雾剂喷药或溶液雾化给药,疗效好,全身不良反应小;后者通过口服或静脉给药,疗效更好,但长期大量应用可发生很多不良反应,严重者可致库欣综合征、二重感染、上消化道出血等严重并发症。气雾剂目前主要有二丙酸倍氯松和布地奈德两种,适用于轻、中、重各种哮喘的抗感染治疗,剂量为每日 $100\sim600\mu g$,需长期用,喷药后应清水漱口以减轻和避免口咽部念珠菌感染和声音嘶哑。在气管给药哮喘不能控制,重症哮喘或哮喘患者需手术时,估计有肾上腺皮质功能不足等情况下,可先静脉注射琥珀酸钠氢化可的松 $100\sim200mg$,其后可用氢化可的松 $200\sim300mg$ 或地塞米松 $5\sim10mg$ 静脉滴注,每日用量视病情而定,待病情稳定后可改用泼尼松每日清晨顿服 $30\sim40mg$,哮喘控制后,逐渐减量。可配用气雾剂,以求替代口服或把泼尼松剂量控制在每日 $10mg$ 以卜。

5.钙拮抗剂

硝苯地平,每次 $10\sim20mg$,每日 3 次,口服或舌下含服或气雾吸入,有一定平喘作用,此外维拉帕米、地尔硫草也可试用。其作用机制为此类药物能阻止钙离子进入肥大细胞,抑制生物活性物质释放。

(二)缓解期治疗

为巩固疗效,维持患者长期稳定,以避免肺气肿等严重并发症发生,应强调缓解期的治疗。

(1)根据患者具体情况,包括诱因和以往发作规律,进行有效预防。如避免接触过敏原、增强体质、防止受凉等。

(2)发作期病情缓解后,应继续吸入维持剂量糖皮质激素至少 $3\sim6$ 个月。

(3)保持医师与患者联系,对患者加强自我管理教育,监视病情变化,逐日测量 PEF,一旦出现先兆,及时用药以减轻哮喘发作症状。

(4)色甘酸钠雾化吸入,酮替芬口服有抗过敏作用,对外源性哮喘有一定预防价值。

(5)特异性免疫治疗:通过以上治疗基本上可满意地控制哮喘,在无法避免接触过敏原或药物治疗无效者,可将特异性致敏原制成不同浓度浸出液,做皮内注射,进行脱敏。一般用 $1:5000$、$1:1000$、$1:100$ 等几种浓度,首先以低浓度 $0.1mL$ 开始,每周 $1\sim2$ 次,每周递增 $0.1mL$,至 $0.5mL$,然后提高了一个浓度再按上法注射。15 周为 1 个疗程,连续 $1\sim2$ 个疗程或更长。但应注意制剂标准化及可能出现的全身过敏反应和哮喘严重发作。

(三)重度哮喘的处理

重度及危重哮喘均有呼吸衰竭等严重并发症,可危及生命,应立即正确处理。

1.氧疗

可给予鼻导管吸氧,当低氧又伴有低碳酸血症 $[PaO_2<8.0kPa(60mmHg)$,$PaCO_2<4.7kPa(35mmHg)]$ 可面罩给氧。若以上氧疗及各种处理无效,病情进一步恶化,出现意识障碍甚至昏迷者,则应及早应用压力支持等模式机械通气。氧疗要注意湿化。

2.补液

通气增加,大量出汗,往往脱水致痰液黏稠,甚至痰栓形成,严重阻塞气道是重度哮喘重要发病原因之一,补液非常重要。一般用等渗液体每日 $2000\sim3000mL$,以纠正失水,稀释痰液。补液同时应注意纠正电解质紊乱。

3.糖皮质激素

静脉滴注氢化可的松 $100\sim200mg$,静脉注射后 $4\sim6$ 小时才能起效。每日剂量 $300\sim600mg$,个别可用 $1000mg$。还可选用甲泼尼松(甲基强的松龙)每次 $40\sim120mg$,静脉滴注或肌内注射,$6\sim8$ 小时后可重复应用。

4.氨茶碱

如患者在 8～12 小时内未用过氨茶碱,可用 0.25g 加入葡萄糖注射液 40mL 缓慢静脉注射(15 分钟以上注射完),此后可按每小时 0.75mg/kg 的维持量静脉滴注。若 6 小时内用过以上静脉注射剂量者可用维持量静脉滴注。若 6 小时内未用到以上剂量则可补足剂量再用维持量。

5.β₂激动药

使用气雾剂喷入,或用氧气为气源雾化吸入,合用异丙托溴铵气道吸入可增加平喘效果。

6.纠正酸碱失衡

可根据血气酸碱分析及电解质测定,分析酸碱失衡类型决定治疗方案,如单纯代谢性酸中毒可酌情给予 5‰碳酸氢钠 100～250mL 静脉滴入。

7.抗生素

重度哮喘往往并发呼吸系统感染,合理应用抗生素是必要的。

第五节　儿童支气管哮喘

支气管哮喘简称哮喘病,是儿科常见的呼吸道疾病之一。目前认为支气管哮喘是一种慢性气道持续的炎症性疾病,许多细胞在其中起到重要作用。如淋巴细胞、嗜酸粒细胞、肥大细胞等,并伴有非特异性气道反应明显增高,以气道的高反应性(BHR)为主要临床特征的一种多因性疾病。在临床上主要表现为反复可逆性的喘息和咳嗽发作,胸闷、呼吸困难,这些症状常是可逆的,但也可变重偶致死亡。故对哮喘的防治应重视。

一、病因

(一)呼吸道感染(25％)

1.呼吸道病毒感染

在婴幼儿期主要有呼吸道合胞病毒(RSV)、副流感病毒、流感病毒和腺病毒,其他如麻疹病毒、腮腺炎病毒、肠道病毒、脊髓灰质炎病毒偶尔可见。

2.支原体感染

由于婴幼儿免疫系统不成熟,支原体可以引起婴幼儿呼吸道慢性感染,若处理不恰当,可以导致反复不愈的咳嗽和喘息。

3.呼吸道局灶性感染

慢性鼻窦炎、鼻炎、中耳炎、慢性扁桃体炎,是常见的儿童上呼吸道慢性局灶性病变,一方面可以引起反复的感染,另一方面又可以通过神经反射引起反复的咳喘,需要对这些病灶进行及时处理。

(二)吸入过敏物质(18％)

1 岁以上的幼儿,呼吸道过敏逐渐形成,如对室内的尘螨、蟑螂、宠物皮毛和对室外的花粉等变应原过敏,长期持续低浓度变应原吸入,可以诱发慢性气道过敏性炎症,引起机体致敏,并产生气道慢性特应性炎症,促进 BHR 形成。随着接触变应原时间增加,气道炎症和 BHR 逐渐加重,往往发展成儿童哮喘,短时间吸入高浓度变应原可以诱发急性哮喘。这类哮喘发作较为突然,多数在环境中变应原浓度较高的季节发作。

(三)胃食管反流(15%)

由于解剖结构的原因,也有医源性因素(如应用氨茶碱、β受体兴奋药等)可以引起胃食管反流,在婴幼儿尤为多见,它是导致喘息反复不愈的重要原因之一,临床上多表现为入睡中出现剧烈的咳嗽、喘息,平时有回奶或呕吐现象。

(四)遗传因素(12%)

许多调查资料表明,哮喘患者亲属患病率高于群体患病率,并且亲缘关系越近,患病率越高;患者病情越严重,其亲属患病率也越高,目前,对哮喘的相关基因尚未完全明确,但有研究表明,有多位点的基因与变态反应性疾病相关,这些基因在哮喘的发病中起着重要作用。

(五)其他因素(10%)

吸入刺激性气体或剧烈运动、哭闹、油漆、煤烟、冷空气吸入均可作为非特异性刺激物诱发哮喘发作,其中油漆散发的气体可触发严重而持续的咳喘发作,应尽量避免剧烈运动,哭闹使呼吸运动加快,呼吸道温度降低或呼吸道内液体渗透压改变,而诱发哮喘发作。

二、发病机制

哮喘的发病机制不完全清楚,多数人认为,变态反应、气道慢性炎症、气道反应性增高及自主神经功能障碍等因素相互作用,共同参与哮喘的发病过程。

(一)变态反应

当变应原进入具有过敏体质的机体后,通过巨噬细胞和 T 淋巴细胞的传递,可刺激机体的 B 淋巴细胞合成特异性 IgE,并结合于肥大细胞和嗜碱性粒细胞表面的高亲和性的 IgE 受体,若变应原再次进入体内,可与肥大细胞和嗜碱性粒细胞表面的 IgE 交联,从而促发细胞内一系列的反应,使该细胞合成并释放多种活性介质导致平滑肌收缩,黏液分泌增加,血管通透性增高和炎症细胞浸润等,炎症细胞在介质的作用下又可分泌多种介质,使气道病变加重,炎症浸润增加,产生哮喘的临床症状。根据变应原吸入后哮喘发生的时间,可分为速发型哮喘反应(IAR)、迟发型哮喘反应(LAR)和双相型哮喘反应(OAR)。IAR 几乎在吸入变应原的同时立即发生反应,15~30 分钟达高峰,2 小时后逐渐恢复正常。LAR 6 小时左右发病,持续时间长,可达数天,而且临床症状重,常呈持续性哮喘表现,肺功能损害严重而持久。LAR 的发病机制较复杂,不仅与 IgE 介导的肥大细胞脱颗粒有关,主要是气道炎症反应所致,现在认为哮喘是一种涉及多种炎症细胞相互作用,许多介质和细胞因子参与的慢性气道炎症疾病。

(二)气道炎症

气道慢性炎症被认为是哮喘的基本的病理改变和反复发作的主要病理生理机制,不管哪一种类型的哮喘,哪一期的哮喘,都表现为以肥大细胞、嗜酸性粒细胞和 T 淋巴细胞为主的多种炎症细胞在气道的浸润和聚集,这些细胞相互作用可以分泌出数十种炎症介质和细胞因子,这些介质、细胞因子与炎症细胞互相作用,构成复杂的网络,相互作用和影响,使气道炎症持续存在。当机体遇到诱发因素时,这些炎症细胞能够释放多种炎症介质和细胞因子,引起气道平滑肌收缩,黏液分泌增加,血浆渗出和黏膜水肿,已知多种细胞,包括肥大细胞、嗜酸性粒细胞、嗜中性粒细胞、上皮细胞、巨噬细胞和内皮细胞都可产生炎症介质。主要的介质有:组胺、前列腺素(PG)、白三烯(LT)、血小板活化因子(PAF)、嗜酸性粒细胞趋化因子(ECF-A)、嗜中性粒细胞趋化因子(NCF-A)、主要碱基蛋白(MBP)、嗜酸性粒细胞阳离子蛋白(ECP)、内皮素-1(ET-1)、黏附因子(AMs)等。总之,哮喘的气道慢性炎症是由多种炎症细胞、炎症介质和细胞因子参与的,相互作用形成恶性循环,使气道炎症持续存在,其相互关系十分复杂,有待进一步研究。

(三)气道高反应性(AHR)

气道高反应性表现为气道对各种刺激因子出现过强或过早的收缩反应,是哮喘患者发生发展的另一个重要因素,目前普遍认为气道炎症是导致气道高反应性的重要机制之一,气道上皮损伤和上皮内神经的调控等因素亦参与了 AHR 的发病过程。当气道受到变应原或其他刺激后,由于多种炎症细胞释放炎症介质和细胞因子,神经轴索反射使副交感神经兴奋性增加,神经肽的释放等,均与 AHR 的发病过程有关。AHR 为支气管哮喘患者的共同病理生理特征,然而出现 AHR 者并非都是支气管哮喘,如长期吸烟、接触臭氧、病毒性上呼吸道感染、慢性阻塞性肺疾病(COPD)等也可出现 AHR,从临床的角度来讲,极轻度 AHR 需结合临床表现来诊断,但中度以上的 AHR 几乎可以肯定是哮喘。

(四)神经机制

神经因素也认为是哮喘发病的重要环节,支气管受复杂的自主神经支配,除胆碱能神经、肾上腺素能神经外,还有非肾上腺素能非胆碱能(NANC)神经系统。支气管哮喘与 β-肾上腺素能受体功能低下和迷走神经张力亢进有关,并可能存在有 α-肾上腺素能神经的反应性增加。NANC 能释放舒张支气管平滑肌的神经介质,如血管肠激肽(VIP)、一氧化氮(NO),以及收缩支气管平滑肌的介质,如 P 物质、神经激肽等,两者平衡失调,则可引起支气管平滑肌收缩。

三、临床表现

儿童哮喘起病可因不同年龄、不同诱因有所不同,婴幼儿哮喘多数在上呼吸道病毒感染后诱发,起病较缓,而儿童哮喘多由吸入变应原诱发,起病较急。哮喘发病初期主要表现为刺激性干咳,随后出现喘息症状,喘息轻重不一,轻者无气急,双肺仅闻散在哮鸣音和呼气时间延长重者出现严重的呼气性呼吸困难,烦躁不安,端坐呼吸,甚至出现面色苍白,唇、指甲端发绀以及意识模糊等病情危重表现。体检时可见三凹征,呼气时肋间饱满,叩音两肺呈鼓音,肝上界下移,心界缩小,表现有明显的肺气肿存在,全肺可闻及哮鸣音,如支气管渗出较多,可出现湿性啰音,严重病例由于肺通气量极少,两肺哮鸣音可以消失,甚至听不到呼吸音。哮喘一般自行或给予药物后缓解,本病为反复发作,部分患者有明确的季节性,夜间发病较多,发作间歇期,多数患儿症状可完全消失,少数患儿有夜间咳嗽,自觉胸闷不适。

四、检查

(一)血常规检查

发作时可有嗜酸性粒细胞增高,但多数不明显;如与病毒感染有关,一般白细胞计数正常或减低;如并发感染可有白细胞数增高,分类嗜中性粒细胞比例增高。

(二)痰液检查

涂片在显微镜下可见较多嗜酸性粒细胞,可见嗜酸性粒细胞退化形成的尖棱结晶,黏液栓和透明的哮喘珠,如合并呼吸道细菌感染,痰涂片革兰染色、细胞培养及药物敏感试验有助于病原菌诊断及指导治疗。

(三)血气分析

哮喘严重发作可有缺氧,PaO_2 和 SaO_2 降低,由于过度通气可使 $PaCO_2$ 下降,pH 上升,表现呼吸性碱中毒。如重症哮喘,病情进一步发展,气道阻塞严重,可有缺氧及 CO_2 潴留,$PaCO_2$ 上升,表现呼吸性酸中毒,如缺氧明显,可合并代谢性酸中毒。

(四)特异性变应原的检测

可用放射性变应原吸附试验(RAST)测定特异性 IgE,过敏性哮喘患者血清 IgE 可较正常人高 2～6 倍,在缓解期可做皮肤过敏试验判断相关的变应原,但应防止发生过敏反应。

(五)胸部 X 线检查

早期在哮喘发作时可见两肺透亮度增加,呈过度充气状态;在缓解期多无明显异常,如并发呼吸道感染,可见肺纹理增加及炎症性浸润阴影,同时要注意肺不张、气胸或纵隔气肿等并发症的存在。

(六)肺功能检查

缓解期肺通气功能多数在正常范围,在哮喘发作时,由于呼气流速受限,表现为第 1 秒用力呼气量(FEV_1)、一秒率($FEV_1/FVC\%$)、最大呼气中期流速(MMER)、呼出 50％与 75％肺活量时的最大呼气流量($MEF\ 50\%$ 与 $MEF\ 75\%$)以及呼气峰值流量(PEFR)均减少,可有用力肺活量减少,残气量增加,功能残气量和肺总量增加,残气占肺总量百分比增高,经过治疗后可逐渐恢复。

(七)其他

必要时可做 CT 或 MRI 检查或纤维支气管镜检查以明确诊断。

五、诊断

(一)婴幼儿哮喘的特点

(1)日间或夜间咳喘明显,运动后加重。

(2)病理上以黏膜肿胀、分泌亢进为主,哮鸣音调较低。

(3)对皮质激素反应相对较差。

(4)易患呼吸道感染。

(二)儿童哮喘的特点

(1)多在 2 岁以后逐渐出现呼吸道过敏。

（2）发病季节与变应原类型有关。

（3）有明显的平滑肌痉挛,哮鸣音调高。

（4）对糖皮质激素反应较好。

（三）咳嗽变异性哮喘的特点

（1）长期咳嗽,无喘息症状。

（2）咳嗽在夜间或清晨以及剧烈运动后加重。

（3）抗生素治疗无效。

（4）支气管扩张药及糖皮质激素有特效。

（5）部分患儿存在呼吸道过敏。

（6）一些患儿最终发展成支气管哮喘。儿童支气管哮喘根据年龄和临床表现不同分成3种:婴幼儿哮喘、儿童哮喘和咳嗽变异性哮喘。

（四）婴幼儿哮喘诊断标准

（1）年龄＜3岁,喘息≥3次。

（2）发作时肺部有哮鸣音,呼气延长。

（3）有特应性体质(湿疹,过敏性鼻炎)。

（4）有哮喘家族史。

（5）排除其他喘息性疾病。

有以上第(1)、(2)、(5)条即可诊断婴幼儿哮喘;喘息发作2次,并具有第(2)、(5)条,诊断为可疑哮喘或喘息性支气管炎,如同时具有第(3)条和第(4)条时,可考虑给予治疗性诊断。

（五）儿童哮喘诊断标准

（1）年龄＞3岁,喘息反复发作。

（2）发作时两肺有哮鸣音,呼气延长。

（3）支气管舒张剂有明显疗效。

（4）排除其他原因的喘息、胸闷和咳嗽。

（5）对各年龄组疑似哮喘同时肺部有哮鸣音者,可做以下任何一项支气管舒张试验用 β_2 受体激动药的气雾剂或溶液雾化吸入;1‰肾上腺素皮下注射 0.01mL/kg,最大量不大于每次 0.3mL,15 分钟后,观察有无明显疗效。

（六）咳嗽变异性哮喘诊断标准

（1）咳嗽持续或反复发作(夜间,清晨,运动,痰少,无感染)。

（2）气管舒张剂治疗有效(必须标准)。

（3）皮肤变应原试验阳性,有过敏史或家族史。

（4）气道呈高反应性,支气管激发试验阳性。

六、鉴别诊断

由于哮喘的临床表现并非哮喘特有,所以,在建立诊断的同时,需要排除其他疾病所引起的喘息、胸闷和咳嗽。

1.心源性哮喘

心源性哮喘常见于左心心力衰竭,发作时的症状与哮喘相似,但心源性哮喘多有高血压、急性肾炎并发严重循环充血、冠状动脉粥样硬化性心脏病、风心病和二尖瓣狭窄等病史和体征,常咳出粉红色泡沫痰,两肺可闻广泛的水泡音和哮鸣音,左心界扩大,心率增快,心尖部可闻奔马律,胸部 X 线检查时,可见心脏增大、肺淤血征、心脏 B 超和心功能检查有助于鉴别,若一时难以鉴别可雾化吸入选择性 β_2 激动药或注射小剂量氨茶碱缓解症状后进一步检查,忌用肾上腺素或吗啡,以免造成危险。

2.气管内膜病变

气管的肿瘤、内膜结核和异物等病变,引起气管阻塞时,可以引起类似哮喘的症状和体征,通过提高认识,及时做肺流量容积曲线,气管断层 X 光摄片或纤维支气管镜检查,通常能明确诊断。

3.喘息型慢性支气管炎

实际上为慢性支气管炎合并哮喘,多见于中老年人,有慢性咳嗽史,喘息长年存在,有加重期,有肺气肿体征,两肺可闻及水泡音。

4.支气管肺癌

中央型肺癌导致支气管狭窄或伴感染时或类癌综合征,可出现喘鸣或类似哮喘样呼吸困难,肺部可闻及哮鸣音,但肺癌的呼吸困难及哮鸣症状进行性加重,常无诱因,咳嗽可有血痰,痰中可找到癌细胞。胸部 X 线摄片、CT 或 MRI 检查或纤维支气管镜检查常可明确诊断。

5.变态反应性肺浸润

见于热带性嗜酸性细胞增多症、肺嗜酸粒细胞增多性浸润、多源性变态反应性肺泡炎等,致病原因为寄生虫、原虫、花粉、化学药品、职业粉尘等,多有接触史,症状较轻,可有发热等全身性症状,胸部 X 线检查可见多发性、此起彼伏的淡薄斑片浸润阴影,可自行消失或再发,肺组织活检也有助于鉴别。

七、并发症

哮喘患者若出现严重急性发作,救治不及时时可能致命。控制不佳的哮喘患者对日常工作及日常生活都会发生影响,可导致误工、误学,导致活动、运动受限,使生命质量下降,并带来经济上的负担及对家人的生活发生负面影响。发作时可并发气胸、纵隔气肿、肺不张;长期反复发作和感染或并发慢性支气管炎、肺气肿、支气管扩张、间质性肺炎、肺纤维化和肺源性心脏病,可导致慢性阻塞性肺疾病、肺心病、心功能衰竭、呼吸衰竭等并发症。

八、治疗

(一)治疗原则

(1)支气管哮喘的治疗:要坚持长期、持续、规范、个体化的治疗原则。

(2)分期治疗

①急性发作期须快速缓解症状,如平喘、抗感染治疗。

②慢性持续期和临床缓解期：防止症状加重和预防复发，如避免触发因素、抗炎、降低气道高反应性、防止气道重塑，并做好自我管理。

③积极处理哮喘危重状态。

（3）药物治疗和非药物治疗相结合。

（4）重视哮喘防治教育和管理：强调基于症状控制的哮喘管理模式，避免治疗不足和治疗过度，治疗过程中遵循"评估-调整治疗-监测"的管理循环，直至停药观察。

（5）儿童哮喘的长期治疗方案：根据年龄分为≥6岁和<6岁儿的治疗方案，对未经正规治疗的初诊哮喘患儿根据病情严重程度选择第2级、第3级或更高级别治疗方案，每1～3个月审核1次治疗方案，根据病情控制情况适当调整治疗方案；如哮喘控制并已维持治疗3个月，可考虑降级治疗，直到可维持哮喘控制的最小剂量；如部分控制，可考虑升级治疗以达到控制；如未控制，可考虑升级或越级治疗直至达到控制。

（6）临床缓解期的处理：通过加强哮喘患儿管理，监测病情变化，坚持规范治疗，避免诱发因素，治疗变应性鼻炎、鼻窦炎等并存疾病，以维持患儿病情长期稳定，提高其生命质量。

（二）治疗方法

目前治疗哮喘最好的方法是吸入治疗。吸入方法及吸入装置因年龄而异，压力定量气雾剂（pMDI）适用于7岁以上儿童，干粉吸入剂（DPI）适用于5岁以上儿童，pMDI加储物罐及雾化器各年龄儿童均可使用。同时不同装置的选择还与病情有关，哮喘严重发作时应借助储物罐吸入pMDI或用雾化器吸入溶液。此外，还可以通过口服、静脉、经皮等途径给相应药物治疗哮喘。

（三）常用治疗药物

哮喘的药物分为控制药物和缓解药物。

1.常用的控制药物

（1）吸入糖皮质激素（ICS），如布地奈德混悬液或干粉剂、氟替卡松、丙酸倍氯米松等，是哮喘长期控制的首选药物，常用药物剂量见表1-5-1。

表1-5-1 儿童常用吸入糖皮质激素的每日剂量（μg）

药物	低剂量		中剂量		大剂量	
	≤5岁	>5岁	≤5岁	>5岁	≤5岁	>5岁
丙酸倍氯米松	100～200	200～500	200～400	500～1000	>400	>1000
布地奈德	100～200	200～600	200～400	600～1000	>400	>1000
布地奈德混悬液	250～500		500～1000		>1000	
氟替卡松	100～200	100～250	200～500		>500	

（2）长效β_2受体激动剂（LABA），如沙美特罗、福莫特罗，该类药不能单独使用，需与其他控制药物如ICS联合使用。

（3）白三烯受体拮抗剂（LTRA），如孟鲁司特钠，2～5岁4mg每晚1次、6～14岁5mg每晚1次。

（4）缓释茶碱。

（5）肥大细胞膜稳定剂，如色甘酸钠。

（6）全身性糖皮质激素，常用泼尼松 1～2mg/（kg·d）、氢化可的松 5～10mg/（kg·次）、甲泼尼龙 1～2mg/（kg·次）等。

2.常用的缓解药物

（1）吸入型速效 β_2 受体激动剂，如沙丁胺醇、特布他林，是临床应用最广泛的支气管扩张剂。

（2）口服短效 β_2 受体激动剂，如丙卡特罗 1.25μg/（kg·次），每天 2 次。

（3）抗胆碱能药物，如异丙托溴铵。

（4）短效茶碱。

（四）特异性免疫治疗

特异性免疫治疗（SIT）是目前唯一的对因治疗，对有花粉、尘螨等过敏的患儿可在哮喘控制良好的基础上进行，改变哮喘病程。治疗途径包括皮下注射和舌下含服两种方案。

（五）哮喘急性发作期的治疗

1.一般治疗

（1）氧疗：哮喘急性发作时，如果患儿经皮测氧饱和度低于 92%，需给予氧疗，可通过鼻导管、面罩或头罩给氧，使患儿氧饱和度达到 94% 以上。

（2）液体疗法：液体摄入不足、不显性失水增加、呕吐等可导致患儿脱水，可选用生理盐水或者乳酸 Ringer 液治疗，此外还应注意纠正电解质紊乱，如低钾血症等。

2.药物治疗

（1）吸入型速效 β_2 受体激动剂：是治疗儿童哮喘急性发作的首选药物。常用雾化吸入沙丁胺醇或特布他林，体重≤20kg，每次 2.5mg；体重＞20kg，每次 5mg；第 1 小时可每 20 分钟1 次，以后根据治疗反应逐渐延长给药间隔，根据病情每 1～4 小时重复吸入治疗。

（2）糖皮质激素：全身应用糖皮质激素是治疗儿童哮喘重度发作的一线药物，可予静脉滴注琥珀酸氢化可的松 5～10mg/（kg·次），每 6～8 小时 1 次或甲泼尼龙 1～2mg/（kg·次），每 6～8 小时 1 次。此外，可选用雾化吸入布地奈德混悬液 1mg/次，可每 20 分钟吸 1 次，连续3 次，待病情缓解每 6～8 小时雾化 1 次。

（3）抗胆碱能药物：短效抗胆碱能药物（SAMA）是儿童哮喘急性发作联合治疗的组成部分，可选用异丙托溴铵治疗，体重≤20kg，每次 250μg；体重＞20kg，每次 500μg，加入 β_2 受体激动剂溶液作雾化吸入，间隔时间同吸入 β_2 受体激动剂。

（4）硫酸镁：25～40mg/（kg·d）（≤2g/d），分 1～2 次，加入 10% 葡萄糖溶液 20mL 缓慢静脉滴注（20 分钟以上），酌情使用 1～3 天。

（5）茶碱：在哮喘急性发作的治疗中，一般不推荐静脉使用茶碱；如经上述药物治疗后仍不能有效控制时，可酌情考虑使用，但治疗时需密切观察，并监测心电图、血药浓度，警惕药物不良反应。常用氨茶碱首剂 5mg/kg，20～30 分钟静脉滴入，其后予 0.7～1mg/（kg·h）维持。

（6）抗菌药物：哮喘急性发作期若有细菌感染的征象如发热、脓痰、胸部 X 线片有阴影或实变等改变时可根据需要应用抗菌药物，并根据痰培养及药敏试验结果合理选用。

(7)其他:如无条件使用吸入型速效 β_2 受体激动剂,可使用 1:1000 肾上腺素 0.01mL/kg 皮下注射(≤0.3mL),必要时每 20 分钟 1 次,不超过 3 次。

3.机械通气辅助治疗

(1)无创通气:适用于有严重呼吸困难又无紧急气管插管指征的患儿,有利于减少呼吸功、减轻呼吸肌疲劳、为药物治疗发挥作用争取时间,可采用面罩行持续气道正压通气(CPAP)。如果应用无创通气后患儿病情无改善甚至恶化,应尽早改为气管插管通气,以免贻误治疗时机。

(2)有创通气

①适应证:a.绝对适应证包括心跳呼吸骤停、严重缺氧、意识状态急剧恶化等;b.相对适应证:尽管积极治疗 $PaCO_2$ 仍持续增高(>40mmHg)伴进行性呼吸性酸中毒,并伴发严重代谢性酸中毒,持续低氧血症,烦躁不安或反应迟钝、呼吸窘迫、大汗淋漓提示严重呼吸肌疲劳或衰竭,既往曾因哮喘危重状态行气管插管机械通气等。

②气管插管:a.方式为推荐经口气管插管,优点在于操作相对简单、快速;导管口径相对较大,便于吸痰和降低气道阻力;哮喘患儿常伴有鼻部疾病如鼻窦炎等,经鼻插管可能增加鼻窦炎、中耳炎的发生率;哮喘患者上机时间一般较短,无须长期进行口腔护理。b.插管前先给 100%氧气吸入,吸痰清理呼吸道,对烦躁不安的患儿可先应用镇静剂如地西泮对症治疗,由操作熟练的医生完成插管。

③呼吸机参数的设定:设置呼吸机参数需结合重症哮喘的病理生理学特点进行考虑,患者因存在气道阻力增高、呼吸功和静态肺容量增加,而伴有气体陷闭和增加的 auto-PEEP。气体陷闭是由于支气管痉挛、炎症、分泌物等形成的活瓣阻塞气道。静态肺容量增加可导致 auto-PEEP 增高。所以,应采用小潮气量、高吸气流速、低呼吸频率以避免气压伤和过高的 auto-PEEP;同时采用"允许性高碳酸血症"策略,即在进行低通气纠正低氧血症的同时,允许 $PaCO_2$ 有一定程度的升高,血液 pH 在允许的范围内(一般为 pH>7.2),而不强调使 $PaCO_2$ 迅速降至正常;采用"允许性高碳酸血症"是为了避免并发症的过渡方式,只在常规通气方式和相应措施无效时才考虑使用。

机械通气模式可选择压力控制或者容量控制。压力控制模式采用递减气流,有利于达到吸气峰压(PIP),但是随着气道阻力的变化,潮气量也随之变化,可能导致通气不足、二氧化碳潴留。容量控制模式在没有明显漏气的情况下可输送恒定潮气量,通过测量 PIP 和平台压可动态观察气道阻力的变化,避免气压伤产生,但是不足之处是由于潮气量恒定,如果呼气不完全则可造成肺过度膨胀,严重时导致气胸等并发症的发生。PEEP 的应用目前存在争议,但是对有自主呼吸的患儿,若 PEEP 小于 auto-PEEP 则有利于萎陷的肺泡复张,改善通气/血流值,增加肺的顺应性,减少呼吸功,缓解呼吸困难。呼吸机参数的初始设置见表 1-5-2。

表 1-5-2　危重哮喘患者呼吸机参数的初始设置

参数	推荐
通气模式	A/C
容量/压力控制	容量控制或者压力控制

参数	推荐
呼吸频率	低频率,各年龄段正常呼吸频率的 1/2
潮气量	6mL/kg
平台压	<30cmH$_2$O
吸呼比	1:3,吸气时间 0.75～1.5 秒
PEEP	0～3cmH$_2$O
FiO$_2$	开始 100%,此后选择维持 PO$_2$>60mmHg 最低的浓度

④镇静剂、麻醉剂和肌松剂的应用

a.镇静剂:过度焦虑、需要插管的患儿可应用,使用时需严密观察病情。常用地西泮 0.3～0.5mg/kg、咪唑安定等。

b.麻醉剂:与镇静剂联用可给予患儿舒适感,防止人机对抗,降低氧耗和二氧化碳产生。首选氯胺酮,其具有镇静、镇痛和舒张支气管的作用,首剂 2mg/kg,之后 0.5～2mg/(kg·h)维持;但氯胺酮有扩张脑血管作用,颅内高压患儿慎用。

c.肌松剂:如果已用镇静、麻醉药物后仍然存在人机对抗,气道压力高,可考虑使用肌松剂抑制患儿自主呼吸。常用维库溴铵,参考用量为 4 个月内小儿(包括新生儿)首剂 0.01～0.02mg/kg,5 个月以上小儿 0.08～0.1mg/kg,静脉注射,速度为 0.8～1.4μg/(kg·h)。使用时间不宜过长,尤其是与糖皮质激素合用时容易发生急性肌病综合征。

⑤撤机:气道阻力下降,PaO$_2$ 正常,镇静药、麻醉药和肌松剂已撤除,症状体征明显好转后考虑撤机。

⑥常见并发症:包括低血压、气压伤、低氧、气胸、皮下气肿、心搏骤停等。

第六节　支气管扩张

一、定义及概况

支气管扩张是支气管的一种慢性异常的扩张与扭曲,由支气管壁的弹性和肌性成分破坏导致,这基本是解剖学的定义。通常的临床特征包括:慢性或复发的肺部感染,咳嗽、连续的黏液样痰、恶臭的呼吸。支气管扩张同样可以发生在慢性支气管炎,两者的区别在于异常的程度和范围(慢性支气管炎的扩张往往更轻微和更普遍)。真正的支气管扩张是永久性的,应该区别于肺炎、气管、支气管炎和肺不张(在这些疾病的过程中或之后可导致支气管影像学上的改变)中可逆转的改变。

在抗生素前时代,支气管扩张是主要影响年轻患者且病死率高的疾病。随着抗生素的出现,其预后有了较大改善,以至 20 世纪 80 年代有学者认为该病为罕见病。高分辨率 CT 的广泛应用使得支气管扩张的诊断更加容易,对这个疾病也有了新的认识,该病仍然是呼吸疾病导致死亡的重要病种。

支气管扩张的发病率不是很清楚。有研究显示在澳大利亚土著和新西兰毛利人中有较高的发病率。在美国至少有 110000 患支气管扩张的成年患者。重要的是,有两个新近的研究报告显示有 29％～50％的慢性阻塞性肺疾病(COPD)患者 CT 扫描发现伴有支气管扩张,这些患者有较高的急性加重率。这些资料提示支气管扩张仍是常见疾病。

有几种因素使得人们对支气管理解复杂化。首先支气管扩张混入支气管炎这个实体,而后者的常见原因是吸烟。新近的研究显示区分慢性支气管炎和支气管扩张是困难的,大多数患者在诊断支气管扩张前已有慢性支气管炎的症状 20 多年。抗生素的使用不仅改变了支气管扩张的预后,而且也改变了该病的临床特征。其次是支气管扩张不是一个单一离散实体,而是由许多不同机制导致、以反复呼吸道感染为主要特征的疾病。所以,将支气管扩张看作综合征更为合适。

二、流行病学

由于潜在病因的不同,支气管扩张症的流行病学也大不相同。例如,先天性囊性纤维化患者常常在青春期后期或成年早期出现典型的支气管扩张症的临床表现,但是有些患者到三四十岁症状也不明显。相比之下,MAC 感染导致的支气管扩张多见于 50 岁以上的非吸烟女性患者。总体而言,支气管扩张症的发病率随年龄增长而增高,并且女性患者多于男性患者。

在结核流行地区,支气管扩张症常常作为肉芽肿性炎症的后遗症出现。肿大的肉芽肿性淋巴结外源性压迫气管和(或)者钙化的淋巴结侵犯支气管壁(如支气管结石症)导致的内源性阻塞都会引起局限性支气管扩张症。特别是在复发性肺结核中,感染导致肺组织的实质性破坏作用很可能引起多区域弥漫性支气管扩张。除了结核相关的支气管扩张症外,发病机制不明的非囊性纤维化的支气管扩张症的发病率增加,成为发展中国家的一个显著问题。某些营养不良高发地区的人群可能更易发生免疫功能紊乱,罹患支气管扩张症。

三、病因和发病机制

支气管扩张一般分为囊性纤维化和非囊性纤维化性支气管扩张。除非特指,成人支气管扩张的报道一般是指非囊性纤维化性支气管扩张。有大量的因素/条件与支气管扩张相关,但最主要的是特发性的。

支气管扩张的主要原因是气管支气管壁和环绕的肺实质坏死性的感染导致,在以前,由于支气管扩张首先发生在少年,其被认为是一种先天性疾病,由于支气管和细支气管在结构和功能上的异常容易发生感染。目前看来"先天性"的支气管扩张是很少见的,常由于气管支气管软骨结构的异常或纤毛结构与功能缺陷或上呼吸道黏液性质的异常等。随着现代抗生素的治疗与儿童疫苗接种的普及,近数十年支气管扩张的发病率明显减少了。这提示感染导致了绝大多数支气管扩张病例的发生而不是假定的先天性的缺陷。

支气管扩张的主要特征是气道炎症,几乎所有的病例都是由微生物所致,且大多为细菌。除感染外,气道阻塞也在发病机制中占重要位置。阻塞的气道壁可受细菌的直接损害,也可受宿主反应的继发损害。随着对分泌物清除力的减低,抗感染的保护功能也减退,受损的支气管出现细菌定植。再次出现的炎症导致气道损害,使黏液纤毛清除受损和进一步感染,又导致更多的炎症,出现"恶性循环假说"。支气管扩张的宿主－病原体相互作用损害宿主的防御功能,由于黏液纤毛清除功能受抑制、与中性粒细胞相互作用、对气道上皮细胞的直接损害和在支气管壁由细胞介导的炎症等机制造成支气管的损害。

在某些人种,遗传因素对支气管扩张的发生具有较明显的影响。在美国,支气管扩张的发生率约为 60/100000,阿拉斯加的印第安人 10 岁前的儿童发病率约为6.8/10000,而苏格兰儿童的发病率是 1.06/10000。然而,这些地区遗传之外的因素仍可能起着主要的作用,如不充分的饮食、拥挤的居住条件、缺乏医疗看护和抗生素治疗。因此目前肯定遗传因素的特定作用,但有意思的是,在中太平洋的波利尼西亚人中,支气管扩张患者的气道上皮在电子显微镜检查时发现具有较高的异常纤毛发现率,在这些患者中并没有见到右位心。支气管扩张的相关条件见表 1-6-1。

表 1-6-1 支气管扩张的相关条件

黏液纤毛清除缺陷
Kartagener 综合征、原发性纤毛不动症、Young 综合征
感染后并发症
细菌、分枝杆菌感染(结核和鸟胞分枝杆菌复合物)、百日咳、病毒(麻疹、腺病毒、流感病毒)
机械性支气管阻塞
腔内异物、狭窄、肿瘤、淋巴结
免疫紊乱
低 γ-球蛋白血症、IgG 亚群缺乏、HIV、过敏性支气管肺曲霉菌病、肺移植术后
误吸或毒气吸入后
风湿/慢性炎症
风湿性关节炎、干燥综合征、炎症性肠病
COPD
混杂疾病
软骨缺乏、α_1-抗胰蛋白酶缺乏、黄甲综合征

四、病理

典型病理改变为支气管黏膜表面溃疡形成,纤毛柱状上皮细胞鳞状化生或萎缩,支气管壁弹力组织、肌层及软骨等遭受破坏,管腔逐渐扩张,一般可达到正常的 4 倍,支气管扩张处常充满了脓性分泌物,支气管壁的坏死可能导致局部的肺脓肿。在慢性支气管扩张中,可发生支气管管壁的纤维化。随着病情的进展,支气管动脉显著扩大和扭曲,高压力循环的支气管动脉的氧化血就会分流至低压力的肺循环中,分流的比例与支气管扩张的程度相关。

30%的支气管扩张是双侧的,下叶最常被侵犯,左下叶是右侧下叶的 3 倍,儿童表现尤其明显。这是由于右侧支气管引流更顺畅,而左侧支气管由于左肺动脉穿越的缘故有些轻微压缩,左侧支气管比右侧狭窄。50％～80％的左下叶支气管扩张患者病情严重需要切除,舌叶同样受影响。在左下叶支气管扩张,段的损伤是不相等的(后基底段几乎都侵犯,而背段在75％的患者中没有侵犯)。如果支气管扩张是由吸入性因素所致,可能多发生在右侧,以下叶或上叶后基底段多见。中心性的支气管扩张是ABPA一个典型特征。上叶侵犯也常是ABPA、肺囊性纤维化、肺结核性支气管扩张的特征。

五、病理生理

支气管扩张是由于慢性支气管炎症/感染造成的气道持久性扩张。目前既没有好的动物模型也无对患者病程早期的研究。因此,本病的病理生理过程并不清楚。

1.肺功能

没有特征性的肺功能改变,肺功能的损害取决于病变的范围而不是支气管扩张的类型。在绝大多数弥散性病变的患者,肺功能测试显示气流阻塞特征,FVC、FEV_1、FEV_1/FVC、$FEF_{25\%～75\%}$均降低,残气量增加。异常的最大呼气流速容积和其他测试有助于测定有无弥漫性小气道疾病。在有些伴有肺不张或纤维化的患者,呈现阻塞性限制性通气功能的混合异常或明显的限制性通气功能障碍,弥散也有较小的损害,其他异常还有无效腔通气增加等。二氧化碳潴留只发生在伴有严重阻塞性肺疾病的患者。部分患者有气道高反应性存在。

2.气管支气管的清除功能

由于受累支气管的正常纤毛上皮减少、遗传性的纤毛缺陷和支气管树黏液痰的异常,导致气管支气管清除功能减退。

3.血流动力学改变

可出现广泛的体循环—肺循环吻合支形成,造成支气管动脉的扩张和左右的分流。在少数伴有严重的慢性支气管炎和肺气肿的患者最终可发生肺心病。

六、临床表现及辅助检查

(一)临床表现

1.症状

咳嗽是支气管扩张症最常见的症状(＞90％),且多伴有咳痰(75％～100％),痰液可为黏液性、黏液脓性或脓性。合并感染时咳嗽和咳痰量明显增多,可呈黄绿色脓痰,重症患者痰量可达每天数百毫升。收集痰液并于玻璃瓶中静置后可出现分层现象:上层为泡沫,下悬脓性成分,中层为混浊黏液,最下层为坏死沉淀组织。但目前这种典型的痰液分层表现较少见。72％～83％患者伴有呼吸困难,这与支气管扩张的严重程度相关,且与FEV_1下降及高分辨率CT显示的支气管扩张程度及痰量相关。半数患者可出现不同程度的咯血,多与感染相关。咯血可从痰中带血至大量咯血,咯血量与病情严重程度、病变范围并不完全一致。部分患者以反复咯血为唯一症状,临床上称为"干性支气管扩张"。支气管扩张患者出现大咯血,用常规药物止血效果不佳时,应警惕有合并纤维素性支气管炎的可能,故对大咯血患者应常规用清水浸泡咯血物,观察有无支气管管型。约三分之一的患者可出现非胸膜性胸痛。支气管扩张症患者常伴有焦虑、发热、乏力、食欲减退、消瘦、贫血及生活质量下降。支气管扩张症常因感染导致急性加重。如果出现至少一种症状加重(痰量增加或脓性痰、呼吸困难加重、咳嗽增加、肺功能下降、疲劳乏力加重)或出现新症状(发热、胸膜炎、咯血、需要抗菌药物治疗),往往提示出现急性加重。

2.体征

听诊闻及湿性啰音是支气管扩张症的特征性表现,以肺底部最为多见,多自吸气早期开始,吸气中期最响亮,持续至吸气末。约三分之一的患者可闻及哮鸣音或粗大的干啰音。有些病例可见杵状指(趾)。部分患者可出现发绀。晚期合并肺心病的患者可出现右心衰竭的体征。

(二)辅助检查

推荐所有患者进行主要检查,当患者存在可能导致支气管扩张症的特殊病因时应进一步检查。归纳的检查项目如表 1-6-2 所示。

表 1-6-2　支气管扩张症的辅助检查

项　目	影像学检查	实验室检查	其他检查
主要检查	胸部 X 线检查,胸部高分辨率 CT 扫描	血炎性标志物,免疫球蛋白(IgG,IgA,IgM)和蛋白电泳,微生物学检查,血气分析	肺功能检查
次要检查	鼻窦 CT 检查	血 IgE,烟曲霉皮试,曲霉沉淀素,类风湿因子,抗核抗体,抗中性粒细胞胶质抗体,二线免疫功能检查,囊性纤维化相关检查,纤毛功能检查	支气管镜检查

1.影像学检查

(1)胸部 X 线检查:疑诊支气管扩张症时应首先进行胸部 X 线检查。绝大多数支气管扩张症患者 X 线胸片异常,可表现为灶性肺炎、散在不规则高密度影、线性或盘状不张,也可有特征性的气道扩张和增厚,表现为类环形阴影或轨道征。但是 X 线胸片的敏感度及特异度均较差,难以发现轻症或特殊部位的支气管扩张。所有患者均应有基线 X 线胸片,通常不需要定期复查。

(2)胸部高分辨率 CT 扫描:可确诊支气管扩张症,但对轻度及早期支气管扩张症的诊断作用尚有争议。支气管扩张症的高分辨率 CT 主要表现为支气管内径与其伴行动脉直径比例的变化。此外还可见到支气管呈柱状及囊状改变,气道壁增厚(支气管内径小于 80% 外径)、黏液阻塞、树枝发芽征及马赛克征。当 CT 扫描层面与支气管平行时,扩张的支气管呈"双轨征"或"串珠"状改变;当扫描层面与支气管垂直时,扩张的支气管呈环形或厚壁环形透亮影,与伴行的肺动脉形成"印戒征";当多个囊状扩张的支气管彼此相邻时,则表现为"蜂窝"状改变;当远端支气管较近端扩张更明显且与扫描平面平行时,则呈杵状改变。根据 CT 所见支气管扩张症可分为 3 型,即柱状型、囊状型及囊柱状型。支气管扩张症患者 CT 表现为肺动脉扩张时,提示肺动脉高压,是预后不良的重要预测因素。高分辨率 CT 检查通常不能区分已知原因的支气管扩张和不明原因的支气管扩张。但当存在某些特殊病因时,支气管扩张的分布和 CT 表现可能会对病因有提示作用,如 ABPA 的支气管扩张通常位于肺上部和中心部位,远端支气管通常正常。尽管高分辨率 CT 可能提示某些特定疾病,但仍需要结合临床及实验室检查综合分析。高分辨率 CT 显示的支气管扩张的严重程度与肺功能气流阻塞程度相关。支气管扩张症患者通常无须定期复查高分辨率 CT,但体液免疫功能缺陷的支气管扩张症患者应定期复查,以评价疾病的进展程度。

(3)支气管碘油造影:是经导管或支气管镜在气道表面滴注不透光的碘脂质造影剂,直接显示扩张的支气管,但由于此项检查为创伤性检查,现已逐渐被胸部高分辨率 CT 取代,极少应用于临床。

2.实验室检查

(1)血炎性标志物:血常规白细胞和中性粒细胞计数、ESR、C 反应蛋白可反映疾病活动性及感染导致的急性加重,当细菌感染所致的急性加重时,白细胞计数和分类升高。

(2)血清免疫球蛋白(IgG、IgA、IgM)和血清蛋白电泳:支气管扩张症患者气道感染时各种免疫球蛋白均可升高,合并免疫功能缺陷时则可出现免疫球蛋白缺乏。

(3)根据临床表现,可选择性进行血清 IgE 测定、烟曲霉皮试、曲霉沉淀素检查,以除外 ABPA。

(4)血气分析:可用于评估患者肺功能受损状态,判断是否合并低氧血症和(或)高碳酸血症。

(5)微生物学检查:支气管扩张症患者均应行下呼吸道微生物学检查,持续分离出金黄色葡萄球菌和(或)儿童分离出铜绿假单胞菌时,需除外 ABPA 或囊性纤维化;应留取深部痰标本或通过雾化吸入获得痰标本;标本应在留取后 1 小时内送至微生物室,如患者之前的培养结果均为阴性,应至少在不同日留取 3 次以上的标本,以提高阳性率;急性加重时应在应用抗菌药物前留取痰标本,痰培养及药敏试验对抗菌药物的选择具有重要的指导意义。

(6)必要时可检测类风湿因子、抗核抗体、抗中性粒细胞胞质抗体(ANCA),不推荐常规测定血清 IgE 或 IgG 亚群,可酌情筛查针对破伤风类毒素和肺炎链球菌、B 型流感嗜血杆菌荚膜多糖(或其他可选肽类、多糖抗原)的特异性抗体的基线水平。

(7)其他免疫功能检查评估:在以下情况可考虑此项检查,即抗体筛查显示存在抗体缺乏时(以明确诊断、发现免疫并发症、制订治疗方案);抗体筛查正常但临床怀疑免疫缺陷时(合并身材矮小、颜面异常、心脏病变、低钙血症、腭裂、眼皮肤毛细血管扩张症、湿疹、皮炎、瘀斑、内分泌异常、无法解释的发育迟缓、淋巴组织增生或缺失、器官肿大、关节症状等);确诊或疑似免疫疾病家族史;虽经长疗程的多种抗菌药物治疗,仍存在反复或持续的严重感染(危及生命、需外科干预),包括少见或机会性微生物感染或多部位受累(如同时累及支气管树和中耳或鼻窦)。

(8)囊性纤维化相关检查:囊性纤维化是西方国家常见的常染色体隐性遗传病,由于我国罕见报道,因此不需作为常规筛查,在临床高度可疑时可进行两项检查:2 次汗液氯化物检测及囊性纤维化跨膜传导调节蛋白基因突变分析。

(9)纤毛功能检查:成人患者在合并慢性上呼吸道疾病或中耳炎时应检查纤毛功能,特别是自幼起病者,以中叶支气管扩张为主,合并不育或右位心时尤需检查。可用糖精试验和(或)鼻呼出气一氧化氮测定筛查,疑诊者需取纤毛组织做进一步详细检查。

3.其他检查

(1)支气管镜检查:支气管扩张症患者不需常规行支气管镜检查,支气管镜下表现多无特异性,较难看到解剖结构的异常和黏膜炎症表现。以单叶病变为主的儿童支气管扩张症患者及成人病变局限者可行支气管镜检查,除外异物堵塞;多次痰培养阴性及治疗反应不佳者,可经支气管镜保护性毛刷或支气管肺泡灌洗获取下呼吸道分泌物;高分辨率 CT 提示非典型分枝杆菌感染而痰培养阴性时,应考虑支气管镜检查;支气管镜标本细胞学检查发现含脂质的巨噬细胞提示存在胃内容物误吸。

(2)肺功能检查:对所有患者均建议行肺通气功能检查（FEV_1、FVC、呼气峰流速）,至少每年复查 1 次,免疫功能缺陷或原发性纤毛运动障碍者每年至少复查 4 次;支气管扩张症患者肺功能表现为阻塞性通气功能障碍较为多见（＞80％患者）,33％～76％患者气道激发试验证实存在气道高反应性;多数患者弥散功能进行性下降,且与年龄及 FEV_1 下降相关;对于合并气流阻塞的患者,尤其是年轻患者应行舒张试验,评价用药后肺功能的改善情况,40％患者可出现舒张试验阳性;运动肺功能试验应作为肺康复计划的一部分;静脉使用抗菌药物治疗前后测定 FEV_1 和 FVC 可以提供病情改善的客观证据;所有患者口服或雾化吸入抗菌药物治疗前后均应行通气功能和肺容量测定。

七、诊断和鉴别诊断

(一)诊断

1.支气管扩张症的诊断

应根据既往病史、临床表现、体征及实验室检查等资料综合分析确定。胸部高分辨率 CT 是诊断支气管扩张症的主要手段。

2.病因诊断

(1)继发于下呼吸道感染,如结核分枝杆菌、非结核分枝杆菌、百日咳、细菌、病毒及支原体感染等,是我国支气管扩张症最常见的原因,对所有疑诊支气管扩张的患者需仔细询问既往病史。

(2)所有支气管扩张症患者均应评估上呼吸道症状,合并上呼吸道症状可见于纤毛功能异常、体液免疫功能异常、囊性纤维化、黄甲综合征及杨氏综合征（无精子症、支气管扩张、鼻窦炎）。

(3)对于没有明确既往感染病史的患者,需结合病情特点完善相关检查。

(二)鉴别诊断

(1)出现慢性咳嗽、咳痰者需要与 COPD、肺结核、慢性肺脓肿等相鉴别（表 1-6-3）。

表 1-6-3　以慢性咳嗽、咳痰为主要症状的支气管扩张症的鉴别诊断

诊断	鉴别诊断要点
支气管扩张症	大量脓痰,湿性啰音,可合并杵状指(趾),X 线胸片或高分辨率 CT 提示支气管扩张和管壁增厚
COPD	中年发病,症状缓慢进展,多有长期吸烟史,活动后气促,肺功能有不完全可逆的气流受限（吸入支气管舒张剂后 $FEV_1/FVC<70％$）

诊　断	鉴别诊断要点
肺结核	所有年龄均可发病,影像学检查提示肺浸润性病灶或结节状空洞样改变,细菌学检查可确诊
慢性肺脓肿	起病初期多有吸入因素,表现为反复不规则发热、咳脓性痰、咯血、消瘦、贫血等全身慢性中毒症状明显。影像学检查提示后壁空洞,形态可不规则,内可有液平面,周围有慢性炎症浸润及条索状阴影

(2)反复咯血需要与支气管肺癌、结核病以及循环系统疾病进行鉴别(表1-6-4)。

表1-6-4　以咯血为主要症状的支气管扩张症的鉴别诊断

诊　断	鉴别诊断要点
支气管扩张症	多有长期咳嗽、咳脓痰病史,部分患者可无咳嗽、咳痰,而仅表现为反复咯血,咯血量由少至多,咯血间隔由长变短,咯血间期全身情况较好
支气管肺癌	多见于40岁以上患者,可伴有咳嗽、咳痰、胸痛。咯血小量到中量,多为痰中带血,持续性或间断性,大咯血者较少见。影像学检查、痰涂片细胞学检查、气管镜等有助于诊断
肺结核	可有低热、乏力、盗汗和消瘦等呼吸系统症状,约半数有不同程度咯血,可以咯血为首发症状,出血量多少不一,病变多位于双上肺野,影像学和痰液检查有助于诊断
心血管疾病	多有心脏病病史,常见疾病包括风湿性心脏病二尖瓣狭窄、急性左心衰竭、肺动脉高压等,体检可能有心脏杂音,咯血量可多可少,肺水肿时咳大量浆液性粉红色泡沫样血痰为其特点

八、治疗及预后

支气管扩张症的治疗原则包括:确定并治疗潜在病因以阻止疾病进展;维持或改善肺功能;减少日间症状和急性加重次数;改善患者的生活质量。

(一)物理治疗

物理治疗可促进呼吸道分泌物排出,提高通气的有效性,维持或改善运动耐力,缓解气紧、胸痛症状。排痰可有效清除气道分泌物是支气管扩张症患者长期治疗的重要环节,特别是对慢性咳痰和(或)高分辨率CT表现为黏液阻塞者,痰量不多的支气管扩张症患者也应学习排痰技术,以备急性加重时应用。常用排痰技术如下:

1.体位引流

采用适当的体位,依靠重力的作用促进某一肺叶或肺段中分泌物的引流。一项随机对照研究结果证实,主动呼吸训练联合体位引流效果优于坐位主动呼吸训练。胸部CT结果有助于选择合适的体位。引流的体位如表1-6-5。

治疗时可能需要采取多种体位,患者容易疲劳,每天多次治疗一般不易耐受,通常对氧合状态和心率无不良影响;体位引流应在饭前或饭后1~2小时内进行;禁忌证包括无法耐受所需的体位、无力排出分泌物、抗凝治疗、胸廓或脊柱骨折、近期大咯血和严重骨质疏松者。

表 1-6-5 体位引流时的体位选择

病变部位		引流体位
肺　叶	肺　段	
右上	1	坐位
	2	左侧仰卧位,右前胸距床面 45°
	3	仰卧,右侧后背垫高 30°
左上	1+2	坐位,上身略向前,向右倾斜
	3	仰卧,左侧后背垫高 30°
	4,5	仰卧,左侧后背垫高 45°,臀部垫高或将床脚抬高
右中	4,5	仰卧,右侧后背垫高 45°,臀部垫高或将床脚抬高
双肺	6	俯卧,腹部垫高,或将床脚抬高,也可取膝胸卧位
	8	仰卧,臀部垫高,或将床脚抬高
下叶	9	健侧卧位,健侧腰部垫高,或将床脚抬高
	10	俯卧,下腹垫高,或将床脚抬高,也可取膝胸卧位
	7(右)	斜仰卧位,左背距床面 30°,抬高床脚

2.震动拍击

腕部屈曲,手呈碗形在胸部拍打,或使用机械震动器使聚积的分泌物易于咳出或引流,可与体位引流配合应用。

3.主动呼吸训练

支气管扩张症患者应练习主动呼吸训练促进排痰。每次循环应包含三部分:①胸部扩张练习:即深呼吸,用力呼气,放松及呼吸控制,尤其是深吸气,使气流能够通过分泌物进入远端气道;②用力呼气:可使呼气末等压点向小气道一端移动,从而有利于远端分泌物清除;③呼吸控制:即运动膈肌缓慢呼吸,可避免用力呼气加重气流阻塞。

4.辅助排痰技术

包括气道湿化(清水雾化)、雾化吸入盐水、短时雾化吸入高张盐水、雾化吸入特布他林以及无创通气;祛痰治疗前雾化吸入灭菌用水、生理盐水或临时吸入高张盐水并预先吸入 β_2-受体激动剂,可提高祛痰效果;喘憋患者进行体位引流时可联合应用无创通气;首次吸入高张盐水时,应在吸入前和吸入后 5 分钟测定 FEV_1 或呼气峰流速,以评估有无气道痉挛;气道高反应性患者吸入高张盐水前应预先应用支气管舒张剂。

5.其他

正压呼气装置通过呼气时产生震荡性正压,防止气道过早闭合,有助于痰液排出,也可采用胸壁高频震荡技术等。患者可根据自身情况选择单独或联合应用上述祛痰技术,每天 1~2次,每次持续时间不应超过 20~30 分钟,急性加重期可酌情调整持续时间和频度。吸气肌训练适用于合并呼吸困难且影响到日常活动的患者。两项小规模随机对照研究结果表明,与无干预组相比,吸气肌训练可显著改善患者的运动耐力和生活质量。

（二）抗菌药物治疗

支气管扩张症患者出现急性加重合并症状恶化，即咳嗽、痰量增加或性质改变、脓痰增加和（或）喘息、气急、咯血及发热等全身症状时，应考虑应用抗菌药物。仅有黏液脓性或脓性痰液或仅痰培养阳性不是应用抗菌药物的指征。支气管扩张症患者急性加重时的微生物学研究资料很少，估计急性加重一般是由定植菌群引起，60%～80%的稳定期支气管扩张症患者存在潜在致病菌的定植，最常分离出的细菌为流感嗜血杆菌和铜绿假单胞菌。其他革兰阳性菌如肺炎链球菌和金黄色葡萄球菌也可定植患者的下呼吸道。应对支气管扩张症患者定期进行支气管细菌定植状况的评估。痰培养和经支气管镜检查均可用于评估支气管扩张症患者细菌定植状态，两者的评估效果相当。许多支气管扩张症患者频繁应用抗菌药物，易于造成细菌对抗菌药物耐药，且支气管扩张症患者气道细菌定植部位易于形成生物被膜，阻止药物渗透，因此推荐对大多数患者进行痰培养，急性加重期开始抗菌药物治疗前应送痰培养，在等待培养结果时即应开始经验性抗菌药物治疗。急性加重期初始经验性治疗应针对这些定植菌，根据有无铜绿假单胞菌感染的危险因素：①近期住院；②频繁（每年 4 次以上）或近期（3 个月以内）应用抗生素；③重度气流阻塞（FEV＜30%）；④口服糖皮质激素（最近 2 周每天口服泼尼松超过 2 周），至少符合 4 条中的 2 条及既往细菌培养结果选择抗菌药物（表 1-6-6）。无铜绿假单胞菌感染高危因素的患者应立即经验性使用对流感嗜血杆菌有活性的抗菌药物。对有铜绿假单胞菌感染高危因素的患者，应选择有抗铜绿假单胞菌活性的抗菌药物，还应根据当地药敏试验的监测结果调整用药，并尽可能应用支气管穿透性好且可降低细菌负荷的药物。应及时根据病原体检测及药敏试验结果和治疗反应调整抗菌药物治疗方案，若存在一种以上的病原菌，应尽可能选择能覆盖所有致病菌的抗菌药物。临床疗效欠佳时，需根据药敏试验结果调整抗菌药物，并即刻重新送检痰培养。若因耐药无法单用一种药物，可联合用药，但没有证据表明两种抗菌药物联合治疗对铜绿假单胞菌引起的支气管扩张症急性加重有益。急性加重期不需常规使用抗病毒药物。采用抗菌药物轮换策略有助于减轻细菌耐药，但目前尚无临床证据支持其常规应用。

表 1-6-6 支气管扩张症急性加重期初始经验性治疗推荐使用的抗菌药物

高危因素	常见病原体	初始经验性治疗的抗菌药物选择
无假单胞菌感染高危因素	肺炎链球菌、流感嗜血杆菌、卡他莫拉菌、金黄色葡萄球菌、肠道菌群（肺炎克雷伯杆菌、大肠埃希菌等）	氨苄西林/舒巴坦，阿莫西林/克拉维酸，第二代头孢菌素，第三代头孢菌素（头孢三嗪、头孢噻肟），莫西沙星、左旋氧氟沙星
有假单胞菌感染高危因素	上述病原体＋铜绿假单胞菌	具有抗假单胞菌活性的 β-内酰胺类抗生素（如头孢他啶、头孢吡肟，哌拉西林/他唑巴坦，头孢哌酮/舒巴坦、亚胺培南、美洛培南等），氨基糖苷类、喹诺酮类（环丙沙星或左旋氧氟沙星）可单独应用或联合应用

急性加重期抗菌药物治疗的最佳疗程尚不确定，建议所有急性加重治疗疗程均应为 14 天左右。支气管扩张症稳定期患者长期口服或吸入抗菌药物的效果及其对细菌耐药的影响尚需

进一步研究。

(三)咯血的治疗

1.大咯血的紧急处理

大咯血是支气管扩张症致命的并发症,一次咯血量超过 200mL 或 24 小时咯血量超过 500mL 为大咯血,严重时可导致窒息。预防咯血窒息应视为大咯血治疗的首要措施,大咯血时首先应保证气道通畅、改善氧合状态、稳定血流动力学状态。咯血量少时应安抚患者,缓解其紧张情绪,嘱其患侧卧位休息。出现窒息时采取头低足高 45°的俯卧位,用手取出患者口中的血块,轻拍健侧背部促进气管内的血液排出。若采取上述措施无效时,应迅速进行气管插管,必要时行气管切开。

2.药物治疗

(1)垂体后叶素:为治疗大咯血的首选药物,一般静脉注射后 3～5 分钟起效,维持 20～30 分钟。用法:垂体后叶素 5～10U 加 5% 葡萄糖注射液 20～40mL,稀释后缓慢静脉注射,约 15 分钟注射完毕,继之以 10～20U 加生理盐水或 5% 葡萄糖注射液 500mL 稀释后静脉滴注(0.1U/(kg·h)),出血停止后再继续使用 2～3 天以巩固疗效;支气管扩张伴有冠状动脉粥样硬化性心脏病、高血压、肺源性心脏病、心力衰竭以及孕妇均忌用。

(2)促凝血药:为常用的止血药物,可酌情选用抗纤维蛋白溶解药物,如氨基己酸(4～6g+生理盐水 100mL,15～30 分钟内静脉滴注完毕,维持量 1g/h)或氨甲苯酸(100～200mg 加入 5% 葡萄糖注射液或生理盐水 40mL 内静脉注射,每天 2 次),或增加毛细血管抵抗力和血小板功能的药物如酚磺乙胺(250～500mg,肌内注射或静脉滴注,每天 2～3 次),还可给予血凝酶 1～2kU 静脉注射,5～10 分钟起效,可持续 24 小时。

(3)其他药物:如普鲁卡因 150mg 加生理盐水 30mL 静脉滴注,每天 1～2 次,皮内试验阴性(0.25% 普鲁卡因溶液 0.1mL 皮内注射)者方可应用;酚妥拉明 5～10mg 以生理盐水 20～40mL 稀释静脉注射,然后以 10～20mg 加于生理盐水 500mL 内静脉滴注。

(4)使用激素:支气管扩张合并纤维素性支气管炎大咯血者,可在治疗原发病的同时,短期加用静脉激素治疗(可用甲基泼尼松龙或琥珀酸氢化可的松静脉滴注,大咯血基本控制后转为激素口服及减量至停用),其疗效明显优于单纯使用止血药物。

3.介入治疗或外科手术治疗

支气管动脉栓塞术和(或)手术是大咯血的一线治疗方法。

(1)支气管动脉栓塞术:经支气管动脉造影向病变血管内注入可吸收的明胶海绵行栓塞治疗,对大咯血的治愈率为 90% 左右,随访 1 年未复发的患者可达 70%;对于肺结核导致的大咯血,支气管动脉栓塞术后 2 周咯血的缓解率为 93%,术后 1 年为 51%,2 年为 39%;最常见的并发症为胸痛(34.5%),脊髓损伤发生率及致死率低。

(2)经气管镜止血:大量咯血不止者,可经气管镜确定出血部位后,用浸有稀释肾上腺素的海绵压迫或填塞于出血部位止血,或在局部应用凝血酶或气囊压迫控制出血。

(3)手术:反复大咯血用上述方法无效、对侧肺无活动性病变且肺功能储备尚佳又无禁忌证者,可在明确出血部位的情况下考虑肺切除术。适合肺段切除的人数极少,绝大部分要行肺叶切除。

（四）非抗菌药物治疗

1.黏液溶解剂

气道黏液高分泌及黏液清除障碍导致黏液潴留是支气管扩张症的特征性改变。吸入高渗药物如高张盐水可增强理疗效果，短期吸入甘露醇则未见明显疗效。急性加重时应用溴己新可促进痰液排出，羟甲半胱氨酸可改善气体陷闭。成人支气管扩张症患者不推荐吸入重组人DNA酶。

2.支气管舒张剂

由于支气管扩张症患者常常合并气流阻塞及气道高反应性，因此经常使用支气管舒张剂，但目前并无确切依据。合并气流阻塞的患者应进行支气管舒张试验评价气道对 β_2-受体激动剂或抗胆碱能药物的反应性，以指导治疗；不推荐常规应用甲基黄嘌呤类药物。

3.吸入糖皮质激素（简称激素）

吸入激素可拮抗气道慢性炎症，少数随机对照研究结果显示，吸入激素可减少排痰量，改善生活质量，有铜绿假单胞菌定植者改善更明显，但对肺功能及急性加重次数并无影响。目前证据不支持常规使用吸入性激素治疗支气管扩张（合并支气管哮喘者除外）。

（五）手术及并发症的处理

1.手术

目前大多数支气管扩张症患者应用抗菌药物治疗有效，不需要手术治疗。手术适应证包括：①积极药物治疗仍难以控制症状者；②大咯血危及生命或经药物、介入治疗无效者；③局限性支气管扩张，术后最好能保留10个以上肺段。手术的相对禁忌证为非柱状支气管扩张、痰培养铜绿假单胞菌阳性、切除术后残余病变及非局灶性病变。术后并发症的发生率为10%～19%，老年人并发症的发生率更高，术后病死率低于5%。

2.无创通气

无创通气可改善部分合并慢性呼吸衰竭的支气管扩张症患者的生活质量。长期无创通气治疗可缩短部分患者的住院时间，但尚无确切证据证实其对病死率有影响。

总之，支气管扩张症是一种常见而难以治愈的慢性呼吸道疾病，患者多处于忍受持久的症状困扰及接受漫长的治疗。虽治疗方法众多，但治疗效果很少令人满意。

第七节 慢性阻塞性肺疾病

一、定义及概况

慢性阻塞性肺疾病（COPD）是一种具有气流受限特征的可以预防和治疗的疾病，气流受限不完全可逆、呈进行性发展，与肺部对香烟烟雾等有害气体或有害颗粒的异常炎症反应有关。COPD主要累及肺脏，但也可引起全身的不良效应。肺功能检查对确定气流受限有重要意义。当患者有慢性咳嗽、咳痰或呼吸困难症状和（或）疾病危险因素接触史时，应考虑为

COPD。慢性咳嗽、咳痰常先于气流受限许多年存在,但不是所有有咳嗽、咳痰症状的患者均会发展为COPD。部分患者可仅有不可逆气流受限改变而无慢性咳嗽、咳痰症状。

COPD与慢性支气管炎和肺气肿密切相关。通常,慢性支气管炎患者是指在除外慢性咳嗽的其他已知原因后,患者每年咳嗽、咳痰3个月以上,并连续2年者。肺气肿则指肺部终末细支气管远端气腔出现异常持久的扩张,并伴有肺泡壁和细支气管的破坏而无明显的肺纤维化。当慢性支气管炎、肺气肿患者肺功能检查出气流受限,并且不能完全叮逆时,则叮诊断为COPD。如患者只有"慢性支气管炎"和(或)"肺气肿",而无气流受限,则不能诊断为COPD。

COPD由于其患病人数多,病死率高,社会经济负担重,已成为一个重要的公共卫生问题。COPD目前居全球死亡原因的第4位,世界银行/世界卫生组织公布,至2020年COPD将位居世界疾病经济负担的第5位。在我国,COPD同样是严重危害人民身体健康的重要慢性呼吸系统疾病。近期对我国7个地区20245名成年人群进行调查,COPD患病率占40岁以上人群的8.2%,其患病率之高十分惊人。

二、病 因

引起COPD的危险因素包括个体易感因素以及环境因素两个方面,两者相互影响。

(一)个体因素

某些遗传因素可增加COPD发病的危险性。已知的遗传因素为α_1-抗胰蛋白酶缺乏。重度α_1-抗胰蛋白酶缺乏与非吸烟者的肺气肿形成有关。在我国α1-抗胰蛋白酶缺乏引起的肺气肿迄今尚未见正式报道。支气管哮喘和气道高反应性是COPD的危险因素,气道高反应性可能与机体某些基因和环境因素有关。

(二)环境因素

1.吸烟

吸烟为COPD重要发病因素。吸烟者肺功能的异常率较高,FEV_1的年下降明显较快,吸烟者死于COPD的人数较非吸烟者为多。被动吸烟也可能导致呼吸道症状以及COPD的发生。孕期妇女吸烟可能会影响胎儿肺脏的生长及在子宫内的发育,并对胎儿的免疫系统功能有一定影响。

2.职业性粉尘和化学物质

当职业性粉尘及化学物质(烟雾、过敏原、工业废气及室内空气污染等)的浓度过大或接触时间过久,均可导致与吸烟无关的COPD发生。接触某些特殊的物质、刺激性物质、有机粉尘及过敏原能使气道反应性增加。

3.空气污染

化学气体如氯、氧化氮、二氧化硫等,对支气管黏膜有刺激和细胞毒性作用。空气中的烟尘或二氧化硫明显增加时,COPD急性发作显著增多。其他粉尘如二氧化硅、煤尘、棉尘、蔗尘等也刺激支气管黏膜,使气道清除功能遭受损害,为细菌入侵创造条件。烹调时产生的大量油烟和生物燃料产生的烟尘与COPD发病有关,生物燃料所产生的至内空气污染可能与吸烟具有协同作用。

4.感染

呼吸道感染是 COPD 发病和加剧的另一个重要因素,肺炎链球菌和流感嗜血杆菌可能为 COPD 急性发作的主要病原菌。病毒也对 COPD 的发生和发展起作用。儿童期重度下呼吸道感染与成年时的肺功能降低及呼吸系统症状发生有关。

5.社会经济地位

COPD 的发病与患者社会经济地位相关。这也许与室内外空气污染的程度不同、营养状况或其他和社会经济地位等差异有一定内在的联系。

三、发病机制

(一)基本发病机制

COPD 的发病机制尚未完全明了。目前普遍认为 COPD 以气道、肺实质和肺血管的慢性炎症为特征,气道的炎症反应是导致 COPD 产生的主要原。COPD 的气道炎症通常由机体反复接触有害颗粒或有害气体等外因诱发和加重,但机体对外因的非正常的炎症反应,也是一个主要因素。当外因(如吸烟、大气污染、工业粉尘污染、呼吸道的反复感染等)反复作用于机体后,首先出现黏液分泌增加、纤毛活动减弱等黏液纤毛系统功能失衡和气道黏膜受损的情况。然后细胞外炎症反应逐渐渗入气道管壁,肺泡巨噬细胞、T 淋巴细胞(尤其是 $CD8^+$)和中性粒细胞增加,部分患者有嗜酸粒细胞增多。激活的炎症细胞释放出多种细胞子和炎性介质,包括白三烯 B_4(LTB_4)、白细胞介素 8(1L-8)、肿瘤坏死因子 α

($TNF-\alpha$)等,直接作用于细支气管平滑肌,引起功能性细支气管的收缩。反复的炎症又会引起气道纤维化等改变。这些都会增加气道平滑肌数量,导致气道壁变厚,从而产生气道狭窄和气流受限。紧挨气道的肺泡壁也会由于炎症而遭到破坏,而肺泡的破坏又会改变肺泡附着,加重气道管腔的变形与狭窄。

蛋白酶和抗蛋白酶系统的失衡,是引起肺组织破坏、导致肺气肿的另一重要原因。正常情况下,肺组织含有充分的抗蛋白酶保护肺组织免受蛋白酶的溶解破坏。当外因作用于周围气道和肺实质,通过炎症反应,使蛋白酶的释放增加,而抗蛋白酶系统同时也受损,使其不足以对抗蛋白酶的作用,最后使肺组织遭到破坏,发生肺气肿。但炎症反应导致的该系统失衡,个体之间差异很大,如吸烟程度相同的人,有人导致了肺气肿,有人则没有。

正常人体内还存在着氧化和抗氧化系统,肺部产生氧化物的同时也产生抗氧化物相抗衡,使两者处于平衡状态。比如吸烟可以导致肺部氧化应激,使氧化物大量产生,最终使肺内氧化-抗氧化平衡打破。氧化-抗氧化失衡可使气道上皮受损,抗蛋白酶失活,中性粒细胞在肺内浸润增多并活化,导致肺部炎症反应。

自主神经系统功能紊乱(如胆碱能神经受体分布异常)等也在 COPD 发病中起重要作用。

(二)非典型表现发病机制

1.全身表现发病机制

COPD 患者全身免疫功能变化以及循环血液中的炎症细胞数量增加、炎症细胞功能变化、血清细胞因子的增加和系统性氧化/抗氧化失衡是造成全身效应发生的主要机制。

COPD 肺部炎症过程是全身炎症的一个来源,肺炎症细胞释放炎症因子与增加的氧化产物、大气微粒、中性粒细胞和其他的炎症介质相互作用,这些炎症因子可到达全身血液循环和(或)通过肺循环的传递激活炎症细胞。

COPD 的全身炎症还可能与其本身的病因或高危因素有关。其中吸烟是 COPD 最重要的危险因素,吸烟不仅可导致肺和气道的炎症反应,还可引起全身多种炎症细胞因子和氧自由基生成、血管收缩、内皮细胞功能异常和血清中多种促凝血因子水平异常。吸烟引起的这些全身反应不仅与 COPD 气道和肺组织的病变有关,而且与吸烟引起的其他多种慢性疾病如心血管疾病、代谢性疾病或某些恶性肿瘤有关,更可能是 COPD 全身慢性炎症反应的主要原因。此外,吸烟可以增加端粒丢失(一种细胞老化的标志物),有证据显示肺气肿时肺泡细胞和成纤维细胞呈现细胞老化现象,而即使是正常的老龄化过程也与全身炎症反应有关。

2.COPD 合并肺间质纤维化发生机制

对于 COPD 合并肺间质纤维化发生机制的认识还不够深入。大部分人认为反复发生的气道慢性炎症及免疫复合物在肺间质的沉积是产生肺间质纤维化的主要原因,也有人认为肺间质纤维化可能是机体对炎症的一种修复反应。还有学者认为吸烟本身可能就是引起肺气肿和肺间质纤维化的共同基础原因。因为吸烟烟雾本身可以趋化中性粒细胞进入肺内,增加弹性酶活性,这将一方面导致肺气肿,同时也可引起肺间质纤维化。一些动物实验结果也显示将犬暴露于香烟烟雾中既可引起肺气肿,又可引起肺间质纤维化。研究结果也显示吸烟可以同时引起肺气肿和肺间质纤维化,认为之所以会发生两种不同的病理变化可能是由于病理修复机制不同。细支气管发生急慢性炎症反应过程中,由于其壁薄、腔窄,外膜与周围肺组织紧密相连,炎症病变很容易累及支气管管壁并向周围肺组织扩散,形成以慢性细支气管炎炎性病灶为中心的肺气肿和肺间质纤维化,这也是慢性细支气管炎和细支气管周围炎发展的必然结局和 COPD 肺部病变特征。

四、病理及病理生理

(一)病理

(1)以中性粒细胞、巨噬细胞、$CD8^+$ T 淋巴细胞为主介导的慢性炎症反应,累及气道、肺组织与肺血管。

(2)气道壁增厚,气道黏液腺增生及高分泌,气道狭窄与阻塞。

(3)慢性阻塞性细支气管炎以及肺气肿形成导致气流受限。

(二)病理生理

气道炎症反应、氧化应激及蛋白酶-抗蛋白酶失衡是经典的发病机制。这些机制引起上述病理改变,从而导致气流受限及气道高分泌,使患者出现咳嗽、咳痰、呼吸困难的症状。

1.气道炎症反应

中性粒细胞、巨噬细胞、$CD8^+$ T 淋巴细胞及相关炎症介质参与炎症反应。

(1)中性粒细胞

①痰和支气管肺泡灌洗液(BALF)里大量存在,受 IL-8 及 LTB4 诱导聚集。

②数量与慢阻肺严重程度有关。

③分泌 neutrophil elastase、cathepsin、proteinase-3 等蛋白酶。

(2)巨噬细胞

①被烟草激活,在痰、BALF 及肺组织里大量存在。

②释放 TNF-α、LTB4、IL-8、ROS、proteinases 等炎症介质。

(3)CD8$^+$ T 淋巴细胞。

①存在于大小气道壁、肺实质、血管壁外膜。

②与气流受限程度明显相关:浸润越多,气流受限越严重。

③上皮细胞还分泌 TGF,刺激成纤维细胞,造成小气道纤维化。

2.氧化应激

(1)由化学物质刺激中性粒细胞及巨噬细胞产生。

(2)NF-κB 信号通路起重要作用,刺激炎症基因表达。

(3)直接导致组织破坏或参与其他炎症途径。

(4)Histone deacetylase 2(HDAC2)抑制炎症基因表达,氧化应激可损伤 HDAC2。

3.蛋白酶-抗蛋白酶失衡

(1)neutrophil elastase、matrix metalloproteinases 等蛋白酶与肺泡壁结构破坏有关。

(2)alpha-1 antitrypsin(AAT)缺乏可引起肺气肿,其特点为:

①早发肺气肿,年龄常小于 45 岁。

②下叶气肿。

③无法解释的肝脏疾病。

④坏死性扁桃体炎。

⑤C-ANCA 阳性血管炎。

⑥慢阻肺、支气管扩张症、扁桃体炎家族史。

⑦持续气流受限的哮喘。

⑧没有显著的危险因素。

⑨高危表型 PiZZ 可以考虑补充治疗。

五、临床表现和辅助检查

COPD 特征性症状包括慢性咳嗽、咳痰和进行性加重的呼吸困难。患者在气流受限发生前数年,即可有慢性咳嗽咳痰症状。

(一)临床表现

1.咳嗽

咳嗽多为 COPD 的首发症状,但通常被患者所忽略,因为常被认为是吸烟和空气污染导致的结果。初始时咳嗽多为间歇性,随着病情进展逐渐出现每天咳嗽。COPD 的慢性咳嗽可以有痰或无痰,有些患者在气流受限出现之前甚至完全没有咳嗽的病史。

2.咳痰

COPD 患者在咳嗽时通常有少量黏痰。在流行病学定义上,患者反复咳嗽、咳痰每年累计

3个月,持续2年以上,排除其他病因即考虑慢性支气管炎。但这一定义并没有对痰量情况进行界定。临床上COPD患者痰量通常很难准确评估,但大量咳痰考虑存在支气管扩张,黏痰增多反映肺内炎症介质的增高,尤其是细菌感染诱发COPD急性加重时。

3.呼吸困难

COPD最重要的症状,是导致患者致残和精神焦虑的主要原因。典型的COPD呼吸困难是指呼吸沉重费力、缺氧的感觉。但由于个体和文化的差异,患者对这一症状的描述通常千差万别。

4.喘息胸闷

喘息胸闷属于非特异性症状,且日常变化较大。吸气相和呼气相的喘息可在胸部查体时听到。胸闷则常在活动后出现,是肋间肌等长收缩的结果。但即使缺乏喘息、胸闷症状也不能排除COPD。

5.病情严重时的其他表现

疲倦、体重减轻、贫血是极重度COPD患者常见的问题。这些症状与预后有相关性,并且可能是其他疾病的征象(如结核、肺癌),因此应该进行长期评估。

(二)辅助检查

1.肺功能检查

肺功能检查是目前评估气流受限最客观、重复性最好的检查方法。肺功能检查需包括FVC、FEV_1,并计算FEV_1/FVC比值。现有指南都推荐以支气管扩张剂后$FEV_1/FVC<0.7$作为判断气流受限的标准,这一标准简单、可靠性好,并且已在无数临床试验中使用,是目前一系列治疗方案推荐的证据基础。但该比值也有一定的局限性,在老年人中可以造成过度诊断,而在45岁以下人群,尤其对于轻度COPD,可能存在诊断不足。峰流速测试敏感性高,但特异性不足,不能单一地用于COPD诊断检查。

2.影像学检查

影像学检查不是COPD诊断所必须的,但有助于排除其他疾病、筛查合并症,如并存的呼吸疾病(如肺纤维化、支气管扩张、胸膜疾病)、骨骼肌疾病(如脊柱后凸)和心脏疾病(如心脏长大)。与COPD相关的胸片征象包括膈肌低平、肺透光度增高、肺纹理稀疏。胸部CT不推荐作为COPD的常规检查,但当COPD诊断存疑时,CT扫描可以帮助鉴别其他并存的肺部疾病。此外,当考虑外科手术如肺减容术时,需要CT扫描确定肺气肿的分布,从而判断患者是否适合手术治疗。

3.血氧检测和动脉血气分析

指脉氧检查可以评估患者氧饱和度以及是否需要进行氧疗。所有FEV_1低于预计值35%以下的稳定期COPD患者、有呼吸衰竭或右心功能不全的COPD患者,均需进行指脉氧监测。如指脉氧检查提示氧饱和度小于92%,需进行动脉血气分析检查。

六、诊断和鉴别诊断

(一)诊断

任何患有呼吸困难、慢性咳嗽咳痰且有危险因素暴露史的患者,在临床上都应考虑COPD

的可能,需要进行肺功能检查。支气管扩张剂吸入之后 $FEV_1/FVC<0.7$,则提示存在气流受限,可诊断为 COPD。

（二）鉴别诊断

COPD 鉴别诊断如表 1-7-1 所示。

表 1-7-1 COPD 鉴别诊断

诊 断	鉴别诊断要点
COPD	中年发病
	症状进展缓慢
	香烟或其他烟雾暴露史
支气管哮喘	幼年或青年发病
	日间症状变化大
	夜间或凌晨症状加重
	也可有过敏症、鼻炎、湿疹
	哮喘家族史
充血性心衰	胸片提示心脏长大、肺水肿
	肺功能检查提示限制性通气功能障碍,而不是气流受限
支气管扩张	大量脓痰
	通常合并细菌感染
	胸片或 CT 提示支气管扩张、支气管增厚
肺结核	所有年龄均可患病
	胸片提示肺部浸润病灶
	微生物学检查可确定诊断
	有地域性特征(结核高发区)
闭塞性细支气管炎	发病年龄较轻,无吸烟史
	可以有类风湿关节炎病史或急性烟雾暴露史
	可见于肺或骨髓移植后
	呼气相 CT 扫描可见低密度影
弥漫性泛细支气管炎	主要见于亚裔人群
	多为男性非吸烟者
	几乎所有患者都有慢性鼻窦炎
	胸片和 CT 提示弥漫性小叶中央型结节影和过度充气征

（三）病情评估

COPD 评估的目的在于确定疾病的严重度，因为疾病严重度决定了患者的健康状况和远期风险（如急性加重、住院或死亡）。COPD 的评估是根据患者临床症状、肺功能异常的严重程度、未来急性加重的风险度以及并发症的情况进行的综合评估。评估的最终目的是指导临床治疗。

1. 症状评估

呼吸困难是 COPD 最主要的症状，因此以前通常采用改良英国 MRC 呼吸困难指数（mMRC）对呼吸困难症状进行评估（表 1-7-2）。然而，现在认识到仅对呼吸困难进行评估是不够的，因为还有很多其他症状影响病情。为了更好地评估病情，需要引入更多症状评估体系。现有有一些与疾病相关的生活质量评分系统（如 CRQ、SGRQ），但由于太过复杂不适合临床常规使用，因此目前在 COPD 中仍推荐 CAT 和 CCQ 问卷进行评估。

表 1-7-2　改良英国 MRC 呼吸困难指数（mMRC）

mMRC 评估呼吸困难严重程度		
mMRC 分 0 级	0	我仅在费力运动时出现呼吸困难
mMRC 分 1 级	1	我平地快步行走或爬坡时出现气短
mMRC 分 2 级	2	我由于气短，平地行走时比同龄人慢或者需要停下来休息
mMRC 分 3 级	3	我在平地行走 100 米左右或数分钟后需要停下来喘气
mMRC 分 4 级	4	我因严重呼吸困难以至于不能离开家，或在穿脱衣服时出现呼吸困难

COPD 评估测试（CAT）包括 8 个常见问题，评分范围为 0～40 分。CAT 与圣乔治呼吸问卷（SGRQ）相关性很好。

最近新增的临床 COPD 问卷（CCQ）主要包括 10 个项目，分别对症状、功能和精神状态进行评分，有利于发现 COPD 临床控制不佳的患者，也可作为追踪治疗效果的客观标准之一。根据现有的认识，将 CCQ 0～1 的患者归入 A 组和 C 组，即少症状组；将 CCQ>1 分患者归入 B 组和 D 组，即多症状组。与 SGRQ 相比，CCQ 临床操作方便，且有很好的一致性。

2. 气流受限的评估

COPD 患者气流受限分级依据患者吸入支气管舒张剂后的 FEV_1 进行评估（表 1-7-3）。

表 1-7-3　COPD 患者气流受限分级（支气管舒张剂吸入后的 FEV_1）

患者肺功能 $FEV_1/FVC < 0.70$		
GOLD 1	轻度	$FEV_1 \geq 80\%$ pred
GOLD 2	中度	$50\% \leq FEV_1 < 80\%$ pred
GOLD 3	重度	$30\% \leq FEV_1 < 50\%$ pred
GOLD 4	极重度	$FEV_1 < 30\%$ pred

3. 急性加重风险评估

COPD 急性加重是 COPD 过程中的一个急性事件，定义为患者呼吸道症状加重超过日常变异，并需要改变药物治疗方案。目前是根据患者既往病程中发生急性加重的频率和肺功能指标来判断未来发生急性加重的风险。同为 COPD 患者,每个患者急性加重频率差异极大,既往病程中曾发生过频繁急性加重是一个很好的预测指标。气流受限加重与 COPD 急性加重频率和死亡风险增高相关,患者因 COPD 急性加重而住院的次数也与死亡风险相关。现有指南推荐根据患者急性加重病史来评估急性加重的风险,上一年发生 2 次或以上的急性加重(或一次因急性加重住院)提示患者急性加重风险增加。

4.合并症评估

COPD 是一种因长期吸烟引起的疾病,在这个过程中患者常合并其他与吸烟和老化相关的疾病。这些合并症包括心血管疾病、骨质疏松、焦虑和抑郁、肺癌、感染、代谢综合征和糖尿病等。其中最常见的合并症是心血管疾病、抑郁和骨质疏松。此外,COPD 本身也可以引起明显的肺外效应包括体重减轻、营养不良和骨骼肌功能障碍。骨骼肌功能障碍也是导致患者运动耐力和健康状况降低的原因之一。

5.COPD 的综合评估

COPD 的综合评估是根据 COPD 患者临床症状、肺功能分级以及急性加重的风险来进行的综合评估。进行慢性阻塞性肺疾病的综合评估时,需要完善症状评估和急性加重风险两个评估过程。首先应用 mMRC 或 CAT 评估症状。如评估分值在方格的左侧,则为症状较轻的患者(mMRC 0~1 或 CAT<10,归为 A 或 C 组);如评估分值在方格的右侧,则为症状较重的患者(mMRC≥2 或 CAT≥10,归为 B 或 D 组)。其次是评估患者急性加重的风险。急性加重风险评估有两个方法:其一是应用肺功能测定气流受限程度,如为 GOLD 1 和 GOLD 2 级表明为低风险,如为 GOLD 3 和 GOLD 4 级表明为高风险;其二是对患者过去 12 个月中发生急性加重的次数进行评估,如发生急性加重为 0 或 1 次为低风险,2 次或 2 次以上则表明为高风险(但如果患者有 1 次因急性加重而住院,也归为高风险)。

七、治疗

(一)危险因素的防控

吸烟仍被认为是 COPD 最危险和最重要的危险因素,戒烟是最有力的影响 COPD 自然病程的手段,药物治疗和尼古丁替代治疗可以增加戒烟的成功率。此外,其也需要识别其他危险因素,包括职业粉尘、化学烟雾、由于燃烧生物燃料所致的室内空气污染及厨房通风不佳等。这些因素在女性 COPD 患者的发病中尤为重要。

(二)COPD 的药物治疗

COPD 的药物治疗可以减少患者症状、急性加重的频率和病情严重程度,提高患者健康状况和运动耐力,但同时研究也表明,现有的 COPD 药物治疗并不能改变肺功能逐渐下降的趋势。由于每个患者症状严重程度、气流受限程度和急性加重严重程度不同,因此针对 COPD 患者的治疗方案应个体化。

1.支气管扩张剂

支气管扩张剂可以通过改变气道平滑肌张力,改善 FEV_1 或其他肺功能指标。它对呼出气流的影响来源于药物对气道的扩张,而不是肺弹性回缩力的改善。支气管扩张剂可以促进肺的排空,有助于减少静息或运动时的肺动态充气过度。但这些改善通常难以从患者 FEV_1 数值变化中体现出来,尤其是重度和极重度患者。支气管扩张剂的剂量与临床效应关系并不完全一致。所有支气管扩张剂药物对 FEV_1 改善的剂量-效应曲线相对较平坦,但随着剂量增高,药物毒性却明显增高。在急性加重期,通过雾化吸入方式增加 $β_2$ 激动剂或抗胆碱能药物剂量,可以取得更好效应;但在稳定期则并没有大帮助。

(1) $β_2$ 激动剂:$β_2$ 激动剂主要是通过刺激 $β_2$ 受体,使细胞内 cAMP 含量增加、对支气管收缩产生功能性的拮抗作用,从而松弛气道平滑肌。短效 $β_2$ 激动剂药理作用通常可持续 4～6 小时。规律和按需使用短效 $β_2$ 激动剂能够改善 FEV_1 和临床症状。已使用长效支气管扩张剂治疗的患者,不推荐再按需使用高剂量的短效 $β_2$ 激动剂。吸入的长效 $β_2$ 激动剂作用持续时间达 12 小时以上。福莫特罗和沙美特罗可以显著改善 FEV_1 和肺容积、缓解呼吸困难症状、提高生活质量并减少急性加重的频率,但是对死亡率和肺功能下降速度并无影响。临床研究表明,沙美特罗和福莫特罗均可减少患者急性加重时的药物使用和住院需求。茚达特罗是一种新型长效 $β_2$ 激动剂,作用时间达 24 小时。其支气管扩张效应优于沙美特罗和福莫特罗,与噻托溴铵相当。临床应用可显著缓解呼吸困难症状、提高生活质量、降低急性加重频率。

不良反应:$β_2$ 激动剂刺激 $β_2$ 受体后可引起患者静息时心动过速。对某些易感患者有时可诱发心律失常。不论吸入还是口服给药,大剂量使用时老年患者可能出现震颤,这影响了患者对药物的耐受性。$β_2$ 激动剂还可引起低钾血症(尤其与噻嗪类利尿剂合用时),增加机体静息状态时的氧耗量。但这些代谢效应在药物使用一段时间后会逐渐减弱或消失。短效或长效 $β_2$ 激动剂使用后可出现轻度 PaO_2 下降,但其临床意义尚不明确。尽管几年前对 $β_2$ 激动剂在哮喘的治疗中存在一些担忧,但目前尚未发现在 COPD 中 $β_2$ 激动剂与肺功能加速下降和死亡率增加有关。

(2)抗胆碱药物:抗胆碱药物(如异丙托溴铵、氧托溴铵和噻托溴铵)主要是通过阻断乙酰胆碱和毒蕈碱受体结合而发挥效应。短效抗胆碱能药物主要作用于 M_2 和 M_3 受体。吸入短效抗胆碱药比吸入短效 $β_2$ 激动剂作用时间长,一般可维持 8 小时以上。长效抗胆碱能药物噻托溴铵选择性作用于 M_3 和 M_1 受体,吸入后药效可持续 24 小时以上。噻托溴铵能减少 COPD 急性加重的发生和急性加重所致的住院,改善症状、提高生活质量,并可以提高肺康复治疗的效果。但即使在其他常规治疗上联合噻托溴铵也并不能延缓肺功能下降的趋势。目前尚无噻托溴铵心血管不良事件的证据。有研究表明噻托溴铵在减少急性加重方面略优于沙美特罗,但差别较小。其他长效抗胆碱能药物如阿地溴铵、格隆溴铵在改善肺功能和呼吸困难症状方面与噻托溴铵类似。

不良反应:抗胆碱药由于吸收少,那些在阿托品使用中常见的不良反应并不多。其主要不良反应是口干。研究表明,连续 21 天、每天吸入 18μg 噻托溴铵干粉制剂,对气道纤毛黏液清除能力并无影响。尽管有报道吸入抗胆碱药偶可引起前列腺症状,但目前尚无研究证实其相关性。还有些患者在吸入异丙托溴铵后出现口苦和口中金属味道。有报道 COPD 患者规律应用异丙托溴铵治疗后,发生心血管事件的稍有增多,但这仍需进一步观察。

(3)茶碱:甲基黄嘌呤是非选择性磷酸二酯酶抑制剂,除扩张支气管外,还有许多其他目前尚存明显争议的作用。无论是常规制剂或缓释制剂,甲基黄嘌呤类药物在 COPD 治疗中的作用时间究竟如何,目前还缺乏相关资料。需注意的是,茶碱的清除率随着年龄的增高而降低,且还有许多因素和药物影响着茶碱在体内的代谢。

茶碱治疗可以改变患者吸气肌功能,但这能否引起肺功能指标的改善目前尚不清楚。现在茶碱对 COPD 的治疗效应都来自缓释剂型的研究。与安慰剂相比,茶碱可以改善临床症状。但与吸入长效支气管扩张剂相比,茶碱的治疗效果差,且耐受性不佳。如果患者可以使用长效支气管扩张剂,则不应推荐应用茶碱。与单用沙美特罗相比,在沙美特罗基础上加用茶碱,患者的 FEV_1 和呼吸困难症状可得到更大的改善。低剂量茶碱能减少 COPD 患者急性加重次数,但不能改善肺功能指标。

不良反应:茶碱的不良反应与剂量相关,但大部分治疗效应仅在接近中毒剂量时才能够获得,这给临床应用带来一定困难。甲基黄嘌呤类药物是所有磷酸二酯酶亚型的非特异性抑制剂,这也是其不良反应广泛的原因。这些不良反应包括房性或室性心律失常(有时可能是致命的)、癫痫样发作(既往无癫痫史的患者也可能出现)。其他较常见的不良反应还有头痛、失眠、胃灼热等,这些不良反应可能发生在茶碱的血药浓度治疗窗范围内。此外,这类药物和其他常用药物也有明显的交叉反应,如洋地黄、华法林等。

(4)支气管扩张剂的联合应用:联合应用不同药理机制、不同作用时间的支气管扩张剂可以增加支气管舒张效应,并减少药物不良反应。例如,与单药相比,联合应用短效 β_2 激动剂和抗胆碱药可更有效并持久地改善 FEV_1,连续使用 90 天也未发现有药物减敏现象。联合应用 β_2 激动剂、抗胆碱药和(或)茶碱可以进一步改善肺功能状况、提高患者生活质量。短期联合应用福莫特罗和噻托溴铵与应用单一制剂相比,FEV_1 改善更为显著,但对 COPD 患者远期预后的影响尚不清楚。

2.糖皮质激素

有关吸入激素的量效关系以及长期使用的安全性,目前并不清楚。现有临床研究选用的都是中高剂量吸入激素。在哮喘治疗时,吸入糖皮质激素的效应和不良反应取决于药物剂量和剂型。但在 COPD 的治疗中是否也是如此尚不清楚。目前在 COPD 治疗中,糖皮质激素对于肺部炎症和全身炎症的治疗效应还存在争议,COPD 稳定期的应用需局限于具有一定指征的患者。在 $FEV_1 < 60\%$ 预计值的 COPD 患者中,规律吸入糖皮质激素治疗可以改善症状和肺功能指标,提高健康状况,并降低急性加重的频率。但吸入糖皮质激素并不能改变 FEV_1 逐渐下降的趋势,也不能降低 COPD 患者的病死率。

不良反应:吸入糖皮质激素使用常伴随有口腔念珠菌、声音嘶哑和皮肤瘀斑的发生率增高,同时肺炎风险也增高。曲安奈德长期治疗可能引起骨密度降低的风险增加,其他吸入糖皮质激素的风险还有争议。一项长期研究表明,布地奈德对骨密度降低和骨折发生风险无影响。在骨质疏松高发的 COPD 患者中,应用 500mg 氟替卡松,每天 2 次单用或者联合应用沙美特罗,没有观察到骨密度的下降。

(1)联合吸入糖皮质激素/支气管扩张剂治疗:在中度、重度和极重度 COPD 患者中,联合吸入糖皮质激素和长效 β_2 激动剂比单药制剂疗效更好,可以有效改善肺功能指标,提高生活质量并减少急性加重的发生,但并不能降低 COPD 病死率。联合吸入糖皮质激素和长效 β_2 激动剂除可能增加肺炎发生风险外,尚无观察到其他不良反应。糖皮质激素/长效 β_2 激动剂联合噻托溴铵吸入治疗可以改善肺功能指标、提高健康状况,并进一步降低急性加重风险,但目前三联疗法还需更多研究进行评估。

(2)口服糖皮质激素:口服糖皮质激素有很多的不良反应。COPD患者长期全身糖皮质激素使用影响最大的不良反应是类固醇肌病,这在极重度COPD患者可以导致肌肉萎缩和呼吸衰竭。但是在COPD急性加重期使用全身糖皮质激素可以改善症状和肺功能指标,降低治疗失败率和住院时间,减少30天内再入院率。

3.PDE-4抑制剂

PDE-4抑制剂通过抑制细胞内cAMP的破坏来减轻炎症反应。罗氟司特没有直接扩张支气管的作用,但在已应用沙美特罗或噻托溴铵治疗患者中加用罗氟司特,可以更好地改善FEV_1。对有慢性支气管炎、重度或极重度、有急性加重病史的COPD患者,罗氟司特可以使患者发生需要激素治疗的中-极重度的急性加重风险减少15%~20%。目前尚无罗氟司特与吸入糖皮质激素比较的研究。

不良反应:与COPD治疗的吸入药物相比,PDE-4抑制剂有较多的不良反应。最常见的不良反应是恶心、食欲降低、腹痛、腹泻、睡眠障碍和头痛。在临床药物试验中,罗氟司特组部分患者退组也是因为药物的不良反应。药物不良反应可以在药物使用后早期出现,继续用药后可逐渐减轻。此外,需注意罗氟司特可能导致患者出现抑郁状态。

4.其他药物

(1)疫苗:接种流感疫苗可减少COPD患者严重的疾病状况(如需要住院的下呼吸道感染),并降低死亡率。对年龄≥65岁或<65岁伴有其他合并症如心脏疾病的COPD患者,建议接种肺炎球菌多糖疫苗。此外,这类疫苗对年龄<65岁、FEV_1<40%预计值的COPD患者还可以降低社区获得性肺炎的发生率。

(2)长期预防性应用抗生素对降低COPD急性加重频率无效。尽管在未戒烟的COPD患者中,小剂量阿奇霉素治疗似乎可以减少急性加重的发生,但权衡临床疗效和不良反应后,目前不推荐进行这种预防治疗。因此,除用于治疗COPD感染性加重以及其他确切的细菌感染外,稳定期COPD患者不推荐常规应用抗生素治疗。

(3)黏痰溶解剂(黏痰促排剂、黏痰调节剂)和抗氧化剂(氨溴索、厄多司坦、羧甲司坦、碘甘油、N-乙酰半胱氨酸):有很多临床试验对COPD治疗中规律使用黏痰溶解剂是否有益进行了评估,但结果并不一致。尽管其对有些痰液黏稠的患者可能有益,但总体来说其收效甚微,因此,目前对COPD患者不推荐常规使用黏痰溶解剂。抗氧化剂药物如N-乙酰半胱氨酸因其可能的抗氧化效应,或许对于反复急性加重的患者有效。临床研究显示,大剂量N-乙酰半胱氨酸可以降低急性加重风险,但其效应仅限于GOLD 2级患者。部分研究表明,对于没有吸入糖皮质激素的患者,使用祛痰药如羧甲司坦和N-乙酰半胱氨酸治疗,可能减少急性加重的发生。

(4)免疫调节剂:免疫调节剂对降低COPD急性加重病情严重程度、减少急性加重频率可能有一定的作用,但需要进一步的研究证实其长期效果,因此目前尚不作为常规推荐用药。

(5)血管扩张剂:肺动脉高压与COPD不良预后相关,因此曾经对很多药物进行了评估(包括吸入NO),尝试通过降低右室后负荷、增加心排血量,以改善氧的输送和组织氧合状况,但结果均令人失望。对那些因通气灌注失衡所致低氧血症的COPD患者,吸入NO后由于改变了低氧调整后的通气灌注平衡,可能会使气体交换障碍更加严重。因此,稳定期 COPD 禁止使用 NO。同时,肺动脉高压的治疗指南中也不推荐应用内皮素调节剂治疗 COPD 合并的肺动脉高压,除非此类药物在这种条件下的安全性和有效性得到证实。

(6)麻醉药品(吗啡):对极重度 COPD 患者的呼吸困难,口服或注射阿片类药物是有效的。但尚无充分资料表明雾化阿片类药物有效。部分临床研究显示,使用阿片类药物来控制呼吸困难可能带来严重的不良反应,其益处仅限于少数敏感患者。

(7)其他:奈多罗米、白三烯调节剂在 COPD 治疗中的研究尚不充分。TNF-α 抗体(英夫利昔单抗)在中重度 COPD 患者中并没有明显益处,并且可能会引起恶性肿瘤和肺炎发生。此外,没有证据显示中药、针灸等治疗对 COPD 有效。

(三)COPD 稳定期的管理

COPD 的治疗目标包括缓解症状、改善运动耐力、提高健康状况、延缓疾病进展、预防和治疗急性加重、降低病死率。其中前 3 项是缓解临床症状,后 3 项是降低远期风险。稳定期 COPD 的治疗是基于患者临床症状和远期急性加重风险综合评估而制定的治疗策略。

COPD 稳定期的药物治疗治疗的目的是为了减轻患者症状、降低急性加重频率和病情严重程度,提高健康状况和运动耐力,但现有 COPD 治疗药物均不能改变肺功能进行性下降的趋势。开始药物治疗之前,需患者进行症状和急性加重风险的评估,根据评估结果选择适当的药物治疗。

A 组患者:症状少、低风险。患者 $FEV_1 > 80\%$ 预计值(GOLD 1)时,药物治疗的效果并不明显。鉴于短效支气管扩张剂可以改善肺功能和呼吸困难症状,所有 A 组患者均首先推荐按需使用短效支气管扩张剂;次选联合使用短效支气管扩张剂或者使用一种长效支气管扩张剂。对于这类患者目前的治疗证据较弱,极少联合用药的临床试验。

B 组患者:症状多、风险低。长效支气管扩张剂疗效优于短效支气管扩张剂。但在治疗初始选药时,没有证据表明哪一种长效支气管扩张剂疗效更好,应该根据患者对症状缓解的感知进行个体化选择。对于呼吸困难症状严重的患者,可选择联合应用长效支气管扩张剂。如果没有吸入支气管扩张剂,则可以选择短效支气管扩张剂＋茶碱治疗。

C 组患者:症状少、风险高。推荐首选吸入糖皮质激素和长效 β_2 激动剂联合治疗,或吸入长效抗胆碱能药物;次选为两种长效支气管扩张剂的联合应用,或者联合吸入糖皮质激素和长效抗胆碱能药物。但这两个次选方案目前临床证据均不足。长效抗胆碱能药物和长效 β_2-激动剂均能减少急性加重的风险,联合应用这两类药物理论上是可以的,但无较好的长期临床研究结果支持。吸入糖皮质激素和长效抗胆碱能药物的联合应用疗效评估目前尚无相关临床研究。对于有慢性支气管炎的患者,可在使用至少一种长效支气管扩张剂的基础上加用 PDE-4 抑制剂。

D 组患者:症状多、风险高。首选吸入糖皮质激素和长效 β_2 激动剂联合治疗,或吸入长效抗胆碱能药物;次选为上述三类药物的联合使用。如果患者有慢性支气管炎,PDE-4 抑制剂可作为首选药物。在长效支气管扩张剂基础上加用 PDE-4 抑制剂是有效的,但联合吸入糖皮质激素和 PDE-4 的疗效分析还不能完全让人信服。如果没有吸入长效支气管扩张剂,也可选择其他可能的治疗方案包括短效支气管扩张剂、茶碱或羧甲司坦。

（四）COPD 急性加重期的处理

COPD 急性加重是一种急性起病的过程，其特征是患者呼吸系统症状恶化，超出日常的变异，并且导致患者所需治疗药物的改变。COPD 急性加重可由多种因素诱发，其中最常见的原因是呼吸道的感染（病毒或细菌）。研究表明，一方面，50% COPD 患者在急性加重时下呼吸道有细菌感染存在，但这其中也有相当部分患者是在稳定期时下呼吸道即有细菌定植；另一方面，部分依据显示急性加重时患者呼吸道细菌负荷增加，并且为新菌株感染。空气中污染颗粒的急剧增加也会诱发 COPD 急性加重，增加患者住院率和死亡率。然而，仍有 1/3 的患者急性加重诱因不明。每年急性加重 2 次或以上被定义为"频繁急性加重"，这是一种新的临床表型。COPD 急性加重的治疗目标是控制此次急性加重的病情、预防未来急性加重的风险。

1.AECOPD 的评估

（1）AECOPD 的评估需基于患者的病史和临床症状的严重程度而定。

（2）评估 AECOPD 的实验室检查：指脉氧监测有助于氧疗的评估和调整。如怀疑有急/慢性呼吸衰竭存在时动脉血气检查非常重要，机械通气支持前必须血气分析检查评估机体酸碱平衡状况。胸部影像学检查主要用于排除其他疾病。心电图检查可以帮助评估合并存在的心脏疾患。血常规检查可以明确红细胞增多症、贫血和白细胞增多。急性加重时出现脓痰是抗生素使用的指征。流感嗜血杆菌、肺炎链球菌、卡他莫拉菌是 COPD 急性加重时最常见的病原菌，GOLD 3、GOLD 4 级患者常为铜绿假单胞菌。COPD 急性加重时，如果初始抗生素治疗反应不好，需进行痰培养和药敏试验。此外，生化检查还需注意电解质和血糖的变化。

2.GOPD 急性加重治疗的药物选择

COPD 急性加重期的治疗药物包括三大类：短效支气管扩张剂、糖皮质激素、抗生素。

COPD 急性加重时通常选择单一短 β_2-激动剂或联合短效抗胆碱能药物吸入，短效支气管扩张剂可以改善临床症状和 FEV_1。两种给药方式 MDI 和雾化吸入比较疗效并无差异，雾化吸入可能更适合于病情较重的患者。目前尚无临床研究评估长效支气管扩张剂合并或不合并吸入糖皮质激素在急性加重时的效果。静脉使用茶碱作为二线支气管扩张剂，仅适用于短效支气管扩张剂效果不好的患者，其不良反应较常见，对肺功能和临床终点指标的疗效并不十分确切。

COPD 急性加重期全身应用糖皮质激素的使用能够缩短康复时间、改善肺功能和低氧血症、降低早期复发和治疗失败风险，并缩短住院时间。糖皮质激素可以改善 FEV_1 和低氧血症，降低早期复发和治疗失败的风险，缩短住院时间。尽管目前没有足够证据明确急性加重时全身糖皮质激素使用疗程，GOLD 2016 推荐口服泼尼松 40mg/d 使用 5 天。首选口服给药，也可以选用雾化吸入布地奈德替代口服激素。

尽管 COPD 急性加重时感染病原体可能是病毒或细菌，抗生素的使用仍旧存在争议。只有当患者具有细菌感染临床依据时（如脓痰）才推荐使用抗生素治疗。仅有的少数几个临床安慰剂对照研究的系统评价表明，抗生素使用可见减少 77% 的短期死亡率、53% 治疗失败率，支持在有咳嗽和脓痰症状的 COPD 急性加重患者中使用抗生素。总的来说，当患者具有 3 个主要症状，即呼吸困难、痰量增加、脓性痰时推荐使用抗生素，如果仅有 2 个症状且其中之一是脓性痰时也推荐使用。此外，在需要机械通气的危重患者中也推荐使用抗生素。抗菌药物类型的选择应根据当地细菌耐药情况而定。

氧疗是 COPD 急性加重住院时的一项重要治疗措施,吸氧浓度需根据患者血氧情况调整维持患者氧饱和度 88%～92%。氧疗开始后 30～60 分钟后需检测血气指标,以保证氧饱和度升高的同时没有出现二氧化碳潴留或酸中毒。文丘里面罩可以更准确地调整吸氧浓度,但耐受性较普通鼻导管差。

部分患者需要立即入住 ICU,需要通气支持时可选择无创或有创机械通气。急性呼吸衰竭时不推荐使用呼吸兴奋剂。临床随机对照研究证实无创通气有 80%～85% 治疗成功率。无创通气可以改善呼吸性酸中毒、降低呼吸频率和呼吸功耗、减轻呼吸困难严重度,更重要的是可以降低死亡率和气管插管率。

有创通气可以降低呼吸频率,改善 PaO_2、$PaCO_2$ 和 pH,并降低死亡率,减少治疗失败的风险。但有创通气需要气管插管,会导致住院时间延长。

第八节　肺癌

肺癌是严重危害人类健康的恶性肿瘤之一,并已经成为绝大多数国家癌症死亡的主要原因,是目前全世界发病率和死亡率最高的癌症。据 WHO 统计,每年全世界估计有超过 120 万新肺癌患者,死亡约 110 万人,世界上每隔 30 秒就有人死于肺癌。近些年肺癌发病率呈增高的趋势,尤其是女性肺癌发病率增高的幅度更为明显。在美国,肺癌居癌症的首位,约占全部癌症死亡的 28.6%,全死因死亡的 7%。在我国大城市中,肺癌死亡率已占恶性肿瘤之首,成为威胁我国人民健康最重要的恶性肿瘤之一。

一、肺癌的流行病学

(一)肺癌的流行特征

1.地区分布

肺癌的发病率和死亡率均存在明显的地理差异。欧美国家的肺癌发病率和死亡率都有较高水平,亚洲相对低发,发展中国家肺癌死亡率较低。肺癌死亡率在我国地理位置上有由东北向南、由东向西逐步下降的趋势。

2.时间分布

肺癌在时间分布上的主要特征是其发病率和死亡率有不断增长的趋势。尤其进入 21 世纪后,全世界各个国家肺癌发病率和死亡率均维持或上升在一个较高水平,特别以发展中国家增幅显著。

3.人群分布

在性别上,几乎所有国家中男性肺癌发病率和死亡率均高于女性。男性肺癌死亡率上升早、速度快、幅度大。近几年来,发达国家中女性肺癌明显增加,而且增加速度比男性快,致使其性别比例下降。在年龄上,肺癌发病率和死亡率随年龄增长而上升,我国肺癌男性和女性年龄组死亡率均是由小到大,逐步上升。肺癌发病率和死亡率在种族上、民族上分布不同。在女性肺癌中,华人妇女较非华人妇女为多见。多项遗传流行病学研究显示肺癌具有遗传倾向。

（二）引起肺癌的危险因素致病因子

1.吸烟

一百年前肺癌极其少见,而如今已成为世界范围内最常见的肿瘤死因。1950 年首次证实肺癌与吸烟相关,是百年来最重要的历史性突破。1964 年文献关于吸烟有害健康的宣传使发达国家的吸烟率出现下降,20 年后肺癌发病率开始有所下降。而同期发展中国家发病率正逐年上升。1999 年,发展中国家的男性肺癌发病率为 14.1/10 万,女性为 5.1/10 万;发达国家男性为 71.4/10 万,女性为 21.2/10 万。吸烟是肺癌的重要致病因素,有研究表明约有 85% 是由环境因素引起的肺癌是因吸烟引起的。吸烟与肺癌危险度的关系与烟草种类、开始吸烟年龄、吸烟年限和吸烟量有关。吸烟量与肺癌有剂量反应关系,戒烟后可以减少肺癌发生的危险性。香烟中的尼古丁、一氧化碳和烟焦油危害较大。其中的一些致癌物质可直接损伤 DNA,引起基因突变、缺失和异常改变等损伤而导致肺癌的发生。

2.环境污染

某些工业部门和矿区职工肺癌的患病率较高,这可能与长期接触或吸入大量放射物质如铀、镭及其衍化物氡等有关。在城市中的污染,尤其是空气污染,主要来源于机动车废气、采暖及工业燃烧废物等,查明的致癌物有多环芳烃、脂肪族巯基化合物和一些镍化合物。1994 年抽样调查的数据表明城市污染与肺癌的关系。同时,女性肺癌的发病率增高与室内局部污染烟草烟雾、室内用生活燃料和烹调时油烟所致的污染有关。

（三）其他

机体免疫功能低下,人体正常细胞中的原癌基因和抑癌基因异常改变,失去对细胞调控的平衡能力,可能发生肺癌。营养不良、缺乏维生素、肺部既往感染史、肺癌家族史等均可能与肺癌的发生有一定的关系。

我国地域广阔、人口众多,近年来,随着我国经济的发展和工业现代化的进程,对环境造成的污染加重,以及吸烟人群的增加,肺癌的发病率和死亡率呈明显上升的趋势。20 世纪 70 年代我国肺癌调整死亡率为 7.17/10 万,到 20 世纪 90 年代肺癌调整死亡率为 15.19/10 万。20 年间肺癌的调整死亡率增加了 111.85%。2000 年我国肺癌抽样调查结果显示,男性死亡率为 40.1/10 万,女性为 13.48/10 万。自 20 世纪 90 年代以来,肺癌的流行病学有以下几个特点：①年轻肺癌病例增多;②腺癌发病率在女性持续增多,其中肺泡细胞癌在老年女性中增多,男性鳞癌病例减少,小细胞肺癌病例增加;③混合型即多种病理类型癌细胞组成的肺癌病例增加。

预计 21 世纪中叶,中国拥有全世界 1/3 的吸烟人口,肺癌的年死亡数将达百万。目前我国人口的吸烟比例要比欧美等发达国家高,男性人口 67% 吸烟,烟草消费量可能超过所有发达国家的总和,而肺癌最重要、效价比最大的治疗措施就是戒烟,毋庸置疑,戒烟是最好的降低烟草危害的方法,但是多数人很难做到完全戒烟,而上述研究告诉这些人,如果不能完全戒烟,不妨少吸一点,同样也是有益的。此外,多食富含植物雌激素的果蔬也有助于进一步降低癌症危险,因此开展烟草滥用危害教育意义深远。

二、病因与发病机制

肺癌是当前世界各国最常见的恶性肿瘤之一,也是对人类健康与生命危害最大的恶性肿瘤疾病。20世纪以来,由于社会的发展和环境的变迁,特别是由于世界各国相继进入现代化大工业社会,环境污染日益加重,同时由于烟草业的迅猛发展,吸烟人口的急剧增加,肺癌已成为人类恶性肿瘤中发病率增长最为迅速的一种。在许多国家,肺癌已位居男性肿瘤的首位。近10年来男性肺癌发病率增长趋缓,而女性肺癌发病率呈直线上升,而且死于肺癌的年龄组更趋于年轻化。肺癌的发生是多因素作用的结果,既有各种致癌因子的作用,也受到机体自身遗传易感性、免疫功能、内分泌、社会心理等因素的影响。由于呼吸系统是一开放的器官,与外界直接接触,所以在已经明确的致癌因素中大部分都与肺癌有关。通过流行病学调查和职业性肿瘤的研究为寻找和确定肺癌病因提供了大量可靠的线索和依据。

(一)吸烟

吸烟与多种癌症有关,如呼吸道、上消化道、胰腺、肾盂、膀胱等部位的肿瘤,其中尤以吸烟与肺癌的关系最为确凿。大量研究表明吸烟与肺癌危险性之间存在明显的剂量-效应关系,吸烟患肺癌的危险性与吸烟量、吸烟年限、吸烟种类、开始吸烟的年龄有关。早在20世纪50年代,美国、加拿大、英国和日本都进行了回顾性调查,证明吸烟男性肺癌的死亡率为不吸烟男性的8~20倍,纸烟的消耗量与肺癌死亡率的增长相关,美国85%~90%的肺癌、英美全部肿瘤的30%与吸烟有关。Doll等的调查显示每日吸烟25支以上的人发病率为2.27/千人·年,每日吸15~24支者,发病率为1.39/千人·年;吸1~14支者为0.75/千人·年。Kubik及Plesk报道,1980年匈牙利和波兰15岁及以上成人每年人均消耗香烟3000支,1989年男性肺癌死亡率匈牙利为74.0/10万,波兰为69.4/10万,位居欧洲各国前列,说明这两个国家10年间吸烟程度与肺癌的密切关系。Wynder及Mdbuchi进一步发现虽然带过滤嘴的纸烟可在一定程度上降低肺癌的发病率,但仍远高于不吸烟者。值得注意的是开始吸纸烟年龄对肺癌的发病也有明显影响。平山和Hammond调查表明:19岁以下青少年开始吸烟的人死于肺癌的机会更大。妇女吸烟的问题已日益严重,在她们中间肺癌的发病率和死亡率也显著增加,而被动吸烟可能是另一个致癌途径。经过医学工作者长期不懈的努力,公众对于吸烟危害性的认识已大为提高,各国政府亦采取了有力的控制措施,在发达国家,吸烟人口逐年下降,但在我国,情况却不容乐观。我国是世界人口大国,同时也是香烟销售大国,人群吸烟率每年以2%的速率上升,更令人担忧的是,根据最近的调查,我国城市中学生吸烟的比例已占30%~40%,这是一个非常值得忧虑和非常值得研究的问题。

1.主动吸烟

某肿瘤研究所有学者将肺癌患者分为吸烟组与不吸烟组,结果吸烟组肺癌死亡率(40.27/10万,男性40.15/10万,女性41.00/10万)明显高于非吸烟组肺癌死亡率(3.92/10万,男性3.68/10万,女性4.09/10万)。吸烟引起肺癌的相对危险度(RR)男性为3.07,女性为2.60,说明吸烟与肺癌存在联系。男性患肺癌的危险性随着每日吸烟量和吸烟时间的年限增加而增加。开始吸烟年龄大则发生肺癌的危险性明显下降,并随停止吸烟年限的增长而明显下降。

吸烟引起人群患肺癌的归因(特异)危险度(PAR％),上海男性为69％,女性为24％。不同细胞类型的 PAR 男性鳞癌或燕麦细胞癌的 PAR 大于腺癌。由于社会人群中男性吸烟率普遍高于女性,一般认为吸烟是男性肺癌的主要危险因素,但有学者认为尽管女性吸烟率较男性低,但女性对吸烟较男性更敏感,此学说尚未得到普遍的认同。上海市某肿瘤研究所有学者研究上海女性肺癌病因,认为吸烟显著增加女性患肺癌的危险性,吸烟对不同细胞类型的女性患肺癌的 RR 不同,鳞癌为 7.2,小细胞癌为 7.2,腺癌为 1.5,说明吸烟引起女性肺鳞癌或小细胞癌的危险性明显大于腺癌。女性肺癌的 RR 也同样随每日吸烟量和吸烟年限增加而上升。吸烟 30 年以内每日吸烟不到 10 支的 RR 为 1.4,10～19 支的为 2.6,20 支以上的为 8.9。如吸烟 30 年以上,其相对危险度分别为 2.3、3.2 和 14、20,吸烟对不同年龄组女性肺癌的 PAR％:50 岁以下为 8％,55 岁以上 PAR:随着年龄增加而上升,65～69 岁的 PAR％高达 40％。某肿瘤研究所有学者研究肺癌与吸烟的关系,认为男性鳞癌与腺癌的 RR 有统计学意义,女性鳞癌(RR=7.00)与吸烟有关,而女性腺癌危险度(RR=1.10)则无意义。肺鳞癌的 RR 随吸烟量增加而增高的线性趋势非常显著,腺癌则不明显。但腺癌(无论男女)与吸烟仍存在一定联系性。上海 40 岁以上男性 PAR％为 80.5％,女性为 19.3％。

2.被动吸烟

目前关于被动吸烟与肺癌的关系尚未得出明确的结论。大多数的研究证实被动吸烟可增加肺癌的危险性。日本及我国北京、上海的研究显示女性被动吸烟与肺癌有关联,而美国的研究资料则认为被动吸烟致癌的危险性比主动吸烟小得多,我国沈阳、哈尔滨、广州的调查也得出类似的结论。曾有报道指出,丈夫重度吸烟,被动吸烟的妻子肺癌危险度 5 倍于丈夫不吸烟的妻子。上海市某肿瘤研究所有学者研究上海女性肺癌病因时,认为妻子不吸烟而丈夫吸烟,则被动吸烟引起肺癌的 RR 随与丈夫共同生活时间的年限增加而上升,共同生活、40 年以上者 RR=1.7,鳞癌与小细胞癌的 RR 更高(2.9)。甚至有人认为被动吸烟较主动吸烟危险性更高,因为被动吸进的支流烟较主动吸进的主流烟中含有更多致癌物,浓度也更高。总的来说,不可低估被动吸烟致肺癌的潜在危险性。

3.烟草中的致癌物

烟草中的致癌物主要来自四方面:

(1)烟草在燃烧过程中由于乏氧燃烧而产生的各类致癌物。一支香烟燃烧后产生焦油 12～14mg,烟碱 1mg,其中可分析出 3500 种以上的化学物质,目前认定的致癌物包括环芳烃、芳香族及其胺类、亚硝胺、酚、喹啉、吖啶、氧乙烯等;

(2)烟草本身含有肼、砷、镍、铬、镉、钋、铅等无机致癌物;

(3)在生产、加工、运输过程中产生的亚硝胺类化合物,目前已检测出 4 个:N-亚硝基去甲基烟碱(NNN)、4-甲亚硝胺基-3-吡啶-1-丁酮(NNK)、N-亚硝基毒藜碱(NAB)、4-甲亚硝胺基-3-吡啶-1-丁醇(NNAL)。在大鼠诱癌试验中使用低剂量的 NNN、NNK 溶液作口腔涂抹,可诱发口腔癌、肺癌,其中 NNK 致癌作用最强,对肺具有特殊亲和性;

(4)烟草的烟雾中含有的一氧化氮、一氧化碳、甲醛、丙烯醛本身并不直接致癌,但可以损害支气管黏膜纤毛的清除能力,降低机体的免疫力,增加肺癌变的易感性。

4.吸烟致肺癌的分子生物学基础

烟草中的致癌物质如联胺、氧乙烯、亚硝胺等通过不同的机制损害 DNA,导致 DNA 错误地复制和突变。如苯并芘可与鸟嘌呤结合形成芽孢状 DNA,特异性地导致 GT 的突变。NNK 是一种非常强的致癌物,且对肺癌有高度的特异性,无论是口服、表皮涂擦、皮下注射或腹腔内注射均可以诱导出肺腺癌。NNK 为一种前致癌物,在机体内需通过代谢激活才能发挥其致癌的生物学效应。人肺中的 P-450 同工酶可以激活 NNK,通过 α-羟化形成 4-氧-4-3-吡啶基丁酮氢氧化物和甲基重氮氢氧化物,后者可与 DNA 反应形成甲基化碱基,如 O^6mG 和 7-活化的鸟嘌呤。吸烟者肺内 O^6mG 的水平明显高于非吸烟者,而 O^6mG 的存在可以导致 DNA 复制时的碱基错配。

烟草致癌与癌基因的激活与抑癌基因的失活有关。现有资料表明,发生肺癌时体内有 10 种以上的癌基因和抑癌基因发生突变,而与吸烟最密切的突变基因是 Ras 癌基因和 p53 抑癌基因。Ras 基因家族有 H-ras、K-ras 和 N-ras 组成,编码高度同源性的蛋白质单体 p21,p21 蛋白质在从细胞表面受体传递增殖信号至细胞核中发挥重要作用。Ras 既有的突变包括基因扩增、缺失和点突变等,Ras 基因中任一基因的外显子 1 中的 12、13 和外显子 2 的第 61 位密码子的点突变都可能使 Ras 基因被激活,结果导致 p21 蛋白在关键位点发生氨基酸的变化,其构型和功能改变,引起细胞癌变。其中又以 K-ras 的第 12 位密码子的 G-T 的突变频率最高,约占已经发现的非小细胞肺癌突变类型的 80%,此外,K-ras 与肺腺癌的关系也最密切。Westra 等研究发现,正在吸烟的肺腺癌患者 K-ras 点突变率为 30%,已戒烟的肺腺癌者的 K-ras 的点突变率为 32%,两组间无显著性差异,但明显高于从未吸烟的肺腺癌患者(7%)。烟草致癌物质可能特异性的作用于 K-ras 的密码子 12,且主要诱导 G-T 的突变。这一位点的突变发生在肺癌形成的早期,且不可逆转,由此可解释某些吸烟者在戒烟 20 年之后,肺腺癌的发生率仍高于从不吸烟者。

野生型 p53 基因是一种抑癌基因,有 11 个外显子和 10 个内含子组成,编码的蛋白质为 53kb 的核磷酸化蛋白。细胞分化过程中 DNA 发生损伤时,野生型 p53 基因及其产物高水平表,启动修复系统。若修复失败,则 p53 诱导此种细胞凋亡,阻止具有恶变倾向的细胞继续生长。p53 基因的点突变不仅使其丧失抑癌的活性,突变型基因本身可刺激细胞分裂,故已转化为癌基因。Samehima 等采用 PCR-SSCP(多聚酶链聚合反应-单链构象多态性分析)研究肺肿瘤中的 p53 基因突变,发现小细胞肺癌基因突变率最高,可达 90% 以上,而非小细胞肺癌的突变率相对较低,鳞癌为 67%,腺癌为 35%。Suzuki 采用逻辑回归模型和多变量分析,发现吸烟指数是 p53 基因突变的唯一相关因素。但 Chiba 在美国人群的研究未发现吸烟与 p53 基因突变之间有相关性,可能反映了不同的人种其遗传的差异所导致的致癌物的代谢和 DNA 的修复的差异。

5.烟草敏感性的分子学基础

外来物质进入体内经生物转化后产生亲电子的活性产物,然后与 DNA 链上的特异性位点结合形成共价 DNA 加合物,此为外来化学物质致癌的途径之一。大量的试验证实吸烟可增加体内的 DNA 加合物水平。吸烟的肺癌患者的 DNA 加合物水平显著高于从不吸烟及戒烟 2 年以上的肺癌患者,此外还发现 DNA 加合物水平有明显的性别差异,女性患者高加合物所占的比例较大,对 PAH 类化合物引起的 DNA 损伤的敏感性高于男性。某些高敏感个体,其体内 DNA 加合物水平较高,而在发病之前吸烟时间较短或吸烟量较少。谷胱甘肽硫转移酶(GST-MI)基因亦与烟草敏感性有关,在男性肺癌患者中,GSTMI 基因的缺陷与 DNA 加合物高水平有显著的相关性,但大多数女性患者并无 GSTMI 的缺陷。

(二)电离辐射

肺脏是对放射线较为敏感的器官。电离辐射致肺癌的最初证据来自 Schneebergjoakimov 矿山的资料,该矿内空气中氡及其子体浓度高,诱发的多是大支气管的小细胞癌。此后,美国 Colorado 高原铀矿、南非铀矿、加拿大纽芬兰萤石矿等井下工人陆续发现小细胞肺癌的发病率比预期高数倍。美国曾有报道开采放射性矿石的矿工 70%～80% 死于放射引起的职业性肺癌,以鳞癌为主,从开始接触到发病时间为 10～45 年,平均时间为 25 年,平均发病年龄为 38 岁。Sacomano 等计算出当氡及其子体的受量积累超过 120 工作水平日(WLM)时发病率开始增高,而超过 1800WLM 则更显著增加达 20～30 倍。将小鼠暴露于这些矿山的气体和粉尘中,可诱发出肺肿瘤。另一颇具说服力的案例是日本原子爆炸受害者患肺癌者显著增加。Beebe 在对广岛原子弹爆炸幸存者终生随访时发现,距爆心小于 1400m 的幸存者较距爆心 1400～1900m 和 2000m 以外的幸存者,其死于肺癌者明显增加。此外还发现既往因患关节炎照射过脊椎的患者肺癌的发病率有所增高。

(三)大气污染

近半个世纪肺癌发病率全球性持续升高,与大气污染有密切的联系。流行病学资料显示某地肺癌死亡率与该地受多环芳烃污染的程度呈平行关系。有人估计每年排放到大气的多环芳烃总量可达 25000～500000 吨,其中致癌性最强的苯并芘可达 5000 余吨。苯并芘(3,4-苯并芘,简称苯芘)具有强烈的致癌作用,许多工业城市中肺癌死亡率与其空气中苯芘的含量相关。污染严重的大城市中,估计居民每日吸入空气中苯芘量超过 29 支纸烟的含量。Sawicki 计算大气中苯芘每增加 6.2μg/1000m,肺癌死亡率约增加 15%;Hhosugi 则推算苯芘每增加 1μg/1000m,肺癌发病率将增加 1%。我国卫生工作者对大气污染与肺癌的关系进行了广泛的调查和深入的研究,积累了大量的资料。辽宁省城市大气污染与肺癌研究协作组的研究提示辽宁省城市肺癌死亡率与城市工业性质有关,如重工业城市(沈阳、鞍山)肺癌死亡率为 17.7/10 万～17.7/10 万,石油化工城市(旅大、抚顺、锦州)肺癌死亡率为 14.2/10 万～15.9/10 万,轻工业城市(营口、丹东、朝阳和阜新)肺癌死亡率为 7.4/10 万～12.4/10 万,而工业的性质和工业化的程度直接影响大气污染的水平。此外其亦发现肺癌发病率主要与过去一段时间的大气污染水平相关,而非取决于当前的污染水平,显示大气污染的渐进作用和累积效应。以沈阳 1955—1957 年及 1972—1973 年监测点的降(飘)尘浓度与 1976—1978 年肺癌死亡率之间相关性为例,1955—1957 年大气污染情况与 1976—1978 年肺癌死亡率的相关系数都有显著意义。陕西省环境保护监测站李世贤研究陕西省 1979—1980 年某些城市肺癌患病率与大气污染的关系,计算空气中 BaP(苯并芘),SO_2、NOX 和 FA(飘尘)的综合指数 PI9 大气污染程度的指标,发现 PI 与肺癌患者和肺癌死亡率存在相关性。大气污染越重,肺癌患病率与死亡率越重,患病率与 PI 的相关系数,死亡率与 PI 的相关系数,都有显著性。广州大气污染与肺癌情况研究指出,1984 年对 1971—1977 年空气中 SO_2 及降尘的资料与 5 年后(1976—

1982年)广州市5种主要恶性肿瘤(肺、肝、鼻咽、食管和胃)的死亡率之间进行相关分析,发现降尘与肺癌相关。上海市某肿瘤研究所调查上海市21万成年居民的大气污染与肺癌的关系,发现市区、近郊与远郊的PI与BaP浓度与肺癌标化死亡比(SMR)存在一定联系。总的来说,肺癌发病率城市高于农村,工业集中区高于非工业区。

大量资料说明空气中的苯芘与吸烟有协同作用,城市吸烟者比农村吸烟者肺癌死亡率高1.3倍。云南省宣威市农村肺癌发病率很高,且女性多于男性。病理类型以腺癌为主。初步调查很可能与生活中小环境苯并芘的污染有关。大气污染除多环芳烃外,尚包括无机金属粉尘、各种矿物纤维、核爆炸散落物以及农药等。

(四)室内微小环境的污染

1.煤烟

广州的一份资料指出广州市烧蜂窝煤的家庭室内污染显著高于烧石油气的家庭,而接触煤烟尘对女性肺癌的相对危险性高达6.03($P<0.01$),男性RR=0.99($P>0.05$)。有学者报道辽宁省煤烟引起的肺癌的PAR%为36.4%,哈尔滨女性肺癌的RR为10.59,冬季室内烟雾污染的RR为15.19,居室低矮RR为12.49,以上所造成家庭室内微小环境的空气污染是哈尔滨女性患肺癌的重要危险因素。哈尔滨冬季室内悬浮颗粒和BaP日平均浓度分别为卫生标准的4.4倍和26.7倍。我国预防医学科学院环境卫生与卫生工程研究所、云南省卫生防疫部门以及美国国家环保局健康影响研究所对我国农村肺癌高发区的云南省宣威市进行了13年的系统研究,发现居民室内燃煤导致的严重空气污染是该地区居民肺癌高发的主要危险因素。高发区室内BaP浓度显著高于低发区,而且指出煤烟尘的提取物致肺癌的危险性显著高于柴油尘提取物。

2.烹调的油烟

广州研究中指出油炸、煎炒食物可造成空气中BaP明显污染。广州家庭妇女尿中BaP含量增高,据认为系来自厨房的空气污染。上海肿瘤研究所高玉堂等研究上海女性肺癌病因,认为常用菜油者RR为1.4,如经常在烹调时眼睛受到油烟刺激者RR为2.8,并随每周炒煎的次数增加RR上升。

3.香烟的烟雾

香烟的烟雾是室内微小环境污染的另一个来源。

4.室内中氡及氡子体

广州研究肺癌病因时发现广州室内空气中的氡及氡子体浓度高于室外,古老建筑的放射性污染高于新建筑物。近年某些新型建筑材料如花岗石广泛用于居室装修,所造成的放射性污染对健康的潜在影响值得深入研究。

以上因素造成的室内污染程度与地理纬度有一定的相关性。北方纬度高,冬季门窗紧闭,通风换气时间少,室内污染情况持续存在。纬度与肺癌的相关性男性$r=0.172$,表明纬度与男性肺癌死亡率不存在相关;女性$r=0.692$,$P<0.01$,表明纬度与女性肺癌存在非常显著的相关。越往北、纬度越高的地区,女性肺癌死亡率越高,提示室内微环境污染主要影响女性肺癌的发病。

（五）职业危害

目前公认的致癌物砷、石棉、铬、镍、煤焦、芥子气、异丙油、矿物油、二氯甲醚、氯甲甲醚及烟草的加热产物都在一定程度上与肺癌的发生相关,尚有多种金属和非金属化合物具有致肺癌的作用,而这类致癌物主要通过职业性接触。

1.砷

砷可引起皮肤癌、肺癌和肝癌。长期吸入含砷化合物所致的肺癌以鳞癌为主,其次是未分化癌。有关砷化物引起的职业癌的报道已有很多,其中,不少为多部位的原发癌,足以诱发的吸入量差异很大。我国云南锡矿山的砷化物平均含量1%,坑下作业环境中含砷量和矿工肺组织中难溶性砷含量为其他地区肺癌的几十倍,已证实锡矿工人发生肺癌的主要原因是由于井下环境砷化物和氡子体的复合作用。矿工中同时患肺癌与皮肤癌或砷性皮炎的相当多见。含砷杀虫剂的使用者、生产者和砷冶炼工人中肺癌的发病率亦有所增加。美国癌症研究所报道,接触三氧化砷的工人,其肺癌死亡率是对照的 3 倍,工作 15 年以上者死亡率增加 8 倍。Enterline 观察到从事接触砷的工作 10 年以上即可能发生肺癌,若脱离接触,砷的作用可随时间的延长而消失,提示砷可能是肺癌的促进因子,而非始动因子。Taylor 等的研究表明,肺癌发病与砷呈剂量效应关系,若同时接触砷和烟草,砷的危险性更大。砷的致癌机制可能涉及拮抗保护性元素硒,损伤 DNA 及降低机体免疫力。

2.石棉

近年与肺癌及胸膜间皮瘤的关系备受瞩目。石棉是短纤维的硅酸盐,有 40%～60%的二氧化硅与铁、镁及其他金属的氧化物结合而成,石棉致癌性与其物理形状有关,一般认为能诱发肺癌的主要为青石棉和铁石棉。世界卫生组织(WHO)和国际癌症研究所的研究已证实此种短纤维的石棉粉尘具有引起肺癌和胸膜间皮瘤的作用。美国的一项研究报道石棉工人的肺癌死亡率是一般人群的 7 倍。石棉吸入与吸烟有协同作用。在石棉矿工作的吸烟工人死亡率为一般吸烟者的 8 倍,为不吸烟又不接触石棉的人的 92 倍。甚至有人报道石棉工作家族中也有肺癌增多的趋向,认为是通过工作服的污染或居住在石棉厂附近吸入少量石棉粉尘所致。

3.其他无机物

致肺癌无机物中尚有铬、镍、铍。美、英、法及苏联曾有报道,生产铬酸盐的工人其肺癌死亡率是一般人群的 5～25 倍,铬注入大鼠可诱发肺癌、纵隔肿瘤及局部肉瘤。

4.致癌有机物

包括二氯甲醚、氯甲甲醚和氯乙烯等。二氯甲醚、氯甲甲醚为烷化剂,化学性质极为活跃,主要用于生产离子交换树脂,对呼吸道黏膜有强烈的刺激作用。流行病学资料显示工人与其接触的程度越密切,接触时间越长,肺癌的发病率越高。美国的一项研究报道,与二氯甲醚和氯甲甲醚接触的工人患肺癌的工作年限为 1～16.5 年,平均 6.27 年,死亡年龄为 33.66 岁,平均死亡年龄为 43.5 岁。动物实验亦证实二氯甲醚和氯甲甲醚是强烈的致癌因子。

5.煤焦、焦油、煤的燃烧产物

炼煤焦、沥青、煤气等工人的肺癌发病率较一般人群明显升高。煤焦油中含有苯芘类的多环芳烃,可诱发皮肤癌及肺癌。

（六）既往肺部疾病

有资料显示肺内结核瘢痕处易发肺癌，可能与瘢痕组织和胆固醇的慢性刺激有关。英国的资料显示慢性支气管炎患者的肺癌发病率是无慢支炎的 2 倍。上海市卢湾区分析肺癌患者有结核病史者占 24%，有慢性支气管炎者占 34%，某城区 225 例肺癌患者中有结核病史者 7.2%，有慢性支气管炎和支气管扩张者 17.3%。还有人注意到结节病、硬皮病、间质性肺纤变的患者都易发生肺癌。有人统计 2544 例结节病患者中肺癌的发病率为一般居民的 3 倍。硬皮病患者易发生肺泡癌。间质性肺纤维病是一种罕见的遗传性疾病，常伴有血红蛋白异常，易并发小细胞肺癌。哈尔滨市的一项调查发现男性慢性支气管炎与中或重度吸烟的二因素同时存在，女性慢性支气管炎、吸烟和职业三种因素同时存在可构成肺癌高度危险人群。

（七）激素-月经与生育史

女性肺腺癌可能与雌激素水平有关。某肿瘤研究所的调查结论为：①月经周期：初步认为女性腺癌 RR 随月经周期缩短而显著增加，月经周期少于 26 天，RR=2.3。在未绝经期妇女月经周期短与肺癌关系更明显。②生育史：女性肺癌的 RR 与异常分娩次数有关。难产 1 次，RR=1.2；难产 2 次，RR=3.8。③女性生殖系手术：单纯子宫切除者 RR 高达 3.7。对于激素与肺癌的关联有待进一步研究。

（八）营养状况

目前营养与肺癌的关系受到广泛重视。据估计在全部人类癌症中有 1/3 是由于营养因素造成的。进一步确定这些因素在人类癌症漫长而复杂的发生过程中的作用，无疑是十分必要和有益的。维生素 A 和它的类似物（通称维 A 类）与上皮分化有关。食物中如缺少维 A 类，实验动物对致癌物质的敏感性增强。补充天然维 A 类对实验动物的皮肤、子宫、胃、气管、支气管的上皮组织均有预防化学致癌的能力。维 A 类能抑制正常细胞受辐射、化学致癌物或病毒引起的细胞转化过程，能抑制由化学致癌物诱导的大鼠移行细胞癌和鳞状细胞癌。在组织培养中，加入维 A 类可以使上皮的鳞状化生消失，抑制某些肿瘤细胞生长。进一步研究证明维 A 类能作为抗氧化剂直接抑制甲基胆蒽、苯芘、亚硝胺的致癌作用和抑制某些致癌物与 DNA 的结合，拮抗促癌物的作用，因此可直接干扰癌变过程。此外，维 A 类对控制许多上皮组织的正常分化和生长是必不可少的，对基因表达有调控作用，并对机体免疫系统有增强作用。在美国纽约和芝加哥开展的大规模前瞻性人群观察的结果也说明：食物中天然维甲类 β-胡萝卜素的摄入量与十几年后癌的发生呈负相关，而其中最突出的是肺癌。但美国的 Swanson 和挪威的 Veierod 认为肺癌危险性与食物的胆固醇或饱和脂肪酸并无关系。Takkouke 和 Ziegler 认为水果、蔬菜对肺癌有预防作用，特别是降低吸烟者的肺癌危险性，但 Ocke 的研究发现 β-胡萝卜素、维生素 C、蔬菜、水果与肺癌仅有弱的相关关系，而维生素 E 并不能降低肺癌的危险性。Albanes 也得出类似结果，他发现 α-tocopherol 和 β-carotene 对老年吸烟者并无预防肺癌的作用。总而言之，虽然近年饮食营养与肺癌的关系已成为流行病学研究的特点，积累了一定的资料，但目前尚未能做出一致的结论，有待进一步深入研究。

（九）硒

不少资料显示微量元素如硒、锌与癌的发生呈负相关，土壤硒、锌含量低的地区肺癌的发病率较高。动物试验亦表明硒、锌有抑制化学致癌物诱发乳腺癌的作用。有学者发现肺癌患者的血硒水平显著降低,而肺硒和癌硒水平显著升高,发硒水平恒定。

(十)遗传因素

早就注意到肺癌有一定的遗传倾向。有肺癌家族史者其肺癌发病率是无家族史的 3.61 倍,肺癌患者的血缘亲属发生肺癌的危险性明显高于无血缘亲属。我国云南省宣威市的流行病学调查也发现肺癌的发生具有家族聚集性,肺癌先证者的亲属对肺癌的易感性比配偶的亲属高。近 10 年分子生物学理论与技术的进展大大深化了对肺癌遗传基础的了解。日前研究的重点为癌基因和抑癌基因。目前已积累了相当丰富的资料,已经证明在肺癌中几个癌基因家族中均有异常,包括引起突变的 ras 族、增强表达的 myc 族及抑癌三基因 p53 的缺失或突变等。肺癌遗传学研究的进展不仅有助于深入阐明肺癌的发生机制,更有助于探索新的治疗手段如基因治疗。

(十一)其他

与肺癌发生有关的其他因素还包括社会心理因素、免疫状态、经济文化水平等。1995 年 Van 报道肺癌危险性与文化教育有关,在调查年龄、吸烟、维生素 C、β-胡萝卜素等因素后,亦发现肺癌危险性与所受最高的教育水平仍呈明显的负相关,他还发现肺癌、胃癌、食管癌的危险性与社会经济地位有程度不等的联系。但社会、文化、经济水平是多种复杂因素的综合,就现有资料下结论似乎为时过早。

第二章　循环系统疾病

第一节　缓慢性心律失常

一、窦性心动过缓

(一)定义

成人窦性心律的频率低于 60 次/分,称为窦性心动过缓。

(二)诊断

1.症状

窦性心动过缓如心率不低于每分钟 50 次一般无症状。如心率低于每分钟 40 次时可有头晕、乏力、黑蒙,可诱发心绞痛、心功能不全或晕厥等症状。

2.体征

体检时有心率减慢(<60 次/分),但一般>40 次/分,常伴有窦性心律不齐。若出现缓慢而规则的心率时,需与Ⅲ度房室传导阻滞等相鉴别。

3.心电图特点

①P 波具有窦性心律的特点;②PR 间期>0.12 秒;③P 波的频率<60 次/分;<45 次/分为严重的窦性心动过缓;④常伴有窦性心律不齐或出现逸搏、干扰性房室脱节。

4.鉴别诊断

(1)Ⅱ度窦房传导阻滞:当发生 2∶1 或 3∶1 窦房传导阻滞时,心率很慢,类似窦性心动过缓。两者可依据下列方法鉴别,经阿托品注射或体力活动后(可做蹲下、起来运动),窦性心动过缓者的窦性心律可逐渐加快,其增快的心率与原有心率不成倍数关系;而窦房传导阻滞者心率可突然增加一倍或成倍增加窦房传导阻滞消失。

(2)未下传的房性期前收缩二联律:未下传的房性期前收缩 P′波,一般是较易识别的。但当 P′波重叠于 T 波上不易分辨时可被误认为窦性心动过缓。其鉴别点为:①仔细观察可发现 TP′混合波与其他 T 波的形态是不同的;②可从 T 波低平的导联上寻找未下传的 P′波;③心电图描记时可加大电压(增益)走纸速度增至 50~100 毫秒,重叠于 T 波的 P′波可显露。

(3)2∶1 房室传导阻滞:2∶1 房室传导阻滞时,由于未下传的 P 波可重叠于 T 波中,T 波形态发生增宽、变尖、切迹、倒置、双向等变化,或者误认为此 P 波为 u 波而被忽略而被误认为窦性心动过缓。其鉴别点为:①仔细观察可发现 TP 混合波与其他 T 波的形态是不同的;②心电图描记时可加大电压(增益),走纸速度增至 50~100 毫秒重叠于 T 波的 P 波可显露;③注射阿托品或改变心率后,则重叠于 T 波中的 P 波可显露并可与 u 波相区别。

(4)房性逸搏心律:房性逸搏心律较少见,其 P' 波形态与窦性心律的 P 波明显不同,但如果房性逸搏点位置接近窦房结时,则其 P' 波与窦性 P 波在形态上不易区别。其鉴别点为:①房性逸搏心律通常持续时间不长,运动或注射阿托品可使窦性心律加快、房性逸搏心律消失;②房性逸搏心律规则,而窦性心动过缓常伴有窦性心律不齐。

(三)临床意义

其常见于健康成人,尤其是运动员、老年人和睡眠时,其他常见原因药物影响如 β 受体阻滞剂、钙通道阻滞剂(如地尔硫䓬、维拉帕米)、洋地黄、拟胆碱药、胺碘酮等。其他病理状态如急性心肌梗死(特别下壁心肌梗死)、病态窦房结综合征、颅内疾患、严重缺氧、低温、甲状腺功能减退、阻塞性黄疸、革兰阴性杆菌败血症、颈部肿瘤、纵隔肿瘤、呕吐反射等也可导致窦性心动过缓。

(四)治疗

无症状的窦性心动过缓通常无须治疗。如因心率过慢,出现心排血量不足症状,可应用阿托品、氨茶碱或异丙肾上腺素等药物,如药物效果差且发生头晕、胸闷、心绞痛、心功能不全、黑蒙、晕厥等严重症状时可考虑心脏起搏治疗。

二、窦性停搏和窦房传导阻滞

(一)定义

1.窦性停搏

窦性停搏是指窦房结在较长的时间内不能发放电脉冲。窦房结停止发放电脉冲的时间可以较短,表现为停止数个心搏,也可以较长,称为窦性静止。

2.窦房传导阻滞

窦房结发出的电脉冲在通过窦房结与心房肌组织连接部位时发生传导延缓或完全阻滞。

(二)诊断标准

1.窦性传导停搏

心电图表现为在正常的窦性节律中,突然出现长的 PP 间期,长的 PP 间期与正常的窦性 PP 间期无倍数关系,长间歇内可出现交界性或室性逸搏或逸搏心律(图 2-1-1)。

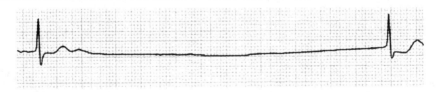

图 2-1-1　窦性停搏长达 4.4 秒,其后出现交界性逸搏

2.窦房传导阻滞

依据阻滞程度的不同分为一度、二度和三度窦房传导阻滞。由于体表心电图不能直接记录到窦房结的激动电位,因此无法直接测定窦房结电位,P 波间距(SA 间期),即窦房结传导时

间,只能根据窦性PP间期的改变间接推测窦房传导功能。

(1)一度窦房传导阻滞:是指窦房结发出的电脉冲在通过窦房连接部位时传导速度减慢,但每个窦性电脉冲均能传导至心房,导致心房的收缩,产生窦性P波。单纯从体表心电图上无法诊断一度窦房传导阻滞,因其窦性PP间期无改变,与正常窦性心律完全一样。倘若一度窦房传导阻滞合并窦性停搏长间期,如果长的PP间期小于短的PP间期的2倍,则提示存在一度窦房传导阻滞。其产生的机制为窦性停搏后,窦房传导功能有所恢复,传导速度加快、时间减少,导致长的PP间期小于短的PP间期的2倍。

(2)二度窦房传导阻滞:是指窦房结发出的电脉冲在通过窦房连接部位时不仅传导速度减慢,而且出现传导脱落,依据阻滞程度的不同分为二度Ⅰ型窦房传导阻滞和二度Ⅱ型窦房传导阻滞。

①二度Ⅰ型窦房传导阻滞:又称为文氏型窦房传导阻滞。其表现为窦性激动经窦房连接部位传导至心房的速度逐渐减慢、传导时间逐渐延长,直至最后一个窦性激动完全不能下传至心房,导致一次窦性P波的脱落,每次脱落后的第一次窦房传导因较长时间的间歇后可恢复至原来的传导速度。体表心电图的诊断有赖于PP间期的文氏变化规律:a.在一个文氏周期中,PP间期进行性缩短,直至因窦性P波脱落而出现一个长的PP间期;b.长的PP间期小于短的PP间期的2倍;c.长间期后的第一个PP间期大于其前的PP间期。

②二度Ⅱ型窦房传导阻滞:又称为莫氏型窦房传导阻滞。其表现为窦房结的电脉冲经窦房连接部位传导至心房的速度、时间固定,但间歇发生窦性激动传出阻滞。体表心电图表现为:在规律的窦性PP间期中突然出现一个长的PP间期,此间期为窦性PP间期的整数倍(图2-1-2)。

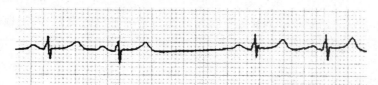

图2-1-2　二度Ⅱ型窦房传导阻滞,注意长的PP间期为短的PP间期的2倍

(3)三度窦房传导阻滞:又称为完全性窦房传导阻滞。其表现为窦房结发出的电脉冲完全不能经窦房连接部位传导至心房,导致心房收缩。其体表心电图特征为:无窦性P波,但可有心房、房室交界区或心室发出的逸搏或逸搏心律。

(三)鉴别诊断

1.窦性停搏与窦房传导阻滞

两者均出现长的PP间期,二度窦房传导阻滞的长PP间期为基本窦性心律PP间期的整数倍,而窦性停搏时长PP间期与短PP间期无倍数关系。

2.窦性心律不齐与窦房传导阻滞

窦房传导阻滞时可出现PP间期的规律性变化,而窦性心律不齐的PP间期变化无上述规律,且多与呼吸相关。

3.窦房传导阻滞与窦性心动过缓

窦房传导阻滞有时可表现为2:1窦房传导,即每隔1次窦性激动发生1次窦性不下传,表现为心率缓慢(30～40 次/分),难与窦性心动过缓区分。如在体力活动或静脉注射阿托品后,窦房传导功能改善,心率突然加倍,则可确定为二度Ⅱ型窦房传导阻滞。

4.高血钾时窦室传导与窦房传导阻滞

高血钾时发生窦室传导,窦房结发出的电脉冲直接通过结间束传导至房室交界处而不激动心房,心电图上也无 P 波,这与三度窦房传导阻滞不同。

(四)病因

窦性停搏和窦房传导阻滞常由吞咽、咽部刺激、按摩颈动脉窦及气管插管等一过性强迷走神经刺激诱发。临床中多种药物,如洋地黄、β受体阻滞剂、奎尼丁等Ⅰ类抗心律失常药物以及高钾血症等也可引起暂时性窦性停搏和窦房传导阻滞。持续性窦性停搏和窦房传导阻滞多见于器质性心脏病,如冠心病,尤其是下壁心肌梗死、心肌病、心肌炎患者,而老年人则多数为窦房结功能不良所致。此外,外科手术、射频消融如损伤窦房结也可致窦性停搏和窦房传导阻滞。

(五)治疗

窦性停搏和窦房传导阻滞的临床症状不仅取决于疾病本身,还取决于心脏的自身代偿。不论是窦性停搏还是窦房传导阻滞,只要窦房结发出的电脉冲不能传导至心房,低位潜在的起搏点即发出冲动以代替窦房结功能,维持心脏跳动。逸搏心律的出现,对维持心脏的功能具有重要的代偿作用。这些低位的起搏点包括房室交界区、心室,少数情况下可出现心房逸搏。倘若窦性停搏过久,而心脏又无其他起搏点代替窦房结发出激动,心脏停止收缩,则可致心源性晕厥、阿-斯综合征,甚至猝死。对于因暂时性、一过性原因所致的窦性停搏和窦房传导阻滞,其处理主要是针对病因治疗。对伴有明显症状,如头晕、胸闷、心悸者,可给予阿托品、麻黄碱、异丙肾上腺素治疗,以防意外。如果窦性停搏或窦房传导阻滞频繁发作,出现晕厥或阿-斯综合征表现,应及时安装起搏器。

三、逸搏和逸搏心律

(一)概述

窦房结是心脏的最高起搏点,在所有心肌自律细胞中自律性最高,其下级起搏点按自律性从高到低依次为心房、房室交界区和心室。正常情况下,下级起搏点被窦房结发出的较快冲动所抑制,只充当潜在的起搏点。当出现窦性频率降低、窦房传导阻滞、窦性停搏、房室阻滞等情况,或房性期前收缩、阵发性室上性心动过速、房室反复搏动、房室反复性心动过速、心房扑动、心房颤动终止以后,出现窦性激动持久不能下传时,潜在起搏点便被迫发出冲动。

心动过缓时在长间歇后延迟出现的被动性异位起搏点搏动称为逸搏。

根据异位起搏点的位置,起搏点在心房称为房性逸搏,在房室交界区称为交界区逸搏,在心室则称为室性逸搏,而窦性逸搏则非常罕见,仅见于窦房结自律性降低,房室交界区自律性超过窦房结又合并房室交界区发生传出阻滞或被抑制时。

如果逸搏连续出现 3 次或 3 次以上,则称为逸搏心律。

可见逸搏及逸搏心律是为了避免心室停搏过久而发生的生理性、保护性的搏动或心律,逸搏心律通常较窦性心律慢。如果异位起搏点的自律性增高超过窦房结自律性,产生比窦性心律稍快的逸搏心律,则称为加速的逸搏心律或非阵发性心动过速。反之,如果异位起搏点的自律性降低,逸搏周期延长则形成过缓的逸搏及过缓的逸搏心律。异位起搏点通常无保护性传入阻滞机制,当窦房结自律性增高超过异位起搏点时,后者将被抑制。

逸搏及逸搏心律的特征:

(1)与主导节律的周期相比为延迟出现。

(2)同一时间内逸搏周期一般固定,不同时间和状态下逸搏周期可有变化。

(3)心律通常规则,但也可不齐,常表现为刚发生时频率逐渐加快,然后频率固定,称"起步现象"。

(4)缺乏保护性传入阻滞,窦性心律增快时即被抑制。

(二)房性逸搏及房性逸搏心律

1.心电图特征

(1)房性 P'波延迟出现(图 2-1-3),P'波形态取决于起搏点在心房内的部位。P'R 间期>120 毫秒,当合并一度房室阻滞时,P'R 间期>210 毫秒。P'波形态在两种以上,称为多源性房性逸搏。

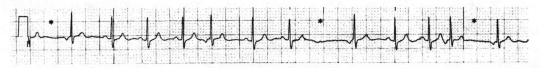

图 2-1-3 房性逸搏

可见房性 P'波,形态与窦性 P 波不同(＊为逸搏)

(2)QRS 波群:房性逸搏时 QRS 波群的波形与窦性时 QRS 波群相同。

(3)逸搏周期为 1.0～1.2 秒,频率为 50～60 次/分。过缓的房性逸搏其逸搏周期>1.20秒,心房率<50 次/分。加速的房性逸搏与逸搏心律,其周期为 0.6～1.0 秒,逸搏心律规则,但可在发作时逐渐增快,终止时缓慢停止。

(4)与窦性搏动之间无固定联律间期,提示发生机制与折返无关。

(5)可伴或不伴窦房结竞争。伴窦房结竞争时,可出现窦性心律和房性心律交替或房室分离。窦性冲动和房性冲动可在心房内融合形成房性融合波,融合波形态介于窦性 P 波和房性P'波之间。

2.临床意义及治疗

房性逸搏属于被动性心律失常,其临床意义取决于原发性心律失常,应积极查明病因,针对原发病治疗。房性逸搏心律常发生于夜间睡眠或午休时,多无临床意义;发生于窦性停搏基础上的房性心律见于多种类型的心脏病。

加速的房性逸搏与逸搏心律属于主动性心律失常,其出现提示心房肌有一定损害,但对血流动力学影响小,常见于累及心房的器质性心脏病,如心肌炎、冠心病、风湿性心脏病、高血压心脏病、慢性肺源性心脏病、先天性心脏病、心脏手术后、洋地黄中毒等;或见于神经体液功能失调、缺氧、发热、电解质紊乱及药物中毒(如洋地黄)影响心脏自律性的情况。其主要针对病因进行治疗。

（三）交界区逸搏及交界区逸搏心律

1.心电图特征

延迟出现的 QRS 波群形态为室上性（图 2-1-4 及图 2-1-5），伴室内差异性传导时 QRS 波可轻度畸形，伴束支阻滞时为相应束支阻滞图形。

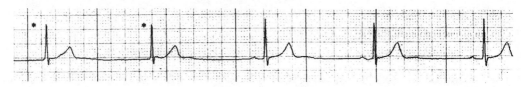

图 2-1-4　交界区逸搏

* 示 QRS 波前无窦性 P 波，逸搏周期为 1.5 秒

多数情况下看不到 P′波，少数可在 QRS 波前后看到逆行的 P′波，其形态在 Ⅱ、Ⅲ、aVF 导联倒置，在 aVR 及 V_1 导联直立。如 P′波在 QRS 波之前，则 P′R 间期＜0.12 秒；如 P′波在 QRS 波之后，则 RP′间期＜0.20 秒。P′波与 QRS 波群的位置关系取决于前向传导与逆向传导的速度及逸搏点的位置。有时 QRS 波前后可出现窦性 P 波，但 PR 间期＜0.10 秒。

逸搏周期为 1.0～1.5 秒，如果出现数次交界区逸搏，则逸搏周期固定。交界区逸搏心律的心室率为 40～60 次/分，通常节律整齐，但刚发生时频率可逐渐加快（起步现象）；过缓的交界区逸搏其周期＞1.5 秒，心室率＜40 次/分；加速的交界区逸搏其逸搏周期＜1.0 秒，心室率为 70～130 次/分，但常＜100 次/分（图 2-1-6）。加速的交界区逸搏心律表现为逐渐发作，缓慢停止，伴文氏传出阻滞时心律可不齐。

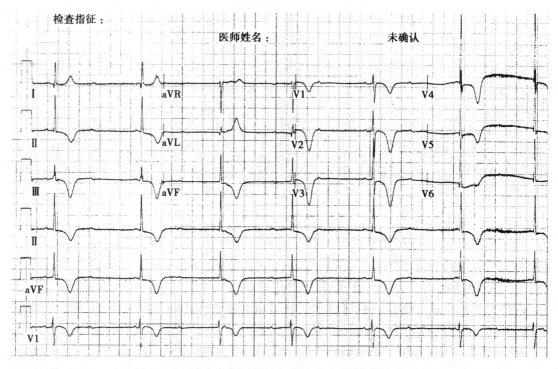

图 2-1-5　三度房室阻滞伴交界区逸搏心律

心房可由窦房结或逸搏冲动控制，更常见由窦房结控制，而逸搏冲动仅控制心室；加速的

交界区逸搏心律因其频率和窦性心律很接近,窦房结和交界区可交替控制心房。窦房结冲动和逸搏冲动也可在房室结区发生干扰,此时窦性冲动不能下传到心室,交界区逸搏激动不能逆传至心房。窦性冲动和逸搏冲动在心房内相遇则形成房性融合波,其形态介于逆行 P′波与窦性 P 波之间。

有时窦性冲动可控制心室,发生心室夺获。

交界区逸搏心律通常不受 Valsalva 动作、颈动脉窦按摩、压迫眼球等刺激迷走神经方法的影响。当心率增快时,交界区心律可转变为窦性心律;当心率减慢时,窦性心律可转变为交界区心律,称为频率依赖型 3 相交界区心律。

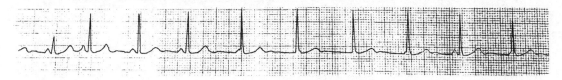

图 2-1-6　加速的交界区逸搏心律

从第 5 个 QRS 波开始,伴不完全性房室脱节

2.临床意义及治疗

交界区逸搏及交界区逸搏心律是一种生理性的保护机制,与室性逸搏心律比较,交界区逸搏心律具有较强的自律性、稳定性、可靠性和有效性。其本身无特殊治疗,治疗主要针对基础心脏病,尤其对于表现为持久性交界区逸搏心律者。

过缓的交界区逸搏心律的发生,表明窦房结自律性显著下降,窦性停搏或伴有高度以上房室阻滞。异常缓慢的交界区逸搏心律为临终前心电图改变。过缓的逸搏心律可导致明显的血流动力学障碍,可使用阿托品或异丙肾上腺素使心室率增快,必要时植入心脏起搏器。

加速的交界区逸搏心律几乎总是发生在器质性心脏病患者,常见于洋地黄中毒,也可见于急性心肌梗死、心肌炎、心肌病、慢性肺源性心脏病,尤其合并感染、缺氧、低血钾等情况,上述各种因素引起房室交界区组织不同程度缺血、缺氧、炎症、变性,导致交界区自律性增加。加速的交界区逸搏的频率与窦性心律接近,血流动力学无明显变化,多为暂时性,也不会引起心房颤动或心室颤动,属良性心律失常。治疗主要针对原发疾病,洋地黄中毒者停用洋地黄,纠正缺氧、低血钾等临床情况。

(四)室性逸搏及室性逸搏心律

1.心电图特征

(1)延迟出现的室性 QRS 波群宽大畸形,时限大于 120 毫秒,T 波与 QRS 主波方向相反。QRS 波群形态与起源位置有关,起自右心室的,类似左束支阻滞图形;起自左心室的,类似右束支阻滞图形(图 2-1-7);束支性逸搏,呈对侧束支阻滞图形;分支性逸搏,呈右束支阻滞加左分支阻滞图形,QRS 波群在同一患者可呈不同形态(多源性室性逸搏)。室性逸搏的起搏点位置越低,QRS 波宽大畸形越明显。连续出现 3 次或 3 次以上的室性逸搏,称为室性逸搏心律。

(2)QRS 波之前无相关的窦性 P 波,之后可有或没有逆行 P′波。

(3)室性逸搏周期变化较大,为 1.5～3.0 秒,平均心室率为 20～40 次/分,起搏点位置越低,心室率越慢。过缓的室性逸搏其周期大于 3.0 秒,心室率小于 20 次/分,并极不稳定,可随时发生全心停搏。加速性室性逸搏心律又称加速性室性自主心律,心律比较规则,心率为55~120次/分,多数为70~80次/分。

(4)室性逸搏时出现心房与心室各自独立激动,形成完全性房室分离。

(5)室性起搏点可与窦性冲动共同激动心室,形成室性融合波。

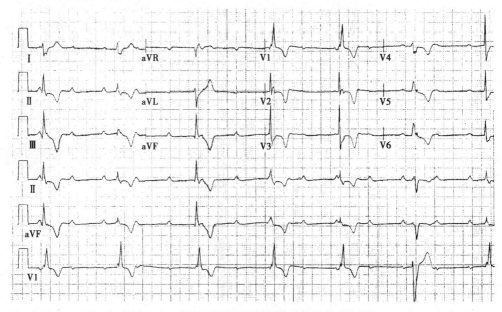

图 2-1-7　三度房室阻滞伴室性逸搏心律(多源性)

(6)加速性室性逸搏心律因其频率接近窦性频率,易伴窦室竞争现象,易发生房室脱节、心室夺获,易形成室性融合波。

(7)严重心脏病时室性逸搏可演变为室性心动过速、室颤或心脏停搏。

2.临床意义及治疗

室性起搏点是心脏最低一级的起搏点,在窦房结、心房或交界区起搏点自律性降低,丧失起搏功能以及发生高度以上房室阻滞时,室性起搏点被动发放激动,形成室性逸搏,主要见于器质性心脏病患者。与交界区逸搏心律比较,室性逸搏心律的频率较慢,可引起明显的血流动力学障碍,其自律性极不稳定,易导致心室停搏。应积极治疗原发病,如急性心肌梗死、急性心肌炎等,纠正高血钾及酸中毒,可静脉使用阿托品及异丙肾上腺素,药物治疗无效或出现晕厥、阿-斯综合征时应植入临时或永久起搏器。

过缓的室性逸搏及逸搏心律表明心室起搏点自律性异常下降,见于心跳复苏瞬间或为临终前的心电图改变。

室性逸搏及室性逸搏心律的起搏点是一种保护性的被动起搏点,如果心室潜在起搏点由于病理原因自主性和自律性增加,则形成加速的室性逸搏心律,属于主动性心律失常。加速的室性逸搏心律较为常见,持续时间不长,对血流动力学影响不大,一般认为是良性的心律失常。冠状动脉溶栓再通或血栓自溶血管再通以后最常见的再灌注性心律失常就是加速的室性逸搏,溶栓后出现的加速的室性逸搏心律被认为是冠状动脉再通的标志之一。但有人报道,急性心肌梗死伴较快频率的加速性室性逸搏心律(心室率>75次/分)易发展为更严重的室性心律失常(如室性心动过速和室颤),应及时处理,可静脉应用利多卡因,而普萘洛尔、维拉帕米等具有负性变时作用的药物属禁忌。

第二节 快速性心律失常

一、窦性心动过速

(一)概述

窦性心动过速:成人窦性心律的频率超过 100 次/分。窦性心动过速时窦房结发放冲动的频率为 100～180 次/分,在年轻人中有可能会更高。体力活动中达到的最大心率随年龄增加而降低,20 岁时可达 200 次/分,80 岁时低于 140 次/分。窦性心动过速时 PP 间期可有轻度变化,尤其是在心率较慢时。

(二)病因、发病机制

窦性心动过速可见于以下几方面:

(1)某些生理状况,如运动、体力活动、情绪激动或吸烟,饮酒、茶、咖啡等。

(2)某些心内外疾患,如发热、贫血、甲状腺功能亢进、风湿热、急性心肌炎和充血性心力衰竭等。

(3)由某些药物引起,如 β 受体兴奋剂(异丙肾上腺素等)和 M 胆碱受体拮抗剂(阿托品等)等。

(4)持续性窦性心动过速可以是心力衰竭的表现。

窦性心动过速的多数原因是窦房结细胞 4 期复极加速,通常是由于交感神经张力增高和(或)副交感神经张力降低所致。

(三)临床表现

生理性窦性心动过速常无症状,病理性和药物性者除病因和诱因的症状外,可有心悸、乏力等不适,严重者可诱发心绞痛、心功能不全等。在结构性心脏病患者中,窦性心动过速可能造成心排出量降低或心绞痛,甚至促发另一种心律失常。原因可能是心室充盈时间过短,冠状动脉血流灌注不足。

不适当的窦性心动过速(IST)是一种临床上相对少见的综合征。该类患者表现为休息时心率持续性增快或窦性心律增快与体力、情感、病理或药物的作用程度不相关或不成比例,通常没有器质性心脏病和其他导致窦性心动过速的原因。IST 患者中大约 90% 为女性,且常见于年轻女性,年龄一般在 20～45 岁,平均年龄为(38±12)岁。

不适当的窦性心动过速其主要症状有心悸、气短、胸痛、头晕或近乎晕厥,有时 IST 可引起反复晕厥,因而可严重影响患者的生活质量,极少数情况下可导致心动过速性心肌病。

(四)诊断与鉴别诊断

心电图显示 P 波在 Ⅰ、Ⅱ、aVF 导联直立,aVR 导联倒置,PR 间期 0.12～0.20 秒,频率大多为 100~150 次/分,偶尔高达 200 次/分。刺激迷走神经可使其频率逐渐减慢,停止刺激后又加速至原先水平。当心率超过 150 次/分时,须与阵发性室上性心动过速相鉴别。后者以突发突止为特征,而窦性心动过速常逐渐增快和逐渐减慢,在病因未消除时,持续时间较长。

IST 的诊断标准如下:

(1)P 波形态和心内电图的激动顺序与窦性心律相同。

(2)心率在静息或轻微活动的情况下过度增快,出现持续性窦性心动过速(心率>100 次/分),心动过速(和症状)是非阵发性的。

(3)心悸、近乎晕厥等症状明确与该心动过速有关。

(4)24 小时 Holter 监测平均心率超过 95 次/分,白天静息心率超过 95 次/分,由平卧位变为直立位时心率增快超过 25~30 次/分。

(5)采用平板运动的标准 Bruce 试验,在最初 90 秒的低负荷下,心率超过 130 次/分。

(6)排除继发性原因(如甲状腺功能亢进、嗜铬细胞瘤、身体调节功能减退等)。

(五)治疗

1.治疗病因

如治疗心力衰竭,纠正贫血、控制甲状腺功能亢进、低血容量等。

2.去除诱发因素

戒除烟、酒、咖啡、茶或其他刺激物(如具有交感神经兴奋作用的滴鼻剂等)。

3.药物治疗

必要时应用 β 受体阻滞剂或非二氢吡啶类钙通道拮抗剂(如地尔硫䓬)减慢心率。

4.IST 的治疗

(1)药物治疗:IST 首选药物治疗,但药物治疗效果往往不好,可选用 β_2 受体阻滞剂、钙拮抗剂(如维拉帕米和地尔硫䓬)和 I_c 类抗心律失常药或他们的组合。β_2 受体阻滞剂对于大多数交感神经兴奋引起的 IST 是有益的,目前是治疗 IST 的一线药物,但对于迷走神经张力减退的 IST 疗效不佳。所有上述药物可以中等程度的降低窦房结的发放频率,但长期应用往往效果不佳,或者难以长期耐受。盐酸伊伐布雷定(I_f 电流阻滞剂)已在一些国家上市用于治疗一部分 IST。

(2)消融治疗:对于难治性 IST 患者,导管消融是一种非常重要的治疗方法,国内外已有不少成功的经验。

(3)消融策略

①完全窦房结消融:最初在界嵴上端开始消融,逐渐沿界嵴下移至界嵴下 1/3,以心率下降超过 50% 伴交界区逸搏心律为目标。其复发率低,但消融次数非常多,X 线曝光时间长,且异位房性心动过速和起搏器植入比例高。

②窦房结改良:由于窦房结起搏点可以很多,常用的方法是对电生理标测发作中或异丙肾上腺素诱发的窦性心动过速的最早激动点进行消融(最好放置一根 10 极或 20 极的界嵴电极导管),标测点的局部激动时间一般较体表心电图 P 波起始点提前 25~45 毫秒,消融终点为基础心率下降至 90 次/分以下,以及在异丙肾上腺素作用下窦性心律下降 20% 以上。该方法可以明显降低最大心率和 24 小时平均心率,但对最低心率没有影响。其起搏器植入的可能性明显降低。

③房室结消融加起搏器植入：在 IST 的早期治疗中曾采用过，但有些患者在术后仍可能有症状，且对于年轻人来说，代价太高，目前仅适用于其他方法无效的有严重症状的患者。

④外科消融：经心外膜途径消融，大约 2cm² 的窦房结区域被消融，以出现房性或交界区逸搏心律为终点。因其需要开胸手术和体外循环，以及有相应的并发症风险，仅于其他方法无效时采用。

目前大多数患者都采用窦房结改良的方法。心腔内超声和三维电标测系统、非接触性标测等可能提高成功率，降低 X 线曝光时间。其中三维电标测系统可同时显示被标测心腔的电激动和解剖结构两种信息，较心内超声引导更加精确，大大减轻了对窦房结的损伤程度，同时还避免了长时间透视对人体的损伤。不适当窦性心动过速消融的复发率高，再次消融后因合并窦房结损伤、窦性心动过缓而需植入永久起搏器的概率显著增加。

二、期前收缩

期前收缩亦称早搏、期外收缩或额外收缩，是起源于异位起搏点而与当时的基本心律中其他搏动相比在时间上过早发生的心脏搏动，故实际上是"过早异位搏动"的简称。期前收缩按其起源部位可分为室性、房性和房室交界区性，其中以室性最为多见，房性次之。房性和房室交界区性统称为室上性。期前收缩是最普通的异位心律与不整齐的心律，也是所有心律失常中最常见的一种。期前收缩常发生于窦性心律中，也发生于心房颤动或其他异位心律的基础上；可偶发或频发，可以不规则或规则地在每一个或每数个正常搏动后发生，形成二联律或联律性期前收缩。

根据期前收缩发生的频度，一般将每分钟发作＜5 次的期前收缩称为偶发期前收缩，每分钟发作≥5 次的期前收缩称为频发期前收缩。根据期前收缩的形态可分为单形性和多形性期前收缩。依据发生部位分为单源性和多源性期前收缩：单源性期前收缩是指期前收缩的形态和配对间期均相同，而多源性期前收缩的形态和配对间期均不同。期前收缩与主导心律心搏成组出现称为"联律"：每个主导心律心搏后出现一个期前收缩称为二联律；每两个主导心律心搏后出现一个期前收缩称为三联律；每三个主导心律心搏后出现一个期前收缩称为四联律。两个期前收缩连续出现称为成对的期前收缩，3～5 次期前收缩连续出现称为成串或连发的期前收缩。一般将≥3 次连续出现的期前收缩称为心动过速。

（一）病因与发病机制

1.病因

引起期前收缩的原因众多，它不但可以见于正常人，也常见于各种疾病的患者。通常将期前收缩的常见原因分为神经功能性和器质性两大类。神经功能性原因在大量饮酒、吸烟、饮浓茶或咖啡、恶心呕吐、精神紧张、过度疲劳、长期失眠、压迫眼球或按压颈动脉窦等因素的作用下，均可使自主神经功能失去平衡，此时无论是迷走神经还是交感神经的兴奋性占优势，均可破坏心肌快-慢反应纤维兴奋性的平衡，使心肌的兴奋性、自律性和传导性发生改变而引起期前收缩。器质性原因如冠心病、肺心病、高原病以及心脏瓣膜病、甲状腺功能亢进性心脏病等病理状态时，可因心肌组织缺血缺氧而发生期前收缩；心肌炎、心肌病等患者可因心肌组织的病理改变而易于发生期前收缩;某些药物如洋地黄、奎尼丁、普鲁卡因胺、酒石酸锑钾等应用过量或中毒时可发生期前收缩;电解质紊乱特别是血钾浓度过低或血钠过高时,可增加心肌快反应纤维的自律性,易于发生期前收缩。其他原因如心脏或胸部手术、麻醉心导管检查、慢性咽炎时也可引发期前收缩。

2.发生机制

期前收缩的发病机制涉及折返激动、异位起搏点的自律性增高、并行收缩与触发活动、机械反馈学说等。无论是哪种期前收缩,其发生机制都有着共同点,目前认为主要是由于激动起源和激动传导失常所致。

(1)激动起源失常:临床所见到期前收缩的绝大多数情况是窦房结自律性正常,而由于异位起搏点的自律性异常增高或其周围存在传入阻滞所造成。此时异位激动可抢先于窦房结电激动发放之前而发出激动控制心脏,形成期前收缩。

(2)激动传导失常:在某些因素的作用下,激动在心脏内的传导发生异常改变,这是形成折返激动的主要条件,但其最基本的变化是兴奋的缓慢传导和单向阻滞,而兴奋的折返可发生在心脏的任何部位。在某些病理情况下,受损的心肌纤维只能让兴奋冲动沿一个方向传导,而来自相反方向的冲动则不能通过,这就形成了单向阻滞。由于激动逆传的速度较顺向传导时要缓慢,故激动经过单向阻滞区逆传至正常心肌时该处已度过不应期而进入应激期,此时便可使之再次兴奋而形成兴奋折返,如此反复循环而形成期前收缩等心律失常。

在期前收缩的发生机制中,突然偶发者多是由于异位节律点的兴奋性异常增高或因其周围存在传入阻滞所致,而与窦性心搏有固定联律关系的过早搏动则多由折返激动造成。

(二)诊断

1.临床表现特点

期前收缩可无症状,亦可有心悸或心搏暂停感。频发的期前收缩可致乏力、头晕等症状(因心排血量减少所致),原有心脏病者可因此而诱发或加重心绞痛或心力衰竭。听诊可发现心律不规则,期前收缩后有较长的代偿间歇。期前收缩的第一心音多增强,第二心音多减弱或消失。期前收缩呈二或三联律时,可听到每两或三次心搏后有长间歇;期前收缩插入两次正规心搏间,可表现为 3 次心搏连续。脉搏触诊可发现间歇脉搏阙如。

2.心电图特点

(1)房性期前收缩:房性期前收缩激动起源于窦房结以外心房的任何部位。其 ECG 特点有:①具有提前出现的 P'波,此 P'波与窦性 P 波不同。a.提前 P'波的形态多与窦性 P 波有别,但当房性异位激动点距窦房结较近时,P'波的形态可与窦性 P 波相似,但必须是提前出现的;b.房性激动若起源于左心房或心房下部,P'波可为逆行性,应注意与房室交界区性期前收缩进行鉴别;c.心房异位激动发生较早时,P'波可隐埋于前一次心动周期的 T 波甚至 ST 段中并使之变形,但 P'波电位较小时则可能表现不明显,应予注意。②P'-R 间期>0.12 秒。因异位房性激动多按正常传导途径下传,所以 P'-R 间期多>0.12 秒而<0.20 秒,但若该激动发生较早,正遇房室交接区的绝对不应期则不能下传至心室,故 P'波后面无 QRS 波,称为房性期前收缩未下传,而该激动下传时恰遇房室交接区的相对不应期则可缓慢下传至心室,使 P'-R 间期>0.20 秒。③QRS 波形态与窦性激动下传者相同(伴有室内差异传导者例外)。如果房性异位激动发生的适时,下传过程均适逢各部位的应激期则 QRS 波形态与正常者完全相同,但激动下传至心室时正遇心室肌的绝对不应期则不能引起心室激动,故无 QRS 波产生,如遇心室肌相对不应期,可使 QRS 波形态发生变异,称为心室内差异传导。QRS 波形态的改变程度取决于差异传导的程度,严重者可使之变得宽大畸形,与室性期前收缩相似,应当注意进行鉴别。④房性期前收缩激动常侵入窦房结,使后者提前除极,窦房结自发除极再按原周期重新开始,形成不完全性代偿间歇,偶见房性期前收缩后有完全性代偿间歇。⑤激动起源点和联律特征:房性期前收缩可为偶发性,也可为频发性,可起源于同一激动点,也可为多源性,亦可呈二联律、三联律甚至四联律,少数在心室率较缓慢时可呈间位性,但此时可使期前收缩后的窦性激动下传缓慢,发生 P-R 间期延长或 QRS 波变形,甚至使该窦性激动不能下传至心室。

(2)房室交界区性期前收缩:房室交界区性期前收缩激动起源于房室交界区,可向前向传导激动心室和逆向传导激动心房。ECG 特点有:①在一般情况下,发生在房室交接区的异位激动多沿正常途径下传心室,提前出现的 QRS 波,其形态与窦性心律者相同或相似。但当异位激动发生过早时,也可因室内差异传导而使 QRS 波形态发生改变,甚至宽大畸形,此时应注意与室性期前收缩相鉴别。②提前出现的 P' 波为逆行性,可位于 QRS 波之前、之中或之后,如果 P' 波位于 QRS 波之前,其 P'-R<0.12 秒,若位于 QRS 波之后,则 R-P'<0.20 秒;但若交界区性期前收缩兼有逆向或前向传导阻滞时,P'-R 或 R-P' 时间延长。③交界区性期前收缩逆向和前向同时出现完全性传导阻滞时,心电图上无 P'-QRS-T 波群而表现为一长间歇,称为传出阻滞型交界区性期前收缩。该次期前收缩可发生隐匿性传导,使其后的窦性搏动 P-R 间期延长或 P 波不能下传。④期前收缩激动侵入窦房结的形成不完全性代偿间歇,不干扰窦房结自发除极的则形成完全性代偿间期。

(3)室性期前收缩:室性期前收缩是由希氏束分叉以下的异位起搏点提前激动产生的期前收缩。其特点有:①提前出现、宽大畸形的 QRS 波,其时限大多>0.12 秒,其前后无相关的 P 波,T 波与 QRS 波主波方向相反,ST 段随 T 波方向而移位;起源于束支近端处的室性期前收缩,其 QRS 波群可不增宽。②室性期前收缩与其前面的窦性搏动之间期(称为配对间期)恒定。③室性期前收缩很少能逆传心房,提前激动窦房结,故窦房结冲动发放未受干扰,室性期前收缩后出现完全性代偿间歇,即包含室性期前收缩在内的两个下传的窦性搏动之间期,等于两个窦性 RR 间期之和,故室性期前收缩后大多有完全性代偿间歇。④室性期前收缩的类型:室性期前收缩可孤立或规律出现。二联律是指每个窦性搏动后跟随一个室性期前收缩;三联律是每两个正常搏动后出现一个室性期前收缩;如此类推。连续发生两个室性期前收缩称成对室性期前收缩,连续三个或以上室性期前收缩称室性心动过速。同一导联内,室性期前收缩形态相同者,为单形性室性期前收缩;形态不同者称多形或多源性室性期前收缩。如果室性期前收缩刚好插入两个窦性搏动之间,不产生室性期前收缩后停顿,称为间位性室性期前收缩(插入性期前收缩),通常在窦性心律缓慢和期前收缩发生过早时出现;若室性期前收缩的配对间期不恒定,且室性期前收缩彼此间的间距相等或有恒定的整倍数关系,为平行收缩型室性期前收缩,常出现室性融合波。若室性期前收缩的激动逆传到心房,在室性期前收缩 QRS 波群之后出现一个逆行 P' 波,此 P' 波又再次传入心室产生 QRS 波,形成 QRS-P'-QRS 的组合,称为心室回头心搏。若室性期前收缩发生在前一次心搏的 T 波上,称为 RonT 型室性期前收缩,既往认为此型室性期前收缩落在心室易损期,易诱发室速或室颤;发生在舒张晚期重叠在P波上的室性期前收缩,称为 RonP 型室性期前收缩。⑤室性并行心律:心室的异位起搏点独立地规律发放冲动,并能防止窦房结冲动入侵。其心电图表现为:a.配对间期不恒定,与室性期前收缩的配对间期恒定不同;b.长的两个异位搏动之间期,是最短的两个异位搏动间期的整倍数;c.当主导心律的冲动下传与心室异位起搏点的冲动几乎同时抵达心室,可产生室性融合波,其形态介乎以上两种 QRS 波群形态之间。

室性期前收缩具有下列特征者提示器质性心脏病的存在:①体力活动时室性期前收缩变频者;②频发室性期前收缩形成二联律或三联律者;③室性期前收缩的配对间期愈短者;④起源于左心室的室性期前收缩;⑤室性期前收缩的 QRS 波时间>0.18 秒;⑥室性期前收缩后第一个正常窦性搏动的 ST 段下降 T 波倒置者;⑦在左胸前导联出现 QR 或 QR 型室性期前收缩,称梗死型室性期前收缩;⑧多源性、多形性室性期前收缩;⑨平行收缩型室性期前收缩;⑩心电图上有心肌缺血表现者。

室性期前收缩的危险分层:

室性期前收缩的 Lown 分级是室性心律失常最早的危险分层,但主要用于急性心肌梗死室性期前收缩危险分层:0 级:无室性期前收缩;ⅠA 偶发室性期前收缩(<30 次/小时,<1 次/分);ⅠB:偶发室性期前收缩(<30 次/小时,>1 次/分);Ⅱ级:频发室性期前收缩(>30 次/小时,>1 次/分);Ⅲ级:多形性或多源性室性期前收缩;ⅣA:室性期前收缩连发,呈二联律或三联律;ⅣB:室性期前收缩连发,连续 3 次以上(短阵室速),最长不超过 7 次;Ⅴ:RonT 型室性期前收缩。Ⅲ级以上称为复杂性室性期前收缩。

除 Lown 分级外,很多因素可用于室性期前收缩的危险分层:①器质性心脏病与心功能:目前很多研究已证实心肌梗死、肥厚型心肌病、致心律失常性右心室心肌病、扩张型心肌病等器质性心脏病伴发室性期前收缩显著增加主要心血管事件发生率。因此,在临床实践中,寻找有无器质性心脏病证据放在重要位置,并且评价心功能状态,以确定治疗原则。②T 波振幅电交替(TAV):右心室流出道(RVOT)起源室性期前收缩患者,若 TAV>33μN 显著增加多形性室速与室颤发生率。③短联律间期:很多研究证实短联律间期室性期前收缩可触发多形性室速或室颤,导管消融去除室性期前收缩后多形性室速与室颤不再发生。④严重低钾、合并遗传性离子通道病、心功能不全、猝死家族史、晕厥史,室性期前收缩引起心律失常心肌病以及药物过量所致的室性期前收缩等均属高危室性期前收缩。

(三)治疗

1.治疗原则

应参考有无器质性心脏病,是否影响心排血量以及发展成为严重心律失常的可能性而决定治疗原则。一般说来,偶发的功能性期前收缩若无明显临床症状可不进行治疗,但如遇到以下情况时则应考虑进行适当的治疗:①有明显临床症状的多发性、联律性或多源性期前收缩;②洋地黄等药物中毒所致的期前收缩;③伴有低钾血症或 Q-T 间期延长,室性期前收缩的 QRS 波落在前一心动周期 T 波顶峰者;④伴有严重器质性心脏病者。

期前收缩的治疗包括一般治疗和药物治疗。

2.一般治疗

一般治疗包括：①消除诱因或进行原发疾病治疗；②适当休息并保持生活规律和稳定的情绪，避免过度精神紧张；③适当使用调整自主神经功能的药物如谷维素等，由紧张过度、情绪激动或运动诱发的期前收缩可试用镇静剂或β受体阻滞剂；④由高原病引起的期前收缩在进行氧疗或转入平原地区后多可恢复；⑤对于临床症状明显的单源性的频发室性期前收缩可通过射频消融术标测到异位兴奋灶消融，达到根治的目的。

3.药物治疗

(1)房性期前收缩。可根据病情选用以下药物，即①β受体阻滞剂：此类药物可作为房性期前收缩治疗的首选药，通常用普萘洛尔(心得安)每次10～20mg，每日3次口服；亦可用美托洛尔(倍他乐克)100mg/d，分2次口服。心功能不全、心动过缓、心源性休克、支气管哮喘时忌用。②钙拮抗剂：心房为快反应组织，在有病变的情况下将变为慢反应组织，此时可选择维拉帕米(异搏定)每次40～80mg，每日3次口服。心源性休克、房室传导阻滞者禁用。③奎尼丁：每次200～400mg，每日3次口服，洋地黄中毒引起者禁用。另外，由于该药对心肌有抑制作用，并可引起传导阻滞，故一般不作为首选药物。④洋地黄：对于非洋地黄中毒引起的房性期前收缩可根据情况使用。⑤钾盐：对于低钾血症或洋地黄中毒引起的房性期前收缩有效，其用法与用量可根据临床情况而定。

(2)房室交界区性期前收缩。可选择用以下药物，即①β受体阻滞剂：为治疗房室交界区性期前收缩的首选药物，可用美托洛尔或阿替洛尔12.5～25mg，每日2～3次口服；②普罗帕酮：100～200mg，每日3次口服，但伴有器质性心脏病患者应慎用或禁用；③维拉帕米：40～80mg，每日3次口服。

(3)室性期前收缩。应遵循以下原则，即①无器质性心脏病者：室性期前收缩不会增加此类患者发生心脏性死亡的危险性，若无明显症状，不必使用抗心律失常药物治疗；若室性期前收缩频发引起明显症状，影响工作及生活者，治疗以消除症状为目的。对患者做好耐心解释，减轻患者焦虑与不安，避免诱发因素。药物可选用β受体阻滞剂(如美托洛尔12.5～25mg，每日2～3次口服)、美西律(0.15～0.2g，3～4次/天，口服)、普罗帕酮(0.1～0.2g，3次/天，口服)、莫雷西嗪(0.2～0.3g，3次/天，口服)等。二尖瓣脱垂患者发生的室性期前收缩，首选β受体阻滞剂。②急性心肌缺血：若AMI发生窦性心动过速与室性期前收缩，早期应用β受体阻滞剂(如美托洛尔)可能减少VF的危险。既往认为，在AMI早期，特别是发病72小时以内时，若发生多发性、多源性、成对性室性期前收缩，或者室性期前收缩的R波发生在前面心搏T波顶峰者，多为室性心动过速或心室颤动的前兆，应及时静脉应用胺碘酮或利多卡因(常用量为50～100mg，稀释后静脉注射，可根据情况重复使用，或继续以每分钟1～4mg的剂量静脉滴注维持)；近年研究发现，原发性心室颤动与室性期前收缩的发生并无必然联系。③急性肺水肿或严重心力衰竭并发室性期前收缩，治疗应针对改善血流动力学障碍，同时注意有无洋地黄中毒或电解质紊乱(低钾、低镁)。有成对或成串室性期前收缩者，可选用胺碘酮或利多卡因静脉注射。④慢性心脏病变：心肌梗死后或心肌病患者常伴有室性期前收缩，应避免应用Ⅰ类抗心律失常药物。β受体阻滞剂对室性期前收缩的疗效不显著，但能降低心肌梗死后猝死发生率、再梗死率和总病死率。⑤钾盐：对于低钾血症、洋地黄中毒所致的室性期前收缩疗效较好，也可与其他药物合用治疗其他原因所致的室性期前收缩。

(4)发生在特殊情况时期前收缩的治疗有①心功能不全伴期前收缩:此时若期前收缩非洋地黄中毒所致,应使用洋地黄治疗,并且应当避免应用具有负性肌力作用的抗心律失常药物。②心动过缓伴期前收缩:若因心室率过缓而发生重要脏器供血不足表现时,可使用阿托品进行治疗。③洋地黄中毒发生期前收缩:除应立即停用洋地黄外,可用钾盐或苯妥英钠治疗。④低钾血症引起的期前收缩:可针对病因进行补钾治疗,剂量和给药方法与速度根据病情确定。

三、心房扑动

(一)总论

心房扑动是指快速、规则的心房电活动。在心电图上表现为大小相等、频率快而规则(心房率一般在 240~340 次/分)、无等电位线的心房扑动波。心房扑动的频率是介于阵发性房性心动过速与心房颤动之间的中间型,三者可相互转换。房扑的发生常提示合并有器质性心脏病,很少见于正常人,由于频率快常可引起血流动力学障碍,应积极处理。

心房扑动(房扑)是一种起源于心房的异位性心动过速,可转化为房颤。房扑时心房内产生 300 次/分左右规则的冲动,引起快而协调的心房收缩,心室律多数规则[房室传导比例多为(2~4):1],少数不规则(房室传导比例不均),心室率常在 140~160 次/分,房扑也分为阵发性和持久性两种类型,其发生率较房颤少。心房扑动建议分类见表 2-2-1。

表 2-2-1　各类房扑心电图及电生理特点

房扑的分类	体表心电图特点	频率(次/分)	电生理基础
峡部依赖性房扑(Ⅰ类)			
右房逆钟向折返(Ⅰa)	PⅡⅢaVF−,PV$_1$+	240~340	右房峡部依赖
右房顺钟向折返(Ⅰb)	PⅡⅢaVF+,PV$_1$−	240~340	右房峡部依赖
右房低位环折返(Ⅰc)	PⅡⅢaVF−,PV$_1$+	350~390	右房峡部依赖
右房双环折返(Ⅰd)	PⅡⅢaVF−,PV$_1$+	200~260	右房峡部依赖
非峡部依赖性房扑(Ⅱ类)			
右房游离壁折返	类似Ⅰa,Ⅰb类	190~340	手术瘢痕或右房
游离壁功能阻滞线			
右房复合环折返	变化	变化	终末嵴多位点传导
间隔部折返	变化	变化	房间隔膜部
左房折返	变化	变化	肺静脉、二尖瓣环、电静止区
冠状静脉窦参与折返	变化	变化	冠状窦
其他类型	变化	变化	

注:−:负向,+:正向

(二)病因及发病机制

阵发性房扑可发生于无器质性心脏病者。持续性房扑则通常伴随已有心脏病者,病因包括风湿性心脏病、冠心病、高血压性心脏病、心肌病等。此外,肺栓塞,慢性充血性心力衰竭,二、三尖瓣狭窄与反流等导致心房扩大的病变,亦可出现心房扑动。其他病因尚有甲状腺功能亢进、酒精中毒、心包炎等。

绝大多数发生在有器质性心脏病的患者,其中以风湿性二尖瓣病变、冠心病和高血压性心脏病最为常见。亦可见于原发性心肌病、甲状腺功能亢进、慢性缩窄性心包炎和其他病因的心脏病。低温麻醉、胸腔和心脏手术后、急性感染及脑血管意外也可引起,少数可发生在洋地黄中毒及转移性肿瘤侵及心脏时。部分长时间阵发或持久性房颤患者,并无器质性心脏病的证据,又称为特发性房颤。

房扑发生的机制至今没有肯定,有几种学说用来解释其发生的原理。

1.环行激动学说

环行激动是指激动在环行径路中呈连续性传导,循环不已。环行激动学说在 20 世纪 40 年代以前,曾受到广泛的支持,目前仍被人们所重视。本学说解释心房扑动发生的机制较为合适,但不能圆满解释心房颤动发生的机制。

2.单点激动学说

这种观点认为,阵发性房性心动过速、心房扑动、心房颤动发生的原理相同,都是由一个异位节律点释放出不同的激动频率所造成的。但它不易解释阵发性房性心动过速、心房扑动、心房颤动三者对按压颈动脉窦,或其他刺激迷走神经的方法有不同的反应;也难以解释阵发性房性心动过速可突然发作或中止,而心房颤动为何多持久存在。

3.多点激动学

心房内存在多个异位起搏点同时发放激动,这些激动在心房内相互干扰,从而形成心房扑动或颤动。在临床当中,有些病例与这一学说相符。

4.多发折返学

说这一学说认为,当一个或数个异位节律点过早地发生激动时,由于心房肌各部分的复极程度不同,有的处于绝对不应期,有的已恢复至反应期,因而激动的传导错综复杂,于是在心室内出现多处的局部微小折返激动。由于这些折返路径能快速地传导激动,所以折返激动可以持久地维持下去,直到心肌的不应期延长,从而中断折返为止。若心房各部分的折返激动有规律地出现,形成心房扑动;若不规律地出现,则形成心房颤动。据近几年的临床电生理研究表明:折返是房性心动过速、心房扑动、心房颤动最常见的机制,较少见的机制是自律性增高。

总之,心房扑动的确切机制,尚不明了,任何一种学说都难以解释临床中所发现的全部现象。

(三)临床表现

1.发作特点

心房扑动大多数为阵发性,常突然发作、突然终止,每次发作可持续数秒、数小时、数天。若持续时间超过 2 周即为持续性发作,又称慢性心房扑动。个别病例有达数年者。心房扑动也可由心房颤动转变而来。心房扑动如为持续性者,则大多变为慢性(永久性)心房颤动。阵发性心房扑动也有部分可转为慢性心房颤动。

2.症状

有无症状取决于是否存在基础心脏病和心室率的变化。心室率的快慢与心房扑动的房室传导比例有关,当房室传导为 3:1 与 4:1 时,心房扑动的心室率接近正常值,对血流动力学影响较小,症状可无或轻,仅有轻微的心悸、胸闷等;当房室传导为 2:1 甚至达 1:1 时,心室率可超过 150~300 次/分,血流动力学可明显受累,患者可出现心悸、胸闷、头晕、眩晕、精神不安、恐惧、呼吸困难等,并可诱发心绞痛或脑动脉供血不足,特别是老年患者,尤其是在初发时以及原有心脏病较严重者心室率增快更明显,并可诱发或加重心力衰竭。

3.体格检查

(1)心室率常在 150 次/分左右(2:1 房室传导),心律齐;当呈 1:1 传导时心室率更快,心律齐;当呈3:1 或 4:1 传导,心室率正常,心律齐;但当呈 3:1、4:1 或 5:1、6:1 等传导交替出现时,则心率虽不快,但节律不齐。此时听诊第一心音强弱不等、间隔不一,应与心房颤动相鉴别。

(2)颈静脉搏动快而浅,其频率与心室率不一致,超过心室率。

(3)运动可加速心房扑动的房室传导比例,如由 4:1 变为 2:1 传导,心室率可增快并可成倍增加。当停止运动后,心室率又可逐渐恢复到原来的心率值。

(4)压迫颈动脉窦可抑制心房扑动的房室传导比例,使 2:1 变为 3:1 或 4:1 等,心室率变慢。当出现房室传导不同比例时,心律可不齐。停止压迫颈动脉窦后即可恢复原来的心率。

(四)辅助检查

(1)心房活动呈现规律的锯齿状扑动波,扑动波之间的等电位线消失,在 Ⅱ、Ⅲ、aVF 或 V₁ 导联最为明显,常呈倒置。典型房扑的心房率通常为 250~350 次/分。

(2)心室率规则或不规则,取决于房室传导比例是否恒定。当心房率为 300 次/分,未经药物治疗时,心室率通常为 150 次/分(2:1 房室传导)。使用奎尼丁等药物,心房率减慢至 200 次/分以下,房室传导比率可恢复至 1:1,导致心室率显著加速。预激综合征、甲状腺功能亢进等并发之房扑,房室传导可达 1:1,产生极快的心室率。不规则的心室率系由于传导比例发生变化,例如 2:1 与 4:1 传导交替所致。

(3)QRS 波群形态正常,当出现室内差异传导或原先有束支传导阻滞时,QRS 波群增宽、形态异常。

(五)诊断与鉴别诊断

1.诊断依据

(1)常见病因与房颤基本相同。

(2)心悸、心律规则或不规则,有时心率可突然减慢或突然加倍。

(3)心电图:P 波消失,代之一系列大小相同、形态如锯齿样的规则的扑动波,称 F 波;QRS 波群形态与窦性心律相同,如伴有室内差异传导,可呈宽大畸形;心室率可规则[房室传导比例多为(2~4):1],也可不规则(房室传导比例不均)。

2.房扑应与其他规则的心动过速进行鉴别

心室率为 150 次/分左右的房扑需与窦性心动过速和室上性心动过速相鉴别。仔细寻找心房活动的波形,及其与 QRS 波群的关系,辅以减慢房室传导以暴露扑动波的措施,不难做出鉴别。房扑与心房率在 250 次/分左右且伴有 2：1 房室传导阻滞的房速有时难以鉴别。

（六）治疗

1.治疗原则

（1）病因治疗。

（2）控制心室率：有器质性心脏病，尤其合并心功能不全者，首选洋地黄制剂。

（3）转复心律：方法有药物复律和同步直流电复律，后者效果好。药物复律常用奎尼丁或胺碘酮。

（4）经电生理检查选择的患者可做射频消融治疗。

（5）预防复发：常用奎尼丁、胺碘酮等。

（6）预防血栓栓塞：持续房扑，伴心功能不全或/和二尖瓣病变、心肌病者，宜长期服华法林、阿司匹林等抗凝药物预防血栓形成。

2.治疗方法

房扑治疗具体到每一个患者而言，选择哪种治疗方案还需要综合考虑许多因素，如目前的症状，房扑的频率、持续时间及严重性，血栓栓塞危险因素，分层，以前的治疗及费用等。应针对原发疾病进行治疗。最有效终止房扑的方法是直流电复律。通常应用很低的电能（低于50J），便能迅速转复房扑为窦性心律。如电复律无效，或已应用大量洋地黄不适宜做电复律者，可将电极导管插至食管的心房水平，或经静脉穿刺插入电极导管至右心房处，以超越心房扑动频率起搏心房，此法能使大多数典型心房扑动转复为窦性心律或心室率较慢的心房颤动。钙拮抗剂维拉帕米或地尔硫䓬，能有效减慢房扑之心室率，或使新发生之房扑转回窦性心律。

（1）控制危险因素：以往的研究表明，瓣膜性心脏疾病房扑、房颤的发生率较高，但随着风湿性心脏病发病率的逐渐减低，非瓣膜病原因已成为主要的致病因素。与房扑有关的疾病主要有肥胖、酗酒、甲状腺功能亢进、慢性肺病、非瓣膜性心脏手术等。目前的研究显示，对危险因素的预防、治疗和纠正，例如肥胖、酗酒、甲状腺功能亢进，可取得明显的临床获益。

（2）减慢心室率/转复并维持窦性心律的治疗。

①电转复：a.体外直流电电转复。从 20 世纪 60 年代应用直流电电转复开始，目前该方法已广泛应用于阵发性房扑的转复。尽管该方法安全、有效，但也有一定局限性，转复过程中患者需要麻醉，因此一般需要住院才能接受这种治疗。此外，若患者未禁食或伴有严重慢性阻塞性肺疾病，也限制了这种方法的应用。当然，在房扑发作伴有血流动力学不稳定的情况时，迅速的直流电电转复是最佳的治疗选择。由于直流电转复仅仅是临时使窦性心律夺获，故房扑的复发比较常见。b.体内电转复。在一些植入起搏器或心律转复除颤器的患者中，若发生房扑，可通过抗心动过速或短阵快速起搏模式，体内电转复房扑。此外，经静脉于心脏相应部位放置特殊电极的患者也可通过体内电转复治疗房扑。尽管体内电转复没有前述体外直流电转复的使用局限性，但并不是所有起搏器均能识别并转复所有的房扑，这与起搏器内设置的相关程序有关。c.经食道心房起搏。因为食管紧贴心房后壁，故经食道心房起搏是通过短阵超速心房起搏来终止房扑，恢复窦性心律的。这种方法操作简单且价格便宜，不需要专门的导管室设备，不需要相应的导管室技术人员，因此适用于大多数患者。尽管经食道心房起搏安全性高，可有效终止阵发性房扑，但高输出、长时间起搏可引起胸痛等严重的症状，因此，建议使用

低输出、短时间起搏。

②药物治疗：目前，药物在房扑治疗中仍占有重要地位。药物治疗目的有转复房扑；电转复后维持窦性心律；延长房室传导，控制心室率。

胺碘酮是目前临床上最常使用的转复房扑药物，目前不断有研究表明，新Ⅲ类抗心律失常药物依布利特也能有效转复房扑，其他Ⅲ类抗心律失常药物如索他洛尔、多非利特、阿齐利特等也有此作用。

电转复后药物维持窦性心律，预防房扑复发的机制：一是减少诱发房扑的房性早搏。常用的药物有Ⅰ类抗心律失常药物如奎尼丁、氟卡尼、普鲁卡因胺和Ⅲ类抗心律失常药物；二是延长心房不应期，延长房室传导，控制心室率的药物有β受体阻滞剂、钙离子拮抗剂、地高辛和胺碘酮等。

在选择药物治疗时，需针对患者的不同状况进行获益-风险分析，因为并不是所有的药物治疗均有效，并不是所有的患者都能耐受药物治疗。药物治疗也有不良反应和潜在的致心律失常作用。例如对于器质性心脏病（包括已存在窦房结、房室传导异常、束支阻滞或左心功能下降）伴有房扑的患者，由于Ⅰc类药物能明显抑制传导，加重负性肌力作用，同时因对浦肯野纤维周围心室组织间的动作电位间期无影响，这种差异非均一性又引起致心律失常作用，因此限制了这类药物的使用。对于接受某一药物治疗失败的患者可考虑换用其他药物或接受导管消融治疗。

③导管消融：导管消融是一种微创的治疗房扑的方法，它是经股静脉插入导管至心脏内膜，通过消融导管发现导致房扑的心脏组织传导障碍区，消融传导通路。许多大型临床试验表明，导管消融对许多房扑患者来说，是一种有效、安全的治疗方法。对于有器质性心脏病史和（或）接受过心脏手术的患者，不能耐受反复发作的快心室率房扑，药物治疗效果欠佳或不能耐受药物治疗，以及其他治疗方法有禁忌证的患者，导管消融不应作为补救治疗方案，而应是一线的治疗方法。当峡部双向阻滞的标准严格制订后，加之导管消融技术的进一步提高，房扑射频消融术的即刻成功率和远期成功率进一步提高。有学者分别报道，将下腔静脉-三尖瓣环峡部（CTI）双向阻滞作为房扑手术成功终点，即刻成功率高达100％，远期成功率高达98％。近期的大规模研究还显示，CTI部位的成功消融能明显减少典型房扑的复发，明显提高患者的生活质量，减轻症状，减少抗心律失常药物的使用。

当然，导管消融也有一定的局限性。首先，不是所有类型房扑的发病机制均与三尖瓣峡部传导有关，因此，经过CTI部位的导管消融一定程度上不是一种治愈手段，而仅仅是破坏了房扑折返通路中的必要连接。其次，有报道发现，房扑消融治疗后增加了房颤的发生率。此外，导管消融的费用较高，需要有经验的心脏电生理专家，完善的导管室设备等都影响了这种方法的广泛使用。以下简述两种导管消融：

a.射频导管消融（RFCA）：RFCA是一种治疗快速性心律失常的成熟技术，许多房扑患者接受其为早期替代药物治疗的一线方法。RFCA治疗房扑的一个特有优势是它能以连续拖拽方式的线性消融方法造成CTI区域双向阻滞。与逐点消融的方法比较，在造成线性阻滞方面同样有效且节时。随着各种尺寸的高频导管出现，RFCA的成功率不断提高。有研究报道，即刻手术成功率为90％～100％，后期复发率为5％～26％。传统的RFCA主要风险是血栓栓塞形成。目前已有多种措施降低血栓栓塞风险,如使用抗血小板聚集药物、消融导管的改进等,故临床报道发生率很低。

　　b.冷冻导管消融(CCA):由于射频能量在房扑消融时会引起患者的不适,因此低温技术引入了消融系统。与传统的 RFCA 比较,CCA 的优势有 a.安全性更高。在靶点可造成可逆的传导阻滞;导管的稳定性提高,从而减少了 X 线透视时间;降低了操作过程中患者的不适;减少了血栓栓塞、心内膜胶原纤维挛缩等并发症。b.成功率更高。已有多个研究表明,CCA 远期复发率较低,其中对于典型房扑的成功率与 RFCA 相当。当然,CCA 也有一定的局限性,如操作时间长,无法进行逐点局部消融。

　　(3)预防血栓栓塞,减少卒中的抗凝治疗:早在 1998 年,美国卒中协会在回顾分析大量文献资料后发现,高血压和冠心病引起的房颤是脑卒中的主要危险因素之一;非瓣膜病性房颤所产生的栓子占所有心源性栓子的 45%;伴有非瓣膜病性房颤的卒中占全部卒中比例随年龄增长而升高。尽管非瓣膜病性心房扑动导致卒中的风险可能不如房颤那样显著,但美国心脏协会(ACC)联合美国内科医师协会共同推出的"2008 年非瓣膜病性心房颤动及心房扑动临床指标评价共识"中建议,在足够的循证医学证据出来之前,其抗凝治疗策略与房颤相同。在考虑抗凝策略时,临床医师不仅要认识到带给患者的益处,也要充分考虑患者发生出血并发症的风险。是否选用华法林抗凝,取决于卒中的绝对风险和出血的相对风险的各自权重。

第三节　心房颤动

　　心房颤动(房颤)是以不协调的心房活动为特征的室上性心动过速,是最常见的持续性心律失常,占总人口的 1%~2%。在未来 50 年内,房颤的患病率将会至少升高 1 倍,主要与人口老龄化、慢性心脏病发病率增加以及先进的监测设备使得诊断率提高等有关。

　　房颤的患病率随年龄的增长而升高:在 40~50 岁的人群中,发病率低于 0.5%,而在 80 岁以上的老年人中发生率为 5%~15%。男性的患病率高于女性。在 40 岁以上的人群中,房颤的终生风险约为 25%。房颤常常发生于器质性心脏病,但也有相当比例的房颤患者没有明显的心脏疾病。

一、病因和发病机制

　　房颤的发生与维持和各种心血管疾病相关。多种因素通过促进心房组织基质的改变,对房颤的发生和维持形成累加效应:①年龄增长增加房颤发生的风险,这可能是年龄依赖的心房肌损伤和相关的传导障碍引起的。②高血压是初次诊断的房颤和房颤相关并发症的危险因素,包括卒中和系统性血栓栓塞等。③30%的房颤患者有症状性心力衰竭,并且高达 30%~40%的心力衰竭患者都合并房颤。心力衰竭既可能是房颤的结果,也可能是房颤的病因。④约30%的房颤患者合并瓣膜性心脏病。左心房扩张引起的房颤常在二尖瓣狭窄和(或)反流病程的早期可以看到,而主动脉瓣疾病则多在疾病后期阶段发生房颤。⑤心肌病,包括原发性心脏电传导疾病,发生房颤的风险升高,特别是在年轻患者中。10%的房颤患者中存在较为罕见的心肌病。⑥先天性心脏缺损包括房间隔缺损、单心室、大动脉转位性 Mustard 术后,或行 Fontan 术后的患者房颤的风险增加。10%～15%的房颤患者存在房间隔缺损。

一些非心血管疾病与房颤的发生也有关系。严重的甲状腺功能障碍可以是房颤的唯一病因,也可能会促发房颤相关的并发症。近期调查显示,房颤人群中甲状腺功能亢进或减退等情况并不常见,但亚临床的甲状腺功能障碍可能会引起房颤。另外,肥胖、糖尿病、慢性阻塞性肺疾病、睡眠呼吸暂停、慢性肾脏病等与房颤的发生和维持均有一定关系。

部分房颤具有家族遗传特性,尤其是早发性房颤。在过去的数年中,发现了大量的与房颤相关的遗传性心脏综合征。短 QT 综合征、长 QT 综合征以及 Brugada 综合征等与包括房颤在内的多种室上性心律失常相关。

房颤患者的心房在组织学上被证实常有缓慢和进展性的结构重构,该过程的典型标志是成纤维细胞通过增殖和分化形成肌纤维母细胞,并增强结缔组织的沉积和纤维化。结构重构导致肌束间的电分离和局部传导的异质性,从而引发房颤并使其持续存在。该电解剖基质使得存在多个小的折返环路成为可能,后者可以使心律失常变得稳定。

房颤的发生和维持需要在解剖基质的基础上有触发事件。目前的资料支持两种关于房颤发生的学说:局灶机制和多子波假说。房颤的局灶起源学说得到认可,是因为房颤,特别是阵发性房颤常常可找到局灶源,消融该点后房颤能消除。由于有效不应期较短,以及心肌纤维方向的突然改变,肺静脉更可能会引发房颤并使其持续存在。对于阵发性房颤,消融肺静脉和左心房的交界处及其周围组织等主频较高的部位,可导致患者的房颤周长逐渐延长,并转复为窦性心律;而对于持续性房颤,主频较高的部位遍布整个心房,消融或转复为窦性心律会更加困难。多子波假说认为房颤持续的原因是数个独立子波以看似无序的方式沿着心房肌持续传导。颤动波阵面持续经受了波前-波后的相互作用,导致波裂并生成新的波阵面,而波阵面的阻滞、碰撞和融合趋向于使其数量减少。只要波阵面的数量不低于临界水平,那么多子波将会使心律失常持续存在。这些机制可能相互不是孤立的,在同一个患者可以共存。

房颤患者的血流动力学可以发生变化,其影响因素包括:心房协同收缩的丧失;快速的心室率;不规则的心室反应;心肌血流量减少以及长期的变化,如心房和心室心肌病。房颤发作后,心房协同机械收缩功能的急性丧失导致心排血量降低 5%～15%。对于心室顺应性降低的患者,如左心室肥厚或高血压等,由于心脏舒张期充盈主要依靠心房收缩,房颤时对心排血量的影响则更为明显。由于舒张期间缩短,因此过快的心室率限制了心室的充盈。心率相关的心室之间或心室内传导延迟可能会导致左心室的不同步和心排血量的进一步降低。此外,心室率持续性升高超过 120～130 次/分,可能导致心室心动过速性心肌病,控制心室率可能使这些心肌病的进程得到逆转,心室功能恢复正常,并防止进一步的心房扩张和损伤。

房颤使血栓性卒中的风险显著增加。左心耳处因缺乏机械收缩,血流缓慢;同时房颤时血液成分的改变,包括凝血和血小板的激活,以及炎症和生长因子异常等均导致血栓容易形成。房颤一般需持续约 48 小时才有血栓形成。即使房颤转复后,心房顿抑仍会持续 3～4 周,该时间取决于房颤的持续时间。

二、诊断

(一)症状

心悸、气急、焦虑、胸闷、自觉心跳不规则。阵发性发作或心室率较快时,症状较明显,可伴有心力衰竭症状。持续时间较长或心室率缓慢者,可无症状,可有心房血栓,引起栓塞。

(二)体征

一般心率为100～160次/分,心律呈不规则。当心率较慢时,心律可以规则;心音轻重不一,有时第二心音消失;有缺脉现象。此外,可有原来心脏病的体征,可检查出原发疾病的相关体征,如二尖瓣狭窄可在心尖部闻及舒张期隆隆样杂音伴有舒张期震颤,二尖瓣关闭不全心尖部可闻及收缩期吹风样杂音等。

(三)检查

1.实验室检查

(1)甲状腺功能测定:甲状腺功能亢进引起者,其血甲状腺素升高。

(2)电解质测定:部分患者可有低血钾。

2.特殊检查

(1)心电图:往往有下述的特征性表现,如 P 波消失,代之以一系列细小的、形态不同的 F 波,频率在 350～600 次/分,R-R 间隔绝对不等;QRS 波形态与窦性相同,心室律不规则,120～180 次/分,如合并Ⅲ度房室传导阻滞则心室率缓慢且规则;预激综合征伴心房颤动并旁路下传者心室率可快达 200 次/分以上,QRS 波群多数具有心室预激波。

(2)动态心电图:对于阵发性心房颤动,发作时间短暂不易描记心电图者较为适用,可以及时记录到 24 小时内发作的心房颤动。

3.超声心动图

可发现是否有器质性心脏病,观察心腔大小、射血分数情况。

(四)诊断要点

(1)有心悸、头晕、疲乏、气急等相关的临床症状。

(2)心脏听诊示心律绝对不齐、心音强弱不等、脉搏短绌,还伴有基础心脏的相关体征。

(3)心电图可明确诊断。

(五)鉴别诊断

心房颤动与心房扑动(AFL)关系密切,但 AFI 极少见,反复发作持久的 AFL 更不多见。

AFL 为位于右心房内单个大的折返环,在环径上有缓慢传导区,它位于冠状静脉窦口、三尖瓣环和下腔静脉间的峡部,常见的折返方向为由上而下沿右心房游离壁传到峡部,传导减慢,越过峡部沿房间隔由下向上传导,完成一次折返激动,此为Ⅰ型 AFL。如果折返的方向反转过来(与Ⅰ型 AFL 相反),它的折返速率比Ⅰ型 AFL 快,此为Ⅱ型 AFL 或不典型 AFL,较少见。

AF 与 AFL 不同点为 AF 折返环不是一个,它有多个折返环发生在左心房和右心房,此为子波折返,折返径路不固定,但也可沿解剖学路障而折返。近年也报道了不少局灶性起源的心房颤动(focal AF),其 AF 的起始灶 90％以上都位于肺静脉口内。其中以左上和右上肺静脉口内居多,其次是左下肺静脉口内,右下肺静脉内口发生率较少,也可在左、右心房的其他位置,但很少见。

三、治疗

阵发性心房颤动和持续性心房颤动应恢复窦性心律,对永久性心房颤动则应采用华法林加抗凝治疗。

(一)一般治疗

主要是病因治疗,纠正可能的病因和发作诱因。

(二)控制心室率

适应于初发心房颤动或阵发急性心房颤动、维持窦律失败的持续或慢性心房颤动、无症状老年患者、无转复适应证者。

药物治疗可使用包括洋地黄类药物、钙通道拮抗剂、β-受体阻滞剂等药物,目标是静息时心室率为 60～80 次/分,运动时为 90～115 次/分。

1.洋地黄类药物

静脉推注毛花苷丙 0.4mg;或用地高辛 0.125～0.25mg 口服,每日 1 次。应注意,预激综合征合并心房颤动时禁用洋地黄类药物。

2.钙拮抗剂

常用的为维拉帕米 5mg,稀释后静脉注射;或用维拉帕米每日 40～80mg,分次口服;或用地尔硫草每日 60～120mg,分次口服,但要注意此类药物的负性肌力作用。房室传导阻滞及预激综合征患者禁用。

3.β-受体阻滞剂

常用药物为美托洛尔 25～50mg,每日 2 次,口服;或用阿替洛尔 12.5～25mg,每日 2 次,口服。在有严重心动过缓和高度传导阻滞、失代偿性充血性心力衰竭、支气管哮喘时,禁用 β-受体阻滞剂。注意,有严重外周血管病和跛行者,β-受体阻滞剂应慎用。

(三)心房颤动转复为窦性心律和窦性心律的维持

心房颤动持续时间越长,越容易导致心房电重构而不易转复,因此,复律治疗宜尽早开始。阵发性心房颤动多能自行转复,如果心室率不快,血流动力学稳定,患者能够耐受,可以观察24 小时。如 24 小时后仍不能恢复窦性心律,则须进行心律转复。持续时间超过 1 年的心房颤动,即永久性心房颤动,转复为窦性心律的成功率不高,即使转复成功也难以维持。心房颤动复律治疗前,应查明并处理可能存在的诱发因素或加重因素,如高血压、缺氧、过量饮酒、炎症、急性心肌缺血、甲状腺功能亢进、胆囊疾病等。上述因素去除后,心房颤动可能消失。无上述因素或去除上述因素后,心房颤动仍然存在者则需要复律治疗。对器质性心脏病,如冠心病、风湿性心脏病、心肌病等,应加强病因治疗,然后再考虑复律治疗。心房颤动复律有药物复律和电复律两种方法。

1.抗心律失常药物转复心律

(1)胺碘酮:0.2g,每日 3 次,口服;1 周后改为 0.2g,每日 2 次,口服;1 周后再改为 0.2g,每日 1 次，口服维持。该药可能有低血压、心动过缓、Q-T 延长、胃肠道反应等不良反应。

（2）普罗帕酮：每日 450～600mg，顿服；或用普罗帕酮以 1.5～2mg/kg 静脉推注，持续 10～20 分钟，可有低血压及负性肌力作用等不良反应。

（3）奎尼丁：每日 0.75～1.5g，6～12 小时内分次口服，通常与减慢心率药物合用。奎尼丁使用时可引起 Q-T 延长、尖端扭转型室性心动过速、胃肠道反应、低血压等不良反应。

2.直流电转复心律

血流动力学不稳定，或心功能明显降低，或心房颤动合并预激的患者应首选电复律，能量 150～200J，同步除颤；电转复心律需要抗凝治疗，通常是转复前 2 周，成功转为窦性后继续抗凝治疗 2～4 周。

3.心律转复后维持窦性心律

（1）奎尼丁：每日 600～1500mg，分次口服，维持窦性心律效果较好，但因可能诱发扭转型室性心动过速，现已少用。

（2）普罗帕酮：每日 450～900mg，分次口服。

（3）胺碘酮：以 0.2g，每日 3 次口服；1 周后改为 0.2g，每日 2 次口服；2 周后再改为 0.2g，每日 1 次口服维持。

（4）其他药物：如索他洛尔、Ibutilide 或 Dofetilide 等，因观察时间均不够长，优势尚不能确定。

4.不同病状下复律处理

（1）急性心肌梗死可用静脉胺碘酮或直流电复律。

（2）有心力衰竭时应首选直流电复律。

（3）"特发"阵发性心房颤动自行复律率高，发作＜48 小时者 76％自行转复心律，因此认为无须特殊处理。

（四）并发症的治疗

阵发性心房颤动发作心室率过快时，可能引起血压降低甚至晕厥，这在合并预激综合征经旁路快速前传或肥厚梗阻型心肌病心室率过快时容易发生，应该紧急处理。对于预激综合征经旁路前传的心房颤动或任何引起血压下降的心房颤动，立即施行电复律。无电复律条件者可静脉应用胺碘酮。无预激综合征的患者也可以静脉注射毛花苷丙，效果不佳者可以使用静脉地尔硫草或 β-受体阻滞剂。

（五）心房颤动血栓栓塞并发症的预防

风湿性心脏瓣膜病合并心房颤动，尤其是经过置换人工瓣膜的患者，应用抗凝剂预防血栓栓塞已无争议。目前非瓣膜病心房颤动的发生率增加，80 岁以上人群中超过 10％，非瓣膜病心房颤动的血栓栓塞并发症较无心房颤动者增高 4～5 倍。临床上非瓣膜病心房颤动发生血栓栓塞的 8 个高危因素有：高血压、糖尿病、充血性心力衰竭、既往血栓栓塞或一过性脑缺血病史、高龄（≥75 岁，尤其是女性）、冠心病、左心房扩大（＞50mm）、左心室功能不全（左心室缩短率＜25％，LVEF≤40％）。＜60 岁的"孤立性心房颤动"患者，脑栓塞年发生率仅为 0.55％，当合并 1 个以上高危因素时，栓塞发生率成倍增长。在血栓栓塞并发症中以缺血性脑卒中为主，并伴随年龄增长而增加。一旦发生，约有半数致死或致残。

1.华法林

2.5mg,每日1次,口服,以国际标准化比值(INR)维持在2～3为宜,用药3日后必须测定INR,若在1.5以下应增加华法林用量,若在3以上应减少剂量。

2.阿司匹林

常用每日300～325mg,口服,对没有条件检查INR,低度危险的年轻人或有华法林禁忌的患者使用。

20世纪80年代进行了几个大型随机对照临床试验,在6000余例非瓣膜病心房颤动患者中用抗凝药物对脑栓塞行一级或二级预防,综合结果显示华法林降低脑卒中危险性68％,阿司匹林降低脑卒中危险性21％,两者均明显优于安慰剂组。华法林明确比阿司匹林有效(降低危险性相差40％)。因此,20世纪90年代末,欧美心脏病学会分别建议对<65岁、无高危因素的永久性或持续性非瓣膜病心房颤动可用阿司匹林;≥1个高危因素者则用华法林;65～75岁、无高危因素者,仍应首选华法林,也可用阿司匹林,但有高危因素者仍应用华法林;>75岁者,一律用华法林,若不能耐受则可用阿司匹林。

抗血栓药物的主要并发症为出血,与剂量有关。使用华法林需要定期检测凝血酶原时间及活动度。由于各个机构制备标准品条件不同,造成测试结果不稳定,缺乏可比性。近年来,世界卫生组织建议用INR作为抗凝监控指标,代替直接测得的凝血酶原时间值。调整华法林剂量,使INR在2.0～3.0的范围,可获最佳抗血栓效果,而出血概率与安慰剂组相近。临床试验所用阿司匹林剂量每日75～325mg,但只有每日325mg达到有统计学差异的效果。其他抗凝、抗血小板药物或用药方案尚未证实其安全性和有效性。我国目前无此方面的资料,有条件的医院宜参照国外标准,在严密观察下使用抗凝药物,以减低血栓并发症的发生率。

超过48小时未自行复律的持续性心房颤动,在进行直流电或药物复律前,应给予华法林抗凝3周(保持INR 2.0～3.0),复律后继续服用华法林4周,以避免心房形成新的血栓。

第四节　急性心肌梗死

急性心肌梗死(AMI)也称心肌急性缺血性坏死,原因是在冠状动脉病变的基础上,心肌发生严重而持久的急性缺血所致。具体原因分为冠状动脉粥样硬化病变的基础上继发血栓形成:非动脉粥样硬化所导致的心肌梗死可由感染性心内膜炎、血栓脱落、主动脉夹层、动脉炎等引起。发生心肌梗死时临床表现有剧烈持久的胸痛、组织坏死反应和心肌急性损伤、缺血和坏死的系列性心电图病变和血清酶学动态变化:严重的患者易发展为严重的心律失常、心源性休克和心力衰竭,甚至猝死。

一、诊断

(一)症状

随梗死的大小、部位、发展速度和原来心脏的功能情况等而轻重不同。

1.疼痛

疼痛是最先出现的症状,疼痛部位和性质与心绞痛相同,但常发生于安静或睡眠时,疼痛程度较重,范围较广,持续时间可长达数小时或数日,休息或含用硝酸甘油片多不能缓解,患者常烦躁不安、出汗、恐惧,有濒死之感。临床上 1/6～1/3 的患者疼痛的性质及部位不典型,如位于上腹部,常被误认为胃溃疡穿孔或急性胰腺炎等急腹症;位于下颌或颈部,常被误认为牙病或骨关节病;部分患者无疼痛,多为糖尿病患者或老年人,一开始即表现为休克或急性心力衰竭;少数患者在整个病程中都无疼痛或其他症状,而事后才发现患过心肌梗死。

2.全身症状

主要是发热,伴有心动过速、白细胞增高和红细胞沉降率增快等,由坏死物质吸收所引起。一般在疼痛发生后 24～48 小时出现,程度与梗死范围常呈正相关,体温一般在 38℃ 上下,很少超过 39℃,持续 1 周左右。

3.胃肠道症状

约 1/3 有疼痛的患者,在发病早期伴有恶心、呕吐和上腹胀痛,与迷走神经受坏死心肌刺激和心排血量降低组织灌注不足等有关;肠胀气也不少见;重症者可发生呃逆(以下壁心肌梗死多见)。

4.心律失常

见于 75%～95% 的心肌梗死患者,多发生于起病后 1～2 周内,尤以 24 小时内最多见。各种心律失常中以室性心律失常为最多,尤其是室性期前收缩:如室性期前收缩频发(每分钟 5 次以上),成对出现,心电图上表现为多源性或落在前一心搏的易损期时,常预示即将发生室性心动过速或心室颤动。加速的心室自主心律时有发生,多数历时短暂,自行消失。各种程度的房室传导阻滞和束支传导阻滞也较多,严重者发生完全性房室传导阻滞。室上性心律失常则较少。

5.充血性心力衰竭

急性心肌梗死患者 24%～48% 存在不同程度的左心衰竭。严重者发生肺水肿。严重右心室梗死可有右心衰竭的临床表现。

6.休克

急性心肌梗死中心源性休克的发生率为 4.6%～16.1%,是由于心肌梗死面积广泛,心排出量急剧下降所致。

7.不典型的临床表现

急性心肌梗死可以不发生疼痛。无痛病例绝大多数有休克、重度心力衰竭或脑血管意外等并发症。急性心肌梗死可表现为猝死。极少数心肌梗死患者急性期无任何症状,因其他疾病就诊做心电图检查时而发现陈旧性心肌梗死改变。这类人可能对疼痛的敏感性低,在急性期症状模糊而未被察觉。

(二)体征

(1)心脏可有轻至中度增大,其中一部分与以往陈旧性心肌梗死或高血压有关。

(2)心率可增快或减慢,听诊时可闻及第四心音(房性或收缩期前奔马律)、第三心音(室性)奔马律,第一、第二心音多减轻。

（3）部分患者发病第 2～3 日可闻及心包摩擦音；乳头肌功能障碍引起二尖瓣关闭不全时，可闻及收缩期杂音。

（4）右心室梗死严重时，可出现颈静脉怒张。

（5）除发病极早期可有一过性血压升高外，几乎所有患者病程中均有血压降低。

（三）检查

1.实验室检查

（1）白细胞计数：白细胞增高常与体温升高平行发展，出现于发病的 24～48 小时，持续数日，计数在 $(10～20)×10^9/L$，中性粒细胞 75%～90%，嗜酸粒细胞常减少或消失。

（2）红细胞沉降率：红细胞沉降率增快在病后 24～48 小时出现，持续 2～3 周。常为轻至中度增快。

（3）心肌坏死的生化指标：①急性心肌梗死的血清酶学动态改变曲线为 CK、CK-MB、LDH_1（LDH 同工酶）在胸痛后 4～6 小时开始升高，20～24 小时达高峰，48～72 小时恢复正常；LDH 在胸痛后 8～12 小时开始升高，2～3 日达高峰，1～2 周恢复正常，其中 CK-MB 和 LDH_1 特异性高；②肌钙蛋白 TnT 或 TnI 在临床事件发生后 24 日内超过正常（<0.01ng/mL）上限，可持续 7～10 日。

（4）血和尿肌红蛋白测定：尿肌红蛋白排泄和血清肌红蛋白含量测定，也有助于诊断急性心肌梗死。尿肌红蛋白在梗死后 5～40 小时开始排泄，平均持续达 83 小时。血清肌红蛋白的升高出现时间较肌钙蛋白和 CK-MB 的出现时间均略早，高峰消失较快，多数 24 小时即恢复正常。

（5）其他：血清肌凝蛋白轻链或重链、血清游离脂肪酸、C 反应蛋白在急性心肌梗死后均增高。血清游离脂肪酸显著增高者易发生严重室性心律失常。此外，急性心肌梗死时，由于应激反应，血糖可升高，糖耐量可暂时降低，2～3 周后恢复正常。

2.心电图检查

（1）特征性改变：有 Q 波心肌梗死为①宽而深的 Q 波；②ST 段呈弓背向上型抬高，与 T 波相连形成单相曲线；③T 波倒置，常在梗死后期出现。无 Q 波心肌梗死为普遍性 ST 段压低≥0.1mV，但 aVR（有时还有 V_1）导联 ST 段抬高，或有对称性 T 波倒置。

（2）动态改变（有 Q 波心肌梗死者）：①起病数小时内的超急性期，出现异常高大且两支不对称的 T 波。②数小时后，ST 段明显弓背向上抬高与逐渐降低的直立 T 波连接，形成单相曲线；出现病理性 Q 波或 Qs 波，R 波减低，为急性期改变。③ST 段抬高持续数日至 2 周左右，逐渐回到基线水平，T 波由低直、平坦、双向至倒置，为亚急性期改变。④数周至数月后 T 波尖锐倒置，回复至正常，或遗留程度不等的 T 波尖锐倒置（以后可回复至正常），或 T 波低平改变（为慢性或陈旧性心肌梗死）。病理性 Q 波也可为此期唯一的心电图改变。

3.放射性核素检查

^{99m}Tc-MIBI 心肌灌注断层显像可为急性心肌梗死的定位与定量诊断提供证据，方法简便易行。

4.超声心动图检查

根据超声心动图上所见的室壁运动异常可对心肌缺血区做出判断。在评价有胸痛而无特征性心电图变化时,超声心动图有助于排除主动脉夹层,评估心脏整体和局部功能、乳头肌功能不全、室壁瘤和室间隔穿孔等。多巴酚丁胺负荷超声心动图检查还可用于评价心肌存活性。

(四)诊断要点

(1)有上述典型的临床表现、特征性的心电图改变及动态演变过程、实验室检查发现,诊断本病并不困难。

(2)老年患者,突然发生的严重心律失常、休克、心力衰竭而原因不明,或突然发生的较重而持久胸闷和胸痛者,都应考虑本病的可能。除应按急性心肌梗死处理外,短期内进行心电图和血清酶、肌钙蛋白测定等的动态观察,可以确定诊断。

(五)鉴别诊断

1.心绞痛胸痛

很少超过15分钟,一般不伴有低血压或休克,心电图如有变化,一般为ST段下移,T波倒置,且常随胸痛缓解而恢复如前,无动态演变规律,变异性心绞痛患者可有ST段抬高,但时间短暂,无坏死性Q波,无血清酶学升高。

2.急腹症

如溃疡病穿孔、急性胰腺炎、急性胆囊炎等,患者多可查得相应的病史及客观体征,缺乏急性心肌梗死的心电图特征性改变和血清酶升高。

3.急性肺动脉栓塞

突然发作胸痛、呼吸困难或有咯血、常伴有休克和右心室急剧增大、肺动脉瓣区搏动增强及第二心音亢进、三尖瓣区出现收缩期杂音等右心负荷加重的表现。心电图电轴右偏,出现$S_1Q_{III}T_{III}$,V_1导联呈rSr及T波倒置。

4.主动脉夹层动脉瘤

胸痛剧烈呈撕裂样,常放射至背、腰部及下肢,血压多不下降反而上升,两上肢血压有时出现明显差别,且常出现主动脉瓣关闭不全等,X线及超声心动图检查可发现主动脉进行性加宽。

二、治疗

(一)一般治疗

(1)持续心电、血压和血氧饱和度监测,建立静脉通道。

(2)卧床休息:可降心肌耗氧量,减少心肌损害。对血流动力学稳定且无并发症的急性心肌梗死患者一般卧床休息1~3天,对病情不稳定及高危患者卧床时间可适当延长。

(3)吸氧:急性心肌梗死患者初起即使无并发症,也应给予鼻导管吸氧,以纠正因肺瘀血和肺通气/血流比例失调所致的缺氧。在严重左心衰竭、肺水肿和并有机械并发症的患者,多伴有严重低氧血症,需面罩加压给氧或气管插管并机械通气。

(4)镇痛:急性心肌梗死时,剧烈胸痛使患者交感神经过度兴奋,产生心动过速、血压升高和心肌收缩功能增强,从而增加心肌耗氧量,并易诱发快速性室性心律失常,应迅速给予有效镇痛剂。首选吗啡3mg静脉注射,必要时每5分钟重复1次,总量不宜超过15mg。吗啡既有强镇痛作用,还有扩张血管从而降低左心室前、后负荷和心肌耗氧量的作用,不良反应有恶心、呕吐、低血压和呼吸抑制。

(5)饮食和通便:急性心肌梗死患者需禁食至胸痛消失,然后给予流质、半流质饮食,逐步过渡到普通饮食。所有急性心肌梗死患者均应使用缓泻剂,以防止便秘时排便用力导致心脏破裂或引起心律失常心力衰竭。

(二)再灌注治疗

早期再灌注治疗是急性心肌梗死首要的治疗措施,开始越早效果越好,它能使急性闭塞的冠状动脉再通,恢复心肌灌注,挽救濒死心肌。缩小梗死面积,从而能保护心功能、防止泵衰竭、减少病死率。再灌注治疗方法包括溶栓治疗、急诊经皮冠状动脉介入(急诊 PCI)和急诊冠状动脉搭桥术(急诊 CABG)。如有条件(包括转运)应尽可能行急诊 PCI,不能行急诊 PCI 时如无溶栓禁忌证应尽早做溶栓治疗。

1.溶栓治疗

通过静脉注入溶栓剂溶解梗死相关冠状动脉内的新鲜血栓,使梗死相关冠状动脉再通的治疗方法。

(1)溶栓治疗适应证:美国心脏病学会和美国心脏病学院关于溶栓治疗指南的适应证为①2 个或 2 个以上相邻导联段抬高(胸导联≥0.2mV,肢体导联≥0.1mV),或急性心肌梗死病史伴左束支传导阻滞,起病时间<12 小时,年龄<75 岁(2004 年 ACCAHA 指南列为 Ⅰ 类适应证)。②对 ST 段抬高,年龄>75 岁的患者慎重权衡利弊后仍可考虑溶栓治疗(2004 年 ACC/AHA 指南列为 Ⅰ 类适应证)。③ST 段抬高,发病时间在 12~24 小时的患者如有进行性缺血性胸痛和广泛 ST 段抬高,仍可考虑溶栓治疗(2004 年 ACC/AHA 指南列为 Ⅱa 类适应证)。④虽有 ST 段抬高,但起病时间>24 小时,缺血性胸痛已消失者或仅有 ST 段压低者不主张溶栓治疗(ACC/AHA 指南列为 Ⅲ 类适应证)。

(2)溶栓治疗的绝对禁忌证:①活动性出血;②怀疑主动脉夹层;③最近头部外伤或颅内肿瘤;④小于 2 周的大手术或创伤;⑤任何时间出现出血性脑卒中史;⑥凝血功能障碍。

(3)溶栓治疗的相对禁忌证:①高血压>180/110mmHg;②活动性消化性溃疡;③正在抗凝治疗,INR 水平越高,出血风险越大;④持续 20 分钟以上的心肺复苏;⑤糖尿病出血性视网膜病;⑥心源性休克;⑦怀孕;⑧不能压迫的血管穿刺。

(4)溶栓剂和治疗方案:纤维蛋白是血栓中的主要成分,也是溶栓剂的作用目标。所有的溶栓剂都是纤溶酶原激活剂,进入体内后激活体内的纤溶酶原形成纤溶酶,使纤维蛋白降解,达到溶解血栓的目的。溶栓剂可分为纤维蛋白特异型和非纤维蛋白特异型两大类,前者如组织型纤溶酶原激活剂和单链尿激酶纤溶酶原激活剂,选择血栓部位的纤溶酶原起作用,对血循环中的纤溶酶原无明显影响;后者如链激酶和尿激酶,对血循环中和血栓处的纤溶酶原均有激活作用。溶栓剂又可分为直接作用和间接作用两类,前者如尿激酶、组织型纤溶酶原激活剂,直接裂解纤溶酶原形成纤溶酶,产生溶解血栓的作用;后者如链激酶,先与纤溶酶原结合后形成复合物再间接激活纤溶酶原。

①尿激酶:为我国应用最广的溶栓剂,根据我国的几项大规模临床试验结果,目前建议剂量为 150 万 U,于 30 分钟内静脉滴注,配合肝素皮下注射 7500~10000U,每 12 小时 1 次,或

低分子量肝素皮下注射,每天 2 次。溶栓后 90 分钟冠状动脉再通率为 50%～60%。

②链激酶或重组链激酶:根据国际上进行的几组大规模临床试验及国内的研究,建议 150 万 U 于 1 小时内静脉滴注,配合肝素皮下注射 7500～10 000U,每 12 小时 1 次,或低分子量肝素皮下注射,每天 2 次。溶栓后 90 分钟冠状动脉再通率为 50%～60%。

③重组组织型纤溶酶原激活剂(rt-PA):根据国际研究,通用的方法为加速给药方案(即 GUSTO 方案),首先静脉注射 15mg,继之在 30 分钟内静脉滴注 0.175mg/kg(不超过 50mg),再在 60 分钟内静脉滴注 0.15mg/kg(不超过 35mg)。给溶栓药前静脉注射肝素 5000U,继之以 1000U/h 的速率静脉滴注,以 APTT 结果调整肝素给药剂量,使 APTT 延长至正常对照的 1.5～2.0 倍(50～70 秒),或低分子量肝素皮下注射,每天 2 次。溶栓后 90 分钟冠状动脉再通率约为 80%。我国进行的 TUCC(中国 rt-PA 与尿激酶对比研究)临床试验,应用 rt-PA50mg 方案(8mg 静脉注射,42mg 在 90 分钟内静脉滴注,配合肝素静脉应用),也取得较好疗效,其 90 分钟冠状动脉正通率为 79%。

④TNK-tPA:通过改变 t-PA 分子的 3 个部位而产生的新分子,它有较长的半衰期,是 rt-PA 的 5 倍,无抗原性,可以静脉推注给药,30～50mg 一次给药方便,易于掌握,适合院前溶栓和基层使用。纤维蛋白的特异性较 rt-PA 高。TNK-tPA 被目前认为是最有前途的溶栓药。

⑤葡激酶(SAK):来源于金黄色葡萄球菌,该复合物具有溶解血块的作用,为特异性溶血栓药物,试验研究发现该药对富含血小板的血栓,凝缩的血块以及机械性挤压的血块也有溶栓作用,此特点是其他溶栓药物所不具备的,为该药的临床应用提供了更广阔的空间;具有抗原性,少数患者可发生过敏反应。用法:20mg,30 分钟静脉滴注。多中心临床随机试验研究显示 90 分钟内血管再通率略高于 rt-PA 的血管再通率,但因例数较少尚需进一步研究证实。

(5)溶栓疗效判断标准:溶栓治疗的是使闭塞的梗死相关冠状动脉再通,判断冠状动脉再通的临床指征。

①直接指征:冠状动脉造影观察血管再通情况,依据 TIMI 分级,现认为达到 3 级者才表明血管再通。因 GUSTO 试验证明,TIMI 3 级患者的预后明显优于 2 级的患者。

TIMI 分级:TIMI 0 级,完全闭塞,病变远端无造影剂通过;TIMI 1 级,病变远端有造影剂部分通过,但梗死相关血管充盈不完全,无有效的灌注;TIMI 2 级,病变远端有造影剂通过,但造影剂充盈或清除速度明显慢于正常冠状动脉,灌注不充分;TIMI 3 级,梗死相关冠状动脉的造影剂量充盈和清除的速度均正常,有充分的灌注。

②间接指征:a.心电图抬高的 ST 段在输注溶栓剂开始后 2 小时内,在抬高最显著的导联 ST 段迅速回降≥50%。b.胸痛自输入溶栓剂开始后 2～3 小时内基本消失。c.输入溶栓剂后 2～3 小时内,出现加速性室性自主心律、房室或束支阻滞突然改善或消失,或者下壁梗死患者出现一过性窦性心动过缓、窦房传导阻滞伴有或不伴有低血压。d.血清 CKMB 酶峰提前在发病 14 小时以内或 CK16 小时以内。具备上述 4 项中 2 项或以上者考虑再通,但 bc 项组合不能判断为再通。

2.急诊冠状动脉介入治疗

急诊经皮冠状动脉介入(PCI)因直接对闭塞冠状动脉进行球囊扩张和支架置入,再通率高,达到 TIMI2、3 级血流的比率>95%,且再通完全。因其疗效确切,又无溶栓治疗的禁忌证、出血并发症和缺血复发的不足。在有条件的医院,对所有发病在 12 小时以内的 ST 段抬高急性心肌梗死患者均应行急诊 PCI 治疗;对溶栓治疗未成功的患者,也应行补救性 PCI;对急性心肌梗死并发心源性休克,应首选在主动脉球囊反搏(IABP)下行急诊 PCI;对无条件行 PCI 的医院,应迅速转诊至有条件的医院行急诊 PCI。

(1)直接 PCI:指急性心肌梗死患者不进行溶栓治疗,而直接对梗死相关冠状动脉行球囊扩张和支架置入。技术标准:能在入院 90 分钟内进行球囊扩张。人员标准:独立进行>75 例/年。导管室标准:例数>200 例/年,直接 PCI>36 例/年,并有心外科支持。

如能在入院 90 分钟内进行球囊扩张,应尽快对发病在 12 小时内的患者行直接 PCI 治疗,有溶栓禁忌证、严重左心衰(包括肺水肿和心源性休克)的患者也应行直接 PCI 治疗。发病 3 小时内的患者,如从接诊到球囊扩张的时间减去从接诊到开始溶栓的时间小于 1 小时,应行直接 PCI 治疗;从接诊到球囊扩张的时间减去从接诊到开始溶栓的时间大于 1 小时,应行溶栓治疗。对症状发作 12~24 小时,具有 1 项或 1 项以上下列指征的患者也可行直接治疗:①严重充血性心力衰竭;②有血流动力学紊乱或电不稳定性;③持续心肌缺血症状。由每年行少于 75 例的术者对有溶栓适应证的患者行直接治疗尚有争议。发病超过 12 小时,无血流动力学紊乱和电不稳定性的患者不宜行直接 PCI 治疗。如无血流动力学紊乱,行直接 PCI 时不宜处理非梗死相关动脉。如无心外科支持或在失败时不能迅速转送至可行急症冠状动脉搭桥术的医院,不宜行直接 PCI 治疗。

(2)辅助性 PCI(易化 PCI):辅助性 PCI 指应用药物治疗后(如全量或半量纤溶药物、血小板Ⅱb/Ⅲa 受体拮抗剂、血小板Ⅱb/Ⅲa 受体拮抗剂和减量纤溶药物联用)有计划的即刻 PCI 策略。即刻 PCI 不能实施时,辅助性 PCI 对高危患者是一项有价值的策略。对 STEMI 患者行辅助性 PCI 治疗尚有争议。

(3)补救性 PCI:溶栓治疗失败,适合行血管成形术,且具有以下情况的患者应行补救性 PCI 治疗:①梗死后 36 小时内发生休克,且能在休克发生 18 小时内开始手术。②发病不超过 12 小时,有严重左心衰(包括肺水肿)。③有持续心肌缺血症状、存在血流动力学紊乱或电不稳定性。

(4)溶栓再通者择期造影:溶栓治疗再通的患者,最近的指南指出,应在溶栓成功后 3~24 小时进行选择性冠状动脉造影,评估血运重建的必要性。

3.急症冠状动脉旁路移植术(CABG)

冠状动脉解剖适合,有以下情况的患者应行急症 CABG 治疗:①行 PCI 失败且有持续胸痛或血流动力学紊乱;②有持续或难治性复发缺血,累及大量心肌但不适合行 PCI 和溶栓治疗;③心肌梗死后有室间隔缺损或二尖瓣反流者行修补术时;④年龄<75 岁,有严重的三支病变或左主干病变,心肌梗死后 36 小时内发生休克,并能在休克发生 18 小时内开始手术;⑤左主干狭窄 50% 以上或三支病变,且存在危及生命的室性心律失常。

(三)药物治疗

1.硝酸酯类药物

硝酸酯类药可松弛血管平滑肌产生血管扩张的作用,降低心脏前负荷,降低心肌耗氧量,还可直接扩张冠状动脉,增加心肌血流,预防和解除冠状动脉痉挛。常用的硝酸酯类药物包括硝酸甘油、硝酸异山梨酯和 5-单硝山梨醇酯。

急性心肌梗死早期通常给予硝酸甘油静脉滴注 24～48 小时。对急性心肌梗死伴再发性心肌缺血、充血性心力衰竭或需处理的高血压患者更为适宜。静脉滴注硝酸甘油应从低剂量开始，即 5～10μg/min，可酌情逐渐增加剂量，每 5～10 分钟增加 5～10μg，直至症状控制、血压正常者动脉收缩压降低 10mmHg 或高血压患者动脉收缩压降低 30mmHg 为有效治疗剂量。在静脉滴注过程中如果出现明显心率加快或收缩压＜90mmHg，应减慢滴注速度或暂停使用。静脉滴注硝酸甘油的最高剂量以不超过 100μg/min 为宜。硝酸甘油持续静脉滴注的时限为 24～48 小时，开始 24 小时一般不会产生耐药性，后 24 小时若硝酸甘油的疗效减弱或消失可增加滴注剂量。静脉滴注二硝基异山梨酯的剂量范围为 2～7mg/h，开始剂量30μg/min，观察 30 分钟以上，如无不良反应可逐渐加量。静脉用药后可使用口服制剂如硝酸异山梨酯或 5-单硝山梨醇酯等继续治疗。硝酸异山梨酯口服常用剂量为 10～20mg，每天 3 次或 4 次，5-单硝山梨醇酯为 20～40mg，每天 2 次。硝酸酯类物的不良反应有头痛、反射性心动过速和低血压等。该药的禁忌证为急性心肌梗死合并低血压（收缩压＜90mmHg），下壁伴右心室梗死时应慎用。

2.β 受体阻滞剂

通过减慢心率降低体循环血压和减弱心肌收缩力来减少心肌耗氧量，对改善缺血区的氧供需失衡，缩小心肌梗死面积，降低急性期病死率有肯定的疗效。在无该药禁忌证的情况下应及早常规应用。若发病早期因禁忌证未能使用 β 受体阻滞剂，应在随后时间内重新评价使用β 受体阻滞剂的可能性。常用的 β 受体阻滞剂为美托洛尔、阿替洛尔，前者常用剂量为 25～50mg，每天 2 次或 3 次，后者为6.25～25mg，每天 2 次。用药需严密观察，使用剂量必须个体化。在较急的情况下，如前壁急性心肌梗死伴剧烈胸痛或高血压，β 受体阻滞剂亦可静脉使用，美托洛尔静脉注射剂量为 5mg/次，间隔 5 分钟后可再给予 1～2 次，继口服剂量维持。β 受体阻滞剂治疗的禁忌证为：心率＜60 次/分；动脉收缩压＜100mmHg；中重度左心衰竭（≥KillipⅢ级）；二、三度房室传导阻滞；严重慢性阻塞性肺疾病或哮喘；末梢循环灌注不良。相对禁忌证为：哮喘病史；周围血管疾病；胰岛素依赖性糖尿病。

3.抗血小板治疗

冠状动脉内斑块破裂诱发局部血栓形成是导致急性心肌梗死的主要原因。在急性血栓形成中血小板活化起着十分重要的作用，抗血小板治疗已成为急性心肌梗死的常规治疗，溶栓前即应使用。阿司匹林、氯吡格雷和血小板膜糖蛋白Ⅱb/Ⅲa（GPⅡb/Ⅲa）受体拮抗剂是目前临床上常用的抗血小板药物。

阿司匹林通过抑制血小板内的环氧化酶使凝血烷 A_2（血栓素 A_2，TXA_2）合成减少，达到抑制血小板聚集的作用。阿司匹林的上述抑制作用是不可逆的。由于每天均有新生的血小板产生，而当新生血小板占到整体的 10％ 时，血小板功能即可恢复正常，所以阿司匹林需每天维持服用。若无禁忌证，所有急性心肌梗死患者均应日服阿司匹林，首次服用时应选择水溶性阿司匹林或肠溶阿司匹林嚼服以达到迅速吸收的目的，首剂 162～325mg，维持量 75～162mg/d。

氯吡格雷是新型 ADP 受体拮抗剂，主要抑制 ADP 诱导的血小板聚集。首剂 300mg，维持量 75m/d。接受心导管介入治疗者,在应用阿司匹林基础上加用氯吡格雷,置入裸支架者至少应用 1 个月,置入西罗莫司涂层支架者应用 3 个月,置入紫杉醇涂层支架者应用 6 个月,有条件者建议尽可能应用 12 个月。

新一代的血小板 ADP 受体拮抗剂普拉格雷与替格瑞洛由于其具有高效而迅速的抗血小板作用,目前已有逐渐取代氯吡格雷的趋势,欧洲心血管病协会急性冠状动脉综合征(STE-ACS 及 NSTE-ACS)治疗指南甚至提出,仅在无法获得普拉格雷或替格瑞洛的前提下,方考虑使用氯吡格雷作为急性冠状动脉综合征患者抗血小板治疗药物。

血小板 GPⅡb/Ⅲa 受体拮抗剂是目前最强的抗血小板聚集的药,能阻断纤维蛋白原与 GPⅡb/Ⅲa 受体的结合,即阻断血小板聚集的最终环节。目前主要用于急诊 PCI 中,一方面对血栓性病变或支架植入后血栓形成有较好预防作用;另一方面能够减小心肌无再流面积,改善心肌梗死区心肌再灌注。该类药物包括替罗非班、依替非巴肽和阿昔单抗。替罗非班用法为静脉注射 10mg/kg 后滴注 0.15μg/(kg·min),持续 36 小时。阿昔单抗用法为先给冲击量 0.125mL/kg 静脉注射,后以总量 7.5mL 维持静脉滴注 24 小时(7.5mL 阿昔单抗溶于 242.5mL 生理盐水中,以 10mL/h 的速度滴注 24 小时)。目前急诊 PCI 前是否常规应用 GPⅡb/Ⅲa 受体拮抗剂尚有争议。

4.抗凝治疗

目前主张对所有急性心肌梗死患者只要无禁忌证,均应给予抗凝治疗,它可预防深静脉血栓形成和脑栓塞,还有助于梗死相关冠状动脉再通并保持其通畅。抗凝剂包括肝素、低分子肝素、水蛭素和华法林。

肝素通过增强抗凝血酶Ⅲ的活性而发挥抗凝作用,是"间接凝血酶抑制剂",目前主要用于溶栓治疗的辅助用药和急诊 PCI 中常规使用。肝素作为急性心肌梗死溶栓治疗的辅助治疗,随溶栓制剂不同用法亦有不同。rt-PA 为选择性溶栓剂,半衰期短,对全身纤维蛋白原影响较小,血栓溶解后仍有再次血栓形成的可能,故需要与充分抗凝治疗相结合。溶栓前先静脉注射肝素 5000U 冲击量,继之以 1000U/h 维持静脉滴注 48 小时,根据 APTT 调整肝素剂量,使 APTT 延长至正常对照的 1.5~2.0 倍(50~70 秒),一般使用 48~72 小时,以后可改用皮下注射 7500U,每 12 小时 1 次,注射 2~3 天。如果存在体循环血栓形成的倾向,如左心室有附壁血栓形成、心房颤动或有静脉血栓栓塞史的患者,静脉肝素治疗时间可适当延长或改口服抗凝药物。尿激酶和链激酶均为非选择性溶栓剂,对全身凝血系统影响很大,包括消耗因子Ⅴ和Ⅷ,大量降解纤维蛋白原,因此溶栓期间不需要充分抗凝治疗,溶栓后 6 小时开始测定 APTT,待 APTT 恢复到对照时间 2 倍以内时(约 70 秒)开始给予皮下肝素治疗。急诊 PCI 时应根据体重给予肝素冲击量为 70~100U/kg。

低分子量肝素:低分子量肝素为普通肝素的一个片段,平均分子量为 4000~6500,其抗因子Ⅹa 的作用是普通肝素的 2~4 倍,但抗Ⅱa 的作用弱于后者。由于倍增效应,1 个分子因子Ⅹa 可以激活产生数十个分子的凝血酶,故从预防血栓形成的总效应方面低分子量肝素应优于普通肝素。且低分子肝素应用方便、不需监测凝血时间、出血并发症低等优点,目前除急诊 PCI 术中外,均可替代普通肝素。

磺达肝癸钠同样在临床研究(OASIS-6)显示,与依诺肝素及未裂解肝素相比,对于 ST 段抬高型心肌梗死(STEMI)的患者,磺达肝癸钠具有同样的有效性而出血风险更低。

华法林:有持续性或阵发性心房颤动的患者需长期应用华法林抗凝,影像学检查发现左心室血栓的患者,给华法林抗凝至少3个月,单用华法林抗凝,INR应维持在2.5～3.5;与阿司匹林合用(75～162mg),INR应维持在2.0～3.0。有左心室功能不全且存在大面积室壁运动不良的患者也可应用华法林抗凝。

比伐卢定,bivalirudin,是重组水蛭素的一种人工合成类似物,是直接凝血酶抑制剂,临床研究(HORIZON-AMI)显示,急性心肌梗死的患者在接受直接PCI时,与普通肝素联合血小板糖蛋白Ⅱb/Ⅲa受体阻滞剂相比,比伐卢定抗凝具有更好的安全性。然而近期有临床研究显示,尽管未达到具有统计学意义的差异,接受重组水蛭素治疗的患者支架内血栓事件的风险有增高趋势。

5.血管紧张素转换酶抑制剂(ACEI)和血管紧张素受体阻滞剂(ARB)

如无禁忌证、前壁梗死、肺淤血或LVEF<0.40的患者,应在发病24小时内加用口服ACEI并长期维持,无上述情况的患者也可使用。如应用ACEI有禁忌证应改用ARB。

ACEI的禁忌证包括:①收缩压低于100mmHg或较基础血压下降30mmHg以上;②中重度肾衰;③双侧肾动脉狭窄;④对ACEI过敏。

6.钙拮抗剂

钙拮抗剂在急性心肌梗死治疗中不作为一线用药。临床试验研究显示,无论是急性心肌梗死早期或晚期、是否合用β受体阻滞剂,给予速效硝苯地平均不能降低再梗死率和死亡率,对部分患者甚至有害,这可能与该药反射性增加心率,抑制心脏收缩力和降低血压有关。如使用β受体阻滞剂有禁忌证或无效,可应用维拉帕米或地尔硫草以缓解持续性缺血或控制心房颤动、心房扑动的快速心室率,不宜使用硝苯地平快速释放制剂。有左心室收缩功能不全、房室传导阻滞或充血性心力衰竭时不宜使用地尔硫草和维拉帕米。

7.洋地黄制剂

急性心肌梗死24小时之内一般不使用洋地黄制剂,对于急性心肌梗死合并左心衰竭的患者24小时后常规服用洋地黄制剂是否有益也一直存在争议。目前一般认为,急性心肌梗死恢复期在ACEI和利尿剂治疗下仍存在充血性心力衰竭的患者,可使用地高辛。对于急性心肌梗死左心衰竭并发快速心房颤动的患者,使用洋地黄制剂较为适合,可首次静脉注射毛苷花丙0.4mg,此后根据情况追加0.2～0.4mg,然后口服地高辛维持。

8.醛固酮受体拮抗剂

有左心力衰竭症状(LVEF<0.40)或并存糖尿病,无严重肾功能不全(男性血肌酐应≤221μmol/L,女性血肌酐应≤176.8μmnol/L),已应用治疗剂量的ACEI类药物且无高钾血症(血钾应≤5.0mmol/L)的患者应长期使用醛固酮受体拮抗剂。

9.镁制剂

有以下情况时可行补镁治疗,梗死前使用利尿剂、有低镁血症、出现QT间期延长的尖端扭转性室性心动过速,可在5分钟内静脉推注镁制剂1～2g。如无以上临床表现,无论急性心肌梗死临床危险性如何,均不应常规使用镁制剂。

第五节 晕厥

一、概述

晕厥是指各种原因导致的突然、短暂的意识丧失和身体失控,既而又自行恢复的一组临床表现或症候群。典型的晕厥特点为速发、短暂持续和自发性完全恢复,其基本机制是短暂的大脑低灌注。部分晕厥发作之前出现头晕、耳鸣、出汗、视力模糊、面色苍白、全身不适等前驱症状,此期称为前驱期。发作之后出现疲乏无力、恶心、呕吐、嗜睡,甚至大小便失禁等症状,称之为恢复期。因此,晕厥的整个过程可能持续数分钟或更长。

由于晕厥是一个常见而严重的临床问题,且导致晕厥的病因很多,机制复杂,需要临床医生很好的了解。

二、流行病学

流行病学资料显示欧洲大约有 150 万严重晕厥患者,美国大约有 1000 万的晕厥患者,并且每年有 50 万新发病例。Framingham 研究表明晕厥的发生率在男性为 3%,女性为 3.5%,老年人中明显增加为 6%。晕厥占急诊就诊患者的 3%～5%,占住院患者的 1%～3%,30% 反复发作,是引起老年人摔伤的常见原因。目前我国尚无晕厥的流行病学资料,但以 13 亿人口计算,应该有巨大的晕厥人群。因此,晕厥不但是严重的临床问题,同时也是严重的社会问题。

三、分类和发病机制

(一)分类

晕厥的分类方法很多。按照病理生理特点,一般将晕厥分为神经反射性晕厥综合征、直立性晕厥、心律失常性晕厥、器质性心脏病或心肺疾患所致的晕厥及脑血管性晕厥。

(二)发病机制

晕厥的发生有几个主要原因。年轻健康人脑血流量为每分钟每 100g 脑组织 50～60mL,占静息状态下心输出量的 12%～15%,维持意识清醒的最小需氧量每分钟每 100g 脑组织 3.0～3.5mL 氧。在老年人或者某些患者氧释放功能低下,脑灌注压在很大程度上依赖动脉压,因此,心输出量减少和周围血管阻力降低均导致周围血压下降和脑灌注压降低。静脉血容量是决定心输出量最重要的因素,因此,血容量减少可导致晕厥发生。心动过缓、心动过速或瓣膜病均可使心输出量减少。就血管阻力而言,广泛和过度的血管扩张在降低动脉压方面起了重要的作用(是神经介导性晕厥的一个主要原因)。站立时血管阻力增加的能力受损是直立性低血压的原因,也是用血管活性药物及自主神经受损患者发生晕厥的原因。脑的低灌注也可以由于脑血管阻力异常增高引起。

脑血流突然中断 6～8 秒足以使意识完全丧失。倾斜试验的经验显示收缩压下降到

60mmHg 则引起晕厥,而且据估计,脑的血氧运输减少 20％ 即足以导致意识丧失。因此,为维持脑的足够的营养转运,其调节机制的完整性是关键,包括:脑血管的自我调节能力,它能够在灌注压变化范围较大时保持脑血流量;局部的代谢和化学调节,在 PO_2 降低或 PCO_2 增高时使脑血管扩张;动脉压力感受器通过调节心率、心脏收缩力和周围血管阻力调节周围循环动力学以保证脑血流量;血管容量的调节,肾脏和激素的影响有助于维持脑的循环血量。

调节机制遭到暂时破坏或受到某些因素的干扰(如药物、出血)使循环血压降低到自身调节范围以下并持续时间较长就可以引起晕厥发作。调节机制破坏的危险性在老年人和患者最大。衰老将减少脑血流量,一些常见病能够降低脑血流的保护机制,如高血压使自主调节范围上移,糖尿病将改变脑血管化学感受器的反应性。

四、诊断

(一)晕厥的诊断流程

1.判断是否为真正的晕厥

详细的病史询问在多数情况下有助于鉴别晕厥与非晕厥,但有时非常困难,应包含以下问题:①是否为完全性意识丧失(LOC);②LOC 是否为一过性,伴快速起病及短暂持续;③患者晕厥是否为自发性、完全恢复且不留后遗症;④患者是否丧失肌张力。若上述问题的答案均为肯定的,则晕厥可能性极大。若≥1 个问题的答案为否定,则应首先排除其他类型的 LOC。

2.病因诊断

23％～50％的患者经过初始评估能明确病因。应注意询问病因相关的病史,包括晕厥发作前的情况(体位或活动等)、发作起始的伴随症状(恶心、呕吐、腹部不适、大汗等)、目击者看到的情况、发作结束时的情况(胸痛、大小便失禁等)和患者的背景资料(包括心源性猝死家族史、既往病史、药物使用情况等)。多数情况下,需要结合辅助检查以明确晕厥病因。

3.辅助诊断检查

(1)颈动脉窦按摩:室性停搏＞3 秒和(或)收缩压降低＞50mmHg 称为颈动脉窦超敏反应。既往有短暂性脑缺血发作史、过去 3 个月内罹患卒中或有颈动脉杂音(除外超声排除狭窄)均属禁忌证。

(2)直立位激发试验:包括主动站立(患者由卧位站起)及直立倾斜试验两种方法。直立倾斜试验经常采用异丙肾上腺素来诱发,异丙肾上腺素的禁忌证包括缺血性心脏病、未控制的高血压、左室流出道梗阻以及主动脉瓣狭窄。

(3)心电图(ECG)监测(无创和有创):包括 Holter、住院期间的监测、事件记录仪、体外或置入式心电记录仪以及远程(家庭)监护系统。金标准为症状与所记录的心律失常明确相关。

(4)电生理检查:既往发生心肌梗死且左室射血分数(LVEF)正常的患者,诱发出持续单形性室速则高度提示为晕厥的病因,诱发出室颤则不具特异性。若室性心律失常无法被诱发,则心律失常性晕厥的可能性较小。

(5)三磷酸腺苷(ATP)试验:在 ECG 的监护下,快速(＜2 秒)注射 20mgATP 或腺苷,诱发出房室传导阻滞且室性停搏＞6 秒,或诱发的房室传导阻滞＞10 秒,则有临床意义,但目前对该方法仍存在争议。

（6）心脏超声及其他影像学检查：心脏超声可识别器质性心脏病（如主动脉瓣狭窄、心房黏液瘤和心包填塞等）。疑似为特殊疾病（如主动脉夹层或血肿、肺栓塞、心脏肿块、心包和心肌疾病、冠脉先天异常）的患者，可予以经食道超声、CT 和 MRI 检查。

（7）运动激发试验：该试验应在运动中或运动后即刻在曾经发生晕厥的患者中开展。试验过程中及恢复期均须对患者进行严格的 ECG 和血压监测。

（8）心导管检查：该检查应在疑似心肌缺血或心肌梗死的患者中进行，用于排除缺血诱发的心律失常。

（9）精神疾病（状态）评价：晕厥与精神疾病相互影响。多种精神病药物可通过直立性低血压和延长 QT 间期导致晕厥。中断精神病药物治疗可产生严重的精神病症状，因此，应在相关专家指导下停药。

（10）神经系统评价：晕厥患者发作间期脑电图（EEG）正常，但 EEG 正常不能排除癫痫。当患者晕厥时，并不推荐行 EEG 检查。CT、MRI、脑血管和颈动脉超声对典型晕厥的诊断价值有限，不推荐使用。

（二）晕厥的初步评估

普通人群中最常见的晕厥是神经介导性晕厥，其次是原发性心律失常。晕厥的原因和年龄密切相关。儿童和青年人发生晕厥多为神经介导性晕厥和心理性假性晕厥，以及原发性心律失常如长 QT 综合征或预激综合征。神经介导性晕厥也是中年人发生晕厥的主要病因，老年人和中年人发生情境性晕厥及直立性低血压性晕厥多于年轻人。老年人发生因主动脉瓣狭窄、肺栓塞或器质性心脏病基础上的心律失常导致的晕厥较多。

晕厥患者的初步评估包括：仔细询问病史、体格检查（包括直立位血压测量）和标准 ECG。

初步评估中需要强调三个重要问题：①是否是晕厥造成的意识丧失；②是否存在心脏病；③病史中有无重要的有助于诊断的临床特征。

通过初始评估可以达到以下目的：确立晕厥的诊断、晕厥的病因诊断以及晕厥患者的危险分层（晕厥病因不明者）。

有些患者仅仅根据病史就能诊断出晕厥的原因并制定出检查方案。围绕意识丧失应仔细询问病史，鉴别晕厥与癫痫。体征有助于晕厥病因的诊断包括心血管和神经系统体征。

晕厥患者 ECG 检查多正常。如果发现异常则高度提示心律失常性晕厥。ECG 异常是预测心源性晕厥和死亡危险性的独立因素，应该进一步检查引起晕厥的心脏原因。

ROSE 法则是一项对急诊室成人晕厥患者的单中心、前瞻性、观察性研究，它在识别晕厥的高危患者方面，敏感性和特异性分别为 87.2% 和 65.5%，阴性预测值为 98.5%。作为重要的组成部分，BNP 为严重心血管事件和全因死亡的主要预测因子。ROSE 法则和 BNP 测量为急诊室晕厥患者非常有价值的危险分层工具。

假如病因不明进行危险分层，可依据 ESC 晕厥指南。该指南通过多项研究明确了不良预后的指标。

（1）高危的因素：基础心脏病、异常 ECG、猝死家族史、运动中发生的晕厥或晕厥引起严重外伤，提示心源性晕厥。

（2）中度危险因素：患者＞65 岁、ECG 异常、有充血性心力衰竭病史、晕厥前无前兆、有室性心律失常史，患者需留院观察。

（3）低度危险因素：对于患者年龄＞65 岁、ECG 正常、无明显心脏疾病、晕厥前有前兆、有神经系统或其他系统病史，需要转专科行进一步检查。

（三）晕厥的进一步评估

通过病史、体检及心电图检查，有部分患者可以据此做出明确诊断。有少数患者经过上述检查后，仍不能明确诊断，称之为不明原因的晕厥。这类患者如果有器质性心脏病或 ECG 异常，与 1 年内心律失常发生率高及死亡率高有关。这些患者需进行心脏的评估，包括超声心动图、负荷试验、Holter、植入性循环心电检测仪（ILR）和心内电生理检查（EPS）。若心脏检查显示不是心律失常性晕厥，则需对那些严重的或复发的晕厥患者进行评价神经介导性晕厥的诊断试验，包括倾斜试验、颈动脉窦按压。大多数有过一次或很少几次的晕厥患者多为神经介导性晕厥，对此类患者不主张治疗，因此可不予评估而给予严密随访。另外对于无器质性心脏病、ECG 正常的患者还需考虑心动过缓或精神神经性疾病。

经过进一步评估后晕厥原因仍未明确的患者应进行重新评估。重新评估包括详细询问病史、重新体格检查及重温所有病历资料。如果怀疑心源性或神经介导性晕厥，应进行相应的检查。对于伴有躯体多处不适的频繁发作并有紧张、焦虑和其他心理疾病的患者应该进行精神疾病评估，并请有关专科医生会诊。

五、治疗

晕厥患者的主要治疗目标是延长生存时间、减少身体损伤和预防复发。

这些不同目标的重要性由晕厥的病因决定。例如，室性心动过速导致的晕厥，应首先考虑猝死的风险，而反射性晕厥，则主要考虑预防复发和减少身体损伤。

对晕厥病因的了解是选择治疗方案的关键。一旦病因确定，第二步就是评估晕厥的病生机制。对晕厥病因和机制的研究一般是同时进行的，其结果决定了不同的治疗方案。例如，下壁心肌梗死急性期的晕厥一般是反射性的，继发的严重心动过缓、低血压只是心肌梗死的一部分表现，必须作为心肌梗死的并发症进行治疗。另一方面，非急性起病，但反复引起反射性晕厥的严重心动过缓、低血压需要治疗原发病。总的来说，针对晕厥的最佳治疗是治疗引起广泛脑灌注不足的病因。

（一）反射性晕厥的治疗

1.生活方式干预

反射性晕厥非药物治疗的基石是教育患者使其认识到反射性晕厥的良性本质。起始治疗包括患者教育，使其对该疾病有所认识，同时避免触发因素（如拥挤的环境、容量不足、咳嗽、小心或避免使用降压药），早期发现先兆症状，采取行动避免发作（如平卧、身体抗压动作）。对以下情况可能需要进一步治疗：①难以预测、发作频繁的晕厥，影响生活质量；②反复发作、没有先兆或先兆非常短的晕厥，增加患者外伤的风险；③在高危活动（包括驾驶、操作机器、飞行、竞技体育等）时发生的晕厥。

2.反射性晕厥

(1)身体抗压动作(PCMs):身体抗压动作正在成为反射性晕厥的一线治疗。两个临床试验表明,在反射性晕厥即将发生时,PCMs能够升高血压,在大多数情况下能使患者免于或推迟意识丧失。这个结果在一个多中心前瞻研究中得到证实。

(2)倾斜锻炼:对于反复发生血管迷走性症状的年轻患者,且其触发因素为直立应激的,如果患者积极配合,可以强制患者处于直立姿势并逐渐延长直立时间(所谓的"倾斜锻炼"),该方法可以减少晕厥复发。然而,这个治疗的缺点是很多患者很难坚持长期锻炼,而4个随机对照试验都未能证明短期锻炼的效果。

(3)药物治疗:曾有很多药物尝试用于反射性晕厥的治疗,但多数结果不能令人满意。包括β受体阻滞剂、丙吡胺、东莨菪碱、茶碱、麻黄碱、依替福林、米多君、可乐定和5-羟色胺再摄取抑制剂。尽管一些非安慰剂对照试验或短期安慰剂对照试验结果令人满意,那些长期安慰剂对照前瞻性研究却未能证实这些药物的疗效。

(4)心脏起搏:在反射性晕厥中起搏治疗的作用有限,起搏治疗只对血管迷走反射中的心脏抑制部分有效,而对血管抑制部分无效。如果在长期心电监测中发现患者有严重的自发心动过缓,则起搏治疗有效。

3.直立性低血压和直立不耐受综合征

治疗的基本策略同反射性晕厥,具体方法如下:

(1)关于该疾病本质的宣教和关于生活方式的建议可以显著改善直立性症状。

(2)避免使用扩血管药、降压药等。

(3)药物诱发的自主神经障碍的基本治疗策略是停用相关药物。

(4)增加细胞外液容量是治疗的重要目标。如果患者没有高血压,应当教育患者多摄入盐和水,最好达到每天2～3L液体和10g氯化钠。据报道快速饮用凉水可以有效改善直立不耐受和餐后低血压。睡眠时抬高床头(10°)可以减少夜尿,使体内液体分布更佳,改善夜间高血压。

(5)老年人的重力性静脉液体潴留可以用腹带或弹力袜来治疗,如果患者情况许可,还应该鼓励出现先兆症状的患者行PCMs。

(6)对于慢性自主神经障碍的患者,在一线治疗的基础上加用仅激动剂米多君是有益的。它虽然不能治愈慢性自主神经障碍,也不是对所有患者均有效,但确实对部分患者相当有效。米多君能同时升高卧位和直立位血压,能改善直立性低血压的症状。已有3个随机安慰剂对照研究证实米多君(5～20mg,每天3次)有效。

(7)氟氢可的松(0.1～0.3mg,每天1次),促使肾脏发生钠水潴留。观察性研究证实用药后血流动力学获益,患者血压更高、症状更少。

(8)其他较少应用的治疗,包括夜尿增多的患者使用去氨加压素、贫血患者使用促红细胞生成素、溴吡斯的明,使用拐杖,少食多餐和锻炼腿部、腹部肌肉。

(二)心律失常性晕厥

治疗目标是预防症状再发,改善生活质量,延长生存时间。

1.窦房结功能不全

证实心动过缓是自发晕厥的病因,则心脏起搏治疗是非常有效的。在长期随访中发现,即使给予充分的起搏治疗,仍然有20%的患者晕厥会复发。这是由于窦房结疾病往往合并血管抑制性反射机制。

2.房室传导系统疾病

房室阻滞引起的晕厥需要心脏起搏治疗。这些患者如果合并左心室射血分数下降、心力衰竭和 QRS 间期延长,应考虑双心室起搏。

3.阵发性室上性和室性心动过速

与晕厥相关的阵发性房室结折返性心动过速、房室折返性心动过速或房扑,应首选导管消融治疗。在这些患者中,药物治疗只是在导管消融之前或导管消融失败之后应用。

尖端扭转型室性心动过速导致的晕厥并不常见,多数是由于药物延长 QT 间期所致。应立即停用可疑药物。如果是室性心动过速引起的晕厥,且患者心脏结构正常或轻度心功能不全,应考虑给予导管消融或药物治疗。晕厥且心功能不全的患者,如果室性心动过速或室颤病因无法纠正,需要行 ICD 植入。尽管这些患者植入 ICD 后通常仍然会有晕厥复发,但可以减少心源性猝死的风险。

(三)结构性心血管病继发的晕厥

在部分晕厥患者中可以见到结构性心脏或心肺疾病,在老年患者中其发病率更高。仅仅存在心脏病并不能说明晕厥与该心脏病相关。其中有些患者是很典型的反射性晕厥,但有些患者,如下壁心肌梗死或主动脉狭窄,其原发病可能在晕厥的发病机制中起着重要作用。另外,这类患者中很多原发病可以引起室上性或室性心律失常,从而继发晕厥。

与结构性心脏病相关的晕厥,其治疗随着诊断不同而有很大的区别。

(1)继发于严重主动脉狭窄或心房黏液瘤的晕厥患者,应行外科手术治疗原发病。

(2)继发于急性心血管疾病如肺栓塞、心肌梗死或心包填塞的晕厥患者,也应以治疗原发病为主。

(3)肥厚型心肌病(合并或不合并左心室流出道梗阻),通常应专门给予针对心律失常的治疗,多数情况下应植入 ICD 以预防心源性猝死。减少左心室流出道压力阶差对改善晕厥有无帮助,目前尚缺乏研究。

(4)对心肌缺血相关的晕厥,显然大多数患者应给予药物和(或)再血管化治疗。

(四)心源性猝死高危患者不明原因的晕厥

经过充分检查,可能晕厥的具体机制仍不确定,但如果该患者为心源性猝死的高危患者,则仍应给予原发病的治疗,以减少死亡或致死事件的风险。这类患者的治疗目标是减少死亡风险。

1.缺血性和非缺血性心肌病

急性或慢性冠心病且心功能不全的患者死亡风险是明显增加的,需要对心肌缺血情况进行评估,如果有指征应给予再血管化治疗。有心力衰竭并符合 ICD 植入指征的患者,应在评估晕厥发生机制之前即接受 ICD 治疗。这类患者包括:缺血性或扩张型心肌病且左心室射血分数降低(根据目前的指南,LVEF<30%～40%,心功能>NYHAⅡ级)。

2.肥厚型心肌病

对肥厚型心肌病患者来讲,病因不明的晕厥是心源性猝死的主要危险因素,尤其是当晕厥发生在近期(距今<6个月)时。肥厚型心肌病患者发生晕厥的机制包括室性心律失常、室上性心动过速、严重的流出道梗阻、心动过缓、运动引起的低血压和反射性晕厥等。在判断心源性猝死的风险方面,危险因素还包括频发非持续性室性心动过速、运动时低血压、显著的心肌肥厚。肥厚型心肌病的高危患者应植入ICD。

3.致心律失常性右心室心肌病/发育不良

致心律失常性右心室心肌病(ARVC)患者1/3发生过晕厥。年轻、广泛右心室功能不全、左心室受累、多形性室性心动过速、晚电位、epsilon波、有猝死家族史的患者,应行ICD植入。

4.原发性离子通道疾病

对遗传性心脏离子通道疾病的患者,病因不明的晕厥往往是最早出现的症状。在没有其他诊断或不能排除室性快速性心律失常时,可以谨慎考虑ICD植入。然而,晕厥的机制可能有多种,可能是恶性心律失常,也可能是相对良性的如反射性晕厥。因此,这种情况下,晕厥并不一定意味着发生恶性心脏事件的风险高,其敏感性要低于有记录的心脏停搏。

然而,对于遗传性疾病,用传统检查方法来区分其良恶性往往非常困难。因此,在植入ICD之前,某些患者需要更精确的诊断(通过植入式事件记录器)以明确晕厥的机制。

第三章　消化系统疾病

第一节　急性胃炎

胃炎是一种病理状态,指胃黏膜对各种损伤的炎症反应过程,通常包括上皮损伤、黏膜炎症反应和上皮细胞再生三个过程,仅有上皮损伤和上皮细胞再生过程的称为胃病。根据临床发病的缓急和病程的长短、内镜与组织学标准,胃炎可以分为急性胃炎及慢性胃炎;其中急性胃炎以粒细胞浸润为主,慢性胃炎以单核细胞浸润为主。根据病变累及部位,胃炎可分为胃窦胃炎、胃体胃炎和全胃炎。根据不同病因,胃炎可分为幽门螺杆菌相关性胃炎、自身免疫性胃炎、应激性胃炎及特殊类型胃炎等。根据病理改变,胃炎可分为非萎缩性胃炎、萎缩性胃炎。

急性胃炎是各种病因引起的广泛性或局限性胃黏膜的急性炎症。内镜检查以一过性胃黏膜充血、水肿、出血、糜烂或浅表溃疡为特点。病理学以胃黏膜固有层见中性粒细胞为主的炎性细胞浸润为特点。按照病理改变不同,急性胃炎通常分为急性糜烂性胃炎及特殊病因引起的急性胃炎如急性腐蚀性胃炎、急性化脓性胃炎、急性感染性胃炎等。

一、急性糜烂性胃炎

急性糜烂性胃炎又称急性糜烂出血性胃炎、急性胃黏膜病变(AGML),是指由各种病因引起的,以胃黏膜糜烂、出血为特征的急性胃黏膜病变,是上消化道出血的重要病因之一,约占上消化道出血的20%。

(一)病因与发病机制

引起急性糜烂性胃炎的常见病因有:

1.药物

常见的药物有非甾体类抗炎药(NSAID)如阿司匹林、吲哚美辛、保泰松,肾上腺皮质激素,一些抗肿瘤化疗药物等。可能的机制有:非甾体类抗炎药呈弱酸性,可直接损伤胃黏膜。同时,NASID类药物还可通过抑制环氧合酶-1(COX-1)的合成,阻断花生四烯酸代谢为内源性前列腺素的产生,而前列腺素在维持胃黏膜血流和黏膜屏障完整性方面有重要作用,从而削弱胃黏膜的屏障功能。国内外动物研究发现,NASID药物能够抑制氧自由基清除,氧自由基增加使膜脂质过氧化,造成胃黏膜的应激性损害。肾上腺皮质激素可使盐酸和胃蛋白酶分泌增加,胃黏液分泌减少、胃黏膜上皮细胞的更新速度减慢而导致本病。某些抗肿瘤药如氟尿嘧啶对快速分裂的细胞如胃肠道黏膜细胞产生明显的细胞毒作用。还有一些铁剂、抗肿瘤化疗药物及某些抗生素等均有可能造成黏膜刺激性损伤。

2.乙醇

乙醇能在胃内被很快吸收,对胃黏膜的损伤作用较强,其致病机制主要有以下几个方面:①对胃黏膜上皮细胞的直接损伤:乙醇有亲脂性和溶脂性能,能够破坏胃黏膜屏障功能及上皮细胞的完整,导致上皮细胞损害脱落;②对黏膜下血管损伤:主要引起血管内皮细胞损伤、血管扩张、血浆外渗、小血管破裂、黏膜下出血等改变,造成胃黏膜屏障功能破坏,引起胃黏膜损伤;③黏膜上皮及血管内皮损伤引起局部大量炎症介质产生,中性粒细胞浸润,局部细胞损伤进一步加重;④部分患者由于黏膜下血管扩张,出现一过性胃酸分泌升高,加重局部损伤。

3.应激

引起应激的主要因素有:严重感染、严重创伤、大手术、大面积烧伤、休克、颅内病变、败血症和其他严重脏器病变或多器官功能衰竭等。由上述应激源引起的急性胃黏膜损害被称为应激性溃疡,其中由烧伤引起的称 Curling 溃疡,中枢神经系统病变引起的称 Cushing 溃疡。引起的机制可能有:严重应激可使交感神经兴奋性增强,外周及内脏血管收缩,胃黏膜血流减少,引起胃黏膜缺血、缺氧,对各种有害物质的敏感性增加;胃黏膜缺血时,不能清除逆向弥散的氢离子,氢离子损害胃黏膜并刺激肥大细胞释放组胺,使血管扩张,通透性增加;应激状态下可使 HCO_3^- 分泌减少,黏液分泌不足,前列腺素合成减少,削弱胃黏膜屏障功能;同时,儿茶酚胺分泌增加,胃酸分泌增加,导致胃黏膜损伤,糜烂、出血,严重者可发生急性溃疡。

4.胆汁反流

幽门关闭不全、胃切除(主要是 BillrothⅡ式)术后可引起十二指肠-胃反流,反流液中的胆汁和胰液等组成的碱性肠液中的胆盐、溶血卵磷脂、磷脂酶 A 和其他胰酶可破坏胃黏膜屏障,导致 H^+ 弥散,损伤胃黏膜;同时胰酶能催化卵磷脂形成溶血卵磷脂,从而加强胆盐的损害,引起急性炎症。

(二)病理

本病典型表现为广泛的糜烂、浅表性溃疡和出血,常有簇状出血病灶,病变多见于胃底及胃体部,有时也累及胃窦。组织学检查见胃黏膜上皮失去正常柱状形态而呈立方形或四方形,并有脱落,黏膜层出血伴急性炎性细胞浸润。

(三)临床表现

急性糜烂性胃炎是上消化道出血的常见病因之一,呕血和黑便是本病的主要表现。出血常为间歇性,大量出血可引起晕厥或休克。不同病因所致的临床表现不一,轻重不一,可无症状或为原发病症状掩盖。

患者发病前多有服用 NSAID、酗酒、烧伤、大手术、颅脑外伤、重要器官功能衰竭等应激状态病史。短期内服用 NSAID 药造成的急性糜烂性胃炎大多数症状不明显,少数出现上腹部疼痛、腹胀等消化不良的表现,上消化道出血较常见,但一般出血量较少,以黑便为主,呈间歇性,可自行停止。乙醇引起的急性糜烂性胃炎常在饮酒后 0.5~8.0 小时突发上腹部疼痛,恶心、呕吐,剧烈呕吐可导致食管贲门黏膜撕裂综合征,可出现呕血、黑便。应激性溃疡主要临床表现为上消化道出血(呕血或黑便),严重者可出现失血性休克,多发生在原发疾病的 2~5 天内,少数可延至 2 周。原发病越重应激性溃疡发生率越高,病死率越高。应激性溃疡穿孔时可出现急腹症症状及体征。胆汁反流易引起上腹饱胀，食欲减退，严重者可呕吐黄绿色胆汁，伴烧心感。

（四）辅助检查

1.血液检查

血常规一般正常。若短时间内大量出血可出现血红蛋白、红细胞计数及红细胞比容降低。

2.大便常规及潜血试验

上消化道出血量大于 5～10mL 时大便潜血试验阳性。

3.胃镜检查

尤其是 24～48 小时内行急诊胃镜检查可见胃黏膜糜烂、出血或浅表溃疡，多为弥散性，也可为局限性。应激所致病变多位于胃体和胃底，而 NSAID 或酒精所致病变以胃窦为主。超过 48 小时病变可能已不复存在。

（五）诊断与鉴别诊断

有近期服药史、严重疾病、大量饮酒史等，短期内出现上腹部疼痛不适，甚至呕血、黑便者需考虑本病，结合急诊胃镜检查有助于诊断。必须指出的是急诊胃镜检查须在 24～48 小时内进行。消化性溃疡可以上消化道出血为首发症状，需与本病相鉴别，急诊胃镜检查有助于鉴别诊断。对于有肝炎病史，并有肝功能减退和门静脉高压表现如低蛋白血症、腹水、侧支循环建立等，结合胃镜检查可与本病相鉴别。

（六）治疗治疗

（1）防治原则：注意高危人群，消除病因，积极治疗原发病，缓解症状，促进胃黏膜再生修复，防止发病及复发，避免并发症。

（2）一般治疗：去除病因，治疗原发病。患者应卧床休息，禁食或流质饮食，保持安静，烦躁不安时给予适量的镇静剂，如地西泮。出血明显者应保持呼吸道通畅防止误吸，必要时吸氧；密切观察生命体征等。

（3）黏膜保护剂：可应用黏膜保护剂硫糖铝、铝碳酸镁、替普瑞酮或米索前列醇等药物。

（4）抑酸治疗：轻症者可口服 H_2RA 及 PPI，较重者建议使用 PPI，如奥美拉唑、兰索拉唑、泮托拉唑、雷贝拉唑、埃索美拉唑等。

（5）对于大出血者积极按照上消化道大出血处理原则处理。

（七）预防

对于必须服用 NSAID 的患者，应减小剂量或减少服用次数，加服抑制胃酸或前列腺素类似物，可以有效预防急性糜烂性胃炎。对严重感染、严重创伤、大手术、大面积烧伤、休克、颅内病变、败血症和其他严重脏器病变或多器官功能衰竭等应激状态患者应该给予抑酸或制酸药物治疗，以维持胃内 pH 在 3.5～4.0，可以有效预防急性胃黏膜病变的发生。

二、急性腐蚀性胃炎

急性腐蚀性胃炎是由于自服或误服强酸（如硫酸、盐酸、硝酸、醋酸、来苏）或强碱（如氢氧化钠、氢氧化钾）等腐蚀剂后引起胃黏膜发生变性、糜烂、溃疡或坏死性病变。早期临床表现为口腔、咽喉、胸骨后及上腹部的剧痛、烧灼感、恶心、呕吐血性胃内容物，吞咽困难及呼吸困难，重者可因食管、胃广泛的腐蚀性坏死而导致穿孔、休克，晚期可导致食管狭窄。

（一）病因与发病机制

本病是由于误服或有意吞服腐蚀剂（强碱或强酸）而引起的急性胃壁损伤。损伤的范围和深度与腐蚀剂的性质、浓度和数量、剂量，腐蚀剂与胃肠道接触的时间及胃内所含食物量有关。强酸可使与其接触的蛋白质和角质溶解、凝固，引起口腔、食管全胃所有与强酸接触部位的组织呈界限明显的灼伤或凝固性坏死伴有焦痂，坏死组织脱落可造成继发性胃穿孔、腹膜炎。强碱与组织接触后，迅速吸收组织内的水分，并与组织蛋白质结合成胶冻样的碱性蛋白质，与脂肪酸结合成皂盐，造成严重的组织坏死，常产生食管壁和胃壁全层灼伤，甚至引起出血或穿孔，强碱所致的病变范围多大于与其接触的面积。两者后期都可引起瘢痕形成和狭窄。

（二）病理

累及部位主要为食管和胃窦。主要的病理变化为黏膜充血、水肿和黏液增多。严重者可发生糜烂、溃疡、坏死，甚至穿孔，晚期病变愈合后可能出现消化道狭窄。

（三）临床表现

急性腐蚀性胃炎病变程度及临床表现与腐蚀剂种类、浓度、吞服量、胃内有无食物贮存、与黏膜接触时间长短等因素有关。吞服腐蚀剂后，最早出现的症状为口腔、咽喉、胸骨后及中上腹部剧烈疼痛，常伴有吞咽疼痛、咽下困难、频繁的恶心呕吐。严重者可呕血、呼吸困难、发热、血压下降。食管穿孔可引起食管气管瘘及纵隔炎，胃穿孔可引起腹膜炎。与腐蚀剂接触后的消化道可出现灼痂。在急性期过后，后期的主要症状为梗阻，患者可逐渐形成食管、贲门或幽门瘢痕性狭窄，也可形成萎缩性胃炎。

（四）诊断与鉴别诊断

根据病史和临床表现，诊断并不困难。由于各种腐蚀剂中毒的处理不同，因此在诊断上重要的是一定要明确腐蚀剂的种类、吞服量与吞服时间；检查唇与口腔黏膜痂的色泽（如黑色痂提示硫酸、灰棕色痂提示盐酸、深黄色痂提示硝酸、醋酸呈白色痂，而强碱可使黏膜呈透明水肿）；同时要注意呕吐物的色、味及酸碱反应，必要时收集剩余的腐蚀剂作化学分析，对于鉴定其性质最为可靠。在急性期内，避免 X 线钡餐及胃镜检查，以防出现食管或胃穿孔。急性期过后，钡剂造影检查可以了解食管、胃窦狭窄或幽门梗阻情况，如患者只能吞咽流质时，可吞服碘水造影检查。晚期如患者可进流质或半流质，则可谨慎考虑胃镜检查，以了解食管、胃窦及幽门有无狭窄或梗阻。

（五）治疗

腐蚀性胃炎是一种严重的急性中毒，必须积极抢救。治疗的主要目的：①抢救生命（治疗呼吸困难、休克、纵隔炎和腹膜炎等）；②控制后期的食管狭窄和幽门梗阻。

1.一般处理

（1）保持镇静，避免诱导患者呕吐，因为呕吐会引起食管、器官和口咽部黏膜再次接触腐蚀剂加重损伤，因而禁用催吐剂。

（2）保持呼吸道通畅，误吞腐蚀剂后几秒至 24 小时内可发生危及生命的气道损伤，此时不宜气管插管，需行气管切开。

（3）抗休克治疗,如有低血压则需积极补液等抗休克治疗。

（4）适当使用抗生素,对有继发感染者需使用抗生素。

（5）手术治疗,如证实有食管穿孔、胃穿孔、纵隔炎和腹膜炎,则需行手术治疗。

2.减轻腐蚀剂继发的损害及对症治疗

服毒后除解毒剂外不进食其他食物,严禁洗胃,以避免穿孔。为减少毒物的吸收,减轻黏膜灼伤的程度,对误服强酸者可给予牛奶、蛋清或植物油 100～200mL 口服,但不宜用碳酸氢钠中和强酸,以产生二氧化碳导致腹胀,甚至胃穿孔。若服用强碱,可给醋 300～500mL 加温水 300～500mL,一般不宜服用浓食醋,避免产生热量加重损害。剧痛者给予止痛剂如吗啡 10mg 肌内注射。呼吸困难者给予氧气吸入,已有喉头水肿、呼吸严重阻塞者及早气管切开,同时常给予抗菌药物以防感染。抑酸药物应该静脉足量给予,维持到口服治疗,以减少胃酸对胃黏膜病灶的损伤。发生食管狭窄时可用探条扩张或内镜下球囊扩张。

三、急性化脓性胃炎

急性化脓性胃炎是由化脓性细菌感染所致的以胃黏膜下层为主的胃壁急性化脓性炎症,又称急性蜂窝织炎性胃炎,是一种少见的重症胃炎,病死率高,男性多见,发病年龄多在 30～60 岁,免疫力低下、高龄、酗酒为高危因素,行内镜下黏膜切除和胃息肉切除术为医源性高危因素。

（一）病因与发病机制

急性化脓性胃炎是由化脓性细菌感染侵犯胃壁所致,常见的致病菌首先为溶血性链球菌,约占 70%,其次为金黄色葡萄球菌、肺炎球菌及大肠埃希菌等。细菌主要通过血液循环或淋巴播散侵入胃壁,常继发于其他部位的感染病灶,如败血症、感染性心内膜炎、骨髓炎等疾病;细菌也可通过受损害的胃黏膜直接侵入胃壁,常见于胃溃疡、胃内异物创伤或手术、慢性胃炎、胃憩室、胃癌等可致胃黏膜损伤,吞下的致病菌可通过受损的黏膜侵犯胃壁。胃酸分泌低下致胃内杀菌能力减弱和胃黏膜防御再生能力下降是本病的诱因。

（二）病理

化脓性细菌侵入胃壁后,经黏膜下层扩散,引起急性化脓性炎症,可遍及全胃,但很少超过贲门或幽门,最常见于胃远端的 1/2。病变在黏膜下层,胃黏膜表面发红,可有溃疡、坏死、糜烂及出血,胃壁由于炎症肿胀而增厚变硬。胃壁可呈弥漫脓性蜂窝织炎或形成局限的胃壁脓肿,切开胃壁可见有脓液流出。严重化脓性炎症时,可穿透固有肌层波及浆膜层,发展至穿孔。显微镜下可见黏膜下层大量中性粒细胞浸润,有出血、坏死及血栓形成。

（三）临床表现

本病常以急腹症形式发病,突然出现上腹部疼痛,可进行性加重,前倾坐位时有所缓解,卧位时加重。伴寒战、高热、恶心、呕吐、上腹部肌紧张和明显压痛。严重者早期即可出现周围循环衰竭。随着病情的发展,可见呕吐脓性物和坏死的胃黏膜组织,出现呕血、黑便、腹膜炎体征和休克,可并发胃穿孔、弥散性腹膜炎、血栓性门静脉炎及肝脓肿。

（四）辅助检查

1.实验室检查

外周血白细胞计数升高,多在 $10×10^9/L$ 以上,以中性粒细胞为主,并出现核左移现象,白细胞内可出现中毒颗粒。胃内容物涂片或培养多可找到致病菌。呕吐物检查有坏死黏膜混合脓性呕吐物。腹水、血液细菌培养可发现致病菌。胃液分析胃酸减少或消失。

2.X 线检查

部分患者腹部 X 线片可显示胃扩张或局限性肠胀气,胃壁内有气泡存在。由于 X 线钡餐检查可导致患者胃穿孔,一般应列为禁忌。

3.胃镜检查

胃镜可明确胃黏膜病变范围及程度。胃镜卜见胃黏膜糜烂,允血及溃疡性病变,由于黏膜明显肿胀,可形成肿瘤样外观,但超声胃镜检查无明显胃黏膜物影像。

4.B 超检查

显示胃壁明显增厚。

(五)诊断与鉴别诊断

1.诊断

临床表现以全身脓毒血症和急性腹膜炎症为其主要临床表现,起病突然,常有急性剧烈上腹痛、恶心、呕吐,呕吐物为脓样物,伴上腹压痛、反跳痛及腹肌紧张,有寒战、高热、白细胞升高。对有上述表现而无活动性消化性溃疡及无急性胆囊炎史,且血清淀粉酶正常者,可考虑本病。

胃镜下该病表现为:胃黏膜急性红肿充血,有坏死、糜烂及脓性分泌物,胃壁增厚,可误为胃壁浸润病变或胃癌。有的仅累及胃远侧部分。

2.鉴别诊断

(1)消化性溃疡合并急性穿孔:常突然起病,出现急性剧烈上腹痛,恶心呕吐,伴上腹压痛、反跳痛及腹肌紧张等急性腹膜炎征象,血白细胞升高,腹平片可有膈下游离气体。对于少数无痛性溃疡而以急性穿孔为首发症状来诊者,与本病不易相鉴别。确诊需手术或胃镜取病理,提示化脓性胃炎,胃壁各层都有明显而广泛的化脓性改变或者形成局限的胃壁脓肿。消化性溃疡胃壁不会出现化脓性改变,相关影像学检查见消化性溃疡胃壁内一般无由气泡形成的低密度改变。

(2)急性胆囊炎:可以有剧烈腹痛、恶心、呕吐、发热等症状。典型的患者,疼痛常与进食油腻有关,位于右上腹,可放射至腰背部,Murphy 征呈阳性,部分患者可伴有黄疸。对不典型的患者,需行腹部 B 超或其他影像学检查协助诊断。

(3)急性胰腺炎:可有剧烈上腹痛、恶心、呕吐、腹胀等症状,常见的诱因为胆道疾病、大量饮酒及暴饮暴食,腹痛以中上腹为主,向腰背部呈带状放射。重症胰腺炎可出现腹膜炎、休克及血尿淀粉酶的动态变化,腹部 B 超及 CT 对确诊有帮助。胃壁病理组织学无化脓性改变。

(4)胃癌:因有胃壁浸润病变导致胃壁增厚,有时与化脓性胃炎镜下表现类似。但该病一般无剧烈上腹痛及腹膜炎体征,无中毒症状,腹平片胃腔无大量积气,一般无膈下游离气体,病理组织学可见肿瘤细胞,而无化脓性改变可做鉴别。

(六)治疗

1.一般治疗

卧床休息,禁食水,静脉补充热量,纠正脱水,维持水、电解质及酸碱平衡,必要时给予静脉高营养及输血。

2.控制感染

给予广谱、有效的抗生素,如大剂量青霉素 640 万～1000 万 U/d、头孢类抗生素 4～6g/d 等静脉滴注,一定要足量。急性期后可改口服制剂,如阿莫西林(羟氢苄青霉素)0.5g,4 次/天,头孢拉定0.5g,4 次/天。

3.PPI 制剂

可抑制胃酸分泌,缓解疼痛,促进炎症及溃疡愈合。可给奥美拉唑 40mg,1 次/天静脉滴注。

4.对症治疗

腹痛者可给解痉药,如山莨菪碱 10mg 肌内注射,东莨菪碱 0.3～0.6mg 肌内注射。恶心、呕吐者,给予止吐药,如甲氧氯普胺 10mg 肌内注射等。

5.手术治疗

有胃穿孔和急性腹膜炎者及时外科手术;慢性胃脓肿,药物治疗无效可做胃部分切除术。

(七)预后

本病由于诊断困难而导致治疗不及时,因而预后差,病死率高。提高对本病的重视及早期诊治是降低病死率的关键。

四、急性感染性胃炎

急性感染性胃炎是由细菌、病毒及其毒素引起的急性胃黏膜非特异性炎症。

(一)病因与发病机制

常见致病菌为沙门菌、嗜盐菌、致病性大肠埃希菌等,常见毒素为金黄色葡萄球菌或毒素杆菌毒素,尤其是前者较为常见。进食污染细菌或毒素的食物数小时后即可发生胃炎或同时合并肠炎此即急性胃肠炎。葡萄球菌及其毒素摄入后亦可合并肠炎,且发病更快。近年因病毒感染而引起本病者渐多。急性病毒性胃肠炎大多由轮状病毒及诺沃克病毒引起。轮状病毒在外界环境中比较稳定,在室温中可存活 7 个月,耐酸,粪-口传播为主要传播途径,诺沃克病毒对各种理化因子有较强抵抗力,感染者的吐泻物有传染性,污染食物常引起暴发流行,吐泻物污染环境则可形成气溶胶,经空气传播。

(二)病理

病变多为弥散性,也可为局限性,仅限于胃窦部黏膜。显微镜下表现为黏膜固有层炎性细胞浸润,以中性粒细胞为主,也有淋巴细胞、浆细胞浸润。黏膜水肿、充血以及局限性出血点、小糜烂坏死灶在显微镜下清晰可见。

(三)临床表现

临床上以感染或进食细菌毒素污染食物后所致的急性单纯性胃炎为多见。一般起病较急,在进食污染食物后数小时至 24 小时发病,症状轻重不一,表现为中上腹不适、疼痛,甚至剧烈的腹部绞痛,畏食、恶心、呕吐,因常伴有肠炎而有腹泻,大便呈水样,严重者可有发热、呕血和(或)便血、脱水、休克和酸中毒等症状。伴肠炎者可出现发热、中下腹绞痛、腹泻等症状。体检有上腹部或脐周压痛,肠鸣音亢进。实验室检查可见外周血白细胞总数增加,中性粒细胞比例增多。伴有肠炎者大便常规可见黏液及红、白细胞,部分患者大便培养可检出病原菌。内镜检查可见胃黏膜明显充血、水肿,有时见糜烂及出血点,黏膜表面覆盖黏稠的炎性渗出物和黏液,但内镜不必作为常规检查。轮状病毒引起的胃肠炎多见于5岁以下儿童,冬季为发病高峰,有水样腹泻、呕吐、腹痛、发热等症状,并常伴脱水,病程约1周。诺沃克毒性胃肠炎症状较轻,潜伏期为1~2天,病程平均2天,无季节性,症状有腹痛、恶性、呕吐、腹泻、发热、咽痛等。

(四)诊断与鉴别诊断

根据病史、临床表现,诊断并不困难。需注意与早期急性阑尾炎、急性胆囊炎、急性胰腺炎等相鉴别。

(五)治疗

1.一般治疗

应去除病因,卧床休息,停止一切对胃有刺激的食物或药物,给予清淡饮食,必要时禁食,多饮水,腹泻较重时可饮糖盐水。

2.对症治疗

①腹痛者可行局部热敷,疼痛剧烈者给予解痉止痛药,如阿托品、复方颠茄片、山莨菪碱等。②剧烈呕吐时可注射甲氧氯普胺(胃复安)。③必要时给予口服 PPI,如奥美拉唑、泮托拉唑、兰索拉唑等,减少胃酸分泌,以减轻黏膜炎症;也可应用铝碳酸镁或硫糖铝等抗酸药或黏膜保护药。

3.抗感染治疗

一般不需要抗感染治疗,严重或伴有腹泻时可选用小檗碱(黄连素)、呋喃唑酮(痢特灵)、磺胺类制剂、诺氟沙星(氟哌酸)等喹诺酮制剂及庆大霉素等抗菌药物,但需注意药物的不良反应。

4.维持水、电解质及酸碱平衡

因呕吐、腹泻导致水、电解质紊乱时,轻者可给予口服补液,重者应予静脉补液,可选用平衡盐液或5%葡萄糖盐水,并注意补钾;对于有酸中毒者可用5%碳酸氢钠注射液予以纠正。

(六)预后

本病为自限性疾病,病程较短,去除病因后可自愈,预后较好。

第二节 慢性胃炎

慢性胃炎系指由多种原因引起的胃黏膜慢性炎症和(或)腺体萎缩性病变。病因主要与幽门螺杆菌(Hp)感染密切相关。其他原因如长期服用损伤胃黏膜的药物,主要为非甾体抗炎药,如阿司匹林、吲哚美辛等。十二指肠液反流,其中胆汁、肠液和胰液等可减弱胃黏膜屏障功能,使胃黏膜发生炎症、糜烂和出血,并使胃腔内 H^+ 反弥散至胃黏膜内,炎性渗出而使慢性炎症持续存在。此外,酗酒,长期饮用浓茶、咖啡等也可导致胃炎。慢性胃炎的发病常随年龄增长而增加。胃体萎缩性胃炎常与自身免疫损害有关。

根据新悉尼胃炎系统和我国2006年颁布的《中国慢性胃炎共识意见》标准,由内镜及病理组织学变化,将慢性胃炎分为非萎缩性(浅表性)胃炎及萎缩性胃炎两大基本类型和一些特殊类型胃炎。

一、病因与发病机制

慢性胃炎的病因迄今尚未完全阐明。一般认为物理性、化学性及生物性有害因素持续反复作用于易感人体即可引起胃黏膜慢性炎症。已明确的病因包括以下几方面:

(一)Hp感染

早在1874年,Bottchen就发现人的胃黏膜内有一种螺旋状的微生物。1939年,Boenges在尸检中发现48%的胃黏膜切片中存在数种不同类型的螺旋状杆菌。但早期人们对胃内这种螺旋状微生物及其与临床的联系尚不认识,故未予以重视。直到1983年Warren和Marshall从慢性胃炎患者的胃黏膜中分离并培养出Hp,并认为此菌与慢性胃炎之间有密切关系,其反响举世瞩目。此后各国学者开展了大量研究,发表了数以千计的研究报道。大量研究资料表明,Hp的感染率与慢性胃炎的发病率大致呈平行关系,而Hp相关性胃炎患者经有效抗菌药物治疗根除Hp之后,其临床症状与病理改变也随之有所好转,且健康志愿者人体试验亦证实口服Hp可引发胃黏膜明显炎症改变,并出现上腹痛、恶心、呕吐等症状,因此目前认为Hp感染是慢性胃炎的一个重要病因。

慢性胃炎患者胃黏膜中Hp的检出率高低与胃炎活动与否有关。国内外的研究资料均表明,慢性活动性胃炎患者的Hp检出率较高,可达90%,而非活动者较低。不同部位胃黏膜的Hp检出率亦不完全相同,胃窦部的检出率高于胃体部。现有的资料提示Hp感染与慢性胃炎患者的临床症状之间无明确关系。无症状慢性胃炎患者的Hp检出率可达35%~72%,而有明显症状慢性胃炎患者的Hp检出率并不一定很高。但越来越多的研究表明,胃炎的病理组织学改变与Hp感染的程度轻重有关,尤其在活动性胃炎中,胃黏膜的炎症越重,Hp的数量越多。Hp作为慢性胃炎的病原菌,其致病因素可能包括以下几方面:

1.Hp呈螺旋形状、具有鞭毛结构

其活跃的能动性使细菌能快速穿过胃腔内酸性环境和黏液层,且动力强的Hp菌株毒力亦强,能产生空泡毒素引起细胞空泡变性。50%~60%的Hp分离株培养上清液中可检出毒素。悉生乳猪感染实验表明,Hp的毒素不及动力的致病性大,但在自然感染的人类,细胞毒素亦可能是一种重要致病因素。

2.Hp能产生多种毒性酶

其可破坏胃黏膜表面黏液层结构,损伤其屏障功能。如尿素酶对胃上皮和黏液有直接毒性作用,尿素酶水解产生的氨可以扰乱胃黏膜健全的离子交换机制,引起H^+向胃黏膜反渗,导致组织损伤;黏蛋白酶可使黏液分泌受抑及黏液分泌后降解,使胃黏液黏稠度下降和渗透选择性丧失;而脂多糖能抑制层黏素受体,从而破坏上皮完整性。此外,溶血凝脂能破坏黏液层的完整性,溶血素可损伤胃黏膜屏障。

3.Hp具有黏附活性

电镜观察受累的胃黏液分泌细胞,可见Hp与黏膜细胞紧密接触,形成"触足"样结构,使微绒毛消失和细胞骨架成分破坏。动物实验显示 Hp 仅能在胃内发现,提示 Hp 与胃的黏液分泌细胞有特殊关系。现已发现人胃黏膜上皮的磷脂乙醇胺系高亲和性 Hp 受体,Hp 在黏液上亦有靶位,可与黏液中的糖蛋白和糖脂结合,继而损伤胃黏膜屏障与黏液屏障。

4.Hp 感染后机体发生免疫反应

产生针对 Hp 的抗体,可造成自身的免疫损伤。

总之,Hp 感染后通过多种致病因素的作用,使黏液屏障受损,黏膜细胞变性坏死,大量中性粒细胞炎症性浸润可形成腺窝脓肿,从而使腺体的再生受到极大影响。

(二)免疫因素

免疫因素与慢性萎缩性胃炎的关系较密切。胃体萎缩为主的慢性胃炎患者血清中常能检测出壁细胞抗体(PCA)和内因子抗体(IFA),两者均为自身抗体,在伴有恶性贫血的胃萎缩者中检出率相当高。恶性贫血属自身免疫性疾病,其胃黏膜萎缩变薄,壁细胞数显著减少或消失,黏膜固有层可见淋巴细胞浸润,而胃窦部黏膜病变较轻或基本正常。

1.PCA

1963 年,Irvin 首先报道在恶性贫血患者血清及胃匀浆中存在 PCA。PCA 存在于血液和胃液中,血清中 PCA 主要为 IgG,胃液中 PCA 为 IgG 或 IgA,其抗原存在于壁细胞分泌小的微绒毛膜上。PCA 具细胞特异性,仅与壁细胞反应,而无种属特异性。在恶性贫血患者中 PCA 的阳性率可达 90% 以上,在不伴恶性贫血的萎缩性胃炎患者,PCA 的阳性率为 20% ~ 60%,但国内报道检出率较低。全胃切除后 4~6 个月血清 PCA 滴度下降甚至消失。PCA 在少数健康人亦能检出,20 岁以下者其阳性率为 2%,60 岁以上者可达 16%。此外,在其他自身免疫性疾病中 PCA 亦能检出,阳性率为 20% ~ 30%。

2.IFA

血清中 IFA 属 IgG。IFA 可分为"阻断"抗体(Ⅰ型)和"结合"抗体(Ⅱ型),前者与内因子结合后能阻断维生素 B_{12} 与内因子形成复合物,以致维生素 B_{12} 不能吸收,后者与内因子维生素 B_{12} 复合物结合而阻碍它们在回肠壁中的吸收。在恶性贫血患者中Ⅰ型 IFA 的阳性率约 53%,Ⅱ型 IFA 的阳性率约 30%。IFA 存在于患者血清和胃液中,但以胃液中的抗体作用较强,血中抗体作用较弱,血 IFA 的存在并不能决定有无维生素 B_{12} 吸收障碍。IFA 具有特异性,通常仅见于胃萎缩伴恶性贫血者。

3.促胃液素分泌细胞抗体

虽然一般认为 B 型萎缩性胃炎与免疫因素关系不大,但 1979 年 Vandelli 等发现部分 B型萎缩性胃炎患者血清中存在促胃液素分泌的细胞抗体(GCA),是针对促胃液素细胞胞质的自身抗体。在 106 例患者中 8 例阳性,而 35 例 A 型萎缩性胃炎及 51 例恶性贫血全部阴性。目前 GCA 的致病作用尚不清楚,仍需更多研究资料证实。

4.延迟型变态反应

胃萎缩患者除有自身抗体参与外,尚有延迟型变态反应存在。将患者淋巴细胞做组织培养时,如加入胃黏膜匀浆或内因子,可使淋巴细胞转化为淋巴母细胞。

5.B 淋巴细胞功能亢进

有学者报道 A 型萎缩性胃炎患者血清 IgA 与 IgM 升高,B 型萎缩性胃炎患者血清 IgG、

IgA 与 IgM 均显著高于正常人,提示萎缩性胃炎患者有 B 淋巴细胞功能亢进。其原因可能系胃黏膜屏障受损后使胃内食物或微生物等抗原物质通过受损的黏膜屏障刺激机体免疫系统,引起免疫反应而产生抗体。一般认为,免疫所引起的损伤是继发的。内源性或外源性等各种有害因素引起胃黏膜损伤,壁细胞抗原释出并致敏免疫细胞引起免疫反应,造成胃黏膜慢性炎症;继而通过体液免疫产生抗体(PCA),PCA 在壁细胞内形成抗原抗体复合物,在补体的参与下不断破坏壁细胞。如果免疫反应持续进行,最终将因壁细胞数量显著减少,抗原消耗殆尽。由于缺乏壁细胞抗原的刺激,免疫反应也就终止。因此,在胃萎缩时,固有层内炎症细胞浸润较轻或阙如。

(三)刺激性物质

长期服用 NSAIDs 如水杨酸盐和保泰松,可引起慢性胃黏膜损害;食物过冷、过热、过酸、过辣、过咸,或经常暴饮暴食,长期饮用浓茶,以及长期酗酒、吸烟等均可引起慢性胃炎。烟草酸可直接作用于胃黏膜,也可通过胆汁反流而致病。乙醇饮料可使胃黏膜产生红斑和糜烂损伤。动物实验表明当胃内乙醇浓度超过 14% 即可破坏胃黏膜屏障,黏膜损伤的程度与乙醇的浓度及接触时间有关。乙醇不仅增加 H^+ 反弥散,破坏黏膜内和黏膜下的正常组织结构,亦可损伤正常的能量代谢,从而破坏细胞功能。此外,乙醇亦可刺激胃酸分泌而加重胃黏膜损伤。但亦有学者认为,低浓度的乙醇对胃黏膜不但无害,反而有保护作用。其机制系低浓度的乙醇可提高胃黏膜的前列腺素水平,从而对胃黏膜产生保护作用。近来亦有学者认为辣椒刺激能促使胃黏膜合成和释放前列腺素,继而具有细胞保护功能。有报道证实,4%、8%、12%、16%及 20% 的辣椒煎剂对 0.6mol/L 盐酸诱发的大鼠胃黏膜损伤均有明显保护作用。

(四)十二指肠液反流

幽门括约肌功能失调可使十二指肠液反流,而十二指肠液中含有胆汁、肠液和胰液。胆盐可减低胃黏膜屏障对离子的通透功能,胆盐在胃窦部可刺激 G 细胞释放促胃液素,增加胃酸分泌。H^+ 通过损伤的黏膜屏障反弥散进入胃黏膜引起炎症变化,H^+ 亦能刺激肥大细胞使组胺分泌增加,引起胃壁血管扩张及淤血,炎症渗出增多,使得慢性炎症持续存在并形成恶性循环,这也是慢性胃炎难治的原因之一。目前认为,幽门括约肌的正常功能与促胰液素、CCK 及促胃液素之间的平衡密切相关。当胃泌素分泌增加,而促胰液素、CCK 分泌绝对或相对减少时,产生平衡失调,导致幽门括约肌功能不全,从而使十二指肠液反流入胃。

(五)胃窦内容物潴留

任何原因引起的胃窦内容物不能及时排空或长期潴留于胃内,都可通过释放过多促胃液素而引起胃窦部的浅表性胃炎,但慢性炎症亦可广泛存在。如胃石症常并发慢性胃炎。

(六)细菌、病毒和(或)其毒素

急性胃炎之后胃黏膜损伤可经久不愈,如反复发作可发展为慢性浅表性胃炎。牙及齿龈、扁桃体及鼻窦等的慢性感染灶的细菌或毒素吞入胃内,对胃黏膜长期刺激也可引发慢性胃炎。慢性肝病患者亦常有慢性胃炎的临床表现,有学者证实乙型肝炎患者胃黏膜内有乙型肝炎病毒的抗原抗体复合物存在。

(七)年龄因素

慢性胃炎与年龄关系密切。随着年龄的增长,萎缩性胃炎和肠腺化生的发生率逐渐升高,病变程度不断加重,范围亦越广,但炎症细胞浸润的程度似与年龄关系不大,因此有学者认为,萎缩性胃炎是老年人胃黏膜的退行性变,属于一种半生理现象。

(八)遗传因素

恶性贫血家庭成员中严重萎缩性胃炎发生的危险性是随机人群的 20 倍,提示有遗传因素的影响,有学者认为其中起作用的是一常染色体显性遗传基因。胃窦为主的萎缩性胃炎亦有家庭聚集现象,但是否与遗传易感性有关尚需进一步研究。

二、临床表现

慢性胃炎的症状无特异性,且症状的轻重与黏膜的病理变化往往不一致。最常见的临床表现是上腹痛与饱胀。疼痛无明显节律性,通常进食后较重,空腹时较轻,可能与胃容受性舒张功能障碍有关。此外,嗳气、反酸、恶心、早饱、上腹部不适或烧灼感亦较常见。进食硬、冷、辛辣或其他刺激性食物时可引发症状,或使原有症状加重。部分患者可出现食欲缺乏、乏力、消瘦及头晕症状。慢性胃炎合并胃黏膜糜烂者可出现少量或大量上消化道出血,表现以黑粪为主,持续 3～4 天后自动停止,长期少量出血可引发缺铁性贫血。上消化道出血患者的急诊内镜检查结果表明有 30%～40% 的出血由慢性胃炎引发。慢性胃炎合并胃萎缩者可出现贫血、全身疲软衰弱、神情淡漠等症状。但有相当一部分慢性胃炎患者可无任何临床症状。慢性胃炎的体征多不明显,少数患者可出现上腹轻压痛。此外无特殊体征。

三、实验室检查

(一)胃酸的测定

浅表性胃炎胃酸分泌可正常或轻度降低,而萎缩性胃炎胃酸明显降低,其泌酸功能随胃腺体的萎缩、肠腺化生程度的加重而降低。

1.五肽促胃液素胃酸分泌试验

皮下或肌内注射五肽促胃液素($6\mu g/kg$ 体重)可引起胃的最大泌酸反应,从而对胃黏膜内的壁细胞数做出大致估计。五肽促胃液素刺激后连续 1 小时的酸量为最大酸量(MAO),2 个连续 15 分钟最高酸量之和乘 2 为高峰酸量(PAO)。据国内文献报道我国正常人 MAO、PAO 值为 $16～21mmol/h$,推算壁细胞数为 7～8 亿,较西方人略少。慢性胃炎时 MAO 与 PAO 值均可降低,尤以萎缩性胃炎明显。五肽促胃液素刺激后,如胃液 pH>7.0 称无胃酸,pH>3.5 者称低胃酸。前者提示胃萎缩的诊断。

2.24 小时胃内 pH 连续监测

通过胃腔内微电极连续测定胃内 pH,可了解胃内 24 小时的 pH 变化。正常人 24 小时胃内 pH>2.0,餐后 pH 升高,夜间 pH 最低,而在清晨又开始升高。慢性胃炎患者 pH>3.0 时间较长,尤以夜间为甚,部分患者进餐后 pH 升高持续时间长,提示慢性胃炎患者胃酸分泌功能减低。由于 pH 代表 H^+ 的活性而非浓度,故 pH 测定不能反映酸量,不能代替 MAO 与 PAO 的测定。

(二)胃蛋白酶原测定

胃蛋白酶原系一种由胃底腺分泌的消化酶前体,据其电泳迁移率不同可分为胃蛋白酶原

Ⅰ及胃蛋白酶原Ⅱ,前者由主细胞和颈黏液细胞分泌,后者除由前述细胞分泌外还来源于胃窦及十二指肠的 Brunner 腺。胃蛋白酶原在胃液、血液及尿中均可测出,且其活性高低基本与胃酸平行,抑制胃酸的药物亦能抑制胃蛋白酶原活性。萎缩性胃炎血清胃蛋白酶原Ⅰ及Ⅰ/Ⅱ比值明显降低,且降低程度与胃底腺萎缩范围及程度呈正相关,与活组织病理检查结果常常吻合。因此,胃蛋白酶原活性检测对萎缩性胃炎的诊断及随访有一定意义。

(三)促胃液素测定

促胃液素由胃窦 G 细胞及胰腺 D 细胞分泌,是一种重要的旁分泌激素,能最大限度刺激壁细胞分泌盐酸,改善胃黏膜血液循环,营养胃黏膜,并能保持贲门张力,防止胃内容物向食管反流,具有多种生理功能。正常人空腹血清促胃液素含量为 $30\sim120pg/mL$。萎缩性胃炎患者的血清促胃液素水平可在一定程度上反映胃窦部炎症程度。胃窦部黏膜炎症严重者促胃液素常降低,而胃窦部黏膜基本正常者,其空腹血清促胃液素水平常增高。胃萎缩伴恶性贫血者,空腹血清促胃泌素可高达 $500\sim1000pg/mL$。

(四)内因子的测定

内因子由壁细胞分泌,壁细胞数的减少亦导致内因子分泌减少,由于正常人壁细胞分泌的内因子量大大超过了促进维生素 B_{12} 吸收所需含量,因此,慢性胃炎患者胃黏膜受损导致胃酸分泌减少时,内因子的分泌量一般仍能维持机体需要。由于胃萎缩伴恶性贫血患者血清中出现抗内因子抗体,它与内因子或内因子维生素 B_{12} 复合物结合导致维生素 B_{12} 的吸收障碍,因此内因子的测定有助于恶性贫血的诊断。内因子的检测可采用维生素 B_{12} 吸收双放射性核素试验,其方法为在肌内注射维生素 B_{12} 的同时口服 ^{57} 钴、维生素 B_{12} 内因子和 ^{58} 钴维生素 B_{12},然后分别测定 24 小时尿中 ^{57} 钴及 ^{58} 钴的放射活性,如果 ^{58} 钴放射活性低而 ^{57} 钴放射活性正常,表明存在内因子缺乏。

(五)自身抗体检测

胃体萎缩性胃炎患者血清 PCA 及 IFA 可呈阳性,对诊断有一定帮助。血清 IFA 阳性率较 PCA 为低。两者的检测对慢性胃炎的分型与治疗有一定帮助。此外,胃窦萎缩性胃炎患者血清中 GCA 可出现阳性,而恶性贫血患者常为阴性。

(六)Hp 检测

目前已有多种 Hp 检测方法,包括胃黏膜直接涂片染色、胃黏膜组织切片染色、胃黏膜培养、尿素酶检测、血清 Hp 抗体检测及尿素呼吸试验,其中以尿素酶法简便快速,而尿素呼吸试验为一结果准确的非侵入性诊断方法。慢性胃炎患者胃黏膜中 Hp 阳性率的高低与胃炎活动与否有关,且不同部位的胃黏膜其 Hp 的检出率亦不相同。Hp 的检测对慢性胃炎患者的临床治疗有指导意义。

(七)胃运动功能检测

慢性胃炎患者常出现餐后上腹不适、饱胀、嗳气等胃肠运动功能障碍的表现,其机制可能系胃容受性舒张功能障碍、胃窦运动功能失调、胃与十二指肠运动缺乏协调性或胃远端对食物的研磨能力降低。胃运动功能检测能反映胃容纳食物的能力、胃对不同类型食物排空的速度、胃窦在消化期与消化间期的运动状况及是否存在逆向运动。目前常以胃排空率检查测定反映胃运动功能,排空率检查可通过进食标记食物,在餐后不同时间测定胃内标志物量从而进行推算。具体方法可用放射性核素标记液体或固体食物,用γ照相机在连续扫描中确定胃的轮廓,对胃内放射性核素进行计数,画出胃排空曲线;亦可用不透X线的标记食物进餐,然后定时观察胃内存留的标志物量,测算出胃排空率。目前认为,核素法测定胃排空方法较简便、受射线量甚小,结果较其他胃排空检测方法更可靠。

四、X线钡剂造影检查

上消化道X线钡剂造影检查对慢性浅表性胃炎的诊断帮助不大。对临床上怀疑有慢性胃炎的患者不应将X线检查作为主要的筛选方法。对经内镜检查诊断为慢性胃炎的患者,X线钡剂造影检查可用于定期随访以了解治疗的结果。X线钡剂造影检查有以下几种方法:

(一)双重对比法

利用钡剂和胃内空气造成双重对比,能较精细地观察胃黏膜和胃的细微变化。钡剂量为70~100mL,同时服用发泡剂或经导管注气以产生气体。因双重对比较其他钡剂检查更为准确,故对怀疑慢性胃炎者应尽量采用双重对比法进行检查。

(二)充盈法

充盈法即口服250~300mL硫酸钡,使全胃充盈后进行观察。

(三)黏膜法

口服70~100mL的少量钡剂,使其充盈涂抹黏膜并进行观察。

气钡双重对比法检查时,慢性萎缩性胃炎主要表现为窦部黏膜异常皱褶、锯齿状边缘或切迹,以及胃小区异常等改变。约70%的胃底部萎缩性胃炎患者可见直径1~1.5mm不规则的胃小区,或可见呈粗糙不规则,直径为3mm或以上的胃小区。若用充盈法检查,萎缩性胃炎主要表现为黏膜纹变细,尤其是胃体部大弯侧的锯齿状黏膜纹变细或消失,胃底部光滑而无黏膜纹。对于慢性胃炎合并黏膜糜烂者,钡剂检查可见病灶中心有扁平、线状的钡斑,呈"靶"样或"公牛眼"样改变,周围有透亮圈。钡斑代表糜烂,透亮圈是水肿的堤。

五、内镜检查

(一)浅表性胃炎的内镜表现

1.充血

黏膜色泽较红,常为局限的斑片状或线状,有时呈弥漫性,充血的边缘模糊,渐与邻近黏膜融合。

2.水肿

黏膜水肿,反光强,有肿胀感。潮红的充血区与苍白的水肿区相互交叉存在,显示出红白相间,以充血的红为主,或呈花斑状。

3.黏液斑

因黏液分泌增多,附着在黏膜上呈白色或灰白色黏液斑,且不易剥脱。黏液斑一旦脱落可见黏膜表面充血发红,或伴有糜烂改变。

4.出血点

黏膜易出血,可有出血点或出血斑存在。

5.糜烂

可见黏膜浅小缺损的糜烂区，边缘轻度充血，底部覆盖灰黄色薄苔。糜烂区域可大可小，形态常不规则。

（二）萎缩性胃炎的内镜表现

萎缩性胃炎可由浅表性炎症长期迁延不愈转变而来，因而在内镜检查中可见两者同时并存。萎缩性胃炎的镜下表现为：

1.黏膜色泽改变

多呈灰色、灰黄色或灰绿色，严重者呈灰白色。其可呈弥漫性或局限性斑块分布，如果黏膜颜色改变不均匀，残留有一些橘红色黏膜，则表现出红白相间，但以灰白色为主。

2.血管显露

黏膜皱襞变细变薄，黏膜下可见有红色或蓝色血管显露，轻者见血管网，重者可见树枝状血管分支。当胃内充气时黏膜变薄及血管显露更加明显。

3.增生颗粒

在萎缩的黏膜上有时可见上皮细胞增生或严重肠上皮化生形成的细小增生颗粒，偶尔可形成较大的结节。

4.出血及糜烂

内镜触碰萎缩性黏膜也易出血，亦可出现黏膜糜烂。

（三）新型内镜对慢性胃炎的诊断价值

1.放大染色内镜

放大内镜可以观察胃窦黏膜小凹开口形态变化，分辨胃体黏膜毛细血管网及集合小静脉的改变，更敏感地发现早期及微小病变。尤其是胃小凹形态改变与病理组织学存在明显相关性，在放大内镜结合黏膜染色下识别胃小凹的形态将有助于对胃黏膜病变性质的判断。

2.内镜电子染色系统的诊断价值

具有电子染色系统的内镜其外形和常规操作与普通内镜基本一致，在操作中可随时切换至电子染色系统模式观察病灶。常见的染色系统有以下两种：

（1）富士能智能色素增强（FICE）系统：又称最佳谱带成像系统，是胃肠疾病诊断领域中的一项新技术。它可根据特殊波长，组合不同颜色、不同波长范围的内镜图像，从浅到深设定组织反射程度，并根据想要的波长进行图像重建，从而在胃肠疾病诊断领域中发挥独特的作用。该系统有两个优势：①与常规影像相比，FICE系统在不采用放大功能的情况下，有高强度的光源，故可很容易地获得整个胃黏膜的清晰影像。②可以根据病变的不同，从FICE系统的10种设置中选择3种波长，从而获得最佳成像。

（2）奥林巴斯的窄带成像内镜（NBI）：胃黏膜微形态特征与组织学检查结果有较好的具NBI功能，对于附带NBI功能的变焦放大内镜而言，在对病灶近距离放大观察后再开启NBI模式，能更清晰地了解病灶表面的黏膜凹窝形态及血管等，方便对病灶进行定性与靶向活检。目前，NBI在临床工作中的应用包括：①微小病灶的早期发现与诊断。②联合放大内镜观察其细微结构，进一步评价其特性并预测组织病理学结果。③作为病灶靶向活检及内镜下治疗的定位手段。

3.共聚焦激光显微内镜(CLE)

该内镜由共聚焦激光显微镜安装于传统电子内镜远端头端与之组合而成,除做标准电子内镜检查外,还能进行共聚焦显微镜检查。最大的优点是在进行内镜检查的同时进行虚拟活检和实时组织学观察,实现 1000 倍的放大倍数和自黏膜表面至黏膜下层深达 $250\mu m$ 的扫描深度,获得病体的胃肠道黏膜、黏膜下层细胞和亚细胞结构的高清晰的荧光图像,图像具有的高分辨率可以与活检病理媲美,为体内组织学研究提供了快速而可靠的诊断工具。

在内镜下对黏膜层进行体内模拟组织学诊断,直接观察细胞结构,慢性胃炎的诊断中,需要与消化道早期肿瘤及癌前期病变相鉴别,部分病例需要定期监测。相对于传统的活检组织学检查,CLE 有以下优势:快速、非侵入性、多点活检,检查所需时间远少于传统活检,没有传统活检切片的烦琐过程;指导靶向活检,提高临床诊断率;在进行内镜检查时对新生物做出最快速、优化和诊断,判断是否需要内镜下切除,避免重复内镜检查;没有活检相关的出血、组织损伤并发症。

最近活检显示 CLE 及其靶向活检病理诊断对慢性胃炎及肠化均有较高的敏感性及特异性,临床上有望部分替代活检诊断。

(四)胃黏膜活检

诊断慢性萎缩性胃炎的最可靠方法是在内镜检查中做病变部位黏膜的活组织检查。由于萎缩性病变常呈局灶性,故应在不同部位或同一区域做多块活检,以提高内镜诊断与病理检查结果的符合率,但内镜所见与病理结果尚难完全一致。因内镜操作上的一些技术因素,如胃内充气量、胃腔压力、物镜与黏膜的距离等亦可引起诊断上的差别,故多点黏膜活检对诊断甚为重要。萎缩性胃炎根据黏膜萎缩的程度可分为轻、中及重三级,其诊断应从胃黏膜受累的广泛程度、功能腺影响的多少及血管的显露程度等加以综合分析,不应单纯依靠局部活组织检查结果做出分级诊断。放大内镜、电子染色和共聚焦内镜等新型内镜靶向活检有助于提高活检的准确性。

六、治疗

慢性胃炎目前尚无特效疗法,通常认为无症状者无须进行治疗,有症状慢性胃炎患者的治疗一般包括饮食治疗、去除病因及药物治疗三方面。

(一)饮食治疗

应避免过硬、过酸、过辣、过热、过分粗糙或刺激性的食物和饮料,包括烈性白酒、浓茶与咖啡。饮食应节制,少量多餐,食物应营养丰富、易消化。但亦应考虑患者个人的饮食习惯及个人爱好,制订出一套合情合理的食谱。

(二)去除病因

避免服用能损伤胃黏膜的药物,如乙酰水杨酸、保泰松、吲哚美辛及吡罗昔康(炎痛喜康)等。应治疗慢性牙龈炎、扁桃体炎、鼻窦炎等慢性感染灶。对有慢性肝胆疾病、糖尿病或尿毒症等全身性疾病患者,应针对原发病进行治疗。

(三)药物治疗

目前治疗慢性胃炎的药物甚多,应根据患者具体情况,选择以下 1~2 类药物:

1.清除 Hp 感染

由于 Hp 感染与慢性胃炎的活动性密切相关,因此对有 Hp 感染的慢性胃炎患者应采用清除 Hp 治疗。枸橼酸铋钾在酸性环境中能形成铋盐和黏液组成的凝结物涂布于黏膜表面,除保护胃黏膜外还能直接杀灭 Hp;此外,Hp 对多种抗生素敏感,其中包括甲硝唑(灭滴灵)、阿莫西林、四环素、链霉素、庆大霉素、呋喃唑酮及头孢菌素等。单一药物治疗 Hp 感染的清除率低,且易引起 Hp 耐药。目前国际上推崇三联疗法:①以 PPI 为基础的三联疗法,即以一种 PPI 加甲硝唑、克拉霉素、阿莫西林三种抗生素中的两种组成。疗程为 1 周,其 HP 清除率为 95%~100%。②以铋剂为基础的三联疗法,即枸橼酸铋钾、阿莫西林和甲硝唑三联治疗,其 Hp 清除率可高达 90%,治疗以 2 周为一个疗程。Hp 治疗中两突出的问题是耐药与复发,有些治疗方案停药后 Hp 很快复发,因此目前以治疗一疗程后复查 Hp 阴性的百分率为清除率,停药 4 周后再复查,仍无 Hp 感染的为根除。由于我国人群无症状者 Hp 的感染率亦较高,但通常认为此时无须进行清除 Hp 的治疗。

2.胃动力药物

胃动力药物通过促进胃排空及增加胃近端张力而提高胃肠运动功能,可减少胆汁反流,缓解恶心、嗳气、腹胀等症状。这类药物包括甲氧氯普胺、多潘立酮、西沙比利及依托比利。由于甲氧氯普胺可引起锥体外系症状,现临床已少用。多潘立酮为外周多巴胺受体拮抗剂,极少有中枢作用,系目前广泛应用的胃动力药,约 50% 患者的胃排空迟缓症状能得到缓解。西沙比利为 5-HT_4 受体激动剂,主要功能是促进肠肌间神经丛中乙酰胆碱的生理学释放,协调并加强胃排空。临床应用显示西沙比利能明显提高慢性胃炎患者的胃肠运动功能,且停药后症状缓解能维持较长时间。依托比利是阻断多巴胺 D_2 受体活性和抑制乙酰胆碱酯酶活性的促胃动力药,在中枢神经系统的分布少,无严重药物不良反应,是治疗胃动力障碍的有效药物之一。

3.黏膜保护剂

其可增强胃黏膜屏障,促进上皮生长。此类药物包括硫糖铝、前列腺素 E、麦滋林-S、甘珀酸钠(生胃酮)、双八面体蒙脱石及胃膜素等,对缓解上腹不适症状有一定作用,但单用效果欠佳。

4.抑酸剂

慢性胃炎患者多数胃酸偏低,因此,传统上有学者应用稀盐酸和消化酶类对萎缩性胃炎患者进行补偿治疗。但实际上我国的萎缩性胃炎多数是胃窦受累,幽门腺数量减少而胃底腺受影响较少,低酸主要原因是胃黏膜功能减退而引起 H^+ 向胃壁弥散,因此部分患者服稀盐酸后反觉上腹不适症状加剧。目前认为对于上腹疼痛症状明显,或伴有黏膜糜烂或出血的患者,应采用抑酸剂进行治疗,通常能使腹痛症状明显缓解。目前常用的抑酸剂包括 H_2RA(包括西咪替丁、雷尼替丁及法莫替丁)及 PPI(包括奥美拉唑与兰索拉唑),兰索拉唑除能迅速缓解上腹疼痛不适外,对 Hp 亦有一定的杀灭作用。抑酸剂在减轻 H^+ 反弥散的同时,亦促进促胃液素的释放,对胃黏膜的炎症修复起一定作用。

5.手术治疗

胆汁反流性胃炎症状重、内科治疗无效的患者可采用手术治疗,常用的术式有胆总管空肠鲁氏 Y 形吻合术或胆道分流术。慢性萎缩性胃炎伴有重度不典型增生或重度肠化时,应考虑手术治疗,但如果为轻度不典型增生属于可逆性,可不手术。

6.其他

目前国内应用中医中药方剂制成的治疗慢性胃炎的药物繁多,对缓解症状具有一定效果。此外,对合并缺铁性贫血者应补充铁剂,对合并大细胞贫血者应根据维生素 B_{12} 或叶酸的缺乏而分别给予补充。目前认为慢性浅表性胃炎经治疗症状可完全消失,部分患者的胃黏膜慢性炎症病理改变亦可完全恢复。但对于慢性萎缩性胃炎,目前的治疗方法主要是对症治疗,通常难以使萎缩性病变逆转。

第三节　消化性溃疡

一、流行病学

消化性溃疡是十分常见的疾病。在美国,人群中约有 10％(11％～14％的男性和 8％的女性)的人一生中患过此病,年发病率为 1.8％。日本 40 岁以上的男性职员十二指肠溃疡的年发病率为 4.3％。挪威的一组研究资料显示,20～49 岁的人群中十二指肠溃疡的发病率男性为 0.2％,女性为 0.09％,而胃溃疡的发病率两性相同。自 20 世纪 70 年代以来,美国和欧洲消化性溃疡门诊和住院患者数均下降,主要系由无并发症的十二指肠溃疡患者住院减少引起。然而,因溃疡病并发症住院的人数并未下降,特别是老年患者的人数反而上升。消化性溃疡的死亡率总体呈下降趋势,其中胃溃疡的死亡率较十二指肠溃疡高,75 岁以上的老年患者尤其如此。

二、病因

(一)Hp 感染

目前认为幽门螺杆菌(Hp)是多数消化性溃疡患者的致病因素,支持这一观点的证据如下:

(1)前瞻性研究表明,Hp 阳性胃炎的患者 10 年内有 11％发展为溃疡病,而对照组溃疡病的发生率＜1％。

(2)十二指肠溃疡患者 Hp 的检出率约 90％,而胃溃疡患者为 70％～90％。

(3)根除 Hp 感染能够预防溃疡病复发,这是支持 Hp 系溃疡病病因强有力的证据。

(4)根除 Hp 感染能减少溃疡病并发症的发生率。

(5)抗生素与抑酸药联合应用较抑酸药能更快和更有效地促进溃疡愈合。

Hp 引起溃疡病的机制尚未完全明了,目前认为 Hp 的致病能力取决于细菌毒力、宿主遗传易感性和环境因素。细菌毒力因子与细菌定植、逃避宿主防御和损害宿主组织有关,毒力因子包括尿素酶、黏附因子、蛋白酶、脂肪酶、过氧化氢酶、超氧化物歧化酶、血小板激活因子等。一些菌株还合成其他增加毒性的毒力因子,它们由称之为 cagA 致病岛的特殊基因序列编码,其次为编码空泡毒素蛋白的 VacA 基因。

Hp 也能诱导 B 淋巴细胞介导的免疫反应。黏膜的免疫反应诱使 IL-1、IL-6、IL-8 和 TNF-α 表达增加,使炎症和上皮损伤加重。部分细胞因子能趋化和激活单个核细胞和中性粒细胞,后者释放的介质能进一步损害上皮细胞,并参与溃疡的形成。Hp 的脂多糖成分与上皮细胞有交叉抗原,针对 Hp 的抗体能识别这些抗原,引起胃慢性炎症。

Hp 阳性患者的基础、24h、餐刺激、铃蟾肽刺激和促胃液素释放肽(GRP)刺激的促胃液素水平显著高于根除 Hp 以后。Hp 感染者高促胃液素血症可能由胃窦 D 细胞减少或生长抑素及生长抑素 mRNA 水平下降引起。根除 Hp 感染后生长抑素 mRNA 的水平回升。与无症状 Hp 感染者相比,Hp 阳性十二指肠溃疡患者基础和 GRP 刺激酸分泌增加,它反映了机体对促胃液素刺激更为敏感。根除 Hp 感染后基础酸分泌量减少约 50%,GRP 刺激的酸分泌亦减少。根除 Hp 感染后,十二指肠溃疡患者十二指肠分泌碳酸氢盐的能力恢复正常。

不同部位的 Hp 感染引起溃疡的机制有所不同。以胃窦部感染为主的患者中,Hp 通过抑制 D 细胞活性,从而导致高胃泌素血症,引起胃酸分泌增加。同时,Hp 也直接作用于肠嗜铬样细胞(ECL 细胞),释放组胺引起壁细胞分泌增加。这种胃窦部的高酸状态易诱发十二指肠溃疡。以胃体部感染为主的患者中,Hp 直接作用于泌酸细胞,下调质子泵,引起胃酸分泌过少,易诱发胃溃疡和腺癌。

(二)非甾体消炎药

非甾体消炎药(NSAIDs)除传统药效外,阿司匹林可用于预防心脑血管疾病和大肠癌的发生,因而增加了 NSAIDs 的用量。全世界每天约有 3 千万人摄入 NSAIDs,仅美国每天就有 1400 万人服 NSAIDs。流行病学调查显示,在服用 NSAIDs 的人群中,15%~30%可患消化性溃疡,其中胃溃疡发生率为 12%~30%,十二指肠溃疡为 2%~19%。NSAIDs 具有胃肠道毒性,轻者引起恶心和消化不良症状,重则导致胃肠道出血和穿孔。NSAIDs 使溃疡并发症(出血、穿孔等)发生的危险性增加 4~6 倍,而老年人中消化性溃疡及并发症发生率和死亡率约 25%与 NSAIDs 有关。

NSAIDs 诱导胃黏膜损害的机制尚未完全明了,目前认为 NSAIDs 有局部和全身两种方式引起胃黏膜损害。阿司匹林和大多数 NSAIDs 都是弱有机酸,其等电点(pKa)为 3~5,在强酸(pH<2.5)的环境下呈非离子状态,能自由弥散通过细胞膜进入细胞内,在细胞内接近中性的环境里解离出氢离子和相应的氢根离子。由于非离子状态 NSAIDs 通过细胞内外弥散达到平衡,致使 NSAIDs 在细胞内的浓度远高于细胞外——这一过程称之为"离子捕获"。高浓度的离子对细胞有直接损害作用,其机制包括:增加氢离子反渗等异常的离子内流,这种情况在接触 NSAIDs 后迅速发生;干扰细胞能量代谢,引起细胞膜通透性改变和离子转运抑制;降低黏液层疏水性,从而在局部引起胃黏膜的浅表损害,表现为黏膜下出血和糜烂。NSAIDs 诱导的溃疡病可由其全身不良反应引起,主要作用机制为抑制胃黏膜内源性前列腺素特别是 PGE_1、PGE_2 和 PGI_2 的合成,前列腺素可通过多种途径参与胃黏膜的保护,包括:增加黏液和碳酸氢根分泌,维护黏液-碳酸氢根屏障的完整性;营养胃黏膜上皮细胞,促进受损上皮再生;增加黏膜血流量;具有一定程度的抑制胃酸分泌作用。因此,一旦黏膜前列腺素合成明显受损,就可能诱导溃疡病的发生。NSAIDs 诱导溃疡病的其他机制还有:NSAIDs 促进中性粒细胞黏附于血管内皮,干扰黏膜血液供应;增加白三烯 B4 合成;抑制 NO 合成,从而减少黏膜血

流。此外,NSAIDs能不可逆抑制血小板的前列环化酶(COX)的活性,干扰血小板凝聚,延长出血时间,参与上消化道出血等溃疡并发症的形成。

影响NSAIDs相关溃疡及其并发症的因素有如下几个方面:

1.既往病史

有溃疡病或胃肠道出血史者,NSAIDs引起溃疡病并发症的危险性增加14倍,而且多于服药后1～3个月内出现。

2.年龄

出现NSAIDs相关溃疡并发症的概率与年龄呈线性关系。年龄超过60岁者危险性增加5倍。

3.药物剂量

NSAIDs相关溃疡并发症的发生呈剂量依赖性,一组研究资料显示,摄入阿司匹林300mg/d或1200mg/d发生胃肠道出血的危险性增加8倍和14倍。然而,NSAIDs特别是阿司匹林即使小剂量(如30mg/d)也能引起出血等并发症。

4.NSAIDs与Hp

两个独立的致溃疡病因素,然而,预先存在的Hp感染增加摄入NSAIDs者患溃疡病的危险性。因此,Hp阳性者如需要长期服NSAIDs,则应根除Hp感染。

5.NSAIDs的种类

化学上NSAIDs可被分为几类,不同的NSAIDs在吸收、药代动力学和用药方法上不同,但总的来说临床疗效和胃肠道不良反应方面差别不大。然而,非乙酰化的NSAIDs胃肠道不良反应较小,一些新型NSAIDs(萘丁美酮和依托度酸)也较少引起胃肠道不良反应,其原因与它们对COX-1影响较小有关。选择性COX-2抑制剂具有NSAIDs相同的解热镇痛效果,但很少有胃肠道不良反应,具有较广阔的应用前景。

6.NSAIDs影响消化道的范围

除胃和十二指肠外,NSAIDs也可引起空肠和回肠溃疡、出血和狭窄。与NSAIDs相关的结肠溃疡、狭窄和穿孔也有报道。此外,NSAIDs还加重结肠憩室和血管畸形出血。

(三)吸烟

大量流行病学资料显示,吸烟者患溃疡病及其并发症的危险性增加。男女吸烟者患溃疡病的危险性均增加2倍以上,其发病率与吸烟量呈正相关。此外,吸烟者溃疡病并发症发生率也增加,溃疡病穿孔的危险性增加10倍。而且,溃疡病患者吸烟会干扰溃疡愈合。目前认为吸烟通过以下机制干扰溃疡的愈合:吸烟增加胃酸分泌和胃泌酸黏膜对五肽促胃液素的敏感性;吸烟显著延长胃对固体和液体的排空;吸烟明显降低溃疡病患者(尤其是老年患者)胃十二指肠黏膜前列腺素的含量;吸烟能减少近端十二指肠黏膜碳酸氢根的分泌;吸烟妨碍氧自由基的清除,从而不利于溃疡的修复。

(四)遗传

流行病学调查发现,约50%单卵双胞胎同患溃疡病,双卵双胞胎患溃疡病的危险性也增加。溃疡病患者第一代直系亲属一生溃疡病的发病率是普通人群的3倍以上。20%～50%的溃疡病患者有家族史。与遗传有关的其他因素包括:O型血抗原、未分泌ABH抗原和人类白细胞抗原(HLA)亚型(HLA-B5、HLA-B12、HLA-BW-35)。此外,一些罕见的遗传综合征如MEN-Ⅰ和系统性肥大细胞病可并发溃疡病。

(五)与溃疡病伴发的疾病

溃疡病常与一些疾病伴随出现,如胃泌素瘤、系统性肥大细胞病、Ⅰ型多发性内分泌肿瘤、慢性肺部疾病、慢性肾衰竭、肝硬化、肾结石、α-抗胰蛋白酶缺乏症等。其他一些疾病也可能增加溃疡病的发生,包括克罗恩病、不伴Ⅰ型多发性内分泌肿瘤的甲状旁腺功能亢进、冠状动脉疾病、慢性胰腺炎等。

三、发病机制

(一)正常胃十二指肠黏膜防御机制

正常胃十二指肠黏膜防御机制包括三个层次,即上皮前、上皮和上皮后。上皮前的防御机制由黏液-碳酸氢根屏障、黏液帽和表面活性磷脂组成。黏液层对酸反渗具有中度屏障作用,对胃蛋白酶和其他大分子屏障作用强。上皮细胞分泌的碳酸氢根进入黏液层内,形成一 pH 梯度,以维持上皮细胞表面中性环境。胃肠腔酸化和前列腺素是刺激碳酸氢根分泌的重要因素。全身和局部血流障碍时碳酸氢根分泌减少,可部分解释应激性胃十二指肠黏膜损害的机制。黏液层的磷脂随同黏液一起分泌,它的非极性脂肪酸成分组成黏液层的疏水面,从细胞膜延伸至胃肠腔,从而阻止胃酸的渗透。胃十二指肠黏膜上皮细胞提供第二层防御,它包括上皮重建、上皮细胞 Na^+-H^+ 和 Cl^--HCO_3^- 之间交换、上皮细胞再生。当黏膜出现浅表损害时,受损面周边固有层颈黏液细胞区的上皮细胞向之迁移,覆盖创面,以维护黏膜上皮的完整性。上皮重建需要碱性微环境,在微丝的参与下迅速完成,而无须细胞分裂过程。在缺血和酸性环境中,上皮重建受阻。胃十二指肠黏膜受损时其表面可形成黏液帽,它由胶状黏液、纤维蛋白和细胞碎片组成,除了为创面提供额外的保护外,其下的 pH 接近中性,有助于上皮重建和修复。当黏膜一碳酸氢根屏障受损时,胃黏膜上皮细胞借 Na^+-H^+ 和 Cl^--HCO_3^- 之间交换以维护细胞内 pH 稳定。十二指肠上皮细胞也有 Na^+-HCO_3^- 交换,上述离子交换能清除进入细胞内的氢离子,维护细胞内的中性环境。上皮后的防御机制主要指足够的黏膜血液供应,它是维持正常上皮细胞功能和黏膜防御的基础。为了防止深层黏膜损害,壁细胞每分泌一个 H^+,其基底侧通过 Cl^--HCO_3^- 交换泵出一个 HCO_3^-,它通过血管网运送到胃腔面上皮细胞,然后由上皮细胞转运至黏液层。在这一过程中,既调节了上皮细胞内的 pH,又加固了黏-碳酸氢根屏障。如果出现黏膜血液供应障碍,会削弱黏膜的防御机制。内源性前列腺素和 NO 能增加黏膜血流,是重要的黏膜保护因子,而中性粒细胞对血管内皮细胞的黏附及其释放的细胞因子则干扰黏膜血液供应。

(二)病理生理改变

多年来溃疡病的病理生理基础一直被认为是损害因素与保护因素失衡所致,目前仍认为溃疡病的发生无单一的致病模式,是多种因素综合作用的结果,分述如下:

1.酸分泌

胃酸在溃疡病特别是十二指肠溃疡致病机制中所起的作用不容置疑:十二指肠溃疡患者

壁细胞数高于正常人群,而且与最大刺激泌酸量一致;有 $10\%\sim20\%$ 的十二指肠溃疡患者基础酸分泌量(BAO)超过正常范围;十二指肠溃疡患者平均夜间酸分泌较正常人群高,据认为与夜间迷走神经张力增高有关;部分溃疡病患者两餐之间酸分泌也较正常人高,其原因与餐刺激酸分泌时间延长有关;32%的十二指肠溃疡患者 MAO 或 PAO 高于正常人上限。与十二指肠溃疡不同,多数胃溃疡患者基础和刺激性胃酸分泌在正常范围内,极少数患者甚至出现胃酸缺乏。胃溃疡似可在较少的胃酸环境下形成,可能与胃黏膜保护因素明显损害有关。部分胃溃疡患者对标准剂量的抗溃疡药物治疗反应不佳,而需要更大剂量的 H_2 受体拮抗剂或 PPI才显效也支持此观点。

2.促胃液素

人促胃液素是由 $17\sim34$ 个氨基酸组成的环状结构,17 氨基酸促胃液素的浓度胃窦最高,而 34 氨基酸促胃液素主要位于十二指肠。由于 Hp 致病可能通过促胃液素起作用,因而研究溃疡病促胃液素的变化时应了解 Hp 的感染情况。胃窦促胃液素功能亢进(也称之为促胃液素细胞增生)是罕见的综合征,它具有家族遗传性,空腹和餐后血清促胃液素明显增高,促胃液素激发实验阴性,伴有高胃酸分泌,十二指肠溃疡常见。

3.黏膜屏障削弱

已有研究显示,一些胃或十二指肠溃疡的患者黏液屏障减弱,其机制尚不清楚。活动性十二指肠溃疡患者十二指肠碳酸氢根的生成明显减少且这种变化与正常人群较少重叠。引起碳酸氢根减少的原因未完全明了,如前所述,前列腺素能促进胃十二指肠碳酸氢根生成,而在非活动性溃疡病时,这种功效明显减弱,提示细胞和亚细胞水平上碳酸氢根分泌缺陷。

4.胃排空异常

胃溃疡患者静息和刺激(酸和脂肪)后幽门括约肌的压力降低,推测幽门括约肌功能异常使十二指肠内容物反流到胃内,其中的胆酸(尤其是脱氧胆酸)、溶血磷脂酰胆碱和胰肽酶能对胃黏膜造成损伤。胃溃疡患者存在胃排空异常,由于胃溃疡侵犯黏膜肌层,所以不难理解这种胃排空功能改变。

5.黏膜血流

胃溃疡在邻近胃角处多发,此处以束状肌肉为主,黏膜血流直接来自胃左动脉而非黏膜下丰富的血管网。如前所述,NSAIDs 诱导溃疡病发生的机制之一是干扰胃黏膜血流。已有研究显示,胃溃疡患者胃黏膜血流减少。因此,黏膜血流减少可能是溃疡病的共同致病因素之一。

四、诊断

(一)临床表现特点

上腹痛是 PU 的主要症状,性质多为灼痛,亦可为钝痛、胀痛、剧痛或饥饿样不适感。多位于中上腹,可偏左或偏右。一般为轻至中度持续性痛。部分患者可无症状或症状较轻以致不为患者所注意,而以出血、穿孔等并发症为首发症状。典型的 PU 有如下临床特点:①慢性过程,病史可达数年至数十年;②周期性发作,发作与自发缓解相交替,发作期可为数周或数月,缓解期亦长短不一,短者数周、长者数年;发作常有季节性,多在秋冬或冬春之交发病;③发作时上腹痛呈节律性,表现为空腹痛即餐后 2～4h 或(及)午夜痛,腹痛多为进食或服用抗酸药所缓解,典型节律性表现在 DU 多见。

部分患者无上述典型表现的疼痛,而仅表现为无规律性的上腹隐痛或不适。具或不具典型疼痛者均可伴有反酸、嗳气、上腹胀等症状。

溃疡活动时上腹部可有局限性轻压痛,缓解期无明显体征。

(二)辅助检查

1.内镜检查

确诊消化性溃疡首选的检查方法。其目的有:确定有无病变、部位及分期;鉴别良、恶性溃疡;评价治疗效果;对合并出血者予以止血治疗等。内镜下将溃疡分为三期:活动期(A 期):圆形或椭圆形,覆厚黄或白色苔,边缘光滑,充血水肿,呈红晕环绕;愈合期(H 期):溃疡变浅缩小,表面薄白苔,周围充血水肿消退后可出现皱襞集中;瘢痕(S 期):溃疡被红色上皮覆盖,渐变为白色上皮,纠集的皱襞消失。

2.X 线钡餐检查

适用于对胃镜检查有禁忌或不愿接受胃镜检查者。溃疡的 X 线征象有直接和间接两种:龛影是直接征象,对溃疡有确诊价值;局部压痛、十二指肠球部激惹和球部畸形、胃大弯侧痉挛性切迹均为间接征象,仅提示可能有溃疡。

3.幽门螺杆菌检测

幽门螺杆菌检测应列为消化性溃疡诊断的常规检查项目,因为有无幽门螺杆菌感染决定治疗方案的选择。

(三)特殊类型的消化性溃疡

1.复合溃疡

指胃和十二指肠同时发生的溃疡。DU 常先于 GU 出现。幽门梗阻发生率较高。复合溃疡中的 GU 较单独的 GU 癌变率低。

2.幽门管溃疡

幽门管溃疡与 DU 相似,胃酸分泌较高。幽门管溃疡上腹痛的节律性不明显,对药物治疗反应较差,呕吐多见,较易发生幽门梗阻、出血和穿孔等并发症。

3.球后溃疡

DU 大多发生在十二指肠球部。发生在十二指肠降段、水平段的溃疡称球后溃疡,多发生在十二指肠降段的初始部及乳头附近,溃疡多在后内侧壁,可穿透入胰腺。具 DU 的临床特点,但午夜痛及背部放射痛多见,对药物治疗反应较差,较易并发出血。严重的炎症反应可导致胆总管引流障碍,出现梗阻性黄疸或致急性胰腺炎。

4.巨大溃疡

指直径大于 2cm 的溃疡。对药物治疗反应较差,愈合时间慢,易发生慢性穿透或穿孔。常见于有 NSAIDs 服用史及老年患者。

5.无症状性溃疡

约 15% 的 PU 患者可无症状,而以出血穿孔等并发症为首发症状。可见于任何年龄,以老年人较多见。NSAIDs 引起的溃疡近半数无症状。

6.老年人消化性溃疡

胃溃疡多见。临床表现多不典型,疼痛多无规律,较易出现体重减轻和贫血。GU 多位于胃体上部甚至胃底部,溃疡常较大,易误诊为胃癌。

7.食管溃疡

食管溃疡常发生于食管下段,多为单发。主要症状是胸骨下段后方或高位上腹部疼痛,常在进食或饮水后出现,卧位时加重。多发于伴有反流性食管炎和滑动性食管裂孔疝的患者,也可发生于食管胃吻合术或食管空肠吻合术后。

8.难治性溃疡

难治性溃疡是指经正规抗溃疡治疗而溃疡仍未愈合者。因素可能有:①病因尚未去除,如仍有 Hp 感染,继续服用 NSAIDs 等致溃疡药物等;②穿透性溃疡、有幽门梗阻等并发症;③特殊病因,如克罗恩病、促胃泌素瘤;④某些疾病或药物影响抗溃疡药物吸收或效价降低;⑤误诊,如胃或十二指肠恶性肿瘤;⑥不良诱因存在,包括吸烟、酗酒及精神应激等。

9.Dieulafoy 溃疡

多发生于距贲门 6cm 以内的胃底贲门部。仅限于黏膜肌层的浅小溃疡,但黏膜下有易破裂出血的管径较粗的小动脉,即恒径动脉。恒径动脉是一种发育异常的血管,易形成迂曲或瘤样扩张,一旦黏膜受损,血管容易受损而引起大出血。

10.Meckel 憩室溃疡

常见的先天性回肠末段肠壁上的憩室,憩室内常含有异位组织,最多见是胃黏膜,其次是胰腺组织,十二指肠和空肠黏膜。异位胃黏膜组织分泌胃酸引起憩室和周围黏膜产生溃疡。儿童多见,常表现为大量出血或穿孔。死亡者多为老年人,因延误诊断所致。

11.应激性溃疡

指在严重烧伤、颅脑外伤、严重外伤、脑肿瘤、大手术、严重的急性或慢性内科疾病等应激的情况下,在胃或十二指肠、食管产生的急性黏膜糜烂和溃疡。其中,由严重烧伤引起的应激性溃疡又称为 Curling 溃疡;由颅脑外伤、脑肿瘤或颅脑大手术引起的应激性溃疡又称为 Cushing 溃疡。主要表现是大出血且较难控制。内镜检查时溃疡多发生于高位胃体,呈多发性浅表性不规则的溃疡,直径多在 0.5～1.0cm,周围水肿不明显,溃疡愈合后一般不留瘢痕。

(四)消化性溃疡并发症

1.上消化道出血

本病最常见并发症,发生率约 20％～25％,也是上消化道出血的最常见原因。DU 多于 GU。10％～15％的患者以出血为消化性溃疡的首见症状。

2.穿孔

溃疡穿透浆膜层达游离腹腔导致急性穿孔,穿孔部位多为十二指肠前壁或胃前壁。临床上突然出现剧烈腹痛。腹痛常起始于右上腹或中上腹,持续而较快蔓延至全腹。也可放射至肩部(大多为右侧)。因腹痛剧烈而卧床,两腿卷曲而不愿移动。体检腹肌强直,有压痛和反跳痛。腹部 X 线透视膈下有游离气体。十二指肠后壁和胃后壁溃疡穿透至浆膜层,易与邻近器官、组织粘连,穿孔时胃肠内容物不流入腹腔而在局部形成包裹性积液,则称为穿透性溃疡或溃疡慢性穿孔。后壁穿孔或穿孔较小者只引起局限性腹膜炎时,称亚急性穿孔。亚急性或慢性穿孔者可有局限性腹膜炎、肠粘连或肠梗阻征象,抗酸治疗效果差。

3.幽门梗阻

大多由十二指肠和幽门管溃疡所致。溃疡周围组织的炎性充血、水肿可引起幽门反射性痉挛,此类幽门梗阻内科治疗有效,称为功能性或内科性幽门梗阻。反之,由于溃疡愈合,瘢痕组织收缩或与周围组织粘连而阻塞幽门通道所致者,则属持久性,需经外科手术治疗,称为器质性或外科性幽门梗阻。梗阻引起胃潴留,呕吐更是幽门梗阻的主要症状。空腹时上腹部饱胀和逆蠕动的胃型以及上腹部振水音,是幽门梗阻的特征性体征。

4.癌变

GU癌变率在1%左右,DU则否。长期GU病史,年龄45岁以上,溃疡顽固不愈者应提高警惕。对可疑癌变者,在胃镜下取多点活检做病理检查;在积极治疗后复查胃镜,直到溃疡完全愈合;必要时定期随访复查。

(五)诊断注意事项

PU应注意与下列疾病鉴别。

1.胃癌

胃镜发现GU时,应注意与癌性溃疡鉴别,应常规在溃疡边缘取活检。对有GU的中老年患者,当溃疡迁延不愈时,应多点活检,并在正规治疗6~8周后复查胃镜,直到溃疡完全愈合。

2.促胃液素瘤

促胃液素瘤是一种胃肠胰神经内分泌肿瘤,多位于胰腺和十二指肠,肿瘤通常较小,生长缓慢,多为良性,但最终都将发展为恶性。肿瘤病理性地分泌大量促胃液素,刺激胃酸过度分泌,致严重而顽固的溃疡,多数溃疡位于十二指肠球部和胃窦小弯侧,其余分布于食管下段、十二指肠球后及空肠等非典型部位。临床以高胃酸分泌,血促胃液素水平升高,多发、顽固及不典型部位消化性溃疡,多伴有腹泻和明显消瘦为特征,易并发出血、穿孔。因此,当溃疡为多发或位于不典型部位、对正规抗溃疡药物疗效差、病理检查已除外胃癌时,应考虑到本病。胃液分析、血清促胃液素检测等有助于促胃液素瘤定性诊断,而超声检查(包括超声内镜)、CT、MRI、选择性DSA等有助于定位诊断。因此类肿瘤具有大量生长抑素受体表达,采用长效生长抑素类似物如奥曲肽微球治疗,可有效缓解症状,使溃疡愈合且能抑制肿瘤生长。

3.其他疾病

如慢性胃炎、功能性消化不良、慢性胆囊炎、克罗恩病等。

五、治疗

(一)一般治疗

生活要有规律,工作宜劳逸结合,避免过度劳累和精神紧张,如有焦虑不安,应予开导,必要时可给予镇静剂。原则上需强调进餐要定时,注意饮食规律,避免辛辣、过咸食物及浓茶、咖啡等饮料,如有烟酒嗜好而确认与溃疡的发病有关者应戒烟、酒。牛乳和豆浆能稀释胃酸,但其所含钙和蛋白质能刺激胃酸分泌,故不宜多饮。服用NSAIDs者尽可能停用,即使未用亦要告诫患者今后慎用。

(二)抑制胃酸分泌的药物及其应用

溃疡的愈合特别是 DU 的愈合与抑酸治疗的强度和时间成正比,药物治疗中 24h 胃内 pH>3 总时间可预测溃疡愈合率。碱性抗酸药物(如氢氧化铝、氢氧化镁和其他复方制剂)具有中和胃酸作用,可迅速缓解疼痛症状,但一般剂量难以促进溃疡愈合,目前已很少单一应用碱性抗酸剂来治疗溃疡,仅作为加强止痛的辅助治疗。常用的抗酸分泌药有 H_2 受体拮抗剂(H_2-RAs)和 PPI 两大类。随着 PPI 的开发与广泛临床应用,H_2-RAs 已逐步摒弃。

质子泵抑制剂(PPI)作用于壁细胞胃酸分泌终末步骤中的关键酶 H^+-K^+-ATP 酶,使其不可逆失活,因此抑酸作用比 H_2-RAs 更强且作用持久。与 H_2RAs-相比,PPI 促进溃疡愈合的速度较快、溃疡愈合率较高,因此特别适用于难治性溃疡或 NSAIDs 溃疡患者不能停用 NSAIDs 时的治疗。对根除幽门螺杆菌治疗,PPI 与抗生素的协同作用较 H_2-RAs 好,因此是根除幽门螺杆菌治疗方案中最常用的基础药物。使用推荐剂量的各种 PPI,对消化性溃疡的疗效相仿,不良反应较少,不良反应率为 $1.1\%\sim2.8\%$。主要有头痛、头晕、口干、恶心、腹胀、失眠。偶有皮疹、外周神经炎、血清氨基转移酶或胆红素增高等。长期持续抑制胃酸分泌,可致胃内细菌滋长。早期研究曾发现长期应用奥美拉唑可使大鼠产生高胃泌素血症,并引起胃肠嗜铬样细胞增生或类癌。现认为这是种属特异现象,也可见于 H_2 受体阻断剂等基础胃酸抑制后。在临床应用 6 年以上患者,血清胃泌素升高 1.5 倍,但未见壁细胞密度增加。

研究表明,PPI 常规剂量(奥美拉唑 20mg,2 次/d、兰索拉唑 30mg,2 次/d、泮托拉唑 40mg,2 次/d,雷贝拉唑 20mg,2 次/d)治疗十二指肠溃疡(DU)和胃溃疡(GU)均能取得满意的效果,明显优于 H_2 受体拮抗剂且 5 种 PPI 的疗效相当。对于 DU,疗程一般为 $2\sim4$ 周,2 周愈合率平均为 70%,4 周愈合率平均为 90% 或高达 95%;对于 GU,疗程一般为 $4\sim8$ 周,4 周溃疡愈合率平均为 70%,8 周愈合率平均为 90%。其中雷贝拉唑在减轻消化性溃疡疼痛方面优于奥美拉唑且耐受性好。雷贝拉唑在第 4 周对 DU 和第 8 周对 GU 的治愈率与奥美拉唑相同,但雷贝拉唑对 24h 胃内 pH>3 的时间明显长于奥美拉唑 20mg/d 治疗的患者,能够更快、更明显地改善症状,6 周时疼痛频率和夜间疼痛完全缓解更持久且有很好的耐受性。埃索美拉唑是奥美拉唑的 S-异构体,相对于奥美拉唑,具有更高的生物利用度,给药后吸收迅速,$1\sim2h$ 即可达血药峰值,5d 胃内 pH>4 的平均时间为 14h,较奥美拉唑、兰索拉唑、泮托拉唑、雷贝拉唑四种 PPI 明显增加。且持续抑酸作用时间更长,因此能够快速、持久缓解症状。研究表明,与奥美拉唑相比,埃索美拉唑治疗 DU4 周的愈合率相当,但在缓解胃肠道症状方面(如上腹痛、反酸、胃灼热感)明显优于奥美拉唑。最新上市艾普拉唑与其他 5 种 PPI 相比在结构上新添了一个吡咯环,吸电子能力强,与酶结合容易。相对于前 5 种 PPI,艾普拉唑经 CYP3A4 代谢而不是经 CYP2C19 代谢,因此完全避免了 CYP2C19 基因多态性对其疗效的影响。PPI 可抑制胃酸分泌,提高胃内 pH 值,有助于上消化道出血的预防和治疗。奥美拉唑可广泛用于胃、十二指肠病变所致的上消化道出血,泮托拉唑静脉滴注也常用于急性上消化道出血。消化性溃疡合并出血时,迅速有效地提高胃内 pH 值是治疗成功的关键。血小板在低 pH 值时不能聚集,血凝块可被胃蛋白酶溶解,其他凝血机制在低 pH 值时也受损,而 pH 值为 7.0 时胃蛋白酶不能溶解血凝块,故胃内 pH 值 7.0 时最佳。另外,静脉内使用 PPI 可使胃内 pH

值达到 6.0 以上,能有效改善上消化道出血的预后,并使再出血率、输血需要量和紧急手术率下降,PPI 可以降低消化性溃疡再出血的风险,并可减少接受手术治疗的概率,但对于总死亡率的降低并无多少意义。消化性溃疡合并出血时静脉注射 PPI 的选择:推荐大剂量 PPI 治疗,如埃索美拉唑 80mg 静脉推注后,以 8mg/h 速度持续输注 72h,适用于大量出血患者;常规剂量 PPI 治疗,如埃索美拉唑 40mg 静脉输注,每 12h 1 次,实用性强,适于在基层医院开展。

目前国内上市的 PPI 有奥美拉唑、兰索拉唑、泮托拉唑、雷贝拉唑、埃索美拉唑以及最近上市的艾普拉唑。第一代 PPI(奥美拉唑、泮托拉唑和兰索拉唑)依赖肝细胞色素 P450 同工酶进行代谢和清除,因此,与其他经该同工酶进行代谢和清除的药物有明显的相互作用。由于 CYP2C19 的基因多态性,导致该同工酶的活性及第一代 PPI 的代谢表型发生了变异,使不同个体间的 CYP2C19 表现型存在着强代谢型(EM)和弱代谢型(PM)之分。另外,抑酸的不稳定性、发挥作用需要浓聚和酶的活性、半衰期短等局限性影响了临床的应用;影响疗效因素多(如易受进餐和给药时间、给药途径的影响);起效慢、治愈率和缓解率不稳定,甚至一些患者出现奥美拉唑耐药或失败;不能克服夜间酸突破等,由此可见,第一代 PPI 的药效发挥受代谢影响极大,使疗效存在显著的个体差异。第二代 PPI(雷贝拉唑、埃索美拉唑、艾普拉唑)则有共同的优点,起效更快,抑酸效果更好,能 24h 持续抑酸,个体差异少,与其他药物相互作用少。新一代 PPI 的进步首先是药效更强,这和化学结构改变有关,如埃索美拉唑是奥美拉唑中作用强的 S-异构体,把药效差的 L-异构体剔除后,其抑酸作用大大增强。而艾普拉唑结构上新添的吡咯环吸电子能力强,与酶结合容易,艾普拉唑对质子泵的抑制活性是奥美拉唑的 16 倍,雷贝拉唑的 2 倍;其次新一代 PPI 有药代动力学方面优势,如雷贝拉唑的解离常数(pKa)值较高,因此在壁细胞中能更快聚积,更快和更好地发挥作用。再次新一代 PPI 较少依赖肝 P450 酶系列中的 CYP2C19 酶代谢。另外,第二代 PPI 半衰期相对较长,因此保持有效血药浓度时间较长,抑酸作用更持久,尤其是新上市的艾普拉唑,半衰期为 3~4h,为所有 PPI 中最长的,因而作用也最持久。

结果 PPI 的疗效,治疗 2、4、8 周于溃疡的愈合率分别为 75%、95% 及 100%,治疗 4 周及 8 周胃溃疡的愈合率分别为 85% 及 98%,服药后患者症状迅速缓解。可见 PPI 对 PU 疗效极高,根除 H.pylori 后溃疡的复发率也很低。因此,药物治疗即可达到治愈。

(三)保护胃黏膜药物

替普瑞酮、铝碳酸镁、硫糖铝、胶体枸橼酸铋、马来酸伊索拉定(盖世龙)、蒙托石、麦滋林、谷氨酰胺胶囊等均有不同程度制酸、保护胃黏膜及溃疡面、促进溃疡愈合作用。

(四)根除幽门螺杆菌治疗

对幽门螺杆菌感染引起的消化性溃疡,根除幽门螺杆菌不但可促进溃疡愈合,而且可预防溃疡复发,从而彻底治愈溃疡。因此,凡有幽门螺杆菌感染的消化性溃疡,无论初发或复发、活动或静止、有无并发症,均应予以根除幽门螺杆菌治疗。因此,根除幽门螺杆是溃疡愈合及预防复发的有效措施。根除组 DU 愈合优于非根除组,但 GU 溃疡愈合两组无差异。预防 DU 和 GU 复发方面,根除组优于对照组。

1.治疗方案

目前幽门螺杆菌根除方案有序贯疗法、PPI 四联疗法(PPI＋阿莫西林＋克拉霉素＋甲硝唑)、铋剂＋两种抗生素三联疗法、含喹诺酮类疗法、含呋喃唑酮疗法、含有辅助药物(如益生菌、胃蛋白酶)的疗法以及中医中药治疗等。评价根除幽门螺杆菌疗效的方法用试验治疗分析(PP,符合方案集)和意向性治疗分析(ITT)。根据 ITT 对治疗方案的疗效分为 5 级,即 A 级＞95％,B 级 90％～94％,C 级 85％～90％,D 级 81％～84％,E 级＜80％,理想的根除率应是 D 级以上。

随着抗生素的广泛应用,幽门螺杆菌耐药菌株在不断增加,这是造成根除率下降的主要原因。我国 Hp 耐药情况甲硝唑耐药率 5.6％、克拉霉素为 7.6％、左氧氟沙星 30％～38％,而阿莫西林、呋喃唑酮和四环素的耐药率较低为 1％～5％。美国北得克萨斯州大学公共卫生学院 Fischbach 等的一项荟萃分析研究显示,在成年患者中,抗生素耐药是衡量三联或四联疗法根除幽门螺杆菌疗效的有力预测指标。在四联疗法中含有克拉霉素和甲硝唑时,可减少克拉霉素和甲硝唑耐药,但如发生两者同时用药,则疗效更差。值得注意的是,欧美国家的甲硝唑耐药株为 30％～40％,而在发展中国家甲硝唑耐药株达到了 80％～100％,这是一个严重的问题,在发展中国家治疗幽门螺杆菌的甲硝唑有被淘汰的趋势。在三联疗法中克拉霉素耐药比硝基咪唑类药物耐药对疗效的影响更大。克拉霉素耐药使克拉霉素＋PPI＋甲硝唑和克拉霉素＋PPI＋阿莫西林方案的有效率下降了 35％和 66％。出现耐药时目前提倡选用第三代或第四代喹诺酮类、四环素类抗生素或呋喃唑酮作为补救治疗。新近又提出 10d 序贯治疗来提高幽门螺杆菌根除率。

2012《第四次全国 Hp 感染处理共识报告》主推铋剂四联疗法,可提高疗效,ITT 85.7％,PP 93.8％。疗程 7d 和 14d,以后者疗效好,ITT 和 PP 7d 和 14d 分别为 80％、93.7％和 82％、97.4％。

2.治疗方案的选择

应选择疗效高,不良现象反应少,用药短时间,费用低廉,依从性好,不易产生耐药性的治疗方案。开始均选用一线药物治疗。

(1)按病情选择:幽门螺杆菌阳性的活动性溃疡疼痛明显时,选用抗酸分泌剂为基础的方案;反之,幽门螺杆菌阳性的慢性萎缩性胃炎则选用铋剂和抗生素为主的治疗方案。

(2)以高效选择:所用三联或四联疗法中,就包括克拉霉素,因克拉霉素可使根除率提高10％～20％。如 PPI＋丽珠胃三联或四联疗法,疗程 2 周,幽门螺杆菌根除率高达 95.7％。

(3)从经济角度考虑选择:尽可能用国产、疗效好、价格适中的药物,如克拉霉素、阿莫西林、甲硝唑、替硝唑氟喹诺酮类等均可应用。

(4)对出现耐药菌株的治疗选择:对甲硝唑、替硝唑耐药者可用呋喃唑酮或氟喹诺酮类代替;对克拉玛依霉素耐药者或选用左氧氟沙星或洛美沙星代替;PPI 可用雷贝拉唑、泮托拉唑或埃索美拉唑。此外,可适当考虑增加用药剂量。有条件下者,应培养或耐药基因工程检测,针对结果选用敏感抗生素。

(5)疗程问题:疗程长短并不是决定疗效的因素,主要看药物联合是否合理、理想。最初用药 3d,后又延长至 1 周。目前许多报告提出用药 2 周疗效较好。

3.推荐的幽门螺杆菌治疗方案

(1)标准初始治疗(可从下列 3 种中选择其中 1 种)

①三联疗法 7～14d

PPI,治愈剂量,2 次/d

阿莫西林,1g,2 次/d

克拉霉素,500mg,2 次/d

②四联疗法 10～14d

PI,治愈剂量,2 次/d

三钾二枸橼酸铋(德诺),240mg,2 次/d

四环素,500mg,4 次/d

甲硝唑,400mg,2 次/d

③序贯疗法 10d

第 1～5d:

PPI,治愈剂量,2 次/d

阿莫西林,1g,2 次/d

第 6～10d:

PPI,治愈剂量,2 次/d

克拉霉素,500mg,2 次/d

替硝唑,500mg,2 次/d

(2)二线治疗(如果最初使用了含克拉霉素的三联疗法可用下述方案中的 1 种)

①三联疗法 7～14d

PPI,治愈剂量,1 次/d

阿莫西林,1g,2 次/d

甲硝唑,400mg,2 次/d

②四联疗法,与初始治疗的建议相同

(3)几点说明和注意点

①PPI 的剂量:奥美拉唑 20mg、埃索美拉唑 20mg、雷贝拉唑 10mg、泮托拉唑 40mg、兰索拉唑 30mg,均为 2 次/d。

②如果患者对阿莫西林过敏,则用甲硝唑替代,而在初始三联疗法中的克拉霉素剂量减半。

③在克拉霉素或甲硝唑耐药率高(>20%)的地区或者在最近暴露于或反复暴露于克拉霉素或甲硝唑的患者中,四联疗法适合作为一线治疗。

④用甲硝唑或替硝唑治疗期间应避免饮酒,因为有可能出现类似于饮酒后对双硫仑的反应。

⑤强调个体化治疗。治疗方案、疗程、药物选择须考虑既往抗菌药物应用史、吸烟、药物过敏-潜在不良反应、根除适应证、伴随疾病和年龄等。

⑥根除治疗前,停服 PPI 不少于 2 周,停服抗菌药物、铋剂等不少于 4 周,若为补救,治疗建议间隔 2～3 个月。

(4)双联方案(DualTherapy,DT)在 Hp 感染一线根除治疗中的应用:近年来,有学者提出 DT 方案,即 PPI+AMO 双联方案,与三联加铋制剂相比,其具有更高的根除率,更高的安全性和依从性,北京大学第三医院研究数据表明 DT 方案(艾司奥美拉唑 20mg+阿莫西林 750mg,每日 4 次,三餐前及晚睡前),H.pylori 根除率为 92.4%,而三联加铋制剂方案 H.pylori 根除率为 84.8%。可作为补救根除或首次根除推荐方案。

(5)基于药敏试验的个体化方案选择:对于反复 H.pylori 根除失败患者,叮考虑进行 cyp2c19 基因多肽性检测,cyp2c19 是人体重要的药物代谢酶,在肝脏内有很多的表达。通过 cyp2c19 基因多肽性检测可进行药敏测定,剔除耐药药物,寻找敏感药物,进行个体化根除 H.pylori方案制定。

(6)新型抑酸剂 P-cab 的应用:钾离子竞争性酸阻滞剂(P-cab)是一类吡咯衍生物,可以直接阻断质子泵的 K^+ 交换通道,快速抑制胃壁细胞酸分泌。而且半衰期较传统质子泵抑制剂延长,可保持持续、稳定的抗分泌作用。常见有瑞伐拉赞、沃诺拉赞、特戈拉赞。临床上对于 P-cab 的应用主要在消化道疾病,如反流性胃食管炎、幽门螺杆菌感染、胃十二指肠损伤等,在最新的门脉高压性出血治疗指南中已代替 PPI 成为首选抑酸药物。其中沃诺拉赞是不存在 CYP2C19 代谢,同时质子泵的抑制不需要酸的再活化,可以直接作用于质子泵,因此具有良好的抑酸效果,临床应用较广泛,已被多国指南推荐,在未来根除 H.pylori 治疗中有望成为代替 PPI 抑酸地位的药物。

4.特殊人群的 H.pylori 感染的防控和管理

(1)中华医学会儿科学分会消化学组于 2015 年制定了《儿童幽门螺杆菌感染诊治专家共识》。该共识推荐:对有消化性溃疡、胃 MALT 淋巴瘤的 H.pylori 感染患儿必须进行 H.pylori 根除治疗(表 3-3-1);对有慢性胃炎、胃癌家族史、不明原因的难治性缺铁性贫血、计划长期服用 NSAID(包括低剂量阿司匹林)、监护人或年长(年龄为 12~14 岁)儿童自己强烈要求治疗的 H.pylori 感染患儿可给予根除治疗。H.pylori 感染的儿童检测指征包括上述情况和一级亲属中有胃癌患儿,但未建议将 H.pylori 感染检测作为常规检测项目。2017 年《欧洲和北美联合儿科胃肠病、肝病和营养学会对儿童和青少年幽门螺杆菌的管理指南(2016 年更新)》仅建议对患有胃或十二指肠溃疡的儿童进行 H.pylori 检测和治疗,不建议对所有儿童采用"检测和治疗"的策略。但考虑到 H.pylori 感染很少会自行痊愈,对家庭中 H.pylori 感染患儿的治疗需根据风险获益评估和相关疾病状态进行处理,依照共识意见并与患儿家长磋商决定治疗与否。

表 3-3-1 2015 年我国 HP 儿童共识推荐根除药物选择

	药物	推荐剂量	最大剂量	用法
抗生素	阿莫西林	50mg/(kg·d)	1g bid	餐后口服
	甲硝唑	20mg/(kg·d)	0.5g bid	餐后口服
	替硝唑	50mg/(kg·d)		
铋剂	胶体次枸橼酸铋剂(>6 岁)	6~8mg/(kg·d) bid		餐前口服
抗酸分泌药	奥美拉唑	6~8mg/(kg·d) bid		餐前口服

(2)老年人群的 H.pylori 感染率较高,根除 H.pylori 可使老年患者的胃肠道症状得以改善,并在某种程度上阻止或延缓胃黏膜萎缩和肠化生的发生,甚至还可以使部分胃黏膜萎缩或肠化生发生逆转。我国研究显示,老年人对根除 H.pylori 常用抗生素的耐药率并未明显增高,如无抗衡因素,可以给予根除治疗。然而,老年 H.pylori 感染者常同时患有心血管、脑血管、肾脏和其他系统疾病,或长期服用 NSAID。而铋剂在老年患者、肾功能衰退者应用时有增加肾功能损害的风险,克拉霉素、甲硝唑、四环素与抗凝药物合用时会显著增加出血风险。因此,在进行 H.pylori 根除治疗前,应进行风险获益评估,并根据患者既往服用药物情况、生理特点、疾病和药物不良反应等,选择个体化、规范化的治疗方案。同时,加强患者服药前和服药过程中的宣教工作,提高患者的依从性,使老年患者的个体化治疗更加合理、规范和安全。

5.幽门螺杆菌感染的防治

中国居民家庭幽门螺杆菌感染的防控和管理专家共识(2021 年)认为,H.pylori 是一种可以在家庭成员之间传播的致病菌,H.pylori 是一种可以在家庭成员之间传播的致病菌,传播途径见表 3-3-2。

表 3-3-2 幽门螺杆菌感染的常见传播途径和预防措施传播方式

传播方式	传播途径	预防措施
口-口传播	共用同一食物器皿、咀嚼食物喂食、湿吻;食用受污染的肉、牛避免食用同一盘食物,推荐分餐制,使用公筷、公勺等,食奶、蔬菜等食物,饮用受污染的水;卫生习惯差等	用健康且安全的食物,避免咀嚼喂食婴幼儿
共用器具传播	共用食品容器或牙科设备等	清洁食品容器并使用安全的牙科设备
粪-口传播	食用被排泄物污染的食物,饮用受污染的水,以及井水等未经处理的水	仅食用卫生、安全的食物,饮用卫生、安全的水
医源性污染传播	与幽门螺杆菌感染者或污染的器具密切接触,使用未彻底消毒的医疗设备等	避免与幽门螺杆菌感染者和可疑器具密切接触,对医用设备进行彻底消毒

(五)NSAID 溃疡的治疗、复发预防及初始预防

对服用 NSAIDs 后出现的溃疡,如情况允许应立即停用 NSAIDs,如病情不允许可换用对黏膜损伤少的 NSAIDs 如特异性 COX-2 抑制剂(如塞来昔布)。对停用 NSAIDs 者,可予常规剂量常规疗程的 PPI 治疗;对不能停用 NSAIDs 者,应选用 PPI 治疗。因幽门螺杆菌和 NSAIDs 是引起溃疡的两个独立因素,因此应同时检测幽门螺杆菌,如有幽门螺杆菌感染应同时根除幽门螺杆菌。溃疡愈合后,如不能停用 NSAIDs,无论幽门螺杆菌阳性还是阴性都必须继续 PPI 或米索前列醇(喜克馈)长程维持治疗以预防溃疡复发。对初始使用 NSAIDs 的患者是否应常规给药预防溃疡的发生仍有争论。已明确的是,对于发生 NSAIDs 溃疡并发症的高危患者,如既往有溃疡病史、高龄、同时应用抗凝血药(包括低剂量的阿司匹林)或糖皮质激素者,应常规予抗溃疡药物预防,目前认为 PPI 或米索前列醇预防效果较好。

减少 NSAIDs 相关溃疡的策略:用非 NSAID 止痛药;尽可能小剂量;用选择性 COX-2 抑制剂时;联合抗溃疡药:PPI、米索前列醇;根除幽门螺杆菌。上述方案,以 PPI 效果最佳。PPI 对 NSAID 胃病高危人群有预防作用:显著降低用 NSAIDs 6 个月后再出血率(4% vs 19%);显著降低用阿司匹林 1 年后再出血率(2% vs 19%)。

第四节 胃癌

一、胃癌的诊断方法

胃癌一般早期无或仅有轻微症状，表现为上腹部不适，食欲不振，体重减轻。随病情的发展症状可增多，但不典型，常出现类似胃炎或胃溃疡症状，大多数患者体征不明显，40.1％进展期胃癌可有贫血，24％可扪及腹部包块。由于胃癌的症状体征不典型，所以早期诊断极为不易，据统计，中国早期胃癌仅占10％左右，极大影响了胃癌的生存率。目前胃癌的诊断主要根据临床表现、体格检查及特殊检查包括胃镜，影像学检查如 X 线钡餐、B 超、CT、MR、PET/CT，腹腔镜探查和分子诊断等。

1.无症状人群筛查

据统计，日本 1975 年早期胃癌占所有接受治疗胃癌病例的 20.9％，1990 年迅速升至 43.4％，2004 年以来在日本早期胃癌检诊协会所属医疗机构中，检出的胃癌中超过 70％为早期胃癌，如此高的早期胃癌检出率得益于对无症状的日本人群进行的胃癌筛查。日本癌症研究医院统计该院 44 年期间治疗的 3000 例早期胃癌中，47.6％的患者是在无任何症状的情况下检出的。显然，中国仅在症状性患者中提高门诊筛选早期胃癌的水平是远远不够的，大量的早期胃癌患者因无症状而未能及时就诊，因此必须全社会关心这项工作，努力开展无症状人群的早期胃癌筛查。胃癌的癌前状态包括癌前疾病和癌前病变两类，国内外大量事实证明，患有重度萎缩性胃炎、残胃、恶性贫血等癌前疾病和上皮内瘤变等癌前病变的患者发生胃癌的概率明显高于普通人群，因此必须定期随访复查，许多患者有望在早期胃癌阶段被检出。

2.定性诊断

普通电子内镜是目前诊断胃癌最常用、最有效的方法，目前，电子内镜已广泛应用于国内外临床，它可以直接观察胃内形态变化，了解病变的部位并可以取病变组织活检病理检查确诊胃癌。内镜诊断胃癌的准确率较高，Bustamante 等在研究中报道，内镜加活组织检查诊断胃癌的敏感性为 82％，特异性为 95％。但是，由于内镜检查前制酸剂的使用、患者就诊时间的延迟、早期胃癌的内镜表现缺乏特征性、内镜医师对早期胃癌在普通内镜下的表现缺乏认识等原因，仍有一小部分早期胃癌患者在初次内镜检查的时候被漏诊。

传统内镜仍然是最主要的检查方法，但是有一定的漏诊率。超声内镜以及超声内镜下细针抽吸活组织检查，是目前发展很快、技术很全面的检查方法，在早期胃癌诊断和术前分期中具有重要价值。色素内镜常常和放大内镜技术结合，从而明显提高早期胃癌诊断的敏感性和特异性，有广泛的临床应用前景，将来有可能在胃癌及其他胃黏膜病变的诊断中成为常规的检查方法。荧光内镜诊断早期胃癌有一定的优越性，但是技术尚不完善，特异性不高，临床应用有一定的局限性。红外电子内镜由于能够对胃黏膜下血管进行观察，在早期胃癌诊断以及肿瘤的浸润程度确定中有独特的作用。窄谱成像技术结合放大内镜能够观察消化道黏膜上皮结构和黏膜表面的微血管形态,有希望在内镜下得到早期胃癌的病理学诊断,但是目前还不能取代传统的病理活组织检查。共聚焦激光显微内镜能够显示消化道黏膜及黏膜下的组织结构,对胃癌及癌前病变做出在体的即时诊断,但是目前还在研究阶段,广泛应用于临床还需要进一步研究。

X线钡餐检查仍是目前诊断胃癌的主要方法之一,可以鉴别胃的良恶性病变、病变部位及范围,用以胃癌诊断及指导手术范围。气钡双重对比方法改进了传统上消化道造影法,明显提高了早期胃癌的诊断率。当我们在X线检查中疑为早期胃癌时也可和胃镜细胞学等方面的检查结合起来,以提高早期胃癌的诊断率。

二、分 期

胃癌 TNM 分期(AJCC/UICC 2018 年第八版)

1.原发肿瘤(T)

T_x:原发肿瘤无法评价。

T_0:无原发肿瘤证据。

T_{is}:原位癌:上皮内肿瘤,未侵及固有层,高度不典型增生。

T_1:肿瘤侵犯固有层,黏膜肌层或黏膜下层。

T_{1a}:肿瘤侵犯固有层或黏膜肌层。

T_{1b}:肿瘤侵犯黏膜下层。

T_2:肿瘤侵犯固有肌层。

T_3:肿瘤穿透浆膜下结缔组织,而尚未侵犯脏腹膜或邻近结构。

T_4:肿瘤侵犯浆膜(脏腹膜)或邻近结构。

T_{4a}:肿瘤侵犯浆膜(脏腹膜)。

T_{4b}:肿瘤侵犯邻近结构。

2.区域淋巴结(N)

N_x:区域淋巴结无法评价。

N_0:无区域淋巴结转移。

N_1:有 1～2 枚区域淋巴结转移。

N_2:有 3～6 枚区域淋巴结转移:

N_3:7 枚及更多区域淋巴结转移。

N_{3a}:7～15 枚区域淋巴结转移。

N_{3b}:16 枚及更多区域淋巴结转移。

3.远处转移(M)

M_0:无远处转移。

M_1:有远处转移。

4.临床分期(cTNM)

分期组	T	N	M
0 期	T_{is}	N_0	M_0
I 期	T_1	N_0	M_0
	$T_?$	N_0	M_0
II A 期	T_1	$N_{1\sim3}$	M_0
	T_2	$N_{1\sim3}$	M_0
II B 期	T_3	N_0	M_0
	T_{4a}	N_0	M_0
III 期	T_3	$N_{1\sim3}$	M_0
	T_{4a}	$N_{1\sim3}$	M_0
IV A 期	T_{4b}	任何 N	M_0
IV B 期	任何 T	任何 N	M_1

5.病理分期(pTNM)

分期组	T	N	M
0 期	T_{is}	N_0	M_0
I A 期	T_1	N_0	M_0
I B 期	T_1	N_1	M_0
	T_2	N_0	M_0
II A 期	T_1	N_2	M_0
	T_2	N_1	M_0
	T_3	N_0	M_0
II B 期	T_1	N_{3a}	M_0
	T_2	N_2	M_0
	T_3	N_1	M_0
	T_{4a}	N_0	M_0
III A 期	T_2	N_{3a}	M_0
	T_3	N_2	M_0
	T_{4a}	N_1	M_0
	T_{4a}	N_2	M_0
	T_{4b}	N_0	M_0
III B 期	T_1	N_{3b}	M_0

分期组	T	N	M
	T_2	N_{3b}	M_0
	T_3	N_{3a}	M_0
	T_{4a}	N_{3a}	M_0
	T_{4b}	N_1	M_0
	T_{4b}	N_2	M_0
ⅢC 期	T_3	N_{3b}	M_0
	T_{4a}	N_{3b}	M_0
	T_{4b}	N_{3a}	M_0
	T_{4b}	N_{3b}	M_0
Ⅳ 期	任何 T	任何 N	M_1

6. 新辅助治疗后分期(ypTNM)

分期组	T	N	M
Ⅰ 期	T_1	N_0	M_0
	T_2	N_0	M_0
	T_1	N_1	M_0
Ⅱ 期	T_3	N_0	M_0
	T_2	N_1	M_0
	T_1	N_2	M_0
	T_{4a}	N_0	M_0
	T_3	N_1	M_0
	T_2	N_2	M_0
	T_1	N_3	M_0
Ⅲ 期	T_{4a}	N_1	M_0
	T_3	N_2	M_0
	T_2	N_3	M_0
	T_{4b}	N_0	M_0
	T_{4b}	N_1	M_0
	T_{4a}	N_2	M_0
	T_3	N_3	M_0
	T_{4b}	N_2	M_0
	T_{4b}	N_3	M_0

分期组	T	N	M
	T_{4a}	N_3	M_0
Ⅳ期	任何T	任何N	M_1

三、治疗

对胃癌的治疗,应根据肿瘤病理学类型及临床分期,结合患者一般状况和器官功能状态,采取综合治疗的原则。将手术、化疗、放疗和生物靶向等多种治疗手段有机结合起来,达到根治或最大幅度地控制肿瘤,延长患者生存期,并改善生活质量的目的。对于早期胃癌且无淋巴结转移者,可考虑内镜下治疗。对有淋巴结转移的早期胃癌或局部进展期胃癌,考虑直接行根治性手术或术前先行新辅助化疗,再考虑根治性手术,必要时术后考虑辅助化疗。对于转移性胃癌或胃癌术后复发,应采取综合治疗,积极给予止痛、营养支持治疗等,必要时可采取姑息性手术、介入治疗、射频治疗、支架置入等方案。

(一)手术治疗

手术治疗仍是目前治疗胃癌的最主要方法,也是可能治愈胃癌的唯一途径。由于诊断水平的不断提高,早期胃癌的发现率上升,加之手术技术的不断改进,使胃癌的治疗水平有相应的提高。在日本,胃癌术后五年存活率已达60%以上,早期胃癌术后五年存活率可达90%以上。

胃癌手术分为根治性手术与姑息性手术,应当力争根治性切除。胃癌根治性手术包括早期胃癌的EMR、ESD、D_0切除术和D_1切除术等,部分进展期胃癌的(D_2)及扩大手术(D_2+)。D表示淋巴结清除范围,如D_1手术指清扫区域淋巴结至第1站,D_2手术指清除扫区域淋巴结至第2站,如果达不到第1站淋巴结清扫的要求,则视为D_0手术。胃癌姑息性手术包括胃癌姑息性切除术、胃空肠吻合术、空肠营养管置入术等。外科手术应当完整切除原发病灶,彻底清扫区域淋巴结。对呈局限性生长的胃癌,切缘距病灶应当至少3cm;对呈浸润性生长的胃癌,切缘距病灶应当超过5cm。邻近食管及十二指肠的胃癌,应当尽量完整切除病灶,必要时行术中冰冻病理检查,以保证切缘无癌残留。腹腔镜是近来发展较快的微创手术技术,在胃癌的应用目前应当选择Ⅰ期患者为宜。

1.手术前评估

(1)CT:通过X线或内镜检查可发现胃内病变,活组织检查可证实胃癌诊断。此后可用CT扫描进一步检查患者,这不仅有助于识别有无肝脏转移,而且能确定有无胃癌的胃外蔓延及淋巴转移。既往认为CT与外科手术中发现的情况相当一致,如在显示进展期胃癌有无远处转移、胃外蔓延及淋巴受累方面有很重要的临床意义。然而,最近的研究显示,CT扫描不完全可靠。大量的病例研究发现,CT扫描过高或过低地估计了病情,特别是CT扫描在显示有无邻近器官浸润方面,尤其是胰腺浸润方面尚不可靠。尽管如此,CT扫描还是能提供一些信息,有助于术前确定治疗方案。

(2)内镜超声检查:如前所述该检查法可在术前确定胃癌的浸润深度和广度,特别是对小而早期的胃癌有帮助。Haraguchi确定三种胃癌的容积形态类型，包括漏斗型、柱型及山型。目前有人已将这些胃癌超声类型与其预后联系起来。

（3）内镜检查：早期胃癌病变由于部位、范围术中较难确定，必须在术前仔细进行内镜检查，确定病变位置、大小、范围、个数。并且要特别注意检查残胃，对可疑病变可做术中冷冻切片加以判定，以保证残胃内无癌组织残留。

2.手术方式的选择及适应证

（1）缩小手术：切除范围小于标准根治术的各类根治性术式。

①内镜下黏膜切除术和内镜下黏膜下切除术：内镜下黏膜切除术（EMR）在80年代即开始用于治疗早期胃癌，但对于胃部较大、平坦的病变，EMR不能一次完整切除，导致局部复发率较高，有资料显示，分4片切除后的局部复发率可达24%左右。因而内镜下黏膜下切除术（ESD）技术开始逐渐应用于早期胃癌的治疗，其能一次性大块、完整地切除病灶。ESD治疗早期胃癌的适应证为：高分化或中分化，无溃疡，直径＜2cm，无淋巴结转移的黏膜内癌。术前采用超声内镜或窄带成像技术准确判断病变的范围、深度和性质是治疗的关键。与外科手术相比，ESD具有创伤小，可以多次进行以及不通过手术即可获得完整的病理学资料等优点。

②腹腔镜下手术：腹腔镜手术应用于胃癌根治术，目前该技术已逐渐成熟，并广泛应用于早期胃癌和进展期胃癌。

a.腹腔镜早期胃癌手术：根据切除范围有腹腔镜胃腔内黏膜切除术、腹腔镜胃楔形切除术。与ESD相似，为对病灶的局部切除，并不清扫胃周淋巴结，术后均有肿瘤残留和复发的风险。适应证为：黏膜内癌难以采用内镜下胃黏膜切除术；黏膜内癌隆起型直径＜25mm或凹陷型直径＜15mm；无溃疡；黏膜内癌位于胃内、除前壁外的任何位置均应行腹腔镜胃腔内黏膜切除术；黏膜内癌位于除胃后壁以外的任何部位均应行腹腔镜胃楔形切除术。

b.腹腔镜进展期胃癌手术：腹腔镜胃癌D_2根治术用于治疗部分较早期的进展期胃癌，术后微创优点明显且在肿瘤完全切除、肿瘤周围有足够正常组织的切除范围及淋巴结清扫数量等方面与开腹手术无明显统计学差异，能达到对胃癌的根治性切除，近期疗效较满意，中远期疗效也与开腹手术相当。日本一个关于272例腹腔镜进展期胃癌手术的疗效研究发现，对其中1%的胃癌患者行D_0淋巴结清扫，1%的胃癌患者行D_1淋巴结清扫，10%的胃癌患者行$D_{1+\alpha}$淋巴结清扫，20%的胃癌患者行$D_{1+\beta}$淋巴结清扫，68%的胃癌患者行D_2淋巴结清扫，中位随访时间为20个月，有14例胃癌患者出现肿瘤复发，5年生存率与同期开腹手术相当。

c.达芬奇机器人胃癌手术：达芬奇机器人系统应用于临床外科治疗，随后用于辅助胃癌根治术，有较好的近期疗效。达芬奇机器人系统具有手颤抖消除、动作比例设定及动作标准化等功能，显著提供了手术操作的精确性、稳定性和安全性，并且能获得三维立体图形，拥有类似开放式手术般的视野，为手术者提供了诸多便利，具有良好的应用前景。

d.保留胃功能的根治性手术：包括保留幽门的胃部分切除术（PPG）、保留胃幽门迷走神经分支的PPG（PPG-VP）和胃的节段切除术（SG）等。PPG的适应证为：术前诊断为黏膜癌没有淋巴结转移者；单个病灶且位于胃体中1/3区域者；局限于黏膜下层的早期胃癌，直径＜2cm。PPG大大减少了传统胃的切除所致的倾倒综合征，减少术后肠道功能紊乱的发生，有效防止胆汁反流和胆囊结石的发生等，其治愈率和远期生存率与传统胃癌切除相比无明显差异。

PPG-VP 是在 PPG 基础上不切断迷走神经干,并保留支配幽门区的迷走神经分支,能有效预防术后倾倒综合征、反流性胃炎,减少术后胃潴留等排空障碍等。SG 手术适应证为:不适合ESD 治疗,无淋巴结转移者,肿瘤直径<2cm。SG 也能减少早期倾倒综合征和反流性胃炎的发生,但可能出现餐后饱胀和胃溃疡等并发症。

e.缩小淋巴清扫的改良根治术:改良 D1 淋巴结清扫术,是指胃切除的范围小于胃的 2/3及淋巴结切除范围的缩小,淋巴结清扫范围是 $D_1+NO.7$,下部癌需追加清扫 NO.8a 淋巴结。手术适应证为 lA 期(黏膜内癌、黏膜下癌、NO)中不宜行 EMR 和 ESD 的黏膜内癌;癌灶≤2.0cm 的低分化黏膜内癌;癌灶≤1.5cm 的中高分化黏膜下深层癌。改良 D_2 淋巴结清扫术。淋巴结清扫范围扩大,包括清除胃周及胃左动脉周围(NO.7)、肝总动脉前(NO.8)和腹腔动脉干(NO.9)周围的淋巴结。适应证包括:癌灶≤1.5cm 的低分化黏膜下癌;ⅠB 期(黏膜内癌、黏膜下癌、N_1),肿瘤直径<2cm;癌灶>1.5cm 的中高分化黏膜下深层癌,术前检查无淋巴结转移。

(2)标准根治术:胃切除范围为全胃 2/3 以上,淋巴结清除范围为 D_2 清除术,肿瘤浸润深度超过黏膜下层(肌层或以上)或伴有淋巴结转移但尚未侵犯邻近器官的,均应当行标准手术。关于进展期胃癌淋巴结清扫范围早期一直存在争议,日本和东亚地区选择 D_2 手术为其标准术式,欧美医生普遍认为 D_2 手术不能改善患者生存质量。荷兰胃癌协作组发表了一个长达15 年的随访结果使东西方学者达成了共识,均选择 D_2 手术为标准术式。根治性手术的禁忌证为:①全身状况无法耐受手术。②局部浸润广泛无法完整切除。③已有远处转移的确切证据,包括远处淋巴结转移、腹膜广泛播散、肝脏 3 个以上转移灶等情况。④存在心、肺、肝、肾等重要器官功能明显缺陷、严重的低蛋白血症、贫血、营养不良等情况无法耐受手术者。胃周淋巴引流区域的淋巴结清扫是胃癌根治性手术的主要组成部分,不同部位胃癌淋巴结清扫范围存在差异。

(3)扩大手术:当肿瘤浸润邻近器官时,除行标准根治术外,应联合器官切除或淋巴结 D_2以上或 D_3 清除术。原发癌或转移癌直接侵及胃周器官,必须联合切除受侵器官才能根治或淋巴结 N_2 以上转移阳性,必须行 D_2 以上或 D_3 淋巴结清除术才能获得 B 级根治术。扩大手术常有下面几种方式:①联合胰、脾区切除术;②联合胰头十二指肠切除术;③腹主动脉旁淋巴结清除术;④左上腹内脏全切除术等。对可疑肝转移、腹腔转移结节或远隔淋巴结转移者,应行病理组织学确诊。

(4)姑息性手术:对于有远处转移或肿瘤侵犯重要器官无法切除,而同时合并出血、穿孔、梗阻等情况者可考虑姑息性手术,以解除症状、提高生活质量。姑息性手术包括两类:一类是不切除原发病灶的各种短路手术,如空肠造瘘术或胃空肠吻合术。其目的是解除梗阻,使患者能够进食以改善全身营养状况及创造条件接受其他药物治疗;另一类是切除原发病灶的姑息性切除术。目前不少学者认为行姑息性切除的胃癌患者可有一定的五年存活率,甚至可达10%左右。

3.手术步骤

远端胃癌根治术的主要步骤为:①游离大网膜和横结肠系膜前叶,切断胃网膜左动脉。②根部结扎胃网膜右静脉和动脉,清扫幽门下淋巴脂肪组织。③清扫幽门上淋巴脂肪组织,结扎胃右动脉。④横断十二指肠。⑤清扫肝十二指肠韧带、肝总动脉、胃左动脉、腹腔干、脾动脉，结扎胃左动脉。⑥断胃，一般切除胃的 2/3 或 4/5。小弯侧在距胃食管交界下 2cm，大弯侧在距肿瘤至少 5cm。⑦消化道重建，可选择毕Ⅰ、毕Ⅱ及 Roux-en-Y 吻合等术式。

(1)切口：上腹部正中切口，上起剑突，下绕脐左侧达脐下 2～3cm。进腹后由远及近进行探查，重点是肝脏、腹膜、盆腔、肠系膜上血管根部及腹主动脉周围淋巴结。

(2)游离大网膜和横结肠系膜前叶，必要时可切除脾结肠韧带。在脾脏下极脾动脉分出胃网膜左动脉并结扎、切断胃网膜左血管，清扫 NO.4sb 淋巴结。沿胃结肠共同干找到中结肠静脉和肠系膜上静脉，清除肠系膜上静脉周围淋巴脂肪组织(NO.14v)。沿胃结肠共同干寻找到胃网膜右静脉的起始部，在根部结扎、切断胃网膜右静脉。横结肠系膜前叶在胰腺下缘与胰腺包膜延续，进一步自胰腺下缘向胰腺上缘、自胰腺中部向十二指肠游离胰腺包膜，直到发现胃十二指肠动脉，沿该动脉向下则找到胃网膜右动脉，在根部结扎、切断胃网膜右动脉，清扫 NO.6 淋巴结。

(3)找到十二指肠上动脉，仔细结扎、切断。自球部开始清除肝十二指肠韧带淋巴脂肪组织，主要清除肝动脉周围组织。找到胃右动脉，在根部结扎、切断，清扫 NO.5 淋巴结及 NO.12a淋巴结。

(4)游离结扎、切断胰头于十二指肠之间小的血管、脂肪组织，充分游离十二指肠。用关闭器或 Kocher 钳切断、关闭十二指肠。

(5)清扫肝总动脉淋巴结(NO.8)，腹腔干及胃左动脉周围淋巴结(NO.9,NO.7)，脾动脉周围淋巴结(NO.11p)及贲门右及小弯侧淋巴结(NO.1,NO.3)。

(6)断胃：一般切除胃的 2/3 或 4/5。一般小弯侧在距胃食管交界下 2cm，大弯侧在距肿瘤至少 5cm，一般多在脾下极水平。

(7)消化道重建：可选择毕Ⅰ、毕Ⅱ及 Roux-en-Y 吻合等术式。

4.手术前后注意事项

胃癌患者往往营养状况较差，可有贫血、低蛋白血症，尤其是伴幽门梗阻、胃壁水肿、胃腔内感染较重者。术前后应注意改善周身状况，目前采用胃肠道外营养支持疗法改善周身状况。术前充分洗胃及胃肠减压，可减轻胃壁水肿和胃内感染，有利于吻合口的愈合。当病变可能累及横结肠系膜根部时，术前应做肠道准备，以便术中有可能联合切除部分横结肠。部分患者在术前放置鼻胃管时应同时放置营养导管，以备术后可经肠道补充营养。行根治术的患者，尤其是胰包膜切除和淋巴结清除范围较广者，必须放置引流。个别患者可能有短期的胰液漏出。术后给予胃肠道外营养，大大有利于病情的恢复，为尽早进行其他综合治疗创造良好的条件。

(二)放射治疗

手术是目前胃癌治疗最有效的方法，但进展期胃癌即使行根治性手术，术后仍有较高的局部复发率，达 50% 以上。许多胃癌发现时即已经处于进展期，失去手术机会。而放疗不失为一种可选择的局部治疗方式。胃癌放疗或放化疗的主要目的包括施行术前或术后辅助治疗、姑息治疗和改善生活质量。

1.适应证

术前放化疗主要针对不可手术切除的局部晚期或进展期胃癌；术后放化疗主要针对 $T_{3\sim4}$

或 N+(淋巴结阳性)的胃癌;姑息性放疗主要为肿瘤局部区域复发和(或)远处转移。

(1)胃癌根治术后(R_0),病理分期为 $T_{3\sim4}$ 或淋巴结阳性($T_{3\sim4}N+M_0$)者,如未行标准 D_2 手术且未行术前放化疗者,建议术后同步放化疗。

(2)局部晚期不可手术切除的胃癌($T_4N_xM_0$),可以考虑术前同步放化疗,治疗后重新评估,争取行根治性手术。

(3)胃癌非根治性切除,有肿瘤残存患者(R_1 或 R_2 切除),建议行术后同步放化疗。

(4)局部区域复发的胃癌,建议放疗或放化疗。

(5)病变范围相对局限、骨转移引起的疼痛和脑转移等转移性胃癌,考虑肿瘤转移灶或原发病灶的姑息减症放疗。

2.术前放疗

目的是提高 R_0 切除率,降低局部复发率。而对于局部晚期不可手术切除的胃癌,通过术前放疗降低肿瘤负荷,有可能使其从不能手术变为能够手术。术前单纯放疗在胃癌的应用较少,作用不明确。术前同步放化疗已在临床证明有确切疗效。Rohatgi 等对 2 个前瞻性术前放化疗临床研究进行了分析,74 例入组的患者先行诱导化疗,后做同步放化疗,结果手术切除率达到 93.0%,行 R_0 切除术者达到 81%,病理完全缓解率为 27.5%。Ajani 等对 20 个机构 43 例局部进展期胃癌患者先行 2 个周期的诱导化疗(氟尿嘧啶、亚叶酸钙及顺铂),再使用氟尿嘧啶、紫杉醇化疗和同步放疗(DT 45Gy/25 次),5~6 周后行手术治疗,50.0% 的患者接受了 D_2 手术,R_0 切除率为 77.0%;病理完全缓解率为 26.0%,病理完全缓解者 1 年生存率为 82.0%。术前放化疗有较好的耐受性,提高手术切除率,减少局部复发率,不增加手术并发症,但对手术生存率的影响尚不明确。

3.术中放疗

术中放疗主要针对手术中不能完全切除的姑息性切除或有癌残留或淋巴结转移和周围浸润的患者。术中放疗能直视下照射肿瘤,使靶区得到较高剂量的照射而不影响周围正常组织,减少放疗的毒性反应,从而改善中晚期胃癌患者的生存期。Weese 等对临床Ⅲa 期和Ⅳ期的胃癌患者给予新辅助化疗(氟尿嘧啶、甲酰四氢叶酸、多柔比星和顺铂),并在术中对瘤床照射 10Gy,术后再加用外照射放疗,结果 15 例患者中 10 例获得了无瘤生存,中位生存期为 27 个月。术中放疗能提高胃癌患者的局控率,使肿瘤明显消退,甚至长期生存或治愈,可能发生一过性的胰腺炎,放射性肠炎等并发症。

4.术后放疗

许多胃癌患者就诊时已处于晚期,有邻近器官浸润或远处转移,无法行根治性切除,有肿瘤残存,建议行术后同步放化疗。对胃癌根治术后(R_0),病理分期为 $T_{3\sim4}$ 或淋巴结阳性($T_{3\sim4}N+M_0$)者,如未行标准 D_2 手术且未行术前放化疗者,建议术后同步放化疗。术后同步放化疗能消灭残留的肿瘤病灶,提高局部控制率,延长生存期。Macdonald 等报道的美国 rNTO116 研究,选择了根治术后 556 例胃癌高危术后患者,随机分为单纯手术组(275 例)和术后放化疗组(281 例)。同步放化疗始于第 1 周期化疗的第 28d,放疗的前 4d 和后 3d 合并化疗氟尿嘧啶与四氢叶酸,放疗剂量 45Gy/25 次,每次 1.8Gy,每周 5 次,放疗后再行 2 个周期化疗,化疗方案同放疗前。结果显示术后同步化疗组和单纯手术组 3 年总生存率分别是 50% 和

41%,3年无瘤生存率分别是48%和31%。两组中位生存期分别为36个月和27个月,中位无复发生存期分别为30个月和19个月,均有明显统计学差异。美国临床肿瘤学会(ASCO)会议提出将中晚期胃癌术后同步放化疗作为标准的治疗方案。

5.姑息性放疗

对于病情进展已失去手术机会的患者,如出现骨转移引起的疼痛和脑转移等转移性胃癌以及因各种原因不能耐受或拒绝手术的患者,可考虑行对肿瘤转移灶或原发病灶的姑息减症放疗,起到延长生存期和提高生活质量的作用。Tey等对33例不能手术的进展期或复发的胃癌患者进行姑息性放射治疗,放射剂量为8Gy/次至40Gy/16次,患者出血、吞咽困难/梗阻及疼痛的症状控制缓解率分别为54.3%、25%和25%。同步放化疗比单纯放疗能更好地改善患者的症状和生存期。

6.放射治疗技术

(1)照射技术:常见的放射治疗技术有常规放疗、三维适形放疗、调强放疗、图像引导放疗等。条件好的单位建议使用调强放疗或三维适形放疗等先进技术,选择准确的放疗范围和合适的放疗剂量,以更好地保护肝、脊髓、肾脏和肠道等周围正常组织,降低正常组织的毒副作用,提高患者对放疗的耐受性。局部加量可采用术中放疗或外照射技术。

(2)靶区定义:胃癌根治术后照射靶区包括原发肿瘤高危复发区域和高危区域淋巴结区照射。原发肿瘤高危复发区域包括吻合口和邻近受侵器官或部位;高危区域淋巴结区则根据原发肿瘤部位、肿瘤侵犯深度和淋巴结转移情况决定。

①近端1/3:主要为贲门及胃食管结合部原发癌,原发灶这个部位的胃癌更易出现食管周围的淋巴结转移。照射野应该包括远端食管3～5cm、左半横膈膜和邻近的胰体部。高危淋巴结区包括:邻近的食管周围、胃周、胰腺上和腹腔干淋巴结。

②中端1/3:主要为胃体癌,易出现贲门周围、小弯和胃大弯淋巴结转移,此外脾门淋巴结、脾动脉淋巴结和后胰上淋巴结也容易转移。术前和术后治疗放射野应包括胰体部。高危淋巴结区包括:邻近的胃周、胰腺上、腹腔干淋巴结、脾门、肝门和胰十二指肠淋巴结。

③远端1/3:主要为胃窦及幽门原发癌,如果肿瘤扩展到胃十二指肠结合部,放射野应包括胰头、十二指肠第一和第二段,十二指肠残端3～5cm。高危淋巴结区包括胃周、胰腺上、腹腔干、肝门和胰十二指肠淋巴结。

(3)正常组织限制剂量:对正常组织应进行剂量限制:60%肝<30Gy,2/3单肾<20Gy,脊髓<45Gy,1/3心脏<50Gy,并尽量减少肠道和十二指肠照射剂量。

(4)照射剂量:三维适形照射和调强放疗应用体积剂量定义方式,常规照射应用等中心点剂量定义模式。对于根治术后原发肿瘤高危复发区域和区域淋巴引流区照射剂量,推荐DT 45～50.4Gy,每次1.8Gy,共25～28次;而对有肿瘤和(或)残留者,大野照射后局部缩野加量照射DT 5～10Gy。

(三)化学治疗

胃肠道肿瘤对化疗的反应性普遍较差,但胃癌对化疗的反应性相对较好。化疗分为姑息化疗、辅助化疗和新辅助化疗,应当严格掌握临床适应证,并在肿瘤内科医生的指导下施行。化疗应充分考虑患者的病期、体力状况、生活质量及患者意愿,并注意监测及防治不良反应,避免治疗过度或治疗不足。及时评估化疗疗效,酌情调整药物和剂量。对术后患者化疗是辅助性治疗,而对于晚期患者及各种原因不能手术的患者,化疗是其主要的治疗手段。化疗的方法可采用单一药物化疗,但更多是联合药物化疗,有时化疗可与激素及放疗联用。给药途径有口服给药、静脉给药及腹腔内化疗等。

1.常见的化疗药物

以下几种药物对胃癌有一定的疗效,可单独使用,有效率为 20%～25%,但持续时间短。

(1)顺铂:是目前治疗进展期胃癌最常用的化疗药物,主要通过阻滞 G_2 期细胞周期,与DNA 分子形成链内或链间交叉连接或组织 DNA 的复制,影响肿瘤细胞胞内蛋白质的翻译等来发挥治疗作用。单用 19% 的患者能产生明显的部分缓解,长期使用易产生耐药性且有一定的毒副作用。

(2)氟尿嘧啶:临床也应用较多,实际有效率为 20%,有效期短,一般平均 4～5 个月。该药抑制胸腺嘧啶核苷酸合成酶,从而抑制 DNA 的合成。该药可静脉或口服,以前者多用,其剂量和服药时间目前仍不统一。最常见的给药方法是每天或每周大剂量注射,但几天或几周连续给药,也是一种替代疗法。

(3)紫杉烷:包括紫杉醇和多西他赛等。主要通过在癌细胞分裂时与微管蛋白结合,使微管稳定和聚合,阻断有丝分裂,从而抑制肿瘤生长。紫杉醇主要作用于 G_2/M 期,而多西他赛主要作用于 S 期。紫杉醇和多西他赛治疗进展期胃癌的临床有效率相当,达 24% 左右。

(4)奥沙利铂:为第三代络铂类化合物,作用机制与顺铂类似,通过 DNA 复合体的形成来介导。体外研究证实对顺铂和氟尿嘧啶耐药的癌细胞株仍有明显的抑制作用。临床研究提示奥沙利铂治疗进展期胃癌的疗效与顺铂相当,但严重不良反应发生率明显降低,特别是对血液毒性和脱发方面的不良反应明显减轻。

(5)伊立替康:是拓扑异构酶Ⅰ抑制剂,能使拓扑异构酶Ⅰ失活,引起 DNA 断裂,阻碍DNA 复制和合成,最终抑制细胞分裂,具有广谱抗肿瘤活性。单药治疗进展期胃癌的有效率为 23%,与顺铂联用是目前有效的方案,主要不良反应是腹泻和中性粒细胞减少症。

(6)口服氟尿嘧啶:卡培他滨和替吉奥胶囊都是氟尿嘧啶的前体,口服后以原型在胃肠道吸收,经肝脏或在肿瘤组织内转化为氟尿嘧啶,从而杀伤肿瘤细胞。卡培他滨较氟尿嘧啶在肿瘤组织中有高选择性,替吉奥胶囊可增加氟尿嘧啶在体内的停留时间,增加有效率。卡培他滨和替吉奥胶囊是治疗进展期胃癌有效的药物,能减少不良反应和缩短住院时间。

2.化疗分类

(1)姑息化疗:适用于全身状况良好、主要器官功能基本正常的无法切除、复发或姑息性切除术后的患者,目的为缓解肿瘤导致的临床症状,改善生活质量及延长生存期。

常用的系统化疗药物包括:氟尿嘧啶、顺铂、表柔比星、紫杉醇、多西他赛、奥沙利铂、伊立替康、替吉奥胶囊、卡培他滨等。化疗方案包括两药联合或三药联合方案,两药方案包括:氟尿嘧啶/亚叶酸钙(LV)+顺铂(FP)、卡培他滨+顺铂、替吉奥胶囊+顺铂、卡培他滨+奥沙利铂(XELOX)、奥沙利铂+氟尿嘧啶(FOLFOX)、卡培他滨+紫杉醇等。三药方案适用于体力状况好的晚期胃癌患者,常用者包括:表柔比星+顺铂+氟尿嘧啶及其衍生方案[表阿雷素+奥沙利铂+希罗达、表阿雷素+顺铂+卡培他滨(ECX)、表柔比星+奥沙利铂+氟尿嘧啶

（EOF）]，DCF及其改良方案等。对体力状态差、高龄患者，考虑采用口服氟尿嘧啶类药物或紫杉类药物的单药化疗。

（2）辅助化疗：胃癌在行根治性手术后仍有较高的复发率，因此有必要行辅助性化疗。尽管有部分国外学者认为，单独根治性手术与根治术＋辅助化疗相比，后者并无明显益处。但国内大部分学者认为，术后辅助性化疗可延长患者的生存期，并发现化疗有明显预防肝转移的作用。某医院报道，胃癌根治术后辅助化疗的五年存活率为45.4%，未加化疗的为29.8%。辅助化疗的对象：术后病理分期为Ⅰb期伴淋巴结转移者，术后病理分期为Ⅱ期及以上者。辅助化疗一般需患者术后体力状况基本恢复正常后开始，一般在术后3～4周，联合化疗在6个月内完成，单药化疗一般不宜超过1年。辅助化疗方案推荐氟尿嘧啶类药物联合铂类的两药联合方案。对临床病理分期为Ⅰb期、体力状况差、高龄、不耐受两药联合方案者，考虑采用口服氟尿嘧啶类药物的单药化疗。

（3）新辅助化疗：是指恶性肿瘤在局部实施手术治疗或放疗之前给予的全身化疗。MAGIC试验和RTOG9904试验确定了新辅助化疗在胃癌治疗中的地位，对新辅助化疗敏感患者的预后要明显优于不敏感者。新辅助化疗可以达到降期目的以提高胃癌RO切除率，可以使胃癌病灶缩小或消失，防止术后肿瘤血供、淋巴引流改变影响化疗效果。可以消除潜在的微转移灶，降低术后转移复发的可能。对无远处转移的局部进展期胃癌（$T_{3/4}$、N＋），推荐新辅助化疗，应当采用两药或三药联合的化疗方案，不宜单药应用。胃癌的新辅助化疗推荐ECF（表柔比星＋顺铂＋氟尿嘧啶）及其改良方案。2005年MAGIC试验是第一个胃癌新辅助化疗相关的Ⅲ期临床试验，将患者随机分为ECF组和单用手术治疗组，结果显示ECF组术后病理分期和淋巴结阳性率减低，RO切除率和五年生存率增加。新辅助化疗的时限一般不超过3个月，应当及时评估疗效，并注意判断不良反应，避免增加手术并发症。但采用新辅助化疗存在因手术延期而肿瘤进展的风险。

（四）免疫生物治疗

免疫生物治疗是除手术、化疗和放疗以外治疗胃癌的一种很有前途的治疗手段。主要通过激发或调动机体的免疫系统，增强肿瘤微环境的抗肿瘤免疫力，从而控制和杀伤肿瘤细胞。

1.非特异性免疫抑制剂

非特异性免疫增强剂，如OK-432、云芝多糖（PSK）、胸腺素及香菇多糖等可以促进单核巨噬细胞的增殖，增强T淋巴细胞、NK细胞的活性以及多种细胞因子的释放。OK-432是溶血性链球菌经45℃加热，再以表霉素加热处理后使之无毒化，仅残存细胞壁的细菌制剂，PSK是从担子菌属瓦蕈CM-101株的培养菌系提取的蛋白多糖体。应用OK-432和PSK作为免疫调节剂瘤内注射或腹腔内注射联合化疗和手术治疗进展期胃癌，可以提高胃癌患者的生活质量，延长生存期。Giuliani等报道，胸腺素可以提高肿瘤相关抗原的表达，增强MHI-1类分子的表达，并可诱导特异性CD_8^+T淋巴细胞，激发其杀伤活性。香菇多糖是一种免疫调节剂，与化疗药物合用后，CD_3^+T淋巴细胞、CD_4^+T淋巴细胞、CD4/CD8比例及NK细胞活性与单纯化疗者相比均显著提高。

2.细胞因子

细胞因子是目前应用比较广泛且疗效明确的一类生物反应调节剂。临床常用的有IL-2、

TNF、CSF 及 IFN 等。细胞因子治疗肿瘤有以下特点：长期低剂量给药效果好；疗效缓慢但持久；不良反应小儿短暂；局部应用优于全身应用；联合手术、化疗等优于单一治疗。IL-2 能诱导多种细胞因子的产生，增加 NK 细胞的杀伤功能。可通过静脉、肌肉、皮下、腹腔、瘤体内等方式给药，其中腹腔内输注 IL-2 可用于腹腔广泛转移的晚期胃癌患者。一般认为，低剂量、长疗程可降低细胞毒性，并可维持抗肿瘤活性。IFN 可抗细胞增殖，降低原癌基因的表达。TNF 可促进淋巴因子分泌，使 NK 细胞活力增加，导致肿瘤病灶出血坏死。

3.分子靶向治疗

分子靶向治疗是指以肿瘤细胞的原癌基因产物或其信号传导通路关键分子为靶点，通过抗靶分子的单克隆抗体或酶抑制剂来阻断其信号转导通路，从而抑制肿瘤生长。此类药物对肿瘤细胞具有较高的选择性，毒副作用较少。

(1)表皮生长因子受体(EGFR)通道的靶向治疗药物：西妥昔单抗是人鼠嵌合型抗 EGFR 单克隆抗体，对 EGFR 具有高度的亲和力和特异性，西妥昔单抗能抑制与受体相关激酶的磷酸化和活化，从而抑制细胞周期进程、诱导凋亡、减少基质金属蛋白酶的产生，降低浸润和转移扩散。一些临床试验结果表明西妥昔单抗联用化疗药物对胃癌有较好的抗肿瘤性。曲妥珠单抗可明确用于治疗 HER-2 过度表达的恶性肿瘤，Bang 等进行的一项国际性Ⅲ期临床随机对照试验表明，进展期胃癌应行常规 HER-2 检测，曲妥珠单抗联合化疗能改善患者的总生存期。

(2)血管内皮生长因子抑制剂：贝伐珠单抗为一种新型的抗 VEGF 的人源化单克隆抗体，主要通过特异性地抑制配体 VEGF，阻断其与内皮细胞上的受体结合，破坏肿瘤血管形成来间接地杀死肿瘤。目前临床多将贝伐珠单抗与传统化疗药物联合应用。Shah 等采用贝伐珠单抗联合伊立替康和顺铂治疗转移性胃癌，结果表明加用贝伐珠单抗后，伊立替康联合顺铂治疗胃癌的有效率和生存期都明显改善。

(五)基因治疗

1.抑癌基因或癌基因的反义基因治疗

正常情况下，细胞的生长和增殖受癌基因和抑癌基因调控，癌基因的激活与过量表达或抑癌基因的失活都可能引起细胞生长、增殖及凋亡失控，并导致肿瘤发生。反义基因治疗就是利用反义核酸在转录和翻译水平阻断肿瘤细胞基因的表达，阻断肿瘤细胞内异常信号的传导，引起肿瘤细胞的凋亡。目前针对肿瘤相关基因常用的反义靶点如下。①癌基因类：Survivin，p-catenin，EGRF，Ras，C-myc，C-fos 等。②宿主基因类：多药耐药基因、周期素、前胸腺素、T 淋巴细胞受体、EGFR、蛋白激酶 C 等。③细胞因子类：IL-2，IL-1α，IL-1β 等。④抑癌基因类：p53，PTEN、p27，p21，p16 等。

2.RNA-i 技术在胃癌基因治疗中的作用

应用 siRNA 抑制病毒及各种癌基因、癌相关基因或突变基因的表达，从而能广泛用于治疗癌症。胃癌的发生、发展与原癌基因的激活，抑癌基因的失活以及凋亡相关基因的异常表达等均有密切的关系。因此利用 RNA-i 技术可在不影响正常基因功能的条件下抑制突变基因的表达，从而达到基因治疗的目的。RNA-i 可以针对信号通路的多个基因或者基因族的共同序列来同时抑制多个基因的表达，从而能够更有效地抑制肿瘤生长。同时利用 RNA-i 抑制原癌基因、病毒癌基因在体内的表达，研究与癌症相关基因的功能从而为治疗胃癌提供理论支持。

3.药物敏感基因疗法与胃癌的基因治疗

药物敏感基因疗法的原理是将某些细菌、病毒和真菌中特异性的前药转换酶基因导入肿瘤细胞,该基因编码特殊的酶,可将原先对细胞无毒性的前药在肿瘤细胞中代谢为毒性产物,从而引起这些细胞自杀,而正常组织可免受化疗的损伤。这类前体药物转换酶基因称为"自杀基因"。目前研究较多的是 TK 基因及 CD 基因,已有相关实验将 HSV-TK 以反转录病毒为载体,经脂质体转染人的胃癌细胞株 TMK-1,结合抗病毒药物 GCV 杀伤胃癌细胞。

第四章 泌尿系统疾病

第一节 原发性肾小球疾病

一、急性肾小球肾炎

急性肾小球肾炎即急性肾炎,是临床常见的肾脏疾病。以链球菌感染后肾炎最常见。通常急性起病,可出现血尿、蛋白尿、水肿、高血压。该病常见于小儿和青少年,也偶见于老年人,男性发病率高于女性,为(2~3):1。随着对急性链球菌感染早期诊断和治疗认识的提高,本病的患病率已经显著下降。

(一)病因

1.β-溶血性链球菌

其 A 组 1、4、12、29 型等"致肾炎菌类"所致的上呼吸道感染(扁桃体炎)或皮肤感染(脓疱疮)。

2.其他细菌

①肺炎球菌;②脑膜炎球菌;③淋球菌;④伤寒杆菌等。

3.病毒

①水痘病毒;②腮腺炎病毒;③EB 病毒等。

4.其他

支原体、原虫及寄生虫等感染后亦可发生本病。

(二)发病机制

细菌抗原进入机体激发抗体产生,结果是循环中或在原位形成的抗原-抗体复合物沉积于肾小球毛细血管壁上,激活补体,引起肾损害。临床上,其他感染引起的急性肾炎很难与链球菌感染后肾小球肾炎相区别。

(三)病理

毛细血管内增生性肾炎(又称弥漫增生性肾炎或弥散性内皮系膜性肾炎)。

1.光镜

呈弥漫病变,肾小球中以内皮及系膜细胞增生为主要表现,早期可见中性粒细胞及单核细胞浸润。

2.电镜

可见上皮下有驼峰状大块电子致密物。

3.免疫荧光

可见 IgG 及 C3 呈粗颗粒状沉积于系膜区及毛细血管壁。

(四)诊断

1.临床表现

本病在感染 1～3 周后起病,可轻可重,轻者呈亚临床型(仅尿常规及血清 C3 异常),重者呈现急性肾衰竭。本病呈自限性过程,常在数月内可自愈。

(1)少尿、血尿:大部分患者起病时尿量减少,少数为少尿(<400mL/d)。多在 1～2 周后尿量渐多,几乎所有患者有肉眼血尿或镜下血尿。

(2)高血压:约 80% 患者在病初水钠潴留时,出现轻、中度高血压,利尿后血压逐渐恢复正常。少数患者出现严重高血压、高血压脑病、急性左心衰。

(3)水肿:约 90% 患者出现水肿,典型者为晨起眼睑水肿,一般不重。水肿严重者可表现为全身凹陷性水肿。

(4)急性肾损伤:多为一过性肾功能异常,出现血肌酐和尿素氮轻度增高,尿量增多数日之后可恢复正常,极少数出现急性肾衰竭。

(5)心力衰竭:多出现在成年人及老年人,由于循环血容量急骤增加,尤其原有心脏病者,可出现心力衰竭,可有左、右心衰的典型表现。

(6)脑病:儿童患者较多见,可有剧烈头痛、恶心、呕吐、嗜睡、神志不清、黑蒙,严重者可出现阵发性惊厥及昏迷。

2.实验室检查

(1)尿液检查:肾小球源性红细胞尿。蛋白尿一般不严重,但有大约不到 20% 的病例可出现大量蛋白尿(>3.5g/d)。尿沉渣可见白细胞,亦可见各种管型(颗粒状管型、红细胞管型及白细胞管型)。

(2)血生化检查

①血清补体 C3 及总补体在起病时下降,8 周内逐渐恢复至正常。

②血清抗链球菌溶血素 O 抗体升高。

③循环免疫复合物及血清冷球蛋白可呈阳性。

3.诊断标准

(1)起病前 1～3 周有链球菌(或其他细菌)感染的证据。

(2)有血尿、蛋白尿、水肿、高血压,甚至少尿及氮质血症。

(3)血清 C3 下降并于 8 周内恢复正常。

(4)急性病毒感染后肾炎可有全身多系统受累症状,但无低补体血症。

4.鉴别诊断

非典型病例,少尿 1 周以上,肾功能呈进行性下降者,或病情于 1～2 个月不见好转者,应及时行肾活检以除外下列疾病:

(1)新月体肾炎

①有急性肾炎的临床表现;

②短期内(数周至数月)进入尿毒症。

（2）系膜毛细血管性肾炎

①有急性肾炎的临床表现；

②病情持续进展无自愈倾向；

③血清 C3 持续降低，在 8 周内不能恢复正常。

（3）系膜增生性肾炎：包括 IgA 肾病及非 IgA 肾病。

①具有急性肾炎表现；

②血清 C3 正常；

③IgA 肾病者潜伏期短（多于感染后数小时至 3 天内出现肉眼血尿），部分病例血清 IgA 升高。

（4）系统性红斑狼疮肾炎

①可以有前驱感染，潜伏期不定；

②病情持续进展，病变累及全身多系统；

③抗核抗体、抗双链 DNA 抗体和抗 Sm 抗体阳性。

（5）过敏性紫癜肾炎

①可有前驱感染，潜伏期不定；

②反复发作，可有自限性；

③病变可累及皮肤、胃肠、关节；

④无低补体血症。

（五）治疗

本病是自限性疾病，因此常以对症处理为主。

1.休息

必须卧床休息，直至肉眼血尿及水肿消失，血压恢复正常。血肌酐恢复正常后可逐步增加活动。

2.饮食

富含维生素的低盐饮食，肾功能正常者蛋白质摄入量应保持正常，约 1.0g/（kg·d）。有肾功能不全者应限制蛋白质摄入，并给予优质蛋白（富含必需氨基酸的动物蛋白）。水肿重且尿少者，应控制入水量。

3.对症治疗

（1）感染病灶的治疗：当病灶细菌培养阳性时，应使用青霉素（对青霉素过敏者用大环内酯类抗生素）10～14 天。扁桃体病灶明显者，可考虑扁桃体切除。手术时机为肾炎病情稳定（尿蛋白＜＋，尿沉渣红细胞＜10 个/HP），且扁桃体无急性炎症为宜。手术前、后应用青霉素 2 周。

（2）利尿：通常使用噻嗪类利尿剂如双氢克尿噻（DHCT）25mg，3 次/天，必要时用袢利尿剂如呋塞米 20～60mg/d。

（3）降压：利尿后血压控制仍不理想者，可选用降压药。

（4）纠正心力衰竭：在利尿、降压治疗效果欠佳时可考虑。

①硝酸甘油 5mg＋5％葡萄糖 100～150mL 缓慢静脉滴注；

②硝普钠 25mg＋5％葡萄糖液中静脉滴注,初起剂量 0.5μg/(kg・min),最大剂量 8μg/(kg・min),治疗不应超过 3 天;

③酚妥拉明 10mg＋5％葡萄糖 100～150mL 静脉滴注,以减轻心脏前后负荷,控制心力衰竭。

上述药物均需依患者的血压调整滴速。

④必要时可用洋地黄制剂。

(5)透析:急性肾衰竭有透析指征时,应及时给予透析。

(六)预后

大多数患者在 1～2 周内消肿,血压恢复正常,尿常规随之好转。血清 C3 在 4～8 周内恢复正常。镜下血尿及微量蛋白尿有时可迁延半年至 1 年。有不到 1％的患者可因急性肾衰竭不能控制而死亡,且多为老年患者。6％～18％的病例遗留尿异常和(或)高血压而转成慢性肾炎。一般认为,老年患者、有持续高血压、大量蛋白尿或肾功能损害者预后较差。

二、慢性肾小球肾炎

慢性肾小球肾炎是指各种病因引起的不同病理类型的双侧肾小球弥散性或局灶性炎症改变、临床起病隐匿、病程冗长、病情多发展缓慢的一组原发性肾小球疾病的总称,其临床表现复杂,有水肿、血尿、高血压等表现,尿常规检查以蛋白尿、管型、红细胞为主。治疗困难,预后相对较差。

(一)临床表现

本病大多数隐匿起病,病程冗长,病情多缓慢进展。由于不同病理类型,临床表现不一致,多数病例以水肿为首发症状,轻重不一,轻者仅面部及下肢微肿,重者可出现肾病综合征,有的病例则以高血压为首发症状而发现为慢性肾小球肾炎,亦可表现为无症状蛋白尿和(或)血尿,或仅出现多尿及夜尿,或在整个病程无明显体力减退直至出现严重贫血或尿毒症为首发症状。

1.水肿

在整个疾病的过程中,大多数患者会出现不同程度的水肿。水肿程度可轻可重,轻者仅早晨起床后发现眼眶周围、面部肿胀或午后双下肢、踝部出现水肿。严重的患者,可出现全身水肿。然而,也有极少数患者,在整个病程中始终不出现水肿,往往容易被忽视。

2.高血压

有些患者是以高血压症状来医院救治的,医师通过尿液检查诊断为慢性肾小球肾炎引起的血压升高。对慢性肾小球肾炎患者来说,高血压的发生是一个迟早的过程,其血压升高可以是持续性的,也可以间歇出现,并以舒张压升高为特点。

3.尿异常改变

尿异常几乎是慢性肾小球肾炎患者必有的现象,包括尿量变化和镜检的异常。有水肿的患者会出现尿量减少,且水肿程度越重,尿量减少越明显,无水肿患者尿量多数正常。当患者肾受到严重损害,尿的浓缩-稀释功能发生障碍后,还会出现夜尿量增多和尿比重下降等现象。几乎所有的慢性肾小球肾炎患者都有蛋白尿,尿蛋白的含量不等,可以从(±)到(＋＋＋＋)。

在尿沉渣中可见到程度不等的红细胞、白细胞、颗粒管型、透明管型。当急性发作时,可有明显的血尿,甚至出现肉眼血尿。除此之外,慢性肾小球肾炎患者还会出现头晕、失眠、精神差、食欲缺乏、不耐疲劳、程度不等的贫血等临床症状。

(二)辅助检查

1.实验室检查

(1)血常规:肾功能减退时可有不同程度的贫血。

(2)尿常规:尿液检查可表现为轻重不等的蛋白尿(1~3g/d)和(或)血尿、管型尿等。

(3)肾功能:早期正常,后期可有不同程度的血肌酐(Cr)、尿素氮(BUN)的升高,内生肌酐清除率(Ccr)下降;尿浓缩稀释功能减退。

2.影像学检查

双肾B超示肾早期双肾大小、形态多属正常,或见双肾弥散性损害,回声不均匀;后期随肾功能下降,双肾对称性缩小,皮质变薄。

3.病理检查

(1)慢性肾小球肾炎可由多种病理类型引起,常见类型有系膜增生性肾小球肾炎、系膜毛细血管性肾小球肾炎、膜性肾病、微小病变性肾小球硬化及局灶性节段性肾小球肾炎。

(2)病变进展至后期,所有上述不同类型的病理变化均可转化为程度不等的肾小球硬化,相应肾单位的肾小管萎缩,肾间质纤维化。晚期病理类型均可转化为硬化性肾小球肾炎。

到目前为止,无法从慢性肾小球肾炎的临床表现推论其确切病理变化如何,因此只能依靠肾穿刺活检,才能做出病理诊断。

(三)诊断要点

(1)起病隐匿,进展缓慢,病情迁延,临床表现可轻可重或时轻时重。随着病情发展,肾功能逐渐减退,后期可出现贫血、电解质紊乱、血尿素氮升高、血肌酐升高等情况。

(2)尿检查异常,常有长期持续性蛋白尿、血尿(相差显微镜多见多形态改变的红细胞),可有管型尿、不同程度的水肿、高血压等表现。

(3)病程中可因呼吸道感染等原因诱发慢性肾小球肾炎急性发作,出现类似急性肾小球肾炎的表现。

(4)排除继发性肾小球肾炎后,方可诊断为原发性肾小球肾炎。

(四)鉴别诊断

1.原发性肾病综合征

慢性肾小球肾炎与原发性肾病综合征在临床表现上可十分相似,但慢性肾小球肾炎多见于青壮年,常有血尿,出现高血压和肾功能减退也较多,尿蛋白的选择性差;而原发性肾病综合征多见于儿童,无血尿、高血压、肾功能不全等表现,尿蛋白有良好的选择性。对激素和免疫抑制药的治疗,原发性肾小球肾病患者非常敏感,而慢性肾小球肾炎患者效果较差。最后,肾活检可帮助诊断。

2.慢性肾盂肾炎

慢性肾盂肾炎的临床表现可类似慢性肾小球肾炎,但详细询问有泌尿系感染的病史(尤其是女性),尿中白细胞较多,可有白细胞管型,尿细菌培养阳性,静脉肾盂造影和核素肾图检查有双侧肾损害程度不等的表现,这些都有利于慢性肾盂肾炎的诊断。

3.结缔组织疾病

系统性红斑狼疮、结节性多动脉炎等胶原性疾病中肾损害的发生率很高,其临床表现可与慢性肾小球肾炎相似,但此类疾病大都同时伴有全身和其他系统的症状,如发热、皮疹、关节痛、肝脾大,化验时可以发现特征性指标异常(如狼疮肾炎血液化验可见血细胞下降,免疫球蛋白增加,可查到狼疮细胞,抗核抗体阳性,血清补体水平下降,肾组织学检查可见免疫复合物广泛沉积于肾小球的各个部位。免疫荧光检查常呈"满堂亮"表现)。

4.恶性高血压病

多见于患有高血压病的中年人,常在短期内会引起肾功能不全,故易与慢性肾小球肾炎并发高血压者相混淆。恶性高血压病的血压比慢性肾小球肾炎为高,常在 200/130mmHg 或更高。但起病初期尿改变大多不明显,尿蛋白量少,无低蛋白血症,无明显水肿。由于恶性高血压病时的小动脉硬化坏死是全身性的,故常见视网膜小动脉高度缩窄、硬化,并常伴有出血和渗血、视盘水肿、心脏扩大、心功能不全也较明显,这些均可作为鉴别诊断的依据。若慢性肾小球肾炎并发高血压而演变为恶性高血压者,则是有长期慢性肾炎病史的患者,病情突然恶化,出现血压明显升高,肾功能迅速恶化,并出现视网膜出血、视盘水肿,甚则出现高血压脑病等症状。

(五)治疗

慢性肾小球肾炎的治疗应以防止或延缓肾功能进行性恶化、改善或缓解临床症状,以及防治严重并发症为主要目标,因此常强调综合性防治。

1.一般治疗

(1)休息:因劳累可加重高血压、水肿和尿检异常,因此注意休息、避免劳累在疾病的慢性进程中非常重要。

(2)饮食

①蛋白质摄入:慢性肾小球肾炎患者应根据肾功能减退程度决定蛋白质摄入量。轻度肾功能减退者宜 0.6g/(kg·d),以优质蛋白(牛奶、蛋类、瘦肉等)为主,适当辅以 α-酮酸或必需氨基酸。低蛋白饮食时,可适当增加糖类(碳水化合物)的摄入,以满足机体能量需要,防止负氮平衡。如患者肾功能正常,则可适当放宽蛋白入量,一般不宜超过 1.0g/(kg·d),以免加重肾小球高滤过等所致的肾小球硬化。对于慢性肾小球肾炎、肾功能损害的患者,长期限制蛋白摄入势必导致必需氨基酸的缺乏,因此,补充 α-酮酸是必要的。α-酮酸含有必需氨基酸(赖氨酸、苏氨酸、色氨酸),还含有相应的酮酸(异亮氨酸、亮氨酸、苯丙氨酸、缬氨酸及蛋氨酸的酮酸),此外,尚含组氨酸和酪氨酸。酮酸以钙盐形式存在,摄入后经过转氨基作用,形成相应的氨基酸,可使机体既获取必需氨基酸,又减少了不必要的氨基,还提供了一定量的钙,对肾性高磷酸盐血症和继发性甲状旁腺功能亢进起到良好作用。

②盐的摄入:有高血压和水肿的慢性肾小球肾炎患者应限制盐的摄入,建议<3.0g/d,特别应注意食物中含盐的调味品,少食腌制食品及各类咸菜。

③脂肪摄入:高脂血症是促进肾病变加重的独立危险因素。慢性肾小球肾炎,尤其是大量蛋白尿的患者更易出现脂质代谢紊乱,临床表现为高脂血症。因此,应限制脂肪的摄入,尤其

应限制含有大量饱和脂肪酸的肉类。

2.药物治疗

(1)积极控制高血压:高血压是加速肾小球硬化、促进肾功能恶化的重要危险因素,积极控制高血压是十分重要的环节。治疗原则:①力争把血压控制在理想水平:蛋白尿≥1g/d者,血压应控制在125/75mmHg以下;尿蛋白<1g/d者,血压控制可放宽到130/80mmHg以下;②选择能延缓肾功能恶化、具有肾保护作用的降压药,如血管紧张素转化酶抑制药(ACEI)、血管紧张素Ⅱ受体拮抗药(ARB)等;③平稳降压,避免血压大幅度波动。

高血压患者应限盐(<3.0g/d);有钠、水潴留的容量依赖性高血压患者可选用噻嗪类利尿药,如氢氯噻嗪12.5~50mg/d,1次或分次口服。对肾素依赖性高血压则首选ACEI,如贝拉普利5~20mg,每日1次;或ARB,如氯沙坦(洛沙坦)50~100mg,每日1次;也可选用钙通道阻滞药,如氨氯地平5mg,每日1次。此外,β受体阻滞药,如阿替洛尔12.5~25mg,每日2次;血管扩张药,如肼屈嗪10~25mg,每日3次;难治性高血压可选用不同类型的降压药联合应用。

近年研究证实,ACEI具有降低血压、减少尿蛋白和延缓肾功能恶化的肾保护作用,但肾功能不全患者应用ACEI要防止高钾血症,血肌酐>350μmol/L的非透析治疗患者则不宜再应用。ARB的实验研究和已有的临床观察结果显示,它具有与ACEI相似的肾保护作用。最近,有报道认为,长效二氢吡啶类钙通道阻滞药和非二氢吡啶类钙通道阻滞药,如维拉帕米具有一定的延缓肾功能恶化的肾保护作用,值得进一步验证。

(2)减少尿蛋白:大量研究表明,蛋白尿是慢性肾损害进程中的独立危险因素,在临床实践中也发现控制蛋白尿可以延缓肾病的进展。

①ACEI和ARB的应用:目前,已有不少实验观察到ACEI(如依拉普利等)和(或)ARB(如氯沙坦等)减少尿蛋白的作用并不依赖于其降压作用,因此,对于非肾病综合征范围内的蛋白尿可使用ACEI和(或)ARB用于减少蛋白尿,使用这类药物治疗蛋白尿和保护肾的作用在一定范围内与剂量相关,往往需要加大剂量如依拉普利20~30mg/d和(或)氯沙坦100~150mg/d,才发挥较好地降低蛋白尿和肾保护作用。

②糖皮质激素和细胞毒药物的应用:慢性肾小球肾炎是否应使用糖皮质激素和(或)细胞毒药物,目前国内外尚无一致的看法。由于慢性肾小球肾炎为一临床综合征,其临床表现、病理类型有所不同,因此应综合分析后予以考虑。a.有大量蛋白尿伴或不伴肾功能轻度损害者可考虑用糖皮质激素,如泼尼松1mg/(kg·d),治疗过程中密切观察肾功能和血压,一旦有肾功能损害加重应酌情撤减;b.肾功能进行性减退者,不宜继续使用常规的口服糖皮质激素治疗;c.根据肾穿刺活检病理结果,若为活动性病变为主(细胞增生、炎症细胞浸润等),伴大量蛋白尿则应积极治疗,可选择糖皮质激素[泼尼松1mg/(kg·d)]及细胞毒药物[环磷酰胺2mg/(kg·d)];若肾穿刺活检病理结果已提示为慢性病变为主(肾小管萎缩、间质纤维化),则不考虑糖皮质激素等免疫抑制药治疗;倘若病理结果表现为活动性病变与慢性病变并存,临床有可能肾功能已有轻度损害(Scr<256μmol/L),伴有大量蛋白尿,这类患者也可考虑应用糖皮质激素和细胞毒药物治疗(剂量同上),但必须密切监测肾功能。

(3)抗凝血药和血小板解聚药物:抗凝血药和血小板解聚药有一定的稳定肾功能和减轻肾

病理损伤的作用,但目前尚无对这类药物使用的统一方案。常用于:①有明确高凝状态和一些易于引起高凝的病理类型(膜性肾病,系膜毛细血管性肾炎);②经糖皮质激素治疗长期效果不佳,肾活检显示为局灶性节段性肾小球肾炎型;③血浆纤维蛋白降解产物(FDP)明显增高,D-二聚体阳性患者。

常用的抗凝血药有口服的华法林,应用时注意个体化,初始剂量为 4～20mg/d,根据凝血酶原时间以 1mg 为阶梯调整剂量。药物使用期间应定期检测凝血酶原时间(至少 3～4 周 1 次),以防出血。此外,皮下注射低分子肝素,该药的抗凝活性在于与抗凝血酶Ⅲ的结合后肝素链上的五聚糖抑制凝血酶和凝血因子Ⅹa,结果抗栓效果优于抗凝血作用;而且临床应用时,生物利用度较好,出血倾向少,半衰期比普通肝素长 2～4 倍。常用制剂有达肝素钠(法安明)5000U/d,腹壁皮下注射;低分子肝素钠(依诺肝素钠)4000U/d,皮下注射。常用的血小板解聚药双嘧达莫 200～300mg/d,分 3～4 次口服;阿司匹林 50～100mg/d。新近尚有西洛他唑 50～200mg/d,口服;盐酸噻氯匹定(抵克立得)250～500mg/d。以上药物除具有血小板解聚作用外,还有扩张血管及抗凝血作用,有出血倾向者慎用或禁用。

(4)降血脂药的应用:他汀类药物(β-羟-β-甲基戊二酰辅酶 A 抑制药)不仅可以降血脂,更重要的是可以抑制与肾纤维化有关分子的活性,减轻肾组织的损伤和纤维化。因此,有高脂血症的患者应积极治疗,常用普伐他汀 10～20mg/d、辛伐他汀 5～10mg/d 等药物。在应用降血脂药过程中,应注意避免他汀类药物与贝特类降血脂药(如非诺贝特,300mg/d)联合使用,以免导致横纹肌溶解等严重不良反应。

(5)环氧化酶抑制药的应用:环氧化酶(COX)在肾病时升高,通过促进前列腺素增加和激活 RAS 系统加速肾功能恶化。目前有学者研究采用 COX 选择性抑制药 SCS8236 可以显著减轻实验动物的肾小球硬化,但目前在临床的实际运用经验尚需积累。

(6)导致肾损害的其他因素的防治

①感染:慢性肾小球肾炎患者应尽可能避免上呼吸道及其他部位的感染,对已有的感染则应积极治疗,治疗时应避免使用肾毒性药物及易于诱发肾功能损害的药物,如氨基糖苷类抗生素、磺胺类及非固醇类消炎药。

②高尿酸血症:慢性肾小球肾炎患者肾功能减退往往伴有高尿酸血症,血尿酸升高易在肾形成尿酸盐结晶且 pH 过低也易造成肾损害。因此,应严格限制富含嘌呤的食物摄入量,必要时给予抑制尿酸合成的药物,如别嘌醇 0.1～0.3g/d,口服。

三、肾病综合征

肾病综合征(NS)是以大量蛋白尿(>3.5g/24h)、低清蛋白血症(<30g/L)、水肿和高脂血症为主要表现的肾病,是肾小球疾病的常见表现。肾病综合征虽作为一组临床症候群具有共同的临床表现、病理生理和代谢变化,甚至治疗方面亦有共同的规律。但是,由于这是多种病因、病理和临床疾病所引起的一组综合征,所以其临床表现、发病机制和防治又各有其特殊之处。在此着重介绍原发性肾病综合征。

(一)临床表现

1.大量蛋白尿

正常成年人每日尿蛋白质排泄量不超过 150mg。大量蛋白尿的产生是由于肾小球滤过膜异常所致。正常肾小球滤过膜对血浆蛋白有选择性滤过作用,能有效阻止绝大部分血浆蛋白从肾小球滤过,只有极小量的血浆蛋白进入肾小球滤液。影响蛋白滤过的因素可能有:蛋白质分子大小、蛋白质带电荷情况、蛋白质的形态和可变性、血流动力学改变。

2.低清蛋白血症

见于大部分肾病综合征患者,即血清白蛋白水平在 30g/L 以下。其主要原因是尿中丢失清蛋白,但两者并不完全平行,因为血浆清蛋白值是清蛋白合成与分解代谢平衡的结果。其主要受以下几种因素的影响:肝合成清蛋白增加;肾小管分解清蛋白能力增加;严重水肿,胃肠道吸收能力下降。

3.水肿

水肿的出现及其严重程度与低蛋白血症的程度呈正相关。然而,例外的情况并不少见。大多数肾病综合征水肿患者血容量正常,甚至增多,并不一定都减少,血浆肾素正常或处于低水平,提示肾病综合征的钠潴留是由于肾调节钠平衡的障碍,而与低血容量激活肾素-血管紧张素-醛固酮系统无关。肾病综合征水肿的发生不能仅以一个机制来解释。血容量的变化,仅在某些患者身上可能是造成水钠潴留、加重水肿的因素,但不能解释所有水肿的发生,其真正的形成机制,目前尚未清楚,很可能是与肾内某些调节机制的障碍有关。

4.高脂血症

肾病综合征时脂代谢异常的特点为血浆中几乎各种脂蛋白成分均增加,血浆总胆固醇(Ch)和低密度脂蛋白胆固醇(LDL-Ch)明显升高,三酰甘油(TG)和极低密度脂蛋白胆固醇(VLDL-Ch)升高。高密度脂蛋白胆固醇(HDL-Ch)浓度可以升高、正常或降低;在疾病过程中各脂质成分的增加出现在不同的时间,一般以总胆固醇升高出现最早,其次才为磷脂及三酰甘油。除数量改变外,脂质的质量也发生改变,各种脂蛋白中胆固醇/磷脂及胆固醇/三酰甘油的比例均升高。载脂蛋白也常有异常,如 ApoB 明显升高,ApoC 和 ApoE 轻度升高。脂质异常的持续时间及严重程度与病程及复发频率明显相关,长期的高脂血症可在肾病综合征进入恢复期后持续存在。

5.血中其他蛋白浓度改变

肾病综合征时多种血浆蛋白浓度可发生变化。如血清蛋白电泳中 α_2-球蛋白和 β-球蛋白升高,而 α_1-球蛋白可正常或降低,IgG 水平可显著下降,而 IgA、IgM 和 IgE 水平多正常或升高,但免疫球蛋白的变化同原发病有关。补体激活旁路 B 因子的缺乏可损害机体对细菌的调理作用,为肾病综合征患者易感染的原因之一。纤维蛋白原、凝血因子 V、凝血因子 Ⅶ、凝血因子 X 可升高;血小板也可轻度升高;抗凝血酶Ⅲ可从尿中丢失而导致严重减少;C 蛋白和 S 蛋白浓度多正常或升高,但其活性降低;血小板凝集力增加和 β-血栓球蛋白的升高,可能是潜隐的自发性血栓形成的一个征象。

6.并发症

(1)感染:由于大量免疫球蛋白自尿中丢失,血浆蛋白降低,影响抗体形成。肾上腺皮质激素及细胞毒药物的应用,使患者全身抵抗力下降,极易发生感染,如皮肤感染、原发性腹膜炎、呼吸道感染、泌尿系感染,甚至诱发败血症。

(2)血栓形成:肾病综合征患者容易发生血栓,尤其是膜性肾病发生率可达 25%～40%。

形成血栓的原因有水肿、患者活动少、静脉瘀滞、高血脂、血液浓缩使黏滞度增加、纤维蛋白原含量过高及凝血因子 V、凝血因子 Ⅶ、凝血因子 Ⅷ、凝血因子 X 因子增加和使用肾上腺皮质激素而血液易发生高凝状态等。

（3）急性肾衰竭：肾病综合征患者因大量蛋白尿、低蛋白血症、高脂血症，体内常处在低血容量及高凝状态，呕吐、腹泻、使用抗高血压药及利尿药大量利尿时，都可使肾血灌注量骤然减少，进而使肾小球滤过率降低，导致急性肾衰竭。此外，肾病综合征时肾间质水肿，蛋白浓缩形成管型堵塞肾小管等因素，也可诱发急性肾衰竭。

（4）冠状动脉粥样硬化性心脏病：肾病综合征患者常有高脂血症及血液高凝状态，因此容易发生冠状动脉粥样硬化性心脏病。有报道，肾病综合征患者的心肌梗死发生率比正常人高 8 倍。冠状动脉粥样硬化性心脏病已成为肾病综合征死亡原因的第三因素（仅次于感染和肾衰竭）。

（5）电解质及代谢紊乱：反复使用利尿药或长期不合理的禁盐，都可使肾病综合征患者继发低钠血症；使用肾上腺皮质激素及大量利尿药导致大量排尿，若不及时补钾，容易出现低钾血症。

（二）辅助检查

1.血常规

可见小细胞性（缺铁性）贫血，血小板计数可增多。

2.尿液检查

24 小时尿蛋白定量≥3.5g，尿沉渣常含各种管型，也可出现红细胞和红细胞管型，有时可见脂尿。

3.血生化检查

（1）血脂：总胆固醇、三酰甘油、游离胆固醇、酯化胆固醇及磷脂均增高。

（2）血清清蛋白：常≤30g/L。

（3）血清蛋白电泳：可见 α_2-球蛋白和 β-球蛋白增高。

（4）其他：血浆铜蓝蛋白、转铁蛋白、补体均减少；甲状腺素水平降低；纤维蛋白原增加等。

（三）诊断要点

（1）大量蛋白尿［≥3.5g/24h 或≥3.5g/(1.73m² • 24h)］。

（2）低蛋白血症（血清清蛋白＜30g/L）。

（3）水肿。

（4）高脂血症。

上述 4 条中，前两条为必要条件。诊断原发性肾病综合征，须排除继发性肾病综合征。

（四）鉴别诊断

1.继发性肾病综合征

除符合肾病综合征的临床表现外，依据系统受损等表现和实验室特异性检查，鉴别诊断一般不难。

2.遗传性肾病

除符合肾病综合征的临床表现外，多具有阳性家族史，鉴别诊断一般不难。

（五）治疗

1.治疗原则

（1）对患者全面治疗的观点。既要重视消除或减少尿蛋白，又不能只追求尿蛋白的消减，还应注意全面治疗，纠正病理生理紊乱，减少并发症、保护肾功能。

（2）对于治疗用药（糖皮质激素、细胞毒类药物、免疫抑制药、利尿药等），均应清楚地了解其适应证与不良反应，权衡利弊、小心决策。特别是糖皮质激素、细胞毒药物、免疫抑制药等均需较长时间用药，药物不良反应又较严重，决定用药之前必须判明患者的机体状态（如有无感染灶、溃疡病灶等），能否耐受用药，用药时机是否合适。

（3）由于原发性肾病综合征是由多种不同的临床-病理类型的肾小球疾病所组成，各种疾病的治疗用药、病程均不一样，必须根据不同疾病遵循不同的治疗方案。肾活检病理检查有助于澄清患者的临床-病理类型。青少年单纯性肾病综合征（肾病综合征不伴镜下血尿、高血压）常见的临床-病理类型为微小病变或系膜增生性肾炎（IgA 型或非 IgA 型）的轻微病变者，此类患者单用糖皮质激素即可有较好的治疗反应，故可以直接给予足量的泼尼松 6～8 周；除此之外，如属对糖皮质激素无反应或"激素依赖型"或肾病综合征伴血尿、高血压者或 45 岁以上的患者均应先做肾活检，明确临床-病理类型后，根据不同疾病采取不同的治疗方案。

（4）规范化治疗与个体化治疗相结合。

2.蛋白尿的治疗

本病的主要病理、生理环节是由于肾小球滤过膜病变所导致的大量蛋白尿。因此，降尿蛋白自然成为本征治疗的核心环节。降尿蛋白的主要药物为糖皮质激素（泼尼松、泼尼松龙等）及细胞毒类（环磷酰胺、苯丁酸氮芥）或免疫抑制药（环孢素、他克莫司、霉酚酸酯、来氟米特等）。

（1）糖皮质激素：泼尼松 1mg/(kg·d)，足量治疗 8 周（局灶性节段性肾小球硬化可能需要更长）；每 1～2 周减原剂量的 5%～10% 或 5～10mg；以最小有效剂量 10～15mg 维持至少 6～12 个月甚至更长时间，总疗程为 1～1.5 年，甚至 2 年，通常的做法是泼尼松 1mg/(kg·d)，足量治疗 8 周后开始减量，每周减少泼尼松 5mg，减量至 0.5mg/(kg·d)时停止减量，用此剂量 2～3 个月，以后再缓慢减量，通常是每 2 周减少 5mg 或更慢，减量至泼尼松 0.25mg/(kg·d)维持治疗 1～2 年。激素治疗期间密切注意不良反应（感染、类固醇性糖尿病、骨质疏松、股骨头无菌性坏死等）的观察和防治。

（2）细胞毒类药物：包括环磷酰胺、盐酸氮芥、苯丁酸氮芥、硫唑嘌呤及长春新碱等，它们常与激素配伍应用，若非激素禁忌，一般不单独使用。

①环磷酰胺

a.用法：100mg/d 口服或 200mg/d 静脉注射，累积量达 6～8g 停药；环磷酰胺冲击疗法（每次 0.75g/1.73m² 或每次 1g 溶于 5% 葡萄糖溶液中静脉滴注，每个月 1 次，共 6 次），是否适用于一般肾病综合征治疗尚待验证。

b.不良反应：该药具有骨髓抑制及胃肠反应。此外，还有中毒性肝炎、性腺抑制（主要为男性）、脱发及出血性膀胱炎等不良反应，均应注意。

②盐酸氮芥

a.用法：该药多在睡前从静脉滴注的三通头中注射，始量每次 1mg，渐增至每次 5mg，每周

2 次,直至累积量达 80～110mg。

b.不良反应:因不良反应大(骨髓抑制、胃肠反应及局部刺激),临床现已少用或仅用作二线药物(环磷酰胺疗效不佳时)。

③苯丁酸氮芥:常用量为 0.15～0.2mg/(kg·d),共服 8～10 周,累积量达10～15mg/kg停药。该药不良反应与环磷酰胺相似,亦可选用。

④其他细胞毒类药物:硫唑嘌呤、长春新碱等均有报道,但疗效不肯定,不良反应亦较大,所以不常用。

(3)其他可能的降尿蛋白的措施:不能作为肾病综合征的基本治疗或主要治疗,只是在上述治疗有困难时的一种辅助和补充。

①中药:雷公藤自 1981 年报道应用于临床,具有一定的降尿蛋白效果。动物实验也证明此类药可改变肾小球基底膜的电荷状态,从而阻止蛋白滤出。由于其治疗窗窄,有效治疗剂量和中毒剂量较为接近,因此,用药过程中应密切观察其不良反应。

②免疫刺激药:自 20 世纪 80 年代以来陆续有用左旋咪唑的报道,以刺激 T 细胞功能,加强免疫调节。有个别报道在糖皮质激素撤药过程中,保持蛋白尿完全缓解者显著高于对照组。倘若疗程太短(<12 周)则无效。同理,国内有介绍应用卡介苗治疗难治性肾病综合征者。

③静脉免疫球蛋白:Palla 用此药治疗了 9 例膜性肾病,治疗后 8 例尿蛋白完全缓解或部分缓解,肌酐清除率显著改善,重复肾活检显示肾小球的病变和免疫指标均有改善。但其后的临床观察性研究大多未能证实这一作用。

④ACEI 类药物:应用 ACEI 治疗非糖尿病性肾病综合征,可降尿蛋白30%～50%,而降尿蛋白有效组其肾功能也较稳定。但不论用药时间多长,停药后尿蛋白又有反复。

⑤非甾体消炎药(吲哚美辛等):通过抑制前列腺素 PGE_2 产生,减少肾局部炎症和通透性,有较肯定的减轻尿蛋白作用。但由于 PGE_2 减少而影响肾内血液分布,肾皮质血流量减少,引起肾小球滤过率下降。故目前不提倡应用此类药物降尿蛋白,并且此类药物降尿蛋白效果很不恒定,停药后数周即反复。

3.对症治疗

(1)休息与活动的安排:肾病综合征时应以卧床休息为主,可增加肾血流量,有利于利尿,并减少与外界接触以防交叉感染;应保持适度床上及床旁活动,以防血栓形成。当肾病综合征缓解后可逐步增加活动,若活动后尿蛋白增加(恢复期常出现活动后蛋白尿)则应酌情减少活动。

(2)饮食治疗:患者常伴胃肠道黏膜水肿及腹水,影响消化、吸收;应进易消化、清淡、半流质饮食。

①钠盐摄入:水肿时应进低盐饮食。每日摄取食盐 2～3g(90～130mmol),禁用腌制食品,尽量少用味精及食用碱,以保证尿钠排出量在 100mmol/d 以下。

②蛋白质摄入:由于本病时呈负氮平衡,表明本病处于蛋白质营养不良状态。分子生物学研究表明,本病时肝合成清蛋白的功能是增强的。在此基础上如给予促进清蛋白合成的药物,如黄芪当归合剂,则可在尿蛋白不减少的情况下维持血浆清蛋白接近正常水平。在肾病综合征的早期、极期,适当给予较高的优质蛋白质摄入[1～1.5g/(kg·d)],有助于缓解低蛋白血症

及随之引起的一些并发症。但限制蛋白入量可减缓慢性肾功能损害的发展。因此,对于慢性、非极期的肾病综合征患者应摄入少量、优质蛋白质 $0.7\sim1g/(kg \cdot d)$。

③脂肪摄入:低脂摄入也是本病饮食治疗中应注意的。饮食中富含可溶性纤维(燕麦、米糠等)也有利于降脂。多不饱和脂肪酸不能由人体合成,必须由食物供给,饮食中供给丰富的多不饱和脂肪酸(如鱼油)可以补偿花生四烯酸在代谢中的消耗。一组应用鱼油的研究表明,可使受试动物血脂下降且尿蛋白减少,肾小球硬化程度减轻。

④微量元素补充:由尿中丢失的铜、锌、铁等元素,可由正常饮食中补充。患者严重食欲减退,可考虑配合健脾利湿、开胃中药治疗。

(3)水肿的治疗:治疗的目标应是缓慢地减轻水肿(除患者出现肺水肿外,切忌急骤地利尿);策略应是针对不同情况选择相应的措施。首先,应判明患者的血容量状态,对于血容量呈过度充盈的患者应依据其水肿程度选择治疗措施:一般患者于限盐及卧床休息之后即可达到利尿、消肿的目的。限盐是治疗的基本措施:重度水肿的患者每日盐入量 $1.7\sim2.3g(75\sim100mmol)$,轻、中度水肿患者每日 $2.3\sim2.8g(100\sim120mmol)$。在此基础上,轻、中度水肿可加用噻嗪类和(或)保钾利尿药(特别在应用糖皮质激素后有低血钾者);重度水肿可选用襻利尿药。

当患者处于低充盈状态时应用利尿药治疗水肿困难且危险,此时可考虑应用人血白蛋白静脉滴注,同时加用呋塞米治疗。但不应将血浆制品作为营养品及利尿药频繁使用,因为在输入后 $24\sim48$ 小时即全部由尿液排出体外。由此,增加肾小球滤过及近曲小管蛋白重吸收的负担。临床上有观察发现微小病变型肾病综合征患者治疗过程中,反复应用静脉滴注人血白蛋白,导致肾功能损伤加重,疾病难以控制,而且严重肾病综合征时常存在一定程度的肺间质积液,输入人血白蛋白过快、过多,增加血容量过快,引起肺毛细血管压上升,易出现肺水肿。近来,血浆制品的污染也是一个必须关注的问题。

当应用糖皮质激素时,常于降低尿蛋白前出现其增加肾小球滤过的作用,从而起利尿效果。对于严重的利尿药抵抗的水肿患者可考虑应用单纯超滤脱水治疗,减轻水肿之后对利尿药的反应状态亦可获得改善。

(4)降压治疗:积极控制血压。

(5)降脂治疗:目前对于本病降血脂治疗采取较积极的态度。高血脂可以促进肾小球硬化,且又有增加心血管并发症的可能性。HMC-CoA 还原酶抑制药是肾病综合征降血脂治疗中比较合理、安全的一类药物。

(6)抗凝治疗:成人肾病综合征血栓栓塞性并发症的发生率较高,特别是膜性肾病时。对于是否应预防性给予抗凝血药治疗(肝素、华法林),由于难以进行前瞻性对照研究,迄今既缺乏循证医学证据,也尚未达成共识。从理论上讲,抗凝血治疗可以预防深静脉、肾静脉血栓的形成或预防继发于可能形成而未测知的无症状性血栓脱落引起肺栓塞,但有发生出血性并发症的风险。肾病综合征时易发生血栓栓塞性并发症的情况:①肾病综合征的严重程度(一般认为血浆清蛋白<20~25g/L);②基础的肾病(如狼疮肾炎伴抗磷脂抗体综合征);③既往出现过血栓栓塞事件(如深静脉血栓);④家族中存在血栓栓塞性患者,可能与遗传因素有关;⑤同时存在其他血栓形成的因素(如充血性心力衰竭,长期不能活动,病态的肥胖,骨科、腹部或妇

科术后)。另外,应用抗凝血治疗后易出现出血性并发症的危险因素,如老年、脑卒中、消化道出血等出血性疾病史。预防性用药选择口服抗凝血药——华法林,应监测凝血酶原时间,国际标准化比值(INR)需控制在1.8~2.0。预防性用药时间持续多久也无定论,一般主张纠正肾病综合征之后可停药,不主张长期大剂量地应用抗凝血药物治疗。

对已有血栓并发症者的治疗目标是使血栓不再发展,不形成新血栓、不产生栓子脱落。用药方案参照国际上治疗深静脉血栓的随机对照研究,采用普通肝素、小分子肝素或华法林维持治疗,强度为国际标准化比值INR2~3,持续6个月至1~2年,缓慢撤药。

4.保护残存肾功能

本病治疗过程中不应忽略对肾功能的监测。上述降尿蛋白、降血压、降血脂等治疗均有助于保护肾功能。

第二节 继发性肾小球疾病

一、狼疮肾炎

系统性红斑狼疮(SLE)是一种累及多系统、多器官并具有多种自身抗体的自身免疫性疾病,系统性红斑狼疮累及肾引起的肾炎称为狼疮肾炎。肾受累及进行性肾功能损害是SLE主要死亡原因之一,狼疮肾炎是继发性肾病中最重要的疾病。

(一)临床表现

1.SLE的肾外表现

SLE常有明显的肾外症状,但有些病例开始时可仅有肾累及症状。临床表现呈多样性,可无明显症状而仅有红斑狼疮细胞或抗核抗体阳性,直至凶险的暴发型。

(1)一般症状:大部分患者表现为全身乏力、体重减轻,90%的患者有发热,热型不定。

(2)皮肤黏膜:50%的患者可出现面部蝶形红斑,脱发见于50%的患者,是SLE活动的敏感指标之一。网状青斑常见,是血管炎的典型特征,多有神经系统症状。此外,还可见荨麻疹、盘状红斑、甲周红斑、紫癜、裂片状出血、口腔及鼻黏膜溃疡等。

(3)关节和肌肉:90%的患者有关节疼痛,常见于四肢小关节,约10%的患者可有轻度关节畸形,但一般无骨侵蚀现象。1/3的患者有肌痛,有的甚至出现明显的肌无力或肌肉萎缩。

(4)心血管系统:活动性SLE患者发生心包炎者可高达2/3的病例,一般为短暂、轻度的临床表现。10%的患者可有心肌炎的表现。此外,还可出现雷诺现象、肺动脉高压和复发性血栓性静脉炎。

(5)肺和胸膜:40%~46%的患者可发生胸膜炎。急性狼疮性肺炎并不多见,表现为呼吸困难,可无胸痛和咳嗽,严重者可发生大量咯血,少数可发展至弥散性肺间质纤维化。

(6)血液系统

①50%~75%的患者呈正色素正细胞性贫血;②60%的患者白细胞$<4.5\times10^9$/L(4500/mm³),特别是淋巴细胞下降;③血小板,一般为轻度降低,少数$<30\times10^9$/L(30000/mm³)。

(7)胃肠道:部分患者有恶心、呕吐,腹痛常见,可能与腹膜炎及腹腔脏器病变有关。肝、脾大分别见于 30％及 20％的患者。

（8）神经系统：临床表现复杂多样，常表现为精神异常；其他可见癫痫、偏头痛、偏瘫、舞蹈病、外周神经病及视网膜病变等。

（9）其他：月经不规则，经前症状加重，特别是偏头痛。

2.狼疮肾炎的肾损害表现

以程度不等的蛋白尿及镜下血尿为多见，常伴有管型尿及肾功能损害。

（1）轻型：占 30％～50％。无症状，血压正常，无水肿。仅有尿常规检查异常，尿蛋白阴性或＜＋＋或＜1g/d，常有镜下血尿及红细胞管型，肾功能正常。

（2）肾病综合征型：约 40％的患者起病呈肾病综合征表现，有肾病综合征者占 40％～60％。狼疮肾炎的肾病综合征有 2 种类型。①单纯性肾病综合征，呈大量蛋白尿、低蛋白血症及水肿，但血胆固醇常不升高，时有少量尿红细胞；②除肾病综合征外，伴明显的肾炎综合征，有血尿、高血压、肾功能损害，常伴有全身性活动性狼疮的变形表现。

（3）慢性肾小球肾炎型：占 35％～50％，患者有高血压、不同程度的尿蛋白，尿沉渣中有大量红细胞及管型，肾功能损害以至肾衰竭。

（4）急性肾衰竭型：患者于短期内出现少尿性急性肾衰竭，常伴有全身性系统性病变活动表现，常为以上肾病综合征型或轻型转化而来。

（5）肾小管损害型：国内报道有 44％的狼疮病例存在不同程度的肾小管功能损害。

（6）抗磷脂抗体型：抗磷脂抗体阳性，临床上主要表现为大、小动静脉血栓及栓塞，血小板计数减少及流产倾向。

（7）临床寂静型：临床症状及体征均无肾受累表现，尿常规化验呈阴性，但病理检查呈阳性。

3.病情活动的临床指标

Urowitz 分析病情活动指标：①关节炎；②实验室检查发现白细胞计数减少，低补体血症及抗 DNA 抗体阳性；③皮肤黏膜损害；④胸膜炎、心包炎；⑤精神、神经系统损害；⑥血管炎；⑦血尿。以上 7 项中占 2 项以上则可 100％肯定为活动病变。

（二）辅助检查

1.一般检查

（1）血常规：大部分患者（80％）有中等度贫血（正细胞正色素性贫血），偶呈溶血性贫血，血小板减少，约 25％的患者呈全血细胞减少。

（2）红细胞沉降率：90％以上的患者红细胞沉降率明显增快。

（3）血浆蛋白：血浆蛋白降低可能与蛋白从尿中丢失及肝合成能力下降有关。球蛋白显著增高，电泳呈 γ 球蛋白明显增高。但重度非选择性蛋白尿时，因从尿中丢失，球蛋白或反而降低。一些患者类风湿因子阳性或呈混合性多株 IgG/IgM 冷球蛋白血症。

2.免疫学检查

（1）抗核抗体：应用间接免疫荧光法检查可发现抗核抗体阳性，膜状分布时诊断意义较大。抗核抗体检查敏感度达 90％以上，但特异性较低。

（2）抗天然（双链 ds）DNA 抗体：在未治疗患者抗体阳性率为 50％～80％。本试验特异性较高。

（3）抗 Sm 抗体及抗 RNP 抗体：抗 Sm 抗体阳性见于 25％～40％的本病患者，抗 RNP 抗体见于 26％～45％的本病患者。抗 Sm 抗体对诊断系统性红斑狼疮特异性极高。

（4）抗组蛋白抗体：见于 25％～60％的本病患者，特异性也较好。

（5）抗 SSA 及抗 SSB 抗体：前者见于 30％～40％的本病患者，后者仅见于 0～15％的本病患者。

（6）其他抗体：SLE 还有多种其他自身抗体，如溶血性贫血时抗红细胞抗体及坏死性血管炎时抗中性粒细胞胞质抗体等，近年来尤其重视抗磷脂抗体，见于 34％的患者。

（7）循环免疫复合物：本病时循环免疫复合物常增多，一些报道认为循环免疫复合物与疾病的活动性密切相关。

（8）补体：本病存在着明显的补体消耗现象，血清总补体 CH50 下降，可通过经典途径激活，使 C_3、C1q 及 C_4 下降，也可经旁路途径激活，使 C_3、备解素及 B 淋巴细胞刺激因子下降。

（9）皮肤狼疮带：暴露部位非皮损的表皮与真皮联结处，应用直接免疫荧光法可查得一条 IgG 和（或）C_3 呈颗粒状沉着的黄绿色荧光带。其见于本病 70％以上的患者。

3.尿液成分的变化

尿液成分的变化包括单纯性蛋白尿到重度蛋白尿伴明显肾炎样尿改变，如血尿、白血病尿、红细胞管型等。肾功能正常或下降。

（三）诊断要点

1.分类标准

本病的诊断标准大多参照美国风湿病学会 1982 年提出的分类标准，11 项标准中符合 4 项或以上即可诊断为本病（表 4-2-1）。据国内多个医学检验中心试用特异性为 96.4％，敏感性为 93.1％。但本标准易漏诊一些早期、轻型、不典型的病例。国内加用抗核抗体、血清补体 C3 及皮肤狼疮带试验等诊断标准后，其特异性为 93.6％，敏感性提高到 97.5％。

表 4-2-1　1982 年美国风湿病学会修订的系统性红斑狼疮分类标准

标准	定义
（1）颧部红斑	遍及颧部的扁平或高出皮肤固定性红斑，常不累及鼻唇沟部位
（2）盘状红斑	片状高起于皮肤的红斑，覆有角质性鳞屑和毛囊栓塞，旧病灶可有皮肤萎缩性瘢痕
（3）光过敏	日光照射引起皮肤过敏
（4）口腔溃疡	口腔或鼻咽部无痛性溃疡
（5）关节炎	非侵蚀性关节炎，累及两个或两个以上的周围关节，特征为关节的肿、痛或渗液
（6）浆膜炎	①胸膜炎：胸痛、胸膜摩擦音或胸膜渗液
	②心包炎：心电图异常，心包摩擦音或心包渗液
（7）肾脏病变	①持续蛋白尿：>0.5g/d 或>＋＋＋
	②细胞管型：可为红细胞、血红蛋白、颗粒管型或混合性管型
（8）神经系异常	①抽搐：非药物或代谢紊乱，如尿毒症、酮症酸中毒或电解质紊乱所致

标准	定义
	②精神病:非药物或代谢紊乱,如尿毒症、酮症酸中毒或电解质紊乱所致
(9)血液学疾病	①溶血性贫血伴网织细胞增多
	②白细胞<$4×10^9$/L,至少两次
	③淋巴细胞减少 $1.5×10^9$/L,至少两次
	④血小板减少<$100×10^9$/L(除外药物影响)
(10)免疫学异常	①狼疮细胞阳性
	②抗 ds-DNA 抗体阳性
	③抗 Sm 抗体阳性
	④梅毒血清试验假阳性
(11)抗核抗体	免疫荧光抗核抗体滴度异常或相当于该法的其他试验滴度异常,排除药物诱导的"狼疮综合征"

2.我国 1982 年风湿病学术会议关于 SLE 的诊断标准

(1)临床表现:①蝶形或盘状红斑;②无畸形的关节痛、关节炎;③脱发;④雷诺现象和(或)血管炎;⑤口腔黏膜溃疡;⑥浆膜炎(胸膜炎或心包炎);⑦对光敏感的皮疹;⑧神经精神症状。

(2)实验室检查:①红细胞沉降率增快(>20mm/h);②白细胞减少(<$4×10^9$/L)和(或)溶血性贫血;③蛋白尿(持续>+)和(或)管型尿;④γ-球蛋白升高;⑤狼疮细胞阳性(每片至少 2 个或至少 2 次阳性);⑥抗核抗体阳性。

凡符合以上临床表现和实验室检查结果共 6 项者,即可确诊为 SLE。

(四)鉴别诊断

典型病例诊断并不难,但由于临床表现多种多样,本病误诊率较高,国内资料显示为 31.5%,临床上必须与以下疾病相鉴别。

1.原发性肾小球疾病

如急、慢性肾小球肾炎,原发性肾小球肾病。这些疾病多无关节痛和关节炎,无皮损,无多器官受累表现,血中抗 ds-DNA 阴性。

2.慢性活动性肝炎

本病也可出现多发性关节炎、疲劳、浆膜炎、抗核抗体阳性、狼疮细胞阳性、全血细胞下降,也可有肾炎样尿改变,但一般肝大明显,有蜘蛛痣、肝病面容及肝掌等肝病表现,必要时可行肝活检。

3.发热应与并发感染相鉴别

SLE 并发感染时经细心检查可发现感染灶,无其他疾病活动的表现,如关节痛、皮疹等,同时,并发感染时红细胞沉降率和 C 反应蛋白均可升高,而狼疮活动时,红细胞沉降率可升高,而 C 反应蛋白常不变或轻度升高。

4.其他

还应注意与痛风、感染性心内膜炎、特发性血小板减少性紫癜、癫痫、混合性结缔组织病等相鉴别。

（五）治疗

狼疮肾炎（LN）治疗的主要目的是控制 LN 的活动，保护重要脏器功能，防止复发，减少不良转归和延缓肾组织纤维化的进展。治疗方案应根据病情轻重、病变类型、活动度及肾功能状况制订。

LN 的治疗应遵循个体化治疗原则，治疗方案根据病情轻重、病变类型、活动度及肾功能状况制订。

1.治疗原则

（1）仅有血清学异常，无 SLE 临床表现，肾活检为 Ⅰ 或 Ⅱ 型者，无须免疫抑制治疗，但应注意追踪病情变化。

（2）仅有轻微肾病变，肾活检为 Ⅰ 或 Ⅱ 型者，临床上表现为肾外症状，可做症状性治疗，必要时泼尼松 0.5mg/(kg·d)即可满意地控制发热、皮疹、关节痛等症状。

（3）轻、中度肾损害者的临床表现为蛋白尿（>1.0g/d）或血尿，或病理为 Ⅲ 型，轻者可隔日口服泼尼松 30~40mg，较重者可用标准激素治疗，必要时加用环磷酰胺（CTX），应密切追踪本类患者。

（4）膜型 LN：大部分膜型 LN 患者为肾病综合征或肾病性蛋白尿，可选用常规激素联合细胞毒性药物治疗。应注意本型患者很难达到尿蛋白完全消失，不应过度治疗，以免增大药物不良反应的发生率。本型患者易发生静脉血栓，应予重视。

（5）弥漫增生性肾小球肾炎型，可表现为急性肾小球肾炎综合征、肾病综合征、慢性肾小球肾炎综合征、急进性肾小球肾炎、急性肾衰竭，应给予积极治疗。通常采用常规激素治疗，联合 CTX 冲击治疗，也有部分患者应用激素冲击疗法，细胞毒药物也可选择霉酚酸酯、环孢素，根据患者实际情况决定。

LN 患者在病情控制后尚需接受长期的维持治疗，目的在于应用最小不良反应的药物（如隔日晨服泼尼松 15mg）达到抑制疾病复发的作用。

2.一般治疗

急性期和活动期应卧床休息，避免阳光曝晒，慢性稳定期可室内工作，避免过劳，感染不论轻重，均应积极治疗，对于可能诱发狼疮活动的药物要避免应用。

3.免疫抑制治疗

（1）糖皮质激素：目前仍是治疗 LN 的传统药物，应用方法有常规疗法和冲击疗法。①常规疗法。泼尼松 1mg/(kg·d)，晨起顿服，8~12 周后开始减量，每 2~3 周减原量的 5%~10%，视情况可在每日 0.5mg/kg 改为隔日顿服，维持一段时间后继续减量，直至维持量隔日 0.4mg/kg。②冲击疗法。可用甲泼尼龙 0.5~1g 入液静脉滴注，每日 1 次，3 日为 1 个疗程，可1~2 周冲击 1 次，一般不超过 3 个疗程，冲击间期，继续口服泼尼松。一般选择常规疗法，在暴发型狼疮和肾功能急骤进展者可选用冲击疗法。长期应用激素者应注意补充维生素 D 和钙剂，以防骨质疏松。

（2）细胞毒药物：细胞毒药物联合激素治疗较单纯激素治疗效果好。常用药物如下：

①环磷酰胺（CTX）：是应用最广泛的治疗 LN 的药物，目前仍在应用。近年来的研究证明，冲击疗法较口服用药效果好，可 CTX16~20mg/kg 加入 0.9%盐水 200mL 中静脉滴注，时

间超过 1 小时,每个月冲击 1 次,重者可每 2 周冲击 1 次,一般在冲击 6 次后改为每 3 个月冲击 1 次,共 2 年。近年来对中、重症 LN 患者均采用 CTX 冲击＋激素治疗。CTX 也可口服用药。注意 CTX 在体内代谢后约 20% 由肾排泄,当 Ccr<30mL/min 者应减少用量,因透析不能清除 CTX,透析患者该药的用量应减至原量的 75%。

②霉酚酸酯(MMF):是一种新一代免疫抑制药。一些研究证实,MMF 对 LN 具有降低尿蛋白、保护肾功能的作用,但仍需大样本、多中心、长期的临床观察,用量为 0.5～1.0g/d,分 2～3 次口服,取得疗效后减量应用 6～12 个月。治疗适应证为所有活动性Ⅳ型 LN、合并糖尿病、股骨头坏死和肝功能损害等不适合激素及其他细胞毒药物者及已应用其他治疗方法无效者。MMF 不良反应小,骨髓抑制、肝功能损害少,但是,用药期间仍应注意血常规变化和预防感染发生。

③环孢素:目前越来越多地用于 LN 的治疗。有报道环孢素可早期诱导 LN 临床缓解,减少激素、CTX 用量及其不良反应。一般用量为 5mg/(kg·d),分 2 次口服,服用 3 个月,以后每个月减 1mg/kg 至每日 3mg/kg 维持治疗。应监测其血药浓度,控制在 100～200ng/mL。应用环孢素时必须注意本药对肝、肾功能的影响,应定期监测肝、肾功能,且本药停药后易复发,药费也昂贵,目前尚未作为一线用药应用。他克莫司是一种与环孢素作用机制相似的药物,也有用于 LN 的报道。

④来氟米特:是一种治疗 LN 安全有效的新型细胞毒性药物,仍须做进一步的临床观察。

⑤硫唑嘌呤:本药具有免疫抑制作用及非特异性抗炎作用,不良反应少,但对本药的报道较少,近年多在 CTX 冲击治疗 6～8 次后改为硫唑嘌呤治疗,待病情稳定后再考虑撤药。常规剂量为 2～2.5mg/kg,因其不良反应小,甚至有报道可在妊娠期应用。

⑥雷公藤多苷:每日常规剂量为 60mg,分 3 次服用,病情稳定后酌情减量,其常见不良反应为对性腺抑制、胃肠道反应、肝损害、皮肤色素沉着、指甲薄软等。

4.血浆置换与免疫吸附法

血浆置换与免疫吸附法能够清除抗原、抗体及免疫复合物,控制病变活动。对于危害生命的 SLE、暴发型狼疮、急进性 LN、发展迅速的肾病综合征、高度免疫活动者、常规治疗无效者或对激素治疗无效、有应用激素禁忌证者可选用。

5.大剂量免疫球蛋白静脉注射

大剂量免疫球蛋白静脉注射能封闭单核巨噬细胞的 Fc 抗体,抑制自身抗体的产生,并可溶解免疫复合物,提高患者抵抗力。其适用于伴发感染、体质衰弱及免疫抑制药不能耐受者,用量为每日 0.2～0.4mg/kg,静脉滴注,每日或隔日应用 1 次,一般连用 3 日或 5～10 日。

6.其他治疗

对于膜型 LN 患者可配合使用抗凝血药物,对于发热、关节疼痛、水肿、高血压者均应对症处理。

7.肾替代治疗

LN 的急性肾衰竭应尽早行血液透析,合并有心力衰竭、多脏器功能衰竭者可考虑连续性肾替代治疗,LN 所致慢性肾衰竭应给予长期透析替代治疗,若患者 SLE 处于稳定期且条件许可,可考虑肾移植。

二、过敏性紫癜性肾炎

(一)概述

过敏性紫癜(HSP)是一种以坏死性小血管炎为基本病变的免疫性疾病,临床上以皮肤紫癜、出血性胃肠炎、关节炎及肾脏损害为特征。其肾脏损害称为紫癜性肾炎(HSPN),可发生于任何年龄,但以 10 岁以下儿童常见,男女之比为(1.5~3):1,成人则相等。HSPN 患者可因致敏原性质不同、个体反应性差异及血管炎累及的器官和病变程度不同,在临床和肾脏病理上呈现不同的改变,对治疗的反应和预后也有较大差异。部分儿童患者可自愈。肾脏受累率各家报道差异很大,为 20%~100%;通常发病年龄越大,肾损害发生率越高,肾脏病变程度也越重。

约 1/3 的患者有细菌、病毒等先驱感染史,1/4 的患者与鱼、虾类过敏或预防注射、药物有关,考虑其致敏原可能是细菌、病毒、药物、含异体蛋白质的食物及昆虫叮咬等。发病机制是由于血循环中有可溶性免疫复合物在肾脏内沉积所致,属免疫复合物肾炎。

(二)临床表现

1.全身表现

HSP 通常累及皮肤、胃肠道、关节和肾脏,但临床上并不是患者均有上述全部器官受累的表现。全身症状包括发热、乏力和虚弱。

(1)皮肤紫癜:几乎见于所有的患者,约半数病例发病前 1~3 周有上呼吸道感染史,多数以皮肤紫癜为首发症状,皮疹多发生在四肢远端伸侧,并可累及臀部及下腹部,皮损大小不等,微凸出皮肤,压之不褪色,为出血性斑点,可有痒感,多呈对称性分布,常分批出现,1~2 周后逐渐消退。

(2)胃肠系统:2/3 的患者以腹部不定部位绞痛为多见,其次为黑便或血便,严重病例可表现为急腹症。

(3)关节症状:1/2 的患者以大关节、多关节的游走性肿痛为特征,不遗留后遗症。

2.肾脏表现

(1)潜伏期:肾脏症状可出现于疾病的任何时期,但以紫癜发生后 1 个月内多见。

(2)症状:最常见的临床表现为镜下血尿或间断性肉眼血尿,可伴不同程度的蛋白尿,多<2g/d。病情较重则可出现急性肾炎综合征或肾病综合征,甚至急骤进展,表现为急进性肾炎。若病变持续不退,可转变为慢性肾小球肾炎;个别患者尿常规无异常,只表现为肾功能减退;高血压及肾功能减退见于病情较重病例。

(三)诊断和鉴别诊断

1.诊断标准

HSPN 的诊断必须符合下述 3 个条件:第一,有 HSP 的皮肤紫癜等肾外表现;第二,有肾损害的临床表现,如血尿、蛋白尿、高血压、肾功能不全等;第三,肾活检表现为系膜增殖、IgA 在系膜区沉积。

2.病理

本病肾脏病理改变以系膜病变为主。受累皮肤病理检查可见白细胞破裂性血管炎。

（1）光镜

①肾小球病变

a.常呈局灶性和节段性或弥漫性系膜增生伴不同程度的新月体形成。

b.局灶性、节段性肾小球坏死,毛细血管腔内小血栓形成伴纤维素沉着。

②肾间质病变:肾小球病变严重者常伴肾小管萎缩、间质纤维化、间质血管炎性坏死以及肉芽肿形成。

（2）电镜:见系膜细胞增生,基质增加,系膜区及内皮下有广泛的不规则电子致密物,常有系膜插入毛细血管壁,偶见上皮细胞下电子致密物沉积。肾小球基底膜可有不规则的增厚、断裂,出现上皮细胞足突融合。

（3）免疫荧光:见 IgA 呈颗粒样弥漫性沉积于肾小球,也可见 IgG、IgM、备解素和纤维蛋白相关抗原沉积于系膜及内皮细胞下。

HSPN 按国际儿童肾病研究(ISKDC)标准分为六级。Ⅰ级:轻微病变;Ⅱ级:单纯性系膜增生;Ⅲ级:系膜增生伴 50% 以下肾小球新月体形成和（或）节段损害;Ⅳ级:系膜增生伴 50%～75% 肾小球有新月体形成和（或）节段损伤;Ⅴ级:系膜增生伴 75% 以上肾小球有新月体和（或）节段损伤;Ⅵ级:"假性"膜增生性肾炎。

3.实验室检查

（1）尿常规:以血尿为最常见,相差显微镜显示多呈大小不等、严重畸形红细胞;可有蛋白尿,常呈非选择性。

（2）尿纤维蛋白降解产物(FDP):升高,多见于肾损害严重者。

（3）血常规:病程初期有轻度贫血,白细胞计数正常或增高。

（4）血生化检查。

①红细胞沉降率(ESR)增快;

②白蛋白下降或球蛋白增高。

（5）免疫学检查。

①血清 IgA,在急性期有 50% 升高;

②血冷球蛋白,常阳性;

③血循环免疫复合物阳性,其中含有 IgA;

④血清补体正常。

4.鉴别诊断

（1）IgA 肾病

①本病易发生于青年男性;

②潜伏期短,于上呼吸道感染后数小时至 72 小时即可出现血尿;

③无皮肤紫癜、腹痛、关节疼痛等症状。

（2）原发性小血管炎肾炎

①多见于 50～70 岁中老年人;

②全身症状（乏力、低热、纳差、体重下降等）明显;

③血抗中性粒细胞质抗体(ANCA)阳性;

④可有肺部浸润灶及间质性炎症。

（3）狼疮性肾炎

①本病好发于青年女性；

②皮损为面颊部蝶形红斑；

③常有口腔溃疡；

④血清抗核抗体（ANA）、抗双链 DNA 抗体（抗 dsDNA）、抗 Sm 抗体及狼疮细胞阳性。

（四）治疗

本病有一定的自限性，特别是儿童病例。对一过性尿检异常者不需特殊治疗，但应注意观察尿常规变化。

1.一般治疗

积极寻找、去除细菌、病毒及寄生虫的感染，以及食物和药物等过敏因素。

2.药物治疗

（1）糖皮质激素：适于关节肿痛、腹痛及胃肠道症状明显，以及临床表现为肾炎综合征、肾病综合征、伴或不伴肾功能损害，病理上呈弥漫增生性改变者。

①泼尼松：成人 $0.6\sim1.0\text{mg}/(\text{kg}\cdot\text{d})$，分次或顿服。服用 8 周后逐渐减量，每 $2\sim4$ 周减 10%，逐渐减量至隔日顿服，维持量为隔日 $5\sim10\text{mg}$，总疗程 $6\sim12$ 个月甚至以上。

②冲击治疗：适于经上述治疗无效或临床表现为急进性肾炎，病理呈弥漫增殖伴有大量新月体者。对于有细胞或细胞纤维新月体形成、毛细血管袢坏死的患者，首选甲泼尼龙冲击治疗，剂量 $0.5\sim1.0\text{g}/\text{d}$，静脉滴注 3 天，根据病情需要可追加 1 个疗程，间歇期及疗程结束后，改为泼尼松口服 $0.6\sim1.0\text{mg}/(\text{kg}\cdot\text{d})$，减量方案同上。

（2）免疫抑制剂：对于明显新月体形成、单用激素效果不佳的患者，可联合使用其他免疫抑制剂，如 CTX、MMF、环孢素 A、来氟米特、咪唑立宾、雷公藤多苷等。

①CTX 静脉或口服用药：静脉用药 CTX 的剂量为 $0.75/\text{m}^2$ 体表面积，1 次/月，连用 6 个月后改为每 3 个月静脉滴注 1 次，总剂量＜12g。肾功能不全者 CTX 剂量减半；CTX 冲击后如出现血白细胞计数减少，下次剂量减半或停药。应用 CTX 时要注意性腺抑制、出血性膀胱炎、骨髓抑制等不良反应。用药时应充分水化、定时排尿、处理胃肠道症状，如果发生感染则暂缓用药。

②MMF：成人起始治疗剂量为 $1.0\sim1.5\text{g}/\text{d}\times6$ 个月，然后逐渐减量，总疗程 $9\sim12$ 个月以上。MMF 剂量调整方案为 a.治疗初期有严重消化道症状者剂量可减半，待症状减轻后逐渐加至治疗剂量；b.治疗过程中如出现血白细胞计数减少，剂量减半或停药；c.如果并发感染，MMF 减至 $0.5\text{g}/\text{d}$ 或暂停，激素同时减量，待感染完全控制后加至原剂量。

（3）肾素-血管紧张素系统（RAS）阻断剂：可采用 ACEI 或 ARB，如苯那普利或氯沙坦等。这两类药物除降压作用外，还具有减少蛋白尿、减轻肾脏炎症和纤维化的作用。用药期间注意防止出现低血压、咳嗽、高血钾等不良反应。

（4）抗凝治疗：有新月体形成、明显纤维蛋白沉积或肾病综合征型患者，可给予肝素、双嘧达莫、硫酸氯吡格雷等抗凝、抗血小板治疗。

（5）雷公藤多苷片：20mg，3 次/天，它与糖皮质激素合用对本病有一定疗效。

（6）对症治疗：如防治感染、降压、抗凝等。

（7）血浆置换：由于本病属于免疫复合物性疾病，所以血浆置换可能会有一定疗效，但尚不确定。

（8）透析及肾移植：有透析指征者，应给予透析，在病变静止1年后再做肾移植。

（五）预后

多数患者及儿童病例预后较好。成人出现肾衰竭的危险性较高，尤其在老年患者，或以急性肾炎综合征起病或为持续性肾病综合征者预后较差。

三、糖尿病肾病

糖尿病肾病（DN）又称糖尿病性肾小球硬化症，以肾小球肥大、系膜区无细胞性增宽或结节性病变、毛细血管基底膜增厚为病理特征，是糖尿病全身性微血管并发症之一，出现持续性蛋白尿则病情不可逆转，往往进行性发展直至终末期肾衰竭，是糖尿病患者致残、致死的重要原因。

（一）临床表现

1.肾外表现

典型病例有多尿、多饮、多食、消瘦、皮肤瘙痒的症状，但轻者可以无症状，起病和发展缓慢，且常有糖尿病的其他并发症，如动脉硬化、冠心病、视网膜病变、白内障、对称性以及多发性周围神经病变等。诊断完全依靠实验室检查。

2.肾损害的表现

糖尿病肾病，临床表现与肾小球硬化程度呈正相关。按 Mogensen 建议，根据糖尿病患者肾功能和结构病变的演进及临床表现分为如下5期：

Ⅰ期：为肾小球高滤过期，特点为肾小球肥大，肾血流量增加，肾小球灌注压及肾小球内压增高。在使用胰岛素治疗后部分患者可以恢复，肾小球滤过率亦可部分降低。

Ⅱ期：为无临床症状的肾损害期，即正常清蛋白尿期。此期在糖尿病确诊后2年即可发生，并可持续多年。此期主要的病理学表现是 GBM 增厚，常有肾小球系膜区扩张。肾小球滤过率显著增加，肾体积也相应明显增大，但尿清蛋白排泄率在 $20\mu g/min$ 以下。

Ⅲ期：为微量清蛋白尿期，也称为早期糖尿病肾病。其常发生于糖尿病发病10~15年后，微量清蛋白尿是在非酮症、非感染状态下，3次尿白蛋白排泄率（UAE）检查至少有2次位于 $30\sim300mg/24h$。无论是胰岛素依赖型（1型）糖尿病还是非胰岛素依赖型（2型）糖尿病，尿中排出的清蛋白量每年增加20%。

此期可发生高血压，高血压的发生率随着微量清蛋白尿的增加而增加。正常清蛋白尿、微量清蛋白尿及大量清蛋白尿时高血压发生率分别为19%、30%和65%。肾小球滤过率（GFR）可为正常或稍高于正常，若不出现临床肾病表现，则此水平的 GFR 可维持5年。此期肾的主要病理学表现仍是 GBM 增厚及系膜区扩张，但较Ⅱ期时更为显著。

Ⅳ期：临床糖尿病肾病或显性糖尿病肾病。此期常发生于1型糖尿病发病后15~25年，尿蛋白排出量＞0.5g/24h，UAE＞$200\mu g/min$ 或＞300mg/24h。大多数患者为持续性中等量至大量蛋白尿,约 30％的患者为肾病综合征。水肿在此期早期即可出现,随着病情进展,几乎所有患者都合并高血压。GFR 已降到正常以下,并呈持续下降趋势。

此期形态学改变也更显著,GBM 明显增厚,肾小球硬化更为普遍,间质小管病变也更明显,约 36％的肾小球已荒废。

Ⅴ期:即终末期肾衰竭,糖尿病患者一旦出现持续性蛋白尿发展为临床糖尿病肾病,由于肾小球基底膜广泛增厚,肾小球毛细血管腔进行性狭窄和更多的肾小球荒废,肾滤过功能进行性下降,导致氮质血症和肾衰竭,最后患者的 GFR 多＜10mL/min,血肌酐和尿素氮增高,伴严重的高血压、低蛋白血症和水肿。患者普遍有氮质血症引起的胃肠反应、食欲减退、恶心、呕吐和贫血,并可继发严重的高血钾、代谢性酸中毒和低钙搐搦,还可继发尿毒症性神经病变和心肌病变。这些严重的并发症常是糖尿病肾病尿毒症患者致死的原因。

(二)辅助检查

1.血糖的测定

达到糖尿病的标准。

2.尿沉渣

尿蛋白主要为清蛋白,有较多白细胞时,提示并发尿路感染;若有大量红细胞,提示可能为其他原因的肾小球疾病。

3.尿清蛋白排泄率(UAE)

测定 UAE＜20μg/min,为正常清蛋白尿期;若 UAE 为 20～200μg/min,即微量清蛋白尿期,临床诊断为早期糖尿病肾病。目前主张采过夜晨尿标本比留 24 小时尿更精确和方便。

4.GFR 测定

糖尿病肾病早期,GFR 可升高。

5.B 超

糖尿病肾病早期,B 超检查示肾体积增大。

(三)诊断要点

(1)患者有多年糖尿病病史。

(2)有微量清蛋白水平或以上的蛋白尿(一般＞5 年以上才出现应激状态微量蛋白尿,＞10 年以上才出现持续性微量蛋白尿),并排除高血压或其他肾病所致的蛋白尿。

(3)伴有糖尿病其他器官受损的表现(如糖尿病眼底损害)。

(4)诊断困难时肾穿刺活检可显示糖尿病肾病的病理表现。

(四)鉴别诊断

1.与其他肾小球疾病相鉴别

病史很重要,糖尿病肾病必须是在糖尿病的基础上出现肾损伤,而其他肾小球疾病患者无糖尿病。

2.与糖尿病合并其他肾小球疾病相鉴别

(1)糖尿病与肾病起病的时间间隔不同:糖尿病肾病多见于糖尿病后 10～20 年,糖尿病 5 年内出现肾损伤一般不考虑糖尿病肾病。

(2)血尿:糖尿病肾病可能会有轻微血尿,如果有较多异形红细胞则考虑合并其他肾小球疾病。

（3）有无糖尿病的其他靶器官损坏：有其他靶器官的损害，考虑糖尿病肾病的可能性大；如果没有其他靶器官的损害，则考虑糖尿病合并其他肾小球疾病，最主要的是是否有眼底病变。

（4）有无高血压：约 80% 的糖尿病肾病患者血压升高，如显性糖尿病肾病时血压仍正常，考虑糖尿病合并其他肾小球疾病。

（5）急性肾衰竭：如患者出现急性肾衰竭，则考虑合并其他肾病。

（五）治疗

糖尿病肾病的治疗是个综合治疗，关键在于早期诊断和防治，一旦进入临床蛋白尿期，肾损害难以逆转，最终进入终末期肾病，有效防治糖尿病肾病成为学者们面临的重要课题。

1.血糖控制

大量的研究表明，当糖尿病血糖和代谢紊乱纠正后，糖尿病肾病早期出现的肾小球高滤过和肾小球肥大可以恢复正常。所以，控制血糖对于糖尿病肾病早期患者非常重要。目前很多学者将糖尿病肾病的血糖控制分为 3 级预防。①一级预防，即正常清蛋白尿至微量清蛋白尿期的防治。正常清蛋白尿期间应分为两个阶段：糖耐量减退期即应控制餐后血糖；糖尿病诊断已成立，严格控制血糖可延缓或制止发生微量清蛋白尿。②二级预防，是指糖尿病Ⅲ期发展到Ⅳ期的防治，控制血糖仍可延缓微量清蛋白尿向大量清蛋白尿发展。③三级预防，是指糖尿病肾病Ⅳ期发展至Ⅴ期的防治，此期即使血糖得到有效的控制，蛋白尿仍有增无减，肾病继续进展。

（1）饮食治疗：除应当继续糖尿病本身要求的糖分摄入控制，在糖尿病肾病早期就应当限制蛋白质的摄入，高蛋白饮食可增加肾小球的血流量和压力，加重高血糖引起的肾血流动力学改变。低蛋白饮食 $[0.8g/(kg \cdot d)]$ 可使肾小球滤过率下降，延缓肾损害速度。对已有大量蛋白尿、水肿和肾功能不全者，应注意具体情况，给予相应的对症处理，并应在饮食上限制钠盐摄入，蛋白饮食限量、保质，$0.6g/(kg \cdot d)$，必要时静脉应用血浆、全血、氨基酸。因过度限制蛋白质 $[0.5g/(kg \cdot d)]$ 摄入，可能导致营养不良、低蛋白血症，现不建议应用。在应用胰岛素控制血糖的情况下可适当增加糖类的量，以防蛋白质、脂肪分解增加。

（2）降血糖药

①磺脲类

a.格列喹酮：为第二代磺脲类口服降血糖药，吸收快而完全，主要在肝代谢，代谢产物只有 5% 由肾排出，对肾影响小，日剂量范围大（15～200mg），但 GFR<30mL/min 者慎用。

b.格列吡嗪：也属于第二代磺脲类口服降血糖药，其代谢产物多数由肾排出，但其代谢产物活性弱，不易引起低血糖反应，比较安全。剂量为 2.5mg，每日 2～3 次，最大剂量 30mg/d，当 GFR<60mL/min 时禁用。

c.格列本脲、格列齐特、格列美脲：半衰期较长，易致顽固性低血糖反应，糖尿病肾病不适合应用。

d.氯磺丙脲：半衰期长，而且有 20%～30% 由肾以原型排出，糖尿病肾病禁用。

②双胍类：可原型由肾排出，增加周围组织肌细胞内无氧酵解，引起乳酸性酸中毒，对已有蛋白尿的临床糖尿病肾病患者不适用。

③α-糖苷酶抑制药:可抑制小肠内 α-糖苷酶,延缓糖类的吸收,控制餐后血糖效果较好,仅少量吸收入血,可在糖尿病肾病时应用,但终末期肾病时减少剂量应用。

④胰岛素增敏剂:能提高胰岛素敏感,控制血糖,并且有研究显示曲格列酮还能显著降低糖尿病大鼠尿清蛋白排泄率,减少系膜区基质增多,对肾具有保护作用。

⑤胰岛素:对于单纯饮食和口服降血糖药控制不佳并已有肾功能不全的患者,应尽早应用胰岛素治疗,对血糖波动大、不稳定的 1 型糖尿病患者甚至需用胰岛素泵或胰岛素注射笔进行胰岛素强化治疗,使血糖控制良好,糖化血红蛋白<7%。当肾功能不全时,由于食欲欠佳、进食减少,且胰岛素降解减少、排泄延迟,需要随时监测血糖,根据病情调整胰岛素用量,以防低血糖发生。此情况下应选用短效胰岛素为宜。

(3)血糖控制标准:血糖控制的标准目前推荐是空腹血糖<6.0mmol/L,餐后 2 小时血糖<8.0mmol/L,糖化血红蛋白<7%。但应注意:过于严格控制血糖,易导致低血糖症发生率提高,尤其是老年人及肾功能不全者。

2.血压控制

糖尿病肾病患者多发生高血压,高血压可加重肾小球的高灌注和高滤过,加速糖尿病肾病的进展和恶化。纠正高血压能够降低糖尿病肾病早期蛋白尿,延缓 GFR 的下降,延缓肾病进展。

(1)药物治疗

①血管紧张素转化酶抑制药(ACEI)和血管紧张素 Ⅱ 受体拮抗药(ARB):几个大规模、多中心、随机对照研究结果证实,ACEI 在延缓 1 型糖尿病伴高血压并以大量蛋白尿为标志的肾病进展时比其他降压药有效。目前糖尿病肾病伴高血压的治疗用药首选 ACEI,但应注意ACEI 可能引发咳嗽、高钾血症、血肌酐升高等不良反应。也有研究结果证实,ARB 在延缓 2型糖尿病伴高血压并以大量蛋白尿为标志的肾病进展时比其他降压药有效。单独应用 ACEI和 ARB,比较两者的疗效无明显差异;糖尿病肾病进入临床蛋白尿期,ARB 为首选药,可根据病情,联合应用 ACEI,其疗效优于两者单独应用。

②钙通道阻滞药:钙通道阻滞药除降低血压外,还具有扩张血管作用而使肾血流增加,减少钠潴留,利于糖尿病患者肾血流动力学和尿蛋白排出的改善。与 ACEI 合用有明显降低血压和减少蛋白尿的效果,但不宜再与 ARB 三者合用。

③β 受体阻滞药:可能会影响糖代谢。一般选择用于心率快的年轻的糖尿病高血压患者或合并有冠心病的糖尿病高血压患者,有严重充血性心力衰竭的患者不宜应用。

④α 受体拮抗药:对糖尿病高血压有效,且不影响糖和脂肪代谢,适用于糖尿病肾病患者,但应注意本药易致直立性低血压。

⑤利尿药:糖尿病高血压肾功能正常者可选用噻嗪类利尿药,但其有引起低血钾、影响糖和脂肪代谢等不良反应,宜小剂量应用(25~50mg/d),对肾功能不全者可选用襻利尿药。

(2)其他:在应用药物控制血压的同时也应限制钠盐摄入,禁止吸烟、限制饮酒、减轻体重(肥胖的 2 型糖尿病患者)和适当运动,这些均有利于高血压的控制。

3.蛋白尿的处理

糖尿病一旦出现尿清蛋白排泄率增高要想完全阻止肾病进展是不可能的,但可以明显减缓疾病进程。应低蛋白饮食、控制血糖、控制血压,并降低肾小球囊内压。肾小球囊内压的增高是糖尿病肾病的标志,也是其进展的主要因素,ACEI 和 ARB 具有非血压依赖性血流动力学效应,直接降低肾小球内"三高",以及非血流动力学效应,改善肾小球滤过膜的通透性及减少细胞外基质蓄积,从而有效减少尿蛋白及保护肾功能达到保护糖尿病肾病作用。除了在合并高血压的糖尿病肾病患者应首选 ACEI 和 ARB 治疗外,血压正常的糖尿病肾病患者,在除外 ACEI 和 ARB 的应用禁忌证后,这两类药物应作为糖尿病肾病的预防和延缓发展的常规治疗。在应用过程中应注意检测血钾及血肌酐,若血肌酐上升幅度＞50％且 2 周内未能自行恢复者,提示肾缺血,应停用。

4.调整异常的脂代谢

糖尿病患者多伴有脂代谢异常,高脂血症除引起动脉硬化外,还直接损伤肾,低密度脂蛋白可促进肾间质纤维化改变。血脂控制目标为总胆固醇＜4.5mmol/L,低密度脂蛋白＜2.5mmol/L,高密度脂蛋白＞1.2mmol/L,三酰甘油＜1.5mmol/L。以胆固醇升高为主者首选他汀类降血脂药,以三酰甘油升高为主者首选贝特类调脂药。他汀类药物除降低血脂外,还可减少纤维化因子的产生,从而延缓糖尿病肾病进程。

5.其他药物治疗

糖尿病肾病的治疗是一个重大的临床课题,迫切需要更有效的治疗措施和新药的研发,现有一些药物的研究仅限于动物实验、体外实验或短期的人体试验,如醛糖还原酶抑制药、前列腺素合成抑制药、血栓素合成抑制药、血管紧张素转化酶-2、抗氧化剂、内皮素受体阻断药和内皮素基因转录抑制药、一氧化氮合成底物左旋精氨酸及一氧化氮合酶抑制药等,给众多的糖尿病肾病患者带来了曙光。

6.肾替代治疗

糖尿病肾病经过以上治疗,部分患者终将进入终末期肾病,需要替代治疗。

(1)透析治疗:对于终末期糖尿病肾病患者,目前比较理想的治疗措施是同时进行胰－肾移植,但只有很少的患者能得到这种治疗,多数终末期糖尿病肾病患者只能接受透析治疗来延长生命。目前主要是两种透析方式:即长期血液透析(HD)和不卧床持续腹膜透析(CAPD)。透析时机的选择宜早于非糖尿病患者,并发症严重者应于血肌酐 $400\mu mol/L$ 左右时透析,无严重并发症者也应在肌酐 $528\mu mol/L$ 左右开始透析,老年人及消瘦患者应以肌酐清除率为准,可在肌酐清除率 $15\sim20mL/min$ 时接受透析,以改善预后。在透析方式的选择上,因终末期糖尿病肾病患者多合并有高血压、心血管病,CAPD 不增加心脏负荷和应激,能较好地控制细胞外液量和高血压,且无建立动静脉内瘘不易成功的问题,所以透析方式已由血液透析向CAPD 倾斜,但糖尿病肾病患者感染概率大,必要时 CAPD 仍需转为血液透析。血液透析患者中 1 型糖尿病患者、有心血管并发症者、年龄＞60 岁者预后不良。

(2)肾或胰-肾联合移植:肾移植是目前终末期糖尿病肾病患者有效的治疗方式,但已有报道单纯肾移植不能防止糖尿病肾病再发生,也不能使糖尿病其他并发症改善,目前选择可行胰-肾联合移植,效果优于单纯肾移植。但心脑血管病和感染易发生,尤其在移植后 6 个月内,是移植患者的主要死亡原因。尽管胰-肾联合移植是有效的糖尿病肾病终末期患者的治疗方法,但由于移植脏器的来源很困难及经济原因,得到此治疗的患者少。因此,对糖尿病肾病最根本的措施还是尽早控制好糖尿病,防止糖尿病肾病的发生、发展。

第三节 泌尿系感染

一、急性肾盂肾炎

急性肾盂肾炎起病急,临床表现有两组症状群:①泌尿系统症状,可有尿路刺激征,腰痛和(或)下腹部疼痛,肋脊角及输尿管点压痛,肾区压痛和叩痛。②全身感染症状,如寒战、发热、恶心、呕吐,血白细胞计数增高。一般无高血压和氮质血症。急性肾盂肾炎可侵犯单侧或双侧肾。肉眼所见:肾盂、肾盏黏膜充血、水肿,表面有脓性分泌物,黏膜下可有细小的脓肿;在一个或几个肾乳头可见大小不一、尖端指向肾乳头、基底伸向肾皮质的楔形炎症病灶。镜下所见:病灶内肾小管腔中有脓性分泌物,小管上皮细胞肿胀、坏死、脱落。间质内有白细胞浸润和小脓肿形成,炎症剧烈时可有广泛性出血,小的炎症病灶可完全愈合,较大的病灶愈合后可留下瘢痕,肾小球一般无形态改变。合并有尿路梗阻者,炎症范围常常很广泛。

(一)诊断

1.临床表现

(1)全身症状:寒战、发热、腰痛,可伴有恶心、呕吐、纳差。

(2)泌尿系统症状:可有或无尿频、尿急、尿痛。

(3)体征:季肋角及输尿管点压痛,肾区压痛和叩痛。

(4)肾乳头坏死:为急性肾盂肾炎的重要合并症,多发生在糖尿病患者,有肾绞痛、无尿、急性肾衰竭。

(5)败血症:即尿路感染败血症,多数患者有插管和尿路梗阻的病史。

2.辅助检查

(1)血常规:偶有白细胞计数轻度增高,贫血不明显。

(2)尿常规:血尿、白细胞尿,可见白细胞管型、红细胞管型,蛋白尿不常见。

(3)清洁中段尿培养:杆菌细菌数$>10^5$/mL,球菌>1000/mL,即可诊断。

(4)涂片找细菌:油镜下找到 1 个细菌可认为阳性。

(5)其他:尿抗体包裹试验阳性,尿 NAG 酶、β_2-M 升高,血 Tamm-Hosfall 抗体阳性。

(6)特殊检查:B 超、KUB、IVP 检查肾无形态学变化。

3.诊断要点

(1)发热、寒战等全身症状及膀胱刺激症状。

(2)腰痛和肾区叩击痛。

(3)尿液细菌学检查为阳性。

4.鉴别诊断

(1)急性膀胱炎:表现为尿频、尿急、尿痛等典型的膀胱刺激症状,有脓尿,约 30% 患者有血尿,但很少有发热、寒战等全身症状。疼痛以耻骨上区坠痛及压痛为主,且无腰痛和肾区叩击痛。检查多无蛋白尿和管型尿。

（2）肾积脓：主要表现为脓尿，急性感染时有明显腰痛和肾区叩击痛，伴发热、寒战等全身症状。脓肾在腹部检查时多可扪及肿大的肾，而且肾区叩痛特别明显。肾 B 超检查可发现肾内有积液，IVU 患侧肾不显影。

（3）肾周围炎及肾脓肿：主要表现为发热、寒战等全身症状，伴明显腰痛和肾区叩击痛。但通常无尿频、尿急、尿痛，尿中无脓细胞。KUB 平片可发现腰大肌影消失，B 超检查可发现肾周有液性暗区。

（4）急性胆囊炎和急性阑尾炎：主要表现为腹痛、腹胀，可有寒战、发热。急性胆囊炎患者体检时 Murphy 征为阳性，急性阑尾炎患者体检时麦氏点有固定压痛或反跳痛，而且均无尿路刺激征，尿液检查常无脓细胞，B 超检查可发现胆囊增大或有结石。

（二）治疗

1.治疗原则

（1）有菌血症危险者应选用较强的广谱抗生素，待尿培养药敏试验后再调整抗生素的种类。

（2）无发热或治疗后 48 小时不发热者，可改用口服制剂。

（3）每年发作在 2 次以上者，应加强治疗。

（4）选用对肾损害小、不良反应也小的抗菌药，避免使用肾毒性的药物，尤其是肾功能不全者。

2.一般治疗

卧床休息，多饮水、勤排尿。

3.药物治疗

对急性肾盂肾炎的治疗经历了从长疗程到短疗程、再到长疗程这样一个学术发展过程，近来的 3 日疗法或大剂量单次治疗方法，已被证实有复发和转为慢性感染的缺点，既往国内外所规定的"尿路感染必须有足够疗程"的治疗原则重新广泛应用。

（1）中等度严重的肾盂肾炎

①STS 疗法：因引起急性肾盂肾炎的细菌主要是革兰阴性菌，以大肠埃希菌为主，因此初发的急性肾盂肾炎可选用 STS14 天疗法（即成年人每次口服磺胺甲噁唑（SMZ）1.0g、甲氧苄啶（TMP）0.2g 及碳酸氢钠 1.0g，每日 2 次，14 天为 1 个疗程），SMZ 配用 TMP，其杀菌力可增加多倍，加用碳酸氢钠不仅可以碱化尿液，加强 SMZ 的疗效，且可防止长期应用 SMZ 后可能发生的结晶尿。

②诺氟沙星：0.2g，每日 3 次，疗程为 14 天。喹诺酮类抗菌药具有广谱、低毒、可以口服等优点，是治疗尿路感染的理想药物，对磺胺类药物耐药或过敏者，或反复复发而用其他药物疗效欠佳时用此类药。

一般抗菌治疗 2～3 天即有效，如已显效不需按药敏结果更换抗生素，因尿菌的药敏结果不及血培养的药敏结果可靠。如无好转，宜参考药敏试验结果更换抗生素，在 14 天的疗程后，通常尿菌的转阴率达 90% 左右，如尿菌仍呈阳性，此时应参考药敏试验选用有效的和强有力的抗生素，治疗 4～6 周。

（2）临床症状严重的肾盂肾炎：一般疗程为 2～3 周，先给予静脉用药，可选用药物有①氨苄西林 1~2g,每 4 小时 1 次;②头孢噻肟 2g,每 8 小时 1 次,必要时联合用药。经过上述药物治疗后,如病情好转,可于退热后继续用药 3 天再改为口服抗菌药,以完成 2 周疗程。如未能显效,应按药敏结果更换抗生素。有复杂因素的肾盂肾炎患者,其致病菌多有耐药性,有时在治疗上会很有困难,按药物敏感试验结果可试用以下抗生素:①奈替米星 2mg/kg,每 12 小时静脉注射 1 次。②头孢曲松(菌必治)2.0g,每 24 小时静脉注射 1 次。③卡芦莫南(噻肟单酰胺菌素)2g,每 8 小时静脉注射 1 次。复杂性肾盂肾炎易发生革兰阴性杆菌败血症,应联合使用两种或两种以上的抗生素静脉注射治疗,在用药期间,应每 1~2 周做一次尿培养,以观察尿菌是否转阴,经治疗仍持续发热者,则应注意肾盂肾炎并发症的可能,如肾盂积脓、肾周脓肿等,应及时行肾 B 超等检查。

二、尿路感染

尿路感染又称泌尿系统感染,是尿路上皮对细菌侵入导致的炎症反应,通常伴随有菌尿和脓尿。细菌性感染尿路感染非常常见,全球每年发病约 1.5 亿人次,约 1/2 人群至少一生中患病 1 次以上。急性膀胱炎在年轻女性中发生率约 0.5 人次/年,27%~44% 年轻女性可能复发。急性肾盂肾炎在年轻女性发病率约 3‰,绝经后女性尿路感染每年发生率约 10‰,50 岁以下男性少见,每年仅为 0.5‰~0.8‰,而年老男性其发病率有所增加,5%~10% 80 岁以上男性存在细菌尿。

(一)临床分类

1.无症状性细菌尿

无症状性细菌尿是指连续两次不同清洁尿标本,培养出同一菌种且定量超过 10^5/mL,无尿感症状,其在年轻成年女性发病率约 5%,老年女性高达 50%。无症状性细菌尿可持续存在或短暂并反复发生,一些无症状性细菌尿可发展为有症状性尿路感染。

2.复杂性尿路感染

复杂性尿路感染主因尿路存在复杂性因素,如梗阻性尿路结石或狭窄、尿道异物或反流、功能性排尿功能不全、糖尿病等基础疾病及免疫抑制剂的使用等,导致尿路感染迁延复发,医源性是复杂性尿感的常见类型,发病率约为 5%,其中导管相关性感染最为常见。引起尿路感染的病原体以革兰阴性菌多见,非复杂性尿路感染中大肠杆菌占 70%~95%,复杂性尿路感染中为 21%~54%。

(二)发病机制

尿路感染的发病机制较为复杂,感染途径包括血行播散感染和上行感染。目前认为,可能与微生物、宿主行为和遗传等因素有关。其致病菌主要来源于胃肠道,多为大肠杆菌,经尿道周围进入膀胱。一些少见病原体包括金黄色葡萄球菌、克雷伯杆菌、变形杆菌和肠球菌等,往往与导管相关性和医院获得性尿路感染有关。

细菌进入膀胱上皮后,可触发黏膜上皮和白细胞 TLR4 依赖的脂多糖诱发的炎症反应,引起 NF-κB 激活,进而导致炎症细胞因子的大量释放和中性粒细胞趋化和聚集。宿主的免疫应答、阴道正常菌群、排尿对尿路感染起一定保护作用。另外,当细菌入侵后,宿主细胞尚可释放一些保护性因子,包括抗微生物多肽、补体、溶酶体等,可通过直接发挥抗菌作用、增加局部免疫细胞和改变局部微环境等抵御尿路感染的发生。另外,研究认为,遗传因素也可能与尿路感染的发生有关:非分泌性 ABO 血型抗原增加复发性膀胱炎的风险;Pl 血型表型是女性肾盂肾炎复发的危险因素;易患肾盂肾炎儿童 CXCR1(白介素-8 受体)基因突变频率明显增加或其表达下降。

尿路感染存在明显的性别差异,其原因可能与男性尿道长、病原菌移行距离远、男性尿道周围环境干燥等有关。

而女性非复杂性尿路感染的危险因素主要包括性交、杀精剂产品和反复尿路感染史等。

(三)实验室检查

尿路感染的实验室检测方法主要包括尿白细胞计数、尿细菌计数及清洁中段尿培养等。其中,尿培养是诊断尿路感染的金标准。除传统指标以外,生物标志物如白细胞酯酶、C-反应蛋白、降钙素原、白细胞介素、弹性蛋白酶 α_1-蛋白酶抑制剂复合物、髓过氧化物酶及可溶性髓系细胞触发受体-1 等近年在尿路感染的诊断中也备受关注。

(四)泌尿道影像学

对有梗阻、结石、腰痛或尿脓毒血症等表现患者,应考虑为其提供泌尿外科咨询及评估。另外,对复杂性或非复杂性尿路感染经 72 小时治疗后疗效不满意患者也应进行相应的病情评估以排除并发因素。肾脏超声有助检测肾脏和膀胱大小及轮廓、发现肾脏包块或脓肿以及泌尿系结石、肾盂积水、残余尿量等。腹部平片可发现泌尿道不透 X 射线结石,尤其是对输尿管近端或远端易被超声检查遗漏位置的结石。然而对多数复杂性尿路感染,超声和 KUB 均不及 CT 敏感。因此对提示可能包块或积水情况下,应进行 CT 检查。CT 可更好提供局部解剖结构,是发现病灶炎症、肾脏或肾周包块及脓肿、透 X 线及不透 X 射线结石的较好选择。但 CT 静脉造影剂等风险也需权衡和注意,非对比增强螺旋 CT 是一种快速、安全且敏感的检测结石手段。放射性核素显像在成人尿路感染评估中无多大作用,但在儿童肾盂肾炎评估中有重要作用。

下行性尿路造影术和膀胱镜检查在女性复发性膀胱炎中往往未发现异常,且对患者治疗方案无明显影响,故不推荐应用。影像学检查对年轻女性急性肾盂肾炎患者诊断价值欠佳,但对反复发作的肾盂肾炎或存在相关并发症因素时,需进行相应影像学检查以明确其原因。对单纯尿路感染、不存在相关并发症因素且对治疗反应良好的男性患者,影像学及膀胱镜检查也并不必要。

(五)临床综合征与诊断治疗

1.年轻女性急性非复杂性膀胱炎

急性非复杂性膀胱炎常表现为急性排尿困难、尿频、尿急或下腹部疼痛。急性排尿困难除见于急性膀胱炎外,尚可见于沙眼衣原体、淋病奈瑟菌、单纯疱疹病毒所致急性尿道炎及假丝酵母菌或阴道毛滴虫所致阴道炎,可通过病史询问、体格检查和实验室检查以资鉴别。绝大多数急性膀胱炎女性患者及淋病奈瑟菌或沙眼衣原体所致的急性尿道炎存在脓尿,血尿(镜下或肉眼)在女性尿路感染中也较为常见。

尿路感染确诊需存在真性细菌尿,传统诊断标准为清洁中段尿细菌定量培养$\geq 10^5/mL$。

然而研究表明,约半数女性膀胱炎患者菌落计数较低,达不到此标准。美国传染病学会(IDSA)共识将膀胱炎菌落数定义为$\geqslant 10^3/mL$。女性非复杂性膀胱炎通常不需行尿培养,病原体类型可进行预测,因培养结果通常滞后于治疗开始的时间。

非复杂性尿路感染的大肠杆菌通常对磺胺类和阿莫西林耐药,欧洲、美国引起非复杂性尿感的大肠杆菌菌株对磺胺耐药达15%～42%。呋喃妥英虽对变形杆菌、克雷伯菌属和一些肠杆菌属不敏感,但对大肠杆菌有效,其耐药率<5%。新近研究发现,美国门诊患者大肠杆菌对氟喹诺酮类耐药性为17%,并且耐超广谱β-内酰胺酶菌株所致尿路感染的数量近年也明显增加。

IDSA强调在选择治疗方案时,需考虑抗菌药物对微生态的影响,即须警惕多重耐药风险。短程疗法被推荐作为急性非复杂性膀胱炎的一线治疗,因其疗效与长程治疗相当,并具有依从性好、成本低、不良反应少等优点。一些传统药物如呋喃妥英疗效和耐受性良好(每天两次给药连续5天),并对微环境不良影响小。另外,尽管复方新诺明高耐药性,但该药具有较好的疗效,并且其廉价,具有较好的耐受性。虽然磷霉素在临床应用少于复方新诺明和氟喹诺酮类药,但由于其对微环境影响小,也被认为是一线治疗,其对抗β内酰胺酶大肠杆菌所致尿路感染有效。

抗菌药物选择须遵循个体化原则,需综合考虑患者过敏史、依从性、耐药性、既往用药和经济因素等。除上述传统一线药物以外,氟喹诺酮类或β-内酰胺类也可考虑选择,但须注意其对微环境的影响。尽管氟喹诺酮药物3天疗法治疗膀胱炎非常有效,但一些专家建议将其作为治疗非复杂性膀胱炎的二线治疗,以保持其治疗其他感染的有效性。

体外研究证明,β-内酰胺类抗生素,如头孢克肟、头孢泊肟、头孢罗齐、氨苄西林、阿莫西林克拉维酸等在被证明对非复杂性膀胱炎多数病原体有效,但临床数据少。

但有研究发现,阿莫西林克拉维酸或头孢泊肟酯3天疗法对尿路感染疗效可能低于环丙沙星。此外,在应用广谱抗菌药物时,须考虑其对肠道微生态的影响及耐药性。对女性非复杂性膀胱炎,在开始治疗后,常规尿培养并不被推荐,除非该患者症状缓解不佳。3天后如患者仍有症状,表明其存在持续感染,基于药敏,常为氟喹诺酮类,需延长其使用疗程。

女性膀胱炎复发多由重复感染所致,一些患者因初始菌群持续存在而引起复发。如在治疗后1～2周内复发,一应需考虑抗生素耐药致病菌,需行尿培养,更换敏感抗生素。

如2周以上复发,治疗方案与初始方案可相同,但如近6个月内已使用过磺胺类药物,则建议选用其他类型抗生素。

复发性膀胱炎长期管理目标是提高患者生活质量,尽可能使用最低剂量抗生素。女性复发性膀胱炎可通过改善行为或能受益,如避免使用杀精剂、增加液体摄入量、性交后排尿等,尽管这些措施的益处尚有待阐明。体外实验和小样本临床研究发现,摄入蔓越莓可抑制致病菌在尿道上皮的黏附与种植,可能对尿路感染有一定预防作用,但随后的随机对照(RCT)研究未显示受益。因此,一些学者认为,对于改善行为等方式未获益的女性建议低剂量抗生素给予预防。抗生素预防可降低95%的膀胱炎复发性风险。

预防性治疗建议应用于尿路感染1年内发生3次或以上的女性患者。另外,对于更年期女性复发性泌尿道感染,阴道内可局部应用雌三醇,其可恢复阴道内正常菌群,进而降低大肠杆菌阴道移位风险。

2.女性非复杂性急性肾盂肾炎

急性肾盂肾炎常表现为发热(温度≥38℃)、寒战、腰痛、恶心、呕吐和肋脊角触痛,伴或不伴尿路刺激症状。临床表现轻重程度不等,一些患者可表现为轻微不适,但严重时也可出现脓毒血症,伴或不伴休克以及肾功能不全,常伴有脓尿,有时可见白细胞管型等。尿沉渣革兰染色有助于区分革兰阳性或阴性菌感染,进而有助于抗菌药物的经验性选择。急性肾盂肾炎患者均应行尿液培养,95%患者尿培养菌落数超过 10^4 cfu/mL。肾脏病理检查提示局部炎症反应、中性粒细胞和单核细胞浸润、小管损伤和间质水肿。

口服抗生素可作为部分患者的初始治疗或是静脉应用抗生素患者临床症状缓解的后续治疗。有研究显示,急性肾盂肾炎成年女性患者仅 7%需住院治疗。当患者诊断未确定、严重疾病伴高热、严重疼痛、明显衰竭、无法口服药物或饮水、患者依从性差等情况下,需考虑住院静脉治疗。

口服喹诺酮类可用于由革兰阴性杆菌引起的初始感染的经验治疗,但妊娠期妇女应谨慎使用该类药物,也可考虑使用复方新诺明或其他药物。如怀疑肠球菌感染,需加用阿莫西林到致病原被明确,第二代和第三代头孢菌素效果良好,但呋喃妥英和磷霉素不被推荐用于治疗肾盂肾炎。如口服抗生素不耐受或出现耐药时,可考虑广谱抗生素的静脉使用。用药后发热和其他症状迅速缓解的轻、中度患者,急性非复杂性肾盂肾炎的治疗疗程 7 天左右。然而,一些研究发现,短于 14 天的 β-内酰胺类治疗,其疗效在部分患者中欠佳。另有研究发现,环丙沙星7 天治疗方案明显优于复方新诺明 14 日治疗的疗效,其原因可能与尿路感染病原体对复方新诺明高耐药性有关。

对症状持续或复发的急性非复杂性肾盂肾炎女性患者,应行尿培养,以确定后续的针对病原菌治疗方案的确定。

复发性感染的治疗疗程为敏感抗生素治疗 7~14 天。与初始感染同一种致病菌株的持续性感染有症状患者,应至少保证 10~14 天治疗或更长,并应积极寻找尿路感染的复杂性因素,并予以纠正。

3.复杂尿路感染

复杂性尿路感染的患者可伴有典型膀胱炎和(或)肾盂肾炎体征,同时也可伴有疲乏、易怒、恶心、头痛、腹痛或腰背部疼痛等非特异表现。与非复杂尿路感染一样,复杂性尿路感染通常伴有脓尿、菌尿。可疑的复杂性尿路感染应需做尿培养,美国 IDSA 协会定义复杂尿路感染为尿培养菌落计数女性 $>10^5$ cfu/mL、男性 $>10^4$ cfu/mL 或导尿留取的尿标本细菌菌落计数 $>10^4$ cfu/mL。与非复杂性尿路感染一样,有症状患者如存在较低的菌落计数,往往也提示真性菌尿,因此,有学者建议最低菌落数 $>10^3$ cfu/mL,诊断复杂尿路感染似乎更为合理。由于复杂性尿路感染多存在不同泌尿系结构和功能异常(如肾结石或肿瘤引起梗阻、尿道狭窄、膀胱憩室、肾囊肿、神经源性膀胱、膀胱输尿管反流、肾造瘘和导尿管、输尿管支架的留置等)、基础状况(糖尿病、免疫抑制剂等的使用)和多样的细菌感染谱,目前为止,尚缺乏大样本随机对照试验研究,故抗菌治疗尚难规范化。

对于复杂性尿路感染的治疗,需尝试纠正患者泌尿系结构、功能及代谢等异常。轻至中度感染患者可用口服药物经验性治疗,喹诺酮类药物为较好选择,因其具有抗菌谱较广,可覆盖多数病原菌,且在尿液和泌尿系统组织药物浓度较高等优点。但与环丙沙星、左氧氟沙星等其他喹诺酮类药物不同,莫西沙星在尿中浓度较低,对复杂尿路感染疗效欠佳。如已知感染病原菌类型敏感,也可选择复方新诺明或其他敏感药物。

对于症状较重的住院患者,初始治疗可采用多种抗菌药物静脉联合治疗。与非复杂尿路感染不同,金黄色葡萄球菌在复杂尿路感染更为常见。如怀疑金葡菌感染,应针对金葡菌选择有效抗菌药物。研究提示,金黄色葡萄球菌往往对甲氧西林耐药,故疑金葡菌感染时,经验性治疗需考虑万古霉素。复杂尿路感染治疗,尚需考虑喹诺酮类药物耐药情况及是否存在肠球菌感染。

感染菌株确定后,可根据抗菌谱调整抗菌药物;临床症状改善后,也可改静脉给药为口服治疗。对于症状较轻患者,建议尽可能控制治疗疗程,以减少耐药菌株的发生。

有研究发现,急性肾盂肾炎和复杂尿路感染患者,经左氧氟沙星治疗 5 天或环丙沙星治疗 10 天,临床和微生物治愈率基本一致,表明对于复杂尿路感染患者,7~10 天治疗疗程较为合理。症状较轻、病原菌对抗生素敏感、治疗反应快速的患者可能所需疗程更短,如 5 天喹诺酮的应用;但对治疗反应延迟的患者推荐的治疗疗程至少是 10~14 天。

4.无症状性菌尿

无症状性菌尿较为常见,往往伴有脓尿,尤其在老年患者,在一些患者中预示发展为有症状明显尿路感染,致病病原菌与导致尿路感染病原菌相同。一般不强调对无症状细菌尿患者的积极追踪和治疗,但对存在并发症高风险的无症状性菌尿人群,如孕妇、接受泌尿外科手术患者等需要积极的诊断与治疗。目前,肾移植患者的管理策略包括长期应用抗生素预防无症状性菌尿及有症状性尿路感染。但对肾移植患者是否值得进行无症状性菌尿的筛查与治疗尚不十分清楚。有学者建议对存在泌尿道解剖或功能异常、糖尿病或奇异变形杆菌、克雷伯杆菌等感染的无症状细菌尿患者需进行干预治疗,尚需循证医学证明其必要性。

对院内留置导尿管的无症状性细菌尿患者,尽管认为其往往呈现良性改变,但在这些患者中发现大量耐药致病菌,增加了患者交叉感染概率,进而导致不规范使用抗生素频率增加。

5.多重耐药菌尿路感染的治疗

近年,尿路感染抗生素多重耐药越来越受到关注,革兰阴性细菌,特别是肠杆菌科属细菌是社区和医院获得性尿路感染的最常见原因,其可获得编码广谱 β-内酰胺酶(ESBLs)、AmpC-β-内酰胺酶及碳青霉烯酶等多重基因,从而导致对多种抗菌药物抵抗。为控制抗生素耐药性的逐年增加,在治疗尿路感染时,需严格按照抗菌药物"阶梯应用"原则来合理选择和使用抗生素。了解常见易感病原体类型和易感模式有助于经验性治疗方案的制订。一线经验性治疗急性、单纯性、细菌性膀胱炎对健康成年未孕女性推荐呋喃妥因 5 天治疗或 3g 磷霉素单次使用。二线药物可选择氟喹诺酮类和 β-内酰胺类,如阿莫西林-克拉维酸等。

目前针对 AmpC-β-内酰胺酶细菌感染的常用治疗药物包括磷霉素、呋喃妥因、氟喹诺酮类、头孢吡肟、哌拉西林/他唑巴坦和碳青霉烯类等。针对产 ESBLs 肠杆菌科细菌尿路感染治疗药物主要包括呋喃妥因、磷霉素、氟喹诺酮类、头孢西丁、哌拉西林/他唑巴坦、碳青霉烯类抗生素、头孢他啶、阿维巴坦(新型 β-内酰胺酶抑制剂)、头孢洛扎(第 5 代头孢菌素)/他唑巴坦和氨基糖苷类等。基于细菌鉴定及药敏结果,产 ESBL 肠杆菌科细菌所致的轻、中度尿路感染,除碳青霉烯类,尚可选择头孢他啶、阿维巴坦、多黏菌素 B、磷霉素、氨曲南、氨基糖苷类及替加环素等。另外,治疗由多重耐药(MDR)菌－假单胞菌属引起的尿路感染,可选择氟喹诺酮类、头孢他啶、头孢吡肟、哌拉西林/他唑巴坦、碳青霉烯类、氨基糖苷类、多黏菌素、头孢他啶、阿维巴坦,头孢洛扎/他唑巴坦等药物。由于耐药率渐增,氟喹诺酮类作为尿路感染的经验性治疗应当有所限制。

第四节　肾衰竭

一、急性肾衰竭

急性肾功能衰竭,简称急性肾衰(ARF),是指因各种原因使肾小球滤过率(GRF)在数小时至数周内急剧下降达正常值的 50% 以下,导致出现血尿素氮及血肌酐迅速升高,水、电解质、酸碱平衡失调和急性尿毒症为主的综合征。若急性肾衰发生在原有的慢性肾脏疾患肾功能不全基础上,肌酐清除率较原水平又下降 15%。

急性肾衰可见于临床各科疾病,尤常见于内科、外科和妇产科。根据美国及欧洲的统计,急性肾衰的发病率为 0.03/万,可发生于任何年龄,11～60 岁者占 90.03%,男性多于女性,男女之比约为 2.27∶1。急性肾衰与慢性肾衰不同,如能做到早期诊断、积极抢救和治疗,肾功能多可恢复。部分患者病情严重,迁延不愈,肾功能不能恢复正常,可遗留慢性肾功能不全,需依赖长期透析以维持生命。若病情危重或并发多器官功能衰竭者可导致死亡。

(一)病因病理

1.病因

急性肾衰的病因很多,临床上一般将其分为肾前性、肾性、肾后性三大类。

(1)肾前性急性肾衰:由于各种肾前性因素引起血管内有效循环,血容量减少,肾脏血灌注量减少,肾小球滤过率降低,并使肾小管内压低于正常,流经肾小管的原尿减少、速度减慢,因而对尿素氮、水、钠的重吸收相对增加,导致血尿素氮升高、尿量减少、尿比重增高的现象,称为肾前性氮质血症。因肾小管对钠的重吸收相对增高,使尿钠排出减少,钠排泄分数明显降低(常<1%)、肾衰指数降低(<1mmol/L)。又因尿少、尿素氮重吸收相对增加,从而出现了血尿素氮浓度和血肌酐浓度不呈比例的增高现象,血尿素氮可高达 37.5mmol/L(100mg/dL)以上,而血肌酐仅稍高于正常,尿肌酐与血肌酐比值明显升高。在消除启动因素后,肾功能可以立即恢复。如果不能及时消除启动因素,可引起肾实质损害而发展为肾性急性肾衰。肾前性肾衰可见于下述情况:

①低血容量状态:由细胞外脱水所引起,可伴或不伴低血压,见于出血、创伤、胃肠道失水或大量利尿等情况。

②有效血浆容量减少:见于肝肾综合征、败血症、休克、麻醉等。

③心排血量减少:见于心源性休克、心肌梗死、心力衰竭、心律失常、心包填塞及急性肺栓塞等。

④肾血管阻塞:由肾静脉或动脉的血栓栓塞及动脉粥样硬化斑块所致。

⑤肾血管动力学的自身调节紊乱:由于前列腺素抑制剂、血管紧张素转换酶抑制剂、环孢素 A 的作用所致。

(2)肾性急性肾衰:由肾实质损害病变所引起,主要见于下列五种肾脏疾病。

①肾小球病变:可见于原发性与继发性急进性肾小球肾炎、急性重症链球菌感染后肾小球肾炎。

②肾小管病变:为急性肾衰的主要原因,肾缺血、肾中毒、异型输血后的色素肾病、轻链病及高血钙等均可引起肾小管损伤,导致急性肾衰。

③肾间质病变:见于严重感染、败血症或过敏所致的急性间质性肾炎。

④肾血管病变:见于各种类型的血管炎、小血管炎、肾动脉栓塞和肾静脉血栓形成等。

⑤慢性肾衰病程中的急性肾衰:可能因原有肾病的快速进展,也可以在原有肾病的基础上又并发了肾小管损害而发生。

(3)肾后性急性肾衰:由于各种原因引起的急性尿路梗阻,肾以下尿路梗阻使梗阻上方的压力增加,甚至发生肾盂积水,肾实质受压致使肾功能急剧下降。其可见于结石、肿瘤、血块或坏死的肾组织或前列腺肥大所致的尿路梗阻;或见于因肿瘤的蔓延、转移或腹膜后纤维化所致的粘连、压迫引起的输尿管外梗阻。

2.病理

(1)发病机制:急性肾小管坏死(ATN)是经典的急性肾衰,急性缺血及急性肾毒性损害所致的急性肾小管坏死约占整个急性肾衰综合征中的 90%,因此在这里我们主要讨论急性肾小管坏死的发病机制。虽然现已公认急性肾缺血和急性肾中毒是 ATN 的主要发病因素,但关于 ATN 的发病机制却有多种学说,现分述于下:

①急性肾小管损害学说:ATN 的病理改变以肾小管损害及肾间质水肿为特点,在光镜下肾小球及肾血管相对正常。因此,早年的学者都认为肾小管损害是 ANT 的原始病变,并以此来解释临床现象,认为少尿的机制是:a.正常的肾小球滤液经受损的肾小管上皮细胞反漏至间质,即所谓的反漏学说;b.肾小管损害,管腔内的脱落细胞及碎片、蛋白质和色素铸成管型,使管腔阻塞,即肾小管阻塞学说;c.间质水肿有足够压力使肾小管塌陷。这些病理改变是客观存在的,但不是 ATN 发病的始动因素,在 ATN 维持期可起一定的作用。

②肾血流动力学变化学说:肾缺血和肾毒性的作用致使血管活性物质释放,引起了肾血流动力学变化,致使肾脏血流灌注量减少、肾小球滤过率下降而导致急性肾衰。持续的血管收缩,使入球小动脉阻力增高,肾小球有效滤过压、滤过分数和滤过系数(kf)下降,引起少尿或无尿。微穿刺法证实急性肾衰发生的第 1 小时,单个肾小球的血流量减少 50%。肾皮质外 1/3 的肾小球的入球小动脉对血管收缩物质敏感,故皮质缺血严重,而近髓质的肾小球出球小动脉粗,阻力小,故流入肾髓质的血流多,出现了肾内血流短路现象。如将致使肾缺血的钳夹放开,使血液再灌入肾皮质,肾小球滤过率仍不见升高,由此可见,单纯的肾脏血流灌注量减少不能全部解释肾小球滤过率下降的现象。近年报道有多种血管活性物质引起了血流动力学变化,

参与了发病。参与发病的血管活性物质主要有以下几种：a.肾素－血管紧张素系统（RAS）。在急性肾小管坏死的初期，RAS系统的活性显著增高。急性肾小管坏死时，受损的肾小管上皮细胞对钠的重吸收功能减退，流至致密斑的肾小管内液的钠浓度升高，从而刺激了球旁装置，使分泌激活RAS系统，引起入球小动脉痉挛。肾皮质外层肾素含量最高，故肾皮质缺血最为严重。b.前列腺素。肾皮质能合成前列腺素（PGI_2）和血栓素（TXA_2）。PGI_2与TXA_2是一对作用相反的前列腺素。PGI_2有扩血管作用，使肾脏血流量及肾小球滤过率增加，能抑制Na^+-K^+-ATP酶，有利钠作用；有抗血小板聚集作用。而TXA_2的作用却相反。在急性肾小管坏死的早期和持续期，肾内前列腺素系统的血管收缩作用超过了血管扩张作用，两者平衡失调致使肾缺血、肾小球滤过率下降。c.内皮素。内皮素对肾血管的直接作用比对其他血管作用大10倍。内皮素能收缩系膜细胞，减低毛细血管kf。急性肾衰时，急性期受损的内皮细胞释放高水平的内皮素。

③缺氧性细胞损害：当细胞丧失供氧时，胞内的ATP含量快速减少，导致一系列细胞内变化，可能导致缺血的小管上皮细胞产生不可逆的损害。实验证实，缺血可能使Na^+-K^+-ATP酶活性下降，从而使离子梯度和膜电势受到破坏，细胞水肿，如不能及时恢复供氧，损害就变得不可逆。关于缺氧性细胞损害的机制，有如下几个方面：a.细胞外钙内流。其使细胞内钙离子浓度升高，这是ATP耗竭后的最早表现之一，可以激活蛋白酶和磷脂酶，破坏细胞骨架，损害线粒体的能量供应，被推测是缺血性细胞损害的关键介导者。b.细胞骨架受损。细胞骨架是细胞内的丝管状蛋白质所形成的网状结构，它可以固定细胞和组织，形成分子栅栏，维持上皮细胞极性，产生、维持和调节细胞的紧密连接。肾缺血缺氧导致了肾小管细胞骨架受损，进一步破坏了细胞紧密连接和胞膜分子栅栏，紧密连接的破坏可以导致肾小管内液反漏进入肾间质，而分子栅栏的破坏使得整合素和Na^+-K^+-ATP酶从细胞膜的底部走向顶部，导致细胞脱落，脱落的细胞在整合素的作用下形成管型阻塞小管，因此细胞骨架的损害被认为是缺血性细胞损伤的关键作用点。

④其他机制：肾缺血后再灌注，使缺血后组织产生了反应性氧代谢产物，导致细胞膜的脂质过氧化，增加膜的通透性而损害细胞转运机制，故参与了缺氧性细胞的损害过程。中性粒细胞是反应性氧代谢产物的来源之一，可以直接损害血管内皮细胞，也可以通过细胞因子和白介素的介导作用而产生损害，引起了肾内血流动力学紊乱。细胞整合素通过结合肾固有细胞上的配体，介导白细胞黏附和趋化，启动炎症反应，释放细胞因子和活性氧而损害肾脏。另外，多种磷脂酶激活对膜的破坏作用以及细胞凋亡与修复再生的过程，都在肾小管坏死的损伤中起了一定的作用。

（2）病理改变：急性肾衰的病因及发病机制不同，其病理组织学改变也不相同。现将其主要的病理变化简述如下：

①急性肾小管坏死的病理改变可分为两型：急性缺血型主要由于创伤、烧伤、大出血、休克等原因所致。病理上可见到肾皮质血管痉挛性收缩，皮质血流量减少而苍白，髓质血管扩张充血。肾小球缺血，出球小动脉供血的肾小管缺血更严重。肾小管因缺血出现上皮细胞混浊肿胀、脂肪变性及空泡变性，细胞由立方形变为扁平形，管腔扩大。继之上皮细胞发生坏死，细胞核浓缩、破裂或溶解。基膜断裂呈破碎性病变，致小管腔与间质沟通。间质充血、水肿及炎性

细胞浸润,上述病变近端肾小管最显著,髓袢升支后段及远端肾小管也可见到病变。近年来的研究更进一步证明,当肾脏血流再灌注时,皮质及乳头部氧张力已好转,而外髓质仍深度缺氧,使近端肾小管及髓质升支后段损害显著。病变分布不均匀,常为节段性。近端小管内有较多的管型形成,可使管腔阻塞。

急性肾毒型是肾毒物随血液经肾小球到达肾小管,以原浆毒作用直接损害上皮细胞或进入上皮细胞与酶系统结合,导致细胞代谢障碍。不同肾毒物质在肾小管内各部位分布的浓度不同,故受损部位稍异。如汞、四氯化碳及庆大霉素所致的病变主要在近曲小管近段,乙烯乙醇、酒石酸或氯酸盐中毒的病变主要在近曲小管中段或远段。肾毒型主要损害上皮细胞,一般基膜完整,故为非破碎性病变。坏死或变性上皮细胞脱落,形成管型也可使肾小管阻塞,病变分布较均匀。

②肾皮质病变:如胎盘早期剥离、感染性流产、子痫及感染性休克等,由于肾血管内凝血及严重缺血引起广泛性肾小管及肾小球坏死,称为急性肾皮质坏死。死亡率很高。

③肾间质病变:如药物或肽类过敏反应所致的急性间质性肾炎,肾间质有中性粒细胞及嗜酸性粒细胞浸润,伴有间质水肿。

④肾小球病变:主要见于急性肾小球肾炎,肾小球内显著增生,常伴有纤维素样坏死及新月体形成。或因肾间质严重水肿致肾血流量及肾小球滤过率急剧降低引起。

⑤小血管病变:如狼疮性肾炎、ANCA 阳性小血管炎、血栓性血小板减少性紫癜及溶血性尿毒症综合征等,主要病变在小叶间动脉及入球小动脉,内层发生纤维素样坏死、间质水肿及白细胞浸润。这些病变很快累及肾小球,出现急性肾功能衰竭。

(二)临床表现

少尿型 ATN 的病程一般分为少尿期、多尿期和恢复期三个阶段。

1.少尿期

患者遭受缺血、创伤、毒物等损害后 1~2 天出现少尿(尿量少于 400mL/d)或无尿(少于 100mL/d),持续时间一般为 1~3 周,如少尿持续 4 周以上需怀疑肾皮质坏死,一般认为肾中毒引起者少尿期较短,而肾缺血引起者少尿期较长。

(1)水钠潴留:常表现为全身浮肿,血压升高。肺水肿、脑水肿及心力衰竭常危及生命,为主要死亡原因之一。发病初期,由于未严格控制入量可使出现水肿,又由于创伤及休克致使钠泵失灵,细胞外钠向细胞内转移,加之饮食限钠,常使血清钠低于正常,发生稀释性低钠,使低渗细胞外液的水进入细胞内引起细胞水肿。脑水肿者表现为衰弱无力、头痛、食欲不振、视力模糊、嗜睡、躁动、惊厥、昏迷等一系列精神及神经症状。肺水肿者表现为端坐呼吸、咯粉红色泡沫痰、两肺满布湿啰音。

(2)电解质紊乱

①高钾血症:少尿期钾排除减少致使血钾升高;如合并感染、溶血及大量组织破坏,均可使钾由细胞内释放到细胞外液,引起高钾血症;另外酸中毒、摄入高钾食物、输陈旧血等也可引起高钾血症。当血钾超过 6.5mmol/L 时,可出现烦躁、恶心、呕吐、四肢麻木等症状,并有心率减慢,各种心律失常,甚至出现室颤,心电图显示 T 波高尖,QRS 波增宽,P 波消失,故高钾血症是 ATN 少尿期的主要死亡原因。

②低钠血症:少尿期因水潴留引起稀释性低钠血症。

③高磷血症:磷排泄减少或大量细胞破坏释放磷均使血磷升高,可达 6mmol/L 以上。

④低钙血症:高磷血症通过影响钙的沉积和吸收而导致低钙血症,同时因肾脏产生 $1,25(OH)_2D_3$ 的缺乏使血钙进一步降低,但由于存在酸中毒,游离钙常不低,患者可无明显症状,一旦纠正酸中毒而不及时补钙,则可出现低钙性抽搐。另外低钙还能够加重高钾的心肌毒性作用。

(3)尿毒症症状:由于体内氮质代谢产物的潴留,出现全身系统的中毒症状,最早多见胃肠道症状,表现为纳差、恶心、呕吐,严重者可因胃肠黏膜糜烂导致消化道大出血而死亡。由于水钠潴留和心肌病变,常出现急性肺水肿和充血性心力衰竭,这也是 ATN 患者的常见死亡原因之一。部分患者出现中度高血压以及各种心律失常、心包炎等表现。神经系统受累可以导致嗜睡、抽搐、扑翼样震颤、癫痫样发作和昏迷等尿毒症脑病症状。血液系统受累可出现出血、轻度贫血现象。病情危重者由于进食少、营养不足及免疫力低下,易合并严重感染,常为呼吸道及泌尿道感染。

(4)代谢性酸中毒:酸性代谢产物在体内蓄积引起酸中毒。感染及组织破坏可使酸中毒加重。酸中毒表现为恶心、呕吐、疲乏、嗜睡、深大呼吸,重症可出现昏迷导致死亡。此外酸中毒时,心肌及周围血管对儿茶酚胺的反应性降低,抗休克能力下降,故常出现休克、低血压。

(5)内分泌及代谢异常

①甲状旁腺及降钙素水平升高:由于低钙血症导致甲状旁腺激素分泌增多,继而抑制肾脏产生 $1,25(OH)_2D_3$,使 $1,25(OH)_2D_3$ 水平降低。肾功能急剧减退使降钙素的降解减少,故血清降钙素水平升高。

②其他激素的变化:急性肾衰时,血清总甲状腺激素(T_3、T_4)降低,而游离的 T_3、T_4 吸收率及甲状腺刺激激素 TSH 值均正常。血清卵泡刺激激素、睾丸素及红细胞生成素水平降低,而黄体激素正常。抗利尿激素、胃泌素、泌乳素、肾素-血管紧张素-醛固酮及生长激素均升高。上述激素水平的变化当肾功能恢复后,均恢复到正常水平。

③糖代谢变化:急性肾衰早期糖耐量降低,出现胰岛素抵抗现象,胰岛素、胰高血糖素水平升高均是由于肾功能急剧减退对上述激素的降解降低所致。

2.多尿期

随着肾功能的部分恢复,患者由少尿期过渡到多尿期,此时尿量逐渐增加,经数日可达 2500mL/d 以上,但在其早期血尿素氮、血肌酐仍可能升高,仍可伴有高钾,1 周后血中毒素开始下降。在多尿期容易出现低钾、低钠、脱水等表现,应严格观察并予以处理。多尿期一般持续 1～3 周。

3.恢复期

多尿期后肾小管上皮细胞再生、修复,肾功能逐渐恢复,肌酐清除率逐渐升高,血尿素氮、血肌酐降至正常范围,肾小管浓缩功能及酸化功能亦恢复。肾功能的恢复需要半年至 1 年时间。少数患者遗留不同程度的肾功能损害,而呈慢性肾功能不全或衰竭表现,甚至需长期透析疗法以维持生命。

非少尿型 ATN 是指在血尿素氮进行性升高的过程中,尿量仍保持在 500mL/d 以上,近年来发病率增加,其原因认为与人们对此型 ATN 认识提高,及使用肾毒性药物有关,非少尿型 ATN 的原因多为肾毒性药物的使用,症状较轻,预后较好。

高分解型 ATN 是指在严重创伤、大手术、高热、败血症等情况下,机体分解代谢极度亢进,产生大量组织代谢产物,导致血尿素氮每日升高达 10.7mmol/L 以上,血肌酐每日升高达 176.8mmol/L 以上,血钾升高每日大于 1mmol/L,血 HCO_3^- 下降每日大于 2mmol/L。临床上表现为严重的中毒症状及多种并发症,预后差。

(三)实验室检查

1.尿液检查

(1)尿常规:尿液外观浑浊,色深,蛋白多见(+~++),尿沉渣多数可见程度不等的血尿和脓尿,伴肾小管上皮细胞、细胞管型或颗粒管型、细胞碎片等。而肾前性 ARF 尿沉渣呈轻微改变。

(2)尿比重与尿渗透压:尿比重多<1.015,且固定;尿渗透压多<400mOsm/kg(而肾前性 ARF>500mOsm/kg),尿渗透压/血渗透压<1.1(而肾前性尿渗透压/血渗透压>1.3),反映了肾小管重吸收功能受损。

(3)尿钠浓度:由于肾脏重吸收钠离子功能受损,使尿钠含量增高,多为 40~60mmol/L,而肾前性 ARF 患者多<10mmol/L。

(4)滤过钠排泄分数 FENa(%):滤过钠排泄分数反映了由肾小球滤出的钠,经肾小管重吸收后排出的百分比,其计算公式如下:

$$FENa\% = (尿\ Na/血\ Na) \div (尿\ Cr/血\ Cr) \times 100\%$$

尿钠和血钠的单位是(mmol/L),尿 Cr 和血 Cr 的单位是 mg/dL,在 ATN 患者此值大于 1%,而肾前性 ARF 者小于 1%。

(5)肾衰指数:肾衰指数为尿钠浓度与尿 Cr、血 Cr 的比值的比,肾前性 ARF 者多小于 1,而 ATN 者多大于 2。

(6)尿 BUN 与血 BUN 之比,尿 Cr 与血 Cr 之比均降低,常低于 20:以上尿生化指标均为比较敏感的 ATN 诊断指标,但是在临床应用时须注意,在使用了利尿剂、脱水剂治疗以后,尿 Na 及 FENa 等指标就不再能够正确地反映肾小管重吸收的能力了。

2.肾影像学检查

肾影像学检查在 ATN 时意义较重要,为鉴别诊断所必需,主要是为排除慢性肾衰和肾后性梗阻,并且可以帮助寻找 ARF 的其他原发病因。主要包括如下检查:

(1)泌尿系平片:泌尿系平片主要是了解肾脏的外形和轮廓,肾脏肿大时除考虑本病外,还要考虑是否存在尿路梗阻或肿物,如有肾脏萎缩则应该考虑有慢性肾脏疾病,双肾不对称应考虑存在肾血管或肾间质性病变,此外还可能发现泌尿系结石或钙化的表现。

(2)B超检查:通过 B 超检查可以了解肾的大小形态及有无肾积水,且检查方便安全,对于急性肾衰者应及时给予 B 超检查以了解有无肾后性梗阻存在。

(3)其他:必要时可做逆行性肾盂造影以判断有无尿路梗阻,做血管造影以排除肾血管性疾病,CT 检查可以准确地了解肾脏的大小形态,同位素肾动态显影和 MRI 成影能够有助于了解有无尿路梗阻的情况。

3.肾活检

由于急性肾衰综合征病因众多,既往常被过多地诊断为 ATN,导致治疗方向的偏差。目前已知道,许多过去不明原因或考虑为 ATN 的 ARF 患者,经肾活检发现其原发病是急性肾小管间质性肾炎、肾小球肾炎、血管炎。因此,对于病因不明,表现不典型,诊断有怀疑的拟诊 ATN 患者应该尽早行病理活检以明确诊断。换言之,病因不明的 ARF 是肾活检的适应证。但是,ATN 患者因常有出血倾向、高血压等情况,尤其是肾脏严重肿大时,肾穿刺的并发症增多,需要予以慎重对待。

(四)诊断

1.诊断要点

(1)常继发于各种严重疾病所致的周围循环衰竭或肾中毒后,但亦有个别病例可无明显的原发病。

(2)急骤地发生少尿(400mL/24h),在个别严重病例(肾皮质坏死)可无尿(100mL/24h),但在非少尿患者可无少尿表现。

(3)急骤发生和与日俱增的氮质血症,血肌酐每日上升 $88.4\sim176.8\mu mol/L$,尿素氮上升 $3.6\sim10.7mmol/L$。

(4)尿常规检查:尿呈等张(比重 $1.010\sim1.016$),蛋白尿(常为＋～＋＋),尿沉渣常有颗粒管型、上皮细胞碎片、红细胞和白细胞。

2.鉴别诊断

(1)急性肾小球肾炎:多有急性链球菌感染病史,常在感染后 $1\sim3$ 周发病,起病急,病情轻重不一,尿常规可见蛋白尿、血尿、管型尿,临床常有水肿、高血压或短暂的氮质血症,B 超下肾脏无缩小,大多预后良好,一般在数月至 1 年自愈,与急性肾衰不同,可资鉴别。

(2)急性间质性肾炎:本病多有金黄色葡萄球菌或链球菌感染性败血症病史;或使用磺胺类、半合成青霉素类、苯妥英钠、利福平、呋塞米及噻嗪类利尿剂史。经免疫反应所致肾间质病变,临床多有寒战、高热、疲乏无力、食欲减退,肾区有自发痛或叩击痛,尿量减少,并可出现皮疹、关节肿痛、淋巴结肿大等。肾活检其肾小管基膜上可找到抗肾小管基膜抗体(IgG)呈线条样沉积。部分患者血清中 IgE 明显增高。均有助于鉴别诊断。

(3)肾静脉血栓形成:本病可发生于肾病综合征患者,由于血液凝固造成肾静脉栓塞。临床表现不一,急性症状多剧烈、急骤,突发腰痛、发热、血中白细胞升高,肾功能多有改变,腹部平片见肾影增大,肾血管造影或放射性核素肾血管 γ 造影,有助于本病的诊断。

(4)肾动脉栓塞:肾动脉栓塞的诊断主要依据有二尖瓣狭窄、心房颤动、感染性心内膜炎或心脏动脉粥样硬化、主动脉动脉瘤、因外伤引起的主动脉内栓子、肿瘤栓子等病史,及腰部剧烈疼痛等体征来判断。若乳酸脱氢酶升高,放射性核素 γ 肾血管照相与急性肾功能衰竭不同,有助于本病的诊断。

3.诊断思路与误诊防范

临床上诊断 ARF 主要从以下几个方面入手:

(1)要确定患者是否为急性肾功能衰竭:急性肾功能衰竭的特征是指数日或数周内肾小球滤过功能呈进行性急剧下降,SCr 可每日升高 $44.2\sim88.4\mu mol/L$。部分病史不详的患者在慢性肾功能不全的基础上由于某些诱因可使肾功能发生急剧恶化,临床上容易与急性肾功能衰竭混淆,此时 B 超检查肾脏大小(尤其是肾皮质厚度)及指甲肌酐(能反映 3~4 个月前血肌酐水平)的检测将有助于两者的鉴别诊断。

(2)在确定了急性肾功能衰竭的诊断后,要注意查找引起急性肾功能衰竭的病因:要针对肾实质性及肾前性或(和)肾后性因素积极进行治疗。根据临床尿量变化,可将 ARF 分为少尿型(小于 400mL/24h)和非少尿型(大于 400mL/24h),此处主要指肾实质性 ARF。根据临床表现,肾实质性 ARF 可有"高分解代谢型"和"非分解代谢型"的区别。"高分解代谢型" ARF 的主要特征是 BUN 上升大于 14.3mmol/L/d,SCr 上升大于 177μmol/L/d,血清钾上升大于 1mmol/L/d,血浆 HCO_3^- 下降大于 2mmol/L/d。后者则达不到上述标准。"高分解代谢型"ARF 发展迅速,需尽早针对病因及代谢紊乱进行积极治疗,并需积极采用替代治疗,如持续血液滤过治疗,而不宜选择腹膜透析治疗。

(五)治疗

除病因治疗外,各种原因所致的急性肾衰有共同的治疗原则:

(1)主要的治疗不是针对肾脏病变,只要使患者能够生存,肾脏病变可以自行恢复。

(2)治疗基本环节是使少尿引起的内环境紊乱减至最低程度。

(3)不做有害的处理。

1.少尿和无尿期的治疗

此期的处理是治疗急性肾衰成败的关键,在做出诊断后,即应采取综合性治疗措施。

(1)保持液体的平衡:水过多常导致急性肺水肿、脑水肿和充血性心力衰竭,从而危及患者的生命。由于此期尿少,所以严格控制液体入量是非常重要的。要准确记录水分出入量和计算每日水需要量。每日液体需要量大约 800mL(即每日不显性失水量)+每日异常损失量+前一日尿量-400mL(内生水量)。估计液体是否适当的标准:每日体重平均减轻 0.5kg(机体患病中的平均消耗量)为适宜,若体重增加,则表示液体进入过多;血清钠应保持在 130~142mmol/L,在无呕吐或腹泻时血清钠低于 130mmol/L,表示液体过多;中心静脉压增高,是体液过多的敏感指标;呼吸困难加重、心动过速、肺水肿、颈静脉怒张和周围水肿,均为液体过多的临床表现。

(2)保持电解质的平衡:在少尿期,电解质紊乱主要是高血钾、低血钠、高血磷及高血镁,高血钾与体液过多为少尿期最危险的象征,是非透析患者的主要死亡原因之一。

高血钾:对高血钾的防治,应重在预防。血钾增高的速率与机体分解代谢相平衡,因此,创伤引起的 ANT,高血钾进展较快,甚至在数小时可增高 1mmol(一般病例通常每日增加 0.3~0.5mmol)。低血钠、低血钙和代谢性酸中毒都会加重钾对心肌的毒性反应。如代谢性酸中毒,血浆 pH 降低 0.1,可使血钾增加 0.4~1.2mmol/L。

在少尿期,必须将患者的血钾控制在 6mmol/L 以下,具体措施如下:尽量避免食用含钾丰富的食物、药物、中药(如金钱草、夏枯草、浮萍、丝瓜络、木通、牛膝等)。禁用库血,保存 1 周者血清钾可达 16mmol/L,故需大量输血时以鲜血为宜。钠型离子交换树脂 15~30g 口服或加入 20%山梨醇(或甘露醇)液 50mL 口服。1g 树脂可以交换 K^+ 1mmol/L,当血清钾增至 6mmol/L 时开始使用。25%~50%葡萄糖液加胰岛素(4g:1U)静脉滴注。此系胰岛素对细胞膜直接除极作用的结果。一般用 25％葡萄糖 200mL,加胰岛素 12.5U,2 小时内滴完,可暂时使血钾转移到细胞内,维持 4～6 小时。10％葡萄糖酸钙 20mL,静脉滴注(10 分钟以上),以对抗 K^+ 对心肌的毒性作用。正在使用洋地黄的患者不宜应用,因 Ca^{2+} 可以加强洋地黄的毒性。5％碳酸氢钠 80～100mL 或 1mol 乳酸钠 60～80mL 静脉注射,以提高 pH,使钾转移到细胞内,并刺激远端小管分泌钾。钙剂和碳酸氢钠为临时紧急措施,作用短暂,仅能维持30～90分钟。因此,当血清钾超过 6.5mmol/L 时,应积极准备透析治疗。

低血钠:少尿期的低血钠多由血液稀释所致,提示体液过多,限制进水量即可纠正,无须补钠。只有在缺钠性低钠血症,而血清钠低于 125mmol/L,或同时伴有高钾及代谢性酸中毒时考虑补钠。按下列公式计算给予:

$$补钠量(mmol)＝[132－测得血清钠量(mmol/L)]×体重(kg)×6$$

伴有代谢性酸中毒时给予碳酸氢钠,如无酸中毒也可以给予 10％氯化钠液静脉滴注。

低血钙和高血磷:禁食含磷高的食物,如鸡、猪肝及鱼类等,并口服氢氧化铝凝胶 10～20mL,每日 3～4 次,阻止肠道磷的吸收。低血钙为自限性过程,一般无须补充,由创伤或横纹肌溶解症所致的,易发生低血钙抽搐,或纠正代谢性酸中毒时,防止血清钙浓度突然降低,或伴有高血钾时均可补充 10％葡萄糖酸钙 20～40mL,必要时可重复使用。

高血镁:钙离子具有对抗镁离子的作用,在危急时可用钙剂治疗。

(3)纠正代谢性酸中毒:如能很好地控制蛋白质的分解代谢和电解质紊乱,代谢性酸中毒就不会很严重。它主要由酸性代谢产物在体内积聚所致,故轻度代谢性酸中毒不需纠正。临床出现酸中毒症状,或血浆 HCO_3^- <15mmol/L,或静脉血 pH<7.15 时才考虑补充碳酸氢钠。如能口服,则给予碳酸氢钠片 1～2g 或 Shohl 溶液 40～70mL,1 日 3 次。如血浆 HCO_3^- <10mmol/L 或 pH<7.10,应静脉补充 5％碳酸氢钠液 100～150mL。总之,补充碱性液最好不使血浆 HCO_3^- 超过 20mmol/L。

(4)营养问题:在少尿期的初起 48～72 小时,机体的组织分解代谢加速,因此血尿素和其他蛋白代谢产物迅速提高,在此期应禁食蛋白质。供给糖及脂肪以保证摄入足够的热量(每日供给葡萄糖 100g),由于此时患者往往不能摄入足够的热量。一般患者总热量应达 104.6～125.6kJ/kg(25～30kcal/kg),高分解代谢患者可增至 167.4～209.3kJ/kg(40～50kcal/kg)。若不能口服(或鼻饲),只能进行透析并采取静脉高营养疗法。

(5)症状和并发症的治疗

感染:患者极易发生肺炎、尿路感染、败血症等。继发感染是急性肾衰患者死亡的主要原因之一。治疗感染时,正确选择和合理使用抗菌药物是一个重要问题。在少尿期或无尿期,抗菌药物的半衰期延长,一般剂量易发生毒性反应。氯霉素、红霉素、异恶唑青霉素可用一般剂量,青霉素 G、氨苄西林及先锋霉素Ⅱ可半量;链霉素、庆大霉素、卡那霉素及多黏菌素等半剂量 3 日 1 次。补充新鲜冻干血浆或 γ 球蛋白也有助于防治感染。

透析对抗菌药物的影响,许多药物可经透析排出,但也有一些药物分子较大或与蛋白质结合不易经透析排出。可经腹膜透析排出的药物有先锋Ⅱ、先锋Ⅲ、黏菌素、羧苄西林、链霉素;可经血液透析排出的药物有先锋Ⅱ、先锋Ⅲ、庆大霉素、新霉素、呋喃坦定、羧苄西林、氨苄西林、链霉素等。不能透析的有两性霉素 B、邻氨基苯钾异恶唑青霉素、新青霉素Ⅰ、新青霉素

Ⅱ、新青霉素Ⅲ、青霉素 G、四环素、万古霉素、多黏菌素、杆菌肽等。

充血性心力衰竭：主要由于水、钠进量过多造成，此外与严重贫血、高血压、高血钾等亦有关。除按一般心力衰竭处理外，还应针对引起心衰的原因进行相应的处理。透析治疗进行超滤是减少体内水分最有效的方法。

高血压：除了限制钠、水的摄入，可应用钙通道阻滞剂，即硝苯地平 10～20mg，每日 3 次，或氨氯地平 5mg，每日 1～2 次；AⅡ拮抗剂氯沙坦 50mg，每日 1～2 次，或缬沙坦 80mg，每日 1～2次。β-受体阻滞剂，即普萘洛尔 10mg，每日 3 次。其亦可以单独使用一种或两种合并使用，表现为恶性高血压时，可使用速降平 300mg，于 30 秒钟内快速静脉注入，可重复 1～2 次。

贫血：一般血红蛋白不低于 6g/dL，无出血时不需输血；如红细胞压积低于 20%，出现呼吸困难、软弱，甚至出现心绞痛症状时，则需输给红细胞。

抽搐：常见癫痫样大发作，也可有小发作，多数表现为肌肉颤搐和神经肌肉应激性增加，对钙的输入无反应，可用可可巴比妥 0.1g 口服；或安定 10mg，肌肉或静脉注射，以控制急性发作，苯妥英钠 0.1g，每日 3 次，口服，可有效预防发作。

(6)透析治疗

急性肾衰患者通过早期的透析可减轻症状，缩短病期和减少并发症，对降低死亡率有显著意义。目前认为急性肾衰的透析指征如下：

①严重高钾血症，特别是高分解代谢患者，血清钾＞6.5mmol/L。

②体液过多，导致充血性心力衰竭或严重高血压者。

③严重代谢性酸中毒，HCO_3^-＜12mmol/L(pH＜7.2)，补碱不能纠正者。

④尿毒症症状明显，如脑病、出血性胃炎。

⑤血清尿素氮＞28.7mmol/L，或肌酐＞530.4μmol/L。

2.多尿期的治疗

在多尿期，患者自觉症状好转，但尿素氮尚可继续升高，亦易继发感染，故此时仍应该严格按少尿期的处理原则进行治疗，并积极预防感染。当每日尿量超过 1500mL 时，按具体情况适当补充钠、钾和水分。在多尿期早期如尿量突然减少，可能是液体和盐类补充不足，因适当补充液体和盐类。液体的补充，不应采取排多少补多少的方针，一般说补充尿量的 1/3～2/3 即可，每升尿失钠 50～75mmol，故每排 1 升尿约需补充生理盐水 500mL，每日补充钾 20～40mmol 已足够。当尿素氮降至接近正常时，逐渐增加蛋白质摄入量。若在多尿后期尿量持续增多(大于 2000mL/24h)，并有电解质混乱时，可用醋酸去氧皮质酮 3mg，肌内注射，每日 1次；或双氢克尿噻 25～50mg，1 日 3 次，口服，可使尿量减少。

3.恢复期处理

一般在多尿期后 1～5 周开始，此期主要是补充营养，特别是优质蛋白质的摄入，以促进肾功能的恢复，应避免一切对肾有损害的药物等。在恢复期，蛋白尿还可持续几个月到一年。

二、慢性肾衰竭

慢性肾脏病(CKD)发病率不断增加，已成为全球性重大公共卫生问题。据 2017 世界肾脏大会发布的首个最新全球肾脏病健康报告显示,慢性肾脏病是一种常见病,来自世界各地的数据表明,CKD的患病率是10%～16%,而大多数人对患有肾病并不自知。

改善肾脏病全球预后组织(KDIGO)对CKD的定义为:大于3个月的,对健康产生影响的肾脏结构或功能的异常。其包括蛋白尿(AER>30mg/24h,ACR>30mg/g)、尿沉渣异常、小管功能障碍导致电解质或其他异常、组织学检测到的异常、影像学检查异常,有肾移植史,GFR下降[GFR<60mL/(min·1.73m²)],GFR<15mL/(min·1.73m²)为肾衰竭。而广义的慢性肾衰竭(CRF)则指慢性肾脏病引起的肾小球滤过率(GFR)下降及其相关的代谢紊乱和临床症状组成的综合征,简称慢性肾衰。

(一)病因

慢性肾衰的病因主要有慢性肾炎、糖尿病、高血压。其他包括肾小动脉硬化、继发性肾小球肾炎、肾小管间质病变(慢性肾盂肾炎、慢性尿酸性肾病、梗阻性肾病、药物性肾病等)、肾血管病变、遗传性肾病(如多囊肾、遗传性肾炎)等。糖尿病肾病是导致全球终末期肾病的主要原因,我国终末期肾病第一位原因是慢性肾炎,糖尿病肾病为第二位原因,占新人透析患者的近23%。

(二)诊断和分期

出现下表中任何一项指标,持续时间超过3个月可诊断CKD(表4-4-1)。

表 4-4-1　慢性肾脏病诊断

肾损伤标志	GFR 下降
白蛋白尿	eGFR<60mL/(min·1.73m²)
尿沉渣异常	
肾小管相关病变	
组织学异常	
影像学所见异常	
肾移植史	

诊断CRF需要熟悉CRF患者的病史特点,仔细询问病史和查体,并及时做必要的实验室检查,以尽早明确诊断,防止CRF的误诊。要重视肾功能的检查,也要重视血电解质矿物质(K、Na、Cl、Ca、P等)、动脉血液气体分析、影像学等检查。

KDIGO专家组对慢性肾脏病(CKD)的分期方法提出了新的建议。该分期方法将GFR正常(≥90mL/min)的肾病视为1期CKD,其目的是加强对早期CKD的认知、警醒和CRF的早期防治;同时将终末期肾脏病(ESRD)的诊断放宽到GFR<15mL/min,对晚期CRF的及时诊治有所帮助。显然,CKD和CRF的含义上有相当大的重叠,前者范围更广,而后者则主要代表CKD患者中的GFR下降的那一部分患者。

(三)病情判断

CKD的临床表现取决于基础疾病和肾脏疾病所处的阶段。大多数CKD患者的症状和临床表现常常是轻微的,直到GFR降至5～10mL/min时才出现急性心衰、严重高钾血症、消化道出血、眼底出血、中枢神经系统障碍等症状,甚至有生命危险。此时为了维持生命需要行肾脏替代治疗(RRT)。

1.水、电解质代谢紊乱

慢性肾衰时,酸碱平衡失调和各种电解质代谢紊乱相当常见。在这类代谢紊乱中,以代谢性酸中毒和水钠平衡紊乱最为常见。

(1)代谢性酸中毒:多数患者能耐受轻度慢性酸中毒,但如动脉血 $HCO_3^- <15mmol/L$,则可有较明显症状,如食欲减退、呕吐、虚弱无力、呼吸深长等。上述症状可能与酸中毒时,体内多种酶的活性受抑制有关。

(2)水钠代谢紊乱:肾功能不全时,肾脏对钠负荷过多或容量过多的适应能力逐渐下降。水钠平衡紊乱主要表现为水钠潴留,此时易出现血压升高、左心功能不全和脑水肿。水钠潴留还可表现为不同程度的体腔积液、眼睑(尤其是晨起眼睑水肿)或下肢水肿。

(3)钾代谢紊乱:当 GFR 降至 20~25mL/min 或更低时,肾脏排钾能力逐渐下降,此时易于出现高钾血症;尤其当钾摄入过多、酸中毒、感染、创伤、消化道出血等情况发生时,更易出现高钾血症。严重高钾血症(血清钾>6.5mmol/L)有一定危险,需及时治疗抢救。

(4)钙磷代谢紊乱:主要表现为钙缺乏和磷过多。在肾衰的早期,血钙、磷仍能维持在正常范围,且通常不引起临床症状,只在肾衰的中、晚期(GFR<20mL/min)时才会出现高磷血症、低钙血症。低钙血症、高磷血症、活性维生素 D 缺乏等可诱发继发性甲状旁腺功能亢进(简称甲旁亢)和肾性骨营养不良。

2.蛋白质、糖类和脂肪的代谢紊乱

CRF 患者蛋白质代谢紊乱一般表现为蛋白质代谢产物蓄积(氮质血症),尿微量白蛋白是慢性肾脏病的早期信号,而持续性微量白蛋白尿或蛋白尿则提示肾损伤。糖代谢异常主要表现为糖耐量减低,主要与胰高血糖素升高、胰岛素受体障碍等因素有关,可表现为空腹血糖水平或餐后血糖水平升高,但一般较少出现自觉症状。慢性肾衰患者中高脂血症表现为轻到中度高甘油三酯血症,少数患者表现为轻度高胆固醇血症,或二者兼有。

3.心血管系统表现

心血管病变是 CKD 患者的主要并发症之一和最常见的死因。尤其是进入终末期肾病阶段,则死亡率进一步增高(占尿毒症死因的 45%~60%)。

(1)高血压和左心室肥厚:大部分 CKD 患者有不同程度的高血压,多是由于钠水潴留、肾素-血管紧张素增高及某些舒张血管的因子不足所致。高血压可引起动脉硬化、左心室肥厚和心力衰竭。贫血和血液透析用的内瘘,会引起心高排血量状态,加重左心室负荷和左心室肥厚。

(2)心力衰竭:是尿毒症患者最常见死亡原因。随着肾功能的不断恶化,心力衰竭的患病率明显增加,至尿毒症期可达 65%~70%。其原因大多与水钠潴留、高血压及尿毒症心肌病变有关。

(3)尿毒症性心肌病:代谢废物的潴留和贫血等因素引起心肌病;部分患者可伴有冠状动脉粥样硬化性心脏病。各种心律失常的出现,与心肌损伤、缺氧、电解质紊乱、尿毒症毒素蓄积等因素有关。

(4)心包病变:心包积液原因多与尿毒症毒素蓄积、低蛋白血症、心力衰竭等因素有关。轻者可无症状,重者则可有心音低钝、遥远,少数情况下还可有心脏压塞。

(5)血管钙化和动脉粥样硬化:由于高磷血症、钙分布异常和"血管保护性蛋白"(如胎球蛋白 A)缺乏而引起的血管钙化,在心血管病变中亦起着重要作用。动脉粥样硬化往往进展迅速,血液透析患者的病变程度比透析前患者为重。除冠状动脉外,脑动脉和全身周围动脉亦同样发生动脉粥样硬化和钙化。

4.呼吸系统症状

体液过多或酸中毒时均可出现气短、气促,严重酸中毒可致呼吸深长。体液过多、心功能不全可引起肺水肿或胸腔积液。由尿毒症毒素诱发的肺泡毛细血管渗透性增加、肺充血可引起"尿毒症肺水肿",此时肺部 X 线检查可出现"蝴蝶翼"征,及时利尿或透析可迅速改善上述症状。

5.胃肠道症状

其主要表现有食欲减退、恶心、呕吐、口腔有尿味。消化道出血也较常见,其发生率比正常人明显增高,多是由于胃黏膜糜烂或消化性溃疡,尤以前者为最常见。

6.血液系统表现

CRF 患者血液系统异常主要表现为肾性贫血和出血倾向。大多数患者一般均有轻、中度贫血,其原因主要由于红细胞生成素缺乏,故称为肾性贫血;如同时伴有缺铁、营养不良、出血等因素,可加重贫血程度。

7.神经肌肉系统症状

早期症状可有疲乏、失眠、注意力不集中等。其后会出现性格改变、抑郁、记忆力减退、判断力降低。尿毒症时常有反应淡漠、谵妄、惊厥、幻觉、昏迷、精神异常等。周围神经病变最常见的是肢端袜套样分布的感觉丧失,也可有肢体麻木、烧灼感或疼痛感、深反射迟钝或消失,并可有神经肌肉兴奋性增加,如肌肉震颤、痉挛、不宁腿综合征,以及肌萎缩、肌无力等。

8.骨骼病变

肾性骨营养不良(即肾性骨病)相当常见,包括纤维囊性骨炎(高转化性骨病)、骨生成不良、骨软化症(低转化性骨病)及骨质疏松症。在透析前患者中骨骼 X 线发现异常者约 35%,而出现骨痛、行走不便和自发性骨折相当少见(少于 10%)。而骨活体组织检查(骨活检)约 90%可发现异常,故早期诊断要靠骨活检。

(四)预防和治疗

1.早中期慢性肾衰竭的防治对策和措施

(1)及时、有效地控制高血压:24 小时持续、有效地控制高血压,对保护靶器官具有重要作用,也是延缓、停止或逆转 CRF 进展的主要因素之一。透析前 CRF(GFR≤10mL/min)患者的血压,一般应当控制在 120～130/75～80mmHg 以下。

(2)ACEI 和 ARB 的使用:血管紧张素转化酶抑制剂(ACEI)和血管紧张素 Ⅱ 受体拮抗剂(ARB)具有降压、减低高滤过、减轻蛋白尿的作用,这些药物能够减慢、在一些病例中甚至能够延缓肾衰竭的进展,降低死亡率。但注意有可能引起高钾、血清肌酐水平一过性增高等。

(3)严格控制血糖:严格控制血糖,使糖尿病患者空腹血糖控制在 5.0～7.2mmol/L(睡前 6.1～8.3mmol/L),糖化血红蛋白(HbA1c)<7%,可延缓患者 CRF 进展。

（4）控制蛋白尿：将患者蛋白尿控制在<0.5g/24h，或明显减轻微量白蛋白尿，均可改善其长期预后，包括延缓 CRF 病程进展和提高生存率。

（5）饮食治疗：除非有禁忌证，推荐成人低盐饮食，每日钠的摄入量<90mmol（<2g）（相当于 5g 氯化钠）。应用低蛋白、低磷饮食，单用或加用必需氨基酸或 α-酮酸（EAA/α-KA），可能具有减轻肾小球硬化和肾间质纤维化的作用。

（6）其他：积极纠正贫血、减少尿毒症毒素蓄积、应用他汀类降脂药、戒烟等，很可能对肾功能有一定保护作用。积极寻找可逆因素，对治疗原发病非常重要。

2.CRF 的药物治疗

（1）纠正酸中毒和水、电解质紊乱

①纠正代谢性酸中毒：代谢性酸中毒的处理，主要为口服碳酸氢钠（$NaHCO_3$），轻者 1.5～3.0g/d 即可；中、重度患者 3～15g/d，必要时可静脉输入。对有明显心力衰竭的患者，要防止 $NaHCO_3$ 输入量过多，输入速度宜慢，以免心脏负荷加重。

②水钠紊乱的防治：为防止出现水钠潴留需适当限制钠摄入量，一般 NaCl 摄入量应不超过 6～8g/d。有明显水肿、高血压者，钠摄入量一般说来为 2～3g/d（NaCl 摄入量 5～7g/d），个别严重病例可限制为 1～2g/d（NaCl 2.5～5g），也可根据需要应用袢利尿剂。对严重肺水肿急性左心衰竭者，常需及时给予血液透析或持续性血液滤过，以免延误治疗时机。

③高钾血症的防治：a.积极纠正酸中毒，除口服碳酸氢钠外，必要时（血钾>6mmol/L）可静脉给予碳酸氢钠 10～25g，根据病情需要 4～6 小时后还可重复给予；b.给予袢利尿剂，最好静脉或肌内注射呋塞米 40～80mg（或布美他尼 2～4mg）；c.应用葡萄糖-胰岛素溶液输入（葡萄糖 4～6g 中，加胰岛素 1U）；d.口服降钾树脂，一般每次 5～20g，3 次/天，增加肠道钾排出；e.对严重高钾血症（血钾>6.5mmol/L），且伴有少尿、利尿效果欠佳者，应及时给予血液透析治疗。

（2）高血压的治疗：血管紧张素转化酶抑制剂（ACEI）、血管紧张素Ⅱ受体拮抗剂（ARB）、Ca^{2+} 通道拮抗剂、袢利尿剂、β 受体阻滞剂、血管扩张剂等均可应用，以 ACEI、ARB、钙通道拮抗剂的应用较为广泛。透析前慢性肾衰患者的血压应<130/80mmHg，但维持透析患者血压一般不超过 140/90mmHg 即可。

（3）贫血的治疗和 rHuEPO 的应用：目前的治疗药物主要为刺激红细胞生成类药物（ESA）及铁剂。排除失血等因素，Hb<100～110g/L 或 Hct<30%～33%，即可开始应用 rHuEPO 治疗。一般开始用量为每周 80～120U/kg，分 2～3 次注射（或 2000～3000U/次，每周 2～3 次），皮下或静脉注射。直至 Hb 上升至 110g/L 如 Hb>130g/L，宜谨慎观察。补充铁剂治疗作为 CKD 贫血的初始治疗往往是有效的，静脉给药较口服给药效果更快更理想。有活动性恶性肿瘤或者近期有恶性肿瘤病史的患者不推荐 ESA 治疗。在维持达标的前提下，每个月调整用量 1 次，适当减少 EPO 的用量。个别透析患者 rHuEPO 剂量可能需有所增加（每次 3000～4000U，每周 3 次），但不应盲目单纯加大剂量，而应当首先分析影响 rHuEPO 疗效的原因，有针对性地调整治疗方案。

（4）低钙血症、高磷血症和肾性骨病的治疗：矿物质代谢异常在 CKD2 期即已出现，患者如未得到及时诊治，终将发生代谢性骨病（肾性骨营养不良）。2005 年，KDIGO 将肾性骨营养不良重新定义并扩大诊断为慢性肾脏病矿物质和骨异常(CKD-MBD),包括以下三种异常:①钙、磷、甲状旁腺激素和维生素 D 代谢异常;②骨转运、骨矿化、骨容量和骨的生长异常;③血管和软组织钙化。

当 GFR 小于 30mL/min 时,除限制磷摄入外,以碳酸钙较好。$CaCO_3$ 口服一般每次 0.5~2g,每日 3 次,餐中服用。对明显高磷血症[血磷>7mg/dL(2.26mmol/L)]或血清 $Ca\times$ P>65mg/dL 者,则应用不含钙的磷结合剂。

对明显低钙血症患者,可口服 $1,25(OH)_2D_3$,凡口服骨化三醇患者,治疗中均需要监测血 Ca、P、PTH 浓度,使透析前患者血 iPTH 保持在 35~110pg/mL;使透析患者血钙磷乘积尽量接近目标值的低限(Ca×P<55mg/dL 或 4.52mmol/L),血 PTH 保持在 150~300pg/mL,以防止生成不良性骨病。对已有生成不良性骨病的患者,不宜应用骨化三醇或其类似物。

(5)高脂血症的治疗:透析前慢性肾衰患者与一般高血脂者治疗原则相同,应积极治疗。但对维持透析患者,高脂血症的标准宜放宽,血胆固醇水平保持在 6.5~7.8mmol/L(250~300mg/dL),血甘油三酯水平保持在 1.7~2.3mmol/L(150~200mg/dL)为好。

(6)口服吸附疗法和导泻疗法:口服氧化淀粉或活性炭制剂、口服大黄制剂或甘露醇(导泻疗法)等,应用胃肠道途径增加尿毒症毒素的排出。

(7)其他:①合并糖尿病的患者,要注意控制血糖。推荐糖化血红蛋白(HbA1c)的目标值为 7.0%;对于有低血糖风险的患者,HbA1c 的目标值不低于 7.0%,建议对于有合并疾病、预期寿命有限和有低血糖风险的患者,HbA1c 的目标值可以高于 7.0%;②高尿酸血症通常不需药物治疗,但如有痛风,则予降尿酸药物治疗;③皮肤瘙痒可口服抗组胺药物,控制高磷血症及强化透析,对部分患者有效。

3.尿毒症的替代治疗

当 GFR 10mL/min 以下(Scr>707μmol/L)并有明显尿毒症临床表现,经治疗不能缓解时,则应进行透析治疗。美国肾脏基金会(KDIGO)指南强调肾脏替代治疗开始的时机重点考虑临床症状。对糖尿病肾病,可适当提前(GFR 10~15mL/min)安排透析。血液透析和腹膜透析的疗效相近,但各有其优缺点,在临床应用上可互为补充。但透析疗法仅可部分替代而不能代替其内分泌和代谢功能。患者通常应先做一个时期透析,待病情稳定并符合有关条件后,可考虑进行肾移植术。

(1)血液透析:选择血液透析的患者应在 RRT 开始时拥有有效、永久的血管通路。自体动静脉内瘘具备极好的长期通畅率,与其他类型的血管通路相比,一直有着最低的死亡风险。血透治疗一般每周做3次,每次 4~6 小时。在开始血液透析4~8周内,尿毒症症状逐渐好转。透析治疗间断地清除溶质的方式使血容量、溶质浓度的波动较大,不符合生理状态,甚至产生一些不良反应。研究提示,增加透析频率(如每日透析),而每周透析总时间不变,则透析更充分,更符合生理特点。长期坚持透析,选择合理的透析模式,配合药物治疗,大多数患者能较好地生活、工作。

(2)腹膜透析:持续性不卧床腹膜透析疗法(CAPD)设备简单,易于操作,安全有效,可在患者家中自行操作。选择腹膜透析的患者在开始透析前3~4周应行腹透管置入术;每日将透析液输入腹腔,并交换 4 次(6 小时 1 次),每次约 2L。CAPD持续地进行透析,对尿毒症毒素持续地被清除,血容量不会出现明显波动,故患者也感觉较好。CAPD 在保存残存肾功能方面优于血透。由于装置和操作的改进,腹膜炎等并发症已大为减少。CAPD 尤其适用于老人、心血管功能不稳定者、糖尿病患者。

(3)肾移植:成功的肾移植会恢复正常的肾功能(包括内分泌和代谢功能),可使患者几乎完全康复。移植肾可由尸体供肾或亲属供肾(由兄弟姐妹或父母供肾),以后者肾移植的效果更好。要在 ABO 血型配型和 HLA 配型合适的基础上,选择供肾者。肾移植需长期使用免疫抑制剂,以防排斥反应,常用的药物为糖皮质激素、环孢素(或他克莫司)、硫唑嘌呤(或麦考酚吗乙酯)等。近年肾移植的疗效已明显改善,尸体供肾移植肾的存活率有较大提高,其 1 年存活率约为 90%,5 年存活率约为 70%。由于移植后长期使用免疫抑制剂,故并发感染者增加,恶性肿瘤的患病率也有增高。

第五章　神经系统疾病

第一节　头痛

一、偏头痛

(一)概述

偏头痛是一种常见的反复发作的原发性头痛。其特点是发作性单侧头痛,少数表现为双侧头痛,常伴有恶心和呕吐,有些患者头痛发作前可有视觉、感觉和运动等先兆,可自发性缓解、反复发作、间歇期正常,可有家族史。有研究表明成年人偏头痛的患病率为 7.7%～18.7%,其中中年男性为 1%～19%,成年女性为 3%～29%。

(二)病因

偏头痛的病因尚未完全明了,可能与以下因素有关:

1.遗传因素

不少患者有偏头痛的阳性家族史,其亲属出现偏头痛的概率明显高于一般人群,但未发现典型的孟德尔遗传模式,提示可能系多基因遗传的复合性疾病,并与环境因素相关。某些亚型,如有先兆的偏瘫型偏头痛,则呈常染色体显性遗传,有 3 个基因位点被确定:1 个位于 Chr19p13,系电压门控钙通道基因;另 2 个位于 1 号染色体短臂附近。

2.内分泌功能异常

偏头痛主要发生在中青年妇女,青年妇女的偏头痛发作多数出现在月经期或月经前后,至更年期后有自发性缓解的趋势,这些现象提示偏头痛的发生可能与内分泌的改变有关。

3.饮食与精神因素

某些食物可诱导偏头痛的发生,包括含酪氨酸、苯丙胺的食物(如奶酪)、肉(如腊肉、火腿)、巧克力、红酒以及某些食物添加剂、香料等,利舍平等药物也有诱导偏头痛发作的作用,紧张、焦虑、应激等情绪障碍也可诱发。

(三)发病机制

偏头痛的发病机制尚不十分明确,目前主要有以下几种学说:

1.血管学说

由 Wolff 等提出,已被广泛接受。偏头痛发作的早期先有颅内血管痉挛收缩,局部血流量改变,并引起相应的神经缺失症状,如一过性闪光、盲点、眼肌麻痹、失语、肢体运动感觉障碍等先兆症状。发作期主要为颅外动脉继颅内动脉痉挛后出现反应性扩张,动脉张力低,引起充血高灌注,产生头痛。偏头痛后期主要为动脉壁水肿,血管狭窄,变成持续性头痛,同时因管腔狭窄,头、颈部肌肉缺血、收缩,出现肌肉收缩性疼痛。但此学说不能解释偏头痛的单侧性特征,不能解释局灶症状、头痛、CBF 变化的复杂关系。

2.皮质扩散抑制(CSD)

CSD 由巴西生理学家 Leao 首先提出,它是指各种因素刺激大脑皮质后出现的从刺激部位向周围组织波浪式扩展的皮质电活动抑制,其扩散速度缓慢,约 $3mm/min$。随着 CSD 的扩散,脑血流降低区域也逐渐扩大,CSD 到达区域出现局灶性神经症状与体征。这一理论可以充分解释偏头痛发作的神经功能缺损,可能是偏头痛的一个重要发病机制,但不能解释使用血管收缩药为何能缓解头痛。

3.神经递质假说

在偏头痛前期血小板聚集明显增加,释放 5-HT,从而引起血管张力性收缩,脑血流量减少,发生前驱症状,此后由于血小板聚集力下降,5-HT 耗竭,导致颅外动脉扩张,血流量增加,出现剧烈头痛。近几年研究则认为是血栓烷 A(TXA)和前列环素(PGI)在局部的平衡障碍所致。TXA 是强烈的血管收缩药和血小板聚集药,PGI 是强力的血管扩张药和抑制血小板聚集药,偏头痛前驱期是 PGI 相对减少而 TXA 相对增加引起,头痛期是相反的变化所致。

4.三叉神经血管学说

颅内疼痛敏感组织主要为脑膜、脑膜上的血管,其上分布着来自三叉神经的无髓鞘纤维。目前普遍认为这些传入神经纤维兴奋是诱发偏头痛疼痛的原因。三叉神经血管系统或中枢神经内源性疼痛调节系统存在功能缺陷,分布于硬膜的三叉神经无髓纤维受到刺激时,释放血管活性物质,如降钙素基因相关肽(CGRP)、P 物质(SP)、神经激肽 A 等,产生神经源性炎症,使血管扩张、血浆成分外渗、肥大细胞脱颗粒和血小板激活,从而导致头痛。动物模型已经证实,高选择性曲普坦类抗偏头痛药物可以抑制三叉神经血管末梢释放神经肽,抑制血浆蛋白外渗和脑膜血管扩张,还对传入三叉神经二级神经元的冲动具有抑制作用,其药理作用也支持了三叉神经血管学说。

5.自主功能障碍

自主功能障碍很早即引起了学者们的重视。瞬时心率变异及心血管反射研究显示,偏头痛患者存在交感功能低下。24 小时动态心率变异研究提示,偏头痛患者存在交感神经、副交感神经功能平衡障碍。也有学者报道偏头痛患者存在瞳孔直径不均,提示这部分患者存在自主功能异常。有人认为在偏头痛患者中的猝死现象可能与自主功能障碍有关。

6.离子通道障碍

很多偏头痛综合征所共有的临床特征与遗传性离子通道障碍有关。偏头痛患者内耳存在局部细胞外钾的积聚。当钙进入神经元时钾退出。因为内耳的离子通道在维持富含钾的内淋巴和神经元兴奋功能方面是至关重要的,脑和内耳离子通道的缺陷可导致可逆性毛细胞除极及听觉和前庭症状。偏头痛中的头痛是继发现象,这是细胞外钾浓度增加的结果。偏头痛综合征的很多诱发因素,包括紧张、月经,可能是激素对有缺陷的钙通道影响的结果。

此外,还有低镁学说、高钾诱导的血管痉挛学说、免疫理论等,都对偏头痛的发病机制有一定的阐释。所以,关于其确切的发病机制还有待进一步的深入研究。

(四)临床表现

偏头痛发病常见于青春期,80%以上的患者在30岁以前发生。

1.无先兆性偏头痛

此型最多见,无明显前驱症状,常有家族史。头痛反复发作,每次持续4~72小时(其时间为未治疗或治疗不成功的时间;如患者在偏头痛发作期间入睡并且睡醒后偏头痛消失,计算偏头痛发作时间要计算到患者醒来的时间)。儿童发作时间一般为1~72小时。头痛通常呈搏动性,位于额颞部,呈单侧。但在儿童通常为双侧,在青春期后期或成年人早期出现偏头痛的成年模式——单侧头痛。但无论单侧或双侧枕部头痛在儿童均少见,诊断时应慎重,因为许多病例是由结构性损害引起。疼痛程度多为中或重度;常规体力活动如散步或上楼梯可加重疼痛;常伴有恶心、呕吐和(或)畏光、畏声。

2.有先兆性偏头痛

此型较普通型少见,多有家族史,其最大特点是头痛前有先兆症状。先兆症状是复杂的神经症状,出现在偏头痛发作之前或头痛发作时,是一种逐渐发展的可逆性局灶症状,持续时间通常在5~20分钟或以上,少于60分钟。

先兆为以下各种症状的组合:疲劳、注意力涣散、颈部僵硬、对光或声音敏感、恶心、闪光视野、打哈欠或面色苍白。其中视觉先兆最常见,通常表现为暗点、闪光、黑蒙,部分由短暂的单眼盲或双眼的一侧视野偏盲。其他可有嗜睡、烦躁和偏侧肢体感觉或运动障碍。不太常见的是语言障碍,但有时难以分类。先兆症状通常一个随着另一个顺序出现,以视觉症状开始,随后是感觉症状和言语障碍,但是也可有相反或其他的顺序。

头痛常在先兆开始消退时出现。疼痛多始于一侧眶上、眶后部或额颞区,逐渐加重而扩展至半侧头部,甚至整个头部及颈部。头痛为搏动性,呈跳痛或钻凿样,程度逐渐加重发展成持续性剧痛。常伴恶心、呕吐、畏光、畏声。有的患者面部潮红,大量出汗,眼结膜充血;有的患者面色苍白,精神萎靡,厌食。一次发作可持续1~3天,通常睡觉后头痛明显缓解,但发作过后连续数日倦怠无力。发作间歇期一切正常。少数情况下,该头痛缺乏偏头痛的特点甚至完全不出现头痛。

3.特殊类型的偏头痛

(1)偏瘫型偏头痛:临床少见。偏瘫可为偏头痛先兆,单独发生,亦可伴偏侧麻木、失语,偏头痛消退后偏瘫持续10分钟至数周。其可分为家族型(多呈常染色体显性遗传)和散发型(表现典型、普通型与偏瘫型偏头痛交替发作)。

(2)基底型偏头痛:或称基底动脉偏头痛。较多见于儿童和青春期女性,出现头重脚轻、眩晕、复视、眼球震颤、耳鸣、构音障碍、双侧肢体麻木及无力、共济失调、意识改变、跌倒发作和黑蒙等脑干和枕叶症状,提示椎-基底动脉缺血。多见闪光、暗点、视物模糊、黑蒙、视野缺损等视觉先兆,先兆持续20~30分钟,然后出现枕部搏动性头痛,常伴恶心、呕吐。

(3)眼肌麻痹型偏头痛:较少见,偏头痛发作时或发作后头痛消退之际,头痛侧出现眼肌瘫痪,动眼神经最常见,可同时累及滑车和展神经,持续数小时至数周。多有无先兆偏头痛病史,应注意排除颅内动脉瘤和糖尿病性眼肌麻痹。

（4）儿童周期综合征：为周期性发作的短暂性神经系统功能紊乱症状，与头痛有密切关系，故称之为偏头痛等位征，多见于儿童。其表现为儿童良性发作性眩晕、周期性呕吐、腹型偏头痛等，发作时不伴有头痛，随时间推移可发生偏头痛。

（5）视网膜性偏头痛：此为有先兆偏头痛的一种亚型，由于视网膜小动脉收缩而损害单眼视力，伴或不伴闪光幻觉，随后出现头痛。临床上应与短暂性脑缺血发作相鉴别。

4.偏头痛并发症

（1）偏头痛持续状态：偏头痛发作持续时间在 72 小时以上（其间可能有短于 4 小时的缓解期）的称偏头痛持续状态。

（2）偏头痛性脑梗死：有以下 3 类。①卒中和偏头痛共存（即卒中的发生在时间上与偏头痛相隔很远）；②具有偏头痛临床特征的卒中；③偏头痛诱发的卒中（即在偏头痛发作过程中诱发的卒中），这是由于偏头痛先兆期长时间的血流降低易使相应的缺血脑区发生梗死。

（五）诊断和鉴别诊断

反复发作的单侧或双侧头痛，具有搏动性，伴有恶心、呕吐、畏光、畏声，头痛时日常活动受限，要考虑偏头痛的存在，如有家族史更支持诊断。

需与下列疾病相鉴别：

1.紧张型头痛

又称肌收缩型头痛。其临床特点是：头痛部位较弥散，可位前额、双颞、顶、枕及颈部。头痛性质常呈钝痛，头部压迫感、紧箍感，患者常述犹如戴着一个帽子。头痛常呈持续性，可时轻时重。多有头皮、颈部压痛点，按摩头颈部可使头痛缓解，多有额、颈部肌肉紧张。多少伴有恶心、呕吐。

2.丛集性头痛

又称组胺性头痛，Horton 综合征。其表现为一系列密集的、短暂的、严重的单侧钻痛。与偏头痛不同，头痛部位多局限并固定于一侧眶部、球后和额颞部。发病时间常在夜间，并使患者痛醒。发病时间固定，起病突然而无先兆，开始可为一侧鼻部烧灼感或球后压迫感，继之出现特定部位的疼痛，常疼痛难忍，并出现面部潮红、结膜充血、流泪、流涕、鼻塞。为数不少的患者出现 Horner 征，可出现畏光，不伴恶心、呕吐。诱因可为发作群集期饮酒、兴奋或服用扩血管药引起。发病年龄常较偏头痛晚，平均为 25 岁，男女之比约 4：1。罕见家族史。

3.痛性眼肌麻痹

又称 Tolosa-Hunt 综合征，是一种以头痛和眼肌麻痹为特征，涉及特发性眼眶和海绵窦的炎性疾病。病因可为颅内颈内动脉的非特异性炎症，也可能涉及海绵窦。其常表现为球后及眼眶周的顽固性胀痛、刺痛，数天或数周后出现复视，并可有第Ⅲ、Ⅳ、Ⅵ对脑神经受累表现，间隔数月或数年后复发，需行血管造影以排除颈内动脉瘤。皮质类固醇治疗有效。

4.颅内占位所致头痛

占位早期，头痛可为间断性或晨起为重，但随着病情的发展多成为持续性头痛，进行性加重，可出现颅内高压的症状与体征，如头痛、恶心、呕吐、视盘水肿，并可出现局灶症状与体征，如精神改变、偏瘫、失语、偏身感觉障碍、抽搐、偏盲、共济失调、眼球震颤等，典型者鉴别不难。但需注意，也有表现为十几年的偏头痛，最后被确诊为巨大血管瘤者。

5.血管性头痛

如高血压或低血压、未破裂颅内动脉瘤或动静脉畸形、慢性硬膜下血肿等均可有偏头痛样头痛,部分病例有局限性神经体征、癫痫发作或认知功能障碍,颅脑 CT、MRI 及 DSA 可显示病变。

6.偏头痛性梗死

极个别情况,偏头痛可继发缺血性卒中,偏头痛渐进性病程和自发消退 2 个特点可与脑卒中区别。

(六)治疗

偏头痛的治疗目的是终止头痛发作、缓解伴发症状和预防复发,因此可将治疗分为发作期的治疗和预防性治疗。

1.急性期药物治疗

(1)急性期治疗目的。对患者头痛发作时的急性治疗目的是:快速止痛;持续止痛,减少本次头痛再发;恢复患者的功能;减少医疗资源浪费。

(2)急性期治疗有效性的指标。多数大型随机、双盲、对照试验采用的急性期治疗有效性标准包括以下方面:2 小时后无痛;2 小时后疼痛改善,由中重度转为轻度或无痛(或 VAS 评分下降 50%以上);疗效具有可重复性,3 次发作中有 2 次以上有效;在治疗成功后的 24 小时内无头痛再发或无须再次服药。

对多次发作的疗效评估包括头痛对患者功能损害的评估,如 MIDAS 和 HIT-6。

(3)药物及评价:偏头痛急性期的治疗药物分为非特异性药物和特异性药物两类。

①非特异性药物:非特异性药物包括 a.解热镇痛药,如对乙酰氨基酚、阿司匹林、布洛芬、萘普生等非甾体抗炎药(NSAIDs)及其复方制剂;b.巴比妥类镇静药;c.可待因、吗啡等阿片类镇痛药及曲马朵。

a.解热镇痛药:大量研究表明,解热镇痛药及咖啡因复合物对成年人及儿童偏头痛发作均有效,故对轻、中度的偏头痛发作和既往使用有效的重度偏头痛发作,可作为一线药物首选。这些药物应在偏头痛发作时尽早使用。

可单选阿司匹林(ASA)300～1000mg,或布洛芬 200～800mg,或萘普生 250～1000mg,或双氯芬酸50～100mg,或安替比林 1000mg,或托芬那酸 200mg。对乙酰氨基酚口服、静脉注射或皮下注射均有效,但不推荐单独使用(B 级)。上述药物与其他药合用,如 ASA 与甲氧氯普胺合用、对乙酰氨基酚与利扎曲坦合用、对乙酰氨基酚与曲马朵合用等,效果优于单用。另有研究发现,伐地昔布 20～40mg 和罗非昔布25～50mg 治疗偏头痛急性发作有效。

阿司匹林(ASA):剂型有口服剂、肛门栓剂及注射制剂。口服,1 次 300～1000mg。呕吐的患者可使用栓剂,直肠给药,1 次 300～600mg。口服本药1000mg 2 小时后头痛有效缓解率为 52%(Ⅰ级证据),疗效与口服 50mg 舒马曲坦相当。泡腾片是近年来开发应用的一种新型片剂,每片 0.3g,0.5g,服用时放入温水150～250mL 中溶化后饮下,因其含碳酸氢钠和有机酸,遇水可放出大量二氧化碳而呈泡腾状,二氧化碳部分溶解于饮水中,喝入时有汽水般的感觉,特别适用于儿童、老年人以及吞服药丸困难的患者。阿司匹林赖氨酸盐(赖安匹林),可用于静脉或肌内注射,剂量有 0.9g(相当于阿司匹林 0.5g)及 0.5g(相当于阿司匹林 0.28g),肌内注射或静脉滴注每次 0.9~1.8g。静脉注射赖安匹林 2 小时后,头痛消除率为 43.7%,疗效低于皮下注射舒马曲坦 6mg,但两者用药 24 小时后,头痛复发率无差异,而赖安匹林耐受性更好。阿司匹林的常见不良反应有胃肠道症状,过敏反应,耳鸣,听力下降,肝肾功能损害及出血危险等,损害多是可逆性的;与食物同服可减少对胃肠道的刺激,这样尽管会降低药物吸收的速率,但不影响吸收量。对本药或同类药过敏者,活动性溃疡、血友病或血小板减少症、哮喘、出血体质者,孕妇及哺乳期妇女禁用。本品使布洛芬等非甾体抗炎药血浓度明显降低,两者不宜合用。

布洛芬:治疗偏头痛以口服为主(Ⅰ级证据)。口服,1 次 200~800mg。对于轻中度头痛患者,口服 200mg 或 400mg,用药 2 小时后头痛有效缓解率无差异,但对于重度头痛患者,口服 400mg 更有效,且能有效缓解畏光、畏声等症状。用药 2 小时后头痛有效缓解率与口服舒马曲坦 50mg 基本相当。与安慰剂相比,本药能有效缓解头痛,缩短头痛持续时间,但 24 小时持续消除头痛方面并不优于安慰剂。常见的不良反应及禁忌证同 ASA。

萘普生:剂型有口服剂、肛门栓剂及注射液。口服,250~1000mg;直肠给药,1 次 250mg;静脉给药,1 次 275mg,均可缓解头痛及其伴随症状(Ⅰ级证据),疗效与口服舒马曲坦 50mg 类似。若头痛无缓解,可与舒马曲坦 50mg 合用,两者合用不增加不良反应发生。本药常见的禁忌证及不良反应同 ASA,但不良反应的发生率及严重程度均较低,较适用于不能耐受阿司匹林、吲哚美辛等解热镇痛药的患者。

双氯芬酸:剂型有口服剂、肛门栓剂及注射液。口服吸收迅速且完全,起效较快,最好于饭前整片(粒)吞服。口服,1 次 50~100mg,但有研究发现服用 100mg 疗效并不优于 50mg。服用胶囊起效更快,且胶囊疗效优于片剂(Ⅰ级证据)。本品疗效与口服舒马曲坦 100mg 类似,且改善恶心等偏头痛伴随症状优于后者,而发生不良反应更少。直肠给药,1 次 50mg。肌内注射,双氯芬酸钠 75mg,10 分钟后起效,30 分钟后头痛消除率达 88%,2 小时后头痛缓解率与肌内注射曲马朵 100mg 类似。本药引起的胃肠道不良反应少于阿司匹林、吲哚美辛等药物,但应注意肝损伤及粒细胞减少等不良反应。

对乙酰氨基酚:剂型有口服剂、肛门栓剂及注射液。1000mg 或 15mg/kg 口服或静脉注射或皮下注射治疗偏头痛发作有效(Ⅰ级证据),但镇痛作用弱于阿司匹林,不推荐单独使用,可与利扎曲坦、曲马朵等合用。本药可用于对阿司匹林过敏、不耐受或不适于应用阿司匹林的患者。

上述药物可与其他药联用,后者明显优于单用,包括阿司匹林与甲氧氯普胺合用,对乙酰氨基酚与利扎曲坦合用,对乙酰氨基酚与曲马朵合用等。为了防止药物过度应用性头痛,服用单一的解热镇痛药时,应该限制在每月不超过 15 天,服用联合镇痛药应该限制在每月不超过 10 天。

布洛芬可用于年龄大于 6 个月儿童。双氯芬酸可用于体重大于 16kg 的儿童。萘普生可用于 6 岁以上或体重 25kg 以上的儿童。10 岁以上的儿童可单用 ASA 或对乙酰氨基酚或两者与甲氧氯普胺合用,也可单用麦角胺。

b.其他药物:甲氧氯普胺、多潘立酮等止吐和促进胃动力药物不仅能治疗伴随症状,还有利于其他药物的吸收和头痛的治疗,单用也可缓解头痛。

苯二氮䓬类、巴比妥类镇静药可促使镇静、入睡，促进头痛消失。因镇静药有成瘾性，故仅适用于其他药物治疗无效的严重患者。

阿片类药物有成瘾性，可导致 MOH 并诱发对其他药物的耐药性，故不予常规推荐。仅对仅适用于其他药物治疗无效的严重头痛者，权衡利弊使用。肠外阿片类药物，如布托啡诺，可作为偏头痛发作的应急药物，即刻镇痛效果好（Ⅲ级证据）。

②偏头痛特异性药物治疗

a.曲坦类药物：曲坦类药物为 5-羟色胺 1B/1D 受体激动药，能特异地控制偏头痛的头痛。目前国内有舒马曲坦、佐米曲坦和利扎曲坦，那拉曲坦、阿莫曲坦、依来曲坦和夫罗曲坦国内尚未上市。曲坦类的疗效和安全性均经大样本、随机安慰剂对照试验证实。药物在头痛期的任何时间应用均有效，但越早应用效果越好。出于安全考虑，不主张在先兆期使用。与麦角类药物相比，曲坦类治疗 24 小时内头痛复发率高（15%～40%），但如果首次应用有效，复发后再用仍有效，如首次无效，则改变剂型或剂量可能有效。患者对一种曲坦类无效，仍可能对另一种有效。

舒马曲坦：剂型包括口服剂（片剂、速释剂）、皮下注射剂、鼻喷剂及肛门栓剂，其中 100mg 片剂是所有曲坦类的疗效参照标准。皮下注射舒马曲坦 6mg，10 分钟起效，2 小时头痛缓解率达 80%。疗效明显优于 ASA 1000mg 皮下注射，但不良反应亦多。鼻喷剂 20mg 较片剂起效快，有效率与口服 50mg 或 100mg 相当，鼻喷剂疗效可能存在种族差异。在伴有呕吐的患者中应使用栓剂，其效果与口服 50mg 或 100mg 相当。应用 25mg 或 50mg 无效者中，超过 50% 对 100mg 速释剂有效。口服舒马曲坦 50mg 与 ASA 泡腾片 1000mg 疗效相当，口服 100mg 则与口服 ASA 900mg 加甲氧氯普胺 10mg 合剂疗效相似。

佐米曲坦：有 2.5mg 和 5mg 的口服和鼻喷剂。药物亲脂性，可透过血-脑屏障，生物利用度高。口服 40～60 分钟后起效，鼻喷剂比口服剂起效快，35mg 起效更快并可维持 6 小时。口服 2.5mg 与口服 ASA 900mg 加甲氧氯普胺 10mg 合剂疗效相似或稍优。偏头痛发作早期，鼻喷 5mg，1 小时内可明显减轻头痛。口服 2.5mg 后，2 小时的头痛消失率与阿莫曲坦 12.5mg、依来曲坦 40mg、舒马曲坦 50mg 相当，优于那拉曲坦 2.5mg；2 小时的疼痛减轻和消失率与利扎曲坦 10mg 相当。口服 5mg 后，2 小时的疼痛消失率与舒马曲坦 50mg 或 100mg 相当。

利扎曲坦：有 5mg 和 10mg 的普通和糯米纸囊口服剂型。推荐 10mg 为起始剂量，若头痛持续，2 小时后可重复一次。口服作用快速，头痛消失与疗效维持在所有曲坦类药物中最显著，头痛复发率较舒马曲坦、佐米曲坦和那拉曲坦低。10mg 疗效略优于舒马曲坦 100mg，但不良反应随剂量增大而增加。

其他：那拉曲坦和夫罗曲坦均为 2.5mg 的口服剂。在所有曲坦类药物中，两者的起效时间最长，约需 4 小时，且疗效不如舒马曲坦 50mg 或 100mg，但不良反应较少，药物的半衰期长达 6 小时。阿莫曲坦有 6.25mg 和 12.5mg 两种片剂，口服 40～60 分钟起效，量效关系明显。6.25mg 和 12.5mg 不良反应无差异。12.5mg 较麦角胺咖啡因合剂治疗有效，与利扎曲坦 10mg、舒马曲坦 100mg 疗效相似，但不良反应更低。与醋氯芬酸 100mg 合用比单用有效，皮肤异常性疼痛对其疗效无影响。依来曲坦有 20mg 和 40mg 两种口服剂型，40mg 无效可增至

80mg，但不良反应与剂量相关。在所有曲坦类药物制剂中，80mg 效果最好，不良反应也最大。

b.麦角胺类：麦角胺类药物治疗偏头痛急性发作的历史很长，但判断其疗效的随机对照试验却不多。试验多使用麦角胺咖啡因（分别为 2mg 和 200mg 或 1mg 和 100mg 合剂）。一项研究是对比其与 ASA 联合甲氧氯普胺，发现其对头痛、恶心、呕吐症状的缓解不及后者。与卡马匹林合用甲氧氯普胺的对照研究也显示麦角胺咖啡因用药 2 小时后的头痛及恶心的缓解率低于后者。与曲坦的对比观察证实其疗效不及曲坦类。麦角胺具有药物半衰期长、头痛的复发率低的优势，适用于发作持续时间长的患者。另外，极小量的麦角胺类即可迅速导致 MOH，因此应限制药物的使用频度，不推荐常规使用。

c.降钙素基因相关肽（CGRP）受体拮抗药：CGRP 受体拮抗药（gepant 类药物）通过将扩张的脑膜动脉恢复至正常而减轻偏头痛症状，且该过程不导致血管收缩。部分对曲坦类无效或者对曲坦类不能耐受的患者可能对 gepant 类药物有良好的反应。两项大规模随机双盲安慰剂（或曲坦）对照试验显示 telcagepant（MK-0974）有良好的临床疗效，300mg 口服后 2 小时的头痛缓解率与利扎曲坦 10mg、佐米曲坦 5mg 相当，不良反应的发生率略高于安慰剂。

③复方制剂：麦角胺咖啡因复方制剂可治疗某些中-重度的偏头痛发作（Ⅱ级证据）。其他常用的复方制剂有 ASA、对乙酰氨基酚及咖啡因的复方制剂，对乙酰氨基酚与咖啡因的复方制剂，双氯酚酸与咖啡因的复方制剂，咖啡因、布他比妥和（或）颠茄的复方制剂等。其中合用的咖啡因可抑制磷酸二酯酶，减少 cAMP 的分解破坏，使细胞内的 cAMP 增加，从而发挥广泛的药理作用，包括收缩脑血管减轻其搏动幅度，加强镇痛药的疗效等。要注意，合用的咖啡因会增加药物依赖、成瘾及 MOH 的危险。

④急性期治疗药物的选择和使用原则：急性期治疗药物的选择应根据头痛严重程度、伴随症状、既往用药情况和患者的个体情况而定。药物选择有两种方法：a.阶梯法，即每次头痛发作时均首选 NSAIDs 类药物，若治疗失败再加用偏头痛特异性治疗药物；b.分层法，基于头痛程度、功能损害程度及之前对药物的反应，若为严重发作则使用特异性治疗药物，否则使用 NSAIDs 类药物。不同治疗策略的致残性（DISC）研究对上述不同治疗策略进行比较后发现，分层治疗在 2 小时镇痛率及每次残疾时间方面均优于阶梯法，且事后分析证明其最具经济性。

药物使用应在头痛的早期足量使用，延迟使用可使疗效下降、头痛复发及不良反应的比例增高。有严重的恶心和呕吐时，应选择胃肠外给药。甲氧氯普胺、多潘立酮等止吐和促进胃动力药物不仅能治疗伴随症状，还有利于其他药物的吸收和头痛的治疗。

不同曲坦类药物在疗效及耐受性方面略有差异。对某一个体患者而言，一种曲坦无效，可能另一曲坦有效；一次无效，可能另一次发作有效。由于曲坦类药物疗效和安全性优于麦角类，故麦角类药物仅作为二线选择。麦角类有作用持续时间长，头痛复发率低的特点，故适于发作时间长或经常复发的患者。

为预防药物过量性头痛（MOH），单纯 NSAIDs 制剂不能超过 15 天/月，麦角碱类、曲坦类、NSAIDs 复合制剂则不超过 10 天/月。

2.预防性药物治疗

（1）预防性治疗的目的：对患者进行预防性治疗目的是降低发作频率、减轻发作程度、减少功能损害、增加急性发作期治疗的疗效。

(2)预防性治疗的有效性指标:预防性治疗的有效性指标包括偏头痛发作频率、头痛持续时间、头痛程度、头痛的功能损害程度及急性期对治疗的反应。

(3)预防性治疗的指征:总的来说,何时开始预防性治疗并没有普遍适用的指征,最重要的因素是患者生活质量受影响的程度,而非刻板地根据发作频率或严重程度来决定。通常,存在以下情况时应与患者讨论使用预防性治疗:①患者的生活质量、工作或学业严重受损(须根据患者本人的判断);②每个月发作频率在2次以上;③急性期药物治疗无效或患者无法耐受;④存在频繁、长时间或令患者极度不适的先兆,或为偏头痛性脑梗死、偏瘫性偏头痛、基底型偏头痛亚型;⑤连续3个月每月使用急性期治疗6~8次或以上;⑥偏头痛发作持续72小时以上;⑦患者倾向(尽可能少的发作)。

(4)预防性治疗药物的评价:目前应用于偏头痛预防性治疗的药物主要包括:β受体阻滞药、钙离子通道阻滞药、抗癫痫药、抗抑郁药、NSAID及其他种类的药物。

①β受体阻滞药:β受体阻滞药在偏头痛预防性治疗方面效果明确,有多项随机对照试验结果支持。其中证据最为充足的是非选择性β受体阻滞药普萘洛尔和选择性β受体阻滞药美托洛尔。另外,比索洛尔、噻吗洛尔和阿替洛尔可能有效,但证据强度不高。β受体阻滞药的禁忌证包括反应性呼吸道疾病、糖尿病、直立性低血压及心率减慢的某些心脏疾病。不适于运动员,可发生运动耐量减少。有情感障碍患者在使用β受体阻滞药可能会发生心境低落甚至自杀倾向。

②离子通道阻滞药:非特异性钙离子通道阻滞药氟桂利嗪对偏头痛预防性治疗证据充足,剂量为每日5~10mg,女性所需的有效剂量低于男性。环扁桃酯的研究结果不一致,设计较好的研究结果为阴性,因此不推荐。多项尼莫地平预防偏头痛的研究,结果均未能显示其疗效优于安慰剂,不值得推荐。

③抗癫痫药:丙戊酸(至少每日600mg)的随机对照试验结果证实其对偏头痛预防有效。需定时检测血常规、肝功能和淀粉酶,对于女性患者更需注意体重增加及卵巢功能异常(如多囊卵巢综合征)。托吡酯(每日25~100mg)是另一个有试验证据支持的抗癫痫药物。托吡酯对慢性偏头痛有效,并可能对MOH有效。

拉莫三嗪不能降低偏头痛发作的频率,但可能降低先兆发生的频率。加巴喷丁在一项随机双盲安慰剂对照试验中显示有效。开放性、非对照的试验结果提示左乙拉西坦可能有助于降低头痛频率。奥卡西平试验证明无效。

④抗抑郁药:唯一在所有研究中均被证实有效的药物是阿米替林,4项较早的安慰剂对照试验结果均为阳性,使用剂量为每日10~150mg。但这些试验的样本量均较小,且不良反应明显。阿米替林对偏头痛的预防作用有限,但特别适用于合并有紧张型头痛或抑郁状态(常存在慢性疼痛)的患者。主要不良反应为镇静作用。每日1次用法可增加患者的依从性。大剂量使用时需进行心电图检查。

两项小样本对照试验显示选择性血清素重摄取抑制药(SSRI)非莫西汀有效。3项氟西汀的试验显示有效,1项则显示无效。氯米帕明及舍曲林的对照试验结果显示无效。其他抗抑郁药仅有开放性或非对照性试验。文拉法辛与阿米替林的双盲对照试验结果证实疗效相当,另有2项开放性研究结果为阳性。

⑤NSAIDs：ASA 对偏头痛预防治疗的研究结果不一。两项大型队列研究发现每日200～300mg 的 ASA 可降低偏头痛发作的频率。ASA 与有确定疗效药物的对比试验显示其效果相当或较差，而在与安慰剂的对照试验中却从未被证实有效。三项对照试验证明萘普生每日1000mg 优于对照。另外，两项安慰剂对照试验显示托芬那酸有效。其他曾做过试验的药物包括酮洛芬、甲芬那酸、吲哚布芬、氟比洛芬和罗非考昔，但试验均有样本量过小且设计不足之嫌。

⑥其他药物：抗高血压药物赖诺普利及坎地沙坦各有一项对照试验结果显示对偏头痛预防治疗有效，但仍需进一步证实。

大剂量维生素 B_2（每日 400mg）及辅酶 Q_{10} 的对照试验结果显示有效。口服镁盐的结果矛盾，一项结果为阴性，另一项结果为阳性。款冬根的提取物经 2 项对照试验显示有效，剂量为每日 75mg。野甘菊提取物有数项对照试验，结果不一，但最近完成的设计良好的试验显示其无效，系统分析结果亦为阴性。但由于存在阳性对照研究结果，故只能作为三线药物。

早期的可乐定、苯噻啶及二甲麦角新碱的试验提示能预防偏头痛发作。但近期设计较好的试验未能证明可乐定有效。二甲麦角新碱有效，但因严重的不良作用，仅推荐作为短期使用（治疗期最长 6 个月），经 4～6 周的洗脱期后可重新使用。苯噻啶的头晕及增加体重的不良反应明显妨碍了其临床应用。麦角类也被用于偏头痛预防治疗，双氢麦角碱的证据较弱，几项试验结果相左。双氢麦角隐亭在 1 项小样本对照试验中显示有效，且耐受性好，但效果仍需进一步证实。基于以上证据不推荐此三类药物用于预防偏头痛治疗。

早期一些试验提示肉毒毒素 A 注射可能对偏头痛有预防性作用，但对所有七项对照研究的系统分析却未能显示其较安慰剂具有显著疗效。然而，针对慢性偏头痛的预防性研究结果却提示其对慢性偏头痛有效。近期一项随机双盲对照试验显示肉毒毒素 A 较安慰剂疗效显著。多中心的随机双盲安慰剂对照试验也取得了阳性结果。比较肉毒毒素 A 注射与托吡酯、丙戊酸预防慢性偏头痛的随机双盲试验均认为其效果相当，且肉毒毒素的耐受性更好。

经随机双盲安慰剂对照试验证明无效的其他治疗包括半胱氨酸-白三烯受体拮抗药孟鲁司特、乙酰唑胺（50mg/d）及神经激肽-1 受体拮抗药拉奈匹坦。

⑦预防性治疗药物选择和使用原则：医师在使用预防性治疗药物之前须与患者进行充分的沟通，根据患者的个体情况进行选择，注意药物的治疗效果与不良反应，同时注意患者的共病、与其他药物的相互作用、每日用药次数及经济情况。通常首先考虑证据确切的一线药物，若一线药物治疗失败、存在禁忌证或患者存在以二、三线药物可同时治疗的合并症时，方才考虑使用二线或三线药物。避免使用患者其他疾病的禁忌药，及可能加重偏头痛发作的治疗其他疾病的药物。长效制剂可增加患者的顺应性。

药物治疗应小剂量单药开始，缓慢加量至合适剂量，同时注意不良反应。对每种药物给予足够的观察期以判断疗效，一般观察期为 4～8 周。患者需要记头痛日记来评估治疗效果，并有助于发现诱发因素及调整生活习惯。偏头痛发作频率降低 50% 以上可认为预防性治疗有效。有效的预防性治疗需要持续约 6 个月，之后可缓慢减量或停药。若发作再次频繁，可重新使用原先有效的药物。若预防性治疗无效，且患者没有明显的不良反应，可增加药物剂量；否则，应换用第二种预防性治疗药物。若数次单药治疗无效，才考虑联合治疗，也应从小剂量开始。

二、紧张性头痛

紧张性头痛是神经内科门诊中最为常见的疾病,占头痛门诊患者的 40% 左右,高于偏头痛。其主要表现为慢性头部紧束样或压迫样疼痛,多为双侧或整个头部,常伴有焦虑、烦躁、失眠等症状。其并非是一种单一疾病,而是由多种因素导致的一组临床综合征。虽然其不是一种致命性的头痛,但由于头痛发生的频率高,常常给患者带来很大的痛苦,影响患者的生活质量,导致工作效率低下。

(一)病因和发病机制

1.病因

常见的原因:头、颈、肩部姿势不良引起的后枕部和肩部肌肉收缩;休息时间不够和睡眠不足;精神心理紧张而导致的精神压力甚至焦虑或抑郁;颞颌关节功能紊乱;镇痛药物的过量或滥用等。

2.发病机制

目前紧张性头痛的发病机制并不十分清楚,可能与下列假说或机制有关:心理机制学说、肌肉收缩机制、中枢机制、肌筋膜机制、免疫机制、血管因素、血小板因素、遗传因素。由于紧张性头痛并不是一种疾病,而是各种原因引起的一组临床综合征,因此没有一种机制可以完全解释患者的发病机制,需根据每个患者的发病情况而定,每个患者可能与其中一种或多种机制有关。

(二)诊断与鉴别诊断

1.临床表现

(1)多数患者为两侧头痛,多为两颞侧、后枕部、头顶部或全头部疼痛。检查时发现后颈部、肩部肌肉有压痛点,有时可以摸到一个或多个硬结,这说明颈肌处于紧张收缩状态。

(2)头痛性质为钝痛、胀痛、压迫感、麻木感或束带样紧箍感。

(3)头痛强度为轻至中度,很少因头痛而卧床不起或影响日常生活。

(4)头痛连绵不断,很多患者的症状可回溯到 10～20 年前。

(5)虽整日头痛,但一日之内头痛可逐渐增强和逐渐减轻。

(6)常因看书学习、生气、失眠、焦虑或忧郁、月经来潮、围绝经期等因素使紧张性头痛阵发性加剧,许多患者因此不能看书、写字、操作电脑。

2.辅助检查

(1)脑部 CT 或 MRI 检查,以便排除颅内肿瘤、炎性脱髓鞘、寄生虫感染等疾病。

(2)脑脊液检查,以排除颅内感染性疾病。

(3)眼科特殊检查,以排除青光眼、屈光不正及其他眼部疾病。

(4)经颅多普勒检查,以了解患者血管功能及血流情况。

(5)心理相关量表测试,以进一步了解患者是否存在明显的抑郁、焦虑等情况。

根据患者的情况选择,并不是每个患者都需要进行上述检查。

3.诊断要点

根据国际头痛协会制订的《国际头痛疾患分类第 3 版(试用版),2013》的诊断标准进行分类和诊断。

（1）偶发阵发性紧张性头痛诊断标准

①至少 10 次符合标准②～④的发作，平均每个月＜1 天（每年＜12 天）。

②持续 30 分钟至 7 天。

③下列 4 项特征中至少有 2 项：a.双侧分布；b.性质为压迫性或紧箍性（非搏动性）；c.程度轻到中度；d.走路或登楼等一般躯体活动不会加重头痛。

④符合以下 2 项：无恶心或呕吐；畏光或怕声。

⑤没有另一个 ICHD-3 的头痛疾病诊断能更好地解释。

（2）频繁阵发性紧张性头痛诊断标准

①至少 10 次符合标准②～④的发作，平均每个月 1～14 天，超过 3 个月（每年≥12 天，但＜180 天）。

②持续 30 分钟至 7 天。

③下列 4 项特征中至少有 2 项：a.双侧分布；b.性质为压迫性或紧箍性（非搏动性）；c.轻到中度程度；d.走路或登楼等一般躯体活动不会加重头痛。

④符合以下 2 项：a.无恶心或呕吐；b.畏光或怕声中不超过 1 个。

⑤没有另一个 ICHD-3 的头痛疾病诊断能更好地解释。

（3）慢性紧张性头痛诊断标准

①头痛符合诊断标准②～④，平均每个月≥15 天（每年≥180 天）3 个月以上。

②持续 30 分钟至 7 天。

③下列 4 项特征中至少 2 项：a.双侧分布；b.性质为压迫性或紧箍性（非搏动性）；c.程度轻到中度；d.走路或登楼等一般躯体活动不会加重头痛。

④符合以下 2 项：a.无恶心或呕吐；b.畏光或怕声中不超过 1 个。

⑤没有另一个 ICHD-3 的头痛疾患诊断能更好地解释。

（4）很可能的紧张性头痛的诊断标准：仅 1 项不满足上述紧张性头痛及其亚型的标准，且不符合其他头痛疾患的诊断标准。

4.鉴别诊断

（1）与偏头痛及丛集性头痛的鉴别（见偏头痛的鉴别诊断）。

（2）与颈源性头痛的鉴别：颈源性头痛主要表现为枕部、耳后部、耳下部、颈部闷胀不适或酸痛感，疼痛部位可扩展到前额、颞部、顶部，有的可同时出现同侧肩背上肢疼痛。检查可发现在耳下方颈椎旁及乳突下后方有明显压痛。病程较长者可有颈后部、颞部、顶部、枕部压痛点。部分患者压顶试验和托头试验可为阳性，但也有患者无明显体征。X 线检查可见不同程度的颈椎退行性改变，有的可见颈椎间孔狭窄，椎体前后缘增生或棘突增宽变厚，棘上韧带钙化。少数患者 CT 或 MRI 检查可见颈椎间盘突出，而紧张性头痛患者多数为两侧头痛，以两颞侧、头顶部或全头部疼痛。头痛常伴有头部压迫感、麻木感或束带样紧箍感，但许多患者常两者合并存在。

（三）治疗

1.非药物治疗

包括心理治疗、物理松弛治疗、针灸推拿治疗、生物反馈治疗等，同时保证正常睡眠。

2.药物治疗

(1)镇痛药:对于轻至中度的头痛患者一般有较好的镇痛效果;对于某些严重的头痛患者仍然有效。但应注意避免频繁、大量使用,同时注意对胃肠功能的损害。常用的药物如下:

罗通定(颅痛定):30~60mg,口服,每日1~3次。

阿司匹林(ASA):500mg,口服,每日1~3次。

布洛芬:200~300mg,口服,每日1~2次。

萘普生:250~500mg,口服,每日1~3次。

对乙酰氨基酚:500mg,口服,每日1~2次。

复方阿司匹林(ASA 250mg+对乙酰氨基酚200~250mg+咖啡因50mg):1片,口服,每日1~3次。

(2)肌肉松弛药:主要用于颅周和面部肌肉收缩的患者,或联合非药物治疗方法。

盐酸乙哌立松:50mg,口服,每日2~3次。

盐酸替扎尼定:1~2mg,口服,每日2~3次。

巴氯芬:5~10mg,口服,每日1~3次。

(3)抗抑郁药:常用于合并有抑郁或焦虑的患者。

阿米替林:25mg,口服,每晚1次,逐渐加至75mg,最大剂量225mg。

帕罗西汀:20~60mg,口服,每日1次。

舍曲林:50~200mg,口服,每日1次。

西酞普兰:20~60mg,口服,每日1次。

安非他酮:75mg,口服,每日1~3次,然后根据病情适当增减,一天总量不超过450mg。

文拉法辛:75mg,口服,每日1次,最大剂量不超过225mg。

(4)丙戊酸盐:对紧张性头痛也有较好的预防作用。

丙戊酸钠片:每次0.2~0.4g,口服,每日2~3次。

丙戊酸镁缓释片:每次0.25~0.5g,口服,每日2次。

(5)苯二氮䓬类:具有镇静、催眠、抗焦虑、松弛肌肉、抗惊厥等多重作用,只能短时间使用,避免滥用,以防成瘾。

阿普唑仑:0.4~0.8mg,口服,每晚1次。

左匹克隆:7.5~15mg,口服,每晚1次。

(6)A型肉毒素:适用于口服药物无效或不能耐受的顽固性头痛患者,根据患者情况选择剂量及注射点。

(7)中药:目前广泛用于紧张性头痛的治疗,可根据患者的情况,辨证选择中药汤剂或中成药。

三、丛集性头痛

(一)发病机制

丛集性头痛的发病机制和病理生理学至今尚未阐明,目前有以下几种学说:

1.血管学说

丛集性头痛发作有明显的血管变化,发作时温度描记显示病侧眶周散热增加,65%~85%的病侧眶上或眶周出现寒冷带或低温,乙醇及硝酸甘油等血管扩张药可诱发头痛发作,提示丛集性头痛与血管扩张有关。然而,多数学者在丛集性头痛发作期用现代脑血流测定技术检查,未能获得脑血管扩张的证据,血管扩张主要在颅外。Aebelholt-Krabbe 等虽见到累及中央区、基底节和额颞区局部脑血流量增加,但被解释为与疼痛有关的活动而非病源性。

2.神经学说

丛集性头痛的范围一般固定在三叉神经分布区,有明显的单侧性及自主神经症状,提示与三叉神经及三叉神经血管系统有关。Moskowitz 证实,三叉神经 SP 是 CGRP 头痛疼痛的通常径路,三叉神经逆行性刺激可诱发 SP、CGRP 和其他血管活性多肽的释放,引起血管扩张及疼痛、血管周围区域肥大细胞和血小板改变以及蛋白外渗产生神经源性炎症,导致丛集性头痛发作。

3.组胺学说

很早以前就有学者提出丛集性头痛是组胺作用所致,主要根据其临床表现类似组胺反应,组胺脱敏疗法对部分患者有效。Appenzeller 等在丛集性头痛患者头痛侧颞部皮肤活检,电镜发现皮神经周围肥大细胞数量增加、沉积及脱颗粒现象,更促使人们对组胺学说的兴趣。然而,其他学者不能复制这些现象。应用 H_1 和 H_2 受体拮抗剂对丛集性头痛频率及强度无明显作用,所以此学说还未得到公认。

4.单胺学说

丛集性头痛常于夜间发作,多在快速动眼睡眠期(REM),较少在非快速动眼睡眠期(NREM),从而认为丛集性头痛发作与睡眠时单胺变化有关。因为 REM 睡眠的出现,受脑桥被盖背外侧部蓝斑核内 NA 能神经元的影响,NA 能系统有上行性和下行性疼痛抑制系统;NREM 睡眠则受中脑至延脑中线部的缝线核群内 5-HT 能神经元的影响,均与丛集性头痛密切相关。

5.肥大细胞学说

Prusinski 发现丛集性头痛患者额部皮下肥大细胞数目增多。肥大细胞能合成和贮存多种血管活性物质,如组胺、5-HT 等,当肥大细胞膜功能不稳定时,这些血管活性物质就从肥大细胞中释放出来,产生相应的症状。Speld(1984 年)用肥大细胞膜稳定剂治疗丛集性头痛,效果良好。丛集性头痛患者可能存在着多种细胞膜功能不全。Appenzeiter 等(1981 年)通过颈部皮肤超微结构检查,也发现丛集性头痛者无论在头痛发作期或无症状的间歇期,均存在肥大细胞逐日增加和明显的肥大细胞脱颗粒现象,但他认为本病是一种脑神经病变,其病因可能是潜在病毒感染或免疫学异常,头痛发生可能是三叉神经轴索反射的结果,是由于肥大细胞颗粒内释放出作用于血管并引起疼痛的物质(缓激肽)沿感觉轴索逆向活动所致。

6.SP 能神经功能亢进

最近研究表明,三叉神经内有 SP 能神经纤维存在,组胺等的刺激可引起三叉神经释放 SP,SP 是已知非常强的扩血管物质,同时也能产生眼睑下垂、瞳孔缩小等症状,皮下注射 SP 能产生类似组胺的反应,它可使眼结膜、鼻黏膜的血管扩张而产生流泪、流涕症状,三叉神经眼支 SP 纤维丰富,产生眼和眼周痛,这些都与丛集性头痛症状非常一致。

7.生物钟学说

哺乳动物脑内存有调控每天周期性生理节律的起步点。这种生物钟作用最重要的部位是视上核,它是丘脑下部前部背侧面到视交叉间的两个小细胞群。起步点引导着生理性节律,与外环境同步。它可使内环境暂时性最大限度地适应外环境,在节律的位相和周期性上与白天和黑夜同步。从视网膜到视交义上核的视觉通路对此过程的调节是非常重要的。在正常情况下,由起步点产生的节律传递到突触,受体节律对第二信号进行加工并控制神经递质。锂对此第二信号系统起一定作用。视上核的突起伸入中脑导水管周围灰质,这是疼痛调节的重要部位。而且从中脑背侧缝际核发出的含 5-HT 能末梢神经纤维分布到视上核神经元的致密丛,促进 5-HT 的摄取,说明 5-HT 涉及生理性节律的产生。视上核对中脑缝际核到视上核纤维的 5-HT 释放反应敏感,但目前尚不能确定固有起步频率受 5-HT 调节。锂盐对生理节律的影响是通过增强 5-HT 能神经递质而实现的。

丛集性头痛犯病期间有周期性定时性疼痛发作,研究患者激素分泌昼夜节律,表明其中枢生物调节机制起一定作用。在发病期间褪黑素、可的松、睾酮、β-脂肪酸释放激素、催乳素等节律性分泌减少,缓解期恢复正常。

(二)临床表现

丛集性头痛的患者主要为男性(男女之比约为 9∶1)。人群中的患病率为 0.1%～0.4%。大多在 20～40 岁起病,但亦有在此年龄范围以外的病例报道。其特有的头痛形式、周期性、自主神经表现使丛集性头痛有别于其他形式的头痛。

1.头痛的形式

丛集性头痛以急性起病为主,10～15 分钟达到高峰,一般持续 30～45 分钟。按国际头痛协会(IHS)诊断标准,头痛可持续 15～180 分钟。在头痛高峰波动一段时间后,头痛迅速减轻,头痛后患者感到极度虚弱。头痛通常局限于一侧,最常见的部位按发作频率高低依次是眼眶、眶后、颞侧、眶上和眶下。极少数发生在三叉神经区域以外。头痛发作频率不等,从每周 1 次到每日 8 次或更多。

在任何丛集期,头痛始终发生在同一侧,甚至每年都在同侧,以后偶尔头痛位于对侧,左右两侧交替出现更少见。头痛非常剧烈,通常难以忍受。患者常描述钻痛或撕裂样疼痛,如同"滚烫的火钳戳入眼里""眼球好像被拽出",其与偏头痛的搏动样钝痛有明显不同。

2.周期性

发作的周期有如钟表一般规律,该现象被认为与下丘脑生物钟功能失调有关。最新影像学研究发现,急性发作时有下丘脑灰质后部的激活。通常在入睡后不久即出现头痛,至少某些患者与快速眼动睡眠(REM)有关,夜间发作也可发生在非快速眼动期。睡眠呼吸暂停和氧饱和度下降可能诱发丛集性头痛发作。有时,每晚 3～4 次头痛发作使患者无法入睡,导致白天打盹,出现更加严重的头痛发作;也可在每年同一季节发作。

3.自主神经症状

副交感神经过度兴奋导致同侧眼流泪、结膜充血、鼻塞或流涕。由于部分交感神经麻痹也导致瞳孔缩小、眼睑下垂,经常伴随面部发红或苍白、头皮和面部触痛、同侧颈动脉压痛、心率减慢等症状。上述症状中的一些也会在慢性阵发性偏侧头痛（CPH）患者及其他一些情况下出现，例如颈动脉切断时，但是丛集性头痛与它们的区别在于每次发作时间短暂。

4.发作时的行为变化

在丛集性头痛发作期，患者有烦躁感或易怒，一些患者不停踱步或保持坐位以最大限度缓解疼痛。患者由于平卧可使疼痛加重常难以平卧休息，这有别于偏头痛，后者常在安静、黑暗的房间休息。丛集性头痛患者可能表现为行为怪异、咆哮、哭喊或尖叫，甚至有的会自杀。一些患者发现体育锻炼，如慢跑，可缓解疼痛。一些患者用手、冰袋或热毛巾压住眼睛或颞部以缓解疼痛，即使天气很冷，许多患者也愿意独处或到户外。头痛发作后，患者常感觉筋疲力尽。患者害怕入睡后头痛再次发作，宁愿彻夜不眠。当睡意最终无法克服时，这种无用的努力导致患者迅速进入 REM 活动，入睡后数分钟头痛再次发作。

5.诱发因素

酒精在丛集期经常诱发患者出现头痛，而在间歇期很少会诱发头痛。大多数患者一旦意识到丛集期开始时，便停止饮酒。一些接受预防性治疗的患者饮酒后可不发生头痛。一些患者无论在疾病的哪一期饮酒都不对头痛发作产生任何影响。实际上极少部分患者通过大量饮酒促进入睡也不会导致头痛发作。与偏头痛不同，任何形式的酒精制剂（如啤酒、烈酒和葡萄酒等）都可以诱发丛集性头痛。酒精也许仅作为血管扩张剂发挥其作用，但其机制目前尚不明确。

其他血管扩张剂，例如硝酸甘油片和组胺，也可诱发易感患者出现丛集性头痛发作。使用硝酸甘油后会发生短暂而轻微的低氧血症。Kudrow 等报道丛集性头痛间歇期和非头痛对照者，尽管使用硝酸甘油后也出现短暂去氧饱和作用，但都未出现头痛。而在丛集性头痛的丛集期，轻度去氧饱和状态持续存在，始终达不到基线水平，导致头痛发作。高原低氧血症和睡眠呼吸暂停导致的低氧血症在丛集期也会诱发丛集性头痛发作。KudmwL 和 Kudrow DB 基于以上观察提出颈动脉体化学感受器参与丛集性头痛发病机制的假说。

食物类型以及对某种食物嗜好不会诱发丛集性头痛发作，丛集性头痛患者中吸烟者的比例较高，一些患者戒烟后，头痛获得缓解。

对发作期的患者而言，丛集期和间歇期开始与结束的决定因素目前尚不清楚。压力、抑郁和心理因素在丛集性头痛的发病机制中似乎不如在其他类型头痛中那样重要。一些丛集性头痛患者在发作期的行为表现类似躁狂发作，丛集性头痛的周期性部分患者使用锂盐治疗有效，这些提示丛集性头痛类似于双向情感障碍。

6.病程

发作性丛集性头痛和慢性丛集性头痛都会持续数年。发作性丛集性头痛间歇期可能持续很多年，直到老年才会停止复发。Krabbel 随访的大量病例显示，只有少数患者不会随年龄增加而减少发作。慢性丛集性头痛也可转化为发作性丛集性头痛。

（三）辅助检查

1.脑结构的异常

高级的成像技术显示与相匹配的对照者比较丛集性头痛患者的脑组织，结果发现丛集性头痛患者脑灰质密度与正常相匹配的志愿者相比明显增加。无论患者发作与否，这些差别均存在,这表示其改变是永久性的。研究人员使用以体素为基础的形态测定法研究了 27 例丛集性头痛患者的脑结构,并与 25 例匹配的对照者进行了比较。他们发现丛集性头痛患者头痛发生一侧的下丘脑灰质密度增加,这与丛集性头痛急性发作期的正电子发射型断层扫描术观察到的活动区域几乎完全一致,而下丘脑是与周期节律性有关的脑区。

2.面部热图检查

Drummond 用热图检查 33 例丛集性头痛患者,发现受累眶区热的丧失增加。有些患者热丧失区分布于眼上下、鼻下及颞侧。

3.脑血流量

丛集性头痛同偏头痛相似,常见颈外动脉扩张。丛集性头痛发作期间眼球内血管床的搏动增加,偏头痛发作无此现象。丛集性头痛患者尚未查出颈内动脉及其分支受累的证据。有学者用鞘内注入盐水,脑脊液压力达 $70cmH_2O$(6.86kPa)左右使某些患者疼痛缓解,说明部分颈内动脉于颅内分支扩张。

以往因乙醇、组胺、硝酸甘油等血管扩张物质,在丛集性头痛发病期间可诱发头痛发作而强调血管扩张的重要性,但近代在头痛发作期局部脑血流量的研究发现其变化是不恒定的,从而不支持疼痛是因血管扩张所致。Drummond 的研究表明,患者的颅外动脉血流量增加及颞动脉搏动增加接着受累侧疼痛发作。他们的结论是丛集性头痛的血管变化是继发的,原发的是神经元放电。

4.生化检查

(1)5-HT:丛集性头痛患者 5-HT 的变化比偏头痛患者更敏感。研究发现,丛集性头痛发作期全血的 5-HT 呈中度增加,而偏头痛发作期血小板 5-HT 水平降低。Waldenlind 发现,丛集性头痛患者在发病期间的疼痛间期及缓解期全血 5-HT 水平降低,与偏头痛患者所见相似。

(2)红细胞胆碱:丛集性头痛患者红细胞胆碱浓度降低,经锂盐治疗后其水平有较大增加,持续几个月。胆碱降低不局限于急性发作,在缓解期亦存在。其进一步证明丛集性头痛患者细胞膜卵磷脂与胆固醇比例增加,提示红细胞卵磷脂更新率下降。此点与本病发生机制的关系尚不清楚。

(四)诊断与鉴别诊断

1.诊断

丛集性头痛的诊断主要是临床诊断,主要依赖于头痛发作史、疼痛的详尽描述、头痛持续时间短暂、促发因素和伴随自主神经症状。其中疼痛迅速加剧、夜间发作明显以及每次头痛持续时间短是病史中的重要内容。尽管很少伴随结构异常,但仍推荐行神经影像学检查,最好是头颅 MRI 或增强 CT。

(1)至少 5 次符合标准(2)~(4)发作。

(2)重度、极重度的单侧眶、眶上和(或)颞部疼痛,如不治疗疼痛持续 15~180 分钟。

(3)头痛伴有以下几项中至少一项:

①同侧结膜充血和(或)流泪。

②同侧鼻充血和(或)流涕。

③同侧眼睑水肿。

④同侧前额和面部出汗。

⑤同侧瞳孔缩小和(或)上睑下垂。

⑥感觉躁动或不安。

(4)发作频率从隔日1次到每日8次。

(5)不能归于其他疾病。

2.鉴别诊断

(1)与偏头痛型血管性头痛相鉴别:先兆型偏头痛者有前驱症状,疼痛性质为搏动性,伴有恶心和呕吐等自主神经症状,其疼痛部位可超过头部正中线,女性多见,父母可有头痛病史,而丛集性头痛不具备这些特点。

(2)与单纯眼型血管性头痛相鉴别:此型血管性头痛仅有眼痛,而丛集性头痛不仅有眼痛,而且放射至同侧的颞部、额部、枕部,还伴有鼻塞、流涕、流泪、结膜充血等。

(3)与颈性头痛相鉴别:此头痛的部位以枕部为中心,伴有颈肩的疼痛和眩晕。

(4)与三叉神经痛的鉴别:三叉神经痛是三叉神经第2、3支分布范围内短暂、剧烈的疼痛。最常见的疼痛部位是口周、口角附近,或三叉神经第2支分布区的眼眶周围。三叉神经痛的特征是面部存在"扳机点",刺激该处可引起剧烈疼痛。三叉神经痛患者不愿接触面部,而丛集性头痛患者按压面部以缓解疼痛。三叉神经痛更常见于50岁以上患者,每次疼痛仅持续数秒钟。

(五)预防和治疗

1.急性发作的治疗

急性丛集性头痛发作起病突然,持续时间短暂,因此须给药以迅速缓解疼痛。只有那些能迅速起效的药物才会在急性丛集性头痛中发挥作用。对偏头痛有效的止痛药和口服麦角胺,对丛集性头痛无效,因为它们的起效时间对于剧烈和短暂的丛集性头痛而言,显得相对较慢。最有效的治疗是吸氧和皮下使用舒马坦。近来有报道应用鼻腔内舒马坦和鼻腔内佐米格和口服佐米格治疗。

(1)氧疗:在本病发作时,吸氧是最有效的治疗方法之一,用面罩给氧,以100%的氧,每分钟流量为7L,其中85%的患者可在15分钟内缓解,无不良反应。某些患者吸氧虽不能完全终止其头痛发作,但可推迟下次发作时间。

(2)舒马坦:皮下注射舒马坦治疗丛集性头痛发作,96%在15分钟内头痛缓解(从非常剧烈、剧烈或中度疼痛到轻度疼痛或疼痛消失)。长期治疗后未出现效果减弱或者发作频率增加。这项研究显示,长期皮下注射舒马坦6mg是一种耐受性好的治疗急性丛集性头痛发作的有效方法。

预先口服舒马坦,每次100mg,每日3次,既不能影响头痛发作时间,也不能影响头痛的频率。对缺血性心脏病及未控制的高血压病患者,禁用舒马坦。吸氧和舒马坦都可降低丛集性头痛发作中患者颈外静脉CGRP含量,而阿片类物质却不能。

(3)佐米格

①佐米格鼻腔喷雾:快速起效,使用方便,没有异味,使佐米格鼻腔喷雾成为治疗急性丛集性头痛发作有吸引力的药物。在鼻腔喷雾5mg佐米格的单盲实验中,76次丛集性头痛发作

中 60 次(78%)在 15 分钟内完全缓解,25 次(46%)在 10 分钟完全缓解。安慰剂治疗的发作直到 25 分钟才起效。目前大样本双盲安慰剂对照试验尚在进行中。由于起效快速,易携带(不像氧气),使用方便(不像皮下注射舒马坦),鼻腔用佐米格成为治疗急性丛集发作的很重要的药物。

②佐米格片剂:佐米格是第一种在发作性丛集性头痛急性期治疗中证实口服有效的曲普坦类药物。发作性丛集性头痛患者使用佐米格(10mg 和 5mg)后 30 分钟,头痛缓解,并且易于耐受。

(4)双氢麦角碱:在美国,双氢麦角碱(DHE)有注射给药和鼻腔给药,并对急性丛集性头痛发作有效。静脉注射可在 10 分钟内迅速缓解疼痛,而肌内注射和鼻腔给药则起效较慢。

(5)麦角胺:麦角胺仅能以片剂或栓剂的形式给药,由于起效时间较长,因此即使药物有机会起效,头痛发作可能已经开始自行缓解,故对应急处理无效。然而一些患者对麦角胺栓剂起效相对快一些。总之,由于麦角胺起效缓慢,麦角胺片剂和栓剂对急性丛集性头痛发作并不是非常有效。

(6)其他:本病与偏头痛一样,解除患者心理方面的担心是必要的,采用支持心理疗法,对不安和抑郁的处理也是重要的。

2.预防丛集性头痛发作

预防性药物治疗是丛集性头痛处理中的重点。发作性丛集性头痛的丛集期需每日用药,而慢性丛集性头痛需连续用药。最有效的药物包括麦角胺、维拉帕米、碳酸锂、皮质激素、美西麦角和丙戊酸盐。吲哚美辛对阵发性偏头痛有效,β-受体阻断剂和三环类抗抑郁药则无特效。

预防性药物治疗的原则,包括在丛集期的早期即开始坚持每日用药,直至患者头痛消失后至少 2 周,逐渐减量到治疗结束,而不是突然停药,在下一个丛集期开始又重新给药。对每位患者,必须向其解释药物的不良反应。尽管预防给药,但仍有一些患者出现头痛,此时,可给予吸氧或舒马坦治疗终止发作。

选择何种药物作为预防治疗的药物取决于以前对预防药物的反应、药物的不良反应、药物禁忌证、丛集性头痛的类型(发作性、慢性或慢性阵发性偏侧头痛)、患者的年龄、发作的频率、发作的时间(夜间还是白昼)以及丛集期可能持续的时间。对某些患者,有必要联合使用两种或多种药物以达到理想的控制效果。

(1)酒石酸麦角胺:每次 1mg,口服,每日 2 次,是一种非常有效的预防措施。与偏头痛不同的是,尚无证据表明麦角胺能引起丛集性头痛反跳现象。睡前口服麦角胺对控制夜间发作的丛集性头痛有效。麦角胺禁用于有外周和心血管疾病的患者。

(2)二甲麦角新碱:每次 2mg,每日 3~4 次,可以合并用赛庚啶 8mg 睡前服。

(3)苯噻啶:每次 0.5~1.0mg,每日 3 次。青光眼、前列腺肥大者及孕妇忌用。不良反应为嗜睡。

(4)维拉帕米:对发作性和慢性丛集性头痛都具有预防作用,常规剂量为 120~480mg/d,分次口服。维拉帕米可与麦角胺联合使用,该方法适用于发作性丛集性头痛的预防治疗。

(5)碳酸锂:开始时用小剂量 0.125g,每日 3 次,逐渐增大剂量至每日 0.9~2.0g。

(6)泼尼松:初始剂量为 40mg/d,5 日后逐渐减至 15mg/d。

(7)美西麦角：是有效的预防性药物，对年轻的丛集性头痛患者更佳，对有潜在的动脉粥样硬化性心脏病的老年患者需谨慎使用。美西麦角有许多不良反应，包括肌肉痉挛和疼痛、水潴留、纤维化反应。由于发作性丛集性头痛通常不超过 4 个月，因此在此期间使用美西麦角是可以接受的。但是在慢性丛集性头痛患者中，必须谨慎使用本品，宜间隔用药。如果患者必须反复使用美西麦角，则连续使用 6 个月，中间须停用 2 个月，并定期行胸部 X 线、超声心动图、静脉肾盂造影(IVP)以观察纤维环发展。

(8)丙戊酸钠：有报道丙戊酸钠 $600\sim2000mg/d$，分次口服，可以减少丛集性头痛的发作频率，但须定期复查血药浓度和肝脏转氨酶。

(9)钙通道阻滞剂：异搏定 40mg，每日 4 次；尼莫地平 $20\sim40mg$，每日 3 次；硝苯吡啶$10\sim20mg$，每日 3 次。一般要连续 4 周后才能奏效。

3.预防慢性丛集性头痛

预防慢性丛集性头痛可选用酒石酸麦角胺、碳酸锂、苯噻啶、二甲麦角新碱及钙通道阻滞剂。

四、低颅压性头痛

低颅压性头痛是指脑脊液(CSF)压力降低($<60mmH_2O$)、以直立性头痛为特征的一组临床综合征。本病与体位直接相关，患者常在直立 15 分钟内出现头痛或头痛明显加剧，卧位后头痛明显减轻或消失。重者可引起硬膜下出血、意识障碍或精神症状等。临床上常分自发性和继发性两种。

(一)病因和发病机制

1.病因

低颅压性头痛有特发性和继发性两种，特发性低颅压头痛病因不明，可能与血管舒缩障碍引起 CSF 分泌减少或吸收增加有关。继发性低颅压头痛多见于脑脊液漏，其次是腰椎穿刺术。此外，外伤、手术、剧烈运动、脱水、糖尿病酮症酸中毒、尿毒症、全身严重感染、脑膜脑炎、过度换气和低血压等都可以引起。

2.发病机制

由于脑脊液减少、吸收过快或外漏等使脑脊液容量减少，脑脊液对脑组织的缓冲支撑作用减弱，直立时脑组织移位下沉等使脑内痛敏结构，如脑膜、血管和三叉、舌咽、迷走等脑神经受牵张引起头痛。

(二)诊断与鉴别诊断

1.临床表现

(1)直立性头痛是低颅压性头痛特征性的临床表现，患者坐立时头痛明显，平卧或头低足高位则头痛明显减轻或缓解。头痛多位于额部和枕部，有时波及全头，或向项、肩、背及下肢放射，性质为钝痛或搏动性痛。

(2)可伴有眩晕、恶心、呕吐、视物模糊，严重者可出现意识障碍或精神症状。

(3)检查可发现颈部有不同程度的抵抗感。

2.辅助检查

(1)腰椎穿刺术：脑脊液压力$<60mmH_2O$，细胞数正常或轻度升高，部分患者蛋白可增

高,糖和氯化物正常。

（2）影像学检查

①头颅磁共振平扫＋增强：a.约50％的特发性低颅压患者可见硬膜下积液,但占位效应不明显;约25％的特发性低颅压患者可见硬膜下血肿。b.幕上和幕下弥漫性脑膜强化。c.静脉系统扩张充血:主要见于大的脑静脉和（或）静脉窦。d.垂体充血。e.脑下坠的表现:视交叉池消失、视交叉弓形突出、垂体蒂和脑桥被压扁、脑桥前池消失和小脑扁桃体下坠。

②脊椎磁共振平扫＋增强:可见硬膜外和硬膜内静脉扩张、硬膜强化和硬膜憩室。

③脊椎造影:有助于明确脊膜脑脊液漏口部位,可选用薄层CT脊髓造影、T_2加权磁共振脊髓造影、数字减影脊髓造影或动态CT脊髓造影。

3.诊断要点

根据国际头痛协会制订的《国际头痛疾患分类第3版（试用版）》诊断标准进行诊断,诊断标准如下：

（1）任何符合诊断标准（3）的头痛。

（2）脑脊液压力低（$<60mmH_2O$）和（或）影像学具有脑脊液漏出的证据。

（3）头痛的发生发展在时间上与脑脊液压力低或脊液漏出相关,或因为头痛而发现脑脊液压力低或脑脊液漏出。

（4）不能更好地符合ICHD-3的其他诊断。

4.鉴别诊断

本病应注意与产生体位性头痛的某些疾病相鉴别,如脑和脊髓肿瘤、脑室梗阻综合征、中枢神经系统感染、脑静脉血栓形成、亚急性硬膜下血肿、肥厚性硬脑膜炎和颈椎病等。一般通过脑脊液穿刺及影像学检查可资鉴别。

（三）治疗

1.一般治疗

包括去枕平卧休息、口服补液（每天2000～3000mL）、穿紧身裤和束腹带。

2.病因治疗

对于有明确病因者应针对病因治疗,如控制感染、纠正脱水和糖尿病酮症酸中毒等。对手术或创伤后存在脑脊液漏者可行漏口修补术。

3.药物治疗

（1）安钠咖500mg,皮下或肌内注射,或加入500～1000mL乳化林格液缓慢静脉滴注。咖啡因可阻断腺苷受体,使颅内血管收缩,增加CSF压力和缓解头痛。

（2）糖皮质激素:地塞米松100mg加生理盐水静脉滴注,疗程3～7天。

（3）大量生理盐水静脉滴注,每日不超过3000mL。

4.硬膜外血贴疗法

用自体血15～20mL缓慢注入腰或胸段硬膜外间隙,血液从注射点上下扩展数个椎间隙,可压迫硬膜囊和阻塞脑脊液漏出口,迅速缓解头痛,适于腰穿后头痛和自发性低颅压性头痛。

5.手术治疗

对于常规治疗无效的患者,则积极寻找脑脊液漏口而进行手术治疗。

第二节　眩晕

一、梅尼埃病

梅尼埃病(MD)是特发性内耳疾病,临床主要表现为反复发作旋转性眩晕、波动性感音神经性耳聋,伴耳鸣、耳闷感,间歇期无眩晕,可持续性耳鸣,多年来国内将其译为美尼尔病,已证实内耳病理改变为膜迷路积水。1989 年"自然学科名字审定委员会"根据法语读音译为梅尼埃病更贴切,因其为独立的内耳疾病,不主张用梅尼埃综合征等词。

(一)病因和发病机制

目前真正的病因和发病机制尚不明确,最主要的组织病理学改变是内淋巴积水。导致内淋巴积水的因素可以是内在的,也可以是外在的,内因包括:乳突气房的发育不良、前庭导水管和内淋巴囊的发育不良、乙状窦前移和基因易感性;另外,自身免疫反应过敏、耳硬化、病毒、血管和创伤等外因均可以引起调节内淋巴稳态的细胞化学和生物机制的紊乱,如离子的紊乱,从而导致内淋巴积水。其发病机制有以下几种学说:内淋巴高压学说、膜迷路破裂学说、钙离子超载学说、外淋巴间隙淋巴液混合学说等。

(二)诊断与鉴别诊断

1.临床症状

MD 临床表现多种多样,对患者威胁最大的就是发作性眩晕,其次为耳聋、耳鸣、耳闷。

(1)眩晕:2/3 患者以眩晕为首发症状,由于前庭终器受刺激,突觉天旋地转,自身要跌倒。常在睡梦中发作,起病急,有自身或环境旋转,滚翻、摇摆或颠簸感,剧烈眩晕 20 分钟至 12 小时。眩晕发作时,常伴有自发眼震及面色苍白、出汗、呕吐等自主神经症状。眩晕发作缓解后运动或声光刺激可使症状再发,个别患者可间隔 1~5 年,多数患者 1 年或 1 个月发作数次,甚至几天发作一次。一般规律为首次发作以后犯病次数逐渐增多,达高潮后逐渐减轻,减少发作次数,直到听觉严重损失后眩晕减轻或消失。眩晕的剧烈程度因人而异,同一患者每次发作的轻重不一。现一般认为 MD 早期各种症状由机械因素引起,晚期由生化因素引起,有两种少见的眩晕发作类型,在诊断疾病时应归于 MD 的范畴:①Lermoyez 综合征:先有耳聋、耳鸣,但无眩晕,以后突然眩晕,听力随之好转,耳鸣减轻。②椭圆囊危象:患者在意识清醒的情况下出现的突发倾倒,由于发作突然,患者会出现面部损伤。患者突感腿部无力跌倒,猝不及防,可自行站起,且无眩晕。

(2)耳鸣:是一种主观症状,可以是 MD 的症状,有时比其他症状早几年,而未引起患者重视。约 80％患者有此症状,病程早期常为嗡嗡或吹风样声,属低频性耳鸣,患者常能耐受,后期蝉鸣属高频性耳鸣,整天存在,在安静环境中耳鸣加重,患者常不能耐受,但尚能入睡,说明大脑皮质抑制时耳鸣减轻或消失,发病前耳鸣加重,眩晕缓解后耳鸣减轻。耳鸣有以下特点:①耳鸣强度与听力损害程度一致;②耳鸣声调与听力损害频率区有关,可用耳鸣匹配曲线确定其为高频或低频性耳鸣;高频听力下降,常引起高频性耳鸣;低频听力下降,引起低频性耳鸣;

③随着病程进展,由于适应耳鸣,症状减轻。

(3)耳聋:听力下降是主要症状,急性发作期时被眩晕掩盖。早期低频感音神经聋,常呈可逆性的,有明显波动性听力减退者只有 1/4,虽然患耳听力下降,但又惧怕强声、尖声刺激,此种现象表明有重振,是一种响度畸变,可能由于外毛细胞受损,强声刺激下脑细胞对听觉的增补作用。MD 造成听力损失因人而异,可在 1~2 年发病数次后即达 60dB,也可能多次波动后听力仍正常,也可能某次严重发病后达全聋。故听力丧失与发作次数、持续时间无一定相关性,随病情发展耳聋加重,高频亦下降且无波动现象,总的趋势是每况愈下,最后可呈严重感音神经性耳聋或全聋。在发作间歇期,对同一声音,两耳感到声调不同,患耳听到的声调较高,这种现象称复听,是一种音调畸变,复听和重振都是耳蜗感应性聋的特殊情况。

(4)耳部闷胀感:以前认为耳聋、耳鸣、眩晕为 MD 典型三联征。1946 年后发现 1/3 的患者有患耳胀满感,甚至患耳前、后区亦有压迫、胀满感。此症状可发生在病程的早期,常出现于眩晕发作之前,经过反复发作后此症状不明显或者患者适应了常不诉此症,许多学者将其归之于 MD 的第四联征。

(5)自主神经症状:恶心、呕吐、出汗及面色苍白等自主神经症状是剧烈眩晕发作的伴随症状,其出现常反映眩晕的剧烈程度,自主神经症状与自发眼震一样都是 MD 的客观体征。

(6)平衡障碍:MD 缓解期除听觉障碍外,少数患者平衡功能障碍,表现为持续性不稳感,或偏向一侧的倾倒,有时发生防护性倾倒,如行走前突感前后道路向下沉,为防止向前跌倒而将身体后仰,结果向后跌倒,有时觉前方道路升高,怕向后跌倒而发生向前扑倒。

2.辅助检查

(1)纯音测听:早期即可逆期,为低频(0.25~1kHz)听力下降,是上升型听力曲线,多次检查有 10~30dB 的波动;中期高频(4~8kHz)下降,2kHz 听力正常呈"峰"型曲线;后期 2kHz 亦下降或高频进一步下降,呈平坦型或下坡型曲线。

(2)电反应测听:用电反应仪可客观地测出从蜗神经到脑干下丘核的点位,MD 的听力损伤可在耳蜗,用耳蜗电图可测得总和电位(SP)与蜗神经动作电位(AP)幅度的比值,一般认为 SP/AP≥0.4 视为异常,可作为内淋巴积水的诊断依据,但是如果任何情况导致听神经活动降低,从而引发 AP 降低时,这时的 SP/AP 比值增高不一定反应膜迷路积水,因此还要结合临床表现综合判断。

(3)头脉冲试验(HIT):约 13%MD 患者出现一侧 HIT 降低,但同时伴有一侧温度试验降低者约 42%。这说明 MD 患者的半规管功能在相当程度上是保留的,没有受到严重伤害。42%患者温度试验受损,仅 13%MD 患者 HIT 受损,说明 MD 更容易损害前庭终末器官处理低频信号的功能。HIT 属于引发正常频率反应的生理刺激,容易产生中枢适应。温度试验属于引发正常频率之外的非生理性刺激,因此不易产生中枢适应。

(4)温度试验:冷热水或空气刺激外耳道,用眼震电图仪计算眼震之慢相角速度,以相对值计算双侧不对称比 CP 值。MD 常表现为患侧半规管功能低下,冷热试验正常者亦不排除本病,温度试验仅显示低频外周前庭功能损害的情况,对 MD 没有特异性。

(5)前庭脊髓反射检查:眩晕发作后可做原地踏步试验,走直线试验,做书写、过指及 Romberg 试验,患者均向前庭功能损害侧偏斜。现用静态姿势图定量检查 Romberg 试验,可定量测试晃动轨迹的长度和速度,MD者晃动的轨迹较正常人长,速度大,重心后移。

(6)影像学检查:颞部CT扫描偶呈前庭导水管周围气化差,导水管短而直,膜迷路磁共振成像(MRI)部分患者可显示前庭导水管变直、变细。

3.MD的分期

主要依据0.5、1、2、3kHz四个纯音频率电测听或音叉检测所显示的听力丧失程度来分期。1期:听力丧失<25dB;2期:听力丧失达25～40dB;3期:听力丧失达41～70dB;4期:听力丧失>70dB。

4.诊断要点

MD的诊断主要根据患者的病史及发作时的主要临床表现进行诊断,根据MD的确定性程度,分为几种不同程度的诊断标准。

(1)确切性MD诊断标准

①自发性眩晕,每次持续约20分钟至12小时。

②患耳在眩晕发作期间或之后出现低中频感音神经性耳聋。

③疾病早期,眩晕发作时伴有波动性耳科症状(听力下降,耳鸣,耳胀满感)。

④其他前庭疾病不能解释的症状。

(2)疑似MD的诊断标准

①眩晕或头晕发作2次以上,每次持续20分钟至24小时。

②患耳出现波动性耳部症状(听力、耳鸣或耳胀满感)。

③已经排除其他前庭疾病可能。

5.鉴别诊断

(1)突发性耳聋:在很短时间内出现严重的感音神经性耳聋,若伴眩晕很易与MD首次犯病相混淆,其鉴别要点为:①突发性耳聋是以高频下降为主;而MD早期以低频下降为主,且有听力波动。②突发性耳聋之眩晕2～3天减轻或消失,以后不再复发;而MD为反复发作性眩晕。③给予利尿药或甘油治疗后突发性耳聋无效,而MD听力可恢复。

(2)良性阵发性位置性眩晕(BPPV):其特点为头位变动或某一特定头位时出现眩晕及眼震,发作时与MD相似,其鉴别要点为:①典型BPPV间歇期无任何症状及体征,听神经及前庭功能正常;而MD有耳聋、耳鸣及位听功能异常。②BPPV在特定体位症状明显;而MD任何体位都可眩晕,患侧卧位更明显,眼震为水平型向健侧。③BPPV通过体位治疗后症状可缓解;而MD活动体位症状加重。④BPPV眩晕发作时间为数秒或几分钟;而MD眩晕时间长达数小时。

(3)前庭神经病变:包括前庭神经炎或前庭神经供血不足,可于感冒后突发眩晕、恶心、呕吐。鉴别点为本病无耳蜗症状,眩晕持续时间较长,代偿后眩晕消失,很少复发。

(4)后循环缺血(PCI):主要为迷路动脉供血不足引起,50％～75％的患者以眩晕为首发症状,多见于中老年人,常伴有视物模糊、复视、核间肌麻痹、言语含糊、猝倒等脑干缺血症状,影像学检查可见腔隙性脑梗死、颈椎骨质增生、椎间孔与横突孔变及动脉硬化、狭窄等表现;颈部血管彩超检查及经颅多普勒检查,显示椎-基底动脉供血不足。

（三）治疗

1.急性发作期治疗

（1）一般治疗：绝对卧床休息，避免声光刺激，消除恐惧焦虑心理，控制食盐和水分的摄取量。

（2）药物治疗

①前庭神经镇静药：地西泮（安定）5~10mg，口服，每日1~2次，若呕吐严重可改用10mg肌内注射或静脉滴注。

②抗胆碱能制剂：东莨菪碱每次10~20mg，肌内注射。

③血管扩张药

倍他司汀：6~12mg，口服，每日3次；或2~4mg，肌内注射，每日3次；或倍他司汀20~40mg加入生理盐水200mL，静脉滴注，10~15天为1个疗程。

氟桂利嗪（西比灵）：10mg，口服，每晚1次，疗程1个月。

④利尿药：氢氯噻嗪（双氢克尿塞）25mg，口服，每日2~3次，1周后停药或减量，服药期间注意补钾。

⑤其他治疗：眩晕早期可静脉滴注低分子右旋糖酐每天250~500mL。三磷腺苷（ATP）静脉滴注或口服；拟诊为自身免疫或变态反应因素有关的MD，可口服或静脉滴注类固醇激素，如地塞米松片0.75mg，口服，每日3次，1周后递减；或地塞米松5~10mg，静脉滴注，3天后可递减；高压氧治疗。

（3）手术治疗：10%病例没有足够有效的治疗，可能考虑需要手术治疗，例如内淋巴囊减压手术，前庭神经切断手术等，内淋巴囊减压手术可以早期缓解淋巴水肿和压力增高，减低对毛细胞的破坏。适时进行早期手术适应证的评估，权衡利弊条件下，选择适当手术方法。

2.间歇期治疗

无症状者无须任何治疗，有平衡障碍、耳聋、耳鸣者，可根据症状特点进行相应治疗，以防止眩晕发作及听力进一步下降。

（1）防止眩晕急性发作：保持生活规律，减少精神、情绪刺激，低盐饮食，每日限定盐1.5g以下，避免刺激性食物如咖啡、酒、烟等。

（2）耳聋、耳鸣等耳蜗症状的治疗：常选用血管扩张药、改善内耳微循环药物，内淋巴高压者可加服利尿药，用法、用量见"急性发作期治疗"，用药强度比急性发作期缓和。

（3）前庭功能重建训练：前庭功能训练方法很多，在此介绍Cawthorne前庭体操疗法。

①眼运动：眼球向上、下运动20次；从一侧到另一侧20次；注视手指于一臂的距离，移动手指到35cm处，再回到一臂远，20次，开始慢以后加快。

②头运动：睁眼，头前屈后伸20次；从一侧转头到另一侧20次；开始慢后加快，眩晕消失后，闭眼做同样动作。

③坐位：耸肩20次；转肩向右再向左20次；向前屈，从地上拾起东西，再坐好20次。

④立位：睁眼从坐到立，再坐回20次；闭眼同样动作20次；在两手之间掷橡皮球，于眼平面以上或在膝部以上两手之间掷球。

⑤走动：横穿房间走动，先睁眼后闭眼各10次；上、下斜坡先睁眼后闭眼各10次。弯腰俯

首和转动的游戏如滚木球等;单足站立先睁眼后闭眼;一足在另一足的正前方行走,先睁眼后闭眼。

各节体操开始应非常缓慢,以后逐渐加快速度,从卧位,到坐位,到立位。每天 2～3 次,每次 15～30 分钟,锻炼 2 个月无效可停止治疗。

二、位置性眩晕

(一)良性阵发性位置性眩晕

良性阵发性位置性眩晕(BPPV)是一种阵发性、由头位变动引起的,伴有特征性眼震的短暂的发作性眩晕,是最常见的前庭疾病。并非所有头动都可引起 BPPV 发作,只有与重力垂直线夹角有变化的头动才能出现症状。BPPV 不能等同于位置性眩晕,位置性眩晕是指在某一个或几个特定头位时诱发的眩晕,多同时伴有眼震,即位置性眼震。但要诊断 BPPV 需要满足本文将要描述的一些特征。历史上,Barany 于 1921 年首先报道本病,但 1952 年是 Dix 与 Hallpike 第一次准确、全面描述了 BPPV 的临床特征。以往,治疗良性阵发性位置性眩晕只有一种方法,即 Brandt-Daroff 练习。随着对 BPPV 机制的认识的日益完备,治疗方法也更有针对性。治疗方法设计的基本原理是根据管结石或壶腹嵴结石,以及受累半规管的空间位置制定的。

1.病因

(1)原发性:一些患者在发生 BPPV 时没有明确的原因,称为原发性或称特发性 BPPV,占 50％～70％。这些患者可以有和突发性耳聋相类似的原因,如劳累、紧张等,尤其是年轻的患者更为多见,这些患者尽管目前无因可循,但推测可能与前庭一过性供血异常有关。概括起来,原发性 BPPV 可能与下列因素有关,或继发于下列疾病(图 5-2-1)。

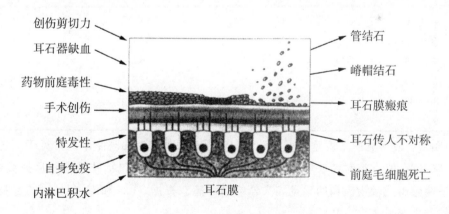

图 5-2-1 耳石器功能异常

①耳石病:迷路发生老年性改变,或退行性变时,椭圆囊斑变性,耳石膜脱落后进入半规管并沉积于此,以后半规管最易发生,偶可发生于外、前半规管。

②外伤:轻度头颅外伤后或头部加速运动可致本病。镫骨手术后亦可出现耳石脱落进入半规管。

③耳部疾病:中耳乳突感染,如病毒性迷路炎、慢性化脓性中耳炎、梅尼埃病缓解期、外淋

巴瘘、双侧前庭功能不对称所致。

④内耳供血不足:因动脉硬化、高血压致内耳供血不足,囊斑的胶质膜变薄,耳石脱落,进入半规管。

(2)继发性:发生 BPPV 时,有明确的原因可循。头部外伤或内耳手术(如镫骨切除术)继发 BPPV 较为多见,外伤时易使椭圆囊斑的耳石进入半规管诱发 BPPV,且可为双侧。内耳病后出现 BPPV 是常见的现象。梅尼埃病、病毒迷路炎或前庭神经炎、偏头痛常合并有 BPPV,可能是内耳原发性疾病使耳石易于脱落,如内淋巴积水、内耳血管痉挛等损害椭圆囊后使耳石脱落。但根据笔者的观察,突发性耳聋并发 BPPV,是最常见的继发性 BPPV。

原发与继发是相对的,随着认识水平的提高,一些所谓的原发性 BPPV 可能成为继发性 BPPV。

2.临床特征

(1)BPPV 是最常见的前庭疾病,特点是头运动到某一特定位置出现的短暂的眩晕,可见于各个年龄段,但儿童少见。根据 Miami 大学理疗科和 Bascom Palmer 眼科医院眩晕与平衡中心 1994—1998 年的资料,各个年龄段 BPPV 的发生率见表 5-2-1。BPPV 是原发性的,也可为继发性(继发于内耳病变、头部创伤等)。BPPV 有自愈性,故称自限性疾病。超过 3 个月不愈者称为顽固性 BPPV,复位无效可行手术治疗。

表 5-2-1 BPPV 的年龄分布

年龄	头晕的人数	BPPV(%)	BPPV 人数
0~9	9	0	0
10~19	32	3.1	
20~29	64	3.1	2
30~39	191	17.8	34
40~49	261	16.5	43
50~59	207	22.2	46
60~69	298	26.2	78
70~79	376	23.7	89
80~89	176	33.1	58
90~99	14	50.0	

(2)BPPV 最多见的主诉是躺下、床上翻身、屈身或仰视时出现眩晕。常见于下述活动时,如起床、家务劳动、淋浴时洗头等。其他与 BPPV 相关的主诉包括眩晕停止后持续数小时或数天的平衡障碍及较为模糊的感觉如头晕或漂浮感。根据 Tusa 和 Herdman 的资料,各种临床症状的发生率见表 5-2-2。

表 5-2-2 BPPV 常见主诉的发生率

主诉	发生率
平衡失调	57%
眩晕	53%
行走困难	48%

主诉	发生率
头晕	42%
不稳感	29%
自身旋转感	24%
倾斜感	22%
漂浮感	15%

3.发病机制

(1)嵴帽结石:这一学说是 1969 年由 Schuknecht 提出,认为椭圆囊的退变碎片黏附到后半规管的壶腹嵴,使其对重力敏感,该理论即嵴顶结石症。该理论的证据是在 BPPV 患者颞骨病理学研究发现后半规管的壶腹嵴有嗜碱性物质沉积,并可增加嵴顶的密度,当头位变化使受累耳在下位时会产生后半规管壶腹嵴顶的异常偏斜,引发眩晕。由于只要患者在激发体位壶腹嵴就会保持偏斜状态,眼震和眩晕可持续存在,但中枢适应后,强度会逐渐减低,因此嵴顶结石症的特点是:①患者处于激发体位眩晕立即出现;②眼震与眩晕的潜伏期相同;③激发体位不改变,症状就持续存在。这种类型的 BPPV 少见。

(2)半规管结石:这一学说是 Hall 等(1979)提出,后 Epley(1980)加以完善的理论。这一学说认为退变的碎片在半规管内淋巴中自由浮动,证据是可在术中显微镜下暴露膜迷路后发现有自由浮动的耳石碎片。头部处于激发体位时,耳石在半规管中处于悬垂位。根据流体力学的理论,耳石的运动引起内淋巴的运动,牵拉壶腹嵴顶,使该半规管的神经放电增加。反应的潜伏期与内淋巴牵拉使壶腹嵴顶偏斜的时间相关。眩晕、眼震与壶腹嵴顶的相对偏斜有关。继续保持该头位由于内淋巴移动停止,眩晕和眼震也下降。因此,管结石症有以下特点:①患者处于激发头位后眩晕的出现有 1~40 秒的潜伏期;②眼震与眩晕的潜伏期相同;③眩晕和眼震的强度波动,先重后轻,时程不超过 60 秒。管结石是 BPPV 最常见的类型。

4.诊断

BPPV 可以累及三对半规管的任何一个,最常见的是后半规管 BPPV,其次是水平半规管 BPPV,而前半规管 BPPV 最少见。判断受累半规管主要根据是头处于激发位置时眼震的方向。仔细观察如果发现患者从卧位回到坐位时眼震时相和方向逆转,也可用来判断哪个半规管受累。正确的治疗建立在正确识别受累半规管及判断属于嵴顶结石症还是管结石症。

有 3 种手法操作用于激发眩晕和眼震。这些检查最好在正常光线下佩戴 Frenzel 眼镜或红外摄像系统完成,用以防止水平性和垂直性眼震的固视抑制,增加观察到眼震的可能性,但固视不抑制扭转性眼震。在进行检查前,应向患者说明检查的过程,消除患者的紧张情绪,取得患者的最佳配合。

(1)Dix-Hallpike 试验:Dix-Hallpike 试验也称 Barany 检查,或 Nylen-Barany 检查。这是用来确定 BPPV 诊断最常用的检查方法(图 5-2-2)。患者坐位水平方向转头 45°,快速躺下使头悬垂与水平面呈 30°角。这种体位正好使后半规管处于受重力牵拉的平面。黏附于壶腹嵴顶或浮动于半规管长臂的碎片会移动并引起眩晕和眼震。眩晕出现可有潜伏期,该体位应维持30秒。如果患者有BPPV,当患耳为下位耳时会诱发眩晕和眼震,然后患者缓慢恢复坐位。如果患者在悬头位出现眩晕和眼震,恢复坐位时还会出现眩晕和眼震。该体位也使前半规管处于相对悬垂的位置,因此前半规管BPPV也可诱发眩晕,前半规管BPPV的眼震方向为向下扭转性眼震。在Dix-Hallpike检查中,检查右侧时,碎片可能移动引起眩晕和眼震;检查左侧时则无眩晕和眼震。该检查过程中也可引起前半规管内碎片的移动,故也可用于前半规管BPPV。

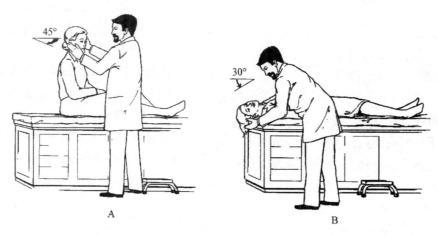

图 5-2-2　Dix-Hallpike **试验**

(2)侧卧试验:患者坐于检查床上,头向一侧转45°,然后快速向对侧侧卧,这样处于向下耳的后半规管壶腹嵴受到重力的牵拉,管结石或嵴顶结石诱发眩晕和眼震。同样,下位耳内前半规管耳石也可移动,出现眩晕和向下的扭转性眼震。患者然后回到坐位。

(3)滚转试验:水平半规管BPPV采用Dix-Hallpike检查可能引不出眩晕和眼震,最好的检查方法是在水平半规管平面转动患者的头部。患者仰卧头屈曲20°,然后头快速向一侧转动,并保持头位1分钟,观察有无眩晕出现。头位再转回中线位(仍然是轻度屈曲位),再快速转向对侧。水平半规管BPPV,由于耳石在水平半规管内来回移动,左转和右转两个方向都会出现眩晕和眼震。头转向患侧时慢相眼速加快,眼震时程延长,患者主观症状加重。眼震的方向取决于是嵴帽结石还是半规管结石。水平半规管管结石眼震方向向地,有疲劳性;而嵴顶结石眼震方向离地,持续存在不疲劳。

(4)BPPV变位检查的眼震特点

①后半规管BPPV的眼震特点:患者头向一侧转45°后快速卧倒,使头悬至床下,与床平面成30°夹角,患耳向地时出现以眼球上极为标志的垂直扭转性眼震(垂直成分向眼球上极,扭转成分向地);回到坐位时眼震方向逆转。管结石症眼震持续时间<1分钟;嵴帽结石症眼震持续时间≥1分钟。

②前半规管BPPV的眼震特点:患者头向一侧转45°后快速卧倒,使头悬至床头,与床平面成30°夹角,患耳向下时出现以眼球上极为标志的垂直扭转性眼震(垂直成分向眼球下极,扭转成分向地);回到坐位时眼震方向逆转。管结石症眼震持续时间<1分钟;嵴帽结石症眼震持续时间≥1分钟。

③水平半规管 BPPV 的眼震特点:管结石症在双侧变位检查中均可诱发向地性或背地性水平眼震,眼震持续时间<1 分钟;嵴帽结石症在双侧变位检查可诱发背地性水平眼震,眼震持续时间≥1 分钟。

5.治疗

BPPV 治疗有三种方法:管结石复位法(CRT)、Semont 法及 Brancit-Daroff 练习,适应证各不相同,根据受累的半规管决定治疗方法。一般首先应用管结石复位法治疗管结石症,Semont 法还可用于治疗嵴帽结石。Brandt-Daroff 练习可用于治疗后有轻微残余症状的患者的家庭练习(自己进行治疗)。BPPV 患者,尤其是 BPPV 病史较长者,可能害怕某些激发体位活动,应向患者解释,消除其顾虑。对体位试验或耳石复位敏感者,可能会出现恶心、呕吐反应,可在 30 分钟前口服抗胆碱能制剂或吩噻嗪类抗组胺药抗吐,如异丙嗪。颈部和背部疼痛可能妨碍治疗,老年患者特别是有关节炎等其他疾病者可能不能承受 CRT 或 Semont 法的操作。应用倾斜桌可能有助于减少 CRT 治疗中伸颈的程度。对于骨质疏松或既往有颈部外伤或颈部手术史的患者应该小心。双侧 BPPV 也可为特发性或继发于头部外伤。应用 CRT 或 Semont 法首先治疗症状最重的一侧。Brandt-Daroff 法可能是治疗双侧后半规管 BPPV 合适的选择。BPPV 患者如果伴有前庭功能低下也应进行康复训练。手术治疗包括前庭神经切断,支配后半规管的单孔神经切断及患侧半规管的阻塞。耳石复位多可治愈,故手术很少采用。

(1)Epley 管结石复位法治疗后半规管管结石症:管结石复位是让患者经过一系列的头位变化,使耳石经过总脚,回到前庭椭圆囊。第一步是使患者运动到 Dix-Hallpike 体位的患耳侧(图 5-2-3),保持下位 1~2 分钟;然后经过中度头伸位,头缓慢向健侧旋转,短暂保持新的位置,患者旋转呈侧卧位,患者头向下 45°。在最后的位置上患者可能出现短暂相同特征的眩晕和眼震,表明耳石碎片在后半规管内移动;然后保持该头位缓慢坐起。

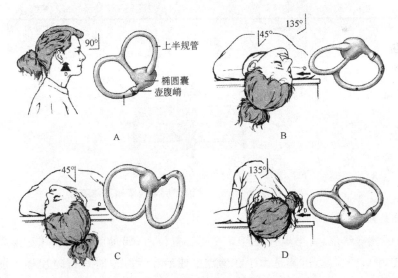

图 5-2-3 Epley 法后半规管复位步骤(右后 BPPV)

管结石复位法治疗水平半规管结石症:水平半规管耳石复位法是使自由浮动的耳石碎片经水平半规管的长臂到前庭。患者移动到平卧位,头转到患耳侧;然后患者的头部缓慢旋转移离患侧,每次移动 90°,直到头移动 360°,每一位置等待直到眩晕停止。

(2)Semont 法治疗后半规管 BPPV:Semont 法是判断出病变侧别后,立即将患者头部移动到激发症状的侧卧位,头转到后半规管平面并保持 2～3 分钟。患者快速移动到坐位,并倒向对侧卧位。一般情况下,这时会再次出现眼震和眩晕。如果未出现眼震和眩晕,突然小振幅晃动患者头部 1～2 次,使耳石碎片游离。患者在该体位停留 5 分钟,然后缓慢回到坐位。Semont 法治疗前半规管 BPPV 时头转向患侧,患者快速躺向患侧,使鼻与地面夹角为 45°。数分钟后,患者快速经过坐位到对侧卧位(注意此时鼻为向上 45°)。后续治疗同后半规管 BPPV。

(3)Brandt-Daroff 法治疗后半规管嵴顶结石症:该法要求患者反复运动到激发体位,每日数次。患者首先坐位,然后快速进入引起眩晕的体位(图 5-2-4)。眩晕发作时伴有扭转或向上的眼震。患者在眩晕体位停留至眩晕消失,然后再次坐起。通常回到坐位还会出现眩晕,但眩晕的强度和持续时间都降低。如果眼震再次出现方向则相反,患者在坐位停留 30 秒,再倒向对侧,停留 30 秒,坐起。患者重复进行这种运动过程,直到眩晕消失。整个过程每 3 小时重复 1 次,直到患者连续 2 天无眩晕发作。这一方法可能的机制:耳石碎片自壶腹嵴脱离,头运动中不再影响壶腹嵴;或者是中枢适应,适应的结果使中枢系统对来自后半规管信号的反应下降。这一方法加以修正后可以用于治疗水平半规管嵴顶结石症,让患者在水平面内重复运动。

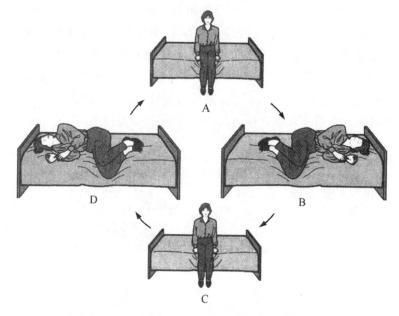

图 5-2-4　Brandt-Daroff 法治疗后半规管嵴顶结石症

6.并发症处理

(1)耳石的异常移位:后半规管 BPPV 在耳石复位时,偶尔可见出现耳石误入前半规管及水平半规管 BPPV 的情况,可能是由于在治疗中或治疗后卧位时耳石碎片移入前半规管或水平半规管。这些继发性 BPPV 均可治愈。治疗过程和随访评价过程中注意观察眼震,有助于发现 CRT 的这些并发症并适时处理。

(2)眩晕、恶心:检查和治疗过程中有些患者可能出现较剧烈的眩晕和恶心,要求患者在诊室坐位安静休息,好转后再离开;敏感患者可在检查或复位前服抗胆碱能制剂进行抗吐处理。

7.疗效评估

(1)评估时间:短期为 1 周;长期为 3 个月。

(2)痊愈:眩晕或位置性眼震完全消失。

(3)有效:眩晕或位置性眼震减轻,但未消失。

(4)无效:眩晕和位置性眼震无变化,加剧或转为其他类型的 BPPV。

(二)中枢性位置性眩晕

1.病因

小脑、脑干及第四脑室肿瘤,听神经瘤,脑外伤,多发性硬化症,Wallenberg 综合征,药物中毒等。

2.临床表现

中枢性位置性眼震无潜伏期,持续时间长,可达 1 分钟以上,无疲劳性,眼震不只在一种头位上出现,方向多为水平性,也可为垂直性或斜动性,且常随头位而改变。典型患者仅有眼震而无眩晕。

3.诊断

根据眼震特征多可做出诊断,但需详细询问病史,并进行有关听力学及神经系统检查,以明确病因。需注意与其他位置性眩晕相鉴别(表 5-2-3)。

表 5-2-3　位置性眩晕的鉴别诊断

	中枢性眩晕	BPPV	酒精性眩晕	颈性眩晕
眩晕				
潜伏期	无	2～20 秒	无	有
持续时间	持续	2～40 秒	体位不变时持续	短
眼震				
方向	不固定	朝下方之耳	朝下方之耳	固定
出现头位	数个	一个	数个	一个
疲劳性	无	有	无	有
性质	垂直或斜性	旋转及水平	旋转及水平	水平

三、前庭神经炎

前庭神经炎以往又称前庭神经元炎,指仅发生于前庭神经及前庭神经节的炎症病变,耳蜗及前庭中枢系统正常,多发生于 20～60 岁的成年人。半数以上患者有上呼吸道或胃肠道感染史,本病与病毒感染有关,也可继发于病灶感染或血管因素。

(一)病因和发病机制

目前病因病机不完全明确,因其常发生在感冒后,推测可能为病毒感染或病灶感染性疾病,导致前庭神经和其节细胞受损,亦有学者认为与血管因素有关。

(二)诊断与鉴别诊断

1.临床表现

(1)多见于成年人,无性别差异,约30％患者发病前有感冒史。

(2)突发性眩晕:突然发作的重度旋转性眩晕,有明显的平衡障碍,常伴有恶心、呕吐,数小时达到高峰,可持续数天或数周。无听力及其他脑神经受损。急性发作后,眩晕和平衡障碍逐渐减轻,但通常持续数天,3~4周后症状基本消失,以后转为位置性眩晕,6个月后症状全部消失。老年人恢复慢,可长达数月。

(3)向患侧倾倒:在患者活动中很容易观察到,闭目直立试验可进一步证实,方向性倾倒感更为明显。

(4)发作多为单侧性,偶有两耳先后发病者。

(5)可分为单次发作型及多次发作型两种类型,多次发作型为反复发作眩晕或不稳感,系前庭神经部分萎缩或神经功能障碍所致。

(6)体征:急性发作期可见自发性、水平或水平旋转性眼震,眼震方向依前庭功能受损严重程度而定,单侧者向健侧,双侧者向损伤较轻侧。

2.辅助检查

(1)自发性眼震检查:早期可见自发性水平或水平旋转性眼震,快相指向健侧。在静态眼震未见时,可进行甩头试验或摇头试验检查。

(2)纯音测听检查:正常或无新增听力损伤。

(3)耳镜检查:外耳道及骨膜正常。

(4)前庭功能检查:病情控制稳定或眩晕缓解后可行冷热检查试验,患侧半规管轻瘫或麻痹,有时呈向健侧优势偏向。VEMP检查可出现患侧潜伏期延长、振幅低或未引出,提示前庭功能受累。

3.诊断要点

(1)发病前多有上呼吸道感染或胃肠道感染史。

(2)突发眩晕,有明显的平衡障碍,伴有快相指向健侧的自发眼震,前庭功能减退或半规管麻痹,发作时间长,无耳鸣及听力减退。

(3)无其他脑神经症状。

4.鉴别诊断

(1)梅尼埃病:眩晕发作突然,发作时间短,一般几小时即消失,伴有耳鸣或听力减退、恶心呕吐,发作频繁,早期前庭功能检查正常,多次发作后则减退。早期低频听力下降,晚期可全频率下降。

(2)听神经瘤:多表现为头晕、步态不稳,以夜间为主,常有听力减退及面神经及三叉神经症状,无明确眩晕发作;脑脊液蛋白含量明显升高,CT或MRI扫描可明确诊断。

(3)小脑梗死:患者突发眩晕、恶心呕吐,常伴高血压及血管硬化性心血管疾病,CT或MRI扫描可发现梗死。

（三）治疗

1.前庭抑制药或中枢抑制药

（1）地芬尼多（眩晕停）：25mg，口服，每日 2～3 次。

（2）艾司唑仑（舒乐安定）：1～2mg，口服，每日 1 次。

（3）阿普唑仑（佳静安定）：0.4mg，口服，每日 1 次。

（4）异丙嗪：25mg，口服，每日 1 次。

2.抗病毒治疗

吗啉胍（病毒灵），100～200mg，口服，每日 3 次。

3.类固醇激素类

（1）地塞米松：0.75mg，晨服 1 次。

（2）泼尼松：5mg，口服，每日 3 次。

4.血管扩张药及营养神经、保护神经药、抗缺氧改善微循环药等

（1）金纳多：40mg，口服，每日 3 次。

（2）倍他司汀片：6～12mg，口服，每日 3 次。

5.对症及支持治疗

如眩晕重，伴恶心、呕吐者可给予止吐、补液。

6.前庭功能训练

眩晕症状减轻后尽可能早期活动，进行前庭功能康复训练，促使前庭功能早日恢复。

四、前庭型偏头痛

眩晕是偏头痛患者的常见主要症状。表现为眩晕发作的偏头痛很早就有报告，曾称之为"偏头痛性眩晕""偏头痛相关性眩晕""偏头痛相关性头晕""偏头痛相关性前庭疾病"或"良性复发性眩晕"等。但这类以眩晕为主要症状而非先兆的偏头痛患者很少能归入国际头痛协会定义的偏头痛类型，也无法像梅尼埃病（MD）一样，以一个独立疾病体的方式来定义和研究。2001 年 Neuhauser 等把前庭症状作为偏头痛的一部分，称作"前庭型偏头痛"，作为一个独立疾病体定义，确定诊断标准，做了大量研究。近 10 年来文献更倾向于使用前庭型偏头痛（VM）以避免与非前庭型偏头痛之间的混淆。与此同时，国际头痛协会和 Barany 协会也选择使用 VM，并在共识文件中定义了诊断标准。

（一）眩晕与偏头痛的关系

一般人群中常见的眩晕头晕主诉频繁出现在偏头痛患者中，同时偏头痛在眩晕患者中也有较高发病率，尤其是在无法明确分类的复发性眩晕患者更高。多年临床和流行病学研究发现，偏头痛患者的眩晕发生率比非偏头痛患者的眩晕发生率高。①偏头痛在 200 眩晕门诊患者的发病率 1.6 倍于 200 年龄性别匹配的整形门诊患者。②紧张性头痛的眩晕发生率仅 8％，而偏头痛的眩晕发生率高达 27％。③偏头痛和无头痛两组患者的对照研究发现，偏头痛的眩晕头晕发生率远高于无头痛患者。④不符合 MD 诊断标准的不明原因反复眩晕发作者具有偏头痛的倾向性。⑤一般人群偏头痛与眩晕同时发生的概率高于偶然性预期 3 倍：偏头痛终

生发病率约 14％,前庭型眩晕发生率约 7％,两者在人群中偶然性同时发生的概率约 1％,而一般人群大样本研究发现实际的同时发生率为 3.2％,高出 3 倍。⑥与非偏头痛人群相比,偏头痛人群发生眩晕的概率高出 3.8 倍,眩晕伴发偏头痛性头痛的概率高出 8 倍。迄今为止发表的对照性病例研究发现,眩晕与偏头痛间的关系远超过偶然性关联。经过过去 10 年的研究和讨论,终于达成了眩晕与偏头痛之间并非偶然关联的共识。虽然目前还有争论,但经过 30 年的争论 VM 得以承认。

(二)VM 的发病率

VM 是仅次于 BPPV 的第二大引起反复眩晕发作的常见疾病,成年人终生发病率约 1％,在神内眩晕门诊占 6％～7％ 的诊断,在头痛门诊中约占 9％,在各种眩晕性疾病中约占 11.4％,在不明原因的反复眩晕发作患者中发病率更高。208 例不明原因的反复发作性眩晕患者中 87％ 符合偏头痛诊断标准,70％ 符合前庭型偏头痛的诊断标准。72 例小样本对照研究发现,偏头痛在反复发作性眩晕患者中的发生率 6 倍于年龄性别相匹配的对照组。不明原因的反复发作性眩晕患者中,偏头痛占 81％,而 MD 占 22％。VM 可发生于各年龄段,但常见于 30～60 岁之间。女性与男性之比大约为 1.5：1～5.0：1。

(三)VM 发生的病理机制

VM 的病理机制至今还不完全明了,根据 VM 症状的变异性,偏头痛可能在不同层面与前庭系统产生交互反应,涉及多种理论。其主要有扩散抑制、三叉血管系统激活、血浆外渗、神经介质释放、血管痉挛等。

1.扩散性抑制

扩散性抑制主要涉及皮质,称为皮质扩散性抑制,是偏头痛先兆产生的可能机制。扩散性抑制累及前庭皮质(后岛回及颞顶接合处)产生前庭症状,扩散性抑制累及脑干结构造成 VM 短暂发作。皮质扩散性抑制是皮质受到刺激后产生的兴奋-抑制波:先出现短暂去极化以 2～5mm/min 的缓慢速度扩散,随后出现长达 5～15 分钟的抑制。高兴奋性状态时有可能产生抽搐,而在抑制状态时自发和诱发神经元活动完全丧失或停止,神经电位可在数分钟内降至负值。大约 5～10 分钟后自发性电活动恢复,15～30 分钟后诱发性电活动恢复。扩散抑制导致一系列变化:离子稳态衰竭,神经介质释放,脑血管先短暂扩张后持续性收缩,脑血流量改变,脑组织缺血缺氧等损害,并同时激活外周和中枢三叉血管系统反射。

2.三叉-血管系统激活

伤害刺激启动三叉-血管系统反应,分布在脑膜上的伤害感受器是三叉-血管通路的第一级神经元(外周性),诱发脑膜损害性反应,产生神经源性无菌性炎症渗出性反应而产生头痛。三叉神经脑干和脊髓核团是三叉-血管通路的第二级神经元,也受到伤害刺激,并激活丘脑-皮质通路。在受试者前额给予痛感较高的电刺激来激活三叉神经,在 VM 患者可见到自发性眼震,但对照组则无此现象,说明三叉和前庭两个相邻脑干结构间的交互反应阈值在偏头痛患者较低,三叉刺激可以引发前庭张力不平衡。内耳血管也来自三叉神经支配,三叉-血管系统可能也对内耳血管产生影响。

3.血浆外渗

三叉-血管系统激活可导致血浆外渗,形成渗出性炎症反应,这是产生偏头痛的另一个可能机制。在动物模型中,5-HT引发的血浆外渗不仅见于硬脑膜也见于内耳。

4.神经介质释放

偏头痛所涉及的神经介质为5-HT、去甲肾上腺素、多巴胺、降钙素基因相关性多肽(CGRP)等。这些神经介质可调节外周和中枢前庭神经元的活动,与偏头痛发病相关。单侧神经介质释放可能造成一侧局部头痛,引发静止性前庭张力不平衡,产生眩晕和平衡不稳。双侧神经介质释放可能诱发前庭兴奋性增高,产生运动病性头晕。蓝斑位于脑桥是去甲肾上腺素系统的重要中心结构,在VM中起脑血流调节作用。中脑中缝际背核是5-HT源性核团也起重要作用。这两个核团参与维持警觉-醒觉水平,对提高刺激的反应敏感性起作用。PET研究发现,这两个核团区在患者无先兆偏头痛发作时激活;在患者发作间歇期时无激活。CGRP涉及外周和中枢前庭结构的信号处理。

5.血管痉挛

偏头痛引发血管痉挛导致迷路和脑干缺血发作。血管痉挛累及内听动脉(IAA)时,造成VM发作时的前庭和听力症状,以及之后持续性前庭障碍和听力损害。迷路反复缺血发作可产生内淋巴水肿,出现MD和BPPV类似症状,也是常见MD和BPPV伴发VM的原因。

6.电压介导的离子通道基因缺陷

离子通道缺陷导致外周性和中枢性前庭功能障碍。Ⅱ型发作性共济失调(EA2)和家族性偏瘫性偏头痛(FHM)均有染色体19P13的缺陷,均为发作性疾病,均以眩晕和偏头痛性头痛为主要症状,均证实为离子通道病,因此相同部位基因缺陷也可能是VM的发病机制之一。但迄今为止,没有发现VM的这种基因缺陷证据。不过,皮质扩散性抑制造成的大量钾钠钙离子异常流动,与离子通道病导致的离子异常流动,可能是不同诱发机制产生的类似现象。

7.遗传因素

VM相关性研究发现VM家族的常染色体遗传。一个家族性VM案例研究发现,四代家族中有10人受累,为常染色体5q35。另一个家族性VM大样本研究发现为常染色体22q12。因此,遗传因素可能与VM的发病机制有关。

8.位置性VM

可能与脑干和小脑的前庭结构功能异常,特别是小脑小结叶和舌叶至前庭核团的抑制性纤维功能异常有关。

疼痛感觉经三叉神经,平衡感觉经前庭神经,最终都通过丘脑-皮质通路传入。两者均经上行中枢通路与杏仁核下丘脑等与情绪和行为相关的结构相通,杏仁核等结构也经下行中枢通路调节三叉和前庭系统。杏仁核是人体威胁评估系统的重要结构,在感受到疼痛和不稳的威胁时,可产生情绪或行为反应,这可能与VM患者通常伴有较高精神源性合并症有关。

(四)VM发作的常见诱因

常见VM发作的诱因如下:①月经;②睡眠不足;③过度紧张和压力;④特别食物(红酒,奶酪,味精);⑤感觉刺激(耀眼夺目的光,强烈气味,噪声);⑥前庭刺激可诱发偏头痛,例如做温度试验的24小时内可诱发偏头痛发作。但有时缺乏诱因或诱因不明显,抗偏头痛药物反应良好可能支持诊断,但不具特异性。由于VM有自发性缓解倾向,不能完全依靠对抗偏头痛药物治疗反应来确定诊断。

(五)VM 的发病方式

VM 可急性起病但缺乏急骤性和突然性,发作持续时间可有多种类型:<5 分钟约占 18%,5~60 分钟约占 33%,1 小时至 1 天约占 21%。一个长时间持久的反复眩晕发作,或者伴有听力症状超过了 5 年或更长时间,VM 或 MD 的概率大大高于 VA-TIA。VM 发作频率可从每月 1~40 次不等,平均每月几次。

(六)VM 临床表现

VM 症状变异性很高,导致临床表现各异。①前庭症状:VM 主要表现为自发性眩晕,位置性眩晕或头动诱发性眩晕。有些患者发病后数小时至数天,自发性眩晕转变为位置性眩晕。据统计,在疾病过程中,40%~70%的患者有过位置性眩晕,但不一定是每一次发作均出现。VM 的位置性眩晕具有与 BPPV 位置性眩晕区别的特点。其次,常见症状为不耐受头动,也就是头动时可诱发或加剧不稳,运动错觉,以及恶心等症状。②视觉相关性症状:出现视觉诱发性眩晕,由移动的视觉环境诱发的眩晕。约 50%可出现外在眩晕的视觉症状,例如视振荡。③耳蜗症状:听觉症状主要包括耳鸣,耳内压力感,听力丧失,出现概率约 38%。耳内压力感约占 20%但听力丧失较少见,听力丧失通常较轻微而且短暂,在病程发展过程中没有或仅有轻微进展。约 20%在数年中逐渐发展为轻微双侧听力下降。电测听有助于与 MD 相区别。④偏头痛症状:畏光约占 70%,头痛约占 65%,畏声约占 10%,畏气味约占 15%,视幻觉约占 10%。伴头痛的 VM 发作和不伴头痛的 VM 发作均不少。眩晕可发生在偏头痛性头痛之前、之后或同时,有时候眩晕伴随的头痛很轻,不如在典型偏头痛发作时那么严重。还有些患者眩晕和头痛从来没有同时发生过,因此要注意询问患者是否有关与偏头痛有关联的畏光、畏声、畏气味等情况。⑤自主神经症状:约 95%VM 患者发生恶心,50%发生呕吐。恶心通常较其他前庭疾病明显,例如在进行温度试验时 VM 发生恶心概率 4 倍于其他前庭疾病。

VM 症状发作的持续时间:①常见发作持续时间类型为数秒占 10%,数分钟占 30%,数小时占 30%,数天占 30%。少数可能要几周时间才能完全从一侧 VM 发作中恢复过来。②先兆偏头痛典型发作一般持续时间为 5~60 分钟,仅占 10%~30%。③基底型偏头痛常有先兆,以视幻觉先兆为常见。眩晕发作为 5~60 分钟之后伴随偏头痛性头痛<10%。④核心发作大多不超过 72 小时。大多数 VM 持续时间不超过 24 小时,超过 24 小时的核心发作也很少超过 72 小时。因此持续时间较长,超过 72 小时的前庭症状,要警惕急性前庭综合征的可能性,应注意鉴别诊断,排除脑血管病的可能性。

眩晕症状与头痛症状的关系:眩晕与头痛之间的关系变异性较大。眩晕与头痛的伴随关系在时间上有 3 种常见形式:①眩晕在头痛后出现;②眩晕与头痛同时出现;③眩晕在头痛之前出现。对这种时间上的伴随关系,要确定两者是偶然一起出现的,还是由于因果关系出现的。眩晕与头痛从来不同时发生者约占 30%,对于这些患者应主要根据是否出现偏头痛性症状,例如畏光、畏声、畏气味、视幻觉等,而非发作时的头痛来判断偏头痛症状。伴有眩晕的偏头痛患者,大多数头痛强度减弱。不伴眩晕的偏头痛患者大多在头痛轻度降低后才产生前庭症状。因此,VM 的临床主导特征是眩晕而不是头痛,也有不少 VM 患者不伴头痛。

VM 发作期的体征:发作期 VM 可见外周性损害体征,也可见中枢性损害体征。①眼震。眼震是两侧前庭张力不平衡的表现,是 VM 临床报告中常见的体征,这些眼震可表现为外周源性眼震或中枢性源性眼震,中枢源性可能更多一些。20 例小样本急性期 VM 研究发现,14 例 VM 患者(70%)出现病理性眼震,50% 为中枢源性自发性或位置性眼震,仅 3 例(15%)为外周源性自发眼震同时伴一侧水平 VOR 功能降低,35% 原因不明。位置性眼震约 40%,自发性眼震 30%,头动引发眼震 30%。另一研究报告,VM 患者出现持续性位置性眼震,大多为水平性和方向改变性,但也可为垂直性或旋转性。自发性眼震可为水平性或垂直性,例如凝视性眼震。②轻度视眼动异常。例如出现扫视性跟踪,尤其出现超过相应的年龄范围的垂直扫视性跟踪。③轻度中枢性眼动异常。其包括中枢性自发性眼震、中枢性位置性眼震、扫视性眼动异常等,通常为轻度但约占 45%～63%。④诱发性眼震。通过摇头诱发出摇头后眼震,约 50% 出现摇头后眼震。

VM 发作间歇期一般无症状,神经系统检查和神经耳科检查通常正常。此时进行前庭功能检测有重要意义,如果正常可排除其他前庭疾病的可能。

(七)辅助检查

VM 主要根据病史、临床表现、床边检查来诊断。目前没有生物标记可以证实偏头痛,在发作期间以及发作后的短期内,前庭功能检测可能有异常发现,但是没有特异性,不足以作为诊断标准。不过如果在发作间歇期、无症状的情况下,发现明显或严重异常,例如严重听力丧失,完全性单侧或双侧前庭功能丧失,通常提示另一种疾病。文献报告的 VM 前庭功能异常见于:①温度试验:10%～30% VM 可见单侧反应降低,10% 可见优势方向但不具特异性。②转椅试验:20% 可见单纯优势方向,但增益改变罕见。③VEMP:VEMP 异常可见于单侧或双侧反应降低,潜伏期延长,最大反应的频率段从 500Hz 转移至 1000Hz,但在其他前庭疾病例如 MD 也会出现,不具鉴别特异性。④VAT:39 例 VM 患者中发现 4～5Hz 垂直相移增高。电测听检查有助于 MD 区别。MRI 对于表现为中枢性异常以及以前没有类似发作的患者是必要的,以便及时发现其他可能。

(八)VM 诊断标准

在国际头痛协会制定的头痛疾病国际分类(ICHD)第 2 版(ICHP-Ⅱ,2004)中,眩晕不是成人偏头痛的症状(表 5-2-4),而只是基底型偏头痛的先兆症状,持续 5～60 分钟后出现偏头痛性头痛,而且要求至少有一个以上脑干或半球的先兆症状,才可成立诊断。虽然 60% 的基底型偏头痛具有眩晕,但大约只有不到 10% 的 VM 符合基底型偏头痛的诊断标准。在眩晕发作后紧接着头痛的患者就更少了,很难符合 ICHD-Ⅱ先兆偏头痛的诊断标准。

表 5-2-4　偏头痛(无先兆)诊断标准(ICHD-Ⅱ)

A	至少 5 次满足 B-D 标准的发作
B	头痛发作持续 4～72 小时
C	头痛至少有以下两个特点:
	1.单侧部位
	2.搏动性质
	3.中度或重度强度的疼痛
	4.日常身体活动导致加重或因此回避日常身体活动
D	头痛时至少有下列情况之一:①恶心和(或)呕吐;②畏光,畏声
E	不归因于另一疾病

Neuhauser 等(2001)提出一个比 ICHD-Ⅱ版标准宽松一些的诊断标准,得到较广泛应用。这个诊断标准阳性预测值较高,75 例初诊为 VM 或可能 VM 患者,在长达 5.4~11 年后再次评估时确认诊断率达 85%。在这个诊断标准的基础上,Barany 协会提出了国际前庭疾病分类(ICVD)的 VM 诊断标准,经过与国际头痛协会共同讨论,制定了 VM 和可能 VM 的诊断标准。ICHD-Ⅲ将只包括 VM 诊断标准,ICVD-Ⅰ则包括 VM 和可能 VM 两个诊断标准(表 5-2-5)。两个协会的共识文件进一步明确定义了 VM 诊断标准中的症状,加上了一些附注做了进一步说明。

表 5-2-5　前庭型偏头痛诊断标准(ICVD)

1.前庭型偏头痛	
A	至少 5 次中度或重度 6 前庭症状 8 发作,持续 5 分钟至 72 小时[c]
B	符合头痛疾病国际分类(ICHD)定义的偏头痛(伴或不伴先兆)现病史或既往史[d]
C	至少 50% 的前庭发作伴有一个或多个偏头痛特征[e]:
	头痛至少具有以下两个特征:单侧,搏动性,中或重度疼痛,日常身体活动时加重
	畏光、畏声
	视觉先兆[f]
D	不能由另一前庭疾病或 ICHD 诊断解释[b]
2.可能前庭型偏头痛	
A	至少 5 次中或重度[b] 前庭症状[a] 发作,持续 5 分钟至 72 小时[c]
B	满足前庭型偏头痛标准 B 和 C 之一(偏头痛病史或发作期间的偏头痛特征)
C	不能由另一前庭疾病或 ICHD 诊断解释 b

ICVD 版 VM 诊断标准注释说明:

a.前庭症状:符合 ICVD 版 VM 诊断标准的前庭症状及其定义为:①自发性眩晕,包括内在眩晕(自身运动的错觉)和外在眩晕(视觉环境运动的错觉)。②位置性眩晕,发生在头位相对于重力变化之后。③视觉诱发性眩晕,由大或复杂的运动性视觉刺激诱发。④头动诱发性眩晕,发生于头动期间。⑤头动诱发性头晕伴恶心。头晕的定义为空间定向障碍感。其他形式的头晕目前没有包括在 VM 分类中。

b.前庭症状严重性程度:符合 VM 诊断标准的两种严重程度为中度和重度。中度,受到干扰但不影响日常活动;重度,不能继续日常活动。

c.发作的持续时间:VM 发作持续时间变异很大,数分钟约占 30%,数小时约占 30%,数天约占 30%,数秒仅 10%。最后这一类型倾向于在头动和视觉刺激时以及头位变化后反复发作。在这些患者中,发作持续时间定义为反复短暂发作的总时间。发作较长者,有些患者可能需要 4 周才能完全从一次发作中恢复过来。但核心发作罕见超过 72 小时。

d.偏头痛类型:ICHD-Ⅱ偏头痛类型Ⅰ.Ⅰ和Ⅰ.Ⅱ,先兆偏头痛和无先兆偏头痛。

e.一个偏头痛症状:一次前庭发作有一个偏头痛症状足够。不同发作时可能会有不同症状。相关症状可发生在前庭症状之前、之后或期间。

f.畏声:畏声为声音引起的不适,双侧短暂现象。但须与重振区别。重振常为单侧持续性,导致对声音感觉增强,一侧耳常有变形高调声音伴有听力下降。

g.视幻觉:耀眼夺目的光或弯曲线条,常伴干扰阅读的视觉盲点。视幻觉通常持续 5~20 分钟但少于 60 分钟,常常但并不总局限于一侧视野。其他类型偏头痛幻觉,例如躯体感觉性或失声幻觉,由于这些现象特异性差,而且大多数患者同时有视幻觉,因此不作为诊断标准。

h.病史和查体:病史和查体不支持另一种前庭疾病,或虽考虑过但经适当检测手段已排除,或者这种疾病作为合并症或一种独立情况存在,但其发作可清楚鉴别。偏头痛可由前庭刺激引发,因此鉴别诊断应包括因合并偏头痛发作而复杂化的其他前庭疾病。

鉴于仅有少数 VM 患者符合 ICHD-Ⅱ定义的偏头痛先兆和基底型偏头痛,因此 VM 发作不能视作偏头痛先兆,前庭型偏头痛(VM)也不是基底型偏头痛的代名词或同义语。VM 作为发作性疾病概念定义,但是临床已有关于慢性 VM 的报道。慢性 VM 与精神源性头晕合并症之间的鉴别将面临挑战,需要进一步研究。

(九)治疗措施

由于病因机制不明,缺乏对因治疗,大多数治疗仍属于对症治疗范围。治疗措施包括药物和非药物治疗。

1.药物治疗

主要针对 VM 急性发作和 VM 预防性治疗。

(1)预防性药物治疗:药物治疗大多基于专家意见或临床观察,缺乏来自随机双盲对照研究的验证。大样本量随机双盲对照试验已在进行中,希望很快能提供有效药物治疗的效果验证。目前用于预防性治疗的药物主要为 β 受体阻滞剂、预防性抗癫痫药物、碳酸酐酶抑制剂等。小样本研究发现 Zolmitriptan 和 Lamotrigine 对急性发作有效,但是由于时间短、样本量小,最终缺乏结论性结果。一个回顾性研究报告,在正常情况下不用于预防性治疗的碳酸酐酶抑制剂和 Dimenhydrinate 似乎有效。

大多数药物具有可预期的不良反应,需要根据患者的情况选择性使用。例如,β 受体阻滞剂可导致直立性低血压,适合高血压患者使用或在晚上用药。有精神源性合并症的患者选择 SSRI 类药物,Valproate 或 Amitriptyline 可导致体重上升都影响药物选择。药物治疗应从小剂量开始,如果合并用药要注意不良反应累加的问题。患者应当记录发作是否减少,3 个月进行评估,以能减少发作频率至少 50% 或高于 50% 以上为好。

(2)急性发作药物治疗:传统止吐药物。例如,Dimenhydrinate 或 Benzodiazepines 对于急性发作的治疗比较合适,当发作＞45 分钟时,止吐药＋非激素性抗炎药或镇痛药(阿司匹林)等可以终止发作。

最近一个较大样本($n=1555$)随机双盲安慰剂对照研究报告,对乙酰氨基酚 500mg、阿司匹林 500mg 和咖啡因 130mg 单剂量组合用药,对缓解急性偏头痛症状(如呕吐、畏光、畏声)的效果显著好于安慰剂,显著快于布洛芬 400mg。

2.非药物治疗

①解释病情,解除恐惧,释放压力;②记录可能的诱因,尽量避免诱因,包括可引起发作的食物和刺激性气味;③规律性睡眠;④发作间歇期仍有前庭症状的患者可进行前庭康复。

3.透皮眶上神经刺激(tSNS)

tSNS 是在前额(非侵入性)放置神经刺激器装置,透过皮肤传送低压脉冲电信号刺激三叉神经分支眶上神经的方法。30 例健康人双盲对照试验结果显示,tSNS 电刺激有显著降低警觉醒觉和注意力的镇静作用。67 例经头痛门诊确诊的偏头痛患者,进行 tSNS 治疗随机双盲对照试验,结果显示治疗组比对照组的偏头痛天数和发作频率显著降低,因此治疗组患者服用抗偏头痛药物显著减少。tSNS治疗可能通过提高镇静作用降低兴奋性,降低偏头痛发作,是一种偏头痛预防性治疗的新尝试。对一般人群中可疑偏头痛患者的大样本研究($n=2313$)发现,患者自己使用tSNS治疗也有明显效果,但各种不适应和不耐受反应约为4.3%,如能由专业医生确诊并且配合其他方法,治疗效果可能更好。

4.前庭康复

仍有前庭症状的前庭型偏头痛患者和有偏头痛病史的患者进行前庭康复,治疗前后的症状有显著改善。在服用抗偏头痛药物同时,适时进行前庭康复对前庭型偏头痛患者缓解症状不失为一个可行的办法。

第三节　脑梗死

脑梗死(CI)是由于脑部血液供应障碍,缺血、缺氧引起的局限性脑组织的缺血性坏死或软化。其包括脑血栓形成、脑栓塞和腔隙性脑梗死等,占全部脑卒中的80%左右。

一、脑血栓形成

脑血栓形成(CT)又称动脉粥样硬化性脑梗死,是指脑动脉因动脉粥样硬化及各类动脉炎等血管病变导致血管的管腔狭窄或闭塞,进而发生血栓形成,造成局部脑供血区血流中断,发生相应脑组织缺血、缺氧,软化坏死,出现神经功能缺失症状和体征。其是脑梗死中最常见的类型。

(一)病因和发病机制

2011年中国提出并发表了最新的CISS分型,根据病因分如下几种:

1.大动脉粥样硬化(LAA)

包括主动脉弓和颅内/外大动脉粥样硬化。

2.心源性卒中(CS)

潜在疾病包括:心脏瓣膜置换,二尖瓣狭窄,既往4周内的心肌梗死,左心室室壁瘤,左心室附壁血栓,任何有记录的阵发性或永久性房颤或房扑、伴有或不伴有超声自发显影或左房栓子,病态窦房结综合征,扩张型心肌病,心内肿物,心内膜炎,卵圆孔未闭(PFO)。

3.穿支动脉疾病(PAD)

由于穿支动脉口粥样硬化或小动脉纤维玻璃样变所导致的急性穿支动脉区孤立梗死灶为穿支动脉疾病。

4.其他病因(OE)

存在其他特殊疾病(如细菌、病毒、钩端螺旋体等感染性疾病,肌纤维发育不良、Binswanger病等遗传性疾病,血小板增多症、红细胞增多症、弥散性血管内凝血、白血病、血小板减少性紫癜等血液病,结缔组织病等各种原因所致的动脉炎,可卡因等药源性动脉炎;其他还有Moyamoya病、脑淀粉样血管病等)的证据,这些疾病与本次卒中相关,且可通过血液学检查、脑脊液(CSF)检查以及血管影像学检查证实,同时排除了大动脉粥样硬化或心源性卒中的可能性。

5.病因不确定(UE)

未发现能解释本次缺血性卒中的病因。一是无确定的病因。未发现确定的病因,或有可疑病因但证据不够强,除非再做更深入的检查。二是多病因。发现两种以上病因,但难以确定哪一种与该次卒中有关。三是检查欠缺。常规血管影像或心脏检查都未能完成,难以确定病因。如某些病例虽有明确的脑梗死临床表现和影像学证据,但却难以找到病因,其发生可能与蛋白C、蛋白S、抗心磷脂抗体以及抗血栓Ⅲ缺乏引起的高凝状态等有关。

在 CISS 分型体系中,进一步将颅内外大动脉粥样硬化所致缺血性卒中的潜在发病机制分为:载体动脉(斑块或血栓)阻塞穿支动脉、动脉-动脉栓塞、低灌注/栓子清除下降以及混合机制。

(二)诊断与鉴别诊断

1.临床分类

根据患者的临床表现脑血栓形成通常分为以下几类:

(1)大面积脑梗死:通常是主干(颈内动脉、大脑中动脉)或皮质支的完全性卒中,患者表现为病灶对侧完全性偏瘫、偏身感觉障碍及向病灶对侧的凝视麻痹,可伴有头痛和意识障碍,并呈进行性加重。

(2)腔隙性脑梗死:是指发生在大脑半球深部白质及脑干的缺血性微梗死,直径 0.2～15mm 的囊性病灶,约占脑梗死的 20%,是脑组织缺血、坏死、液化并由吞噬细胞移走而形成腔隙。

(3)分水岭脑梗死(CWSI):是相邻血管供血区之间分水岭区或边缘带的局部缺血。一般多为血流动力学障碍所致。结合 CT 或 MR 可分为①皮质前型:为大脑前与大脑中动脉供血区的分水岭脑梗死,出现以上肢为主的中枢性偏瘫及偏身感觉障碍,一般无面舌瘫,可有情感障碍、强握反射和局灶性癫痫;优势半球病变可出现经皮质性运动性失语。②皮质后型:为大脑中与大脑后动脉,或大脑前、中、后动脉皮质支间的分水岭区,病灶位于顶、枕、颞交界区。以偏盲最常见,多以下象限盲为主,可有皮质性感觉障碍,偏瘫无或轻微;约一半患者有情感淡漠,可有记忆力减退和格斯特曼综合征(角回受损),主侧病变出现认字困难和经皮质感觉性失语,非主侧偶见体象障碍。③皮质下型:为大脑前、中、后动脉皮质支与深穿支间或大脑前动脉回返支(Heubner 动脉)与大脑中动脉的豆纹动脉间的分水岭区梗死,病灶位于大脑深部白质、壳核、尾状核等处,可出现纯运动性轻偏瘫和(或)感觉障碍、不自主运动等。

(4)出血性脑梗死:是由于脑梗死供血区内动脉再灌注损伤或坏死后血液漏出继发出血,常发生于大面积脑梗死之后。

(5)多发性脑梗死:是指两个或两个以上不同的供血系统脑血管闭塞引起的梗死,多为反复发生脑梗死的后果。

2.临床表现

(1)一般特点:由动脉粥样硬化引起的多见于中老年人,动脉炎所致的以中青年居多。多在安静或休息状态下起病,部分病前有肢体麻木无力、眩晕、言语不清等 TIA 前驱症状。局灶性神经功能缺失症状多在发病后 10 余小时或 1～2 天达到高峰。除脑干梗死和大面积脑梗死外很少出现意识障碍。

（2）不同血管闭塞所致脑梗死的临床表现。

①颈内动脉闭塞：病灶侧霍纳征（颈上交感神经节后纤维受损）或同侧单眼一过性黑蒙，偶可因眼动脉缺血所致永久性视力障碍；眼或颈部血管杂音，颈动脉搏动减弱；对侧偏瘫、偏身感觉障碍和偏盲等三偏症状，优势半球受累可有失语症，非优势半球受累可出现体象障碍，甚至出现痴呆或晕厥发作。

②大脑前动脉闭塞：病灶对侧中枢性面舌瘫及偏瘫，以面舌瘫及下肢瘫明显，可伴轻度感觉障碍，旁中央小叶受损出现尿潴留或尿急，额极与胼胝体受累出现淡漠、反应迟钝、欣快和缄默等，额叶受累常有强握与吸吮反射，优势半球受累可出现上肢失用及布罗卡失语。皮质支受累对侧下肢远端为主的中枢性瘫痪，可伴感觉障碍及肢体短暂性共济失调、强握反射和精神症状。深穿支闭塞出现对侧中枢性面舌瘫及上肢近端轻瘫（内囊膝部及部分前肢）。

③大脑中动脉闭塞：病灶对侧中枢性面舌瘫及偏瘫、偏身感觉障碍和偏盲等三偏症状，上下肢瘫痪程度基本相等（主干闭塞），皮质支上分支受累面部及上肢重于下肢，布罗卡失语（优势半球）和体象障碍（非优势半球）；下分支受累肢体无偏瘫，出现感觉性失语、命名性失语和行为障碍等。深穿支闭塞出现三偏症状（中枢性上下肢均等偏瘫）、面舌瘫及主侧半球病变侧皮质下失语。

④大脑后动脉闭塞：病灶对侧偏瘫、偏盲和偏身感觉障碍（较轻）、丘脑综合征，优势半球病变可有失读症（主干闭塞），皮质支受累对侧同向性偏盲或象限盲，而黄斑视力保存（黄斑回避现象），两侧病变可出现皮质盲。优势半球出现命名性失语。深穿支闭塞：丘脑穿通动脉闭塞出现红核丘脑综合征，病灶侧小脑性共济失语、意向性震颤、舞蹈样不自主运动，对侧感觉障碍；丘脑膝状体动脉闭塞可见丘脑综合征，对侧感觉障碍，深感觉为主以及自发性疼痛、感觉过度、轻偏瘫，共济失调和不自主运动，可有舞蹈、手足徐动症和震颤等锥体外系症状；中脑支闭塞出现韦伯综合征，同侧动眼神经瘫痪，对侧中枢性偏瘫；或 Benedit 综合征，同侧动眼神经瘫痪，对侧不自主运动。后脉络膜动脉闭塞主要表现为对侧象限盲。

⑤椎-基底动脉闭塞

主干闭塞：常引起脑干广泛梗死，出现眩晕、呕吐、瞳孔缩小、共济失调、四肢瘫痪、昏迷等脑神经、锥体束及小脑症状，常伴消化道出血、肺水肿、高热等，甚至因病情危重死亡。

基底动脉尖综合征：由 Caplan 首先报道。基底动脉尖端分出小脑上动脉和大脑后动脉两对动脉，其分支供应中脑、丘脑、小脑上部、颞叶内侧及枕叶，故闭塞后可出现以中脑病损为主要表现的一组临床综合征，多因动脉粥样硬化性脑血栓形成、心源性或动脉源性栓塞引起。临床表现为眼球运动及瞳孔异常，单侧或双侧动眼神经部分或完全麻痹、一个半综合征及眼球上视不能（上丘受累），瞳孔光反应迟钝而调节反应存在，类似阿罗瞳孔（顶盖前区病损）。意识障碍，一过性或持续数天，或反复发作（中脑及/或丘脑网状激活系统受累）；对侧偏盲或皮质盲；严重记忆障碍（颞叶内侧损伤）。

中脑支闭塞出现韦伯综合征、Benedit 综合征、脑桥支闭塞出现米亚尔-居尔勒综合征（外展、面神经麻痹，对侧肢体瘫痪）、福维尔综合征（同侧凝视麻痹、周围性面瘫，对侧偏瘫）。

⑥小脑后下动脉或椎动脉闭塞综合征

延髓背外侧综合征是脑干梗死中最常见的类型。其主要表现为眩晕、呕吐、眼球震颤（前庭神经核）、同侧霍纳征（交感神经下行纤维受损）、交叉性感觉障碍（三叉神经脊束核及对侧交叉的脊髓丘脑束受损）、吞咽困难和声音嘶哑（舌咽、迷走神经受损）、同侧小脑性共济失调（绳状体或小脑受损）。

双侧脑桥基底部梗死出现闭锁综合征，患者四肢瘫痪，意识清楚，不能讲话和吞咽，仅能以目示意。

⑦小脑梗死：由小脑上动脉、小脑后下动脉、小脑前下动脉等闭塞所致，常有眩晕、恶心、呕吐、共济失调、眼球震颤、站立不稳和肌张力降低等，可有脑干受压及颅内压增高症状。

3.辅助检查

（1）颅脑 CT 检查：CT 显示脑梗死病灶的大小和部位准确率为 66.5%～89.2%，梗死灶为低密度，可以明确病变的部位、形状及大小，较大的梗死灶可使脑室受压、变形及中线结构移位，但脑梗死起病 4～6 小时，只有部分病例可见边界不清的稍低密度灶，多数脑梗死病例发病后 24～48 小时后逐渐显示与闭塞血管供血区一致边界较清的低密度灶（图 5-3-1），多数 24 小时内或梗死灶小于 8mm、小脑及脑干等颅后窝梗死不易为 CT 显现，皮质表面的梗死也常常不被 CT 察觉，脑 CT 检查往往不能提供正确诊断。必要时应在短期内复查，以免延误治疗。病后亚急性期（2～3 周）梗死区处于吸收期，此时因水肿消失、巨噬细胞吞噬梗死区坏死细胞可导致病灶与脑组织等密度，CT 上不能见到病灶，出现"模糊效应"，需强化方可显示。增强扫描能够提高病变的检出率和定性诊断率。出血性梗死 CT 表现为大片低密度区内有不规则斑片状高密度区，与脑血肿的不同点为低密度区较宽广及出血灶呈散在小片状。CT 显示初期脑出血的准确率 100%。因此，早期 CT 检查有助于排除脑出血。

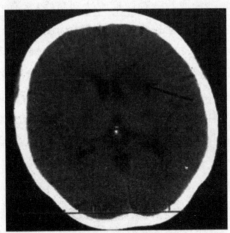

图 5-3-1　脑梗死 CT 表现

（2）颅脑 MRI 检查：MRI 对脑梗死的检出极为敏感，对脑部缺血性损害的检出优于 CT，能够检出较早期的脑缺血性损害，可在缺血 1 小时内见到。起病 6 小时后大梗死几乎都能被 MRI 显示，表现为 T_1 加权低信号、T_2 加权高信号。有研究发现，MRI 弥散加权（DWI）15～20 分钟即可发现脑梗死超早期缺血病变，MRI 在 DWI 图上梗死区呈高信号，ADC 图为低信号，急性脑梗死病灶在不同时期 DWI 信号均为高信号,超早期(≤6 小时)、急性期(6～24 小时)、坏死期(24～48 小时)、软化期(48 小时至 3 周)ADC 值呈现类似"U"形改变:超早期的下降、急性期及坏死期降至最低和软化期的逐渐升高。DWI 对诊断超早期和急性期缺血性脑梗死病灶非常敏感。各时期 ADC 值的变化反映了急性脑梗死不同时期的脑细胞由细胞毒性水肿向血管源性水肿演变的病理过程。磁共振 ADC 图对判断缺血梗死病灶的病程发展时期有很人帮助。

(3)数字减影全脑血管造影(DSA)、MRA、CTA 均可发现血管狭窄和闭塞的部位,可显示动脉炎、烟雾病、动脉瘤和血管畸形等,但 DSA 为血管检查的金标准。

(4)特殊检查:经颅多普勒超声(TCD)及颈动脉彩色 B 超可发现颈动脉及颈内动脉的狭窄、动脉粥样硬化斑或血栓形成。脑脊液检查通常 CSF 压力、常规及生化检查正常,大面积脑梗死压力可增高,出血性脑梗死 CSF 可见红细胞。如通过临床及影像学检查已确诊为脑梗死,则不必进行 CSF 检查。

(5)常规检查:血、尿、大便常规及肝功能、肾功能、凝血功能、血糖、血脂、心电图等作为常规检查,有条件者可进行动态血压监测。胸片应作为常规以排除癌栓,是否发生吸入性肺炎的诊断依据。

4.诊断要点

中老年患者,多有高血压、糖尿病、心脏病、高脂血症、吸烟等脑血管病的相关危险因素病史,常在安静状态或睡眠中突然起病,迅速出现局限性神经功能缺失症状并持续 24 小时以上,症状可在数小时或数日内逐渐加重,神经症状和体征可以用某一血管解释,经脑 CT/MRI 排除脑出血、炎症性疾病和瘤卒中等,并发现梗死灶,即可确诊。

5.鉴别诊断

(1)脑栓塞:起病急骤,数秒钟或数分钟内症状达到高峰,常有心脏病史,特别是心房纤颤、心肌梗死、急性细菌性心内膜炎或其他栓子来源时应考虑脑栓塞。

(2)脑出血:发病更急,常在活动中起病,数分钟或数小时内出现神经系统局灶定位症状和体征,常有头痛、呕吐等颅内压增高症状及较重的意识障碍,血压明显增高。但轻型脑出血与一般脑血栓形成,大面积脑梗死和脑出血症状相似,可行头颅 CT 以鉴别。

(3)颅内占位病变:某些颅内肿瘤、硬膜下血肿、脑脓肿等发病也较快,出现偏瘫等局限性神经功能缺失症状和体征,需与本病相鉴别。可行 CT/MRI 检查鉴别。

(三)治疗

1.一般治疗

应保持安静、卧床休息,避免情绪激动和血压升高,严密观察体温、脉搏、呼吸和血压等生命体征,注意瞳孔和意识改变,保持呼吸道通畅,及时清理呼吸道分泌物或吸入物,有意识障碍、消化道出血患者应禁食 24～48 小时。有明确病因者应尽可能针对病因治疗,根据《中国缺血性脑卒中和短暂性脑缺血发作二级预防指南 2014》推荐:发病数天后如果收缩压≥140mmHg 或舒张压≥90mmHg,应启动降压治疗(Ⅰ级推荐,A 级证据),发病 48 小时内急性期强化降压并无显著获益,如急性期收缩压≥180mmHg 或舒张压≥100mmHg 或平均动脉压≥130mmHg 可适当降压,不主张过早过度降压以免加重脑缺氧,如高血压患者达标血压应控制在<140/90mmHg,糖尿病患者伴高血压者血压宜控制在更低水平(<130/85mmHg);糖尿病患者推荐 HbA1c 治疗目标为<7%;对于高脂血症患者,证据表明,当 LDL-C 下降≥50% 或 LDL-C≤1.8mmol/L(70mg/dL)时,二级预防更为有效。有效地控制血液系统疾病、心律失常等也很重要。

2.超早期治疗

目的是解除血栓梗阻,通畅血管,迅速恢复血流,减轻神经元损伤。

(1)静脉溶栓治疗:根据《中国急性缺血性脑卒中诊治指南 2014》对缺血性脑卒中发病 3 小时内(Ⅰ类推荐,A 级证据)和 3~4.5 小时(Ⅰ类推荐,B 级证据)的患者进行溶栓治疗有可能挽救缺血半暗带。常用的药物及其适应证与禁忌证如下:

①重组组织型纤溶酶原激活药(rt-PA):是选择性纤维蛋白溶解药,与血栓中纤维蛋白形成复合物后增强了与纤溶酶原的亲和力,使纤溶作用局限于血栓形成的部位;每次用量为 0.9mg/kg(总量<90mg)静脉滴注,其中 10% 在最初 1 分钟内静脉推注,其余 90% 药物溶于 100mL 的生理盐水,持续静脉滴注 1 小时,用药期间及用药 24 小时内应严密监护患者;此药有较高的安全性和有效性。2012 年发表的 IST-3 试验提示发病 6 小时内静脉溶栓治疗急性缺血性脑卒中可能是安全有效的,发病后 3 小时内 rt-PA 溶栓治疗的患者获益最大,ECASS Ⅲ试验提示发病后 3~4.5 小时静脉使用 rt-PA 仍然有效。

②尿激酶:常用量 100 万~150 万 U,加入 5% 葡萄糖或生理盐水中静脉滴注,30 分钟至 2 小时滴完,剂量因人而异。我国"九五"攻关课题《急性缺血性脑卒中 6 小时内的尿激酶静脉溶栓治疗》试验显示 6 小时内采用尿激酶溶栓相对安全、有效。

③溶栓治疗适应证:a.年龄≥18 岁;b.有缺血性卒中导致的神经功能缺损症状;c.症状出现<3 小时,尿激酶可酌情延长至 6 小时,排除 TIA(其症状和体征绝大多数持续不足 1 小时),无意识障碍,但椎-基底动脉系统血栓形成因预后极差,即使昏迷也可考虑;d.NIHSS 5~25 分;e.治疗前收缩压<200mmHg 或舒张压<120mmHg;f.CT 排除颅内出血,且本次病损的低密度梗死灶尚未出现;g.无出血性疾病及出血素质;h.患者或家属签署知情同意书。

④溶栓治疗禁忌证:a.年龄>80 岁;b.血压高于 185/100mmHg,血糖<2.7mmol/L;c.NIHSS 评分>26 分或<4 分,瘫痪肢体的肌力在 3 级以上;d.体温>39℃有意识障碍;e.头颅 CT 见大片低密度影,>1/3 大脑半球;f.有出血倾向或出血素质,血小板<100×10⁹/L,INR>1.7,APTT>15 秒。

(2)血管内治疗:血管内治疗是急性缺血性卒中急性期治疗的重要手段之一,是 rt-PA 静脉溶栓治疗未通后一种有益的补救方法,近期 AHA/ASA 在 2013 年指南明确推荐:rt-PA 静脉溶栓与血管内支架取栓桥接治疗对急性缺血性卒中患者具有临床获益。符合静脉 rt-PA 溶栓的患者应接受静脉 rt-PA 治疗,即使正在考虑血管内治疗(Ⅰ类推荐,A 级证据)。

适应证:尚无统一标准,以下仅供参考:①年龄≥18 岁;②卒中前 mRS 评分为 0 分或 1 分;③NIHSS≥6 分;④大血管闭塞(血管直径≥2mm)或梗死是由颈内动脉或大脑中动脉 MI 段闭塞所致;DWI 显示梗死体积<70mL,ASPECT≥6 分;⑤可在 6 小时内起始治疗(腹股沟穿刺),后循环可延长至发病 24 小时内。

尽管获益尚不确定,对于特定的急性缺血性卒中患者在发病 6 小时内利用支架取栓器进行血管内治疗可能是合理的,包括大脑中动脉 M2 或 M3 段、大脑前动脉、椎动脉、基底动脉或大脑后动脉闭塞患者(ⅡB 类推荐;C 级证据)。

3.抗血小板聚集治疗

阿司匹林(ASA):100~300mg,口服,每日 1 次,可降低死亡率和复发率。

氯吡格雷:75mg,口服,每日 1 次。

噻氯匹定:125~250mg,口服,每日 1~2 次。

对于大血管病变可考虑氯吡格雷联合阿司匹林双抗降低脑梗死的复发率。

4.抗凝治疗

抗凝治疗能降低缺血性脑卒中的复发率、降低肺栓塞和深静脉血栓形成发生率,但被症状性颅内出血增加所抵消。心源性栓塞、动脉夹层可考虑使用抗凝治疗。常用药物如下:

华法林:每次 2~4mg,口服,每日 1 次,华法林的目标剂量是维持 INR 在 2.0~3.0。

低分子肝素:每次 4000U,腹壁皮下注射,每日 2 次。

新型口服抗凝血药可作为华法林的替代药物,包括达比加群、利伐沙班、阿哌沙班及依度沙班,选择何种药物应考虑个体化因素。

5.降纤治疗

通过降解血中纤维蛋白原,增强纤溶系统活性,抑制血栓形成。国内常见的药物如下:

巴曲酶:首次剂量为 10BU,另两次各为 5BU,隔日 1 次,共 3 次。使用前用 250mL 生理盐水稀释,静脉滴注 1 小时以上。用药前血纤维蛋白原浓度应高于 100mg/dL 者。

降纤酶:急性发作期,1 次 10U,每日 1 次,连用 3~4 日。非急性发作期,首次 10U,维持量 5~10U,每日或隔日 1 次,2 周为 1 个疗程。使用前用注射用水或 0.9%氯化钠溶液适量使之溶解,加入至无菌生理盐水 100~250mL 中,静脉滴注 1 小时以上。

安克洛酶:一般皮下注射,也可静脉滴注。开始 4 天内每天 1U/kg,第 5 天后,每天 1~2U/kg,10 天后每次 4U/kg,每周 2~3 次。以血浆纤维蛋白原为监测指标,使其下降至 0.7~1.0g/L,疗程一般 3~4 周。

蚓激酶:60 万 U(2 片),口服,每日 3 次。

6.脑保护治疗

在缺血瀑布启动前超早期针对自由基损伤、细胞内钙离子超载、代谢性细胞酸中毒、兴奋性氨基酸毒性作用和磷脂代谢障碍等进行联合治疗。可采用自由基清除剂(依达拉奉、丁基苯酞等)、钙离子通道阻滞药、抗兴奋性氨基酸递质和亚低温治疗。

7.脱水治疗

脑水肿高峰期为发病后 48 小时至 5 天,根据临床观察或颅内压监测,给予 20%甘露醇 125~250mL,6~8 小时一次,静脉滴注;亦可用呋塞米 20~40mg 或白蛋白 50mL,静脉注射。

8.外科治疗

对于大面积脑梗死和小脑梗死用内科保守治疗效果差且有脑疝征象者,宜行开颅减压治疗。对于存在同侧颈动脉颅外段严重狭窄(70%~99%)的患者,如果预计围术期死亡和卒中复发<6%,推荐进行颈内动脉内膜剥脱术(CEA)或 CAS 治疗,CEA 或 CAS 的选择应依据患者个体化情况。对于合并同侧颈动脉颅外段中度狭窄(50%~69%)的患者,如果预计围术期

死亡和卒中复发<6％,推荐进行 CEA 或 CAS 治疗,CEA 或 CAS 的选择应依据患者个体化情况。对于合并同侧颈动脉颅外段轻度狭窄(<50％)的患者,不推荐进行 CEA 或 CAS 治疗。

9.康复治疗

对于生命体征平稳的急性缺血性脑血管病患者应尽早进行体能和针灸、按摩等康复理疗,以降低患者的致残率,增进神经功能恢复,提高生活质量。

二、脑栓塞

脑栓塞是指血液中的各种栓子(如心脏内的附壁血栓,动脉粥样硬化的斑块,脂肪、肿瘤细胞,纤维软骨和空气等)随血流进入脑动脉而阻塞血管,当侧支循环不能代偿时,引起该动脉供血区脑组织缺血性坏死,出现局灶性神经功能缺损。脑栓塞常发生于颈内动脉系统,椎-基底动脉系统相对少见。脑栓塞占缺血性脑卒中的 15％～20％。

(一)病因及发病机制

1.病因

按栓子来源不同可分为:

(1)心源性脑栓塞:是脑栓塞中最常见的,约 75％的心源性栓子栓塞于脑部,引起脑栓塞的常见的心脏疾病有心房颤动、心脏瓣膜病、感染性心内膜炎、心肌梗死、心肌病、心脏手术、先天性心脏病(来自体循环静脉系统的栓子,经先天性心脏病如房间隔缺损、卵圆孔未闭等的异常通道,直接进入颅内动脉而引起脑栓塞为反常栓塞)、心脏黏液瘤等。

(2)非心源性脑栓塞:动脉来源包括主动脉弓和颅外动脉(颈动脉和椎动脉)的动脉粥样硬化性病变、斑块破裂及粥样物从裂口逸入血流,能形成栓子导致栓塞;同时损伤的动脉壁易形成附壁血栓,当血栓脱落时也可致脑栓塞;其他少见的栓子有脂肪滴、空气、肿瘤细胞、寄生虫卵、羊水和异物等。

(3)来源不明:少数病例利用现在检查手段和方法查不到栓子的来源。

2.发病机制

正常人体血液呈流态,血液中的有形成分能通过变形顺利通过微循环,若血液内成分如红细胞聚集,形成缗线物,也容易阻塞血管。人体血液循环中某些异物随血液流动,如来源于心脏的栓子、上述血凝块、动脉粥样硬化脱落的斑块、脂肪细胞及气泡等称为栓子,栓子进入脑循环,绝大多数(73％～85％)栓子进入颈内动脉系统,因大脑中动脉实际上是颈内动脉的直接延伸,大脑中动脉及其分支容易受累,左侧大脑是优势半球,血液供应更丰富,所以左侧大脑中动脉最易受累。椎-基底动脉的栓塞仅占 10％左右,大脑前动脉栓塞几乎没有,大脑后动脉也少见。一般栓子脱落容易阻塞脑血管是因为脑部的血液供应非常丰富,脑重占体重的 2％。而在正常氧分压和葡萄糖含量下,有心脏总输出量 20％的血液进入脑血液循环。脑的血液来自两侧的颈动脉和椎-基底动脉系统。颈动脉系统主要通过颈内动脉、大脑中动脉和大脑前动脉供应大脑半球前 3/5 及部分间脑。椎-基底动脉系统主要通过两侧的椎动脉、基底动脉、小脑上动脉、小脑前下和后下动脉及大脑后动脉供应大脑半球后 2/5、部分间脑、脑干及小脑。当栓子阻塞脑血管后,引起局部脑组织发生缺血、缺氧,脑组织软化、坏死。栓子停留一段时间后可溶解，破碎并向远端移位，原阻塞的血管恢复血流，因受损的血管壁通透性增高，可有大量红细胞渗出血管，使原来缺血区有血液渗出，形成出血性脑梗死。脑组织容易引起缺血后坏死，是因为脑代谢活动特别旺盛，对能量要求最高，而脑组织几乎无氧及葡萄糖储备，能量完全由循环血流连续供应。两大供血系统通过两侧大脑前动脉间的前交通动脉和大脑中动脉与大脑后动脉间的后交通动脉互相沟通，并在脑底形成 Willis 环。此动脉环对颈动脉与椎-基底动脉两大供血系统之间，特别是两侧大脑半球血液供应的调节和平衡及病态时对侧支循环的形成极为重要，如果血栓逐渐形成，侧支循环容易建立。脑栓塞时由于栓子突然阻塞动脉，侧支循环常难迅速建立，引起该动脉供血区产生急性脑缺血，当栓塞脑血管局部受机械刺激时，可引起程度不同的脑血管痉挛，所以起病时脑缺血的范围较广，症状多较严重。因此出现的临床症状不仅与栓塞部位有关，而且与血管痉挛的范围有关。当血管痉挛减轻、栓子碎裂、溶解，移向动脉远端，以及侧支循环建立后，均可导致脑缺血范围缩小，症状减轻。

（二）病理变化

脑栓塞可以发生在脑的任何部位，由于左侧颈总动脉直接起源于主动脉弓，故发病部位以左侧大脑中动脉的供血区较多，其主干是最常见的发病部位。由于脑栓塞常突然阻塞动脉，易引起脑血管痉挛，加重脑组织的缺血程度。因起病迅速，无足够的时间建立侧支循环，所以栓塞与发生在同一动脉的血栓形成相比，病变范围大，供血区周边的脑组织常不能免受损害。

脑栓塞引起的脑组织缺血性坏死可以是贫血性、出血性和混合性梗死，出血性更为常见，占30%～50%。脑栓塞发生后，栓子可以不再移动，牢固地阻塞管腔或栓子分解碎裂，进入更小的血管，最初栓塞动脉的血管壁已受损，血流恢复后易从破损的血管壁流出，形成出血性梗死。

在栓子的来源未消除时，脑栓塞可以反复发作。

（三）临床表现

任何年龄均可发病，患者发病前多有风湿性心脏病、心房颤动或大动脉粥样硬化等病史；一般发病无明显诱因，也很少有前驱症状，急性起病，症状常在数秒或数分钟之内达高峰，多为完全性卒中，偶尔病情在数小时内逐渐进展，症状加重，可能是脑栓塞后有逆行性的血栓形成；根据栓塞部位不同，临床表现也不完全相同。

1.大脑中动脉的栓塞

最常见，主干闭塞时引起病灶对侧偏瘫、偏身感觉障碍和偏盲，优势半球主干栓塞可有失语、失写、失读。如梗死面积大时，病情严重者可引起颅内压增高、昏迷、脑疝，甚至死亡；大脑中动脉深穿支或豆纹动脉栓塞可引起病灶对侧偏瘫，一般无感觉障碍或同向偏盲，优势半球受损，可有失语。大脑中动脉各皮质支栓塞可引起病灶对侧偏瘫，以面部和上肢为重，优势半球可引起运动型失语、感觉性失语、失读、失写、失用；非优势半球可引起对侧偏身忽略症等体象障碍。少数半球栓塞可出现局灶性癫痫。

2.大脑前动脉栓塞

可产生病灶对侧下肢的感觉和运动障碍，对侧中枢性面瘫、舌肌瘫及上肢瘫痪，亦可发生情感淡漠、欣快等精神障碍及强握反射，可伴有尿潴留。

3.大脑后动脉栓塞

可引起病灶对侧同向偏盲或上象限盲，病灶对侧半身感觉减退伴丘脑性疼痛，病灶对侧肢体舞蹈样徐动症,各种眼肌麻痹等。

4.基底动脉栓塞

最常见症状为眩晕、眼球震颤、复视、交叉性瘫痪和交叉性感觉障碍,肢体及躯干共济失调。若基底动脉主干栓塞可出现四肢瘫痪、眼肌麻痹、瞳孔缩小,常伴有面神经、展神经、三叉神经、迷走神经及舌下神经的麻痹及小脑症状等,严重者可迅速昏迷、四肢瘫痪、中枢性高热、消化道出血甚至死亡。

5.其他脏器栓塞

由于栓子顺血流流动,根据流动的部位不同,可以引起相应的器官的梗死,所以临床上常有其他部位栓塞的征象,如视网膜、皮肤、黏膜、脾脏、肾脏等栓塞的临床表现。

(四)辅助检查

1.针对脑栓塞的辅助检查

(1)脑CT扫描:脑CT扫描表现与脑梗死相似,即发病24小时后CT可见栓塞部位有低密度梗死灶,边界欠清,并有一定的占位效应。脑CT对于明确梗死部位、大小及周围脑水肿情况有较大价值。若为出血性梗死,可见在低密度灶内可见高密度出血影。对于患病早期和怀疑病变部位在颅后窝或病变部位较小者应选择脑MRI检查。

(2)脑MRI检查:能较早发现梗死灶及小的栓塞病灶,对脑干及小脑病变脑MRI检查明显优于CT。早期梗死灶在MRI上表现为T_1低信号,T_2高信号,脑MRI弥散成像能较早反映新的梗死病变。

(3)脑脊液检查:一般不作为缺血性脑血管病的常规检查,脑栓塞患者脑脊液检查多数正常,出血性梗死时脑脊液中可有红细胞增多,脑水肿明显者,可有脑脊液压力增高。

(4)DSA、MRA和TCD检查:可提示栓塞血管,如血管腔狭窄、动脉粥样硬化溃疡、血管内膜粗糙等。DSA能够发现较小的血管病变并及时给予介入治疗;脑MRA无创,简单,可以了解大血管的病变,帮助了解血管闭塞的部位及程度;血管超声检查经济、方便,能够及早发现大血管的异常并可探及微栓子的信号。

2.针对栓子来源的辅助检查

(1)心电图或24小时动态心电图:能了解有无心律失常如房颤、心肌梗死等。

(2)超声心动图:能了解心脏瓣膜病变、二尖瓣脱垂、心内膜病变、心肌情况等,经食道超声心动图还可了解异常心脏结构判断有无反常栓塞。

(3)颈动脉超声:能显示颈总动脉及颈内外动脉有无管壁粥样硬化斑块及管腔狭窄等。

(4)血常规:对于感染性疾病有指导意义,如果血象增高提示可能有感染性疾病存在。

(5)X线检查:胸片检查可以发现胸部疾病如气胸、肺脓肿及心脏扩大等疾病,必要时做胸部CT扫描。

(6)眼底检查:主要是眼底视网膜动脉粥样硬化的表现,有时可发现眼底动脉血栓改变。

(7)其他检查:可根据栓子来源的不同选择相应的辅助检查,如肾脏、骨骼等检查。

(五)诊断及鉴别诊断

1.诊断

本病诊断主要依靠临床特点及相应的辅助检查:本病任何年龄均可诱发,以青壮年较多见，病前多有风湿性心脏病、心房颤动及大动脉粥样硬化等病史。临床上有时不容易区分栓子来源，可参考STAF评分。脑栓塞患者多起病急，症状常在数秒或数分钟内达高峰，多数患者有神经系统体征，可表现为偏瘫、失语等局灶性神经功能缺损。头颅CT在发病24小时内可无明显异常，但脑CT扫描阴性不能排除脑栓塞，发病24～48小时后可见栓塞部位有低密度梗死灶，边界欠清晰，并可有一定的占位效应；头MRI有助于早期发现小的栓塞病灶，对于脑干和小脑病变的显示MRI要明显优于CT。

2.鉴别诊断

本病需要与动脉粥样硬化性脑梗死、脑出血等急性脑血管病相鉴别。脑CT扫描有助于出血性与缺血性脑血管病的鉴别，在排除出血性脑血管病后，主要是与动脉粥样硬化性脑梗死鉴别。

(1)动脉粥样硬化脑梗死：多发生在中年以后，是由于脑血管自身粥样硬化导致的狭窄或闭塞引起相应血管供应区脑组织缺血、坏死、软化而产生偏瘫、失语等神经功能缺损症状，多起病缓慢，常在安静或睡眠状态下发病，发病前可有先兆，如短暂性脑缺血发作等，多伴有高血压、糖尿病、冠心病和动脉硬化等，脑CT扫描不易与脑栓塞区别，但脑栓塞者在影像上的表现更易伴有出血。

(2)脑出血：脑出血多有高血压、动脉瘤、动静脉畸形的病史，一般在情绪激动或剧烈活动中起病，病情进展快，可出现头痛、呕吐等颅高压的症状及脑膜刺激征等。脑CT扫描可见高密度出血灶，据此可与缺血性脑血管病相鉴别。

(六)治疗

治疗包括针对脑栓塞本身的治疗及针对原发病即栓子来源的治疗。

1.一般治疗

急性期应卧床休息，保持呼吸道的通畅和心脏功能；注意营养状况，保持水和电解质的平衡；加强护理，防止肺炎、泌尿系感染和压疮等的发生。

2.脑栓塞本身的治疗原则

原则是要改善脑循环、防止再栓塞、消除脑水肿、保护脑功能。针对栓子来源的不同进行对症治疗。

(1)抗凝及溶栓治疗：对于心源性栓塞者，推荐早期、长期抗凝治疗，房颤患者危险分层可参考CHADS2评分，抗凝治疗禁忌及非心源性栓塞者不推荐抗凝治疗，建议抗血小板治疗；溶栓类药物(如尿激酶、链激酶等)亦可能仅在早期发挥作用。

(2)对症治疗：出现颅高压者可给予脱水剂减轻脑水肿，防止脑疝形成，以降低病死率。常用高渗脱水剂有甘露醇、甘油果糖等，也可用利尿剂如呋塞米等；血压明显升高者可适当给予降压治疗；在急性期还可适当应用一些神经保护剂保护脑细胞。

(3)出血性梗死的治疗：当发生出血性脑梗死时，要立即停用溶栓、抗凝和抗血小板聚集的药物，防止出血加重和血肿扩大，适当应用止血药物，治疗脑水肿，调节血压；若血肿量较大，内科保守治疗无效时，考虑手术治疗；对感染性栓塞应使用抗生素，并禁用溶栓和抗凝药物，防止感染扩散；在脂肪栓塞时，可应用肝素、低分子右旋糖酐(不能用于对本药过敏者)、5%的碳酸氢钠及脂溶剂(如酒精溶液等)，有助于脂肪颗粒的溶解。

（4）康复治疗：早期进行积极的康复治疗，有助于神经功能缺损症状的早期恢复。

3.外科治疗

颈动脉内膜切除术（CEA）对防治脑栓塞也有一定的疗效。对伴有重度颈动脉狭窄（即狭窄程度大于70%）者可酌情予CEA，不推荐发病24小时内紧急CEA治疗；脑水肿明显时，采用颅骨开窗减压或切除部分坏死组织对大面积脑梗死可能挽救生命。

4.介入治疗

包括颅内外血管PTA及血管内支架置入（CAS）或与溶栓结合治疗。对伴有颈动脉狭窄程度大于70%者，可考虑行血管内介入治疗术。

（七）预防和护理

预防主要是进行抗凝和抗血小板治疗，能防止被栓塞的血管发生逆行性血栓形成和预防复发，同时要治疗原发病，纠正心律失常，针对心脏瓣膜病和引起心内膜病变的相关疾病，进行有效治疗，根除栓子的来源，防止复发。护理上注意让患者急性期应卧床休息，防止栓子脱落再次栓塞，同时由于长期卧床还要注意吞咽功能及口腔的护理，防止吸入性肺炎、泌尿系感染、压疮、下肢深静脉血栓形成等。

（八）预后

脑栓塞的预后取决于栓塞脑血管的大小、部位和栓子的数量，以及原发病的严重程度。急性期病死率为5%～15%，多死于严重脑水肿引起的脑疝、肺炎和心力衰竭等。脑栓塞容易复发，10%～20%在10天内发生第2次栓塞，复发者病死率更高。

第四节 脑出血

脑出血（ICH）是指原发性非外伤性脑实质内出血。高血压是脑出血最常见的原因，高血压常伴发脑内小动脉病变，血压骤升引起动脉破裂出血称为高血压性脑出血。脑出血占全部脑卒中的20%～30%。

一、病因和发病机制

1.病因

（1）常见病因是高血压，以高血压合并小动脉硬化最常见。

（2）脑动脉粥样硬化、动脉瘤、动静脉畸形、脑淀粉样血管病变、血液病（白血病、血小板减少性紫癜、再生障碍性贫血、红细胞增多症、血友病和镰状细胞病等）、脑动脉炎、烟雾病、夹层动脉瘤、颅内静脉窦血栓形成、抗凝或溶栓治疗、梗死性脑出血、原发或转移性肿瘤等。

2.发病机制

高血压性脑出血的发病机制并不完全清楚，目前主要认为如下：

（1）较多认为长期高血压导致脑内小动脉或深穿支动脉壁脂质透明变性或纤维素样坏死、微夹层动脉瘤或小动脉瘤形成，当血压骤然升高时，血液自血管壁渗出或动脉瘤破裂，血液进入脑组织形成血肿。

(2)高血压引起远端血管痉挛,导致小血管缺氧坏死及血栓形成,斑点状出血及脑水肿,出血融合即形成血肿,可能为子痫等高血压性脑出血的机制。

(3)脑内动脉中层肌细胞较少,且缺乏外弹力层,随年龄增长,脑内小动脉变得弯曲呈螺旋状,使深穿支动脉成为出血的好发部位,豆纹动脉自大脑中动脉呈直角分出,易受高压血流冲击发生粟粒状动脉瘤,是脑出血的最好发部位,其外侧支被称为出血动脉。

二、病理

1.血肿扩大

血肿体积增大超过首次 CT 血肿体积的 33% 或 20mL 为血肿扩大。血肿扩大是脑内出血病情进行性恶化的首要原因。血肿扩大的机制尚不清楚,目前的观点是血肿扩大是由于血管已破裂部位的持续出血或再次出血,但有证据表明血肿扩大可以是出血灶周围坏死和水肿组织内的继发性出血。这一观点与 Fujii 等观察到外形不规则的血肿更容易扩大的现象吻合,因为血肿形状不规则提示多根血管的活动性出血。

2.血肿周围脑组织损伤

脑出血后血肿周围脑组织内存在复杂的病理生理变化过程,可引起血肿周围脑组织损伤和水肿形成。

(1)血肿周围脑组织缺血:脑出血后血肿周围脑组织局部血流量下降的原因有以下几种:①血肿直接压迫周围脑组织使血管床缩小;②血肿占位效应激活脑血流——容积自我调节系统,局部血流量下降;③血肿或血肿周围组织释放的血管活性物质引起血管痉挛等。该区域内的病理改变在一定时间内是可逆的,如果能在此时间窗内给予适当的治疗措施,可使受损组织恢复功能,因此该区域称血肿周边半影区或半暗带。

(2)血肿周围脑组织水肿:主要有间质性和细胞性两种。其产生原因分别为缺血性、渗透性、代谢性和神经内分泌性。

缺血性水肿与机械压迫和血管活性物质异常升高有关。

血肿形成后很快开始溶解,血浆中的各种蛋白质、细胞膜性成分降解物即由细胞内逸出的各种大分子物质,可经组织间隙向脑组织渗透,引起细胞外间隙的胶体渗透压升高,造成渗透性水肿。

血肿溶解可以释放细胞毒性物质引起细胞代谢紊乱,最终导致细胞死亡或细胞水肿,主要有血红蛋白、自由基、蛋白酶等。蛋白酶中以凝血酶和基质金属蛋白酶(MMPs)最重要。凝血酶可诱发脑水肿形成,凝血酶抑制剂则可阻止凝血酶诱发脑水肿形成。脑内出血后 MMPs 活性增高,血管基质破坏增加,血-脑屏障完整性破坏,通透性增加,引起血管源性水肿,使用 MMPs 抑制剂可减轻水肿。

高血压性脑内出血后血管加压素与心房利钠肽的水平失衡及由此产生的脑细胞体积调节障碍,也可能引起细胞或组织水肿。

(3)颅内压增高:脑内出血后因血肿的占位效应使颅内压增高,而且由于血肿压迫周围组织及血液中血管活性物质的释放引起的继发性脑缺血、脑水肿,可进一步使颅内压升高。

三、病理改变

新鲜的脑出血标本可见出血侧半球肿胀,体积增大,脑回变宽,脑沟变浅。中线结构向病灶对侧移位,颅内压增高,病灶侧脑组织可疝出至大脑镰下或疝入小脑幕切迹。切面可见出血灶和病灶周围脑组织水肿、软化。镜下可分3期:①出血期,可见大片新鲜的红细胞。出血灶边缘脑组织坏死、软化,神经细胞消失或呈局部缺血改变,常有多核细胞浸润。②吸收期,出血后24~36小时即可出现胶质细胞增生,小胶质细胞及来自血管外膜的细胞形成格子细胞,少数格子细胞含有含铁血黄素。星形胶质细胞增生及肥胖变性。③修复期,血液及坏死组织逐渐被清除,组织缺损部分由胶质细胞、胶质纤维及胶原纤维代替。出血量小的可完全修复,出血量大的形成囊腔。血红蛋白代谢产物高铁血红蛋白长久残存于瘢痕组织中,呈现棕黄色。

四、临床表现

脑出血好发于50~70岁,男性略多见,多在冬春季发病。患者多有高血压病史。在情绪激动或活动时易发生,发病前多无预兆,少数可有头痛、头晕、肢体麻木等前驱症状。临床症状常在数分钟到数小时内达到高峰,临床特点可因出血部位及出血量不同各异。

1.基底节内囊区出血

基底节内囊区是高血压颅内出血最常见的部位,约占全部脑内出血的60%,该区域由众多动脉供血。

(1)前部型:占12%左右,由Heubner返动脉供血(包括尾状核),主要累及尾状核头和(或)体(均称为尾状核出血),易破入侧脑室前角,严重者可同时累及第Ⅲ、Ⅳ脑室,血肿可向后外侧延伸,损伤内囊前肢与壳核前部。

临床特征:严重头痛和明显的脑膜刺激症状,类似蛛网膜下隙出血,多无意识障碍,个别患者可出现病初一过性嗜睡。若血肿向后外侧延伸累及内囊前肢和(或)壳核前部可出现程度较轻的语言障碍、对侧偏身运动、感觉功能缺损,通常预后较好。无精神异常、眼球分离、凝视、眼震、癫痫发作等症状。50%患者完全恢复正常,70%患者预后良好。

(2)中间型:占7%左右,最为罕见,由内侧豆-纹动脉供血,血肿累及苍白球及壳核中部,可向后累及内囊膝部或向前外侧破入侧脑室。

临床特征:患者意识多不受影响,可有一过性嗜睡,但几天后恢复正常。该型出血虽死亡率极低,但常导致较严重的失语和(或)偏身症状,无精神异常、眼球分离、患侧忽视、癫痫发作等症状。预后差,患者多留有较明显后遗症,50%以上存在严重残障。

(3)后中间型:占10%左右,由脉络膜前动脉供血,通常位于内囊后肢前半部分,常向内囊膝部扩展,可导致壳核中部或丘脑外侧受压。若血肿较大可破入第Ⅲ、Ⅳ脑室并导致昏迷。

临床特征:多数患者神志清楚,50%患者存在语言障碍,几乎所有患者均不同程度出现对侧面部、肢体运动障碍,60%以上患者存在偏身感觉缺失,无精神异常、眼球分离、癫痫发作等症状。预后较中间型好,多数恢复良好,近1/3患者可遗留中、重度残障,几乎没有死亡病例。

(4)后外侧型:是仅次于外侧型的常见基底节内囊区出血,所占比例近20%,由外侧豆-纹动脉后内侧支供血,血肿位于豆状核后部的内囊区域,平均出血量 30mL,最大可达 90mL,血肿相对较大,主要向前侧延伸,累及颞叶峡部白质、壳核前部和(或)内囊区豆状核后部,少数可经前角破入侧脑室,严重者可同时累及蛛网膜下隙。

临床特征:多数患者神志清楚或仅有一过性意识障碍,出血量大者可有昏迷及瞳孔改变。30％病例出现共轭凝视,80％以上患者有语言障碍,几乎所有患者存在不同程度对侧面部、肢体感觉及运动障碍。脑疝时有瞳孔改变,无眼球分离。预后较差,20％患者死亡,存活病例多遗留重度残障。

(5)外侧型:最为常见,占 40％左右,虽该型出血多被当作壳核出血,但头 MRI 证实其为介于壳核和岛叶皮质之间的裂隙样出血,不直接累及壳核。由外侧豆-纹动脉的大部分外侧支供血,原发灶位于壳核外部和岛叶皮层,多为凸透镜形和卵圆形,平均出血量 20mL,最大 80mL。常向前外侧扩展,可向内经前角破入侧脑室。

临床特征:多数患者神志清楚或仅有轻度意识水平下降,血肿较大者可出现昏迷。优势半球出血患者多有失语,非优势半球出血患者近 50％出现构音障碍。出血量大患者可出现共轭凝视麻痹、瞳孔改变及癫痫发作。所有患者均存在不同程度偏身麻痹,60％以上患者出现对侧偏身感觉障碍。50％以上患者遗留中至重度残障,近 10％患者死亡。

(6)大量出血型:发病率亦较高,血肿占据全部或大部分的基底节内囊区域,血肿极大(最大 144mL,平均 70mL),仅偶尔尾状核及内囊前肢得以保留,以致不能找到原发出血部位。常向前外侧延伸,50％以上破入侧脑室及第Ⅲ、Ⅳ脑室,严重者可同时破入蛛网膜下隙。

临床特征:意识、言语障碍,中至重度偏身感觉、运动缺失几乎出现于所有患者,共轭凝视或眼位改变(眼球分离或固定)。血肿常导致中线移位并继发 Monro 孔梗阻导致对侧脑室扩张,严重者常在几分钟或几小时内出现枕大孔疝或颞叶沟回疝,从而引起意识水平进一步下降及四肢瘫和脑干损伤所致的眼动障碍等脑疝症状,甚至错过住院治疗时机。几乎所有患者预后差,近 50％患者死亡。

2.丘脑出血

由丘脑膝状动脉和丘脑穿通动脉破裂所致,在脑出血中较常见,占全部脑出血的 15％～24％,致残率、病死率均高。高龄、高血压是丘脑出血的主要因素,高脂血症、糖尿病、吸烟、饮酒是相关因素。

临床表现为突发对侧偏瘫、偏身感觉障碍,甚至偏盲等内囊性三偏症状,CT 扫描呈圆形、椭圆形或不规则形境界比较清楚的高密度血肿影,意识障碍多见且较重,出血波及丘脑下部或破入第三脑室则出现昏迷加深、瞳孔缩小、去皮质强直等中线症状。

由于丘脑复杂的结构功能与毗邻关系,其临床表现复杂多样。如为小量出血或出血局限于丘脑内侧则症状较轻;丘脑中间腹侧核受累可出现运动性震颤、帕金森综合征表现;累及丘脑底核或纹状体可呈偏身舞蹈——投掷样运动。

3.脑桥出血

约占全部脑内出血的 10％,主要由基底动脉的脑桥支破裂出血引起,出血灶多位于脑桥基底与被盖部之间。

原发性脑桥出血患者中以大量出血型和基底被盖型死亡率最高,但两者之间无明显差异,单侧被盖型死亡率最低。在实际工作中要注意：①技术上采用薄层、小间隔扫描手段；②充分重视患者症状，特别是那些无法用 CT 特征来解释的脑桥损害症状，必要时可做 MR 扫描，以提高小病灶的检出率。

4.中脑出血

罕见。但应用 CT 及 MRI 检查并结合临床已可确诊，轻症表现为一侧或双侧动眼神经不全瘫痪或 Weber 综合征；重症表现为深昏迷，四肢弛缓性瘫痪，可迅速死亡。

5.小脑内血

多由小脑齿状核动脉破裂所致，约占脑出血的 10%。自发性小脑出血的常见病因是高血压动脉硬化、脑血管畸形、脑动脉瘤、血液病及应用抗凝药，在成年人高血压动脉硬化是小脑出血的最常见原因，占 50%～70%。

发病初期大多意识清楚或有轻度意识障碍，表现眩晕、频繁呕吐、枕部剧烈头痛和平衡障碍等，但无肢体瘫痪是其常见的临床特点；轻症者表现出一侧肢体笨拙、行动不稳、共济失调和眼球震颤，无瘫痪；两眼向病灶对侧凝视，吞咽及发音困难，四肢锥体束征，病侧或对侧瞳孔缩小、对光反应减弱，晚期瞳孔散大，中枢性呼吸障碍，最后枕大孔疝死亡；暴发型则常突然昏迷，在数小时内迅速死亡。如出血量较大，病情迅速进展，发病时或发病后 12～24 小时出现昏迷及脑干受压征象，可有面神经麻痹、两眼凝视病灶对侧、肢体瘫痪及病理反射出现等。

由于小脑的代偿能力较强，小脑出血的临床征象变化多样，缺乏特异性，早期临床诊断较为困难，故临床上遇下列情况应注意小脑出血的可能：①40 岁以上并有高血压症病史；②以眩晕、呕吐、头痛起病；③有眼震、共济失调、脑膜刺激征阳性；④发病后迅速或渐进入昏迷，伴瞳孔缩小、凝视、麻痹、双侧病理征、偏瘫或四肢瘫。

6.脑叶出血

约占脑出血的 10%，常由脑动静脉畸形、Moyamoya 病、血管淀粉样病变、肿瘤等所致。出血以顶叶最常见，其次为颞叶、枕叶、额叶，也可有多发脑叶出血。常表现头痛、呕吐、脑膜刺激征及出血脑叶的局灶定位症状，如额叶出血可有偏瘫、Broca 失语、摸索等；颞叶可有 Wernicke 失语、精神症状；枕叶可有视野缺损；顶叶可有偏身感觉障碍、空间构象障碍。抽搐较其他部位出血常见，昏迷较少见；部分病例缺乏脑叶的定位症状。

7.脑室出血

占脑出血的 3%～5%，由脑室内脉络丛动脉或室管膜下动脉破裂出血，血液直流入脑室内所致，又称原发性脑室出血。原发性脑室内出血最常见的部位是侧脑室，其次是第Ⅲ脑室和第Ⅳ脑室，在中间罕见。目前未见有文献报道透明隔腔（第Ⅴ脑室）内原发出血。

多数病例为小量脑室出血，常有头痛、呕吐、脑膜刺激征，一般无意识障碍及局灶性神经缺损症状，血性 CSF，酷似蛛网膜下隙出血，可完全恢复，预后良好。大量脑室出血造成脑室铸型或引起急性梗阻性脑积水未及时解除者，其临床过程符合传统描述的脑室出血表现：起病急骤，迅速出现昏迷、频繁呕吐、针尖样瞳孔、眼球分离斜视或浮动、四肢弛缓性瘫痪及去脑强直发作等，病情危笃，预后不良，多在 24 小时内死亡。而大多数原发性脑室出血不具备这些"典型"的表现。

由于原发性脑室出血没有脑实质损害或损害较轻，若无脑积水或及时解除，其预后要比继发性脑室出血好。与继发性脑室出血相比,原发性脑室出血有以下临床特点:高发年龄分布两极化;意识障碍较轻或无;可亚急性或慢性起病;定位体征不明显,即运动障碍轻或阙如,脑神经受累及瞳孔异常少见;多以认识功能障碍或精神症状为常见表现。

五、诊断

1.病史询问

为了及时地发现和诊断脑出血,详细的病史询问是必不可少的。

(1)对症状的询问:了解发病时间,是白天起病还是晨起发病。如果患者是睡醒后发病,那么发病时间要从最后看似正常的时间算起。如果患者出现瘫痪,要了解瘫痪的发病形式,如是否急性起病,起病的诱因:如病史中有无导致全身血压下降的情况、由坐位或卧位变为直立位后发病等,肢体无力的进展和波动情况,有无麻木、疼痛、肌肉萎缩等伴随症状。如果合并头痛,要询问头痛的性质、部位、发作频率。如果出现眩晕,则要询问有无恶心、呕吐、出汗、耳鸣、听力减退、血压和脉搏的改变,以及发作的诱因和持续时间,以帮助鉴别周围性眩晕和中枢性眩晕。

(2)对既往病史的询问:对于来诊的患者要询问患者的既往病史,如有无高血压、心脏病、糖尿病等相关病史;同时了解患者既往有无类似短暂性脑缺血发作的症状,尤其要注意易被患者忽略的单眼黑蒙;如果是中青年女性,还要询问有无避孕药服用史、多次自然流产史。除了个人既往病史以外,还要简要询问患者的家族中有无类似的病史。

2.体格检查

病史采集完成后,要对患者进行神经系统体格检查和全身检查。对于脑出血患者,除了重要的神经系统检查外,还需着重检查以下几个方面:

(1)双侧颈动脉和桡动脉扪诊:检查双侧动脉搏动是否对称,同时可以初步了解心律是否齐整。

(2)测量双上肢血压。

(3)体表血管听诊:选择钟形听诊器,放在各个动脉在体表的标志。

①颈动脉听诊区:胸锁乳突肌外缘与甲状软骨连线的交点。

②椎动脉听诊区:胸锁乳突肌后缘上方,颈 2、3 横突水平。

③锁骨下动脉听诊区:锁骨上窝内侧。

④眼动脉听诊区:嘱患者轻闭双眼,将听诊器放在眼部上方。

3.结构影像学检查

影像学检查方法包括 CT 和 MRI 成像。随着 CT、MRI 成像技术的不断提高,以及密度分辨力和空间分辨力的进一步完善,CT 和 MRI 已成为脑血管病的主要检查方法之一。

(1)头部 CT 检查:头颅 CT 是诊断脑出血的首选检查。急性脑内出血的 CT 检查以平扫为主,一般不需强化检查。急性脑实质内出血在 CT 平扫图像上表现为高密度影,病灶边缘清楚。当血肿破入脑室后常常可以观察到脑室内的血液平面。

(2)头部磁共振成像:超急性期血肿发病 2～3 小时,很难产生异常信号,此时 CT 可显示血肿存在。急性期血肿发病数小时至数天,稍长 T_1,短 T_2。亚急性期血肿发病数天至数月,短 T_1 长 T_2。慢性期血肿发病数月至不定期,长 T_1 短 T_2。

梯度回波序列也称为场回波序列,是非常基本的磁共振成像序列。由于具有许多优点,在各个系统都得到了广泛的应用。发病 6 小时内急性卒中的多中心研究表明,梯度回波 MRI 在发现急性出血方面与 CT 检查一样精确,但在发现慢性出血方面优于 CT。MRI 在发现相关的血管畸形尤其是海绵状血管瘤方面也优于 CT,但是 MRI 并不像 CT 一样适于全部患者。

4.血管影像学检查

(1)头部 CTA:是一种静脉注射含碘造影剂后,利用计算机三维重建方法合成的无创性血管造影术,可以三维显示颅内血管系统。CTA 对 Willis 环周围 >4mm 的颅内动脉瘤可达到与 DSA 相同的检出率,而且可以明确 DSA 显示不理想的动脉瘤的瘤颈和载瘤动脉的情况。对血栓性动脉瘤的检测 CTA 明显优于 DSA。CTA 对动静脉畸形(AVM)血管团的显示率达 100%,其中供血动脉的显示率为 93.9%,引流静脉的显示率为 87.8%。CTA 对脑动脉狭窄的显示基本达到与 DSA 相同的效果。CTA 是有效的无创伤性血管成像技术,在很大程度上可替代有创性 DSA。

(2)头部 MRA(V):可以很好地显示颅内大动脉的形态,以及动脉发生病变时的一些侧支循环。

MRA 对正常脑动静脉的显示和对异常血管的显示有很好的效果,除对显示前交通动脉和后交通动脉的敏感性和特异性稍低外,对显示大脑前、中、后动脉、基底动脉和颈内动脉的敏感性和特异性均接近 100%。MRA 可以显示脑 AVM 的供血动脉、血管团和引流静脉,可以显示动静脉瘘的动脉、瘘口的位置和大小、静脉的扩张程度和引流方向。对于 >5mm 的动脉瘤,MRA 的显示率可达 100%,并且结合源图像可以显示那些 DSA 不能显示的有血栓形成的动脉瘤。MRA 对 <5mm 直径的脑动脉瘤漏诊率较高,对发生颅内出血的脑动脉瘤患者 MRA 不能替代常规脑血管造影做介入治疗。MRA 对脑动脉狭窄显示直观,与 DSA 的相关性较好,但当动脉狭窄严重程度达 75% 以上时,有过高评价的倾向。

MRV 对上下静脉窦、直窦、横窦、乙状窦、大脑内和大脑大静脉的显示率达 100%,对岩上窦和岩下窦的显示率也达 85%。MRV 可显示脑静脉血栓的范围、是否完全闭塞和侧支引流的情况等。

(3)颈部 MRA:磁共振对比增强血管三维成像(3DCE-MRA)可从任一角度观察血管的3D 血管图像。与传统非增强 MRA 相比,该技术与血液的流动增强无关,不需空间饱和,对平行于扫描平面的血管也能很好显示,因此可通过冠状位激发扫描,显示包括颈部大血管根部至颅内 Willis 环的颈部血管全程。3DCE-MRA 可同时显示两侧头、颈部所有血管的受累情况,即受累血管段及其范围以及狭窄程度或闭塞后侧支循环血管情况。3DCE-MRA 上动脉闭塞表现为动脉血流中断和远端动脉不显影;动脉狭窄表现为动脉腔节段性狭窄,其远端动脉分支减少,或显影差,有的动脉表现为该段动脉血流中断,但其远端动脉仍显影;明显的动脉硬化表现为动脉管腔粗细不均,呈"串珠状"。因此,3DCE-MRA 可为临床血管性病变的筛选检查、制订治疗方案提供依据。

(4)血管造影:数字减影血管造影(DSA)具有很好的空间分辨率,可以显示0.5mm的脑血管,清晰显示脑血管各级分支的大小、位置、形态和变异。其主要用于需要造影确诊或是否适合介入治疗的脑血管病。DSA 可以用于了解脑动脉狭窄的部位程度;明确脑血栓形成时血管闭塞的部位和动脉溶栓;可以显示颅内动脉瘤的情况;显示 AVM 供血动脉的来源和引流静脉的方向等,为手术和介入治疗提供详细的资料。

目前认为 DSA 是诊断脑供血动脉狭窄的金标准,同时也是判断狭窄程度的有效方法,为临床治疗提供可靠依据。

血管造影的指征包括出血伴有 SAH、局部异常钙化影、明显的血管畸形、异常的出血部位等,不明原因的出血,如孤立的脑室出血也需行血管造影。患高血压和深部出血的老年患者尽量避免血管造影检查。行血管造影检查的时间需依据患者病情平衡诊断的需要及外科手术干预的潜在时间。脑疝患者在血管造影检查前需紧急手术,病情稳定的动脉瘤或血管畸形的患者在任何干预之前应行血管造影检查。

5.头部 CT 灌注影像

它是脑功能成像方法之一,通过研究脑组织的血流灌注状态以及组织血管化程度来揭示脑组织的病理解剖和病理生理改变的一种检查手段。

CT 灌注成像是临床脑出血周围组织损伤研究较为理想的方法,一次检查可同时产生有关血肿体积的解剖学信息,以及有关血肿周围组织脑血流动力学变化的功能信息。CT 灌注成像空间分辨率高,成像速度快,可对血肿周围组织脑血流动力学参数进行定量测量,有助于脑出血患者个体化救治和预后评估。

在 CT 灌注成像所用的参数中,TTP 较为敏感,所有被观察对象均清晰地显示出血肿周围 TTP 延长区,TTP 持续延长提示由血肿占位效应引起的脑微循环障碍在脑内出血慢性期可依然存在。MTT 可以敏感地显示出血管远端局部灌注压的降低,对脑组织灌注异常具有良好的预测性。rCBF 和 rCBV 可以准确地反映出脑出血后血肿周围组织的灌注状态,对于判断血肿周围组织缺血性损伤有重要的价值。

6.实验室检查

脑出血患者常规实验室检查包括血常规、电解质、BUN、肌酐、血糖、心电图、X 线胸片、凝血功能,青中年患者应行药物筛查排除可卡因的应用,育龄女性应行妊娠试验。

血糖升高可能是机体的应激反应或脑出血严重性的反应。华法林的应用,反映在凝血酶原时间或国际标准化比值(INR)的升高,是血肿扩大的一个危险因素($OR=6.2$),且较未应用华法林患者血肿扩大的持续时间长。

近来研究表明,检测血清生物学标志物有助于判断 ICH 患者的预后,且能提供病理生理学线索。金属蛋白酶是降解细胞外基质的酶,脑出血发生后此酶被炎症因子激活。脑出血发生 24 小时后基质金属蛋白酶-9(MMP-9)水平与血肿相关,而 MMP-3 在卒中发生后的 24～48 小时与死亡相关,两者的水平与残腔体积相关。细胞纤维连接蛋白(c-Fn)是一种糖蛋白,具有黏附血小板至纤维蛋白的作用,是血管损伤的标志。一项研究表明:c-Fn 高于 6μg/mL 或 IL-6 高于 24pg/mL 与血肿扩大独立相关。另一项研究表明,肿瘤坏死因子-α(TNF-α)与血肿周围水肿相关,而谷氨酸盐水平则与血肿的残腔体积相关。这些血清标志物的临床应用需要进一步研究。

六、鉴别诊断

（1）壳核、丘脑及脑叶的高血压性脑出血与脑梗死难以鉴别。在某种程度上，严重的头痛、恶心、呕吐，以及意识障碍可能是发生脑出血的有用线索，CT 检查可以识别病变。脑干卒中或小脑梗死可似小脑出血，CT 扫描或 MRI 是最有用的诊断方法。

（2）外伤性脑出血是闭合性头部外伤的常见后果。这类出血可发生于受冲击处颅骨下或冲击直接相对的部位（对冲伤），最常见的部位是额极和颞极。外伤史可提供诊断线索。外伤性脑出血的 CT 扫描表现可延迟至伤后 24 小时显影，MRI 可早期发现异常。

（3）突然发病、迅速陷入昏迷的脑出血患者须与全身性中毒（酒精、药物、CO）及代谢性疾病（糖尿病、低血糖、肝性昏迷、尿毒症）相鉴别，病史、相关实验室检查和头部 CT 检查可提供诊断线索。

（4）急性周围性前庭病可引起恶心、呕吐及步态共济失调等症与小脑出血极为相似。然而，发病时严重头痛、意识障碍、血压升高或高龄等均强烈支持为小脑出血。

七、治疗与预后

在急性期，特别是已昏迷的危重患者应采取积极的抢救措施，其中主要是控制脑水肿，调整血压，防止内脏综合征及考虑是否采取手术消除血肿。采取积极合理的治疗，以挽救患者的生命，减少神经功能残废程度和降低复发率。

1.稳妥运送

发病后应绝对休息，保持安静，避免频繁搬运。在送往医院途中，可轻搬动，头部适当抬高 15°，有利于缓解脑水肿及保持呼吸道通畅，并利于口腔和呼吸道分泌物的流出。患者可仰卧在担架上，也可视情况使患者头稍偏一侧，使呕吐物及分泌物易于流出，途中避免颠簸，并注意观察患者的一般状态包括呼吸、脉搏、血压及瞳孔等变化，视病情采取应急处理。

2.控制脑水肿，常为抢救能否成功的主要环节

由于血肿在颅内占一定的空间，其周围脑组织又因受压及缺氧而迅速发生水肿，致颅内压急剧升高，甚至引起脑疝，因此，在治疗上控制脑水肿成为关键。常用的脱水药为甘露醇、呋塞米及皮质激素等。临床上为加强脱水效果，减少药物的不良反应，一般均采取上述药物联合应用。常用者为甘露醇＋激素、甘露醇＋呋塞米或甘露醇＋呋塞米＋激素等方式，但用量及用药间隔时间均应视病情轻重及全身情况，尤其是心脏功能及有否高血糖等而定。20％甘露醇为高渗脱水药，体内不易代谢且不能进入细胞，其降颅内压作用迅速，一般用量成人为 1g/kg 体重，每 6 小时静脉快速滴注 1 次。呋塞米有渗透性利尿作用，可减少循环血容量，对心功能不全者可改善后负荷，用量 20～40 毫克/次，每日静脉注射 1 或 2 次。皮质激素多采用地塞米松，用量 15～20mg 静脉滴注，每日 1 次。有糖尿病史或高血糖反应和严重胃出血者不宜使用激素。激素除能协助脱水外，并可改善血管通透性，防止受压组织在缺氧下自由基的连锁反应，免使细胞膜受到过氧化损害。在发病最初几天脱水过程中，因颅内压力可急速波动上升，密切观察瞳孔变化及昏迷深度非常重要，遇有脑疝前期表现如一侧瞳孔散大或角膜反射突然

消失,或因脑干受压症状明显加剧,可及时静脉滴注 1 次甘露醇,一般滴后 20 分钟左右即可见效,故初期不可拘泥于常规时间用。一般水肿于 3～7 天内达高峰,多持续 2 周至 1 个月之久方能完全消散,故脱水药的应用要根据病情逐渐减量,再减少用药次数,最后终止。由于高渗葡萄糖溶液静脉注射的降颅内压时间短,反跳现象重,注入高渗糖对缺血的脑组织有害,故目前已不再使用。

3.调整血压

脑出血后,常发生血压骤升或降低的表现,这是由于直接或间接损害丘脑下部等处所致。此外,低氧血症也可引起脑血管自动调节障碍,导致脑血流减少,使症状加重。临床上观察血压,常采用平均动脉压,即收缩压加舒张压之和的半数(或舒张压加 1/3 脉压差)来计算。正常人平均动脉压的上限是 20.0～26.9kPa(150～200mmHg),下限为 8.00kPa(60mmHg),只要在这个范围内波动,脑血管的自动调节功能正常,脑血流量基本稳定。如果平均动脉压降到 6.67kPa(50mmHg),脑血流就降至正常时的 60%,出现脑缺血缺氧的症状。对高血压患者来讲,如果平均动脉压降到平常的 30%,就会引起脑血流的减少;如血压太高,上限虽可上移,但同样破坏自动调节,引起血管收缩,出现缺血现象。发病后血压过高或过低,均提示预后不良,故调整血压甚为重要。一般可将发病后的血压控制在发病前血压数值略高一些的水平。如原有高血压,发病后血压又上升至更高水平者,所降低的数值也可按上升数值的 30%左右控制。常用的降压药物如利血平 0.5～1 毫克/次肌内注射或 25%硫酸镁 10～20 毫克/次,肌内注射。注意不应使血压降得太快和过低。血压过低者可适量用阿拉明或多巴胺静脉滴注,使之缓慢回升。

4.肾上腺皮质激素的应用

脑出血患者应用激素治疗,其价值除前述可有改善脑水肿作用外,还可增加脑脊液的吸收,减少脑脊液的生成,对细胞内溶酶体有稳定作用,能抑制抗利尿激素的分泌,促进利尿作用,具有抗脂过氧化反应,而减少自由基的生成,此外,尚有改善细胞内外离子通透性的作用,故激素已普遍用于临床治疗脑出血。但也有人认为激素不利于破裂血管的修复,可诱发感染,加重消化道出血及引起血糖升高,而这些因素均可促使病情加重或延误恢复时间。故激素应用与否,应视患者具体情况而定。如无显著消化道出血、高血糖及血压过高,可在急性期及早应用。常用的激素有地塞米松静脉滴注 10～20mg,1 次/天;或氢化可的松静脉滴注 100～200mg,1 次/天。一般应用 2 周左右,视病情好转程度而逐渐减量和终止。

5.关于止血药的应用

由于脑出血是由于血管破裂所致,凝血机制并无障碍,且多种止血药可以诱发心肌梗死,甚至弥漫性血管内凝血。另外,有研究发现高血压性脑出血患者凝血、抗凝及纤溶系统的变化与脑梗死患者无差异,均呈高凝状态;再者,高血压性脑出血血管破裂出血一般在 4～6 小时内停止,几乎没有超过 24 小时者;还有研究发现应用止血药者,血肿吸收比不用者慢,故目前多数学者不同意用止血药。

6.急性脑出血致内脏综合征的处理

其包括脑心综合征、急性消化道出血、中枢性呼吸形式异常、中枢性肺水肿及中枢性呃逆等。这些综合征的出现,常常直接影响预后,严重者导致患者死亡。综合征的发生原因,主要是由于脑干或丘脑下部发生原发性或继发性损害之故。脑出血后急性脑水肿而使颅压迅速增高,压力经小脑幕中央游离所形成的"孔道"而向颅后窝传导,此时,脑干背部被迫向尾推移,但脑干腹侧,由于基底动脉上端的两侧大脑后动脉和 Willis 动脉环相互联结而难以移动,致使脑干向后呈弯曲状态。如果同时还有颞叶钩回疝存在,则将脑干上部的丘脑下部向对侧推移。继而中脑水管也被挤压变窄,引起脑脊液循环受阻,加重了脑积水,使颅内压进一步增高,这样颅压升高形成恶性循环,脑干也随之扭曲不断加重而受到严重损害。此可导致脑干内继发性出血或梗死,引起一系列严重的内脏综合征。

(1)脑心综合征:发病后 1 周内做心电图检查,常发现 S-T 段延长或下移,T 波低平倒置,以及 Q-T 间期延长等缺血性变化。此外,也可出现室性期前收缩、窦性心动过缓、过速或心律不齐以及房室传导阻滞等改变。这种异常可以持续数周之久,有人称作"脑源性"心电图变化。其性质是功能性的还是器质性的,尚有不同的认识,临床上最好按器质性病变处理,应根据心电图变化,给予氧气吸入,服用硝酸异山梨酯(消心痛)、门冬酸钾镁,甚至毛花苷 C(西地兰)及利多卡因等治疗,同时密切随访观察心电图的变化,以便及时处理。

(2)急性消化道出血:经胃镜检查,半数以上出血来自胃部,其次为食管,少数为十二指肠或小肠。胃部病变呈急性溃疡,多发性糜烂及黏膜下点状出血。损害多见于胃窦部、胃底腺区或幽门腺区。临床上出血多见于发病后 1 周之内,重者可在发病后数小时内就发生大量呕血,呈咖啡样液体。为了了解胃内情况,对昏迷患者应在发病后 24～48 小时置胃管,每日定时观察胃液酸碱度及有否潜血。若胃液酸碱度在 5 以下,即给予氢氧化铝胶凝胶 15～20mL,使酸碱度保持在 6～7,此外,给予西咪替丁(甲氰咪胍)鼻饲或静脉滴注,以减少胃酸分泌。如已发生胃出血,应局部止血,可给予卡络柳钠(安络血)每次 20～30mL 与生理盐水50～80mL,3 次/天,此外,云南白药也可应用。大量出血者应及时输血或补液,以防发生贫血及休克。

(3)中枢性呼吸异常:多见于昏迷患者。其表现为呼吸快、浅、弱及呼吸节律不规则,潮式呼吸,中枢性过度换气和呼吸暂停。应及时给予氧气吸入,人工呼吸器进行辅助呼吸;可适量给予呼吸兴奋药如洛贝林或二甲弗林(回苏灵)等,一般从小剂量开始静脉滴注。为观察有否酸碱平衡及电解质紊乱,应及时送检血气分析,若有异常,即应纠正。

(4)中枢性肺水肿:多见于严重患者的急性期,在发病后 36 小时即可出现,少数发生较晚。肺水肿常随脑部变化加重或减轻,又常为病情轻重的重要标志。应及时吸出呼吸道中的分泌物,甚至行气管切开,以便给氧和保持呼吸通畅。部分患者可酌情给予强心药物。此类患者呼吸道颇易继发感染,故可给予抗生素,并注意呼吸道的雾化和湿化。

(5)中枢性呃逆:呃逆可见于病程的急性期或慢性期,轻者偶尔发生几次,并可自行缓解;重者可呈顽固持续性发作,后者干扰患者的呼吸节律,消耗体力,以致影响预后。一般可采用针灸处理,药物可肌内注射哌甲酯(利他林),每次 10～20mg,也可试服奋乃静,氯硝西泮 1～2 毫克/次也有一定的作用,但可使睡眠加深或影响对昏迷患者的观察。膈神经刺激常对顽固性呃逆有缓解作用。部分患者可试用中药治疗如柿蒂、丁香及代赭石等。

近来又发现脑出血患者可引起肾脏损害,多表现为血中尿素氮升高等症状,甚至可引起肾衰竭。脑出血患者出现两种以上内脏功能衰竭又称为多器官功能衰竭,常为导致死亡的重要原因。

7.维持营养

注意酸碱平衡及水、电解质平衡及防治高渗性昏迷。初期脱水治疗时就应考虑这些问题,特别对昏迷患者,发病后 24~48 小时即可置鼻饲以便补充营养及液体。在脱水过程中,每日入量一般控制在 1000~2000mL,其中包括从静脉给予的液体。因需要脱水,故每日应是负平衡,一般水分以 $-800\sim-500$ mL 为宜,初期每日热量至少为 6276kJ(1500kcal),以后逐渐增至每日至少 8368kJ(2000kcal)以上,且脂肪、蛋白质及糖等应配比合理,必要时应及时补充复合氨基酸、人血白蛋白及冻干血浆等。对于高热者尚应适当提高入水量。由于初期加强脱水治疗,或同时有呼吸功能障碍,故多数严重患者可出现酸碱平衡紊乱及水、电解质失衡,常见者为酸中毒、低钾及高钠血症等,均应及时纠正。应用大量脱水药和皮质激素,特别是对有糖尿病者应防止诱发高渗性昏迷,表现为意识障碍程度加重、血压下降、有不同程度的脱水症,可出现癫痫发作。高渗性昏迷的确诊还要检查是否有血浆渗透压增高提示血液浓缩。此外,高血糖、尿素氮及血清钠升高、尿比重增加也均提示有高渗性昏迷的可能。另外,低渗液不宜输入过多,过快;有高血糖者应尽早应用胰岛素,避免静脉注射高渗葡萄糖溶液。此外,应经常观察血浆渗透压及水、电解质的变化。

8.手术治疗

当确诊为脑出血后,应根据血肿的大小、部位及患者的全身情况,尽早考虑是否需要外科手术治疗。如需要手术治疗,又应考虑采用何种手术方法为宜,常用的手术方法有开颅血肿清除术、立体定向血肿清除术以及脑室血液引流术等。关于手术的适应证、手术时机及选用的手术方式目前尚无统一意见,但在下述情况,多考虑清除血肿:①发病之初病情尚轻,但逐步恶化,并有显著的颅压升高症状,几乎出现脑疝,如壳核出血、血肿向内囊后肢及丘脑进展者。②血肿较大,估计应用内科治疗难以奏效者,如小脑半球出血,血肿直径>3cm;或小脑中线血肿,估计将压迫脑干者。③患者全身状况能耐受脑部手术操作者。

关于脑出血血肿清除治疗的适应证:

(1)非手术治疗的适应证

①清醒伴小血肿(血肿直径<3cm 或出血的量<20mL),常无手术治疗的必要。

②少量出血的患者,或较少神经缺损。

③格拉斯哥昏迷指数(GCS)≤4 分的患者,由于手术后无一例外的死亡或手术结果非常差,手术不能改变临床结局。但是,GCS≤4 分的小脑出血的患者伴有脑干受压,在特定的情况下,手术仍有挽救患者生命的可能。

(2)手术治疗的适应证

①手术的最佳适应证是清醒的患者,中至大的血肿。

②小脑出血量>3mL,神经功能恶化、脑干受压和梗阻性脑积水的患者,尽可能快地清除血肿或行脑室引流,可以挽救生命,预后良好。即使昏迷的患者也应如此。

③脑出血合并动脉瘤、动静脉畸形或海绵状血管瘤,如果患者有机会获得良好的预后并且手术能达到血管部位,应当行手术治疗。

④年轻人中等到大量的脑叶出血,临床恶化的应积极行手术治疗。

立体定向血肿清除术与以往开颅血肿清除术比较更有优越性。采用 CT 引导立体定向技术将血肿排空器置入血肿腔内,采用各种方法将血肿粉碎并吸出体外。该方法定位准确,减少脑组织损伤,对急性期患者也适用。立体定向血肿抽吸术治疗壳核血肿效果较好。但一般位于大脑深部的血肿,包括基底节及丘脑部位的血肿,手术虽可挽救生命,但后遗瘫痪较重。脑干及丘脑出血也可手术治疗,但危险性较大。脑叶及尾状核区域出血,手术治疗效果较佳。

血肿清除后临床效果不理想的原因很多,但目前注意到脑出血后引起的脑缺血体积可以超过血肿体积的几倍,可能是重要原因之一,缺血机制包括直接机械压迫、血液中血管收缩物质的参与及出血后血液呈高凝状态等。因此,血肿清除后应同时应用神经保护药、钙通道阻滞药等,以提高临床疗效。

9.康复治疗

脑出血后生存的患者,多数遗留瘫痪及失语等症状,重者不能起床或站立。如何最大限度地恢复其运动及语言等功能,物理及康复治疗起着重要作用。一般主张只要可能应尽早进行,诸如瘫肢按摩、被动运动、针灸及语言训练等。有一定程度运动功能者,应鼓励其主动锻炼和训练,直到患者功能恢复到最好的状态。失语患者训练语言功能应有计划,由简单词汇开始逐渐进行训练。感觉缺失障碍,似难康复,但仍随全身的康复而逐渐好转。

病程依出血的多少、部位、脑水肿的程度及有否并发内脏综合征而各不相同。发病后生存时间可自数小时至几个月,除非大的动脉瘤破裂引起的脑出血,一般不会发生猝死。丘脑及脑干部位出血,出血量虽少,但容易波及丘脑下部以及生命中枢,故生存时间短。脑内出血量、脑室内出血量和发病后格拉斯哥昏迷指数(GCS)是预测脑出血的病死率的重要因素。CT 扫描显示出血量$\geqslant 60cm^3$,GCS$\leqslant 8$,30 天死亡的可能性为 91%,而 CT 显示出血量$\leqslant 30cm^3$,GCS$\geqslant 9$ 分的患者,死亡的可能性为 19%。平均动脉压对皮质下、小脑、脑桥出血的预后无相关性,但影响壳核、丘脑出血的预后,平均动脉压越高,预后越差,血肿破入脑室有利于丘脑出血的恢复,但不利于脑叶出血的恢复。

第五节　短暂性脑缺血发作

短暂性脑缺血发作(TIA)与脑梗死是用 24 小时症状消失与否判断,即 TIA 产生的神经功能缺损症状在 24 小时内完全消失。这一定义直接影响临床医生对 TIA 的治疗决策和预后判断。临床研究表明,典型 TIA 症状持续时间一般为数分钟到 1 小时,若每次发作持续 1~2 小时或以上可伴存神经损害。反复的 TIA 是脑卒中的先兆,是可干预的危险因素。

我国 TIA 的患病率为每年 180/10 万,男女比例约为 3:1,患病随年龄的增加而增加,且差异较大。

一、TIA 定义解析

在传统定义的基础上,美国 TIA 工作组于 2002 年提出了新的定义:由于局部脑或视网膜缺血引起的短暂性神经功能缺损发作,典型临床症状持续不超过 1 小时,且在影像学上无急性脑梗死的证据。由此在有条件的医院,尽可能行相关检查,用"组织学损伤"的标准,对症状持续 1 小时以上者,按照急性卒中流程紧急救治。如症状持续 1 小时以上且有"组织学损伤"证据者,不再诊断为 TIA。这一重新定义,有利于临床医生及时进行评价及干预。

1.TIA 定义的演变

TIA 研究起自 20 世纪 50 年代,然而有短暂脑缺血症状者尸检发现脑梗死的情况可追溯到 19 世纪。关于 TIA 最早的报道是 1898 年由苏格兰医生 Bramwell 报道了 1 例突发言语不能又在数小时内缓解的患者。1956 年第二次普林斯顿脑血管会议上,Fisher 做了题为《间断性脑缺血》的会议发言,首次提出了 TIA 的临床特征:持续数分钟到数小时,但大多数发作时间为 5~10 分钟。但他并未指出对发作时间的严格分界。1961 年,Fisher 在第三次普林斯顿会议上采用了如下 TIA 概念:单次或多次脑功能障碍,通常持续不到 1 小时而没有任何残存症状,同时谈到脑梗死的诊断并无明确的时间限制。在 19 世纪 60 年代初期,北美、英国及欧洲大陆学者均支持与此相似的定义。1964 年,Marshall 提出 TIA 为"发生在颈动脉或椎基底动脉供血区内症状不超过 24 小时的神经功能障碍"。1965 年第四届普林斯顿会议着重讨论了 TIA 的 24 小时定义。到 1975 年美国国立卫生研究院(NIH)脑血管病分类修订版中正式采用了 24 小时定义:大脑局灶性或区域性缺血产生的神经功能的缺损症状,并在 24 小时内完全消失。此后,短暂 Broca 失语者的尸检发现 Broca 区病灶以及症状持续时间短暂的脑梗死患者中一部分并无大血管病变等事实,对 24 小时定义提出了挑战。诸多原因促成了 TIA 定义的修改。2002 年美国 TIA 工作组起草新定义,并于 11 月由 Albers 等撰文发表。随着影像学技术的发展以及临床实践经验的积累,TIA 症状持续时间的概念被不断淡化,同时影像学在区分 TIA 与脑梗死上的意义被给予更深入的研究和探讨。2009 年 6 月美国心脏学会(AHA)和美国卒中学会(ASA)提出新的 TIA 定义:脑、脊髓和视网膜局灶性缺血所致的、未伴发急性脑梗死的短暂性神经功能障碍。在此定义下,症状持续的时间不再是关键,是否存在梗死才是 TIA 与脑梗死的区别所在。纵观三次概念的修改,对 TIA 的认识已由关注其临床症状持续时间转变到关注其引起组织学损害过程。与 1965 年 TIA 的定义比较,2002 年的定义强调了症状持续时间多数在 1 小时内,并且增加了影像学是否有脑梗死的证据。2009 年最新的 TIA 定义完全取消了对症状持续时间的限制,将是否存在脑组织的梗死是 TIA 和脑梗死的唯一区别所在,同时提示无论 TIA 的临床缺血过程持续多久,都有可能存在生物学终点。从定义的变化中不难看出,症状持续时间在诊断中的比重不断下降,从 24 小时到 1 小时,直到现在描述为"短暂性神经功能缺损";另外,提倡对 TIA 患者进行影像学检查以确认有无脑梗死并探讨其病因的重要性不断得到强化。

2.传统的 TIA 定义的局限性

传统定义下的 TIA 患者中,30%~50% 已在磁共振弥散成像(DWI)图像上显示出了脑损伤。在对 10 个中心 808 名 TIA 患者进行的汇总分析中,发现 DWI 有损伤的占 33%,对这些人进行 MRI 随诊,发现 DWI 上所显示的这些损伤多进展为 T2 相上的慢性缺血灶。因此,由于 24 小时的症状持续时间限制,1/3 的人虽无临床梗死证据,但影像学支持存在脑组织梗死,却被误诊为 TIA。比误诊更为严重的在于传统的 TIA 定义会延误急性卒中的治疗。急性卒中的干预,如溶栓是有时间限制的。虽然重组组织性纤溶酶原激活(rtPA)溶栓的时间窗是症状发生后的 180 分钟内,越早溶栓,效果越好。TIA 定义中 24 小时的限制,使得那些符合溶栓标准的卒中患者都成了潜在的 TIA 患者。临床医生对 TIA 的关注就可能比对缺血性卒中减低,他们倾向于等待缺血症状自行缓解,而延误了发现和治疗严重脑血管病变的时机。世界范围内的多组研究发现,24 小时的时间限定过于宽泛。大多数的 TIA 在 1 小时内症状即缓解,这其中大多数在 30 分钟内缓解。在一项对 TIA 患者的汇总分析中,研究者对脑缺血症状的缓解时间进行了统计,60% 在 1 小时之内缓解,71% 在 2 小时之内,只有 14% 是超过 6 小时缓解的。Levy 等发现,那些缺血症状在 1 小时内不能缓解的患者,24 小时内可获得缓解的不足 15%。NIH 的 rt-PA 溶栓试验分析发现安慰剂组患者中脑缺血所致的局限性神经功能缺损在 1 小时内不能完全缓解或 3 小时内不能显著改善者,在 24 小时内完全缓解的只有 2%。因此,脑缺血症状的缓解与 24 小时这个时间点并无显著性关联。尽管有研究证明脑梗死发生的风险随着症状持续时间的延长而增加,而且如上所述,多数的 TIA 也确实在 1 小时内症状得以缓解,但 1 小时这个时间点并不能因此成为判断脑组织是否损伤的绝对标准。在症状持续时间小于 1 小时的 TIA 患者中,33.6% 在 DWI 上已经显示出了脑梗死的病灶。目前为止,尚未有证据表明一个明确的症状持续的时间可以提示脑梗死的风险显著升高。也就是说,目前我们还无法找到一个既特异又敏感的时间点,能作为确定一个症状性脑缺血事件是否能进展为脑组织损伤的标准。

现代医学的核心是寻找疾病的病理学基础,并根据其特定的生物学过程指导治疗。脑缺血的诊断与全身其他器官的缺血一样,也应该努力寻找组织损伤证据。对于症状持续时间的限定,不论是 24 小时还是 1 小时,都存在着局限性。因此,该鼓励通过神经影像学为主的多种辅助检查来确定脑损伤的程度以及其背后的血管机制。

3.新定义下 TIA 的解析

TIA 两种概念比较见表 5-5-1。

表 5-5-1 TIA 新旧概念比较

传统的 TIA 概念	新的 TIA 概念
以 24 小时为界定	以生物学损伤为界定
一过性缺血症状是良性的	过性缺血性症状可伴有持续脑损伤
诊断基于一过性过程而并非病理生理	鼓励检查确定有无脑损伤及其表现
导致急性脑缺血治疗的延误	促进急性脑缺血的快速治疗
不能准确提示有无缺血性脑损伤	更准确反映缺血脑损伤
与心绞痛和心肌梗死的概念相悖	与心绞痛和心肌梗死的概念一致

新的 TIA 定义主要有两个方面的变化:一是把脊髓缺血所导致的急性短暂神经功能缺损也列为 TIA 的范畴;二是淡化了对 TIA 症状持续时间的限制,是否存在脑组织梗死才是 TIA 与脑卒中的区别所在。新定义 TIA 的特征如下:

(1)突发性:突然起病,具有明确的发病时间,症状通常在数分钟内达到高峰。

(2)无时间限定性:对于发生脑缺血事件的患者,疾病性质的诊断标准并非症状持续的时间,而是缺血的原因以及是否引起了脑组织的损伤,就像心肌梗死与心绞痛的区别不在于胸痛持续的时间,而在于前者存在心肌损伤的证据,而后者没有。新定义下,TIA 与脑梗死的关系更像是心绞痛与心肌梗死的关系。虽然典型的 TIA 多在 1 小时内缓解,但偶尔也会持续得更久些。如此一来,症状持续 2 小时者如果有梗死证据则诊断为脑梗死,如无梗死证据则诊断为TIA。症状持续 30 分钟而有梗死证据,则诊断为脑梗死。传统与新定义 TIA 都没有规定症状持续的最短时间,临床上持续 1～2 秒的短暂发作不考虑为 TIA,TIA 的最短持续时间应为15 秒,即黑蒙最短持续 15 秒,而手部的功能障碍或麻木最短持续时间则应为 30 秒。

(3)完全缓解性:临床症状恢复完全,不留任何后遗症。发作缓解后无任何肢体麻木或言语不利。近年来研究发现 TIA 存在迟发性认知功能的损害,故其完全缓解性是指急性期的缓解。

(4)局灶性:TIA 必须有脑、视网膜、脊髓的局灶性神经功能缺损症状,可定位于大脑前循环、后循环或脊髓循环的某特定的血管支配区。在脑和视网膜的缺血中,颈内动脉系统的缺血占 80%,常见症状为对侧肢体的轻偏瘫,可伴一过性黑蒙(TMB)及面部轻瘫;椎-基底动脉系统的缺血占 20%,常见症状有眩晕、平衡障碍、眼球震颤及视力障碍,少数可伴耳鸣。值得注意的是,新定义中把脊髓短暂性缺血发作也列为 TIA 的范畴,间歇性跛行和下肢远端发作性无力是本病典型的临床表现,少数也可表现为发作性截瘫。

(5)反复发作性:TIA 多是反复发作的,但这并非诊断 TIA 的必要条件。

(6)无梗死性:这是新定义诊断 TIA 的核心。相比于 TIA,脑梗死的定义是中枢神经系统的梗死,这种梗死症状的持续时间可长可短。Toole 提出了"伴有短暂缺血症状的脑梗死"的概念,用来定义那些有明显脑梗死证据但可很快缓解的缺血事件,即当梗死并未累及重要的脑功能区域时,缺血的临床症状可仅表现为一过性,甚至可无临床症状。有些梗死灶即便通过最现代化的成像技术也无法显现(如位于延髓侧面的孤立梗死灶)。这种情况下,虽然缺乏影像学证据,但通过典型的临床特征如持续数天不缓解的缺血症状或是通过某一区域缺血可以解释的典型的临床综合征等,也可以诊断为梗死。有时在组织损伤的急性期,影像学检查不足以敏感到检测出病变。例如,在缺血发生的最初几小时内,颅脑计算机体层摄影术(CT)图像是无明显异常的。但如果症状持续不缓解并留有永久性的神经功能损伤,即便没有影像学证据,脑梗死的诊断也是可以成立的。也就是说,虽然影像学评估是判断有无脑梗死的重要手段,但脑梗死的诊断并不仅仅依靠 DWI 或是其他任何成像技术。脑梗死是基于组织学改变来定义的,只是由于脑组织在结构和功能上的特殊性,决定了它不能像肿瘤一样通过进行手术切除并取病理活检来作为诊断的金标准。与心肌梗死一样,脑梗死的确定需要通过临床症状、影像学检查、实验室检查相结合来推断。随着诊断技术的发展,将会出现更为特异和敏感的方法来区分 TIA 和脑梗死。但无论如何,TIA 定义根本不会变的是有缺血症状却无梗死证据。

(7)预警性:传统观点认为 TIA 由于可以自发缓解并且不留有后遗症,因此是良性的临床经过。然而越来越多的研究表明,TIA 会增加近期内发生脑梗死的风险。研究报道,TIA 后4% 的患者 24 小时内发生脑梗死,这是急性冠脉综合征患者 24 小时内发生心肌梗死或死亡比例的 2 倍;5% 的患者 2 天内发生脑梗死,8.5～12% 在 7 天内发生脑梗死,9.2% 在 30 天内发生脑梗死,10%～20% 在 90 天内发生脑梗死。在 TIA 发生后的最初几天内脑梗死的风险更高。

有研究表明在 TIA 后 90 天内发生的脑梗死中，$1/4\sim1/2$ 是于最初 2 天发生的。除此之外，TIA 后心脏事件的发生率也提高，一项大型临床研究表明，2.6% 的 TIA 患者在发作后 90 天内因心血管事件（心肌梗死、不稳定性心绞痛、室性心律失常等）住院治疗。上述的研究数据提示 TIA 是神经内科的急症，临床医生必须高度重视，及时的病因诊断以及二级预防是非常必要的。TIA 患者的症状、潜在的病因和发病机制多种多样，其后再发脑梗死的危险性在不同的临床和病因亚型中也存在差异。关于 TIA 的发病机制有动脉粥样硬化性血栓形成及微栓子学说，血流动力学障碍及盗血综合征学说等，TIA 之所以是脑梗死的前兆，这是因为这两者是在共同的病理变化的基础上引起的不同临床表现。从并不造成神经元损害的短暂轻微脑缺血到可造成部分神经元缺失的中度脑缺血再到可造成脑梗死的严重脑缺血是连续的疾病谱。因此，TIA 的发生提示以上病理变化已达到一定程度，是近期内发生脑梗死的强烈信号。Albers 等认为，TIA 患者潜在的发病机制是比症状的持续时间更关键的预后决定因素，然而，在每一相同机制范畴内，TIA 的持续时间越长预示再发脑梗死的风险越大。伴有大动脉粥样硬化疾病的 TIA 患者，其 7 天和 30 天脑梗死发生的危险分别是 4.0% 和 12.6%。而腔隙性梗死患者相同时间内脑梗死再发风险仅为 0% 和 2%。TIA 在不同的卒中亚型中的发生率也不同，研究者发现动脉粥样硬化血栓形成所致的脑梗死之前 TIA 的发生率为 50%，而腔隙性梗死之前的 TIA 的发生率只有 $10\%\sim15\%$。

（8）新定义的局限性：由于新定义下 TIA 的诊断，很大程度上依赖于影像学检查，而 CT、MRI、DWI 对脑梗死的敏感性不同，将直接影响 TIA 的诊断水平，使得不同条件单位、地区的流行病学资料缺乏可比性。但从另一个角度来说，相信这必将会推动和促进 TIA 诊断技术的发展。

（9）急性神经血管综合征的定义：Kidwell 等效仿"急性冠脉综合征"的定义，提出了"急性缺血性脑血管综合征（AICS）"的概念，用来笼统地描述那些在急性期我们尚不能确定是 TIA 还是脑梗死的脑缺血事件，并根据临床特点、实验室检查和影像学证据将 AICS 分为四型。2009 年 6 月，AHA、ASA 在新指南中提出了急性神经血管综合征的概念。它与 AICS 的本质是一致的，提高了临床实践的可操作性。这个概念适用于缺血症状在短期内是缓解还是持续进展不明确的患者；症状出现后因不能及时进行影像学评估而不能区分是 TIA 还是脑梗死的患者。相比于 AICS，急性神经血管综合征的概念范围更广，涵盖了脊髓缺血事件，这也是与 TIA 新定义中新增的脊髓缺血所导致的急性短暂神经功能缺损相一致的，因此，可以把急性神经血管综合征这个概念看作是 AICS 的延伸。TIA 定义的演变过程，体现了疾病定义应为临床服务的原则，同时诊断技术的进步也深刻地影响了我们对疾病的认识。TIA 依旧是当今脑血管疾病领域研究的热点，其确切定义仍未取得一致的意见。TIA 的临床表现、发病机制和影像学表现之间的内在联系将是今后研究的方向，通过这些研究可以指导治疗并对脑梗死进行预防。也许随着研究的深入，TIA 的概念会失去存在的意义。

二、病因和发病机制

1.病因

TIA 危险因素包括以下方面：①动脉硬化，如颈动脉粥样硬化斑块形成、颈内大动脉硬化狭窄等；②心脏病，如心房颤动，瓣膜病变、卵圆孔未闭等；③高血压、高脂血症、糖尿病和肥胖等代谢综合征;④年龄大于 65 岁;⑤雌激素替代治疗;⑥吸烟;⑦过度饮酒;⑧体力运动过少。另外,有学者发现高纤维蛋白血症、高 C 反应蛋白水平也是 TIA 独立危险因素,也有研究结果说明维生素 B₆ 水平降低也可能导致 TIA 发作。

2.发病机制

一般认为,根据 TIA 发病机制常分为血流动力学型和微栓塞型。血流动力学型 TIA 是在动脉严重狭窄基础上因血压波动而导致的远端一过性脑缺血,血压低于脑灌注代偿阈值时发生 TIA,血压升高脑灌注恢复时症状缓解。微栓塞型 TIA 又分为动脉-动脉源性 TIA 和心源性 TIA。其发病基础主要是动脉或心脏来源的栓子进入脑动脉系统引起血管阻塞,如栓子自溶则形成微栓塞型 TIA。主要表现有:

(1)微栓塞:栓子可来源于病变血管,也可来源于心脏,脱落的栓子随血流到达微血管并将其栓塞,但栓塞后的再通可使血流迅速恢复,症状消失。

(2)血流动力学改变:在脑动脉粥样硬化或血管本身病变如狭窄等的基础上,某些因素引起低血压或血压波动时,病变血管区域血流显著下降,出现 TIA。

(3)脑血管痉挛:脑血管痉挛是脑血液循环障碍的原因之一。临床常见于蛛网膜下腔出血、急进性高血压、偏头痛发作等。

(4)其他:血黏稠度增高(如脱水、真性红细胞增多症、血小板增多症、高脂血症、血纤维蛋白原升高)、血液高凝状态、病理性血小板凝聚、糖尿病和低血糖等均可诱发 TIA 发作。近年来研究提示炎症参与了脑缺血的病理生理学的过程,继发炎症促进了脑缺血的进一步发展。

三、TIA 与脑缺血耐受机制

动物实验证实预先反复短暂脑缺血后,继而再持续性缺血所造成的脑组织损伤较轻,即为缺血耐受现象。临床研究也表明,有反复 TIA 发病史者的脑梗死范围小,但其产生的具体机制还并不十分清楚。

1.脑缺血耐受因素

(1)血管因素:动物实验证实沙鼠大脑中动脉闭塞前予以持续 14 天的低灌注能够诱导侧支循环产生,减少闭塞后鼠脑梗死面积,提示持续的低脑灌注压是有效侧支循环建立所必需的。侧支循环形成可能与下列因素有关:①血流剪切力对血管内皮细胞的激活;②单核细胞浸润;③平滑肌细胞增殖和血管扩张。生长因子和细胞活素(如血管内皮生长因子、粒细胞-巨噬细胞刺激集落因子等)也参与了脑内侧支循环的建立。

(2)腺苷:腺苷在中枢神经系统是一种重要的内源性抑制性神经递质,是缺血耐受机制中最早研究的递质。其对缺血、缺氧敏感,作用于细胞膜表面腺苷受体。在缺血脑组织中,细胞内 ATP 外流,促使腺苷大量形成,随即被运送至细胞外。另外,缺血周围组织细胞外核苷酸的破坏也引起腺苷含量升高。腺苷主要通过降低脑组织的能量代谢、减轻细胞毒性而发挥起保护神经细胞的作用。对急性期脑缺血患者血清中腺苷含量进行了测定,结果表明体内腺苷含量高于对照组。

(3)兴奋性氨基酸:脑缺血发生后,脑组织、血液及脑脊液中多种兴奋性氨基酸含量异常增高,产生神经细胞毒性作用。N-甲基-D-天门冬氨酸(NMDA)受体在缺血耐受中起重要作用,能保护鼠脑海马神经元抵抗兴奋性氨基酸毒的损害,提示缓和刺激 NMDA 受体可促进神经元生存。研究还发现缺血预处理后 NMDA 受体不仅抑制 JNK1/2(一种细胞凋亡蛋白)和 C-Jun(JNK 上游信号蛋白,启动细胞凋亡蛋白转录与表达)的活性,而且还可通过增强 Aktl(蛋白激酶 B)的活性抑制 JNK 信号传导通路的激活。NMDA 对神经元的作用是双重的,而且与其数量有关。次毒性剂量 NMDA 具有保护神经元、对抗凋亡和拮抗谷氨酸兴奋性毒性作用,并至少持续 48 小时,而较高浓度的 NMDA 则产生相反效应。其主要机制是毒性水平 NMDA 促使 Ca^{2+} 进入线粒体内蓄积并单向转运,对细胞膜自发动作电位产生抑制作用,以至神经元长时间地去极化,引起大量神经元衰减。虽然次毒性剂量 NMDA 也增加线粒体内的 Ca^{2+},但只是瞬间的 Ca^{2+} 高度振动,并促进神经元放电。这种 Ca^{2+} 内流可归于动作电位的产生,可随着钠通道阻断而消除。

(4)热休克蛋白(HSP):HSP 是机体细胞在受到高温、缺血、缺氧、重金属盐、病毒感染等病理刺激下产生的一组蛋白质,按分子质量不同可分为 HSP90、HSP70 和小分子量 HSP 三个家族。其中 HSP70 是一类最保守、最重要的 HSP,在脑缺血耐受中起重要作用。很早就有人发现脑缺血预处理过程能增加 HSP 的表达。在哺乳动物脑缺血预处理时突触丰富的区域 HSP 的表达明显过度,而且发现神经元的缺血耐受不仅依赖自身 HSP 的表达还能被邻近的神经胶质细胞表达的 HSP 补充。上述现象的可能机制是短暂缺血后的神经细胞通过 cGMP 信号转导途径诱导胞质内的 HSP70、Trxl 和 Bcl-2 的表达,其中 HSP70 在脑缺血耐受诱导阶段起着重要作用。

(5)低氧诱导因子-1 和促红细胞生成素:低氧诱导因子-1 是细胞内氧浓度的感受器,低氧可以诱发它产生。它产生缺血耐受的机制主要是调节了多种低氧诱导基因的表达,如促红细胞生成素、葡萄糖载体、糖酵解酶以及内皮生长因子等。促红细胞生成素(EPO)在缺血耐受的产生也发挥了重要作用。EPO 和其受体在中枢神经系统也有表达,具有潜在的神经保护作用。用每天 20mg/kg 的 3-硝基丙酸预处理兔的模型,结果发现促红细胞生成素在兔的基底节区和海马区增加明显,在大脑皮质也有所增加,证实 3-硝基丙酸诱导产生的缺血耐受与 EPO 的表达增加有关。促红细胞生成素是一种神经保护因子,对局灶性和全脑梗死均有保护作用。促红细胞生成素保护作用的机制可能与减少 NO 介导的氧自由基的形成、减轻兴奋性氨基酸的毒性作用、抑制神经元凋亡、抗炎、促进血管新生等有关。

(6)K^+-ATP 通道:在缺血/缺氧条件下,Na^+-K^+-Cl^- 协同运输异构 1(NKCCl)可使星形胶质细胞内 Na^+ 浓度增加 4~7 倍。细胞内 Na^+ 负荷产生 Na^+/Ca^{2+} 交换(NCX)反转,导致线粒体和内质网内 Ca^{2+} 蓄积,触发有害的 Ca^{2+} 依赖信号传导级联反应,引起线粒体膜电位长时间去极化,触发细胞凋亡程序导致星形胶质细胞死亡。K^+-ATP 通道在低氧和缺血状态下能够开放,并能减少能量的消耗,在黑质网状神经元内 K^+-ATP 通道还直接参与脑保护,对抗弥漫性缺氧效应。其可能机制包括:①防止受缺血损伤的细胞过度去极化;②使缺血损伤的细胞膜产生低氧超极化,抵消低氧引起细胞过度去极化,提高神经元在缺血缺氧情况下的生存能力。

(7)其他:胶质细胞在缺血耐受形成中发挥一定作用。研究表明,沙土鼠脑缺血模型预处理组海马和齿状回均可见小胶质细胞和星形细胞被激活,表达增加。这说明星形细胞参与了脑缺血耐受的形成过程。抑制凋亡基因 Bcl-2 家族编码了与抑制凋亡有关的蛋白,细胞色素 C 的释放通过凋亡体的形成,激活细胞内源性凋亡途径,造成细胞死亡。这些蛋白中,Bcl-2 和 Bcl-xl 抑制了凋亡。他们还发现 Bcl-2 和 Bcl-xl 的免疫反应在 6 分钟缺血预处理后 48 小时达到高峰,7 天达到基线水平,与缺血耐受的产生与持续时间相符。

2.影响 TIA 产生脑保护的因素

(1)TIA 发作的持续时间:缺血耐受的效果与 TIA 持续时间有关。有过 TIA 且持续 10～20 分钟的患者,对之后发生的脑梗死有较好的保护作用。此类患者的预后好于之前无 TIA 或有 TIA 但持续时间短于 10 分钟或超过 20 分钟的患者。推测脑缺血 20 分钟对是否产生脑保护是个"关键时间"。TIA 持续时间在 10～20 分钟的脑梗死患者与无 TIA 的脑梗死患者比较,神经功能缺损评分有显著统计学差异,而 TIA 持续时间小于 10 分钟或大于 20 分钟的脑梗死患者与无 TIA 的脑梗死患者比较则无差异。推测可能不足 10 分钟的 TIA 难以形成保护作用,而大于 20 分钟则易导致神经元坏死,也不能形成保护作用。

(2)TIA 发作频率:研究表明,TIA 发作 2～3 次后出现脑梗死的患者与病前无 TIA 发作的脑梗死患者相比,前者脑梗死后神经功能受损较轻,仅发作 1 次或 3 次以上者与未发生 TIA 者预后相似,这可能因为 1 次发作缺血时间太短,不足以产生缺血耐受;而发作大于 3 次,则可能由于累积性损伤,特别是在发作间隔短暂、神经元发生坏死时,还不能产生缺血耐受。

(3)TIA 与脑梗死间隔时间:有资料表明,缺血耐受属短暂现象,发生于第 1 次 TIA 后至少 24 小时,持续 5～7 天。在 TIA 发作后 1 周内出现脑梗死者,其神经功能缺损较轻,预后较好。所以推测作为对后继脑梗死有保护作用的 TIA 与脑梗死的间隔期应该不超过 1 周。

(4)TIA 与脑梗死体积:研究表明,脑梗死前有 TIA 发作的患者梗死体积小,神经功能缺损程度较轻,提示 TIA 发作可以缩小梗死范围,改善脑梗死患者的近期预后。通过 MRI(磁共振成像)研究发现,TIA 发作与脑梗死发生的间隔时间小于 4 周与大于 4 周相比,前者梗死面积明显减少,梗死区血流量较多,平均血流速度和弥散加权扩散系数均好于后者。

脑缺血耐受为外界激活机体内在的保护机制所致。研究脑缺血耐受可以阐明脑缺血时机体的内源性保护机制,有助于开发神经保护药物,并可以通过提高神经元对缺血缺氧的耐受,延长缺血性脑血管病的治疗窗,减轻缺血性卒中的临床后遗症。研究脑缺血耐受可为新的脑保护药物的开发提供理论依据。

四、影像学研究进展

短暂性脑缺血发作是缺血性卒中的重要可干预独立危险因素。随着神经影像学的发展和临床经验的积累,人们对 TIA 的概念、病理生理学机制和临床特征有了更加深入的了解,现就相关领域的研究进展做介绍。

1.影像学发展与 TIA 概念的演变

传统的 TIA 定义可追溯到 20 世纪 50 年代,首先由 Fisher 提出,并在 1975 年由 NIH 疾病分类正式修订,即脑动脉短暂性供血障碍,导致局灶性神经功能缺损症状,并在 24 小时内完全恢复。随着 70 年代 CT 和 80 年代 MRI 的临床应用,传统单纯以时间为界限的 TIA 临床定义越来越受到质疑。Bogousslavsky 等发现,28％的 TIA 患者 CT 可见与症状相对应的局灶性脑梗死。不过,由于 CT 的分辨率较低以及对缺血灶的时相敏感性差等缺陷,尚不能很好地判断梗死灶的新旧程度。传统的 T_1 和 T_2 加权 MRI 研究表明,77％～81％的 TIA 患者出现症状相关性梗死灶,与 CT 对梗死灶成像的不同时相特征进行对比,可初步确定约 31％的患者可能为急性梗死灶,而其他则为早已存在并极有可能与既往发作相关而为永久性病灶。Waxman 和 Toole 将符合传统定义的 TIA 患者影像学出现梗死灶的现象称作"伴有短暂体征的脑梗死(CITS)"。因此,早期神经影像学研究对 TIA 传统定义基于脑缺血灶彻底恢复的假设提出了质疑。

目前,越来越多的神经影像学证据表明,相当一部分传统定义的 TIA 患者存在永久性脑梗死灶。2002 年,Albers 等提出了新的 TIA 定义。由于新定义存在 TIA 持续时间界限的争议,为了提高诊断可靠性的需要,Kidwell 和 Warzch 建议使用"急性缺血性脑血管综合征(AICS)"的概念,将临床特征、神经影像学和实验室证据相结合,提高了诊断的可靠性,有助于急性缺血性卒中的治疗和二级预防。同时,对不具备影像学诊断条件的地区,为了临床日常工作应用方便的需要,Ballotta 等提出了将 TIA 的概念改成短暂性卒中(TS)的建议。

尽管对于 TIA 概念仍存诸多不同观念,但依据是否存在病理生理学基础上的组织学改变鉴别 TIA 是目前公认的切入点,同时也促使人们选择合适的手段鉴别这种改变,其中不断发展的神经影像学技术更是研究和讨论的热点。

2.TIA 病理生理学的影像学研究

DWI 对超早期和急性期脑缺血的敏感性和特异性都非常高,因此能提供较传统的 CT 和 MRI 更准确的缺血性病变的时间信息,有利于揭示梗死灶演变过程。Inatomi 等研究显示,24％的缺血症状持续时间在 30 分钟内和 62％的症状持续时间为 30～60 分钟的,TIA 患者存在局灶性 DWI 异常。Kiduell 等的研究结果也显示,TIA 症状的持续时间越长,DWI 阳性率也越高。在症状持续时间小于 1 小时的 TIA 患者中,DWI 异常率为 33％;而当症状持续时间为 12～24 小时,DWI 异常率为 71％。Engelter 等从症状持续时间角度的研究结果显示,存在 DWI 异常的 TIA 患者平均症状持续时间显著长于 DWI 正常者。另外,症状持续时间小于 5 小时的 TIA 患者均未发现 DWI 异常。然而,DWI 异常也不一定是永久性梗死灶,Kidwell 等进一步研究发现,约 1/4 的 TIA 患者早期表现为 DWI 异常,而后期影像学随访却无脑梗死证据,提示 DWI 异常可逆。然而,Inatomi 等研究发现,所有超早期 DWI 异常病灶在亚急性期仍持续存在,认为所有超早期 DWI 异常均为不可逆性病灶。尽管上述结果似乎有所矛盾,但由于观察时相存在差异,因此两者之间并不能相互否定。正电子发射体层摄影(PET)研究表明,一部分 TIA 患者会出现局部灌注脑下降。由于 PET 价格高昂而且研究相对较少,Ide 等首先应用磁共振灌注加权成像(PWI)技术观察到,DWI 正常的部分 TIA 患者 PWI 存在与症状相对应的低灌注区,并且在随访 3 天后该区域 DWI 出现异常。另外,TIA 患者 DWI 表观弥散系数(ADC)变化值和高信号强度均显著低于完全性卒中患者,提示 TIA 的脑缺血程度轻于卒中。有学者采用 CT 灌注成像(CIPI)发现,TIA 患者存在低灌注现象。另外,有学者研究发现,部分症状完全缓解的 TIA 患者,PWI 异常仍持续存在。尽管目前有关 TIA 灌注成像的相关研究甚少,但现有研究提示,TIA 的低灌注现象与卒中的缺血半暗带在病理生理学方面极其相似,既可发展为永久性梗死,也能演化为一种"良性低血流状态"。因此,从病理生理学角度来看,TIA 可被视为一种具有不同持续时间的缺血半暗带,及时恢复灌注和神经保护治疗甚至比完全性卒中更为重要和有益。

尽管 TIA 与卒中的病因相同,包括颅内外大、小血管病变或来自心脏的栓子,然而传统定义下的 TIA 患者 DWI 呈现的多样性使人们初步认识到 TIA 与卒中的不同病理生理学过程,而区别这两种不同过程的关键是有无永久性脑梗死灶。根据多模式 MRI 检查结果,Saver 和 Kidwell 对 TIA 患者多样化的病理生理学机制做了推测和归纳:短暂性局灶性脑缺血在尚未导致细胞毒性水肿的情况下,可扰乱突触传递而出现短暂性神经功能缺损,即 PWI 表现为局灶性脑低灌注区,而对早期细胞毒性水肿敏感的和对后期脑实质细胞间水含量增高敏感的 T_2 加权成像(永久性脑实质损害的标志)均可不出现阳性发现;当缺血状态进一步加重时,细胞供能下降,破坏了细胞膜离子梯度而导致细胞毒性水肿,但尚未出现细胞生物学的能量代谢完全终止,及时恢复血氧供应后,细胞膜离子梯度重新建立,水肿消退,DWI 出现阳性异常,而 T_2 加权成像无异常。

3.TIA 临床特征的影像学评价

TIA 是一种不稳定的脑血管征象,易进展为完全性卒中,因此,需要对 TIA 进行及时而准确的评价,寻找 TIA 的病因,及时启动正确的治疗。不断发展的神经影像学手段为 TIA 评价提供了一条有利途径。一旦症状发生,在条件允许的情况下应在当日行相关神经影像学检查。尽管非血管性因素导致的 TIA 不足 1%,但 CT 扫描仍然非常必要,以排除如脑实质出血、硬膜下血肿和肿瘤等非血管性因素引起的类似症状。

多模式 MRI 检查是较为快速和便捷的评价手段,DWI 阳性的 TIA 患者进展为完全性缺血性卒中的风险高于 DWI 阴性的 TIA 患者。Messe 和 Jauch 系统回顾了近年来 26 项 TIA 的 DWI 研究结果,DWI 异常整体阳性率为 13%～67%,差异性与 DWI 检查时机、症状持续时间、病因和入组标准有关。与传统标准 DWI 相比,采用优化的 DWI 技术获得的阳性率更高。回顾了 19 项 DWI 异常与 TIA 临床症状联系的研究结果,与传统的脑血管病危险因素(年龄、糖尿病、高血压等)相比,TIA 的某些临床特征(持续时间、运动症状、失语、构音障碍)和潜在病因(颈动脉狭窄、心房颤动)与 DWI 阳性异常更相关,这些临床特征和病因是 TIA 发病后早期进展为完全性卒中的独立预测因素。然而,目前尚未对 TIA 患者 DWI 病灶的大小和模式与预后的相关性进行过研究,其关系尚不明确。Sanossian 等发现,某些 TIA 患者在液体衰减反转恢复(FLAIR)序列呈现血管高密度征(FVH),在 MRI 检查时由于在运动干扰的情况下,可弥补血管无法成像的不足,并可高度提示该血管继发完全性卒中的风险。

近年来,随着人们对 TIA 的深入认识和血管内治疗的发展,人们越来越重视 TIA 患者的神经血管影像学研究。相关研究表明,颅内、外大血管动脉 2 天后复发右侧 MCA 供血区梗死样硬化性重度狭窄或闭塞病变是 TIA 后卒中再发的最主要危险因素,90 天内有近 20% 的患者复发卒中。一项包括 117 例 TIA 患者的研究表明,15 例(14%)患者在症状相关血管区存在一定程度(>50%)的动脉狭窄。在另外一项研究中,285 例 TIA 患者中有 31 例(10%)存在超过 50% 的颈动脉狭窄。颈部血管超声是筛查前循环颅外病变的常用手段,但对于需要手术治疗的患者而言,仍不能作为最终评价方法,误导率约25%。一项汇总分析表明,与"金标准"数字减影血管造影(DSA)相比,超声诊断颅外段颈动脉狭窄程度大于70%病变的敏感性为86%,特异性为87%。然而,颈部血管超声对于确定斑块性质有其优越性,Kalogeropoulos等通过对88例排除心源性因素的前循环TIA患者的颈动脉斑块彩色超声与176例无症状颈动脉斑块对比的研究结果提示,TIA的发病风险与内膜-中膜厚度(IMT)和斑块的回声特性有关。经颅多普勒(TCD)通过血流性质和速度可间接评价颅内动脉狭窄,阳性预测值为36%,阴性预测值为86%,因此仅能作为颅内血管的初步筛查手段。

CT血管成像(CTA)和磁共振血管成像(MRA)的准确率高于血管超声,两者的成像效果均有赖于检查者的操作技术和成像方法。Wright等研究表明,对于狭窄程度超过50%的颈动脉颅外段狭窄,MRA诊断的敏感性为82%,特异性为97%,具有很好的参考价值。然而,MRA检测颅内动脉狭窄的阳性预测值为59%,阴性预测值为91%。MRA发现大血管闭塞性病变的TIA患者,则继发完全性卒中的风险高。

Wardlaw等的一项汇总分析表明,CTA检测颅外段颈动脉狭窄的敏感性为77%,特异性为94%。Koelemay等的汇总分析表明,与DSA相比,CTA诊断颈动脉重度狭窄的敏感性为85%,特异性为93%;诊断闭塞性病变的敏感性为97%,特异性为99%。以上结果提示,CTA对于诊断颅外段颈动脉病变的价值和可靠性很高。有学者研究发现,与DSA相比,双源64排CTA对钙化与非钙化颈动脉狭窄的敏感性均很高,但诊断钙化斑块的特异性略低。然而,骨伪影对CTA成像有一定的干扰,尤其是判断后循环病变的准确性很容易受到影响。目前尚缺乏颅内和后循环血管DSA与CTA对比的汇总分析。DSA仍是当前公认的诊断脑血管病变的"金标准",分辨率较高,而且可提供更多的动态血流情况和侧支循环信息。随着操作者技术水平的提高,相关并发症发生率会降低,由于是有创性检查,一般应用于非创伤性检查诊断不明确或有进一步行内膜切除术或血管内治疗意向的患者,在有神经介入操作经验的脑血管病诊治中心可成熟开展。

AHA和ASA将TIA定义修订为脑、脊髓和视网膜局灶性缺血引起的短暂性神经功能障碍,无急性脑梗死的证据,并需进一步加强紧急干预。该定义强调了神经影像学在诊断方面的重要性。综上所述,神经影像学发展使人们对TIA的概念有了新的认识,并对TIA定义的演变有一定的促进作用;同时,神经影像学在TIA的病理生理学基础研究和临床诊疗过程中起着不可或缺的作用,为深入了解TIA的病理生理学演变过程以及对患者进行及时评价、治疗和预后判断提供了有力的手段。

五、诊断与鉴别诊断

1.临床表现

TIA好发于50~70岁的中老年人,男性多于女性,常有高血压、心脏病、高脂血症和糖尿病病史。发病突然,迅速出现局限性脑、脊髓神经功能或视网膜功能障碍,持续时间短(一般在5~10分钟),多于5分钟左右达到高峰,症状一般不超过1小时,恢复快,不留后遗症状,可反复发作,每次发作的症状相对较固定,通常不会表现为症状仅持续数秒钟即消失的闪击样发作。

（1）颈内动脉系统 TIA

①常见症状：对侧轻偏瘫或单肢无力，可伴对侧面部轻瘫，为大脑中动脉与大脑前动脉皮质支的分水岭区或大脑中动脉供血区缺血的表现。

②特征性症状：霍纳征交叉瘫（病变侧霍纳征、对侧偏瘫）；眼动脉交叉瘫（病变侧单眼一过性失明或黑蒙、对侧感觉障碍及偏瘫）；优势半球受累可出现失语症。

③可能出现的症状：对侧同向性偏盲，系大脑前动脉、中动脉、后动脉皮质支或大脑中动脉与大脑后动脉皮质支分水岭区缺血而使颞顶枕交界区受累所致；对侧偏身或单肢感觉异常，系大脑中动脉供血区缺血的表现。

（2）椎-基底动脉系统 TIA

①常见症状：眩晕、平衡障碍，不伴耳鸣，为脑干前庭缺血表现，少数伴耳鸣，累及内听动脉所致。

②特征性症状

a.短暂性全面性遗忘症（TGA）：短时间记忆丧失，对时间、地点定向障碍，患者有自知力，言语、书写和计算能力保留，是大脑后动脉颞支缺血累及边缘系统海马、海马旁回和穹窿所致。

b.跌倒发作：表现为患者转头或仰头时，下肢突然失去张力而跌倒，无意识丧失，常可立刻自己站起来，为脑干网状结构缺血所致。

c.双眼视力障碍发作：系双侧大脑后动脉距状支缺血而致枕叶视皮质受累，引起暂时性皮质盲。

（3）可能出现的症状：共济失调、构音不清、吞咽困难、意识障碍伴或不伴瞳孔缩小、一侧或双侧面、口周麻木或交叉性感觉障碍、复视和眼外肌麻痹、交叉性瘫痪。

2.辅助检查

（1）影像学检查：MRI、CT 检查大多正常，部分患者可见脑内有腔隙性梗死灶或缺血灶。MRI 弥散加权或 PET 可见片状缺血区。DSA/MRA/CTA 或颈部彩超可见血管狭窄、动脉粥样硬化斑。

（2）TCD 检查：TCD 微栓子监测适合频繁发作的 TIA 患者，有助于对动脉粥样硬化的易损斑块进行评价。

（3）血常规、生化、心电图及心脏彩超检查也是必要的。

3.诊断要点

大多数 TIA 患者就诊时临床症状已消失，故 TIA 的诊断主要根据病史、临床表现（包括颈内动脉系统或椎-基底动脉系统神经功能缺失症状、持续时间、伴随症状）、既往史及相关检查结果进行综合判断不难诊断，但确定病因非常重要，大部分患者应当进一步完善某些辅助检查，有助于选择适当的治疗方法。

4.鉴别诊断

（1）部分性癫痫：尤其是单纯部分发作，常表现为从躯体一处开始并向周围扩展，持续数秒至数分钟的肢体抽搐，脑电图多有异常，CT/MRI 检查可见脑内局灶性病变。

（2）脑梗死：急性脑梗死超早期常表现为一侧偏瘫、偏身感觉障碍或言语含糊不清，持续时间常超过 30 分钟，CT/MRI 检查，尤其 DWI 可见脑内梗死病灶。

（3）心脏疾病：严重心律失常如室上性心动过速、室性心动过速、多源性室性期前收缩、心房扑动、病态窦房结综合征等，阿-斯综合征，可因阵发性全脑供血不足，出现头晕、晕倒和意识丧失，但常无神经系统局灶性症状和体征，心电图、超声心动图和X线检查常有异常发现。

（4）梅尼埃病：发病年龄多小于50岁，发作性眩晕、恶心呕吐与椎-基底动脉TIA类似，但每次发作持续时间常超过24小时，且常伴耳鸣、耳阻塞感、听力减退等症状，除眼球震颤外，无其他神经系统定位体征。

（5）其他：如脑脓肿、脑肿瘤、慢性硬膜下血肿、脑寄生虫病等亦可出现TIA发作相似症状，原发或继发性自主神经功能不全亦可因血压或心律的急剧变化出现短暂性全脑供血不足，出现发作性意识障碍，应注意排除。

六、风险评估

TIA患者早期发生卒中的风险很高，TIA患者7天内的卒中风险为4％～10％，90天卒中风险为8％～12％。因此，TIA患者应进行紧急评估和治疗。

国际常用的TIA分层工具为ABCD评分系统（ABCD和ABCD2），其中ABCD2评分能很好地预测短期卒中的风险，应用最为广泛。最新的研究表明，在ABCD2评分基础上增加发作频率（ABCD3）和影像学检查（ABCD3-Ⅰ），能更有效地评估TIA患者的早期卒中风。建议疑似TIA患者应早期行ABCD2评估，并尽早进行全面检查与评估。

TIA症状持续时间是最具预后判断价值的一项指标。TIA患者早期发生卒中的风险很高，TIA患者7天内的卒中风险为4％～10％，90天卒中风险为8％～12％。一般认为TIA持续时间越长，发生组织坏死的可能性越大，短期内发生卒中的概率越大。研究表明以下5个独立因素与3个月内再发卒中的高度危险密切有关：年龄大于60岁，症状持续10分钟以上，有无力、语言障碍和糖尿病病史。临床上常用ABCD2评分来预测短期TIA患者发生卒中的风险，具体如：低度风险（0～3分）、中度风险（4～5分）、高度风险（6～7分）。

TIA短期内发作的频度也具有预后判断价值，单一发作者预后要好于连续多次发作者，如患者首次就诊后24小时之内又发作两次或以上，或就诊前72小时之内发作三次或以上，即所谓的渐强型或频发型TIA，很容易演变成脑梗死。

TIA后发生卒中危险还与血管分布区有关，表现为单眼一过性黑蒙（TMVL）的TIA，其早期和长期的卒中危险比表现为半球症状的TIA要低，对于仅有TMVL而无半球症状的患者，TMVL的发作次数和持续时间对同侧卒中的发生均无影响。以往认为后循环系统TIA预后较好，然而有证据显示，前、后循环系统TIA的长期预后没有差别，而且后循环系统TIA早期卒中危险还要高于前循环。其他具有预后判断价值的表现者包括：语言障碍、运动障碍和广泛的皮层症状。TIA后再发脑卒中的临床表现者包括有半球症状的TIA或卒中史，间歇性跛行，年龄大于75岁，男性。

TIA的影像学及脑血管超声亦具有判断预后的价值。颅脑CT发现新发梗死的TIA患者短期内发生卒中危险性高。动脉粥样斑块多见于TIA及卒中患者。表面严重不规则斑块与卒中和TIA明显有关，而管腔外形和斑块的部位不能预测卒中的危险。还有学者认为颈动脉狭窄超过50％的患者，颈总动脉僵硬度与卒中和TIA明显相关。

根据TIA研究专家所达成的共识，TIA患者应进行全面的检查及评估：

1.一般检查

检查包括心电图、全血细胞计数、血电解质、肾功能及快速血糖和血脂等项目。

2.血管检查

应用 CTA、MRA、血管超声可发现重要的颅内外血管病变。全脑 DSA 是颈动脉内膜剥脱术(CEA)和颈动脉支架治疗(CAS)术前评估的金标准。

3.侧支循环代偿及脑血流储备评估

应用 DSA、脑灌注成像和经颅彩色多普勒超声(TCD)检查等评估侧支循环代偿及脑血流储备,对于鉴别血流动力学型 TIA 及指导治疗非常必要。

4.易损斑块的检查

易损斑块是动脉栓子的重要来源。颈部血管超声、血管内超声、MRI 及 TCD 微栓子监测有助于对动脉粥样硬化的易损斑块进行评价。

5.心脏评估

疑为心源性栓塞时或 45 岁以下颈部和脑血管检查及血液学筛选未能明确病因者,推荐进行经胸超声心动图(ITE)和经食道超声心动图(TEE)检查,可能发现心脏附壁血栓、房间隔的异常(房室壁瘤、卵圆孔未闭、房间隔缺损)、二尖瓣赘生物以及主动脉弓粥样硬化等多种栓子来源。

6.其他相关检查

根据病史做其他相关检查。

七、治疗

急性脑缺血发作是一种内科急症。一过性症状并不能排除发生脑梗死的可能性。TIA 新定义强调,当患者发生急性脑缺血症状时必须采取紧急行动。

根据 ASA 指南,一般将治疗证据级别和推荐类别分为以下水平(表 5-5-2),建议对不同的病因进行分层,采用不同的治疗决策。

表 5-5-2　指南中建议类型和证据水平的定义

名称		定义
类型	Ⅰ类	有证据表明和(或)普遍共识表明该措施或治疗有用、有效
	Ⅱ类	关于该措施或治疗的有用性/有效性存在着证据冲突和(或)意见分歧
	Ⅱa类	大多数证据或意见支持该措施或治疗
	Ⅱb类	有用性/有效性未能得到证据或意见的充分证实
	Ⅲ类	有证据表明和(或)普遍共识表明该措施或治疗无用/无效,而且某些情况下甚至可能有害
证据水平	A级证据	资料来自多个随机临床试验
	B级证据	资料来自单个随机试验或非随机研究
	C级证据	专家共识、病例研究、治疗标准

早期评估与干预 TIA 发病后 48 小时内为卒中的高风险期,对患者进行紧急评估与干预可以预防病情的进一步恶化。优化医疗资源配置,建立以 ABCD2 评分分层为基础的急诊医

疗模式,尽早启动 TIA 的评估与二级预防,可将 TIA 患者的卒中风险降低 80%,因此,建议新发 TIA 应按"急症"处理。

1.栓塞性 TIA

(1)心源栓塞性 TIA:持续性或阵发性心房颤动的 TIA 患者,建议长期口服华法林抗凝治疗(感染性心内膜炎患者除外),其目标国际标准化比值(INR)为 2.5(范围:2.0～3.0)(Ⅰ类,A 级证据)。对于禁忌抗凝药物的患者,推荐其单用阿司匹林(75～150mg/d)(Ⅰ类,A 级证据)。如果阿司匹林不能耐受者,应用氯吡格雷(75mg/d)联合阿司匹林,这与华法林出血风险相似,因此不推荐用于具有华法林出血禁忌证的患者(Ⅲ类,B 级证据)。对于具有较高卒中风险(3 个月内卒中或 TIA,CHADS2 评分 5～6 分,人工瓣膜或风湿性瓣膜病)的房颤患者,当需要暂时中断口服抗凝药物时,逐渐改用皮下注射低分子肝素治疗是合理的(Ⅱa 类,C 级证据)。

(2)非心源栓塞性 TIA:不推荐使用口服抗凝药物(Ⅰ类,A 级证据)。建议其进行长期的抗血小板治疗。阿司匹林(50～325mg/d)单药治疗(Ⅰ类,A 级证据)(Ⅰ类,B 级证据)和氯吡格雷(75mg/d)单药治疗(Ⅱa 类,B 级证据),均是初始治疗的可选方案。如果患者对阿司匹林过敏或者不能耐受,并且患者具有卒中高危复发风险(大于 15%/年)或者已复发 1 次动脉源性缺血事件,建议使用氯吡格雷。

对于由于颅内大动脉狭窄导致的 TIA 患者,推荐使用阿司匹林而非华法林(Ⅰ类,B 级证据)。对于由于颅内大动脉狭窄导致的卒中或 TIA 患者,长期维持血压(<140/90mmHg)和总胆固醇水平[<5.2mmol/L(200mg/dL)]可能是合理的(Ⅱb 类,B 级证据)。

2.血流动力学性 TIA

除抗血小板聚集、降脂治疗外,应停用降压药物及血管扩张剂,必要时给以扩容治疗,有条件的医院,可以考虑血管内、外科治疗。在大动脉狭窄已经解除的情况下,可以考虑将血压控制到目标值以下。

第六节 蛛网膜下隙出血

一、概述

蛛网膜下隙出血(SAH)是指脑底部或脑表面血管破裂后,血液流入蛛网膜下隙引起相应临床症状的一种卒中,又称为原发性蛛网膜下隙出血。继发性蛛网膜下隙出血指脑实质内出血、脑室出血、硬膜外或硬膜下血管破裂流入蛛网膜下隙者。

该病症状严重程度与出血的速度、持续时间以及出血量有关。动脉瘤的破裂引起动脉内的血液在压力作用下进入蛛网膜下隙。颅内压的突然增高可暂时抑制活动性出血,并引起严重头痛及呕吐。血液的缓慢渗出引起颅内压缓慢增高。蛛网膜下隙中的血液会刺激脑膜,导致头痛、畏光以及颈强直。由于颅内压增高和脑膜受刺激,SAH 患者会出现意识混乱、躁动以及一过性或持续的意识水平下降。

蛛网膜下隙出血虽然只占脑卒中的 5％,但该病的发病年龄较轻,在所有卒中造成的减寿中,它占了1/4以上。动脉瘤性蛛网膜下隙出血的死亡率约为 50％。有 10％～15％的蛛网膜下隙出血患者死在家中或转运途中。大部分患者死于再出血,所以治疗首要的目的是闭塞动脉瘤。患者入院时一般情况较差,可能由多种原因造成,包括最初的出血、再出血形成血肿、急性脑积水或大面积的脑缺血。

二、病因和发病机制

引起自发性蛛网膜下隙出血的病因很多,在比较明确的病因中,各种动脉瘤破裂出血者占50％～75％,脑动静脉畸形出血占 5％～6％。

1.脑动脉瘤破裂出血

颅内脑动脉瘤破裂是引起自发性蛛网膜下隙出血最常见的病因。各种颅内动脉瘤中,以先天性动脉瘤(囊状或浆果状动脉瘤)为最多,占 90％以上,动脉粥样硬化(梭形)动脉瘤占7％,感染性动脉瘤占 0.5％,其他为动脉夹层、颈内动脉和海绵窦之间的自发性和外伤后动脉瘤。

(1)脑血管和脑动脉瘤的组织病理特征:脑动脉由内膜、中膜和外膜组成,内膜为内皮细胞和内弹力层,内皮细胞覆盖一层胶质内膜。中层亦称肌层,含弹力纤维和平滑肌细胞,后者分泌多种生长因子和细胞因子,与血管重构有关;弹力纤维纵行排列成弹力层,亦称弹力轴,是由弹力蛋白分子和蛋白质-赖氨酸-6-氧化酶交叉连接而成。外膜由纤维和胶原组成。脑动脉的细胞外间质,有埋藏在糖蛋白和蛋白多糖中的弹性硬蛋白和胶原成分,在低的收缩压时,对动脉管壁产生的压力由弹性硬蛋白承受,而在高的收缩压时,管壁的张力负荷就转移到胶原纤维上。胶原纤维所以能承受高的腔内压力,是因为胶原 α 链组成 1 个 3 条索状的结构,成为应付高的腔内压力的张力骨架。

脑动脉管壁较身体其他部位同口径动脉要薄,尸检证明,脑动脉分叉处中层缺损可发生在80％的人群中,包括无脑动脉瘤的个体。它通常发生在动脉分叉处的顶端或分叉处的侧角,称之为"Forbus 中层缺损"。然而亦有研究认为只要内弹力层完整,即使有中层缺损,脑血管仍能承受 600mmHg(80kPa)的压力;当年龄增加,内弹力层破损会加重,再加上动脉粥样硬化对管壁完整性破坏等因素,才能形成动脉瘤。

动脉瘤的瘤壁主要由胶原组成,伴部分平滑肌细胞和孤立的内弹力层断片。在动脉瘤颈部,内弹力层完全消失。动脉瘤底部即颈部相对应的区域,亦称顶部,动脉瘤的壁最薄,是动脉瘤破裂常发生的地方。在 289 例脑内动脉瘤破裂出血的尸检标本中,227 例破裂发生在底部,发生在颈部仅 6 例。此外动脉瘤的瘤壁,常伴有程度不等的动脉粥样硬化改变,大的动脉瘤内可发现血栓层,偶有部分血栓形成,或动脉瘤完全被血栓充填而自愈。动脉瘤可表现为多腔,尸检发现,57％破裂的脑动脉瘤和 26％未破裂的动脉瘤,发现有＞4mm 的多腔瘤。

(2)脑动脉瘤形成机制:有先天性脑动脉瘤与后天获得性脑动脉瘤。在原始胚胎脑血管发育过程中,部分血管发育生成而另一些血管逐渐失去作用而闭塞消失,如果这些血管未完全消失,其残留部分就会成为脑动脉瘤。在胚胎期的三叉动脉、舌下动脉以及椎动脉的异常侧支,发生脑动脉瘤的概率要增高 120 倍。另外,原始毛细血管丛的衰退和萎缩,可使该薄弱处的血管扩大,逐渐成为脑动脉瘤。

脑动脉瘤形成的先天性因素还可从家族性脑动脉瘤患者中求证,在一级家族中发生 2 例及 2 例以上的脑动脉瘤患者占 6%~10%,个别报道达 20%,这些患者遗传形式多样,包括常染色体显性遗传、不完全外显的常染色体显性遗传、常染色体隐性遗传等,家族性脑动脉瘤发生蛛网膜下隙出血的年龄较轻,且有下一代发病提前的规律。遗传性结缔组织病常伴发脑动脉瘤:①Marfan 综合征,是染色体 15q21 上的纤维蛋白基因突变而导致的结缔组织疾病,常累及心血管、骨骼、眼、肺和中枢神经系统,是发生脑动脉瘤的危险因素。纤维蛋白是细胞外基质的重要结构成分,2 项尸检研究报告 Marfan 综合征分别有 2/7 例或 1/25 例有动脉瘤。②Ehler-Danlas 综合征(EDS)是一种异质性疾病,主要表现为关节松弛、脆性皮肤容易挫伤、皮肤弹性过高伤口愈合不良、关节过伸与多发性内脏异常。其中,致死性 IV 型 EDS 称为血管性 EDS,是 COL3A1 基因突变的常染色体显性结构疾病,其编码 III 型胶原。III 型胶原是动脉和静脉中主要的可膨胀遗传性。致死原因多为中等口径血管病变导致的脑血管意外。虽然 EDS 发生脑动脉瘤的流行病学尚不清楚,但 IV 型 EDS 有很高的颈内动脉-海绵窦瘘和脑动脉瘤的发生风险。③常染色体显性遗传性多囊肾病(APKD)是一种在肾、肝等管状器官发生囊肿的系统性疾病,患者发生率为 1/(400~1000)人,85% 的 APKD 患者在染色体 16p13.3 上可找到致病基因 PKD1,编码多囊蛋白 1,参与细胞-细胞或细胞-细胞间质的相互作用;10% 的 APKD 患者在染色体 4q13.3 找到 PKD$_2$ 致病基因,编码多囊蛋白 2。多囊蛋白 2 可以与多囊蛋白 1 相互作用,虽然其精确功能并不完全清楚,但肯定与血管完整性有关。3 项 MRI 前瞻性研究证实,与正常人相比,成人多囊肾发生脑动脉瘤者显著增多。④1 型神经纤维瘤病导致脑动脉瘤风险。是 NF1 基因突变的遗传性神经皮肤病,编码神经纤维蛋白肿瘤抑制物,可通过影响血管结缔组织,然而,近有报道 NF1 基因突变并未使发生动脉瘤的概率增加。

脑占体重的 2%~2.5%,而脑血流量占全身血流量的 15%,脑动脉要比躯体其他动脉承受更多的血流动力学负荷;血液是黏性流体,在血管中流动时呈层流状态,即中央部分流速最快,血细胞最多,而越接近管壁,流速越慢,血细胞越少。因此在动脉分叉处所受到的血流冲击力最大,此部位正是动脉中层缺损处,在长期血流(包括湍流)冲击下管壁逐渐向外突出形成脑动脉瘤。主动脉狭窄患者亦伴有脑动脉瘤的风险。单侧颈内动脉阙如患者发生颈内动脉瘤概率明显增多,有报道 35 例单侧颈内动脉阙如者对侧颈内动脉发生动脉瘤者达 8 例,占 23%;亦有一侧颈内动脉结扎后数年对侧发生动脉瘤的报道,佐证了血流量的增加与脑动脉瘤发生相关。高血压亦是脑动脉瘤的危险因素。在 16 项临床研究和 8 项尸检研究共 26125 例颅内动脉瘤患者中,病史中有高血压者占 43.5%。动脉粥样硬化、血管壁透明变性以及脑动脉炎细胞浸润,均与脑动脉瘤发生有关。

动脉壁细胞内环境稳定与否亦影响着动脉瘤形成。动脉壁细胞的内环境稳定可保证对血管壁张力的调节和脉管系统微损害的及时修复,当其破坏可促进动脉瘤形成,如 IV 型胶原酶(即基质金属蛋白酶 9,MMP-9)活性过高,可损害 IV 型胶原的调节导致动脉瘤的发生。脑动脉血流量的改变(如高血压,动静脉畸形的高排出)均可启动血管壁分子病理学连锁反应,引起血管壁无力和动脉瘤形成。电镜研究显示动脉瘤的胶原纤维结构正常而排列紊乱,或者胶原退化加重而非胶原合成障碍。已发现有 6 个基因的 mRNA 表达及其编码蛋白与动脉瘤形成有关。

颅内动脉完整性还取决于血管壁破坏与重建的动态平衡,弹力酶在其中起着重要作用。弹力酶可降解许多蛋白酶,包括 Ⅰ~Ⅴ 胶原、层素、蛋白多糖和纤维连接素,有 2 个抑制物即 α_1-抗胰蛋白和 α_2 巨球蛋白与之相互调节。破裂或未破裂的动脉瘤患者均有血浆弹力酶水平增高,而和 α_1-抗胰蛋白酶无关。亦有观点认为,血浆弹力酶升高仅见于蛛网膜下隙出血后白细胞增多的动脉瘤破裂患者。

(3)脑动脉瘤的形态分类:①囊状动脉瘤,为颈部宽大的动脉瘤,常为先天性动脉瘤。②浆果状动脉瘤,为颈部狭小的动脉瘤,常为先天性动脉瘤。③梭形动脉瘤,呈梭形或 S 型的动脉瘤,常与动脉粥样硬化和高血压有关。④分叶状动脉瘤,为动脉瘤瘤壁上有 1 个或数个子囊突出。⑤粟粒样动脉瘤,直径小于0.5~1cm,常与感染或高血压有关。⑥夹层动脉瘤,是由于动脉内膜受损,在血流作用下其与肌层分离形成假通道,假通道可与管腔相通,亦可自成盲端。外伤性动脉瘤亦称假性动脉瘤,因为它没有血管壁成分。此外,直径 2~2.5cm 的动脉瘤称为大型动脉瘤,大于 2.5cm 称为巨型动脉瘤。

(4)脑动脉瘤的发病率与分布:脑动脉瘤发病率无精确统计,由于研究对象与方法不同,结果差异甚大,有报道脑动脉瘤发病率为 0.9%~1%,而破裂脑动脉瘤年发病率为(5.34~12)/10 万人口,亦有观点认为人群中 3.6%~8% 存在隐匿脑动脉瘤,其中 15%~30% 呈多发性。

先天性脑动脉瘤 80%~90% 发生于脑底动脉环的前半部,即颈内动脉、大脑前动脉、大脑中动脉、前交通动脉与后交通动脉前部。仅 3%~15% 发生在脑底动脉环后半部,即基底动脉及其分叉处、大脑后动脉及后交通动脉的后半部。前、后部之比约为 10:1。几乎所有的先天性脑内动脉瘤发生在动脉分叉处或接近分叉处,外侧裂的大脑中动脉分叉处最为常见,约占 30%;其次是大脑前动脉和前交通动脉交界处,约占 25%;再次为颈内动脉(大脑中动脉、大脑前动脉、后交通动脉)的末端及其分支,约占 12%;基底动脉及其分支占 12%~15%;椎动脉、大脑后动脉及后交通动脉约占 12%。约有 20% 的动脉瘤患者呈多发性,可分布在同一动脉上,也可在相对称的动脉上,但多数是分散在各动脉上,其中一个是主要的,其他伴发的较小。脑动脉瘤形成的直接原因尚不清楚,目前大多认为其发生和发展是先天遗传性因素和后天获得性因素共同作用的结果。

(5)脑动脉瘤形成后的自然转归有 4 种可能:①自发的瘤内血栓形成而闭塞。②在相当长的时间内,动脉瘤大小、形态稳定不变。③逐渐扩大,发展成巨型动脉瘤。④破裂出血。破裂出血和渗漏占脑动脉瘤的 80%~90%。

2.脑血管畸形出血

(1)脑动静脉畸形:是仅次于脑动脉瘤的引起自发性蛛网膜下隙出血的另一常见原因,占其病因的5%~6%。脑动静脉畸形又称脑血管瘤,是一种先天性的局部脑血管发生学变异。在病变部位脑动脉与静脉之间缺乏毛细血管,直接形成了脑动脉和脑静脉之间的短路。脑动脉瘤与动静脉畸形可在同一患者中发生,动静脉畸形的病例有 5%~7% 合并脑动脉瘤。动静脉畸形 90% 以上位于幕上,特别在颞、顶叶外侧面大脑中动脉分布区最多见;位于幕下不到10%,主要在小脑半球、脑干以及部分在脊髓。其大小差别甚大,大者可覆盖整个大脑半球,小者几乎不能察觉。动静脉畸形最常见的症状是出血,多发生在 20～30 岁,血液流入蛛网膜下隙产生相应症状。深部动静脉畸形出血后血液可进入周围的脑组织或脑室内,产生相应的出血症状。

(2)脑底异常血管网病:又称烟雾病(Moyamoya 病),是指脑底部双侧颈内动脉闭塞伴有异常增生的毛细血管扩张而呈网状的血管造影表现,形如吸烟时所喷出的烟雾。由于网状毛细血管的管壁缺乏肌层,当血压突然增高时易破裂出血并发蛛网膜下隙出血。

(3)血管结构发育缺陷:如脑-面血管瘤病、遗传性毛细血管扩张症、脑桥毛细血管扩张症、海绵状血管瘤、脑静脉畸形、Ehler-Danlos 综合征、弹性假黄瘤、多囊肾病以及动脉中层发育不良均可引起蛛网膜下隙出血。

3.高血压、动脉硬化促使动脉瘤形成和破裂出血

16 项临床资料和 8 项尸检研究共达 20767 例的结果发现,破裂与未破裂的动脉瘤患者高血压的患病率均很高,分别达 43.2% 和 34.4%,特别当与吸烟和酗酒相伴时,引起动脉瘤及破裂出血的风险就更大。高血压与动脉硬化常同时存在,引起梭形或 S 状动脉瘤,并可出现多发性动脉瘤。

4.血液病

白血病,特别是急性白血病常引起颅内出血,出血部位多在大脑白质、蛛网膜下隙和软脑膜,也可见于硬膜外或硬膜下。血友病、血小板减少性紫癜、再生障碍性贫血以及其他如恶性贫血、镰状细胞贫血、溶血性贫血等往往伴有血小板减少或弥散性血管内凝血,而引起蛛网膜下隙出血。红细胞增多症系红细胞和粒细胞系统干细胞增生,可发生脑血循环障碍多为脑血栓形成,少数因高血压可并发蛛网膜下隙出血。肝病及广泛骨转移所致之纤维蛋白原缺乏症等均可合并蛛网膜下隙出血。抗凝剂治疗可引起医源性蛛网膜下隙出血;妊娠、分娩及产后可伴随凝血功能障碍,偶可发生蛛网膜下隙出血。

5.其他

颅内肿瘤、各种感染性疾病、颅内静脉和静脉窦血栓形成亦可并发蛛网膜下隙出血。

三、诊断与鉴别诊断

1.临床表现

(1)性别、年龄:任何年龄均可发病,青壮年更常见,动脉瘤破裂所致者好发于 30～60 岁,女性多于男性,血管畸形多见于青少年。

(2)起病情况:突然起病,以数秒钟或数分钟速度发生的头痛是最常见的起病方式。患者常能清楚地描述起病的时间和情景。发病前多有明显诱因,如剧烈运动、情绪激动、用力、排便、咳嗽、饮酒等;少数可在安静情况下发病。约 1/3 患者动脉瘤破裂前数日或数周有头痛、恶心、呕吐等症状。

(3)临床表现:SAH 典型临床表现为突然发生的剧烈头痛、恶心、呕吐和脑膜刺激征,伴或不伴局灶体征。剧烈活动中或活动后出现爆裂性局限性或全头部剧痛,难以忍受,呈持续性或持续进行性加重,有时上颈段也可出现疼痛。其始发部位常与动脉瘤破裂部位有关。常见伴

随症状有呕吐、短暂意识障碍、项背部或辖制疼痛、畏光等。绝大多数病例发病后数小时内出现脑膜刺激征,以颈强直最明显,克尼格征、布鲁津斯基征可阳性。眼底检查可见视网膜出血、视盘水肿,约 25% 的患者可出现精神症状,如欣快、谵妄、幻觉等,还可有癫痫发作、局灶神经功能缺损体征如动眼神经麻痹、失语、单瘫或轻偏瘫、感觉障碍等。部分患者,尤其是老年患者头痛、脑膜刺激征等临床表现常不典型,而精神症状较明显。原发性中脑出血的患者症状较轻,CT 表现为中脑或脑桥周围脑池积血,血管造影未发现动脉瘤或其他异常,一般不发生再出血或迟发型血管痉挛等情况,临床预后良好。

(4)常见并发症

①再出血:是 SAH 的急性严重并发症,病死率为 50% 左右。出血后 24 小时内再出血危险性最大,发病 1 个月内再出血的风险都较高。2 周内再出血发生率为 20%~30%,1 个月为 30%。再出血原因多为动脉瘤破裂。入院时昏迷、高龄、女性、收缩压超过 170mmHg 的患者再出血的风险较大。临床表现为在病情稳定或好转的情况下,突然发生剧烈头痛、恶心呕吐、意识障碍加深、抽搐、原有症状及体征加重或重新出现等。确诊主要依据上述表现、CT 显示原有出血的增加或腰椎穿刺脑脊液含血量增加等。

②脑血管痉挛:是死亡和致残的重要原因。20%~30% 的 SAH 患者出现脑血管痉挛,引起迟发性缺血性损伤,可继发脑梗死。早发性脑血管痉挛出现于出血后,历时数分钟或数小时缓解;迟发性脑血管痉挛始发于出血后 3~5 天,5~14 天为高峰,2~4 周逐渐减少。临床表现为意识改变、局灶神经功能损害(如偏瘫、失语等),动脉瘤附近脑组织损害的症状通常最严重。

③脑积水:15%~20% 的 SAH 患者会发生急性梗阻性脑积水。急性脑积水于发病后 1 周内发生,由于血液进入脑室系统和蛛网膜下隙形成血凝块阻碍脑脊液循环通路所致,属畸形阻塞性脑积水;轻者表现为嗜睡、精神运动迟缓和记忆损害,重者出现头痛、呕吐、意识障碍等。急性梗阻性脑积水大部分可随出血被吸收而好转。迟发性脑积水发生于 SAH 后 2~3 周,为交通性脑积水,表现为进行性精神智力障碍、步态异常及尿便障碍。脑脊液压力正常,故也称正常颅压脑积水,头 CT 或 MRI 显示脑室扩大。

④其他:5%~10% 患者可发生抽搐,其中 2/3 发生于 1 个月内,其余发生于 1 年内。5%~30% 患者可发生低钠血症和血容量减少的脑耗盐综合征,或者发生抗利尿激素分泌增多所致的稀释性低钠血症和水潴留,上述两种低钠血症需要在临床上进行鉴别;还可出现脑心综合征和急性肺功能障碍,与儿茶酚胺水平波动和交感神经功能紊乱有关。

2.辅助检查

(1)影像学检查

①头颅 CT:是诊断 SAH 的首选方法,CT 显示蛛网膜下隙内高密度影可以确诊 SAH。根据 CT 结果可以初步判断或提示颅内动脉瘤的位置,动态 CT 检查还有助于了解出血的吸收情况,有无再出血、继发脑梗死、脑积水及其程度等。CT 对于蛛网膜下隙出血诊断的敏感性在 24 小时为 90%~95%,3 天为 80%,1 周为 50%。

②头颅 MRI:当病后数天 CT 的敏感性降低时,MRI 可发挥较大作用。4 天后 T_1 像能清楚地显示外渗的血液,血液高信号可持续至少 2 周,在 FLAIR 像则持续更长时间。因此,当病

后1～2周,CT不能提供蛛网膜下隙出血的证据时,MRI可作为诊断蛛网膜下隙出血和了解破裂动脉瘤部位的一种重要方法。

(2)脑脊液(CSF)检查:均匀血性脑脊液是蛛网膜下隙出血的特征性表现,且似新鲜出血,如CSF黄变或者发现吞噬红细胞、含铁血黄素或胆红质结晶的吞噬细胞等,则提示已存在不同时间的SAH。

(3)脑血管影像学检查

①脑血管造影(DSA):是诊断颅内动脉瘤最有价值的方法,阳性率达95%,可以清楚显示动脉瘤的位置、大小、与载瘤动脉的关系、有无血管痉挛等,血管畸形和烟雾病也能清楚显示。

②CT血管成像(CTA)和MR血管成像(MRA):CTA和MRA是无创性脑血管显影方法,但敏感性、准确性不如DSA。其主要用于动脉瘤患者的随访以及急性期不能耐受DSA检查的患者。

③其他:经颅超声多普勒(TCD)动态检测颅内主要动脉流速是及时发现脑血管痉挛(CVS)倾向和痉挛程度的最灵敏的方法。

(4)实验室检查:血常规、凝血功能+D-二聚体、肝功能及免疫学检查有助于寻找出血的其他原因。

3.诊断要点

突发剧烈头痛,并伴有恶心、呕吐、意识障碍、癫痫、脑膜刺激征阳性及头颅CT检查发现蛛网膜下隙呈高密度影,即可确诊SAH。若头痛不严重,脑膜刺激征不明显,头颅CT检查未发现异常,但仍怀疑SAH,则尽早行腰椎穿刺检查,腰椎穿刺结果提示为均匀血性脑脊液,亦可确诊SAH。

4.鉴别诊断

(1)脑出血:深昏迷时与SAH不易鉴别,脑出血多于高血压,伴有偏瘫、失语等局灶性神经功能缺失症状和体征。原发性脑室出血与重症SAH临床难以鉴别,小脑出血、尾状核头出血等因无明显肢体瘫痪易与SAH混淆,仔细的神经功能检查、头颅CT和DSA检查可资鉴别。

(2)颅内感染:各种类型的脑膜炎如结核性、真菌性、细菌性和病毒性脑膜炎等,虽有头痛、呕吐和脑膜刺激征,但常先有发热,发病不如SAH急骤,CSF形状提示感染而非出血,头型CT无蛛网膜下隙出血表现等特点可以鉴别。

(3)瘤卒中或颅内转移瘤:约1.5%脑肿瘤可发生瘤卒中,形成瘤内或瘤旁血肿合并SAH,癌瘤颅内转移、脑膜癌病或CNS白血病有时可谓血性CSF,但根据详细的病史、CSF检出瘤/癌细胞及头部CT可以鉴别。

(4)其他:有些老年人SAH起病以精神症状为主,起病较缓慢,头痛、颈强直等脑膜刺激征不明显,或表现意识障碍和脑实质损害症状较重,容易漏诊或误诊,应注意询问病史及体格检查,并行头颅CT或CSF检查以明确诊断。

四、治疗

1.蛛网膜下隙出血的治疗总原则
包括一般内科治疗及特殊治疗。

（1）护理:连续观察(格拉斯哥昏迷评分 GCS、体温、ECG 监测、瞳孔、局灶性神经功能缺损)。

（2）血压:除非血压极高,否则不要处理高血压。极高血压的界定要根据患者的个体情况来界定,考虑患者年龄、蛛网膜下隙出血发生之前的血压水平及心脏情况。

（3）液体及电解质:建立静脉通道,输液量从 3L/d 开始(等渗生理盐水,0.9%);放置导尿管;发热时适当补充液体,维持正常血容量,每天至少查 1 次电解质、血糖及白细胞计数。

（4）充分镇痛:对乙酰氨基酚(扑热息痛)500mg 每 3～4 小时 1 次;在动脉瘤处理之前避免使用阿司匹林,对于严重疼痛,可使用可待因等药物。

（5）预防深静脉血栓形成及肺栓塞:弹性袜或气囊间歇压迫装置,或两者联合使用。

2.一般内科治疗

（1）血压的管理:在出血发生的最初几天,血压通常是升高的,这种情况在临床状况较差的患者尤为常见。目前对此的解释为暂时克服增高的颅内压、保持脑血流量的调节机制。人们依然缺乏针对蛛网膜下隙出血后血压增高最佳治疗方案的证据。过于积极的降低血压可能会造成失去自动调节血流能力脑组织的缺血损伤。但是,如果动脉瘤未得到处理,血压持续增高,又使再出血的风险增加。目前人们采取的治疗策略是避免使用降压药物,增加液体入量以降低缺血性卒中的风险。

因此,除非血压极高,应避免治疗高血压。由于每个患者的个体因素(年龄、先前血压及心脏情况)不同,对"极"高血压没有既定的定义。平均动脉压得到适度降低(如降低 25%)的做法是比较合理的。在降低血压之前,要看看患者的疼痛是否已得到处理:许多患者的血压可在适度镇痛后出现下降。

（2）液体管理:为了避免发生脑缺血,蛛网膜下隙出血后的液体管理应避免血浆容量的减少。虽然目前证据并不充分,但除非有心力衰竭等禁忌证,每天给予等渗生理盐水 2.5～3.5L比较合适。若患者通过胃肠获得营养液,通过静脉入液量就该相应减少。发热的患者液体量应适度增加,通常可留置导尿管准确计算液体平衡情况。

（3）低钠血症:蛛网膜下隙出血后可出现高钠血症或低钠血症,低钠血症更为常见。大多数情况下低钠血症是由尿钠排出过多或脑耗盐综合征导致的,低钠血症往往会导致血容量减低,从而增加继发性脑缺血的风险。纠正蛛网膜下隙出血后的低钠血症实际上是纠正血容量不足。急性症状性低钠血症很少见,通常是要紧急使用高渗盐水(1.8%或甚至 3%)。虽然对于慢性低钠及酒精、营养不良、肾衰竭或肝衰竭、器官移植引起的低钠,快速纠正低钠血症可能导致脑桥中央髓鞘溶解症,但是高渗盐水治疗蛛网膜下隙出血后低钠血症还是比较安全的。生理盐水(0.9%;钠浓度为 150mmol/L)会引起负液平衡或尿钠过多的患者出现低血钠。由于肾上腺皮质激素的作用(作用于远端小管,导致钠重吸收),所以理论上,氟氢化可的松可以防止负钠平衡、低血容量,进而预防缺血并发症,但目前研究不足支持对蛛网膜下隙出血患者常规使用氟氢化可的松或氢化可的松。

（4）血糖的管理:高血糖的定义是血糖浓度>11.1mmol/L,有 1/3 的患者会出现高血糖。血糖增高与患者入院时临床情况较差有关。高血糖是预后较差的独立危险因素,但纠正高血糖能否改善患者结局仍不明确。

（5）镇痛药：通常可使用对乙酰氨基酚（扑热息痛）之类效果缓和的镇痛药物处理头痛；对于出血性疾病引起的头痛尽量避免使用水杨酸类药物，这类患者可能要接受神经外科开颅夹闭术或脑室内引流术。如果疼痛严重，需要加用可待因，甚至还需要使用合成阿片制剂（如曲马朵）缓解疼痛。

（6）发热：患者在发病最初的几个小时通常会有轻度发热（不超过 38.5℃），这可能是由于蛛网膜下隙内炎症反应所致，患者的心率基本是正常的。入院时临床状况较差的患者及脑室内积血的患者更容易出现发热。若体温超过 38.5℃ 或脉搏相应增高，应考虑感染。白细胞数增高不能区分感染或非感染性发热。

（7）深静脉血栓的预防：大约 4％ 的动脉瘤性蛛网膜下隙出血的患者会发生深静脉血栓形成（DVT）。皮下注射低分子肝素或肝素类似物可预防 DVT。由于低分子肝素类似物可增加颅内出血风险，使用弹力袜是预防蛛网膜下隙出血患者 DVT 不错的方法，但该方法缺乏随机临床试验支持。然而，加压弹力袜必须根据患者实际情况应用才有效，可以使用气囊对腿部静脉进行间歇加压预防 DVT，患者能够较好地耐受该类装置，同时也便于护理人员操作。联合使用气囊间歇加压装置和弹力袜可能对于治疗蛛网膜下隙出血患者也更加有优势。

（8）抗癫痫药物：是否预防性应用抗癫痫药物尚存争议。大约有 7％ 的患者在发病初发生痫性发作，但是痫性发作对患者预后的影响还不明确。另有 10％ 的患者在疾病最初的几周发生癫痫，以抽动为主的癫痫发作的发生率为 0.2％。有 8％ 的昏迷患者会发生无肢体抽动的癫痫发作，但是选择 EEG 作为指标本身过高估计了癫痫发生率。是否对所有患者或昏迷患者进行连续 EEG 监测尚未得出确切结论。连续记录的 EEG 花费很高，工作量大，也很容易出现误判。开颅术增加了痫性发作的风险，但目前的研究没能证实抗癫痫药能降低癫痫发生率或死亡率。由于缺乏预防性抗癫痫药物的证据，以及该类药物可能造成的不良反应，目前不支持将抗癫痫药物作为预防治疗。

（9）心肺功能不全：即使入院时情况较好，患者还是有可能在出血发生的几个小时内发生肺水肿和心功能不全。心功能不全也可加重肺水肿。患者在急诊室或入院后很短时间内可出现低氧血症及低血压，导致意识水平的迅速下降。若患者在普通病房出现肺水肿及心室功能不全，应立即将其转入重症监护病房，进行机械通气，使用心脏正性肌力药物。是否进行呼气末正压通气尚存争议。

3. 预防再出血

在未处理的破裂动脉瘤中，最初 24 小时内至少有 3％～4％ 的再出血风险——这一风险有可能更高——有很高的比例在初次发病后立即发生（2～12 小时）；此后再出血风险第一个月是每日 1％～2％，3 个月后的长期风险是每年 3％。因此，在怀疑蛛网膜下隙出血时，建议给予紧急评定和治疗预防再出血的根本方法是尽早闭塞责任动脉瘤（神外开颅夹闭术或介入动脉瘤填塞术）。针对中国国情，其他还有一些方法指南也是有推荐的。

（1）抗纤溶药物：氨甲环酸及 6-氨基己酸是最常使用的两种抗纤溶药物。研究表明抗纤溶药物的确降低了再出血的风险（$OR = 0.59, 95\% \ CI: 0.42～0.81$），但不能影响总体死亡率（$OR = 0.99, 95\% \ CI: 0.79～1.24$），也不能降低不良结局发生率（死亡、植物状态或严重残疾，$OR = 1.12, 95\% \ CI: 0.88～1.43$）。对此的解释是虽然抗纤溶药物可降低再出血率，但缺血事件的风险增加了。尽管较早的研究认为,抗纤溶药的总效应是阴性的,但新近的证据提示,发病后短时间内进行抗纤溶治疗,在早期处理动脉瘤后,停用抗纤溶药,预防低血容量和血管痉挛,但这种方法的正确性需要进一步探讨。此外,在某些特殊情况下也可以考虑用抗纤溶药预防再出血,如患者的血管痉挛的风险低和(或)不得不推迟手术。

(2)重组Ⅶa因子:理论上说,激活的凝血因子有防止再出血的作用,但目前的证据不支持使用该药。

4.预防继发性脑缺血

与颅外或颅内动脉闭塞导致的缺血性卒中不同,蛛网膜下隙出血后的脑缺血或脑梗死往往不局限于单一动脉或其分支的分布区。由于脑血管痉挛的高峰是从发病第5～14天,与继发性脑缺血的时间相一致,脑血管痉挛导致弥散性脑缺血,会产生局灶或弥散性临床症状,并且CT及实践也会发现多发性缺血灶,所以目前认为脑血管痉挛是继发性脑缺血的主要原因。

(1)钙拮抗药:目前的证据表明钙拮抗药可降低继发性脑缺血的发生率,并且有改善病死率的趋势。临床试验中主要使用的尼莫地平用法(60mg 口服 q4h,连用 3 周)成为目前动脉瘤性蛛网膜下隙出血患者的标准治疗。若患者不能吞咽,就应将尼莫地平药片碾碎后使用生理盐水通过鼻饲管冲入胃中。药品制造商更加支持使用静脉尼莫地平,但这种方法较贵,且目前没有证据支持这种用法。除此之外,静脉应用尼莫地平不能改善患者预后。在神外开颅夹闭术的同时,可将钙拮抗药注入蛛网膜下隙,但是这种用法的有效性还有待证实。

(2)硫酸镁:超过 50% 的蛛网膜下隙出血患者有低镁血症,这与继发性脑缺血及不良结局有关。镁离子同时是电压依赖性钙通道的非竞争性拮抗药,并且对脑动脉有扩张作用。目前仅有一个试验对静脉使用尼莫地平及硫酸镁进行了比较,没有发现两者在预防继发性脑缺血方面有差异,但是该试验的样本量太小(104 名患者),没能得出有意义的结论。

(3)阿司匹林及其他抗栓药物:几个研究发现血小板在蛛网膜下隙出血后 3 天被激活。得出该结论的依据是血栓烷 B_2 水平增高,它是血栓烷 A_2 稳定的代谢产物,而血栓烷 A_2 可促进血小板激活及血管收缩。但目前的数据表明抗栓药物不能显著降低继发出血性卒中的发生率及不良预后,且有增加颅内出血的风险,故不推荐使用抗血小板药物。

(4)他汀类药物:HMG-COA 还原酶抑制药(他汀类药物)目前主要应用于降低 LDL-C 水平,但是它们同时有抗炎、免疫调节、抗血栓作用,并可作用于血管。目前他汀类药物用于蛛网膜下隙出血的证据还非常有限,但一个大样本的随机临床试验正在英国进行。

(5)腰穿置管外引流术及纤维溶解药物注射:这些治疗措施验证了脑血管痉挛增加继发性脑缺血以及外渗血液造成血管痉挛的假说。由于目前没有随机临床试验,不推荐将该治疗作为临床推荐。在脑池内注射纤维溶解药物来去除蛛网膜下隙内血液是一种积极的方法。使用微导管通过腰穿口置入,将尿激酶注入小脑延髓池。该方法可显著降低临床血管痉挛(首要结局,临床症状的恶化包括血管造影证实的血管痉挛)。患者的临床结局较好,但病死率没有下降。在这种治疗方法作为临床常规之前,需要样本量更大的研究将总体临床结局作为首要结局进行衡量。

5.治疗继发性脑缺血

(1)诱导高血压及扩容:三高治疗,即高血容量(增加循环血浆量)、诱导产生动脉高血压、血液稀释。基本原理是通过增加血容量来增加心排血量,这样可以提高动脉血压,从而增加缺血区域的脑血流量(CBF)。增加局部血流量的方法是提高脑组织血液灌注量或降低血液黏稠度。如果进行积极的输液治疗时出现并发症,就应该使用肺动脉导管进行监测。有时仅通过扩容就可以达到提高血压的目的,但为了达到目标血压,还需要使用血管活性药物(如多巴胺或去氧肾上腺素)。血液稀释是指将血细胞比容控制到30%~35%。从第一个观察性研究发表以来,有关诱导性高血压的随机临床试验仍然很少,但是根据病例报道及非对照研究的数据,许多内科医师对患者进行诱导性高血压及扩容,并且发现患者的病情出现好转。

对蛛网膜下隙出血患者可早期进行静脉内液体治疗,预防血容量不足及脑耗盐综合征。临床实践中,可联合使用晶体液及胶体液。在动脉瘤夹闭之前,血容量的扩充、血液的稀释以及血压的升高要谨慎,要避免血压过度增高,降低再出血的风险。动脉瘤夹闭后就可以积极进行三高治疗了。一般情况下,最先使用生理盐水(0.9% NaCl;140mL/h),根据患者的尿量调节滴数。如果患者入院时血细胞比容在40%以下,就应该使用5%的白蛋白500mL,注射时间不少于4小时。

对于目标血压值仍存在争议,其确定必须充分考虑患者的基础血压值。既往没有高血压的患者,收缩压要控制在110mmHg以下;对于基础血压就高的患者,收缩压最高值应比基础水平低20%。这种血压要一直维持到动脉瘤被处理之后。对血压的严格控制可预防再出血。

当然,"三高治疗"有其并发症。①颅内并发症:加重脑水肿、增加颅内压、动脉瘤再次出血。②颅外并发症:肺水肿的发生率为17%,尤其是使用较多晶体液进行扩容;稀释性低钠血症(Na$^+$<135mmol/L)发生率为3%;心肌梗死的发生率为2%。

(2)经皮腔内血管成形术及血管扩张药物:即便是已经闭塞动脉瘤,经皮腔内血管成形术中血管破裂的发生率约为1%,其他并发症(如高灌注损伤)的发生率约为4%。综合考虑上述风险、高花费以及缺乏对照组这些问题,目前经皮腔内血管成形术应该作为一种严格控制的试验性治疗措施。对于不设对照组的动脉内超选择注射药物可以改善患者预后的结果也应采取同样的谨慎态度。罂粟碱的使用已成为一种常用的治疗该病的药物,但不是所有研究结果都支持使用该药。动脉内注射米力农、维拉帕米或尼卡地平也可用于扩张血管,但目前尚不肯定这些药物是否能改善患者的临床预后。

6.防治脑积水

对于 SAH 后慢性脑积水患者推荐进行临时或永久的 CSF 分流;对于出现意识下降的急性 SAH 患者,脑室底造口可能使患者获益。

五、预后

动脉瘤性蛛网膜下隙再出血的病死率非常高,患者第1次出血病死率约为30%,若发生第2次出血,则迅速增加到70%。发病第1个月内每天的再出血风险为1%~2%,之后降至每年3%~4%。即使成功处理动脉瘤,还是有相当多的患者存在生活质量的下降,这逐渐引起人们的关注。

第七节　高血压脑病

高血压脑病是一组神经系统临床综合征,由于血压急剧上升引起脑循环障碍,致脑水肿和颅内压增高,主要表现为头痛、呕吐、意识障碍、精神错乱、昏迷、局灶性和(或)全身抽搐临床症状。如能及时有效控制血压,本病预后一般良好,可无任何神经功能缺损症状;但如治疗不及时,脑水肿和颅内压增高或将继续加重,导致脑的不可逆性损害,患者将出现永久性神经功能缺损,甚至可能危及生命。

一、病因和发病机制

(一)病因

常见病因如原发性或恶性高血压、急性或慢性肾小球肾炎、肾动脉狭窄、子痫、嗜铬细胞瘤、醛固酮增多症、肾移植后以及高度颈动脉狭窄患者行颈动脉内膜剥离术后,脑灌注突然增加,亦可引起高血压脑病。需要注意的是,使用氨茶碱或去甲肾上腺素等药物以及高血压患者应用单胺氧化酶抑制药的同时,又服用萝芙木类、甲基多巴或节后交感神经抑制药也可诱发本病。

(二)发病机制

高血压脑病发病机制尚不完全明确,有几种学说:①小动脉痉挛学,即血压过高或血压突发升高,导致脑部小动脉过度痉挛收缩、脑缺血和水肿。②脑血管"自动调节机制崩溃"学说,即由于血压突然升高,超出脑血管自动调节限度时,脑血管腔内压急剧升高导致脑动脉内皮细胞和平滑肌细胞扩张,使脑血管由收缩变为被动扩张,脑血流量增加,造成脑组织血液灌流过多,内皮细胞的应力增加导致血-脑屏障的通透性增加,脑血管内液体通过血脑屏障漏出到血管周围间隙,引起局部或多灶性血管源性水肿。随着病情的进展,由于脑血管通透性进一步增加,血管壁缺血变性,病变脑组织由血管源性脑水肿发展为细胞毒性脑水肿,并可夹杂出现灶性脑出血,甚至出现脑梗死。

二、病理

高血压脑病的主要病理表现是:

1.脑水肿

脑重量增加,外观苍白,脑回变平、脑沟变浅、脑室变小。

2.脑小动脉玻璃样变性

血管内皮增厚,外膜增生,血管腔变小或阻塞,导致纤维蛋白性血栓和脑实质微梗死。

三、诊断与鉴别诊断

(一)临床表现

高血压脑病是由血压急剧上升所致神经系统临床综合征,其临床表现主要为高血压、高颅压相关的症状和体征。

(1)起病急骤,迅速进展,中老年发病为主。

(2)血压升高:常常在起病前血压快速升高,收缩压＞200mmHg 和(或)舒张压＞120mmHg;但少数患者,特别是子痫、重症感染、脏器功能衰竭和有器官移植患者血压可能轻度升高。

(3)颅压升高:常表现为剧烈头痛、恶心、喷射状呕吐、黑蒙、烦躁不安,部分患者可出现颈项强直,眼底检查可见视网膜小动脉痉挛,视盘水肿、眼底火焰状出血或渗出。严重者可出现癫痫发作,甚至意识障碍。

(4)局灶性神经功能缺损:高血压脑病所致血管源性脑损害常表现为多发性腔隙性脑梗死灶或点状出血灶,临床上表现为轻偏瘫、失语症以及快速进展的视力障碍。症状多为暂时性,如果持续不缓解或进行性加重,则往往提示可能出现了继发于高血压的较大范围的脑出血或脑梗死。查体可见局灶性神经功能缺损的体征。

(5)伴发症状:患者常伴发高血压(原发性或继发性)所致靶器官损害的相关症状、体征,如肾脏、心脏等。

(二)辅助检查

1.影像学检查

(1)头颅 CT:多为低密度改变。

(2)头颅 MRI:主要表现为长 T_1、长 T_2 信号,DWI 表现为等或稍高信号,ADC 图高信号,增强 T_1 病灶区出现异常强化。病变以顶、枕叶白质为主,呈对称或非对称分布,边界不清,较少累及灰质,病变广泛时可累及颞叶、额叶、基底节、小脑和脑干,并可伴有点状出血征象。MRI 对较小病变的显示优于 CT,在确定病灶范围及皮质的显示上比 CT 敏感、清楚;MRI 可以动态观察病变的发展过程,有助本病早期诊断、治疗及预后判断。

(3)血管成像:MRA 或 CTA 等血管成像可见脑动脉节段性痉挛,呈串珠样改变,甚至可见小动脉闭塞。晚期脑动脉可能出现弥散性扩张。

2.眼底检查

可见不同程度的高血压性眼底,视网膜动脉痉挛、硬化甚至视网膜有出血、渗出物和视盘水肿。

3.腰穿可见清澈透明的脑脊液,压力可正常或升高,蛋白也可能出现轻度升高,一般无白细胞增多

如患者出现蛛网膜下隙出血,则脑脊液呈血性。如已明确诊断,腰穿检查应禁忌。

(三)诊断要点

(1)起病前数日可有食欲减退、衰弱、失眠、不安、少尿等前驱症状。

(2)既往有恶性高血压、急性或慢性肾小球肾炎、肾动脉狭窄、子痫、嗜铬细胞瘤、醛固酮增多症病史或使用氨茶碱或去甲肾上腺素等药物。

(3)急性起病,突发血压升高,收缩压＞200mmHg 和(或)舒张压＞120mmHg。

(4)有颅内压增高症状和体征:如剧烈头痛、呕吐、黑蒙、惊厥发作、意识障碍或有颈强,眼底可有视盘水肿,视网膜出血与渗出以及动脉痉挛现象;常在血压升高 12～48 小时发生。

(5)可有脑局部损害的神经系统异常表现:可有一过性偏瘫及失语或可引出病理反射。

(6)需排除脑出血及蛛网膜下隙出血,CT 和(或)MRI 检查提示特异性水肿位于顶枕叶白质。

(7)经紧急降压治疗后,症状和体征在血压下降数小时内明显减轻或消失,不遗留任何的脑损伤后遗症。

(四)鉴别诊断

结合临床特点应主要与以下疾病相鉴别:

1.出血性卒中

脑出血或蛛网膜下隙出血(SAH)均可出现脑水肿及颅内压增高症状,如高血压、剧烈头痛、呕吐、癫痫发作,甚至昏迷等。高血压脑病以舒张压升高为主,神经功能缺失症状体征为一过性,脑出血神经功能缺失体征固定并可加重,SAH 可见脑膜刺激征,CT 检查有肯定的鉴别价值,高血压脑病显示弥散性脑水肿,脑卒中可见高密度或低密度病灶证据。

2.急性脑梗死

急性脑梗死病理基础为细胞毒性水肿而高血压脑病的病理基础为血管源性水肿。MR 发现急性脑梗死病灶要早于 CT,通常发病 1 小时后脑组织会因为缺血缺氧,病变区主要以水肿增加,而缺血则根据 T_1、弛豫时间不同,T_1 加权像上主要呈低信号,T_2 加权上主要呈高信号。

3.颅内静脉血栓

急性期发病小于 1 周,T_1、T_2 加权像上静脉窦或静脉内正常血管流空现象消失,T_1 呈等信号、T_2 呈低信号;亚急性发病期 1～2 周,T_1、T_2 均为高信号;慢性期是 2 周至 3 个月,T_1、T_2 减弱,重新出现血管流空效应。有些患者发病 4 个月后,MRI 示管腔内等密度信号,无正常流空现象,表明为持续闭塞。MRI 的间接征象与 CT 一样出现脑水肿、出血以及梗死等影像学特点。

此外还需与病毒性脑炎、缺氧缺血性脑病、线粒体脑肌病以及颅内占位性病变等疾病相鉴别。

四、治疗

1.一般治疗

应做好病情解释,消除紧张心理,保持安静,避免光刺激,减少不必要的搬动,患者应取仰卧位,头抬高 $30°$,并避免压迫颈部,保持呼吸道通畅,吸氧,酌情使用镇静药。

2.降压治疗

(1)血管扩张药

①硝普钠:用前将本品 50mg 溶解于 5% 葡萄糖溶液 5mL 中,再稀释于 5% 葡萄糖液 500mL 中,在避光输液瓶中静脉滴注,滴速每分钟 10～20 滴,一般 30 秒可出现降压作用,并依据血压随时调整剂量。注意此药化学性质不稳定,配制后应 12 小时内用完,并注意避光。

②肼屈嗪:如情况紧急或因条件限制不能应用静脉输液时,可选用本药肌内注射或静脉推注,初始剂量为 5mg,随后 5mg 或 10mg,每 20 分钟可重复一次,直至血压降至预定目标。

③硝酸甘油:用 0.9% 氯化钠注射液 50mL 加入 50～100mg 硝酸甘油,初始剂量为每分钟 $5\mu g$,可每 3～5 分钟增加 $5\mu g$,逐渐增加滴速至每分钟 20～50μg。患者对本药的个体差异很大,静脉滴注无固定适合剂量,应根据个体的血压、心率和其他血流动力学参数来调整用量。

其适用于合并心肌缺血及肺水肿患者。

(2)α受体阻滞药

①盐酸乌拉地尔注射液：用5mL生理盐水稀释12.5mg乌拉地尔静脉推注，监测血压变化，降压效果可在5分钟内显示。若效果不够满意，可重复用药。静脉注射后，为了维持其降压效果，可用微量泵持续泵入，用乌拉地尔100mg，加入生理盐水稀释到50mL。泵入速度根据患者的血压酌情调整。初始速度为每分钟2mg，维持速度每小时9mg。保证2小时内平均动脉压降至患者血压的25%以内。病情稳定后，根据患者临床特点口服降压药物，逐步减少静脉给药的速度和用量。

②酚妥拉明：一般采用1～5mg静脉推注，也可5～10μg/(kg·min)的速度静脉滴注。即刻起效，持续约15分钟。血压稳定后可改为酚苄明口服。常用于由儿茶酚胺引起的高血压危象，如嗜铬细胞瘤、单胺氧化酶抑制药危象、突然停用可乐定和可卡因过量等。

(3)β-受体阻滞药

拉贝洛尔：静脉给药初始剂量为20mg，2分钟以上缓慢静推；如血压变化不明显，可10分钟给药一次，剂量为20mg、40mg或80mg，总量不超过300mg。负荷剂量后应以每分钟1～2mg的速度静脉滴注。静脉给药达到预定目标后改为口服给药。拉贝洛尔禁用于充血性心力衰竭、心脏传导阻滞、哮喘及嗜铬细胞瘤患者。

(4)钙离子拮抗药

尼卡地平注射液：初始剂量为每小时5mg，每15分钟上调滴速，直到达到稳定降压，最大剂量不超过每小时15mg。本药5～10分钟起效，持续作用时间4～6小时，急性期后改为口服。适用于孕妇。

(5)其他药物

硫酸镁：25%硫酸镁10mL加入10%葡萄糖液20mL静脉推注，孕期高血压可选用，可松弛血管平滑肌，有降压、抗惊厥作用。注射后30分钟出现降压效果。静脉注射时速度要慢，过快过量均可导致血压下降过快，呼吸肌麻痹，此时应给予氯化钙或葡萄糖酸钙溶液解救。

3.降颅压控制脑水肿

甘露醇：20%甘露醇125～250mL快速静脉滴注，每6～8小时1次。

呋塞米(速尿)：40mg，静脉注射，每6～8小时1次。

4.解痉止抽搐

(1)安定：10～20mg，静脉注射，必要时30分钟后重复注射，直至停止抽搐。

(2)副醛：1～2mL生理盐水稀释后静脉注射。

(3)苯巴比妥钠：0.1～0.2g，肌内注射。

(4)水合氯醛：10%水合氯醛10～15mL用等量温盐水稀释后保留灌肠。

5.病因治疗及高血压靶器官保护

症状控制后，妊娠毒血症者应引产，有急、慢性肾炎，急性毒血症，铅中毒，库欣综合征等患者应针对原发病做相应治疗，同时注意纠正肾功能损害、治疗心绞痛、心肌缺血、充血性心力衰竭、肺水肿及主动脉夹层动脉瘤等靶器官损害。

第八节 脑侧支循环与缺血性脑卒中

脑动脉闭塞后,脑组织发生缺血和梗死,其受损的范围和神经功能缺损的程度取决于当时机体的功能状态、动脉闭塞发生的速度、闭塞动脉管径的大小、脑侧支循环的多少、侧支吻合开放的效率、提供侧支循环通路的动脉情况、大脑动脉环的发育以及脑缺血和梗死局部的化学变化等,其中脑侧支循环的代偿情况起着重要作用。

一、脑侧支循环的定义及意义

广义的脑侧支循环是指当某一血管的功能发生障碍时,维持脑内血流的辅助血管网络,包括动脉侧支循环和静脉侧支循环。但通常所讲的脑侧支循环是指当供血动脉严重狭窄或闭塞时,血流可以通过其他血管(侧支或新形成的血管吻合)到达缺血区,使缺血组织得到不同程度的灌注代偿。当脑缺血发生时,机体存在强大的内源性抗脑缺血的功能,即脑储备能力,这是指在生理或病理状态下,脑血管能通过小动脉和毛细血管的代偿性扩张或收缩、脑血流量的调节、脑血管侧支循环开放等维持稳定的脑血流能力,包括脑结构储备、脑血流储备、脑功能储备以及脑代谢储备。

脑侧支循环作为脑储备能力之一的脑结构储备,侧支循环的核心为侧支血管的存在、发生、形成与募集。侧支循环的路径是决定是否发生或什么时候发生卒中的基本因素。侧支循环不仅可以降低脑梗死的发生率,并能减轻脑梗死后缺血-再灌注损伤,挽救缺血半暗带,有效防止溶栓并发症的发生。对急性缺血性脑梗死患者进行血管内治疗,患者的血管再通率与侧支循环级别呈正比,即侧支循环越丰富,血管再通率越高,因为充分的侧支循环灌注能促进溶栓剂及神经保护因子进入血栓的各个部位。侧支循环不仅影响溶栓治疗的临床结局,也是许多干预治疗措施疗效的决定因素。然而,侧支循环尚未引起研究者们的足够重视,对其病理生理及治疗潜能的认识尚未随着医学技术的发展而取得突破性进展,临床亦未出现靶向侧支循环的有效治疗方法与手段。在经历了神经保护研究的失望与溶栓等卒中干预措施的遗憾后,在体循环侧支治疗策略成功的启发下,人们又把目光投向了脑侧支循环。

二、脑侧支循环的代偿途径

脑动脉侧支循环可以来自硬膜内、硬膜或硬膜外血管,大致可分为原发性侧支循环(大脑动脉环,又称 Willis 环)和继发性侧支循环(皮质软脑膜吻合、脑外代偿等)。根据侧支开放层次大致可分为 3 个层次的代偿途径:

初级侧支代偿:主要由大脑动脉环的血管构成。

次级侧支代偿:眼动脉、软脑膜及其他相对较小的侧支与侧支吻合。

末级侧支代偿:通过血管发生和血管生成等方式产生新生的供血血管。

（一）初级侧支代偿-大脑动脉环

大脑动脉环是颅内最重要的潜在侧支代偿途径，它将两侧半球和前后联系在一起。前交通动脉（ACoA）负责代偿两侧大脑前部区域的血液供应。后交通动脉（PCoA）可为前、后循环提供侧支代偿（图 5-8-1）。

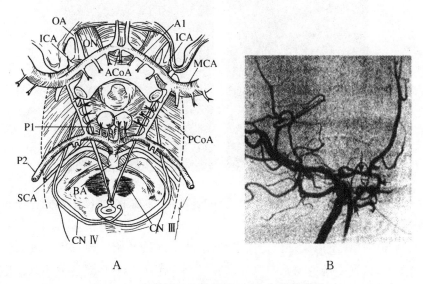

A　　　　　　　　　　　　B

图 5-8-1　大脑埃及环模式图（A）和血管造影图（B）

多数人的大脑动脉环存在变异，约 50％大脑动脉环至少一条动脉阙如或发育不良（很小或未完全发育），这种变异减弱其侧支代偿能力，导致患者卒中或 TIA 风险增加。

根据 MRA 显示的 Willis 环形态，有学者将大脑动脉分为 4 种类型：

Ⅰ型：大脑动脉环形态完整；Ⅱ型：大脑动脉环前循环完整，后循环不完整；Ⅲ型：大脑动脉环后循环完整，前循环不完整；Ⅳ型：大脑动脉环前、后循环均不完整。

根据研究统计，常见的大脑动脉环解剖变异及比例如图 5-8-2 所示。

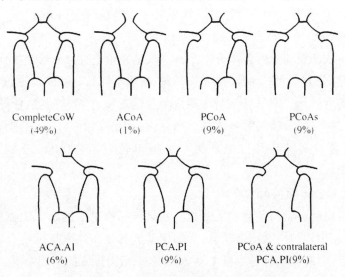

图 5-8-2　常见的大脑动脉环解剖变异及比例

由于检查手段与研究方法等的不同,各种变异所占比例在不同的报道中略有差异。此外,大脑动脉环侧支代偿血管可能随需求变化呈现动态改变,如以前发育不全的节段逐渐延长,或者偶尔某部分退化(图 5-8-3)。

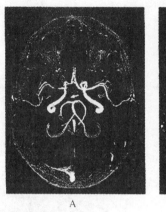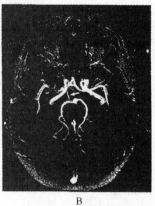

A　　　　　　　　　　　B

图 5-8-3　MCA 狭窄后 MRA 扫描示大脑后动脉明显呈进行性改变

(二)次级侧支代偿

当大脑动脉环的代偿不能满足供血需求,次级代偿通路开始发挥作用。眼动脉是次级侧支代偿的重要通路,沟通了颈内动脉与颈外动脉,如果颈内动脉在眼动脉发出之前出现慢性的严重狭窄或闭塞,颈外动脉血流就可经眼动脉逆流供应颈内动脉。

1.软脑膜血管吻合

软脑膜血管来自大脑前、中、后动脉分支,到达皮质表面形成软脑膜动脉网。依据管径大小将软脑膜动脉分为 4 组:①260～280μm 的中央动脉。②150～180μm 的周围动脉。③刷毛样分支小动脉。④管径明显减小的皮质小动脉。

脑皮质血管终末支之间的吻合是另外一种侧支循环,可称为继发侧支循环。皮质软脑膜支吻合主要在大脑前、中、后动脉之间组成。软脑膜支吻合有两种主要类型:①大管径的端-端吻合,管径 25～90μm 不等。②小管径的直线型吻合,平均管径 10μm。

2.皮质内血管吻合

皮质内血管由软脑膜动脉的各级分支及其终支呈直角垂直穿入脑皮质而成。根据穿入的深度,将皮质内动脉分为皮质短动脉、皮质长动脉、皮质下动脉和髓质动脉,这些动脉在皮质内分布和供血范围各有侧重。有学者认为皮质内动脉缺乏吻合,但较多学者提出皮质内有 3 种类型的血管吻合,最常见、最重要的是毛细血管水平直径为 12～17μm 的吻合,在预防皮质微梗死中可能发挥着重要的作用。另外两种类型由较大血管组成,分别为 35～45μm 和 40～70μm。

3.硬脑膜与软脑膜血管间的吻合

经皮质血管可使软脑膜与硬脑膜血管相吻合又可提供更多的脑组织血供,以皮质及皮质下受益为主,如脑膜中动脉与大脑前动脉、大脑中动脉的皮质终末支的吻合,大脑镰前动脉与大脑前动脉的吻合,脑膜后动脉与小脑上动脉、小脑下后动脉之间的吻合等。当脑供血动脉狭窄或闭塞时,该类吻合可一定程度提供吻合支邻近的脑组织血流。

4.硬脑膜血管间的吻合

如脑膜中动脉与 ICA 的下外干的吻合,脑膜垂体干的小脑幕缘动脉与覆盖丛的吻合,及其斜坡与椎动脉供应枕骨大孔前方斜坡的脑膜前动脉间的相互吻合。咽升动脉脑膜支与 ICA 的下外干,脑膜中动脉及脑膜副动脉间亦可存在吻合等。此类吻合对缺血性脑血管病增加脑组织血供的意义较小,小脑幕覆盖丛可通过吻合,间接沟通同属基底动脉幕上的大脑后动脉及幕下的小脑上动脉的血流。

5.颅内外血管的吻合

颅外代偿可通过相关的肌支及穿支向脑组织提供侧支灌注,主要有:颈外动脉的颌内动脉分支和面动脉的终末支与眼动脉的吻合为主,翼管动脉可直接沟通颈内、外动脉;枕动脉既可在颈外动脉与椎动脉间架起血管桥梁,又可经乳突及顶骨穿支与颅内血管建立联系;而颞浅动脉、圆孔动脉等也可提供另外的侧支血流;罕见的尚有颈内、外动脉间的异常血管网形成及源于后循环的脉络膜前动脉等。

(三)末级侧支代偿

当次级代偿仍不能满足供血需求时,新生血管就成为最终(末级)侧支代偿。通过血管发生和血管生成等方式产生的新生供血血管,依脑动脉狭窄或闭塞的速度、部位、年龄、治疗等不同,其产生的速度、数量而不同。

三、病理状态下常见侧支循环血管的变化

(一)颈内动脉狭窄或闭塞

正常情况下,脑两侧及前后循环的血液压力相近,ACoA、PCoA 仅作为具有代偿潜力的血管而存在。当某局部脑血流量改变,压力平衡遭破坏,血流可经大脑动脉环改变流向、重新分配以获得新的平衡。大脑动脉环被认为是颈动脉疾病的重要侧支代偿来源。ICA 阻塞患者能通过大脑动脉环的 ACoA 和同侧 PCoA 的侧支代偿来维持脑灌注压、满足代谢需求。症状性 ICA 狭窄在交通段近端闭塞时,经大脑动脉环代偿有 4 种方式:①仅由双侧 A_1 段及 ACoA 代偿。②仅由 PCoA 代偿。③由 ACoA、PCoA 共同代偿。④无代偿(图 5-8-4)。

临床研究发现,仅在血管直径>1mm 时才能有效提供颈动脉狭窄时的侧支血流,这也是许多学者将 MRA 图像上直径>1mm 的血管定义为侧支循环存在并开放的原因。较粗的 PCoA(直径>1mm)可预防同侧 ICA 闭塞引起的分水岭梗死及大脑后动脉或其分支栓塞引起的枕叶梗死。有学者认为,ICA 狭窄或闭塞时只有 PCoA 与缺血性脑梗死的发生有特征性联系,ACoA 对是否发生梗死影响不大。

此外,大脑动脉环不能满足需求时则可通过眼动脉"摄取"来自颈外动脉的血液建立侧支代偿。严重颈动脉系统狭窄或闭塞时,枕动脉可在颅外将其与椎-基底动脉系统建立联系。

(二)大脑中动脉近端栓塞

相对大脑前、后动脉,大脑中动脉是研究较多的脑内大动脉。目前认为,大脑中动脉近段栓塞后,软脑膜支吻合可在大脑中动脉闭塞后 10 秒内迅速募集形成,主要通过来自大脑前动脉、亦可来自大脑后动脉的血流逆灌来实现大脑中动脉皮质供血区的灌注。

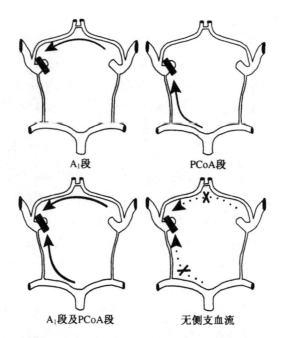

图 5-8-4　单侧 ICA 阻塞,对侧 ICA 狭窄<70％时,同侧大脑动脉环侧支的 4 种代偿模式

注:A₁ 段即为大脑前动脉的 A₁ 段

至于皮质下的基底节部位有无侧支代偿或代偿的机制与能力如何,受现今的影像学手段及实验方法的限制,尚未明了。一般认为,基底节区侧支代偿少,故动脉近段一旦栓塞就会发生不可逆的梗死。

软脑膜支吻合的存在形式及开放程度等与脑血管狭窄或闭塞的形成速度及狭窄程度等相关,即除了与先天脑血管发育完善程度主要相关外,也与血压、血液黏度及流经可提供侧支代偿的脑血管的血流量等相关。如在缺血伊始即被募集,且血流充足,则原来很细的血管可重塑成较大的供血血管。

(三)皮质小动脉单处栓塞

皮质表面小动脉栓塞后,1 秒内即发生栓塞小动脉的第一分支即中央分支内的血流逆灌,维持着栓塞下游区域的血液灌注。

(四)皮质表面小交通动脉栓塞

栓塞小动脉与其他动脉呈环状结构转接时,募集栓塞下游第一分支,代偿血液来自栓塞动脉平级动脉。

栓塞小动脉与其他动脉呈树枝状连接时,募集栓塞下游第一分支及部分更远端的分支,来自栓塞的上游血管参与侧支代偿,同级血管则不参与。

如果栓塞位于 2 个较大动脉分支的汇合处下游,则栓塞下游的血管或上游血管都可被募集,参与逆灌代偿。

不管脑侧支血管如何募集,皮质的侧支血流可来自经由软脑膜吻合支的大脑前动脉的血液,亦可来自 MCA 其他分支,甚至硬脑膜血管。

四、脑侧支循环功能的影像学检查与评估

随着血管影像学技术的发展,关于脑侧支循环开放的诊断和评估的研究日益深入,目前认为 DSA 能准确地发现脑动脉狭窄的部位或闭塞的范围,可以清楚地显示各种脑侧支循环的形态,以及代偿供血范围。与其他检查对比,DSA 在判断软脑膜侧支开放程度方面具有明显优势,是目前公认的评价脑侧支循环的"金标准"。但 DSA 为有创检查,其侵袭性及多种并发症无法预料,检查费用亦较高,且造影剂的剂量以及其在单位时间内血管内浓度的变化均会对远端血管的显影产生影响,导致评估的主观性。

(一)初级脑侧支循环功能的评估

CTA、MRA 及 DSA 等可较准确地显示大脑动脉环各组成血管及 ICA 的管径、外形、分布及走向等;DSA 检查可以明确血流方向,对前、后交通动脉有无开放及代偿范围、程度等做出判断;TCD 可通过检测主要血管的血流速度、峰值、搏动指数等指标,了解大脑动脉环在脑血流动力学(如血流重新分配、大脑半球间及前后循环间侧支代偿等)方面所承担的作用。

(二)次级脑侧支循环的评估

Xe-CT、SPECT、PET、CT 灌注、MR 灌注成像等都可通过观察脑血流来推测脑侧支循环状态,但不能判定脑侧支血流来源。动脉血流平均通过时间(MTT)延长可能是脑侧支存在的指征。其他如传统 CT、MRI 血管增强亦可能提示脑侧支血流,MRI 的 FLAIR 序列可有脑侧支表现,但这些均为间接证据。

近有研究表明,双光子激光扫描微血管成像(TPLSM)可显示皮质表面的小动脉管径及血流方向;有学者发现超早期卒中患者溶栓前存在 MRA"延迟灌注征",并认为这是软脑膜侧支血流的标志;CTA 源图像(CTA-SI)可生动地显示造影剂在流经脑血管某个特定时期(即 CTA 后处理)的脑血管结构(包括大脑动脉环侧支、眼动脉及软脑膜小血管)及其侧支血流的范围。

(三)末级脑侧支循环功能的评估

动态磁敏感对比增强灌注加权成像(DSC-PWI)能提供非侵袭性、生理状态下的脑组织微循环血供图,通过计算,了解正常脑组织及病损组织的局部血流动力学状态,并证实迟发性再灌注区与半暗带的解剖结构重叠。TCD 可通过给予吸入 CO_2、注射乙酰唑胺、屏气等扩血管刺激的方式检测脑血管反应性,提供侧支状态方面的信息,但结果及结果判读受操作者的技能水平影响较大,且受到患者颞窗的解剖限制。

(四)脑侧支血流的分级

当前的血管成像分级标准不够细化,可操作性不强,其中应用较广泛的是美国介入和治疗神经放射学学会和介入放射学学会制订的侧支血流分级系统(表 5-8-1),后又有学者将之简化(表 5-8-2)。

表 5-8-1 美国介入和治疗神经放射学学会、介入放射学学会脑侧支分级系统

级别	定义
0 级	缺血区无侧支可见

级别	定义
1级	缺血区周围有缓慢侧支血流
2级	缺血区周围有快速侧支血流,缺血区存在功能缺损
3级	侧支血流慢,但血管造影后期静脉相缺血床血流完整
4级	整个缺血区存在通过逆灌产生的完全而快速的侧支血流

表 5-8-2　简明脑侧支分级标准

级别	定义
0级	无可见的侧支血流
1级	部分的侧支血流:到缺血区域的周边及部分缺血区
2级	完全的侧支血流:分布到全部缺血区域的血管床

五、脑侧支循环的治疗目标和可能策略

(一)脑侧支代偿分级与梗死发生率的关系

有症状的严重颈动脉狭窄患者接受药物治疗后,无侧支代偿者的 2 年内卒中风险为 27.8%,而有侧支代偿者为 11.3%,二者差异显著;有侧支代偿者发生 TIA 的风险也大大低于无侧支者。手术(介入或颅内外动脉吻合)后侧支代偿对脑缺血发病率的影响尚未显示出统计学意义,但有侧支者预后优于无侧支者的趋势相当明确。

(二)脑侧支循环治疗的目标

脑侧支循环是减少缺血性脑卒中发生、改善预后的重要因素。作为初级脑侧支代偿的大脑动脉环是先天生成的,目前的科学水平尚不能对其进行干预。如何有效地改善次级脑侧支循环、促进末级脑侧支代偿即新生血管的发生,是今后临床治疗的研究方向。保护脑侧支血管、恢复脑侧支血管管径、促进脑侧支血管形成是当前脑侧支循环治疗的目标。

1.保护脑侧支血管

脑血管保护是近 10 年来逐渐形成和发展起来的一个与脑保护迥异的概念,如何保护脑缺血后脑侧支血管结构和功能的完整性是建立良好侧支代偿的先决条件。血管内皮功能失调足以影响急性缺血性脑卒中最终的组织损伤程度。血管保护措施被定义为促进内皮功能以及阻抑血管平滑肌细胞增殖、炎症反应、血栓形成和内皮凋亡的措施。

血管保护策略的目的是维持缺血后脑血管结构的完整,预防脑梗死后继发水肿和出血,也是促进康复的合理方法。目前已发现某些初始时并非旨在保护脑血管的卒中治疗药物具有血管保护效应,能促进侧支代偿。如预防性服用他汀类降血脂药物的患者侧支循环的评级改善,推测其机制与他汀保护血管内皮、促进内皮祖细胞繁殖和迁移等效应有关,而与其降血脂作用无必然联系。缺血性脑卒中后的不同时期,血管保护的靶点不同,在急性期因血管的病理生理学机制主要为血流动力学和代谢改变导致血-脑屏障破坏和血管紧张素失调,其主要靶点为血管活性因子;而在亚急性期血管损伤的重要机制是炎症反应,故多环节炎性因子构成了亚急性期的主要血管保护靶点；在慢性期的血管保护措施则着重于抑制细胞凋亡。

2.恢复脑侧支血管管径

由于脑侧支血管的管径决定了血流量的多少，因此直接影响了侧支代偿能否满足组织代谢的需求，恢复或扩张侧支血管的管径可有效促进侧支代偿。丁苯酞（恩必普）是我国自主研发的二类新药，具有保护血管结构、抑制炎症反应、恢复缺血区软脑膜微动脉管径、增加血流、促进侧支血管的再生的作用，可能成为一种新的改善侧支循环的药物。

第九节　中枢神经系统感染性疾病

一、病毒感染性疾病

（一）单纯疱疹病毒性脑炎

1.流行病学

单纯疱疹病毒性脑炎（HSE）是由单纯疱疹病毒（HSV）引起的中枢神经系统最常见的病毒感染性疾病。本病呈散发性，四季均可发病，任何年龄均可患病，50％以上病例发生于20岁以上的成年人。国外HSE发病率为（4～8）/10万，患病率为10/10万；国内尚缺乏准确的流行病学资料。

2.病因

单纯疱疹病毒性脑炎由DNA疱疹病毒引起，单纯疱疹病毒分为Ⅰ型和Ⅱ型，近90％的人类HSE是由Ⅰ型引起，6％～15％系由Ⅱ型所致。Ⅰ型病毒经口腔和呼吸道感染，然后沿嗅神经和三叉神经各分支经轴索逆行并潜伏于三叉半月神经节。数年后或机体免疫力低下时，病毒选择性损害额叶基底部和颞叶，以成年人和儿童多见。HSV-Ⅱ型主要见于新生儿，与生殖道分泌物感染有关。

3.病理

HIV最常累及大脑颞叶、额叶及边缘系统，病理检查可发现颞叶、额叶等部位出血性坏死、脑组织水肿和软化。大脑皮质的坏死常不完全，以皮质浅层和第3、5层的血管周围最重，可见病变脑神经细胞和胶质细胞坏死、软化和出血，血管壁变性、坏死，血管周围可见淋巴细胞、浆细胞浸润；急性期后可见小胶质细胞增生。病灶边缘的部分神经细胞核内可见CowdryA型包涵体，包涵体也见于皮质及白质的星形细胞和少突胶质细胞核内。软脑膜充血，并有淋巴细胞和浆细胞浸润。

4.临床表现

（1）原发感染的潜伏期为2～21天，平均6天；前驱期可有呼吸道感染、发热、全身不适、头痛、肌痛、嗜睡、腹痛和腹泻等症状。

（2）急性起病，约1/4的患者可有口唇疱疹史；发病后患者体温可高达38.4～40.0℃，并有头痛、轻微的意识和人格改变，有时以全身性或部分性运动性发作为首发症状。随后病情缓慢进展,精神症状表现突出,如注意力涣散、反应迟钝、言语减少、情感淡漠和表情呆滞,患者呆坐或卧床,行动懒散,甚至生活不能自理,表现木僵、缄默,有动作增多、行为奇特及冲动行为,智能障碍也较明显,部分患者可因精神行为异常为首发或唯一症状而就诊于精神科。

(3)神经疾病可表现偏盲、偏瘫、失语、眼肌麻痹、共济失调、多动(震颤、舞蹈样动作、肌阵挛)、脑膜刺激征等弥散性及局灶性脑损害表现。多数患者有意识障碍,表现意识模糊或谵妄,随病情加重可出现嗜睡、昏睡、昏迷或去皮质状态;部分患者在疾病早期即出现明显意识障碍。约 1/3 患者可出现全身性或部分性痫性发作,典型复杂部分性发作提示颞叶及额叶受损,单纯部分性发作继发全身性发作亦较常见。重症患者可因广泛脑实质坏死和脑水肿引起颅内压增高,甚至脑疝形成而死亡。病程为数日至 1～2 个月。

(4)新生儿单纯疱疹病毒感染潜伏期为 4～21 天。常见受损部位是皮肤、肝、肺、脑等。神经方面为难喂养、激惹、嗜睡、局限性发作、瘫痪、昏迷等。病死率高。

5.辅助检查

(1)血常规:白细胞数增高,可达 10×10^9/L,早期出现轻度核左移。

(2)脑脊液检查:压力正常或轻度增高,重症者可明显增高,细胞数明显增多,以单个核细胞为主,可有红细胞数增多,除外腰椎穿刺损伤则提示出血性坏死性脑炎;蛋白质呈轻、中度增高(一般低于 1.0g/L),糖与氯化物正常。

(3)脑脊液病原学检查:对诊断有意义。①检测 HSV 抗原:用 ELISA 法,P/N≥2:1 者为阳性,早期检测脑脊液中 HSV 抗原阴性可作为排除本病的依据之一。②检测 HSV 特异性 IgM、IgG 抗体:采用 Western 印迹法、间接免疫荧光测定及 ELISA 法,病程中 2 次及 2 次以上抗体滴度呈 4 倍以上增加,即具有确诊的价值。③检测脑脊液中 HSV-DNA:用 PCR 可早期快速诊断,但需用 Southern 印迹法帮助判断结果。标本最好在发病后 2 周内送检。脑脊液中病毒数量与病初的病情轻重、头颅影像学检查异常程度及临床预后无关。

(4)脑电图:可见 α 波节律消失,常出现弥漫性高波幅慢波,以单侧或双侧颞、额区异常更明显,甚至可出现颞区的尖波与棘波。

(5)头颅 CT:可正常,也可见一侧或双侧颞叶、海马及边缘系统局灶性低密度区;若低密度病灶中出现点状高密度影提示颞叶有出血性坏死,更支持 HSE 的诊断。

(6)头颅 MRI:有助于发现脑实质内长 T_1、长 T_2 信号的病灶。

(7)病理检查:光镜下显示的脑组织病理学重要特征为出血性坏死。电镜下为核内 CowdryA 型包涵体,可见于坏死区或其附近的少突胶质细胞和神经细胞内,一个细胞核内可有多个包涵体,晚期患者可能找不到包涵体。病原学检查特征是电镜下可发现细胞内病毒颗粒;亦可用脑组织标本行 PCR、原位杂交等检查病毒核酸;或进行病毒分离与培养。

6.诊断

①口唇或生殖道疱疹史,或本次发病有皮肤、黏膜疱疹。②发热,明显精神、意识障碍,早期出现局灶性神经系统损害体征。③脑脊液红、白细胞增多。④头颅 CT 或 MRI 发现颞叶局灶性出血性脑软化灶。⑤特异性抗病毒药物治疗有效。⑥脑脊液中发现 HSV 抗原或抗体。⑦脑组织活检或病理发现组织细胞核内包涵体,或原位杂交发现 HSV 病毒核酸。⑧PCR 检查脑脊液中其他病毒,以除外其他病毒所致脑炎。

7.鉴别诊断

(1)带状疱疹病毒性脑炎:是由带状疱疹病毒感染后引起的反应性脑损害,临床表现意识模糊、共济失调、局灶性脑损害的症状和体征。病变程度相对较轻,预后较好。由于患者多有胸腰部带状疱疹的病史,头颅 CT 无出血性坏死的表现,血清及脑脊液检出该病毒抗原、抗体和病毒核酸呈阳性,可资鉴别。

(2)肠道病毒性脑炎:该病毒除引起病毒性脑膜炎外,也是病毒性脑炎的常见病因,为流行性或散发性。临床表现发热、意识障碍、平衡失调、反复癫痫发作及肢体抽搐等。脑脊液 PCR 检查可助诊断。

(3)急性播散性脑脊髓炎:可表现为脑实质、脑膜、脑干、小脑和脊髓等部的症状和体征,故症状和体征多样,重症患者也可有意识障碍和精神症状;但 HSE 为脑实质病变,精神症状突出,智能障碍较明显,少数患者可有口唇疱疹史。

8.治疗

包括病因治疗、辅以免疫治疗和对症支持治疗。

(1)抗病毒化学药物治疗。①阿昔洛韦:常用剂量为 $15\sim30mg/(kg\cdot d)$,分 3 次静脉滴注,或每次 500mg,每 8 小时 1 次,静脉滴注,连用 $14\sim21$ 天。若病情较重,可延长治疗时间或再治疗 1 个疗程。不良反应为谵妄、震颤、皮疹、血尿、转氨酶升高等。对阿昔洛韦耐药的患者可改用膦甲酸钠和西多福韦治疗:膦甲酸钠 $0.16mg/(kg\cdot d)$,连用 14 天;西多福韦 5mg/kg,静脉注射,每周 1 次,共 2 周。其后隔 1 周注射 $30\sim50mg/kg$,可再用数次。②更昔洛韦:抗 HSV 的疗效是阿昔洛韦的 $25\sim100$ 倍,具有更强更广谱的抗 HSV 作用和更低的毒性。用量是 $5\sim10mg/(kg\cdot d)$,疗程 $10\sim14$ 天,静脉滴注。主要不良反应是肾功能损害和骨髓抑制,与剂量相关,停药后可恢复。

(2)免疫治疗。①干扰素:α-干扰素治疗剂量为 $60\times10^6U/d$,连续肌内注射 30 天;亦可用β-干扰素全身用药与鞘内注射联合治疗。②转移因子:可使正常淋巴细胞致敏而转化为免疫淋巴细胞,治疗剂量为皮下注射每次 1 支,每周 $1\sim2$ 次。③肾上腺皮质激素:对糖皮质激素治疗本病尚有争议,但对病情危重、头颅 CT 见出血性病灶、脑脊液白细胞和红细胞明显增多者可酌情使用;地塞米松 $10\sim15mg$ 加糖盐水 500mL,每日 1 次,$10\sim14$ 天;对临床病情较轻,头颅 MRI 见脑室周围白质有散在分布的点状脱髓鞘病灶,提示存在病毒引起的变态反应性脑损害者,主张甲泼尼龙 $800\sim1000mg$ 加入 500mL 葡萄糖盐水中静脉滴注,每日 1 次,连用 $3\sim5$ 天;随后改用泼尼松口服,每日 80mg 清晨顿服,以后逐渐减量。

(3)全身支持治疗:对重症及昏迷的患者至关重要,注意维持营养及水电解质平衡,保持呼吸道通畅。必要时可小量输血,或给予静脉高营养或复方氨基酸,或给予大剂量免疫球蛋白静脉滴注;并需加强护理,预防压疮及呼吸道感染等并发症。

(4)对症治疗:包括对高热的患者进行物理降温,以及抗惊厥、镇静和脱水降颅压等,严重脑水肿患者应早期大量及短程给予肾上腺皮质类固醇。恢复期可进行康复治疗。

9.预后

以往报道预后差,病死率高达 $40\%\sim70\%$,现因特异性抗 HSV 药物的应用使多数患者得到早期有效的治疗,病死率有所下降。

(二)病毒性脑膜炎

1.流行病学

以夏秋季为高发季节,在热带和亚热带地区则终年发病率很高。儿童多见,成人也可罹患,国外报道儿童病毒性脑膜炎的年发病率为(19～219)/10 万。美国每年病毒性脑膜炎的发病人数超过了其他病原体导致的脑膜炎患者数的总和,但我国尚缺乏有关的流行病学资料。

2.病因

85％～95％病毒性脑膜炎由肠道病毒引起,包括脊髓灰质炎病毒、柯萨奇病毒 A 和 B、埃可病毒等;虫媒病毒和单纯疱疹病毒也是引起本病的较常见病原体,腮腺炎病毒、淋巴细胞性脉络丛脑膜炎病毒、带状疱疹病毒及流感病毒则少见。

病毒主要经粪-口途径传播,少数通过呼吸道分泌物传播;大部分病毒在下消化道发生最初的感染,肠道细胞上有与肠道病毒结合的特殊受体,病毒经肠道入血,产生病毒血症,再经血液进入中枢神经系统。

3.病理

侧脑室和第四脑室的脉络丛有炎症细胞浸润,伴室管膜内层局灶性破坏的血管壁纤维化以及纤维化的基底软脑膜炎;室管膜下的星形细胞增多和增大。

4.临床表现

临床上多为急性起病,主要表现发热、头痛、畏光、肌痛、恶心和呕吐、食欲减退、腹泻和全身乏力等。神经系统检查发现轻度颈项强直和克尼格征(Kernig 征)阳性。病程在儿童常超过 1 周,成年人的症状可能持续 2 周或更长时间。

除神经系统症状和体征外,其他临床表现随着宿主的年龄、免疫状态和病毒种类及亚型的不同而异。如幼儿患者出现发热、呕吐、皮疹等症状,而颈项强直和前囟隆起等体征轻微甚至阙如;手-足-口非特异性皮疹常见于埃可病毒 9 型脑膜炎。部分病毒感染可出现皮疹,多与发热同时出现,持续 3～10 天。

5.辅助检查

(1)血常规:白细胞大多正常,也有减少或中度升高。

(2)脑脊液:脑脊液压力正常或轻度升高,淋巴细胞增多,达(100～1000)×10⁶/L,早期以多形核细胞为主,几小时后以淋巴细胞为主。蛋白质含量升高,糖正常。

(3)免疫学检查:腮腺炎病毒脑膜炎病例脑脊液中测出单克隆 IgG 腮腺炎特异性抗体,并可持续 1 年以上。

6.诊断

典型病例根据发热、头痛、畏光、肌痛、恶心和呕吐、食欲减退、腹泻、全身乏力和脑膜刺激征、血和脑脊液的特征改变,诊断不难。确诊尚需脑脊液病毒分离和组织培养。

7.治疗

(1)抗病毒治疗:可明显缩短病程和缓解症状。

(2)对症治疗:如头痛严重者可用止痛药,癫痫发作可首选卡马西平或苯妥英钠,脑水肿在病毒性脑膜炎不常见,可适当应用甘露醇。

8.预后

本病是一种可恢复的自限性疾病,病程数天至 2 周,预后良好,不留后遗症。

(三)进行性多灶性白质脑病

1.流行病学

进行性多灶性白质脑病(PML)世界各地均有发现,多见于成年男性,起病年龄 20～80 岁,多数在 50 岁以上。

2.病因

进行性多灶性白质脑病通常是在全身性严重疾病的基础上发生,尤其是 AIDS/HIV、霍奇金病、淋巴瘤、白血病及其他癌症、肉瘤等,仅少数患者缺少明确的基础疾病。近年来有报道其发生于器官移植和长期使用免疫抑制药者。

3.病理

病变区脑内有广泛的炎性脱髓鞘病变,以大脑半球为主,脑干、小脑也有受累,有时伴有轻度血管周围细胞浸润。病灶区少突胶质细胞及髓鞘缺失,轴突相对完整,病灶周边的少突胶质细胞肥大,可见核内包涵体,电镜证实这些包涵体由乳头多瘤空泡病毒颗粒组成。

4.临床表现

临床表现多样化,与病变的部位和数量有关。亚急性或慢性起病,起病时无发热。大多在原发疾病确诊后 2～4 年发病,进行性脑损害表现为精神症状,偏瘫、四肢瘫痪,视觉障碍有皮质盲、偏盲,共济失调、构音障碍,智能减退,最终成为痴呆。少数有癫痫发作,意识障碍。

5.辅助检查

(1)脑脊液检查:多数正常,偶有轻度蛋白质升高或少量单核细胞。

(2)脑电图:非特异的弥漫性或局灶性慢波。

(3)CT:可发现白质内多灶性低密度区,无肿块效应,造影剂无增强效应。

(4)MRI:对特征性的白质损伤的发现比 CT 敏感。

6.诊断

在原有疾病基础上,经数年后迅速出现神经系统症状,结合脑脊液、脑电图及头颅 CT 检查可确诊。

7.治疗

本病缺乏有效的治疗方法。以对症、支持治疗为主,加强护理。

8.预后

病程通常持续数月,89％的患者于 9 个月内死亡。

(四)亚急性硬化性全脑炎

1.流行病学

亚急性硬化性全脑炎(SSPE)又称亚急性硬化性白质脑炎、亚急性包涵体脑炎,见于世界各地,主要为儿童和青年,农村儿童发病率较城市高,50％病例 2 岁以前有麻疹感染。自患麻疹到 SSPE 发病的潜伏期为 5～8 年。

2.病因及发病机制

与麻疹病毒慢性感染有关。麻疹缺陷病毒系麻疹病毒的 M 基因表达缺陷,无 M 蛋白形成,而 M 蛋白是病毒核衣壳与宿主细胞膜上的病毒蛋白相结合所必需的,有 M 蛋白存在病毒才会出芽。SSPE 由于缺乏该结构蛋白,影响了病毒的出芽和细胞外释放,麻疹病毒核衣壳在细胞内聚集,形成中枢神经系统的持续感染。

3.病理

中枢神经系统呈亚急性炎症变化,灰质、白质均受累。病理检查可见脑皮质及白质萎缩,触之发硬,白质和皮质深层有斑片样脱髓鞘和神经胶质增生,脑血管周围的淋巴细胞、浆细胞和巨噬细胞浸润,形成袖套状,皮质、基底节、脑桥和下橄榄核的神经元退行性变性,神经元和胶质细胞的核内和胞质内可见嗜酸性包涵体。电镜检查显示包涵体是由与副黏病毒的核衣壳相似的空心小管组成,用荧光抗体对包涵体染色,显示麻疹病毒阳性。

4.临床表现

罹患本病主要为 12 岁以下的儿童,尤以农村男孩多见;隐袭起病,缓慢发展,无发热。

第一期:行为及精神障碍期。患者健忘、表情淡漠、注意力不集中、性格改变、坐立不安等,持续数周到数月。

第二期:运动障碍期。一般为 1～3 个月,患者出现特征性的肌阵挛发作(常由响声诱导发生),每分钟 4～12 次;还可出现共济失调、失语及失用症;也可有癫痫和姿势性肌张力障碍。

第三期:昏迷、角弓反张期。患者肢体肌强直,腱反射亢进,Babinski 征阳性,去皮质或去大脑强直,可有角弓反张;患者最终死于合并感染或循环衰竭。

第四期:终末期。大脑皮质功能几乎完全丧失并出现眼球浮动、肌张力低下、肌阵挛消失。

5.辅助检查

(1)脑脊液:正常或轻微细胞、蛋白质增高,可见浆细胞和激活的淋巴细胞。

(2)免疫学:血清和脑脊液麻疹病毒抗体升高;免疫球蛋白增高,主要是 IgG、IgM 增高。

(3)EEG:弥漫性异常,可有周期为 4～20 秒的暴发-抑制性高波幅慢波或尖慢波。

(4)CT:皮质萎缩和多个或单个局灶性白质低密度病灶,皮质进行性萎缩,脑室扩大。

6.诊断

(1)诊断根据临床典型病程、脑电图改变、血清及脑脊液麻疹病毒抗体增高等。确诊需要脑活检发现细胞内包涵体或麻疹病毒颗粒,或从脑组织分离出麻疹病毒。

(2)需与儿童和青少年痴呆性疾病相鉴别,如脂质沉积病、肾上腺脑白质营养不良、肌阵挛性癫痫、线粒体脑肌病等。但 SSPE 脑电图具有典型周期性同步放电,脑脊液丙种球蛋白增高及血清和脑脊液麻疹抗体滴度增高迹象,可充分肯定诊断。不典型病例脑组织活检有助于鉴别。

7.治疗

目前尚无有效的治疗方法,以支持疗法和对症治疗为主,加强护理,预防合并症。

预防本病的有效方法是接种麻疹疫苗。

8.预后

本病的病程可持续数月至 2～3 年,以 1 年左右居多,通常 1～3 年因继发性感染、循环衰竭或营养不良恶病质而死亡,也有持续 10 年以上的病例,约 10% 的患者可长期缓解或病情稳定。

二、结核性脑膜炎

结核性脑膜炎(TBM)是由结核杆菌感染引起的脑膜和脊髓膜的非化脓性炎症性疾病。其在全身性结核病中占比 6% 左右,是最常见的神经系统结核病。由于结核杆菌的基因突变、抗结核药物的研制滞后、结核杆菌对传统抗结核药物的耐受以及 AIDS 患者增多,导致难治性结核患者增多,发病率、死亡率均逐渐增高。

(一)病因和发病机制

1.病因

结核杆菌侵入人体血液后形成菌血症,经血行播散进入软脑膜下种植,形成结核结节,结节破裂后结核菌进入蛛网膜下隙,到达脑膜、脉络丛以及脑实质,引起结核性脑膜炎或结核性脑膜脑炎。

2.发病机制

(1)结核性脑膜炎早期脑膜、脉络丛和室管膜炎性反应增加,导致脑脊液生成增多,但蛛网膜颗粒吸收下降,导致颅内压轻至中度升高。如炎症未及时控制,进入晚期,结核性渗出物在蛛网膜下隙中扩散,导致蛛网膜、脉络丛粘连,则出现完全或不完全性梗阻性脑积水,引起颅内压明显增高。

(2)结核性脑膜炎的病变主要以颅底部最为严重,容易造成视神经、展神经、动眼神经等的功能损害。

(3)因结核性脑膜炎炎性渗出物较多,可使中小动脉受累,血管内层发生纤维素样变化和内皮细胞增生导致血管腔狭窄或闭塞,引起脑梗死。

(4)部分迁延不愈的难治性结核侵犯至脑实质可形成结核性脑炎、结核性脊髓炎、结核结节、结核瘤、结核性脑脓肿等。

(二)诊断与鉴别诊断

1.临床表现

(1)通常为急性或亚急性起病,呈慢性病程,常缺乏结核的接触史,早期常表现为发热、头痛、恶心呕吐和体重减轻,常持续 1～2 周。

(2)如早期未明确诊断及治疗,4～8 周时常出现脑实质损害症状,如精神萎靡、淡漠、谵妄或妄想,全身性、部分性癫痫发作或癫痫持续状态,昏迷或意识模糊,如发生结核性血管炎,可致脑梗死,出现偏瘫、交叉瘫、四肢瘫或截瘫等,如因结核瘤或脑脊髓蛛网膜炎引起可出现类似于肿瘤的慢性瘫痪。

(3)并发症包括脊髓蛛网膜下隙梗阻、脑积水、脑水肿等,引起颅内压增高,常表现为头痛、恶心呕吐、视力障碍和视盘水肿,可出现眼肌麻痹、视物重影和轻偏瘫,严重时表现为去脑强直发作或去皮质状态。

(4)年老患者结核性脑膜炎症状常不典型,如头痛、呕吐较轻,颅内压增高症状不明显,约半数脑脊液改变不典型,脑动脉硬化合并结核性动脉内膜炎较易引起脑梗死。

(5)神经系统查体常见颈强直、凯尔尼格征阳性和意识模糊等。

2.辅助检查

(1)脑脊液常规及生化检查

①颅内压大多升高至200mmH₂O以上，最高可达400cmH₂O或以上，不典型时脉络丛变性、萎缩，分泌脑脊液减少，颅内压可低于正常值，偶可呈低颅压表现。

②早期外观可无色透明，症状明显时外观大多呈淡黄绿色，伴有微浑浊，部分静置后脑脊液表面有纤维蛋白薄膜形成。

③细胞数增多，$(200\sim500)\times10^6/L$，也偶有大于$500\times10^6/L$，易误诊为细菌性脑膜炎。典型改变是单个核细胞明显增多，早期细胞可正常，分类以中性粒细胞为主，细胞数是诊断及判断疗效、预后的指标。

④潘氏试验蛋白定性为阳性，蛋白定量增高，通常$1\sim2g/L$，如椎管梗阻，蛋白显著增高，可大于$30g/L$。

⑤脑脊液中糖和氯化物大多降低，正常人脑脊液糖含量约为空腹血糖的一半，早期和少数结核性脑膜炎糖可正常，如糖和氯化物均降低对诊断意义重大。

(2)脑脊液涂片和培养：如脑脊液涂片或培养发现有结核菌可确诊，但临床上检出率低，可行脑脊液的PCR-TB-DNA检查，阳性率可显著提高，是结核性脑膜炎快速、准确的早期诊断方法。

(3)血T-SPOT检测：T-SPOT检测阴性提示患者体内不存在针对结核杆菌特异的效应T细胞；阳性提示患者体内存在结核杆菌特异的效应T细胞，患者存在结核感染。T-SPOT.TB检测方法目前在活动性结核感染的敏感性为$83\%\sim98\%$，特异性为$65\%\sim100\%$，该检测方法最好在开始抗结核治疗前留取标本检测，使用抗结核药物后再检测可降低阳性率。

(4)影像学：结核性脑膜炎影像学检查首选MRI检查，MRI平扫在T_1WI图像上呈等信号，显示不明显，T_2WI及FLAIR呈稍高信号，增强后可见颅内脑膜广泛强化，可呈斑片状、结节状、线样强化，特别是环池、鞍上池脑膜强化较明显。

3.诊断要点

临床上以头痛、发热、恶心呕吐等为主要表现的患者，首先应详细询问病史，特别是发热的特点，有无规律性，是否伴有潮热、盗汗、消瘦；其次为查体，是否有脑膜刺激征、视盘是否有水肿；最后结合腰穿、MRI等辅助检查做出初步诊断。

4.鉴别诊断

(1)化脓性脑膜炎：患者起病急，发热以高热为主，腰穿颅内压多升高，脑脊液呈乳白色，白细胞计数大于$1000\times10^6/L$。早期细胞分类以中性粒细胞为主(90%以上)；中期免疫活性细胞、单核细胞增多；晚期以激活单核细胞、吞噬细胞为主。蛋白明显升高，可达$10g/L$以上，葡萄糖极低，氯化物大多数正常，脑脊液涂片或细菌培养呈阳性，颅脑MRI增强扫描提示颅内脑膜广泛强化。

(2)新型隐球性脑膜炎：患者起病隐袭，慢性进展，呈持续性、进行性加重，与结核性脑膜炎的临床表现相类似。首发症状主要为发热、剧烈头痛、颈项强直，但临床上有少部分患者虽颅内压高，但颈项无强直表现。腰穿脑脊液呈无色清亮，压力基本大于$330mmH_2O$，镜下墨汁染色涂片可见隐球菌，荚膜抗原阳性，白细胞$(10\sim500)\times10^6/L$，总蛋白升高，但通常不大于$2g/L$，氯化物、葡萄糖含量降低。

(3)病毒性脑膜炎:患者起病急,进展快。主要表现为发热、头痛、脑膜刺激征等三联征,腰穿颅内压基本正常,一般处于正常范围,少数患者可稍增高;脑脊液外观清亮;白细胞数基本处于正常范围(成年人<8×10^6/L,儿童<15×10^6/L),细胞分类早期以中性粒细胞为主,8~48小时后以淋巴细胞为主;蛋白含量可轻度升高;葡萄糖含量正常,如患者为糖尿病患者,脑脊液葡萄糖一般不超过血糖的一半;氯化物正常。颅脑 MRI 增强扫描提示颅内软脑膜广泛强化。

5.结核性脑膜炎、化脓性脑膜炎、新型隐球性脑膜炎、病毒性脑膜炎的脑脊液鉴别

在中枢神经系统感染性疾病中以结核性脑膜炎、化脓性脑膜炎、新型隐球性脑膜炎、病毒性脑膜炎最为常见,脑脊液检查是其重要的诊断依据,虽然脑脊液的变化有其各自的特点,但临床上有时候并不十分典型,因此,脑脊液的鉴别极其重要(表 5-9-1)。

表 5-9-1 结核性、化脓性、新型隐球性及病毒性脑膜炎的脑脊液鉴别要点

	压力 (mmH$_2$O)	白细胞计数及 细胞学检查 (10×10^6/L)	蛋白含量 (g/L)	糖	氯化物	其他
结核性 脑膜炎	压力增高, 200~400	白细胞多在 200~500,少数>500,早期以中性粒细胞为主,中后期以淋巴细胞为主	多在1~2,如有阻塞可更高	降低	明显降低	培养(+)
化脓性 脑膜炎	压力多 >330	>1000,早期以中性粒细胞为主(>90%),中期免疫活性细胞、单核细胞增多,晚期以激活单核细胞、吞噬细胞为主	1~5,可>10	极低或消失	大多正常	涂片或培养(+)
新型隐球性脑膜炎	压力>330	10~500,以单核细胞为主	1~2	早期正常,中晚期明显降低	早期正常,中晚期明显降低	墨汁染色涂片可见隐球菌,荚膜抗原阳性
病毒性脑膜炎	正常或稍升高	白细胞数正常或轻度升高,分类以淋巴细胞为主	正常或轻微增高,增高<1	正常或稍降低	大多正常	组织培养(+) 细菌培养(-) 涂片(-)

(三)治疗

1.药物治疗

(1)治疗原则:应早期、联合、适量、规律、足疗程抗结核治疗,首选容易通过血-脑屏障的杀菌药组成标准的化疗方案。

(2)抗结核药物

①一线的抗结核药物:包括异烟肼(INH)、利福平(RFP)、吡嗪酰胺(PZA)、乙胺丁醇(EMB)以及链霉素(SM),INH 和 PZA 是自由通过血-脑屏障的杀菌药,RFP、SM 是部分通过

血脑屏障的杀菌药,EMB是部分通过血脑屏障的抑菌药,抗结核作用与SM相似,不良反应比SM少,可以替代SM组成化疗方案。

②二线抗结核药物:包括莫西沙星、左氧氟沙星、对氨水杨酸、乙硫/丙硫异烟胺、环丝氨酸、利奈唑胺等。

③化疗方案的选择:一般的结核性脑膜炎选用4HRZS/14HRE方案;重症结核性脑膜炎或合并脑外结核时,可选用6HRZSE/18HRE化疗方案,治疗的强化期延长为4～6个月,总疗程延长为18～24个月,强化期应住院治疗,待症状基本消失脑脊液接近正常后可带药出院继续治疗,定期复查脑脊液及头颅MRI等,直到治愈为止。

(3)肾上腺皮质激素:大脑或脊髓被侵犯伴有局灶性神经体征或脊髓蛛网膜下隙粘连阻塞的重症结核,在抗结核的前提下加用肾上腺皮质激素,可改善疗效和预后,应用激素应当遵守早期、小剂量、疗程短、递减法、每日疗法和顿服的原则,常选用泼尼松,成人每日60mg,儿童1～3mg/(kg·d)口服,3～4周后逐渐减量,2～3周后停药,如果不能排除真菌性脑膜炎,可与抗真菌药合用。

2.降颅压

(1)脱水药物:高颅压特别是出现脑疝时必须使用脱水药物迅速降低颅内压,首选高渗性脱水药,如20%甘露醇快速静脉滴注,为预防颅内压升高,可间隔6～8小时重复使用,如出现脑疝可同时使用甘露醇、呋塞米脱水,需要注意的是预防电解质紊乱,在脱水的同时应补充电解质,并定期复查。

(2)腰大池引流:颅高压经脱水后可使颅内压下降,但持续时间短,且长期使用容易造成肾功能损害及电解质紊乱,外科干预如侧脑室引流又创伤大、风险相对高,为此,在充分脱水降低颅内压的前提下可行腰大池置管持续引流脑脊液,充分引流后可减少或停用脱水药。

3.鞘内注射药物

(1)适应证:常规抗结核治疗1个月后仍无好转或继续恶化;耐药、延误治疗、晚期、复发;脑脊液出现蛋白细胞分离现象;腰穿脑脊液流出不畅有椎管梗阻趋势;脊髓结核出现双下肢截瘫、尿便失禁等。

(2)方法:异烟肼(50～100mg)+地塞米松(1～2mg),2次/周,15～20次1个疗程,脑脊液蛋白、细胞数恢复正常可提前结束鞘注,如1个疗程无效应停止,有效可持续2个疗程;腰穿脑脊液流出不畅有椎管梗阻趋势或蛋白较高时可鞘注完异烟肼+地塞米松后继续鞘注透明质酸酶1500U(用生理盐水稀释后用),每周2次,脑脊液恢复正常后停用。

三、化脓性脑膜脑炎

化脓性脑膜脑炎是由化脓性细菌感染脑和脊髓,引起软脑膜和软脊膜的急性炎症,常合并脑脓肿,是极其严重的颅内感染性疾病。婴幼儿、儿童和老年人更易患此病。该病急性病程,常以高热、头痛为初始症状,进展迅速,有颅神经损害症状,严重者出现精神障碍甚至昏迷。

(一)病因和发病机制

1.病因

化脓性脑膜脑炎最常见的致病菌为脑膜炎双球菌、肺炎球菌和流感嗜血杆菌B型,约占

80％以上；其次为金黄色葡萄球菌、链球菌、大肠杆菌、变形杆菌、厌氧杆菌、沙门菌、绿脓杆菌。

2.发病机制

致病菌常通过以下途径感染中枢神经系统：①血行感染；②邻近病灶侵犯；③颅内病灶直接蔓延；④医源性感染。

细菌进入中枢神经系统后，血管内皮细胞炎性浸润，释放炎症介质，血脑屏障破坏。细菌繁殖自溶，不仅生成大量细菌毒素，损害线粒体功能，引起神经元及小胶质细胞凋亡，而且病原体表达的病原体相关分子模式被免疫系统识别，激活信号通路，介导级联式炎症反应，导致脑水肿，颅内压增高，神经细胞受损。

(二)诊断与鉴别诊断

1.临床表现

(1)起病形式：暴发性或急性起病，进展迅速。

(2)感染症状：高热，多超过 39℃，寒战或上呼吸道感染等。

(3)高颅压症状：剧烈头痛、恶心、频繁呕吐，暴发型可在早期出现意识障碍。

(4)脑膜刺激征：颈项强直，克尼格征和布鲁津斯基征阳性，但新生儿、老年人及昏迷患者脑膜刺激征不明显。

(5)脑实质病变：脑实质形成脓肿或者肉芽肿时，可出现相应部位的局灶性症状，如精神行为异常、偏瘫、癫痫发作、共济失调、智能障碍等。

(6)其他症状：部分患者出现比较特殊的临床症状，如脑膜炎双球菌所致菌血症时出现出血性皮疹，开始为弥散性红色斑丘疹，迅速转变为皮肤瘀点、瘀斑，主要见于躯干、下肢、黏膜及结膜，偶见于手掌及足底。

2.辅助检查

(1)血常规：患者外周血中白细胞总数及中性粒细胞均明显升高。

(2)脑脊液检查：常规检查脑脊液压力明显升高；外观浑浊或呈脓性；白细胞总数明显升高（大于 1000×10^6/L），中性粒细胞占绝对优势；蛋白含量增多，糖含量下降明显，脑脊液中糖/血清糖多小于 0.4，氯化物下降；细菌涂片和(或)细菌培养可检出病原菌。

(3)影像学检查：MRI 诊断价值高于 CT，可显示病变部位和病变特征，表现为 MRI 增强扫描 T_1 加权像上幕上沟回表面蛛网膜及软脑膜弥漫性明显强化，并呈条索状或线状深入脑沟。

(4)其他：血细菌培养常可检出致病菌。

3.诊断要点

(1)急性起病，以高热、头痛、呕吐为主症，甚至出现抽搐、意识障碍。

(2)脑膜刺激征阳性。

(3)腰穿示颅内压增高，脑脊液白细胞明显升高（大于 1000×10^6/L），以中性粒细胞为主，脑脊液中糖/血清糖小于 0.4，脑脊液乳酸高于 0.3g/L。

(4)影像学可见幕上脑沟回表面软脑膜及蛛网膜弥漫性线状或条索状明显强化。

(5)脑脊液细菌涂片检出病原菌和细菌培养阳性可确诊。

4.鉴别诊断

(1)病毒性脑膜炎:急性或亚急性起病,病情相对较轻,为良性自限性疾病,脑脊液检查白细胞计数轻微增高但不超过$100×10^6/L$,糖和氯化物一般正常或稍低,细菌涂片或细菌培养阴性。MRI上可见幕上软脑膜及蛛网膜轻微强化,也可正常。淋巴细胞轻度增高,蛋白含量轻度增高,糖和氯化物含量正常。

(2)结核性脑膜炎:既往结核病病史或接触史,一般亚急性起病,慢性迁延病程,出现头痛、呕吐等颅高压症状和脑膜刺激征,腰穿脑脊液压力增高,白细胞计数升高和糖氯化物降低常不如化脓性脑膜炎明显,影像学可见颅底脑膜及侧裂池呈点状或团块状明显强化,伴有脑积水。改良抗酸染色和分子生物学手段检测结核分枝杆菌特异性核酸或核苷酸有助于确诊。

(3)隐球菌性脑膜炎:通常隐匿起病,病程迁延,脑神经尤其视神经受累,脑脊液白细胞升高,常不超过$1000×10^6/L$,糖和氯化物降低,墨汁染色可见新型隐球菌,乳胶凝集实验可以检测出隐球菌抗原。

(4)中毒型细菌性痢疾:主要见于儿童,夏秋季多见。病初可无腹泻,短期内出现高热、惊厥、昏迷、休克、呼吸衰竭等症状,但皮肤无瘀点,脑脊液检查多正常。确诊需要肛拭细菌培养。

(5)蛛网膜下腔出血:突然起病,剧烈头痛为主,重者迅速昏迷。体温常不升高。脑膜刺激征明显,但皮肤黏膜未见瘀点、瘀斑,无明显中毒症状。脑脊液呈血性改变。CT检查可资鉴别。

(三)治疗

1.抗菌治疗

抗菌治疗的原则是尽早使用抗生素,在确定病原菌之前使用广谱抗生素,若明确病原菌则应选用对病原菌敏感的抗生素,并达到足量足疗程的治疗。

(1)未确定病原菌:第三代头孢的头孢曲松或头孢噻肟作为化脓性脑膜炎首选药物,疗程至少1周;美罗培兰体外抗菌谱广,临床效果及预后与第三代头孢相似,可以作为替代药物治疗化脓性脑膜炎。

(2)确定病原菌:根据病原菌选择敏感的抗生素。

①青霉素:对肺炎球菌及脑膜炎双球菌有效,成人2000万～3000万U,儿童40万U/kg,疗程一般为2周。

②头孢曲松钠或者头孢噻肟:成人2g每12小时一次,儿童10～40mg/kg,每12小时一次,12岁以上儿童按成人剂量给药。对耐青霉素的肺炎球菌、流感嗜血杆菌有效,疗程7～14天;对革兰阴性杆菌脑膜炎双球菌有效,疗程4周。

③美罗培南和亚胺培南:针对耐甲氧西林株及表皮葡萄球菌使用,成人2g,每8小时一次,儿童10～20mg/kg,每8小时一次,体重超过50kg的儿童,按成人剂量给药,疗程14天。

2.对症支持疗法

(1)肾上腺皮质激素:对病情加重且没有明显激素禁忌证的患者可考虑应用,一般为地塞米松10～20mg/d,静脉滴注,连用3～5天,并建议与抗生素同步应用。

(2)颅内压增高者早期应用甘露醇脱水降颅压;高热予以物理降温或使用退热药;惊厥者予以抗癫痫药物;化脓性脑膜炎易发生低钠血症,主要水电解质平衡。

四、脑寄生虫病

(一)脑囊虫病

1.流行病学

囊虫病主要流行于东北、华北、西北、山东及云南一带,长江以南发病率较低。囊虫病是一种最常见的中枢神经系统寄生虫感染,也是我国北方症状性癫痫常见的病因之一,50%~70%囊虫病患者可有中枢神经系统受累。

2.病因

脑囊虫病是由猪带绦虫蚴虫(囊尾蚴)寄生脑组织形成包囊所致。人是猪带绦虫的终末宿主。最常见的传播途径是摄入带有虫卵污染的食物,或因不良卫生习惯虫卵被摄入体内致病;少见原因为肛门-口腔转移而形成的自身感染或是绦虫的节片逆行入胃,虫卵进入十二指肠内孵化逸出六钩蚴,蚴虫钻过肠壁经血液循环分布全身并发育成囊尾蚴,有不少囊尾蚴寄生在脑内。

3.病理变化

典型的包囊大小为 5~10mm,可有纤维结缔组织形成的薄壁包膜,或呈多个囊腔。在儿童最常见的是由数百个囊尾蚴组成的粟粒样包囊。脑膜包囊导致脑脊液中慢性淋巴细胞增多,脑实质中包囊内存活的蚴虫很少引起炎症,通常在感染后数年蚴虫死亡后才出现明显的炎症反应,并同时表现相应的临床症状。

4.临床表现

最常见的临床表现是癫痫发作、高颅压所致头痛和视盘水肿,以及脑膜炎症状和体征。根据包囊存在的位置不同,可分为 4 种类型:

(1)脑实质型:临床症状与包囊的位置有关。位于皮质的包囊引起全身性和部分性痫性发作,可突然或缓慢出现偏瘫、感觉缺失、偏盲和失语;小脑的包囊引起共济失调,血管受损后可引发卒中,极少数患者包囊的数目很多,并分布于额叶或颞叶等部位可发生精神异常和痴呆。很罕见的情况是,在感染初期发生急性弥漫性脑炎,引起意识障碍直至昏迷。

(2)蛛网膜型:脑膜的包囊破裂或死亡可引起头痛、交通性脑积水和假性脑膜炎等表现;包囊在基底池内转化为葡萄状后不断扩大,引起阻塞性脑积水;脊髓蛛网膜受累可出现蛛网膜炎和蛛网膜下隙完全阻塞。

(3)脑室型:在第三和第四脑室内的包囊可阻断脑脊液循环,导致阻塞性脑积水。包囊可在脑室腔内移动,并产生一种球状活瓣作用,可突然阻塞第四脑室正中孔,导致脑压突然增高,引起眩晕、呕吐、意识障碍和跌倒,少数患者可在没有任何前驱症状的情况下突然死亡。该型患者常发生蛛网膜下隙粘连。

(4)脊髓型:非常罕见,可在颈胸段出现硬膜外的损害,临床表现为截瘫、感觉障碍和大小便潴留。

5.辅助检查

(1)血常规检查:嗜酸性粒细胞增多。

（2）脑脊液检查：急性期脑脊液压力常升高，可能正常或仅有轻度的淋巴细胞增多，严重脑膜炎病例脑脊液白细胞增多主要是单核细胞，蛋白质含量升高，糖中度降低。脑脊液沉淀可找出嗜酸性粒细胞。

（3）免疫学检查：用 ELISA 和 Western 印迹法检测血清囊虫抗体常为阳性。

（4）影像学检查：头颅 X 线平片多数正常，有时可发现钙化影。头颅 CT 和 MRI 可发现脑积水及被阻塞的部位，脑实质囊肿发生钙化后，CT 可见单个或多个钙化点，CT 平扫见包囊为小的透亮区，增强扫描为弥散性或环形增强影。

6.诊断

曾居住在流行病区，并有癫痫、脑膜炎、精神障碍或颅内压升高表现的患者，应怀疑本病。血清囊虫抗体试验、皮下结节的囊虫活检及头部 CT、MRI 检查有助于诊断。本病须与脑肿瘤、结核性脑膜炎及其他病因所致的癫痫相鉴别。

7.治疗

（1）主要治疗猪绦虫及囊尾蚴：常用药物有吡喹酮和阿苯哒唑。①吡喹酮：广谱抗寄生虫药，成人总剂量按 120mg/kg 体重计算，脑囊虫患者应先从小量开始，每日剂量为 200mg，分 2 次口服，根据用药反应可逐渐加量，每日剂量不超过 1g，达到总剂量即为 1 个疗程；囊虫数量少、病情较轻者，加量可较快；囊虫数量多、病情较重者，加量宜缓慢；2～3 个月后再进行第 2 个疗程的治疗，共治疗 3～4 个疗程。②阿苯达唑（丙硫咪唑）：广谱抗寄生虫药，与吡喹酮相似，成人总剂量按 300mg/kg 体重计算，从小量开始，而后逐渐加量，达到总剂量为 1 个疗程；1 个月后再进行第 2 个疗程，共治疗 3～4 个疗程。用抗寄生虫药物后，死亡的囊尾蚴可引起严重的急性炎症反应和脑水肿，可导致颅内压急骤增高，并可引起脑疝，也可引起癫痫发作，用药过程中必须严密监测，同时应给予脱水药和抗癫痫药治疗。

（2）手术：对单个病灶（尤其是脑室内者），有神经系统局灶症状者可手术摘除；有脑积水者可行脑脊液分流术以缓解症状；颅内压增高严重者可行减压术。

（3）有癫痫者可使用抗癫痫药物控制发作。

8.预后

本病预后较好。

（二）脑型血吸虫病

1.流行病学

血吸虫病是最重要的全球性寄生虫病之一。我国脑型血吸虫病大多数由日本血吸虫引起。1.74％～4.29％的日本血吸虫患者有中枢神经系统受累。长江中下游流域及南方十三省市广大农村、山区是本病的流行区。新中国成立后我国血吸虫病曾得到基本控制，但近年来发病率又有增高趋势。

2.病因及发病机制

本病病原体为日本血吸虫。血吸虫卵由粪便污染水源，虫卵在适宜温度下孵出毛蚴，后者在中间宿主钉螺内孵育成母胞蚴，子胞蚴脱离母体成为尾蚴，人接触疫水后尾蚴经皮肤或黏膜侵入人体，在门静脉系统发育为成虫，在数月内可产生血吸虫病的症状，但亦有迁延至 1～2 年后才出现临床表现者,原发感染之后数年还可复发。日本血吸虫寄居于肠系膜小静脉,异位于脑的小静脉可引起大脑损害,亦可经血液循环直接进入脑内。大量的虫卵在脑组织中沉积导致脑型血吸虫病。

3.病理变化

日本血吸虫易侵犯大脑,虫卵寄生后引起脑实质细胞坏死和钙沉积,表现为虫卵肉芽肿,假结核结节和瘢痕结节形成,病灶中丰富的浆细胞浸润,病灶周围毛细血管网增生,胶质细胞增生,脑软化和脑水肿。

4.临床表现

临床可分急性和慢性两型。

(1)急性型:较少见,常暴发起病,以脑膜脑炎为主要表现,如发热、头痛、意识模糊、嗜睡、昏迷、偏瘫、部分性及全身性痫性发作等。

(2)慢性型:一般发生于感染后3~6个月,长者可达1~2年,以慢性血吸虫脑病为主要表现,与虫卵所致肉芽肿形成有关,故临床表现常与肿瘤相似,出现颅内压升高症状如头痛、呕吐以及局灶性神经系统损害体征,部分性及全身性痫性发作也很常见;脊髓肉芽肿形成可引起急性不完全性横贯性脊髓损害的症状和体征。

5.辅助检查

(1)血常规:急性型脑血吸虫病患者的外周血嗜酸性粒细胞、淋巴细胞均显著增多。

(2)脑脊液:脑脊液可有轻至中度淋巴细胞增多和蛋白质增高,如脑内肉芽肿病灶较大或由脊髓损害引起部分性蛛网膜下隙阻塞,可引起脑脊液压力升高,有时在脑脊液中可找到虫卵。

(3)大便检查:可找到虫卵或孵化出毛蚴。

(4)影像学检查:CT 和 MRI 可见脑和脊髓占位性病灶。癫痫患者中常有脑萎缩。

6.诊断

(1)诊断可根据患者来自血吸虫病疫区,并有疫水接触史,有发热、咳嗽、荨麻疹、腹泻等不适史及肝、脾大,有神经系统症状,血中嗜酸性粒细胞增多,粪便中检出血吸虫卵,结合 CT 和 MRI 检查见占位性病变,应考虑此病。

(2)应与原发性癫痫、脑肿瘤、各种脑炎、脑脓肿、脑血栓性静脉炎等相鉴别。

7.治疗

(1)药物治疗:药物治疗首选吡喹酮,常用二日疗法,1 每次剂量为 10mg/kg,每日 3 次口服。急性病例需连服 4 天。不良反应一般轻微、短暂,为头晕、头痛、肌肉酸痛、乏力等。口服皮质类固醇药物可减轻脑水肿。癫痫可给予抗癫痫药物。

(2)手术治疗:巨大肉芽肿病灶,颅内压增高明显者,可行外科手术切除;若有蛛网膜下隙阻塞、内科脱水减压无效时可行手术减压。

8.预后

本病预后较好。经吡喹酮治疗后症状消除,保持原有劳动力者80%。若再次感染,治疗仍然有效。

（三）脑棘球蚴病

1.流行病学

脑棘球蚴病（脑包虫病）是人感染细粒棘球绦虫的幼虫（棘球蚴）引起的颅内感染性疾病。本病为自然疫源性疾病，主要见于畜牧地区，见于阿根廷、澳大利亚、新西兰、南非、加拿大、印度等地区，在我国的新疆、宁夏、青海、内蒙古、西藏、四川西部、陕西、河北等地均有散发，约占棘球蚴病的 2%。任何年龄都可罹患，但以农村的儿童最多见。

2.病因及发病机制

病原体：细粒棘球绦虫的幼虫（棘球蚴）。

细粒棘球绦虫寄生于狗科动物的小肠内，人、羊、牛、马和猪等为中间宿主。狗粪中排出的虫卵污染饮水和蔬菜后，人类误食被污染的食物而被感染。虫卵在人的十二指肠孵化成六钩蚴并附着于肠壁，穿入门静脉，随血至肝、肺、脑等处，数月后发育成包虫囊肿。

3.病理变化

脑内包虫囊肿常为单发，最常见于两侧大脑半球，多位于大脑中动脉供血区，其中额、颞叶多见，也可见于小脑、脑室和颅底部。多数包虫可于数年后死亡，囊壁钙化，少数包虫囊肿继续生长，形成巨大囊肿。囊肿为微白色半透明包膜，其中充满无色透明的囊液，容积百余至数百毫升，囊分内外两层，内囊即为包虫囊，包虫囊由角皮层和生发层组成。外层为宿主组织形成的一层纤维包膜，两者之间仅有轻度粘连，其中富含血管。

4.临床表现

临床主要表现常与脑肿瘤相似，如癫痫发作，头痛、呕吐、视盘水肿等高颅压症状，可出现局灶性神经系统体征，病情缓慢进展，并随着脑内囊肿的增大而病情逐渐加重。常误诊为肿瘤。

5.辅助检查

（1）血常规：多数患者血中嗜酸性粒细胞计数增高。部分患者囊肿未破裂时嗜酸性粒细胞可正常。

（2）脑脊液检查：可有脑脊液压力升高、嗜酸性粒细胞计数增高。

（3）血清学检查：血清学试验在 60%～90% 的感染者为阳性。

（4）影像学检查：头颅 CT 和 MRI 通常可发现单一的、非增强的、与脑脊液密度相当的类圆形囊肿，边缘清晰，周边无水肿。

6.诊断

根据临床类似脑肿瘤表现，头颅 CT 和 MRI 发现单一的、非增强的、与脑脊液密度相当的类圆形囊肿，以及血清学试验阳性可确诊。

7.治疗

应采取外科手术完全摘除囊肿，但不宜穿破囊肿，以免引起过敏性休克和头节移植复发。阿苯达唑可使囊肿缩小、阻止过敏性反应和外科手术后的继发性棘球蚴病，剂量为每次400mg，每日 2 次，连用 30 天。其也可用吡喹酮治疗。

8.预后

脑包虫病对脑的损害轻重取决于包虫囊生长的部位和体积，单发于较小的包囊虫摘除后，患者可不留后遗症。多发的、巨大的、重要功能区的囊肿,术后疗效不佳。囊肿壁破裂时可发生过敏性休克,甚至死亡。

(四)脑型肺吸虫病

1.流行病学

肺吸虫病分布甚广,亚洲、非洲、美洲均有本病发生,我国华北、华东、西南、华南的 22 个省、区均有流行。10%～15%肺吸虫病患者可累及中枢神经系统。

2.病因及发病机制

脑型肺吸虫病是由卫氏并殖吸虫和斯氏并殖吸虫寄生人体所引起的疾病。通常在食用生的或未煮熟的水生贝壳类如淡水蟹或蝲蛄(均为肺吸虫的第二中间宿主)后而被感染,幼虫在小肠脱囊而出,穿透肠壁进入腹腔中移行,再穿过膈肌而达肺内发育为成虫。成虫可从纵隔沿颈内动脉周围软组织上行入颅,侵犯脑部。

3.病理变化

本病主要累及颞、枕、顶叶,极少累及小脑。早期病理表现为病灶内组织坏死和出血,坏死区可见多数虫体或虫卵。囊肿期可见脑实质内互相沟通的多房性小囊肿,呈隧道式破坏,邻近的脑膜呈炎性粘连和增厚;晚期若虫体离去已久,病变被机化而形成瘢痕。

4.临床表现

脑部症状:发热、头痛、呕吐、部分性及全身性痫性发作、偏瘫、失语、共济失调、视觉障碍、视盘水肿、精神症状和痴呆等。肺部症状:咳嗽、咳铁锈色痰、胸痛、呼吸困难等。腹部症状:腹痛、腹泻等。

5.辅助检查

(1)外周血检查:可有周围性贫血、嗜酸性粒细胞增多、淋巴细胞增生、红细胞沉降率加快和血球蛋白升高。

(2)脑脊液检查:急性期检查可见多形核细胞增多,慢性期以淋巴细胞增多为主;蛋白质增高,糖降低。

(3)血清学和皮肤试验:阳性有助于诊断,脑脊液抗体阳性虽有助于诊断,但敏感性不高。

(4)病原学检查:常可在痰液和粪便中查到虫卵。

(5)X 线:卫氏并殖吸虫患者多有肺部和(或)胸膜病变,斯氏并殖吸虫胸部病变极少。

(6)脑 CT:可见脑室扩大和有钙化的肿块。

6.诊断

根据患者来自肺吸虫病疫区,并有食用生的或未煮熟的水生贝壳类如淡水蟹或蝲蛄史,有发热、头痛、呕吐、部分性及全身性痫性发作、偏瘫、失语、共济失调、视觉障碍、视盘水肿、精神症状和痴呆等表现,血中嗜酸性粒细胞增多,粪便和痰中检出血吸虫卵可确诊。

7.治疗

(1)药物治疗:对表现为急性和亚急性脑膜脑炎患者可用吡喹酮或硫双二氯酚治疗。每次口服吡喹酮 10mg/kg,每日 3 次,总剂量为 120～150mg/kg 体重,疗效很好,不良反应少;硫双二氯酚的成人剂量为 3g/d,儿童 50mg/(kg·d),分 3 次口服,10～15 天为 1 个疗程,通常需重复治疗 2～3 个疗程,疗程间隔为 1 个月。

(2)手术治疗。适应证为:①病变呈扩张型,或患者有明显颅内压增高表现,或脊髓压迫明显者。②病变局限,定位明确的,容易切除者。③病情恶化,提示病灶内有活的成虫在活动者。慢性肿瘤型需要外科手术治疗。

8.预后

在早期进展过程中,病死率可达 5%～10%;晚期慢性肉芽肿形成则预后较好。

五、神经系统螺旋体感染

螺旋体是细长、柔软、弯曲呈螺旋状的运动活泼的单细胞原核生物。全长 3～500μm,具有细菌细胞的所有内部结构。在生物学上的位置介于细菌与原虫之间,螺旋体广泛分布在自然界和动物体内,分 5 个属:疏螺旋体属、密螺旋体属、钩端螺旋体属、脊螺旋体属和螺旋体属。前 3 个属中有引起人类罹患回归热、梅毒、钩端螺旋体病的致病菌,后 2 个属不致病。疏螺旋体属有 5～10 个稀疏而不规则的螺旋,其中回归热疏螺旋体引起回归热,奋森氏疏螺旋体常与棱形杆菌共生,共同引起咽喉炎和溃疡性口腔炎等。Lyme 病螺旋体是疏螺旋体的一种,引起以红斑性丘疹为主的皮肤病变,是以蜱为传播媒介、以野生动物为储存宿主的自然疫源性疾病。该螺旋体是 20 世纪 70 年代分离出的新种,属于疏螺旋体中最长(20～30μm)和最细(0.2～0.3μm)的一种螺旋体。密螺旋体属有 8～14 个较细密而规则的螺旋,对人有致病的主要是梅毒螺旋体、雅司螺旋体、品他螺旋体。钩端螺旋体属螺旋数目较多,螺旋较密,比密螺旋体更细密而规则,菌体一端或两端弯曲呈钩状,部分能引起人及动物的钩端螺旋体病。

(一)钩端螺旋体病

钩端螺旋体病是由各种不同类型的致病性钩端螺旋体(简称钩体)引起的急性传染病。其主要在热带和亚热带流行,洪水灾害和多雨季节是容易感染的机会。接触带菌的野生动物、家畜以及被污染的土壤或水源,钩体通过暴露部位的皮肤、消化道、呼吸道等途径进入人体而获得感染。其属于人畜共患病,疫水、鼠类和猪为主要的传染源。

因个体免疫水平的差别以及受染菌株的不同,临床表现轻重不一。典型者起病急骤,早期(1～3 天)出现高热、倦怠无力、全身酸痛、结膜充血、腓肌压痛和表浅淋巴结肿大等;出现症状后 3～5 天的免疫反应期可伴有肺弥漫性出血以及明显的肝、肾、中枢神经系统损害。

在无菌性脑膜炎病例中,钩体病脑膜炎型占 5%～13%。临床上以脑炎或脑膜炎症状为特征,剧烈头痛、全身酸痛、呕吐、腓肠肌痛、腹泻、烦躁不安、神志不清、颈项强直、克氏征阳性等。1/3 的患者脑脊液中细胞计数增多,蛋白反应呈弱阳性;糖和氯化物往往正常;钩体免疫试验阳性。

多数患者最后恢复,少数可出现后发热、眼葡萄膜炎以及脑动脉闭塞性炎症等。闭塞性脑动脉炎,又称烟雾病(MMD),是钩体病神经系统中最常见和最严重并发症之一。烟雾病是一组以双侧颈内动脉末端及其大分支血管进行性狭窄或闭塞,且在颅底伴有异常新生血管网形成特征的闭塞性疾病,除钩体感染以外,还有其他不明原因也可导致的上述表现,因此也称为Moyamoya综合征,"烟雾"名称的来源是在脑血管造影时显示脑底部由于毛细血管异常增生而呈现一片模糊的网状阴影,有如吸烟所喷出的一股烟雾。本病的实质是脑底部动脉主干闭塞伴代偿性血管增生。

MMD 1957 年由日本学者 Takeuchi 和 Shimizu 报道。我国自 1958 年以来在湖北、广东、浙江等流行地区的农村儿童和青壮年中散发流行了一种原因不明的脑动脉炎,1973 年明确由钩体感染引起。MMD 的发病率占钩体病的 0.57%～6.45%。15 岁以下儿童占 90%,余为青壮年。男女发病率无差别。发病高峰较当地钩体病流行推迟 1 个季度,即 10～12 月份起病。最长为病后 9 个月出现神经系统症状,表现为偏瘫、失语、多次反复短暂肢体瘫痪。脑血管造影证实颈内动脉床突上段和大脑前中动脉近端有狭窄,多数在基底节区有一特异的血管网。尸检脑组织中偶可找到钩体,预后较差。除上述神经系统后发症外,尚有周围神经受损、脊髓损害的报道。肺弥漫性出血、肝衰竭、肾衰竭常为致死原因。

诊断主要依据流行病学、临床表现、病原学检测等辅助检查。本病临床表现非常复杂,因而早期诊断较困难,容易漏诊、误诊。此外,尚需与细菌性败血症、流行性乙型脑炎、病毒性肝炎、流行性出血热等相鉴别。

治疗主要是对症治疗和支持疗法,强调早期应用有效的抗生素。如治疗过晚,脏器功能受到损害,治疗作用就会减低。青霉素应早期使用,重症病例合用肾上腺皮质激素。其他抗生素如四环素、庆大霉素、链霉素、红霉素、氯霉素、多西环素(强力霉素)、氨苄西林等亦有一定疗效。

预防主要是管理传染源,切断传染途径,保护易感人群。本病因临床类型不同,病情轻重不一,因而预后有很大的不同。轻型病例或亚临床型病例,预后良好,病死率低;而重症病例如肺大出血、休克、肝肾功能障碍、微循环障碍、中枢神经严重损害等其病死率高。

(二)莱姆病

1.概述

莱姆病是由伯氏疏螺旋体感染所致的一种传染性疾病,其传播媒介为蜱,鹿和鼠是蜱的宿主。1975 年,Steere A C 首先在美国康涅狄格州莱姆镇儿童中发现的蜱传螺旋体感染性人畜共患病。1977 年美国研究人员从莱姆病患者的血液、皮肤病灶和脑脊髓液中分离出了莱姆病病原螺旋体,并报道了该病的临床表现。1980 年,将该病命名为莱姆病。1982 年,Burgdorferi W 及其同事从蜱体内分离出螺旋体,莱姆病的病原从而被确定。1984 年,Johnson R C 根据分离的莱姆病病原螺旋体的基因和表型特征,认为该螺旋体是疏螺旋体属内的一个新种,正式将其命名为伯氏疏螺旋体。目前,世界上的莱姆病螺旋体分离株可分为 10 个基因型,在流行病学方面,螺旋体基因型与地理位置、传播媒介及宿主动物种类密切相关。世界上已有 70 多个国家报道发现该病,且发病率呈上升趋势,新的疫源地不断被发现。现已证实我国 29 个省(市、区)的人群中存在莱姆病的感染,并从病原学上证实其中至少有 19 个省(市、区)存在该病的自然疫源地。

2.病因与发病机制

莱姆病的病因为人感染了由蜱传播的伯氏包柔螺旋体。伯氏包柔螺旋体为革兰阴性病原体,对潮湿和低温条件抵抗力强,一般的灭菌处理即可杀灭。

当人接触成虫蜱时可感染伯氏包柔螺旋体,但由蜱的若虫传播给人最常见。人在被带菌蜱叮咬后,伯氏包柔螺旋体随唾液进入人的皮肤,经 3～30 天潜伏期后进入血液,此时机体产生针对伯氏包柔螺旋体鞭毛蛋白的抗体 IgG 和 IgM，进而诱发机体的特异性免疫反应，从而造成多系统损害。

3.临床表现

本病从临床表现和时间上可分为 3 期。

(1)第 1 期：通常为蜱叮咬后 3～32 天发病，以游走性环形红斑为主要表现，红斑中心为蜱叮咬处。随后可出现小一些的第 2 批坏形红斑中心硬结。本期可出现头痛、肌痛、颈僵，甚至脑神经麻痹(几乎总是面神经麻痹)，但通常脑脊液检查正常。环形红斑通常 3～4 周后消退。

(2)第 2 期：在环形红斑出现后数周转入第 2 期，本期神经系统表现和心脏症状突出。心脏情况通常为传导阻滞，也可出现心肌炎、心包炎伴左心室功能不全；神经系统主要为脑膜炎表现，如头痛、颈僵、发热等，多神经炎或多发单神经炎也可出现。其表现为严重的根痛症状和局灶性力弱；脑神经(通常为面神经)受累常见。神经系统表现出现之前也可无游走性环形红斑或明确的蜱叮咬史。

(3)第 3 期：本期的特征性表现是慢性关节炎，伴人类白细胞抗原(HLA)基因 HLA-DR2 抗原阳性，通常在初次感染后数月出现，也可与神经系统症状同时出现。关节炎可能与自身免疫性因素有关，虽然没能从关节腔积液中分离出螺旋体，但抗生素治疗也有效。

4.实验室检查

血常规正常，血沉快，脑电图改变一般无特异性，脑脊液检查初期正常，数周后细胞计数增多，淋巴为主，蛋白升高，寡克隆区带呈阳性，而髓鞘碱性蛋白(MBP)通常呈阴性。血和脑脊液中偶尔可分离到病原体，早期的方法包括间接免疫荧光抗体试验(IFA)和变异的荧光抗体试验(FIAX)。现大部分已经被酶联免疫吸附试验(ELISA)、酶联荧光试验(ElFA)、蛋白印迹法(WB)、免疫层析法及斑点实验、蛋白质芯片技术等所代替。血和脑脊液中螺旋体特异性抗体 IgG 和 IgM 滴度升高对诊断有重要意义。IgG 和 IgM 滴度以1：64以上为阳性，90％以上患者在 1：128 以上。当血和脑脊液中抗体滴度升高时，脑 CT 和 MRI 检查可发现白质内异常信号。

5.诊断

诊断依据典型的流行病学资料、临床表现和血清学检查综合判断。血或脑脊液中分离到伯氏包柔螺旋体或特异性抗体阳性均有助于确诊。

6.鉴别诊断

本病累及范围广泛，包括皮肤、关节、心脏等，应注意与风湿、类风湿、结缔组织病、回归热等相鉴别；神经系统表现应与其他类型脑膜炎、多发性或单发性神经根神经炎、周围神经病、面神经炎、多发性硬化等相鉴别。血清或 CSF 中特异性抗体检测有助于鉴别。

7.治疗

(1)病因治疗

①抗生素：多西环素、阿莫西林、克拉霉素常用于莱姆病早期出现游走性环形红斑时的治疗，四环素和阿奇霉素也可使用。对于有神经系统受累表现者，通常给予第三代头孢菌素静脉滴注，如头孢曲松钠、头孢呋辛酯等，从大部分临床观察看，疗程 2～3 周足够。抗生素的使用将神经症状的持续时间由平均 30 周缩短到 7～8 周。

②疫苗:美国 FDA 已批准一个针对伯氏包柔螺旋体的疫苗,该疫苗针对抗螺旋体外表面蛋白 A(OspA),第 2 个针对相同抗原的疫苗也在审批中。这两个疫苗都需要进行 3 次接种,有 80%保护作用。单次接种后的保护时期不能明确,接种对象主要为在蜱流行区从事户外工作的人群,对 12 岁以下儿童不推荐使用。

(2)对症治疗:对有心脏和神经系统损害的患者,可以短期使用激素治疗。

(三)神经梅毒

1.概述

神经梅毒是指由苍白密螺旋体侵犯脑、脑膜或脊髓所导致的一组综合征,分为先天性与后天性梅毒两类。先天性梅毒系母体内的梅毒病原经胎盘传给胎儿所致,后天性梅毒患者通过性行为感染给对方。

随着青霉素的使用,梅毒的发生率一度下降,由 1942 年的 5.9/10 万人降至 1961 年的 0.1/10万人。而随着艾滋病患者和免疫力低下患者的增多,其发生率又有上升趋势,由 1981 年的 13.7/10 万人上升至 1989 年的 18.4/10 万人。

2.病因及病理

神经梅毒病因为苍白密螺旋体感染。在未经治疗的早期梅毒患者中,有 10%最终发展为神经梅毒。在 HIV 感染者中,梅毒血清学检查阳性者占 15%,大约 1%患有神经梅毒。

在神经梅毒早期,主要以梅毒性脑膜炎为主,此时可见脑膜有淋巴细胞和单核细胞浸润,在炎症反应的同时还可侵犯脑神经并导致轴索变性。炎症通常侵犯脑膜小血管,促使内皮细胞增生导致血管闭塞从而引起脑和脊髓的缺血坏死。在脑膜炎症后,淋巴细胞和浆细胞进一步向皮质及皮质小血管迁移,导致皮质神经元缺失和胶质细胞增生。此型在患者皮质中可以检测到梅毒螺旋体,而其他类型的神经梅毒中少见。在脊髓结核患者中,脊膜和小血管炎症伴随后根和后索变性,偶尔也可累及脑神经。麻痹性痴呆型以皮质损害为主,进展缓慢。

3.临床表现

梅毒的表现与感染期及感染途径有密切关系,一般分为获得性(后天性)梅毒、先天性梅毒;按病期分为 1 期、2 期(早期)及 3 期(晚期)梅毒。神经梅毒可分为以下 8 种临床类型,但以无症状性神经梅毒、梅毒性脑膜炎和梅毒性血管炎 3 种类型最为常见。

(1)无症状型神经梅毒:患者无症状,诊断依据血和脑脊液的梅毒血清学检查结果,如脑脊液中细胞数超过 $5×10^6$/L,则称作无症状性梅毒性脑膜炎,MRI 扫描可见脑膜强化。

(2)梅毒性脑膜炎:通常在感染后 1 年以内出现。临床表现与病毒性脑膜炎类似,表现为发热、头痛、呕吐、脑膜刺激征阳性,可见脑神经受累,尤以第Ⅶ、Ⅷ对脑神经受累常见,出现面瘫和听力丧失。神经系统体检也可无阳性体征。如脑脊液循环通路受阻则可导致阻塞性或交通性脑积水。此型神经梅毒症状可自行消退。

脑脊液检查可见压力增高,细胞数增高到 $500×10^6$/L 左右,蛋白含量增高超过 100mg/dL,糖降低,但通常不低于 25mg/dL。血及脑脊液的梅毒试验呈阳性。

(3)脑血管型神经梅毒:梅毒感染还可引起脑梗死,临床表现与常见脑梗死一致,但患者年龄通常比动脉硬化性脑梗死患者更年轻,并且更具备患性病的危险因素。临床体检可发现同时存在脑膜受累表现(脑膜血管梅毒),在脑梗死发生前数周可出现头痛和人格改变等前驱症状,而脑梗死症状可在数天内逐渐加重。头部 MRI 检查可见脑膜强化。脑血管梅毒症状一般在一期梅毒感染后 5～10 年出现。诊断依据是血和脑脊液梅毒试验阳性。

(4)麻痹性神经梅毒:也称作麻痹性痴呆或梅毒性脑膜脑炎。螺旋体感染导致慢性脑膜脑炎。病理检查可见软脑膜增厚,呈乳白色不透明状,与大脑皮质粘连;脑回萎缩,脑沟增宽,脑室扩大。脑室壁覆盖有沙粒样物质,称作颗粒性室管膜炎。

此型神经梅毒一般于初期感染后 2～30 年发病,发病年龄以 35～45 岁多见,大多隐袭起病。临床特征为进行性痴呆如记忆减退、判断力减低和情绪不稳。早期表现为性格改变,焦虑不安、易激动或抑制退缩,不修边幅,欣快和夸大妄想常较突出,时间及空间定向力障碍,记忆力、计算力、认知能力减退日趋严重,逐渐发展为痴呆。随着精神障碍加重的同时,可见阿-罗氏瞳孔,表现为瞳孔对光反射消失而辐辏运动时瞳孔可缩小。约 2/3 的患者出现面肌和舌肌细小或粗大的震颤、腱反射亢进和病理征阳性,此外还可并发卒中样发作和癫痫。如症状继续进展,最终发展为痴呆状态、痉挛性瘫痪或去皮质状态。如不治疗,存活期仅 3～5 年。

脑脊液改变同前。梅毒血清学检查阳性。

(5)脊髓结核:也称作运动性共济失调,病变以脊髓后索和后根为主。其表现为肢体闪电样剧烈疼痛、腱反射消失、进行性共济失调、深感觉障碍、括约肌功能障碍,男性患者阳痿常见,其中以下肢腱反射消失、深感觉减退和阿-罗氏瞳孔最突出。94% 的脊髓结核患者瞳孔不规则,双侧不等大,对光反射迟钝,其中 48% 呈阿-罗氏瞳孔。

其他临床表现还有消瘦、肌张力减低、视神经萎缩和其他脑神经损害,营养障碍表现为 Charcot 关节和足部穿通性溃疡,肠道、膀胱以及生殖系统症状亦常见。脊髓结核本身很少导致死亡,而无张力性膀胱可导致泌尿系感染甚至死亡。疾病进程可自行停止或经治疗后得到控制,但剧痛和共济失调可持续存在。

(6)脊膜脊髓炎和脊髓血管神经梅毒:传统所见横贯性脊髓炎(脊膜脊髓炎)常累及脊髓的感觉和运动通路以及膀胱控制中枢。本综合征须与脊髓结核(脊髓实质损害)相鉴别。目前尚不能肯定脊髓梅毒是否可导致运动神经元病,而且对于梅毒可引起脊髓前动脉综合征"Erb 痉挛性截瘫"的说法也存在争议。

(7)梅毒瘤(树胶肿):即硬脑膜肉芽肿,是梅毒性脑膜炎的一种局灶性表现,目前少见。

(8)先天性神经梅毒:梅毒螺旋体在妊娠 4～7 个月即可由母亲传给胎儿。随着梅毒检测和治疗技术的发展,先天性神经梅毒的发生率逐渐降低,目前少见。其临床表现与成年人各型神经梅毒综合征相似,但脊髓结核少见,其他表现还包括脑积水和 Hutchinson 三联征(间质性角膜炎、牙改变和听力丧失)。

4.实验室检查

(1)一般检查:脑脊液细胞计数增多,至少在 $5×10^6/L$ 以上,蛋白含量通常升高而糖含量减低或正常。γ 球蛋白升高,寡克隆区带阳性,但所有这些检查均无特异性。

(2)病原学检查

①非螺旋体抗体检测试验:梅毒的辅助检查主要为梅毒血清学检查(STS)。STS 主要检测两种抗体。非螺旋体抗体主要针对心磷脂、卵磷脂和胆固醇复合物,是 Wasserman 补体结合试验、更灵敏的 Kolmer 试验、性病检查试验(VDRL)及快速血浆抗体试验(RPR)等检测的

基础。RPR 不适用于脑脊液检测。

②螺旋体抗体检测试验：另一特异性更高的检测是荧光密螺旋体抗体(FTA)试验，主要有螺旋体固定试验(TPI)和螺旋体抗体吸附试验(FTA-ABS)。血浆 FTA-ABS 检测阳性高度提示梅毒诊断，但却不能反映疾病活动性。另外，该试验高度灵敏，在 1mL 脑脊液中混有 0.8μl 血即可呈阳性，因此不适用于脑脊液检查。

③基因检测：还可采用聚合酶链反应(PCR)检测梅毒核酸，但未大范围开展。

5.诊断

神经梅毒的临床诊断必须同时满足以下 4 点：①先天或后天感染史；②临床表现符合神经梅毒；③血中梅毒螺旋体抗体滴度异常；④脑脊液中非螺旋体抗体试验阳性。4 点全部符合，方可确诊神经梅毒。

6.鉴别诊断

神经梅毒侵犯部位广泛，脑实质、脑脊髓膜、脊髓、周围神经以及脑血管等均可受累，临床应注意与各种类型的脑膜炎、脑炎、脑血管病(Moyamoya、Takayasu 动脉炎等血管炎)痴呆、脊髓或周围神经病相鉴别。病史和病原学检查有助于鉴别。

7.治疗

神经梅毒的治疗应从早期梅毒开始，首选青霉素治疗。早期梅毒治疗方案较简单，苄星青霉素 G240WU，每日肌内注射，10 天为 1 个疗程，间隔 2 周再重复 1 个疗程。

苄星青霉素 G 对神经梅毒疗效差，推荐使用水溶性青霉素 G1200WU 或 2400WU/d，连用 10～14 天为 1 个疗程。或者给予 240WU 每日肌内注射，配合丙磺舒 2g 口服。丙磺舒可通过减少肾脏排泄而增强青霉素的血清效价比。对于青霉素过敏者，可给予多西环素 300mg/d，分次口服，连续治疗 30 天，或使用四环素 500mg 口服，每日 4 次。

患者须在治疗后的 1 个月、3 个月、6 个月、12 个月、18 个月、24 个月复查血及脑脊液，直到血清学检查转阴；2 年后，每年复查血及脑脊液，如有阳性发现，重复治疗，直到连续 2 次脑脊液常规、生化检查正常且梅毒试验阴性。治疗失败率不足 4%。以下情况认为治疗失败，须重复治疗：①临床症状持续存在；②VDRL显示抗体呈 4 倍升高；③1 期梅毒治疗 1 年后或 2 期梅毒治疗 2 年后 VDRL 试验仍为阳性。一般认为只有当早期梅毒治疗 2 年后脑脊液仍然正常者，才有可能控制神经梅毒的发病。

第十节　运动障碍性疾病

一、帕金森病

帕金森病曾被称为震颤麻痹或原发性帕金森病。最早于 1817 年由 James Pakinson 首先描述，该病主要有静止性震颤、肌强直、运动迟缓、姿势反射消失、姿势屈曲等临床表现。其主要是黑质多巴胺神经元丧失，导致纹状体内乙酰胆碱、多巴胺等神经递质失去平衡而发病。

发病于 40 岁前的帕金森病称为早发性帕金森病;发病于 20 岁前的帕金森病称为少年型帕金森病。一项于 1997—1998 年在中国 29454 位来自北京、西安、上海地区的居民中进行的帕金森症患病率研究。中国 PD 标准化患病率(所有性别):≥65 岁:1.67%,其中男性为 1.7%,女性为 1.64%;而且随着年龄的增加,本病的发病率增多,如 75 岁以上发病率可达到 2.74%。

帕金森病的主要病理变化是黑质和蓝斑含色素的神经细胞变性凋亡,同时在上述区域以及纹状体、苍白球以及脑干的迷走神经背核等处也发现有嗜酸性的包涵体(Lewy 体),从而使得多巴胺在黑质的合成减少以及黑质纹状体通路中,尾状核和壳核中的多巴胺含量减少。

(一)病因和发病机制

帕金森病的病因不明,有环境、遗传、细胞氧化应激、自嗜异常等学说。目前认为与多因素相关,包括环境因素、α-突触核蛋白、氧化应激、遗传易感性。

目前大家较为接受的帕金森病发病是因为环境-遗传-应激等因素导致 α-突触核蛋白异常聚集并逐渐从低位脑干以及嗅器开始,向脑桥、中脑扩散。当 α 突触核蛋白累及黑质、蓝斑等部位后,患者黑质中的神经元大量老化丧失,当其数量减少到 50% 左右,纹状体中多巴胺递质减少 80%,就会逐渐出现帕金森病的临床症状。但很多正常老人尸检也发现路易体,却终生未发病,而 LRRK2 突变的 PD 患者也有相当部分不存在路易体病理变化。

(二)诊断与鉴别诊断

1.临床表现

帕金森病多发病于 50~60 岁,并随着年龄的增加发病率增高,也有少数患者可在年轻时发病。男性多于女性。帕金森病患者具有临床症状以及自然病程的显著异质性,可将帕金森病划分为以下临床亚型:①早发缓慢进展型;②迟发快速进展型;③震颤型;④以运动迟缓和肌强直为主的姿势不稳步态障碍型。临床表现主要为两大类症状,即运动症状和非运动症状。

(1)运动症状

①运动迟缓:运动迟缓是 PD 最具特征性的临床表现,开始表现为日常活动缓慢、运动减慢及反应时间的延长。运动迟缓主要表现为运动幅度以及运动速度的损害,包括吞咽唾液困难导致的流涎、构音障碍、面具脸、行走时的摆臂动作减少等。除全身运动缓慢外,还表现为精细动作受损。但帕金森病患者在情绪激动或应激状态下可完成快速的非常规运动,表明帕金森患者的运动程序是完整的,但在无外界刺激下,患者无法完成该程序。

②震颤:70%~80% 的 PD 患者存在震颤。典型的帕金森震颤多为静止性震颤,频率为 4~6Hz,多在肢体的远端,静止状态下出现,随意活动时消失或减轻,情绪紧张激动时加重,睡眠时完全消失。少数患者除肢体震颤外,也有头部及下颌、口唇的震颤;同时,有相当一部分患者存在姿势性震颤,部分患者起始可以表现为单纯的姿势性震颤,随着疾病进展逐渐出现典型帕金森病的表现。帕金森病的姿势性震颤多在维持姿势数秒后出现,而原发性震颤在维持姿势立即出现。如果患者以震颤为首发症状,往往预示病程进展缓慢,预后良好。

③肌强直及屈曲姿势:PD 患者的肌强直表现为运动过程中的阻力增高,通过被动屈曲、伸直、旋转肢体时容易发现。在关节活动时,增高的肌张力始终保持一致而均匀的阻力,称为"铅管样强直"。如果合并有震颤或潜在不可见的震颤时,可在均匀阻力上出现断续停顿,称为

"齿轮样肌强直"。值得注意的是,齿轮样肌强直是在铅管样肌强直的基础上合并震颤出现,如果无铅管样肌强直而仅因为震颤如出现的阻力停顿改变称为"齿轮样现象"。严重的肌强直可导致颈、躯干、关节的屈曲而出现姿势性畸形。在疾病晚期,肌强直可导致屈曲姿势,一些患者可出现"爪型手""爪型脚"畸形,还有过度的颈部前屈、躯干前屈、脊柱侧弯和躯干倾斜。

④姿势反射消失:姿势反射消失是姿势不稳步态障碍性 PD 患者的一个特征,通常发生在疾病的后期,伴随有冻结步态和跌倒症状。患者和对照者的一个鉴别就是在功能性前伸测试中通常高估自己的平衡能力,患者更愿意为完成任务而不顾其运动表现,从而在复杂性运动和认知任务中出现运动失误。

⑤冻结:是 PD 患者最严重的运动障碍之一,也称为运动阻滞,是运动不能的一种形式。典型表现为开始行走的启动障碍和突然不能移动双脚;转弯、狭窄路面、过街或到达终点时突然不能移步;是 PD 患者跌倒的最常见原因,常导致患者骨折。关期的步态冻结与多巴反应性的异常识别有关,冻结也可能是 PD 患者在开期波动的一种关的现象,而与运动迟缓以及震颤无关。

(2)非运动症状:传统观点认为帕金森病是一种运动障碍疾病,但越来越多的研究表明大部分患者存在非运动症状。近 88% 的患者存在非运动症状,甚至非运动症状比运动症状更影响患者的生活。

①自主神经功能障碍:消化系统可以出现顽固性便秘、流涎、腹胀易饱、厌食等症状。心血管系统可以出现心悸不适,更为深远的影响是直立性低血压。还有 PD 患者常有泌尿系统症状,包括尿急、尿频、尿失禁、排尿困难。另外自主神经系统损坏方面,PD 患者可以出现性功能障碍,包括性欲减退以及勃起障碍,而在服用多巴胺药物后,又可以出现性欲的亢进。皮肤方面,PD 患者的汗液分泌存在异常,多表现为多汗及脂溢性皮炎。

②感觉障碍:90% 的 PD 患者可以出现嗅觉减退,有研究发现嗅觉减退可发生于 PD 的超早期阶段,至少比其他临床症状早出现 4 年。因此,新的诊断标准将嗅觉减退列为支持条件之一,同时 PD 患者还有其他感觉异常,包括痛觉过敏、视觉障碍等。

③认知及精神行为异常:对 PD 患者的日常生活质量影响巨大。有研究发现 84% 的 PD 患者存在有认知功能衰退,48% 达到痴呆诊断标准。近 50%~60% 的 PD 患者有抑郁、淡漠、焦虑的症状,44% 的患者病程中出现过幻觉。原来作为排除标准之一的早期痴呆已在新诊断标准中剔除。抑郁是 PD 的一个常见症状,但与原发抑郁不同,PD 抑郁主观体现自责、罪恶感、自杀等症状不及抑郁症患者明显,而主要表现为快感缺失、兴趣减退、精神运动迟滞、注意力集中困难、疲乏、烦躁不安等。与 5-HT 系统的相关性少,更多与多巴胺和去甲肾上腺素系统相关。精神症状多表现为视幻觉、错觉、妄想和错误感觉,这与听幻觉和思维混乱为主的精神分裂症明显不同。幻觉与精神症状与 PD 的进程、药物的使用以及睡眠障碍相关。

④睡眠障碍:睡眠障碍是 PD 的公认特征之一。其主要表现有日间过度嗜睡、睡眠发作、不宁腿、快动眼期睡眠障碍(RBD)。有研究发现这些睡眠障碍是 PD 的一部分,与年龄相关,用增加夜间睡眠的药物并不能减少日间嗜睡症状的发生。PD 患者不宁腿的发生率为 10%~22%,可能与间脑脊髓多巴胺通路的退变有关。而 RBD 则被认为是包括 PD 在内多种神经退行性疾病的前驱症状。

2.辅助检查

(1)常规的血液、脑脊液对帕金森病的诊断并无价值。但腰穿压力释放试验对脑积水导致的帕金森综合征有重要鉴别意义。血清以及脑脊液的自身免疫抗体可鉴别炎症继发的帕金森综合征。

(2)早期帕金森患者可通过嗅棒检查发现早期的嗅觉减退。脑内超声可以在 PD 患者的中脑发现黑质的高回声区。睡眠脑电图可以发现 PD 患者存在的睡眠障碍。肛周肌电图以及视频眼震电图也可用于帕金森病与帕金森综合征的鉴别诊断。

(3)常规磁共振主要用于帕金森病的鉴别诊断,但也有很多研究提示 DTI、MRS 等功能磁共振在 PD 的诊断中可以发挥更多的作用。

(4)应用 ^{18}F-DOPA PET 或 DAT PET 显像可以发现纹状体的不对称损害。也有使用 SPECT 进行多巴胺转运体显像或纹状体多巴胺再摄取和突触前囊泡显像来鉴别 PD 与其他帕金森综合征。

3.诊断要点

(1)中老年发病,缓慢进展性病程。

(2)运动迟缓,并同时至少伴有静止性震颤、肌强直中的一项。

(3)偏侧起病。

(4)左旋多巴治疗有效。

4.诊断标准

根据 2015 年 MDS 发布的国际帕金森病临床诊断标准以及 2016 年中华医学会神经病学分会帕金森病及运动障碍学组发布的中国第二版帕金森病临床诊断标准进行诊断。按此标准临床确诊帕金森病的特异性超过 90%;临床诊断很可能的帕金森病的特异性和敏感性都达到 80%以上。

(1)临床确诊帕金森病:需要有以运动迟缓为主及肌强直和(或)静止性震颤的核心症状。有两条或以上支持标准,无绝对排除标准和警示征象。

(2)很可能帕金森病:需要有以运动迟缓为主及肌强直和(或)静止性震颤的核心症状。无绝对排除标准,不超过两条警示征象,另外需要对应数量以上的支持标准抵消。

(3)核心症状:运动迟缓和肌强直和(或)静止性震颤之一。

(4)支持标准:①患者对多巴胺能药物的治疗明确且显著有效。在初始治疗期间,患者的功能可恢复或接近至正常水平。在没有明确记录的情况下,初始治疗的显著应答可定义为以下两种情况:药物剂量增加时症状显著改善;剂量减少时症状显著加重。以上改变可通过客观评分(治疗后 UPDRS-Ⅲ 评分改善超过 30%)或主观描述(由患者或看护者提供的可靠而显著的病情改变)来确定;存在明确且显著的开/关期症状波动,并在某种程度上包括可预测的剂末现象。②出现左旋多巴诱导的异动症。③临床体检观察到单个肢体的静止性震颤(既往或本次检查)。④以下辅助检测阳性有助于鉴别帕金森病与非典型性帕金森综合征,即存在嗅觉减退或丧失,或头颅超声显示黑质异常高回声($>20mm^2$),或心脏间碘苄胍闪烁显像法显示心脏去交感神经支配。

(5)绝对排除标准:①存在明确的小脑性共济失调,或者小脑性眼动异常(持续的凝视诱发的眼震、巨大方波跳动、超节律扫视)。②出现向下的垂直性核上性凝视麻痹,或者向下的垂直性扫视选择性减慢。③在发病后 5 年内,患者被诊断为高度怀疑的行为变异型额颞叶痴呆或原发性进行性失语。④发病 3 年后仍局限于下肢的帕金森样症状。⑤多巴胺受体阻滞药或多巴胺耗竭剂治疗诱导的帕金森综合征,其剂量和时程与药物性帕金森综合征相一致。⑥尽管病情为中等严重程度(即根据 MDS-UPDRS,评定肌强直或运动迟缓的计分大于 2 分),但患者对高剂量(不少于每天 600mg)左旋多巴治疗缺乏显著的治疗应答。⑦存在明确的皮质复合感觉丧失(如在主要感觉器官完整的情况下出现皮肤书写觉和实体辨别觉损害)以及存在明确的肢体观念运动性失用或进行性失语。⑧分子神经影像学检查突触前多巴胺能系统功能正常。⑨存在明确可导致帕金森综合征或疑似与患者症状相关的其他疾病,或者基于全面诊断评估,由专业医师判断其可能为其他综合征,而非帕金森病。

(6)警示征象:①发病后 5 年内出现快速进展的步态障碍,以至于需要经常使用轮椅。②运动症状或体征在发病后 5 年内或 5 年以上完全不进展,除非这种病情的稳定是与治疗相关。③发病后 5 年内出现球麻痹症状,表现为严重的发音困难、构音障碍或吞咽困难(需进食较软的食物,或通过鼻胃管、胃造瘘进食)。④发病后 5 年内出现吸气性呼吸功能障碍,即在白天或夜间出现吸气性喘鸣或者频繁的吸气性叹息。⑤发病后 5 年内出现严重的自主神经功能障碍,包括体位性低血压,即在站起后 3 分钟内,收缩压下降至少 30mmHg(1mmHg = 0.133kPa)或舒张压下降至少 20mmHg,并排除脱水、药物或其他可能解释自主神经功能障碍的疾病;发病后 5 年内出现严重的尿潴留或尿失禁(不包括女性长期存在的低容量压力性尿失禁),且不是简单的功能性尿失禁(如不能及时如厕)。对于男性患者,尿潴留必须不是由前列腺疾病所致,且伴发勃起障碍。⑥发病后 3 年内由于平衡障碍导致反复(>1 次/年)跌倒。⑦发病后 10 年内出现不成比例的颈部前倾或手足挛缩。⑧发病后 5 年内不出现任何一种常见的非运动症状,包括嗅觉减退、睡眠障碍(睡眠维持性失眠、日间过度嗜睡、快动眼期睡眠行为障碍)、自主神经功能障碍(便秘、日间尿急、症状性体位性低血压)、精神障碍(抑郁、焦虑、幻觉)。⑨出现其他原因不能解释的锥体束征。⑩起病或病程中表现为双侧对称性的帕金森综合征症状,没有任何侧别优势,且客观体检亦未观察到明显的侧别性。

5.鉴别诊断

(1)帕金森叠加综合征:此类疾病包括多系统萎缩(MSA)、进行性核上性麻痹(PSP)、皮质基底节变性(CBD)等。往往在疾病的早期即出现言语和步态障碍、姿势不稳,中轴肌张力明显高于四肢,无静止性震颤,突出的自主神经功能障碍,对左旋多巴无反应或疗效不持续。再结合各自的特点进行鉴别,如多系统萎缩常存在体位性低血压或伴有小脑体征;进行性核上性麻痹早期多有易跌倒的表现及垂直注视麻痹(尤其是下视困难)、颈部过伸;皮质基底节变性常表现为不对称性的局限性肌张力增高、肌阵挛、失用、异己肢现象。

(2)继发性帕金森综合征:患者有明确的病因,如药物、感染、中毒、脑卒中、外伤等,通过仔细地询问病史,再结合相应的实验室检查结果,一般容易与原发性帕金森病相鉴别。临床上以药物所致者最常见,特别是治疗精神病类药物。

(3)特发性震颤:患者隐袭起病,进展缓慢,震颤是唯一的临床症状,表现为姿势性震颤和动作性震颤,双侧肢体同时受累,情绪紧张时加重,静止时可减轻,且不伴有运动迟缓,查体肌张力正常,根据上述特点很容易鉴别。

(三)治疗

1.常用药物及用法

(1)复方左旋多巴制剂:内含左旋多巴及脱羧酶抑制药,是改善帕金森震颤、强直、运动迟缓等运动症状最有效的药物,但长期使用容易出现症状波动以及肌张力障碍等运动并发症。

①美多巴:每片 0.25mg,含 0.2mg 左旋多巴及 0.05mg 苄丝肼;一般从 0.0625mg 每日 3 次开始增加,逐渐滴定至运动症状得到满意改善,单次服药后有效改善时间一般在 3~4 小时,故需 3~4 次给药,年轻患者一般早期不应超过每日 0.5mg。

②息宁:每片 0.25mg,含 0.2mg 左旋多巴及 0.05mg 卡比多巴;国内目前仅有控释片,因其释放方式与美多巴不同,一般其生物利用度是美多巴的 2/3,替换时注意调整剂量。一般从 0.125mg 每日 2 次开始使用,由于其为控释片,一般药效可维持 5~6 小时,每次可仅服用 2 次,但注意其药物起效相对缓慢。

(2)多巴胺受体激动药:由于麦角类多巴胺激动药的心脏瓣膜及肺纤维化的不良反应,目前已不用于帕金森病的治疗。临床使用的均为非麦角类多巴胺激动药,主要作用于纹状体神经元的突触后的 D_2、D_3 受体,作用较左旋多巴弱。由于其不依赖多巴胺的作用,同时多为长效制剂,有利于持续多巴胺能刺激,可以预防和减少运动并发症的发生。多巴胺受体激动药共同的不良反应主要是日间嗜睡、精神症状、冲动控制障碍以及心脏的不良事件,因此高龄患者慎用。

①吡贝地尔:每片 50mg,100mg 吡贝地尔等于左旋多巴 100mg 作用强度。对突触后多巴胺 D_2、D_3 激动以及突触前的去甲肾上腺素 α_2 受体拮抗作用,因此除了改善震颤、强直、运动迟缓外,对步态障碍也有一定作用,有研究认为其可以改善患者的抑郁和认知功能障碍。一般从 50mg,每日 1 次开始服用,逐渐至每日 3 次,单药治疗时最大剂量为每日 250mg,联合左旋多巴治疗最大剂量为每日 150mg,其胃肠道反应相对较明显,开始服用前可予以多潘立酮等胃肠动力药对症处理。

②普拉克索:常规制剂每片 0.25mg 和每片 1mg,控释片每片 0.75mg,1mg 普拉克索等于左旋多巴 100mg 作用强度。对突触后多巴胺 D_2、D_3、D_4 受体有激动作用,因此除了改善震颤、强直、运动迟缓外,是目前对帕金森病合并抑郁最推荐的药物,一般从每日 0.125mg,每日 3 次开始服用,按周逐渐增加剂量,起效剂量为0.25mg 每日 3 次,一般日均推荐治疗剂量为每日 1.5~2.25mg,最大剂量为每日 4.5mg。

③罗匹尼罗:常规规格:0.25mg,0.5mg,1mg;缓释片每片 4mg,5mg 罗匹尼罗等于100mg 左旋多巴作用强度。对突触后多巴胺 D_2、D_3 受体有激动作用。常规制剂从 0.25mg,每日 3 次开始逐周滴定,最大剂量为每日 24mg,缓释片可每日服用一次。

(3)单胺氧化酶 B 抑制药:主要抑制突触前和突触旁的单胺氧化酶 B 受体,减少突触间多巴胺的代谢,同时也提高了突触间包括去甲肾上腺素以及五羟色胺的浓度。可改善帕金森患者较轻的肌强直和运动迟缓,对冻结步态较为有效,有研究认为其有一定神经修饰作用。但其不能与 5 羟色胺再摄取抑制药等药物合用,同时注意其对血压、睡眠以及认知的影响。超剂量时可抑制单胺氧化酶 A 受体造成更为严重的不良影响。

①司来吉兰:每片 5mg,10mg 司来吉兰等于 100mg 左旋多巴作用强度。一般从 2.5mg 早午或 5mg 早上服用开始,最大剂量为 5mg 早午或 10mg 早上服用。

②雷沙吉兰:片剂,0.5mg、1.0mg,2mg 雷沙吉兰等于 100mg 左旋多巴作用强度。一般 1mg 每日 1 次服用。

(4)儿茶酚胺-氧位-甲基转移酶抑制剂:由于托卡朋的肝损害已退出市场,目前仅有恩他卡朋。

恩他卡朋:每片 0.2mg,由于该药不能透过血脑屏障,因此必须与左旋多巴合用,减少左旋多巴在肠道的代谢,左旋多巴合用恩他卡朋等于增加 30% 的剂量作用强度,同时可以增加曲线下的多巴胺浓度,改善晚期帕金森患者的症状波动。但研究表明,恩他卡朋可能增加异动症,尤其剂峰异动的风险。

(5)促多巴释放剂:金刚烷胺,作用机制来源于 NMDA 受体拮抗和对 GABA 能神经元的作用。有弱的促多巴胺分泌作用。每片 0.1 剂量(0.1 剂量=100mg)左旋多巴作用强度。其对运动症状有较弱而全面的改善作用,同时对异动症有较好的改善。但注意其对睡眠、认知、精神症状的加重。一般每次 0.1 剂量每日 2 次,最多不超过每日 0.4 剂量,建议最后服药时间在下午 4 点前,以减少对睡眠的影响。

(6)抗胆碱药:苯海索(安坦)每片 2mg,主要对震颤有改善作用,但对强直以及运动迟缓无明显改善作用,由于其对老年人的认知、精神症状、睡眠、情绪以及青光眼、排尿障碍等不良作用,目前已较少用于一线治疗。

2.早期帕金森病的治疗

(1)神经修饰治疗:一旦诊断帕金森病,就应该开始神经修饰治疗,具体药物主要有 MAO-B 抑制药,其中雷沙吉兰 1mg 有较充足的阳性实验支持。包括多巴胺激动药、抗炎药物、抗氧化药物、清除自由基药物等可能也有一定神经修饰作用。

(2)早发型且不伴智能减退的患者的治疗:①非麦角类 DR 激动药;②MAO-B 抑制药司来吉兰,或加用维生素 E;③金刚烷胺;若震颤明显而其他抗 PD 药物效果不佳时,可选用抗胆碱能药;④复方左旋多巴+COMT 抑制药;⑤复方左旋多巴:一般在①、②、③方案治疗效果不佳时加用。

(3)晚发型和伴智能减退的患者的治疗:首选复方左旋多巴,必要时可加用 DR 激动药、MAO-B 抑制药或 COMT 抑制药。

3.中晚期帕金森病的治疗

(1)症状波动的治疗:症状波动包含了剂末恶化、开-关现象。

①剂末现象和突发关期的处理:可以选择左旋多巴与 DA 受体激动药合用;加用 COMT 抑制药或 MAO-B 抑制药;增加服用左旋多巴的次数,减少每次服药剂量;改用控释片(注意服药剂量需要增加 20%~30%);减少全天蛋白摄入量或重新分配蛋白饮食;在严重"关期"——皮下注射阿扑吗啡;也可以手术治疗。

②延迟"开"或无"开"反应的处理:加用 COMT 抑制药;增加左旋多巴剂量(易诱导运动障碍);空腹服用、减少蛋白摄入;提前半小时服用多潘立酮(吗丁啉)或西沙必利。

③冻结:冻结步态是帕金森患者运动不能的一个重要表现。部分患者对 MAO-B 抑制药

或去甲肾上腺素能药物屈昔多巴有一定改善作用,吡贝地尔由于也有去甲肾上腺素 α-2 受体的拮抗作用,文献中对部分患者也有改善,同时给予非药物(包括视觉引导、步态训练等方法)和抗焦虑药物可以有一定改善。

(2)异动症的治疗:异动症包括有剂峰异动、双相异动、关期肌张力障碍和关期痛性痉挛。

①剂峰异动的处理:首先考虑减少左旋多巴剂量,同时增加服用多巴胺的次数;可以合用 DA 受体激动约;有文献提示加用 COMT 抑制药的同时减少左旋多巴的剂量可以减少异动症的发现,但早期帕金森患者的研究却发现 COMT 抑制药有可能增加异动症发生的风险。停用控释片,避免累积效应。氯氮平由于其对多巴胺受体 D_1 受体的拮抗作用,也可用于异动症的治疗,但需要注意其对粒细胞的影响。

②双向异动症的处理:部分患者可以采取增加左旋多巴的服药次数或剂量(发病之初可能有效);最好停用控释片;左旋多巴水溶性制剂(剂初异动症);手术治疗包括 DBS 的治疗可以改善患者的双相异动症状。

③关期肌张力障碍的处理:晨起肌张力障碍可以在睡前加用控释片或长效 DA 受体激动药;也可以起床前服用左旋多巴标准片或水溶制剂。如果肌张力障碍出现在左旋多巴治疗后效果最显著时可以参照"剂峰运动障碍"治疗。

4.非运动症状的治疗

帕金森病的非运动症状主要包括感觉障碍、精神障碍、自主神经功能障碍和睡眠障碍等。

(1)抑郁与焦虑的治疗:目前帕金森病伴发抑郁的患者首选多巴胺激动药,如普拉克索。常有的抗抑郁药物中,三环类药物起效迅速,对睡眠改善明显,但有认知功能下降、体位性低血压以及心律失常等不良反应。在 SSRI 类药物中的西酞普兰、舍曲林、帕罗西汀有一定的证据可改善帕金森抑郁,但仍缺乏足够的证据。在 SNRI 药物中,文拉法辛可以改善帕金森病抑郁症状,同时不加重帕金森的运动症状。司来吉兰可以改善帕金森病抑郁症状,但注意该药带来的精神病性症状,同时司来吉兰不能与 SSRI 类药物合用。焦虑症状目前缺乏足够的循证医学证据,但一般伴随抑郁出现,因此抗抑郁药物治疗可以改善焦虑症状。对于中度焦虑,可以使用苯二氮䓬类药物,但要注意对认知功能的影响和平衡障碍增加跌倒的风险。

(2)精神障碍的治疗:首先需要甄别精神障碍是由抗帕金森药物诱发还是疾病本身导致。因此出现精神障碍后,首先进行药物的调整,根据诱发精神障碍的概率而调整的顺序如下:抗胆碱能药物＞金刚烷胺＞MAO-I(司来吉兰、雷沙吉兰)＞多巴胺受体激动药(普拉克索,罗匹尼罗)＞左旋多巴。如果采取上述方法后,效果不理想,则需要考虑疾病本身导致。针对幻觉与妄想,推荐使用氯氮平和喹硫平,前者作用较后者强,而且锥体外系不良反应出现概率更低,但需要注意粒细胞缺乏的出现,因此需要监测血常规。帕金森病伴发精神障碍,不推荐使用奥氮平以及经典的抗精神病药物,同时精神障碍往往提示认知功能的下降,因此可以予以改善认知药物治疗,具体治疗可以参照痴呆与认知功能减退的治疗。

(3)痴呆与认知减退的治疗:出现 PDD 的患者应停用抗胆碱能药物和金刚烷胺。调整药物方案可以参照精神障碍的药物调整顺序。药物治疗方面,抗胆碱酯酶抑制药的疗效较该类药物治疗 AD 的效果更佳,目前卡巴拉汀在多个临床研究中均有明显疗效,多奈哌齐也有研究认为可以用于 PDD 的治疗。胆碱酯酶抑制药可能会轻至中等程度增加震颤症状,但其他锥体外系症状无明显加重。另外一类改善认知的药物美金刚,目前也认为可以用于PDD的治疗。

(4)便秘的治疗:摄入足够的液体,纤维素以及适当的运动对减轻便秘有改善,同时使用乳果糖和大便软化剂有一定的作用;也可以使用番泻叶等中药制剂与多潘立酮、莫沙必利等胃肠蠕动药物。

(5)排尿障碍的治疗:治疗前要完善尿动力学检查,老年男性患者注意常被误诊为前列腺增生而行手术治疗。对于排尿障碍,首先应让患者形成定期排尿的习惯,同时尿频、尿急和急迫性尿失禁可以选用外周抗胆碱能药如奥昔布宁、托特罗定、溴丙胺太林和莨菪碱等,其中前两个药物较少出现中枢抗胆碱作用;而逼尿肌无反射者可以选用胆碱能制剂但需要注意其会加重PD运动症状。另外有米拉贝隆-β₃肾上腺素受体激动药也有报道可以使用。尿潴留可以选择间歇性清洁导尿。夜尿的增多主要和体位性低血压有关,因此改善PD患者睡眠以及睡前予以去氨加压素可以有效缓解PD患者夜尿,后者需要监测血钠。

(6)体位性低血压:首先确定和去除可能引起低血压的药物,同时增加盐和水的摄入,睡眠时采用头高足低位、弹力袜等。注意左旋多巴以及多巴胺激动药增加剂量的速度应足够的缓慢。不增加卧位血压的药物有多潘立酮、嗅吡斯的明。增加卧位高血压的药物有盐酸米多君、氟氢可的松、屈昔多巴。

(7)睡眠障碍:帕金森病的睡眠障碍类型非常多,患病率也非常高,需要根据不同类型进行针对性治疗。

①首先需要选择可逆的原因:与夜间PD运动症状相关,可加用左旋多巴控释片、长效DA受体激动药、COMT抑制药。若由异动症引起,睡前服用抗PD药减量;影响睡眠的药物,把握司来吉兰或金刚烷胺、胆碱能药物的用药时间、减量或停用。

②不宁腿的患者可以首选普拉克索、罗匹尼罗或普瑞巴林、加巴喷丁。另外复方左旋多巴、文拉法辛等抗抑郁药物对不宁腿的患者均有一定疗效,但长期的复方左旋多巴可能会使不宁腿的症状恶化。

③客观性失眠的PD患者,夜间复方左旋多巴证明可以有一定的改善,同时认知行为疗法是目前针对失眠的标准疗法;褪黑素和艾司佐匹克隆可以有一定程度的改善;低剂量的多塞平可以利用其抗组胺能的作用,在小型研究中有效,同时无抗胆碱能作用,对认知影响小。

④日间嗜睡与睡眠发作,要排除多巴胺能尤其多巴胺激动药引起的,但相对部分是疾病本身所致,而且与夜间睡眠质量无关;光线疗法、哌甲酯等药物并无明显作用;组胺H₃拮抗药替罗利特可以降低Epworth嗜睡量表评分4分;莫达非尼可以明显改善患者日间嗜睡,但其药物成本限制了进一步的使用;目前最安全和有效的方法是日间服用咖啡因。

⑤梦魇往往需要减少或停用睡前的抗PD药物,也可以小剂量予以氯氮平。

⑥快动眼期睡眠障碍目前最有效的药物是小剂量氯硝西泮,改善率可以达到90%,但需要注意嗜睡、摔倒和认知功能影响等不良反应;褪黑素有一些小规模研究也提示可以改善PD患者的RBD症状。

5.PD的手术治疗

目前手术主要选择DBS手术,神经核毁损手术仅能进行单侧的手术。

6.康复治疗

PD的康复治疗是重要的辅助治疗手段,包括特殊的训练和指导(语言、进食、行走等)、辅助工具的运用。根据患者不同的功能障碍进行健身操、太极拳、慢跑等运动;步态、平衡训练等长期坚持,可以改善运动功能,提高患者生活能力,延长药物的有效性。

二、肝豆状核变性

(一)流行病学

肝豆状核变性亦称 Wilson 病(WD),是一种常染色体隐性遗传性铜代谢病,在世界各地广泛存在。世界范围发病率约为 1/30000,致病基因携带者频率为 1/90,在亚洲一些国家,如中国、日本和韩国,发病率可能更高。该病起病隐匿,进行性发展,临床表现复杂多样,常易误诊。

(二)病因与发病机制

1993 年,WD 致病基因 ATP7B 被定位于 13q14.3,共有 21 个外显子,编码 P 型 ATP 酶,N 末端有 6 个铜结合位点,此酶参与铜跨膜转运的代谢过程。近年来,随着国内外学者对不同种族的 WD 患者进行广泛的基因突变研究,截至 2010 年底,已发现了 370 多种突变形式,以点突变为主,除了极少数的高频突变热点,大部分为低频散在分布;以复合杂合突变为主,纯合突变少见。不同种族人群的基因突变热点不同,His1069Gln 突变是高加索人群的热点突变,频率高达 10%～70%;Arg778Leu 突变是东亚人群的热点突变,频率达到 13%～38%。

由于 ATP7B 基因突变,其编码的 ATP7B 蛋白功能发生改变,导致血清铜蓝蛋白合成减少以及胆道排铜障碍,蓄积体内的铜离子在肝、脑、肾、骨关节及角膜等部位沉积,引发进行性加重的肝硬化、锥体外系症状和精神症状、肾功能损害、骨关节病及角膜色素环(K-F 环)等。铜蓝蛋白(CP)的前体并不结合铜,它在肝细胞内经内质网运输到高尔基体并与 ATP7B 的 6 个铜结合成为完整铜蓝蛋白,没有结合铜的前体蛋白分泌入血后即被迅速降解。ATP7B 基因突变导致 ATP7B 蛋白缺陷时,大量铜蓝蛋白前体无法与铜结合成为铜蓝蛋白。因此,绝大多数 WD 患者出现血清铜蓝蛋白降低。

(三)病理

神经系统的主要病理变化在豆状核与尾状核,大脑皮质、黑质、齿状核等处亦可累及。神经元变性和数目减少,星形胶质细胞显著增生,局部发生软化甚至形成空洞。肝通常缩小、质地坚硬、表面有结节,属大结节性肝硬化,红氨酸染色可见黑褐色铜颗粒沉着。脾可肿大充血。角膜后弹力层切片镜检可见到细小的金黄色铜颗粒。

(四)临床表现

本病多在 5～35 岁发病,但也有 3 岁以内及 65 岁以后才发病的患者。男女均可发病。主要表现如下:

1.肝症状

主要表现为肝功能异常、急慢性肝炎、肝硬化(代偿或失代偿)、脾大、腹水、暴发性肝衰竭(伴或不伴溶血性贫血)等肝损害症状。

2.神经症状和精神症状

①帕金森综合征:震颤、肌强直、运动迟缓等;②运动障碍:写字困难、扭转痉挛、手足徐动、舞蹈症状、姿势异常、步态异常、共济失调等;③口咽部肌张力障碍:流涎、讲话困难、声音低沉、吞咽障碍等;④精神症状:亢奋或淡漠、坐立不安、失眠、躁狂、抑郁、幻觉、妄想、打人骂人等。

3.角膜 K-F 环

双眼角膜缘可见到棕绿色环,7 岁以下患儿少见。

4.其他症状

血尿、蛋白尿等肾损害症状;关节酸痛、X 形腿或 O 形腿等骨关节病变;部分患者皮肤黝黑、出现不明原因的牙龈出血或皮肤出血点。

(五)实验室及辅助检查

1.铜代谢相关生化检查

(1)血清铜蓝蛋白(CP):正常为 200～500mg/L,患者＜200mg/L。血清 CP＜80mg/L 是诊断 WD 的强烈证据。WD 患者在妊娠期、接受雌激素治疗、同时患有类风湿关节炎等时,血清 CP 可能大于 200mg/L。而出生后至 2 岁的婴幼儿,20％的 WD 基因携带者以及慢性肝炎、重症肝炎、慢性严重消耗性疾病患者的血清 CP 亦可小于 200mg/L,在临床上需注意鉴别。

(2)24 小时尿铜:正常＜100μg,患者≥100μg。

(3)肝铜量:正常＜40～55μg/g(肝干重),患者＞250μg/g(肝干重)。

2.血尿常规

肝硬化伴脾功能亢进时其血常规可出现血小板、白细胞和(或)红细胞减少;尿常规镜下可见血尿、微量蛋白尿等。

3.肝检查

(1)肝功能:血清转氨酶、胆红素升高和(或)白蛋白降低。

(2)肝脏 B 超:常显示肝实质光点增粗甚至结节状改变。

(3)肝穿刺活检:早期表现为脂肪增生和炎症,后期为肝硬化改变。

4.脑影像学检查

MRI 比 CT 特异性高。颅脑 MRI 主要表现为豆状核(尤其壳核)、尾状核、中脑、脑桥、丘脑、小脑及额叶皮质 T_1 加权像低信号和 T_2 加权像高信号,壳核和尾状核在 T_2 加权像显示高低混杂信号,还可有不同程度的脑沟增宽、脑室扩大等。

(六)诊断

1.临床诊断要点

儿童青少年出现 X 形腿或 O 形腿以及突发的精神异常,体检发现不明原因的肝肾功能异常和脾功能亢进者,均应高度疑诊 WD,避免漏诊。临床诊断要点如:①神经精神症状;②肝病史或肝病症状;③血清铜蓝蛋白显著降低和(或)肝铜增高;24 小时尿铜增高;④角膜 K-F 环阳性;⑤阳性家族史。

符合①或②＋③＋④或⑤时均可确诊 WD;符合③＋④或⑤时可考虑症状前 WD。符合 5 条中任何 2 条,诊断为"可能 WD",需进一步追踪观察,建议进行下列基因检测,进一步明确诊断。

2.基因诊断

（1）间接基因诊断：在有先证者的情况下，可采用多态标记连锁分析对家系中其他成员进行间接基因诊断。

（2）直接基因诊断：对临床可疑但家系中无先证者的患者，应直接检测 ATP7B 基因突变进行基因诊断。我国 WD 患者的 ATP7B 基因有 3 个突变热点，即 R778L、P992L 和 T935M，占所有突变的 60% 左右，根据这 3 个热点可建立 PCR-限制性酶切分析和等位基因特异性 PCR 等简便快速的基因诊断方法。对未检出热点突变的可疑 WD 患者需进行 ATP7B 基因全长编码区及其侧翼序列的突变筛查。

3.症状前诊断

对 WD 的亲属尤其是同胞最好进行筛查，包括病史、体检、实验室检查，有条件者应尽可能进行基因诊断。如检查发现有类似 WD 的铜生化异常或角膜 K-F 环，即使没有明显的临床症状，也应进行症状前随访和相应的治疗。

（七）鉴别诊断

主要与下列疾病相鉴别：急慢性肝炎和肝硬化、扭转痉挛、舞蹈症、帕金森病、其他原因的精神异常、血小板减少性紫癜、溶血性贫血、类风湿关节炎、骨关节畸形及肾炎、肾病综合征等。

（八）治疗

治疗原则：早期治疗及症状前治疗，终身治疗，按患者的临床亚型及基因型给予个体化治疗，药物治疗过程中需定期检测各项指标。

1.饮食治疗

低铜饮食对 WD 患者至关重要，需终身给予低铜饮食。

（1）避免进食含铜量高的食物：各种动物的内脏和血；贝壳类（蛤蜊、蛏子、淡菜、河蚌）；软体动物（乌贼、鱿鱼、牡蛎）；螺类；虾蟹类；坚果类（花生、核桃、芝麻、莲子、板栗）；各种豆类及其制品；蕈类（香菇及其他菇类）；腊肉、鹅肉；燕麦、荞麦、小米、紫菜、蒜、芋头、山药、百合、猕猴桃；巧克力、可可、咖啡、茶叶；以及龙骨、牡蛎、蜈蚣、全蝎等中药。

（2）尽量少食含铜量较高的食物：鸭肉、马铃薯、全麦粉、糙米、黑米、海带、竹笋、芦荟、菠菜、茄子、香蕉、柠檬、荔枝、桂圆等。

（3）适宜的低铜食物：橄榄油、牛奶、鱼类、瓜果类、新鲜青菜、精白米、鸡肉、牛羊肉、苹果、桃子、梨、银耳、葱等。

（4）建议高氨基酸或高蛋白质饮食。

（5）勿用铜制的餐具及用具。

2.药物治疗

WD 的治疗目前仍然主要是药物治疗。药物治疗的目的是促进体内长期蓄积的大量铜离子排出体外，同时尽量减少外源性铜（主要指食物中的铜）吸收。急性病程的患者首次使用驱铜药后大多需要 3~6 个月，各受累器官的功能障碍才能渐渐恢复。国内治疗 WD 的药物仍然主要是青霉胺、DMPS、Na-DMS、DMSA 等驱铜药物及锌制剂等阻止铜吸收的药物。

（1）驱铜药物

①D-青霉胺（PCA）：PCA 是一种强效的带有巯基的金属络合剂，可络合铜、铁、汞、铅、砷

等重金属,减少了铜在体内多个器官的沉积,从而减轻对器官的损害。对确诊的 WD 患者即可开始用青霉胺治疗。

a.用法:先行青霉素皮试,阴性才可服用。因大部分患者在服用治疗量 PCA 的早期经常发生原有症状加重,故大多采用 125mg/d 甚至更低剂量开始,每 4 天递增 125~250mg,直至 24 小时尿铜较用药前增高 1 倍以上,总量一般不超过 2000mg/d。小儿剂量为 20~30mg/(kg·d)。青霉胺的维持量一般成年人为 750~1000mg/d;儿童为 600~800mg/d。服药时间至少在餐前 1 小时或于餐后 2 小时或睡前服,同时注意不要与锌剂或其他药物混服。急性且症状较重的患者最好持续用药半年甚至 1 年,待症状好转、24 小时尿铜量降至轻度增高(300~400μg),可考虑降低剂量或转为间歇服药,例如服 2 周停 2 周,或服 10 天停 10 天。

WD 患者妊娠期间最好只用锌剂治疗,如必须服用青霉胺量,则其剂量应不大于 1000mg/d。若须行剖宫产,应在妊娠最后 6 周到伤口完全愈合,青霉胺的用量不能超过 250mg/d。一般认为,服用青霉胺的妇女不宜哺乳。

b.不良反应比较大,主要有两方面:37%~50%患者在用药早期会发生短暂的神经症状加重,其中约 50%的患者加重的神经症状不可逆。因此,对具有严重神经症状的患者,尤其是肢体僵硬、痉挛或畸形的患者慎用或不用 PCA。服药早期有恶心、纳差、呕吐、皮疹、发热、淋巴结肿大、蛋白尿等。长期服药的不良反应有类风湿关节炎、红斑狼疮、重症肌无力、多发性肌炎等自身免疫性疾病,以及粒细胞缺乏和再生障碍性贫血等。据统计,10%~30%的患者因各种不良反应而不能耐受青霉胺。最严重的不良反应为过敏反应,多在用药后数日内出现高热和皮疹,应立即停药,偶有皮疹进展为剥脱性皮炎,应紧急处理。症状较轻者可采用抗过敏治疗,过敏症状消除后再从小剂量开始,同时口服小剂量泼尼松,采用这种脱敏治疗处理后,大多数患者可继续使用 PCA。PCA 的不良反应虽然较多较重,但其排铜效果确切,对 WD 的某些类型疗效好,且药源充足、价廉、使用方便,在我国目前仍作为治疗 WD 的首选药物之一。

②二巯丁二钠(Na-DMS)和二巯丁二酸胶囊(DMSA):这两种药物均具有两个-SH 基,在体内能与游离铜结合成毒性较小的硫醇化合物,从尿排泄。推荐用于有轻-中度肝损害症状和神经精神症状的 WD 患者,尤其 DMSA 可替代青霉胺过敏患者做长期口服维持;或与青霉胺交替服用,减轻青霉胺的长期服药不良反应及长期用药后的衰减作用。

a.用法:Na-DMS 常规用量为 1g 静脉注射(不宜静脉滴注),每日 2 次,连续注射 6 天为 1 个疗程,轻症患者一般用 8 个疗程;中至重患者多采用大剂量静冲击疗法,即第 1 天每次 1g,每 6 小时 1 次;第 2 天每次 1g,每 8 小时 1 次;第 3 天后每次 1g,每日 2 次,6 天为 1 个疗程。两疗程间休息 2~4 天,共注射 8~10 个疗程。儿童用量为每次 20mg/kg。此后可改为 DMSA 口服 0.75~1.0g,每日 2 次,儿童 70mg/(kg·d)分 2 次用,可长期维持治疗。

b.不良反应:胃肠道反应,如恶心、呕吐、腹胀、食欲减退、口臭等;过敏反应,主要表现发热、药疹等;牙龈、皮肤黏膜出血,主要为药物引致血小板减少所致。约 55%的患者治疗早期发生短暂的神经症状加重。

③二巯丙磺酸钠(DMPS):本药具有 2 个巯基,能将与酶系统已结合的金属离子夺出,结合成一种稳定和无毒的环状络合物,络合后自肾脏排出,解除金属离子对细胞酶系统的抑制作用。推荐用于有轻、中、重度肝损害症状和神经精神症状的 WD 患者。

a.用法:DMPS 1g 或 5mg/kg 溶于 5％葡萄糖溶液 500mL 中缓慢静脉滴注,每日 1 次,6 天为 1 个疗程,一般连续注射 6～10 个疗程。尿排铜量较高,平均较治疗前增高 3～4 倍以上,临床疗效显著。

b.不良反应:不良反应较少,早期可出现食欲减退及轻度恶心、呕吐;少数患者有头晕、头痛、乏力、全身酸痛、面色苍白、心悸等。部分病例发生皮疹、发热、结膜充血,牙龈和鼻黏膜出血、偶见剥脱性皮炎、过敏性休克等过敏反应。少数患者可产生外周血白细胞减少,个别引起粒细胞减少症。约 5％患者于治疗早期可发生短暂神经症状加重。

(2)阻止铜吸收的药物:主要是锌制剂,常用有葡萄糖酸锌、硫酸锌、醋酸锌和甘草锌等。锌剂对 WD 的疗效确切,不良反应少,药源较广且价廉,已成为治疗 WD 的首选药物之一。其缺点是起效较慢,一般 4～6 个月起效,严重病例不宜作为首选。锌制剂治疗 WD 的作用机制主要有①促进肠黏膜细胞内金属硫蛋白(MT)的合成,MT 对铜的亲和力大于锌,铜与 MT 结合后滞留在肠黏膜细胞内,随细胞的脱落经肠道排出体外;②竞争性抑制铜在肠道的吸收,使粪铜排出增加;③锌剂可以阻止脂质过氧化而增加体内的谷胱甘肽,逆转 WD 患者体内的氧化型与还原型谷胱甘肽的失衡。锌剂主要用于症状前患者、儿童不典型 WD 患者、妊娠患者、不能耐受青霉胺治疗者以及各型 WD 的维持治疗。

①用法:成年人的推荐剂量为 150mg/d(以锌元素计),分 3 次服;5 岁以下 50mg/d,分 2 次服;5～15 岁 75mg/d,分 3 次服。葡萄糖酸锌每片 70mg 相当于锌元素 10mg,硫酸锌 50mg 含锌元素 11.4mg。为避免食物影响锌的吸收,最好在餐前 1 小时或餐后 1 小时服药,尽量少食粗纤维以及含多量植物酸的食物,因可干扰锌的吸收。另外,锌制剂与驱铜药物的服药时间需间隔 2 小时。

②不良反应:锌剂不良反应较小,主要有胃肠道的刺激,如恶心、呕吐、上腹痛、腹泻;口唇及四肢麻木感;免疫功能降低;血清胆固醇紊乱等。硫酸锌口服偶有发生黑粪,血红蛋白及白细胞减少、前列腺增生等。锌剂对妊娠的影响较小,美国 FDA 对妊娠妇女使用醋酸锌的规定为 A 级,即已证实无风险。

3.对症治疗

(1)震颤:静止性且幅度较小的震颤,首选苯海索 1mg/次,每日 2 次开始,渐加至2mg/次,每日 3 次,如症状缓解不明显,可加用复方多巴类制剂。以意向性或姿势性震颤为主、尤其是粗大震颤者,首选氯硝西泮 0.5mg/次,每日 1 次或每日 2 次,逐渐加量,不超过 2mg/次,每日 3 次。

(2)肌张力障碍:轻者可单用苯海索,帕金森综合征者可用复方多巴制剂,从小剂量起,渐加至有效量;也可单用或合用多巴胺受体激动药,如吡贝地尔 50mg/次,每日 1～2 次。以扭转痉挛、强直或痉挛性斜颈为主者,除上述药物外,还可选用氯硝西泮等,也可选用巴氯芬 5mg/次,每日 2 次开始,可逐渐加至 10～20mg/次,每日 3 次;或乙哌立松 50mg/次,每日 3 次,儿童酌减。经上述治疗无效的局限性肌张力障碍并造成肢体畸形者可试用局部注射 A 型肉毒毒素。

(3)舞蹈样动作和手足徐动症:可选用氯硝西泮;对无明显肌张力增高者也可用小剂量氟哌啶醇,逐渐增量,合用苯海索。

（4）精神症状：可选用奋乃静或利培酮等，配用苯海索；对严重躁狂者可选用氯氮平或奥氮平；对淡漠、抑郁的患者可用抗抑郁药物。

（5）肝脏损害：绝大多数患者需长期护肝治疗。

（6）白细胞和血小板减少：给予升白细胞药物，仍不能纠正时应减用或停用 PCA，改用其他驱铜药物。如仍无效，可施行脾切除术。

（7）暴发性肝衰竭：迅速清除体内沉积的铜（血液透析、新鲜冷冻血浆进行血浆置换），尽快给予肝脏移植手术。

4.肝移植治疗

肝移植治疗的适应证为：①暴发性肝衰竭；②对络合剂无效的严重肝病者，如肝硬化失代偿期患者。对有严重神经或精神症状的患者因其损害已不可逆，不宜做肝移植治疗。

5.康复及心理治疗

经治疗后，多数 WD 患者症状减轻，病情稳定后正常上学或回到工作岗位。部分患者因肢体活动不够灵活，或行走步态异常，或语言障碍，或情绪障碍等，不愿与人交往，终日在家呆坐或看电视和玩电脑，这对疾病的康复非常不利。应鼓励和帮助患者以乐观精神主动积极参加各种活动，下地劳动或做家务，练习写字、朗读、唱歌、做手工等，进而学习用电脑读书和工作。实践证明经过康复锻炼的患者大多数能成为对社会有用的人才。

三、亨廷顿病

亨廷顿病（HD）又称亨廷顿舞蹈病，是一种成年人常见的常染色体显性遗传性疾病。1872 年美国医生 George Huntington 对此病的临床表现及遗传方式做了系统的描述，故得名。亨廷顿病起病隐袭，临床上主要表现为舞蹈症、痴呆和精神异常。其在世界范围内分布，可见于各种种族，尤其是白种人。在欧美，患病率为 4～8/10 万。

（一）病因及发病机制

亨廷顿病的致病基因 IT15 定位于 4p16.3，它是由多个三核苷酸重复序列 CAG 组成。正常人 CAG 的拷贝数一般在 11～34，而亨廷顿病患者拷贝数则异常增多，多在 37～86。拷贝数越多，发病年龄越早，临床症状越重。青少年亨廷顿病的拷贝数多在 55 以上。患者的后代中发病年龄有逐渐提前的倾向，称为早发现象，父系遗传的早发现象更明显些，这是因为三核苷酸重复序列在配子中不稳定，当传递给子代时，其数量往往会增多，而在精子中则更为突出。IT15 的基因产物为 huntingtin，是一种多聚谷氨酰胺多肽。多聚谷氨酰胺的异常增加导致了疾病的发生。

（二）病理生理

本病的病理改变主要位于纹状体和大脑皮质。大体标本显示纹状体和大脑皮质萎缩，尤以尾状核最明显。组织学检查可发现大脑皮质、尾状核、壳核神经元大量变性、丢失，伴胶质细胞增生。晚期纹状体神经细胞可完全被胶质细胞替代，此时舞蹈样症状消失，患者处于少动强直状态。亨廷顿病患者纹状体 γ-氨基丁酸及其合成酶明显减少，而多巴胺浓度正常或略增加。

(三)临床表现

本病的好发年龄为 35~50 岁,起病隐袭,缓慢进展。病程一般为 15 年,起病越早进展越快。此病为常染色体显性遗传,外显率完全,绝大多数患者有阳性家族史。

1.锥体外系症状

本病最具特征性的症状为舞蹈样不自主运动。早期可仅累及肢体的远端,表现为手指、足趾或面部小肌肉的不自主运动,如弹钢琴样动作、挤眉、扮鬼脸、持物易掉落。累及下肢可出现步态不稳如醉酒样步态。最终舞蹈样症状可累及全身的各个部分,并在清醒状态下持续存在。语言与吞咽功能逐渐受到影响以至于常出现呛咳。随着疾病进展,舞蹈样动作逐渐减轻,运动迟缓、肌强直等症状逐渐明显。

2.精神症状和痴呆

精神症状常在疾病的早期出现,且常先于运动症状。抑郁是最常见的精神症状。自杀多发生在症状出现的早期或自理能力逐渐减退阶段。此外,患者还可出现烦躁不安、易激惹、强迫观念、强迫行为、淡漠等精神异常的表现,甚至出现精神分裂症样的症状。早期表现为精神症状的患者随着舞蹈样动作和认知功能损害的出现才得以诊断。痴呆可出现在运动症状之前,也可出现在疾病的晚期。执行功能受损在 HD 痴呆中较为突出。

3.其他神经系统表现

多数患者有快速眼球运动受损。晚期患者可有痫性发作。20 岁以前起病者称为青少年亨廷顿病,首发症状多表现为行为异常和学习能力下降,运动症状多表现为少动强直和行动迟缓,癫痫发作常见。75% 以上的青少年 HD 系父系遗传。

(四)实验室检查

1.基因检测

CAG 重复序列拷贝数大于 40 即具有诊断价值。拷贝数 37~39 则可能外显率不完全或发病晚。

2.影像学检查

CT 或 MRI 显示大脑皮质和尾状核萎缩,脑室扩大。MRI T_2 像示壳核信号增强。PET ^{18} 氟-脱氧葡萄糖代谢检测显示尾状核、壳核代谢明显减低。

(五)诊断及鉴别诊断

1.诊断

根据隐袭起病、舞蹈样不自主运动、精神症状和痴呆,结合阳性家族史多可做出诊断。基因检测可进一步确诊此病。有条件的实验室可通过羊膜腔穿刺术进行产前诊断。

2.鉴别诊断

本病应与神经棘红细胞增多症、小舞蹈病、迟发性运动障碍、肝豆状核变性和老年性舞蹈病等相鉴别。

(六)治疗

随着基因诊断的开展,目前已可以发现临床前患者,但目前尚无预防和延缓疾病进展的治疗措施。因此,基因诊断应慎重。对于舞蹈样症状可选用多巴胺受体阻滞药如氟哌啶醇、奋乃静、硫必利等药物治疗,也可选用中枢多巴胺耗竭药丁苯那嗪。

(七)预后

本病病程一般 15 年,目前尚无法治愈。患者最终卧床,生活完全需要照料,最常见的死因是肺炎,其次是自杀。

四、小舞蹈病

小舞蹈病(CM)又称风湿性舞蹈病或 Sydenham 舞蹈病,由 Sydenham 首先描述,是风湿热在神经系统的常见表现。本病多见于儿童和青少年,其临床特征为不自主的舞蹈样动作、肌张力降低、肌力减弱、自主运动障碍和情绪改变。本病可自愈,但复发者并不少见。

(一)病因与发病机制

本病的发病与 A 型 β-溶血性链球菌感染有关,属自体免疫性疾病。约 30%的病例在风湿热发作或多发性关节炎后 2～3 个月发病,通常无近期咽痛或发热史,部分患者咽拭子培养 A 型溶血性链球菌阳性;血清可检出抗神经元抗体,与尾状核、丘脑底核等部位神经元抗原起反应,抗体滴度与本病的转归有关,提示可能与自身免疫反应有关。本病好发于青春期,女性多于男性,一些患者在怀孕或口服避孕药时复发,提示与内分泌改变也有关系。

(二)病理

病理改变主要是黑质、纹状体、丘脑底部及大脑皮质可逆性炎性改变和神经细胞弥漫性交性,神经元丧失和胶质细胞增生。有的病例可散见在动脉炎、栓塞性小梗死。90%的尸解病例可发现风湿性心脏病证据。

(三)临床表现

1.发病年龄及性别

发病年龄多在 5～15 岁,女多于男,男女之比约为 1∶2。

2.起病形式

大多数为亚急性或隐袭起病,少数可急性起病。大约 1/3 的病例舞蹈症状出现前 2～6 个月或更长的时间内有 β-溶血性链球菌感染史,曾有咽喉肿痛、发热、多关节炎、心肌炎、心内膜炎、心包炎、皮下风湿结节或紫癜等临床症状和体征。

3.早期症状

早期症状常不明显,不易被察觉。患儿表现为情绪不稳、焦虑不安、易激动、注意力分散、学习成绩下降、动作笨拙、步态不稳、手中物品时常坠落等。其后症状日趋明显,表现为舞蹈样动作和肌张力改变等。

4.舞蹈样动作

常常可急性或隐袭出现,常为双侧性,可不规则,变幻不定,突发骤止,约 20%患者可偏侧或甚至更为局限。在情绪紧张和做自主运动时加重,安静时减轻,睡眠时消失。其常在 2～4 周内加重,3～6 个月内自行缓解。

(1)面部最明显,表现挤眉、弄眼、噘嘴、吐舌、扮鬼脸等,变幻莫测。

(2)肢体表现为一种快速的不规则无目的的不自主运动,常起于一肢,逐渐累及一侧或对侧,上肢比下肢明显,上肢各关节交替伸直、屈曲、内收等动作,下肢步态颠簸、行走摇晃、易跌倒。

(3)躯干表现为脊柱不停地弯、伸或扭转,呼吸也可变得不规则。

(4)头颈部的舞蹈样动作表现为摇头耸肩或头部左右扭转。伸舌时很难维持,舌部不停地扭动,软腭或其他咽肌的不自主运动可致构音、吞咽障碍。

5.体征

(1)肌张力及肌力减退,膝反射常减弱或消失。肢体软弱无力,与舞蹈样动作、共济失调一起构成小舞蹈病的一联征。

(2)旋前肌征:由于肌张力和肌力减退导致当患者举臂过头时,手掌旋前。

(3)舞蹈病手姿:当手臂前伸时,因张力过低而呈腕屈、掌指关节过伸,伴手指弹钢琴样小幅舞动。

(4)挤奶妇手法,或称盈亏征:若令患者紧握检查者第 2、第 3 手指时,检查者能感到患者的手时紧时松,握力不均,时大时小。

(5)约 1/3 患者会有心脏病征,包括风湿性心肌炎、二尖瓣回流或主动脉瓣关闭不全。

6.精神症状

可有失眠、躁动、不安、精神错乱、幻觉、妄想等精神症状,称为躁狂性舞蹈病。有些病例精神症状可与躯体症状同样显著,以致呈现舞蹈性精神病。随着舞蹈样动作消除,精神症状很快缓解。

(四)辅助检查

1.血清学检查

白细胞增加,血沉加快,C 反应蛋白效价提高,黏蛋白增多,抗链球菌溶血素"0"滴度增加;由于小舞蹈病多发生在链球菌感染后 2~3 个月,甚至 6~8 个月,故不少患者发生舞蹈样动作时链球菌血清学检查常为阴性。

2.咽拭培养

检查可见 A 型溶血型链球菌。

3.脑电图

无特异性,常为轻度弥漫性慢活动。

4.影像学检查

部分患者头部 CT 可见尾状核区低密度灶及水肿,MRI 显示尾状核、壳核、苍白球增大,T_2 加权像显示信号增强,PET 可见纹状体呈高代谢改变,但症状减轻或消失后可恢复正常。

(五)诊断

凡学龄期儿童有风湿病史和典型舞蹈样症状,结合实验室及影像学检查通常可以诊断。

(六)鉴别诊断

见表 5-10-1。

表 5-10-1　常见舞蹈病鉴别要点

	小舞蹈病	亨廷顿病	肝豆状核变性	偏侧舞蹈症
病因	风湿性	常染色体显性遗传	遗传性铜代谢障碍	脑卒中、脑瘤
发病年龄	大多数为 5~15 岁	30 岁以后	儿童、青少年	成年

	小舞蹈病	亨廷顿病	肝豆状核变性	偏侧舞蹈症
临床特征	全身或偏侧不规则舞蹈,动作快 肌张力低、肌力减退 情绪不稳定,性格改变 可有心脏受损征象	全身舞蹈、手足徐动、动作较慢 进行性痴呆	偏侧舞蹈样运动 角膜 K-F 色素环 精神障碍 肝脏受损征	有不完全偏瘫
治疗	抗链球菌感染(青霉素) 肾上腺皮质激素 氟哌啶醇、氯丙嗪、苯巴比妥	氯丙嗪、氟哌啶醇	排铜 D-青霉胺口服 口服硫酸锌减少铜吸收	治疗原发病 对症用氟哌啶醇

(七)治疗

1.一般处理

急性期应卧床休息,保持环境安静,避免强光或其他刺激,给予足够的营养支持。

2.病因治疗

确诊本病后,无论病症轻重,均应使用青霉素或其他有效抗生素治疗,10～14 天为一疗程;同时给予水杨酸钠或泼尼松,症状消失后再逐渐减量至停药,目的是最大限度地防止或减少本病复发,并控制心肌炎、心瓣膜病的发生。

(1)抗生素。青霉素:首选 40 万～80 万 U,每日 1～2 次,2 周一疗程,也可用红霉素、头孢菌素类药物治疗。

(2)阿司匹林:0.1～1.0g,每日 4 次,小儿按 0.1g/kg 计算,症状控制后减量,维持 6～12 周。

(3)激素:风湿热症状明显时,泼尼松每日 10～30mg,分 3～4 次口服。

3.对症治疗

(1)首选氟哌啶醇 0.5mg 开始,每日口服 2～3 次,以后逐渐加量。

(2)氯丙嗪:12.5～50mg,每日 2～3 次。

(3)苯巴比妥:0.015～0.03g,每日 2～4 次。

(4)地西泮:2.5～5mg,每日 2～4 次。

(八)预后

本病预后良好,可完全恢复而无任何后遗症状,大约 20% 的病例死于心脏并发症,35% 的病例数月或数年后复发。个别病例舞蹈症状持续终生。

五、肌张力障碍

肌张力障碍是一种主动肌和拮抗药的不协调,且持续而间歇收缩导致的重复的以不自主运动和异常姿势为特征的一组综合征。其发病率在运动障碍疾病中仅次于帕金森病。

(一)病因和发病机制

1.病因

根据病因可分为原发性、继发性;另外还有肌张力叠加综合征、遗传变性疾病伴发的肌张力障碍。原发性肌张力障碍多为散发,少数有家族史,呈常染色体显性或隐性遗传,目前已发现 DYT1～DYT15 至少 15 种涉及肌张力障碍的基因分型,最多见于 7～15 岁儿童或少年。继发性(症状性)肌张力障碍指有明确病因的肌张力障碍,病变部位包括纹状体、丘脑、蓝斑、脑干网状结构等处,见于感染(脑炎后)、变性病(肝豆状核变性、苍白球黑质红核变性、进行性核上性麻痹、家族性基底节钙化)、中毒、代谢障碍、脑血管病、外伤、肿瘤、药物等。

2.发病机制

肌张力障碍的特征就是主动肌与拮抗肌同时持续收缩。目前其发病机制认为存在两种病理生理学的异常:感觉运动皮质系统的抑制通路中多个环节的兴奋性下降;脑干、脊髓感觉运动回路神经联系的可塑性升高。生化发现脑内多处去甲肾上腺素、多巴胺、5-羟色胺神经递质异常改变,尤其是去甲肾上腺素在基底节区多个核团明显增加,但无法证实这种改变是否与肌张力障碍有关。

(二)诊断与鉴别诊断

1.临床表现

依据肌张力障碍的发生部位,可分为:局灶型,即单一部位肌群受累,如眼睑痉挛、书写痉挛、痉挛性构音障碍、痉挛性斜颈等;节段型,两个或两个以上相邻部位肌群受累,如 Meige 综合征(眼、口和下颌),一侧上肢加颈部,双侧下肢等;多灶型、偏身型、全身型。

(1)局灶型肌张力障碍

①眼睑痉挛:好发于 45～65 岁中老年人,女性多于男性,主要表现为过度瞬目,双眼轮匝肌不自主收缩造成间歇或持续性瞬目,严重者不能睁眼。疲劳、情绪激动、开车、强光刺激均可加重发作;部分患者可缓解;也有患者发展为节段性肌张力障碍或合并出现其他运动障碍疾病。

②痉挛性斜颈:1652 年由荷兰医生 Tulpius 首先提出,多见于 30～50 岁,也可见于儿童或老年人,男女比例为 1:2。因以胸锁乳突肌、斜方肌为主的颈部肌群阵发性不自主收缩,引起头向一侧扭转或痉挛性倾斜。早期表现为周期性头向一侧转动或前倾、后仰,后期头部常固定于某一异常姿势。受累肌肉常有痛感,亦可见肌肉肥大,可因情绪激动而加重,手托下颌、面部或枕部时减轻,睡眠时消失。

③书写痉挛和其他职业性痉挛:指在执行书写、弹钢琴、打字等职业动作时手和前臂出现的肌张力障碍和异常姿势,患者常不得不用另一只手替代,而做与此无关的动作时则为正常。表现为书写时手臂僵硬,握笔如握匕首,肘部不自主地向外弓形抬起,腕和手弯曲,手掌面向侧面,笔和纸几乎成平行。

(2)节段型肌张力障碍

Meige 综合征:于 1910 年由法国医生 Henry Meige 首先描述,主要表现为眼睑痉挛和口-下颌肌张力障碍,可分为三型:眼睑痉挛、眼睑痉挛合并口-下颌肌张力障碍、口-下颌肌张力障碍。临床主要累及眼肌和口、下颌部肌肉,眼肌受累表现为眼睑刺激感、瞬目频率增加并出现眼睑痉挛。口-下颌痉挛发作表现口周异常的多动,包括噘嘴、缩唇、口角抽动、张口咬牙等,发作时可伴有发音障碍。

（3）全身型肌张力障碍

①扭转痉挛：于 1911 年由 Oppenheim H 命名，是指全身性扭转性肌张力障碍，又称为畸形性肌张力障碍，临床上以四肢、躯干甚至全身的剧烈而不随意的扭转运动和姿势异常为特征。按病因可分为原发性和继发性两型。各年龄均可发病。儿童期起病者多有阳性家族史，症状常从一侧或两侧下肢开始，逐渐进展至广泛的不自主的扭转运动和姿势异常，导致严重的功能障碍。成年起病者多为散发，症状常从上肢或躯干开始，大约 20% 的患者最终可发展成全身性肌张力障碍，一般不会严重致残。

早期表现为一侧或两侧的下肢的轻度运动障碍，足呈内翻趾屈，行走时足跟不能着地，随后躯干和四肢发生不自主的扭转运动。最具特征性的是以躯干为轴的扭转或螺旋样运动。常引起脊柱前凸、侧凸和骨盆倾斜。

在常染色体显性遗传者的家族成员中，可有多个同病成员或有多种顿挫型局限性症状，如眼睑痉挛、斜颈、书写痉挛、脊柱侧弯等症状，且多自上肢开始，可长期局限于起病部位，即使进展成全身型，症状亦较轻微。

②手足徐动症：也称指痉症或易变性痉挛，是肢体远端为主的缓慢弯曲的蠕动样不自主运动，极缓慢的手足徐动导致姿势异常颇与扭转痉挛相似，后者主要侵犯肢体近端、颈肌和躯干肌，典型表现为躯干为轴扭转。

（4）肌张力叠加综合征

①多巴反应性肌张力障碍：又称伴有明显昼间波动的遗传性肌张力障碍或称 Segawas 病，由 Segawas 首先报道。本病多于儿童期发病，女性多见，男女之比1：（2～4）。缓慢起病，常首发于下肢，表现为上肢或下肢的肌张力障碍和异常姿势或步态，步态表现为腿强直、足屈曲或外翻，严重者可累及颈部。

②发作性运动障碍：表现为突然出现且反复发作的运动障碍（可有肌张力障碍型或舞蹈手足徐动型），发作间期正常。Demirkiran 根据病因、诱因因素、临床症状、发作时间将发作性运动障碍分 4 类，即 a.发作性运动诱发性运动障碍（PKD，DYT9）：突然从静止到运动或改变运动形式诱发。b.发作性过度运动诱发性运动障碍（PED）：在长时间运动后发生，如跑步、游泳等。c.发作性非运动诱发性运动障碍（PNKD，DYT8）：自发发生，或可因饮用酒、茶、咖啡或饥饿、疲劳等诱发。d.睡眠诱发性发作性运动障碍（PHD）：在睡眠中发生。

2.辅助检查

（1）血细胞涂片：排除神经-棘红细胞增多症。

（2）代谢筛查：排除遗传性代谢疾病。

（3）铜代谢测定及裂隙灯检查：排除 Wilson 病。

（4）影像学检查：头颅 CT 或 MRI 以排除脑器质性损害；颈部 MRI 以排除脊髓病变所致的肌张力障碍。

（5）基因检测：有条件的患者可进行基因突变检测。

3.诊断要点

根据病史、不自主运动和（或）异常姿势的特征性表现和部位等，症状诊断通常不难。在明确肌张力障碍诊断后要尽力寻找病因,区别原发性还是继发性。

4.鉴别诊断

(1)迟发性运动障碍:是由抗精神病药物诱发的刻板重复的持久的异常不自主运动,运动障碍发生于患者服药中或停药后 3 个月内,特征为节律性刻板重复的异常不自主运动。

(2)僵人综合征:发作性躯干肌和四肢近端肌紧张、僵硬和强直,而面肌和肢体远端肌常不受累,僵硬可明显限制患者主动运动,且常伴有疼痛。

(3)舞蹈症:舞蹈症的不自主运动速度快、运动模式变幻莫测、无持续性姿势异常,并伴有肌张力降低。扭转痉挛的不自主运动速度慢、运动模式相对固定、有持续性姿势异常,并伴肌张力增高。

(4)先天性斜颈:起病年龄小,可因胸锁乳突肌血肿后纤维化、短颈畸形、颈椎阙如或融合等先天性脊柱异常等所致。

(5)面肌痉挛:表现为一侧面部不自主抽搐,呈阵发性且不规则,程度不等,可因疲劳、精神紧张及自主运动等加重。起病多从眼轮匝肌开始,然后涉及整个面部。

(三)治疗

目前治疗分三种:有药物、局部注射 A 型肉毒素和外科治疗。

1.药物治疗

(1)抗胆碱能药:可给予耐受的最大剂量苯海索每日 20～30mg,分 3～4 次口服,可能控制症状。

(2)苯二氮䓬类:地西泮、硝西泮或氯硝西泮,部分患者有效。

(3)对抗多巴胺功能的药物:氟哌啶醇、吩噻嗪类或丁苯那嗪可能有效,但达到有效剂量可能诱发轻度帕金森综合征。

(4)左旋多巴:对一种特发性扭转痉挛变异型有戏剧性效果。

(5)巴氯芬和卡马西平也可能有效。

2.A 型肉毒毒素

局部注射疗效较佳,注射部位选择痉挛最严重的肌肉或肌电图显示明显异常放电的肌群,如痉挛性斜颈可选择胸锁乳突肌、颈夹肌、斜方肌等三对肌肉中的四块做多点注射;眼睑痉挛和口下颌肌张力障碍分别选择眼裂周围皮下和口轮匝肌多点注射;书写痉挛注射受累肌肉有时有帮助。剂量应个体化,疗效维持 3～6 个月,重复注射有效。

3.手术治疗

对严重痉挛性斜颈患者可行副神经和上颈段神经根切断术,某部分病例可缓解症状,但可复发。脑深部电刺激术是一种安全、有效的治疗方法,主要用于保守治疗无法获得充分缓解的原发性全身性或节段性肌张力障碍、复杂性颈部肌张力障碍和迟发性肌张力障碍的治疗。

4.重复经颅磁刺激(rTMS)

近年新兴的一种新型物理治疗方法,研究显示,重复经颅磁刺激可使书写痉挛和部分局灶性肌张力障碍临床症状得以改善。

第十一节 痴呆

一、阿尔茨海默病

阿尔茨海默病(AD)是以退行性认知功能障碍和行为损害为特征的神经系统变性疾病。AD 是老年期痴呆的最常见类型,约占总数的 50% 以上。β 淀粉样蛋白(Aβ)过度沉积导致老年炎性斑形成,Tau 蛋白过度磷酸化导致神经元纤维缠结,以及伴有大量神经元丧失是 AD 的主要特征性组织病理改变。

AD 分为家族性 AD(FAD)和散发性 AD(SAD)。FAD 呈常染色体显性遗传,多发生于 65 岁以前,淀粉样前体蛋白(APP)基因、早老素 1(PS1)基因及早老素 2(PS2)基因突变为其病因。AD 大多数为 SAD,载脂蛋白 E(APOE)基因与其密切相关。神经递质紊乱、炎性介质损害及氧化应激等,也可能参与了其发病过程。但 AD 确切的病因及发病机制仍在不断探索中。

(一)诊断标准

至今,AD 的诊断标准已出台若干种。临床诊断主要依据患者的临床症状、神经心理学检查和辅助检查来综合诊断,同时务必要与其他类型痴呆相鉴别;而 AD 的最终确诊仍然有赖于病理学结果。

目前,以下两种诊断标准应用较为广泛,分别来自《美国精神障碍诊断统计手册》(第四版)和 1984 年美国国立神经病语言障碍卒中研究所和阿尔茨海默病及相关疾病学会,现分别介绍如下:

1.DSM-IV 中的 AD 的诊断标准

(1)进展性多个认知功能缺失,包括以下 2 项:

①记忆障碍,包括学习新知识和回忆旧知识均有障碍。

②一个或数个下列功能障碍,如失语、失用、失认,以及执行功能(计划、组织、排序、抽象思维概括)障碍。

(2)以上认知功能障碍导致患者社会活动和职业工作能力明显减退,不能胜任以往工作。

(3)认知功能丧失为逐渐起病,并缓慢持续进展。

(4)认知缺陷,并非由于下列原因导致。

①中枢神经系统疾病(脑血管病、帕金森病、亨廷顿病、慢性硬膜下血肿、正常颅压性脑积水、脑肿瘤等)。

②系统性疾病(甲状腺功能减退、维生素 B_{12} 缺乏、叶酸缺乏、烟酸缺乏、高钾血症、神经梅毒和 HIV 感染等)。

③活性物质所致痴呆。

(5)这些缺陷并非由于谵妄所致。

(6)不能由其他精神疾病解释(如抑郁症、精神分裂症等)。

2.1984 年 NINCDS-ADRDA 中很可能的 AD 的诊断标准

(1)诊断标准

①痴呆:临床检查和认知量表测查确定有痴呆。

②2 个或 2 个以上认知功能障碍,且进行性恶化。

③无意识障碍。

④40～90 岁起病,多在 65 岁以后。

⑤排除其他引起进行性记忆和认知功能损害的系统性疾病和脑部疾病。

(2)支持标准

①特殊性认知功能进行性损害,如言语(失语症)、运动技能(失用症)、知觉(失认症)等。

②日常生活功能损害或行为方式的改变。

③家族中有类似家族史,特别是有神经病理学或实验室证据者。

④实验室检查腰穿压力正常;脑电图正常或无特殊性的改变如慢波增加;CT 或 MRI 证实有脑萎缩,且随诊检查有进行性加重。

(3)排除标准

①突然起病或卒中样发作。

②早期有局灶性神经系统体征,如偏瘫、感觉丧失、视野缺损、共济失调。

③起病或疾病早期有癫痫发作或步态异常。

3.NINCDS-ADRDA 的 AD 诊断标准

广泛应用长达 27 年之后,国立老年化研究所(NIA)和阿尔茨海默病协会在 2011 年提出对 AD 诊断和科研标准修正的推荐意见。

越来越多的研究显示,AD 的发生发展是一个连续的过程,经历了无症状的 AD 型痴呆临床前期、有症状的 AD 型痴呆前期、AD 痴呆期。针对每个阶段分别提出了一套诊断标准,且把生物标志物融入其中,这是新标准较 1984 年版本的两大区别。AD 和 AD 型 MCI 的核心临床诊断标准旨在临床背景下指导诊断,而 AD 临床前期的诊断标准主要用于科研,目前暂无临床意义。无论哪一个标准,鉴于目前生物标志物应用上的限制,仍需大量研究和临床的工作来不断完善和证明其有效性和实用性。

(二)治疗原则

尽管关于 AD 的病因及发病机制存在很多假说,至今临床上仍没有非常有效的药物通过遏制 AD 的病理改变而达到治疗目的。

根据 AD 病理特点,Aβ 在细胞外沉积,从而对细胞造成毒性,导致患者脑功能障碍。海马和皮层等处胆碱能神经元功能受损被认为是患者记忆和认知障碍的主要原因,因此减少 Aβ 的沉积/生成或者促进其清除已成为 AD 治疗的重要策略之一,如 γ 分泌酶、β 分泌酶抑制剂或调节剂。针对 Tau 蛋白磷酸化,以及超磷酸化的 Tau 蛋白易于与微管解离,使微管稳定性降低,Tau 蛋白相应的激酶抑制剂和微管稳定剂也可能是今后治疗 AD 的着眼点。

由于 AD 是一个持续进展的神经退行性疾病,目前治疗主要是延缓病程,改善症状。

1.改善认知功能

(1)胆碱酯酶(AchE)抑制剂:AD 的临床表现与中枢神经系统乙酰胆碱能神经元的功能障碍有关,认知功能相关区域,如海马、颞叶、顶叶、额叶皮质及 AD 病理部位均发现有胆碱乙酰转移酶活性及乙酰胆碱浓度降低。相关区域的乙酰胆碱水平下降造成学习、记忆等认知功能衰退。而 AchE 能够降解乙酰胆碱。所以 AchE 抑制剂可通过抑制 Ach 的降解,恢复体内 Ach 水平,改善患者的记忆力和认知功能。

多奈哌齐、利斯的明、加兰他敏、石杉碱甲等,是目前应用最为广泛的治疗轻中度 AD 的药物。多奈哌齐还可用于重度患者。

(2)N-甲基-D-天冬氨酸(NMDA)受体拮抗剂:NMDA 受体激活后引起的兴奋性毒性是 AD 的重要发病机制之一;美金刚是 NMDA 受体的非竞争性拮抗剂,具有调节谷氨酸活性的作用,可抑制 NMDA 受体介导的兴奋性毒性阻止 AD 的发展。其用于治疗中重度 AD 患者。

(3)其他:脑代谢赋活剂,如吡拉西坦、茴拉西坦和奥拉西坦;脑微循环改善药物,如麦角生物碱类制剂;钙离子拮抗剂,如尼莫地平等;抗氧化剂,如维生素 E 等。

(4)联合应用:单纯使用一种药物对某些患者的治疗作用有限,这时可考虑不同种类药物联合应用。有报道,美金刚对既往曾服用过胆碱酯酶抑制剂的患者疗效显著,且能降低胆碱酯酶抑制剂的不良反应,所以通常联合应用这两种药物。

2.控制精神行为症状

AD 患者在疾病发展过程中,可能出现一些精神症状,如幻觉、妄想、抑郁、睡眠紊乱等,这时可给予相应对症药物。用药原则:低剂量起始,缓慢增量,增量间隔时间稍长,尽量使用最小有效剂量,治疗个体化,注意药物间的相互作用。

(1)抗精神病药物:常用不典型抗精神病药物,如利培酮、奥氮平、思瑞康等。

(2)抗抑郁药物:常用选择性 5-HT 再摄取抑制剂(SSRIs),如氟西汀、帕罗西汀、西酞普兰、舍曲林等。

(3)改善睡眠药物:常选用不良反应小、略有催眠作用及肌松作用的弱安定剂。

3.对症支持治疗

重度 AD 患者自身生活能力严重减退,常导致营养不良、肺部感染、泌尿系感染、压疮等并发症,应加强对症支持处理。

4.心理社会治疗

鼓励患者尽可能地参与各种社会活动,处理自己的日常生活;提供职业训练、音乐治疗和群体治疗等;加强护理和防范措施,如调整环境,防止摔伤、自伤、外出不归等意外。

二、额颞叶痴呆

额颞叶痴呆(FTD),病理上称之为额颞叶变性(FTLD),是一组以进行性精神行为异常、执行功能障碍和语言损害为主要特征的痴呆症候群,其病理特征为选择性的额叶和(或)颞叶进行性萎缩。其在临床、病理和遗传方面具有异质性。FTLD 是早发型痴呆的主要原因之一,在由神经变性导致的痴呆中,FTLD 为第 3 位原因,仅次于阿尔茨海默病(AD)和路易体痴呆。男性和女性的 FTLD 患病率相当。临床上分为 3 种类型:行为异常型额颞叶痴呆(bvFTD)、进行性非流利性失语(PNFA)、语义性痴呆(SD)。其中 SD 和 PNFA 可归为原发性进行性失语(PPA)。

(一)病因和发病机制

额颞叶痴呆的病因及发病机制目前仍不清楚,可能是神经元胞体特发性退行变,或轴索损伤继发胞体变化。其表现为特征性局限性额颞叶萎缩,杏仁核、海马、黑质和基底节均可受累。

(二)诊断与鉴别诊断

1.临床表现

临床上表现为明显的人格、行为改变和言语障碍,可以合并有帕金森综合征和运动神经元病的表现。

(1)行为异常型额颞叶痴呆(bvFTD):是一种以人格、社会行为和认知功能进行性恶化为特征的临床综合征,约占 FTLD 的 50%,也是 FTLD 中病理异质性最强、遗传性最强的业型。临床表现为进行性加重的行为异常,人际沟通能力和(或)执行能力下降,伴情感反应缺失、自主神经功能减退等。其中,行为异常最为显著,包括去抑制行为、动力缺失、强迫性行为、仪式性行为、刻板运动和口欲亢进等。bvFTD 的表现型变化多样,不同患者的临床表现差异较大。

(2)进行性非流利性失语(PNFA):PNFA 也称非流畅性/语法错乱性变异型 PPA,患者表现为进行性非流畅性自发语言障碍,包括以语法词使用不正确或省略为特征的语法障碍,以发音为基础的语音障碍和命名性失语。病理表现多为左半球大脑前外侧裂周围的皮质萎缩(前部型)。70% 的 PNFA 与 FTDTAU 病理型显著相关。

(3)语义性痴呆(SD):也称语义变异型 PPA,是一种临床表现较为一致的综合征。其典型表现为进行性流畅性失语,患者呈现严重的失命名,对口语和书写的单词理解受损,言语流畅但内容空洞,缺乏词汇,伴表层失读(可以按照发音来读词,但不能阅读拼写不规则的词)和失写。重症和晚期患者出现视觉信息处理能力受损(人面失认症和物体失认症),可出现更广泛的非语言功能受损。SD 的发病机制与选择性、非对称性颞叶前下部萎缩有关,多以左侧优势半球颞叶受累为主(左侧型),而表现为非语言性语义缺陷的患者则以右侧优势半球颞叶受累为主。右侧型 SD 较左侧型 SD 少见,患者主要表现为情景记忆受损,迷路和行为异常如人格改变、移情丧失和强迫行为,其语言缺陷较为少见,语义记忆缺损也限于人物、味道或食物,如人面失认症。发病 3 年以上的 SD 患者,左侧和右侧型的临床症状逐渐开始重叠:左侧型患者开始出现行为症状,右侧型患者也会出现广泛性语义和语言障碍。SD 主要与 FTLD-TDP 病理型相关,75% 的患者 TDP-43 蛋白为阳性,少数患者也可有其他病理学表现,如 tau 蛋白病变。

2.辅助检查

(1)神经心理学测验:临床痴呆评定量表或功能性活动问卷评分,证实生活或社会功能受损。

(2)影像学检查:CT 或 MRI 显示额叶和(或)前颞叶萎缩,PET 或 SPECT 显示额叶和(或)前颞叶低灌注或低代谢。

3.诊断要点

由于 FTD 各个亚型的临床表现存在很大的差异,各亚行的诊断标准不同。

(1)行为异常型额颞叶痴呆(bvFTD)的诊断主要根据 Rascowsky 等修订的国际诊断标准。

①神经系统退行性病变必须存在行为和(或)认知功能进行性恶化才符合 hvFTD 的标准。

②疑似 bvFTD 必须存在以下行为/认知表现 a~f 中的至少 3 项,且为持续性或复发性,而非单一或罕见事件。

a.早期去抑制行为(至少存在下列症状中的 1 个):不恰当的社会行为;缺乏礼仪或社会尊严感缺失;冲动鲁莽或粗心大意。

b.早期出现冷漠和(或)迟钝。

c.早期出现缺乏同情/移情(至少存在下列症状中的 1 个):对他人的需求和感觉缺乏反应;缺乏兴趣、人际关系或个人情感。

d.早期出现持续性/强迫性/刻板性行为(至少存在下列症状中的 1 个):简单重复的动作;复杂强迫性/刻板性行为;刻板语言。

e.口欲亢进和饮食习惯改变(至少存在下列症状中的 1 个):饮食好恶改变;饮食过量,烟酒摄入量增加;异食癖。

f.神经心理表现:执行障碍合并相对较轻的记忆及视觉功能障碍(至少存在下列症状中的 1 个):执行功能障碍;相对较轻的情景记忆障碍;相对较轻的视觉功能障碍。

③可能为 bvFTD:必须存在下列所有症状才符合标准。

a.符合疑似 bvFTD 的标准。

b.生活或社会功能受损(照料者证据,或临床痴呆评定量表或功能性活动问卷评分的证据)。

c.影像学表现符合 bvFTD[至少存在下列症状中的 1 个:CT 或 MRI 显示额叶和(或)前颞叶萎缩;PET 或 SPECT 显示额叶和(或)前颞叶低灌注或低代谢]。

d.病理确诊为 bvFTD:必须存在下列ⓐ标准与ⓑ或ⓒ标准中的 1 项。

ⓐ符合疑似 bvFTD 或可能的 bvFTD。

ⓑ活体组织检查或尸体组织检查有额颞叶变性的组织病理学证据。

ⓒ存在已知的致病基因突变。

e.bvFTD 的排除标准。

诊断 bvFTD 时下列 3 项均必须为否定;疑似 bvFTD 诊断时,ⓒ可为肯定。

ⓐ症状更有可能是由其他神经系统非退行性疾病或内科疾病引起。

ⓑ行为异常更符合精神病学诊断。

ⓒ生物标志物强烈提示阿尔茨海默病或其他神经退行性病变。

(2)语义性痴呆(SD)的诊断标准。

①SD 的临床诊断必须同时具有下列核心特征:

a.命名障碍。

b.词汇理解障碍。

c.必须具有下列其他诊断特征中的至少 3 项:客体的语义知识障碍(低频率或低熟悉度的物品尤为明显);表层失读或失写;复述功能保留;言语生成(语法或口语)功能保留。

②有影像学结果支持的 SD 的诊断:必须同时具有下列核心特征。

a.SD 的临床诊断。

b.影像学检查显示以下结果中的至少一项:显著的前颞叶萎缩;SPECT 或 PET 显示有显著的前颞叶低灌注或代谢低下。

③具有明确病理证据的 SD:应符合下列 a 以及 b 或 c。

a.SD 的临床诊断。

b.特定的神经退行性病变的病理组织学证据(例如 FTLD-TAU、FTLD-TDP、阿尔茨海默病或其他相关的病理改变)。

c.存在已知的致病基因突变。

(3)PNFA 的诊断标准

①PNFA 的临床诊断:至少具有下列核心特征之一。

a.语言生成中的语法缺失。

b.说话费力、断断续续、带有不一致的语音错误和失真(言语失用)。

c.至少具有下列其他特征中的 2 个及以上:对语法较复杂句子的理解障碍;对词汇的理解保留;对客体的语义知识保留。

②有影像学检查支持的 PNFA 的诊断应具有下列 2 项。

a.符合 PNFA 的临床诊断。

b.影像学检查必须至少具有以下 1 个及以上:MRI 显示明显的左侧额叶后部和岛叶萎缩;SPECT 或 PET 显示明显的左侧额叶后部和岛叶低灌注或代谢低下。

c.具有明确病理证据的 PNFA 应符合下列 a 以及 b 或 c。

a.符合 PNFA 的临床诊断。

b.特定的神经退行性病变的病理组织学证据(例如 FTLD-TAU、FTLD-TDP、阿尔茨海默病或其他相关的病理改变)。

c.存在已知的致病基因突变。

4.鉴别诊断

额颞叶痴呆主要需与阿尔茨海默病相鉴别,额颞叶痴呆患者早期表现为人格改变、言语障碍和行为障碍,空间定向力和记忆力保存较好,晚期才出现智能衰退和遗忘等。AD 早期以记忆力下降为主,中晚期才出现人格、言语和精神行为异常。CT、MRI 有助于两者的鉴别,AD 可见广泛性脑萎缩,额颞痴呆显示额和(或)颞叶萎缩;临床确诊需组织病理学检查。

(三)治疗

1.药物治疗

目前尚无任何药物用于有效治疗 FTLD,根据患者的病情可考虑使用以下药物。

(1)5-羟色胺再摄取抑制药可能改善 FTLD 患者的行为症状,如可减少去抑制、冲动、重复行为和饮食障碍等,舍曲林、艾司西酞普兰等。用法:舍曲林,50~150mg,口服,每日 1 次;艾司西酞普兰 10~20mg,口服,每日 1 次。

(2)小剂量的非典型抗精神病药物可改善 FTLD 的精神行为症状,美金刚可以改善 FTLD 患者的精神症状,常用的非典型抗精神病药包括喹硫平、奥氮平和利培酮。用法:喹硫平每日 25~200mg,分 2~3 次服用;奥氮平 5~10mg,口服,每晚 1 次;氯氮平每日 12.5~50mg,口服,每晚 1 次。

2.非药物治疗

药物治疗并不能完全消除 FTLD 患者的负面行为症状,因此需在药物治疗的基础上,联用行为、物理和环境改善策略等非药物疗法。FTLD 患者自身及照料者均存在受伤风险,因此需要针对患者的特定需求,采用个体化的安全改善措施。定期进行有氧运动可增强神经连接网络、提供神经保护作用和减缓神经退行性疾病的认知功能减退。

三、运动神经元病

(一)概述

运动神经元病(MND)是一组病因未明的选择性侵犯脊髓前角细胞、脑干后组运动神经元、皮质锥体细胞及锥体束的慢性进行性变性疾病。临床特征为上、下运动神经元受损症状和体征并存,表现为肌无力、肌萎缩与锥体束征不同的组合,感觉和括约肌功能一般不受影响。在全体人群中,MND 相对少见,发病率为 1～2/10 万,但该病无论在身体还是在精神上都是最具破坏力的神经变性病之一。由于发病率有增加趋势,其社会影响也逐渐增大。

(二)分类

(1)肌萎缩侧索硬化(ALS)。

(2)进行性肌萎缩(PMA)。

(3)进行性延髓麻痹(PBP)。

(4)原发性侧索硬化(PLS)。

不管最初的起病形式如何,ALS、PMA、PBP 和 PLS 现在都被认为是相关的疾病实体。PMA 和 PBP 通常都会最终进展为 ALS。虽然目前这种分类完全是人为的,但仍继续为临床所广泛接受。MND 是否是一种单一病因、表型不同的疾病尚不清楚,但 ALS 肯定是 MND 中最为常见和最易识别的表型。

(三)病因学及发病机制

MND 的病因尚不清楚。由于观察到家族性 ALS 和散发型 ALS 在表现型上有很强的重叠性,许多学者支持这样的假设:即 MND 是由遗传易感个体暴露于不利环境造成的。

在确定 15% 的家族性 ALS 存在超氧化物歧化酶(SODl)基因突变后,对 MND 遗传和病理生理学的理解有了相当大的进步。一些证据支持下列机制成为潜在的 MND 病理生理学的影响因素,它们包括神经微丝结构和功能障碍、线粒体损伤和功能障碍、谷氨酸兴奋毒性、继发于自由基毒性的氧化损伤和继发于小胶质细胞激活的神经再生受损。

(四)病理

最显著特征是运动神经元选择性损害,舌下、舌咽、迷走和副神经核等最常受累,而眼外肌运动核和支配膀胱、直肠括约肌的骶髓 Onurfowicz 核一般不受累。镜下可见大脑皮质的大锥体运动神经元数量减少,轴突变短、断裂和紊乱;包括延髓以下的皮质脊髓束在内的神经纤维髓鞘分解脱失;脊髓前角 α 运动神经元和脑干的运动神经元明显减少,在残留神经元中,可见到不同时相的变性现象,包括中央染色体溶解、空泡形成、噬神经细胞以及神经细胞模糊不清。在 ALS 患者中还见到一些特异性改变如轴突肿胀、神经微丝异常等。

由于失神经支配,肌纤维萎缩,失神经支配肌肉可通过远端运动神经末梢侧支芽生恢复神经支配;反复的失神经和神经再生,在病变后期产生大小不等的失神经肌纤维聚集在一起,呈群组萎缩。

(五)临床表现

多在 40 岁以后发病,男性多于女性;大多数患者以单侧上肢的下运动神经元损害症状起病,表现为手指运动不灵活和力弱,同时伴同侧伸腕困难。部分患者以整个或上肢近端无力起病;随后大、小鱼际肌和蚓状肌等手部小肌肉萎缩,渐向前臂、上臂及肩胛带肌发展,伸肌无力较屈肌显著;与此同时或以后出现下肢痉挛性瘫痪、剪刀步态、肌张力增高、腱反射亢进和 Babinski 征阳性等,少数病例从下肢起病,渐延及双上肢。上肢起病者约为卜肢起病者的 2 倍。远端肌无力较近端更常见。肌束颤动是最常见症状,可在多个肢体及舌部发生。

延髓麻痹通常晚期出现,但也可于手部肌肉萎缩不久后出现。少数情况为首发症状,表现为构音障碍,讲话含糊不清,吞咽和咀嚼困难,舌肌萎缩,伴震颤。部分患者可出现假性延髓性麻痹性情感障碍,如强哭强笑等。即使脑干功能严重障碍,眼外肌也不受影响,不累及括约肌。

患者可有肢体主观感觉异常如麻木、疼痛等,但即使疾病晚期也无客观感觉障碍;部分患者的感觉异常可能与周围神经嵌压有关。

病程持续进展,最终因呼吸肌麻痹或并发呼吸道感染死亡;本病生存期短至数月,长者 10 余年,平均 27~52 个月。

(六)实验室及其他辅助检查

1.神经电生理检查

(1)早期运动神经传导速度基本正常,随着病情进展,可以出现复合肌肉动作电位(CMAP)幅度下降;只有部分患者运动传导速度减慢,但不低于正常值下限的 70%;感觉神经电位一般正常。

(2)肌电图呈典型失神经支配改变,如纤颤电位、束颤电位、运动单位数目减少等;病情发展过程中,失神经与神经再支配现象同时存在,出现肌肉失神经再支配,小力收缩时运动单位电位时限增宽、波幅增大、多相电位增加,大力收缩呈现单纯相电位。胸锁乳突肌和腹直肌肌电图异常对诊断有重要意义。

2.神经影像学检查

头颅 CT 和 MRI 可见大脑皮质不同程度的萎缩。40% 的 ALS 患者头颅 MRI 在 T_2 加权上皮质出现高信号;正电子发射断层扫描(PET)可显示患者大脑葡萄糖代谢降低,尤其见于感觉运动皮质和基底节。

3.肌肉活检

早期可见散在的小范围的萎缩性 Ⅰ 型和 Ⅱ 型肌纤维,后期可见群组萎缩现象。随着无创伤性检查的发展,目前肌肉活检很少作为运动神经元病诊断依据,但由于活检能发现肌病的组织病理学特征,所以目前主要用于鉴别临床类似的疾病。

(七)诊断

根据中年以后隐袭起病,慢性进行性病程,以肌无力、肌萎缩和肌束震颤,伴腱反射亢进、病理征等上、下运动神经元同时受累为主要表现,无感觉障碍,有典型神经源性改变肌电图,通常可做出临床诊断。

1994 年世界神经病学联盟提出了 ALS 的 EL-Escorial 诊断标准,1998 年又对这一诊断标进行了补充和修订如下:

诊断 ALS 的依据为：①临床、肌电图或神经病理学检查有下运动神经元损害的证据；②临床检查有上运动神经元损害的依据；③症状或体征在一个部位内进行性扩展或扩展到其他部位。

同时排除以下两点：①有能解释上和（或）下运动神经元损害的其他疾病的电生理依据；②有能解释临床体征和电生理特点的其他疾病的神经影像学依据。

（八）鉴别诊断

1.颈椎病性脊髓病

该病由颈椎骨质、椎间盘或关节退行性改变，造成相应部位脊髓受压，伴或不伴神经根受压的一种脊髓病变。该病与 ALS 均好发于中老年人，临床表现相似。但颈椎病性脊髓病无舌肌萎缩和束颤，下颌反射不活跃，无延髓性麻痹，胸锁乳突肌肌电图正常，可与本病相鉴别。

2.多灶性运动神经病（MMN）

多灶性运动神经病是一种以手部小肌肉无痛性不对称性无力、萎缩起病，呈缓慢进展的疾病。中青年起病，可伴束颤，逐渐波及前臂、上臂，少数患者可有舌肌受累，腱反射可活跃，肌电图检查可见周围神经节段性多灶性运动神经传导阻滞。当单个神经支配障碍形式的无力而不是节段性分布的无力出现时，应该考虑 MMN。50%～60%的 MMN 患者血中抗神经节苷脂抗体滴度增高，免疫抑制药或免疫球蛋白治疗效果好。

3.脊髓空洞症

典型患者有节段性分离性感觉障碍，伴有肌肉萎缩及括约肌功能障碍。颈部 MRI 检查可明确诊断。

4.肯尼迪病

肯尼迪病是 X 染色体连锁的遗传性 MND，主要见于中年男性，表现为缓慢进展性的肌肉无力、萎缩和束颤，可有构音不清和吞咽困难。没有上运动神经元损害、缓慢的病程以及近端对称形式的肌无力有助于鉴别诊断。此外，肯尼迪病还有雄激素不足的表现，包括男性乳房女性化、睾丸萎缩和阳痿。

5.脊髓灰质炎后综合征

所有表现为局灶性肌无力和萎缩的患者都必须仔细询问脊髓灰质炎的病史。表面上已经治愈的既往的脊髓灰质炎的新发展可能类似于 PMA，但没有显著进展的病程。

（九）治疗

迄今尚无任何治疗能够改变疾病的转归。1994 年美国批准使用的利鲁唑，是目前唯一经循证医学证据支持可能对疾病有益的药物。基于对人群的长期研究显示了更多的有效性，接受治疗的患者较对照组延长了生存期。然而不幸的是，虽然利鲁唑可以延长疾病的病程近10%，但对患者的肌力和其他症状没有任何明显的改善。

虽然对症治疗不能满足患者和医生的根本要求，但它可使患者在舒适性、功能和安全性上得到实质性的改善。另外，它能提高患者和医生对疾病的信心而不是消极的态度。呼吸肌力弱很容易导致呼吸困难，需要考虑在用力肺活量测量值下降之前使用非侵入性通气治疗。

（十）预后

运动神经元病在预后方面的高恶性程度，使得患者和医生们容易对疾病产生悲观虚无主义态度。然后,虽然当前的治疗仍还是不充分的,但这些治疗仍然对于改善患者的舒适性、功能和安全性有潜在的帮助。

四、多系统萎缩

(一)概述

多系统萎缩(MSA)是一组原因不明,累及锥体外系、锥体系、小脑和自主神经系统等多部位的神经系统变性疾病。其由 Graham 和 Oppenheimer 于 1969 年首先提出,包括以帕金森样症状为主的纹状体-黑质变性(SND)、以小脑症状为主的橄榄脑桥-小脑萎缩(OPCA)以及自主神经系统功能障碍为突出表现的 Shy-Drager 综合征(SDS)。

(二)病因及发病机制

病因不明。虽然帕金森样症状是多系统萎缩最常见的临床表现,但是随着临床病理学研究的进展,人们逐渐认识到多系统萎缩是不同于帕金森病的一组疾病。1989 年 Papp 等在多系统萎缩患者脑中新发现的少突胶质细胞包涵体(OCIs),在多系统萎缩的发病过程中起重要作用。OCIs 在多系统萎缩的不同亚类疾病中均有发现,具有较强特异性,其分布范围、密度与病变的严重程度呈正相关;同时,从病理学证实了纹状体-黑质变性、橄榄-脑桥-小脑萎缩和 Shy-Drager 综合征是具有不同临床表现的同一组疾病。OCIs 由变性的微管构成,直径 10～25nm,Gallyas 染色或改良 Bielschowskyr 银染法可见呈棕红色或棕褐色、半月形,存在于少突胶质细胞核周围或紧邻少突胶质细胞核,主要分布在大脑、小脑接近皮质的白质及脑干、基底节的白质中。OCIs 是确诊多系统萎缩的病理学指标。

此外,多系统萎缩的发病机制还可能与神经元凋亡或酶代谢异常有关。多系统萎缩的病因学研究是当今热点问题之一,目前已从细胞和分子水平探讨多系统萎缩的病因,期望有所突破。

(三)病理

多系统萎缩的基本病理表现包括神经元缺失、胶质细胞增生,主要发生在下橄榄核、脑桥、小脑、黑质、纹状体和脊髓的中侧柱。1998 年,Splllantini 等发现在胶质细胞中有 α-共核蛋白的聚集,此蛋白被认为是 OCIs 的主要成分。而 α-共核蛋白也是 Lewy 体的主要成分,可见于部分帕金森病、Lewyr 体痴呆及极少数有成簇 Lewy 体聚集的 Alzheimer 病患者。这说明多系统萎缩与这些变性疾病之间可能有一定的相关性。但 OCIs 的 α-共核蛋白与在大多数 Alzheimer 病和进行性核上性麻痹患者中发现的 tau 蛋白不同,且病理表现缺乏老年斑和神经元纤维缠结,而后两者是 Alzheimer 病的特征性病理改变,所以多系统萎缩是具有特征性病理改变的一组疾病。

(四)临床表现

多系统萎缩是一种缓慢进展性疾病,主要特点如下:

1.早期症状

男性患者最先出现的症状通常是勃起功能障碍,男性和女性患者在早期都会有膀胱功能障碍,如尿频、尿急、排尿不尽,甚至不能排尿。而对于男性患者这些症状可能被误认为是老年性或由前列腺疾病引起。其他早期症状还包括肢体僵硬、动作缓慢、行动困难、站立时头晕、眩晕、卧位时难以翻身及书写能力的改变。有些患者会变得反应迟钝或步态不稳。

2.自主神经功能障碍

一般都有自主神经功能障碍，甚至有时只是多系统萎缩的唯一临床表现。自主神经功能障碍包括性欲减退（男性患者常见），伴有晕厥的直立性低血压，以及大、小便失禁。

3.运动功能障碍

其可表现为帕金森样症状，也可表现为小脑症状，易与帕金森病和 Lewy 体痴呆混淆。首发症状以帕金森样症状最常见，大约90%的患者如此。同时帕金森样症状也是最常见的运动障碍，约占87%，其次是小脑症状（54%）和锥体系症状（49%），而严重的痴呆症状最少见。在多系统萎缩的晚期，帕金森样症状和小脑症状可同时出现，但如果帕金森样症状显著时有时在检查中难以发现小脑症状。

（1）以帕金森样症状为主要表现的多系统萎缩：主要表现为肌张力增高，静止性震颤可能并不显著，姿势异常较常见。以帕金森样症状为主的患者其特点是对左旋多巴的反应差，通常只有一小部分患者对左旋多巴反应好，而且经常演变为左旋多巴诱导性的运动障碍。

（2）以小脑症状为主要表现的多系统萎缩：主要表现为指鼻试验、跟膝胫试验阳性、意向性震颤、宽基底步态等。大约5%的患者以小脑症状为首发症状。50%的患者表现部分小脑症状。

4.其他的临床表现

其包括早期姿势异常、局灶性反射性肌阵挛、肢体挛缩及肌张力障碍、Raynaud 现象、严重的吞咽困难、打鼾、叹息样呼吸、假性延髓性麻痹所致的强哭强笑、声带麻痹、构音障碍等。这些症状在帕金森病患者中相对较为少见。

5.快速眼动期睡眠障碍

新近发现多系统萎缩患者有此症状，这在多系统萎缩患者中非常普遍（90%），而且出现早于其他症状。

（五）临床分型

依照主要的临床症状，可分为3个亚型。

1.以帕金森样症状为主的纹状体-黑质变性

①行动缓慢，动作僵硬；②卧位时难以翻身；③行动启动困难；④小写症。

2.以小脑症状为主的橄榄脑桥小脑萎缩

①动作笨拙，持物不稳；②难以扣纽扣；③在人群中易失平衡；④没有支持即不能维持平衡；⑤书写功能障碍；⑥小脑性言语不清。

3.以自主神经系统功能障碍为主的 Shy-Drager 综合征

①排尿障碍；②勃起功能障碍；③直立性低血压伴头晕或眩晕；④颈肩周围不适；⑤便秘；⑥手足发冷；⑦出汗障碍。

（六）实验室及其他辅助检查

目前临床常用的辅助检查有如下几种：

1.卧立位血压检测

需对疑诊多系统萎缩患者常规行卧立位血压检测,分别测量平卧位及由卧位站起后不同时间的血压,同时测量心率变化,卧位时血压正常,站立时血压下降20~40mmHg或以上且心率无明显变化者为阳性。

2.影像学检查

多系统萎缩有相对特征的MRI表现,包括T_1像可见壳核、小脑、脑干萎缩,呈稍短T_1信号,T_2像见双侧壳核后外侧有裂隙状的短T_2信号(相对于苍白球),红核和黑质间正常的长T_2信号区变窄,经尸检证实这种裂隙状的短T_2信号改变与显著的小胶质细胞、星形胶质细胞增生以及病理性铁质沉积有关,而且这种改变多不对称。至少20%的多系统萎缩患者可以有上述MRI表现。PET也可发现中枢神经系统纹状体、黑质、橄榄、脑桥和小脑等多处出现代谢降低区。

(七)诊断

临床表现的多样性给多系统萎缩的诊断带来很大困难,这也是导致多系统萎缩诊断标准千变万化的原因。目前已有一个由多学科的专家组成的组织制定的多系统萎缩诊断标准。多系统萎缩的临床表现包括帕金森样症状、小脑和锥体外系体征、自主神经功能障碍症状。多系统萎缩的生前诊断依据临床表现,而且仅能做出可能或疑似诊断,确诊需病理证实。自主神经功能、神经内分泌试验、头颅MRI、括约肌肌电图可以为临床诊断提供依据。虽然大多数患者较少行质子加权像MRI和PET检查,但这两种检查也有特异性的发现。

1999年Gilman等提出多系统萎缩的4组临床特征和诊断标准。它们包括:①自主神经功能障碍或排尿功能障碍;②帕金森样症状;③小脑性共济失调;④锥体系功能障碍。

Gilman诊断标准:①可能多系统萎缩,有一组临床特征加上另外两个分属不同系统的体征;②很可能多系统萎缩,第一组临床特征加上对多巴胺反应差的帕金森样症状或小脑性共济失调;③确诊多系统萎缩需经神经病理学证实。

经尸解研究证实,此诊断标准有早期诊断价值及很高的临床诊断准确性。

(八)鉴别诊断

1.老年性直立性低血压

此为单纯的自主神经系统功能障碍,不伴帕金森样症状和小脑症状,与老年人血压增高以及老年人对血浆去甲肾上腺素随体位改变的反应增强有关,常由低血容量性、药物性、排尿性等低血压反应诱发。

2.帕金森病

多系统萎缩不同于帕金森病,应尽量将二者区分开:①帕金森病患者临床药物替代治疗可以延缓症状进展;②先前诊断为帕金森病的患者最终经尸检证实有10%为多系统萎缩;③如要进行手术治疗,治疗前必须明确诊断是否为帕金森病。

3.阿尔茨海默病

隐袭起病、持续进行性的智能衰退无缓解,中后期可出现性格改变。病理特征为老年斑、神经元纤维缠结和神经元丢失,而多系统萎缩患者多不伴有智能衰退。

（九）治疗

多系统萎缩尚无特效治疗方法，主要是对症治疗。

1.治疗运动障碍

患者对左旋多巴反应差，在未出现反应低下时可以使用 $1\sim1.5g/d$ 的剂量，疗效有限，同时也可给予单胺氧化酶抑制药或多巴胺受体激动药，不过疗效同样有限。治疗运动障碍至今无理想方法。

2.自主神经功能障碍

如直立性低血压使用激素（氟氢可的松）或口服肾上腺素能的血管收缩药物，往往可以获得满意疗效。在一项双盲量效研究中发现米多君（一种口服 α_1 肾上腺素受体激动药）用于治疗多系统萎缩直立性低血压有效且安全，而且其最大特点是没有兴奋心脏和中枢神经的不良反应。本品通过提高外周阻力来升高血压，对心脏无直接作用。推荐剂量开始为每次 $2.5mg$，一日 $2\sim3$ 次，对严重难治性低血压患者，国外推荐剂量为逐步增至一日 $30mg$（分 $3\sim4$ 次给药）。另外，穿齐腰高筒弹力裤，平卧时取头高位可能有效。

（十）预后

本病一经确诊，无论治疗与否症状仍持续进展，晚期主要的临床特征均可出现，患者因咽喉肌麻痹出现饮水呛咳、误吸、睡眠呼吸暂停等症状，因活动受限需长期卧床，如护理不周易并发压疮、肺部感染、泌尿系感染、深静脉血栓，均可危及生命。据统计，在出现运动症状后 80% 的患者 5 年时间内瘫痪，只有 20% 的患者存活期可以超过 12 年，平均生存时间为 6 年。早期诊断及对症治疗可能延缓病情的进展。作为医师，应将患者随着病情进展可能面对的困境告知患者，让其提前有所准备，使患者获得更好的生活质量。

五、血管性痴呆

血管性痴呆（血管病性痴呆，VD）由于急或慢性脑血管病变引起的持续性脑功能障碍而产生的全面认知功能障碍，并严重影响患者的日常生活、工作、社会交往。VaD 和伴有 AD 病理改变的 VD，临床发病率仅次于 AD。通常表现为多发大血管性梗死、单个重要部位梗死、多发腔隙性梗死和广泛脑室旁白质损害等。

（一）病因和发病机制

1.病因

引起血管性痴呆的常见病因：①动脉粥样硬化；②高血压；③低血压；④心脏疾病（心脏瓣膜病、房颤、附壁血栓、心房黏液瘤）；⑤血液系统疾病（高黏血症、血小板增多症、真性红细胞增多症等）；⑥全身系统性血管病（炎症感染、系统性红斑狼疮、结节性多动脉炎、白塞病）；⑦颅内动脉病变、炎性病变：肉芽肿性动脉炎、巨细胞炎等；⑧非炎性病变：淀粉样血管病、烟雾病、CADASIL 等。

2.发病机制

由于脑血管的病变而出现的病灶涉及额叶、颞叶及边缘系统，或病灶损害了足够容量的脑组织，导致记忆力、注意力、执行能力和语言等高级认知功能的严重受损。

（二）诊断与鉴别诊断

1.血管性痴呆的主要类别

（1）按血管病部位分类

①皮质下病变的血管性痴呆：腔隙性脑梗死、皮质下动脉硬化性脑病。

②皮质病变的血管性痴呆：大脑前、中、后动脉及其分支的脑梗死、分水岭区脑梗死、皮质部位的脑梗死。

③皮质、皮质下混合性病变的血管性痴呆：既累及皮质又累及皮质下的脑梗死。

（2）按血管病类型分类

①多灶梗死性痴呆：为血管性痴呆中最常见的类型。其是由多发的较大动脉梗死引起，是否发生痴呆与脑梗死的数目、大小、部位有关，绝大多数患者为双侧 MCA 供血区的多发性梗死。

②单一脑梗死性痴呆：为发生在重要部位的脑梗死引起。一般认为，当脑梗死破坏了 50～100g 重要部位的脑组织时，即可出现痴呆。梗死多发生在颞叶、乳头体、丘脑、顶叶角回等与记忆、认知功能有关的部位。

③多发腔隙性脑梗死（腔隙状态）性痴呆：腔隙性脑梗死是指大脑深部较小的梗死灶（直径 2～15mm），主要位于基底节、内囊、丘脑，是由于脑内大动脉（大脑前、中、后动脉）的深穿支闭塞引起。多发腔隙性脑梗死称之为腔隙状态。由于多次、反复发生的较轻微的脑部损伤累积而造成慢性脑功能衰退，导致痴呆。

④出血性脑卒中引起的痴呆：包括慢性硬膜下血肿、蛛网膜下隙出血、重要部位的脑出血等。

⑤皮质下动脉硬化性脑病、脑白质疏松症：指由于长期高血压、动脉硬化、慢性脑缺血导致大脑半球皮质下及脑室旁白质髓桥脱失，尤其以颞、顶、枕叶最为明显。多在 50 岁以后起病，隐袭性起病，进行性加重的智力减退，由于常伴随有腔隙性脑梗死而可以有卒中史。

⑥双侧分水岭脑梗死（边缘区脑梗死）：主要发生在 MCA、ACA 和 MCA、PCA 的供血区域的交界带。发病原因多为在颈动脉狭窄或闭塞的基础上伴有全身性低血压（脑部低灌注）。

2.临床表现

血管性痴呆临床表现形式常与脑血管病损部位、大小及次数有关，主要分为两大类：一是痴呆症状，二是血管病脑损害的局灶性症状。

（1）全面的认知功能下降，包括记忆力、语言功能、视空间能力、认知功能（计算、理解、判断、抽象思维、学习能力等）。

（2）脑卒中的症状与体征，多灶梗死性痴呆患者多有两次或两次以上的卒中史；多发腔隙性脑梗死患者常有轻微脑卒中史。

（3）脑卒中与痴呆在时间上有相关性：卒中后 3 个月内发生的痴呆，认知功能呈突然或阶梯性恶化。

（4）常有强哭、强笑及假性球麻痹的表现。

（5）常有精神行为异常，如情绪激动、暴躁、精神错乱、骂人、虚构等，但人格相对保持良好。

（6）常合并有抑郁。

3.辅助检查

(1)神经心理学测验:简易精神量表(MMSE)、蒙特利尔认知评估量表(MoCA)、日常生活能力评估(ADL)量表、神经精神症状问卷等检查,了解认知功能损害情况,Hackinski 缺血指数鉴别 AD 或 VD:血管性痴呆≥7 分,阿尔茨海默病≤4 分。

(2)实验室检查:①查找 VCI 的危险因素,如糖尿病、高脂血症、高同型半胱氨酸血症、抗心磷脂抗体综合征等。②排除其他导致认知障碍的原因,如甲状腺功能低下、HIV 感染、维生素 B_{12} 缺乏、结缔组织病、梅毒性血管炎、肝肾功能不全等。

(3)影像学检查:首选头颅 MRI,序列包括 T_1WI、T_2WI、DWI、FLAIR、海马相和磁敏感加权成像(SWI)。①提供支持 VaD 的病变证据:如卒中病灶的部位、体积,白质病变的程度等。MRI 对白质病变、腔隙性梗死等小血管病较 CT 更敏感。②帮助对 VaD 进行分型诊断:如缺血性 VaD 时,大血管病变可见相应的责任病灶;小血管病变可见脑白质变性、多发腔隙性脑梗死等;而血管危险因素相关性 VaD 一般脑内无明显的病灶。③排除其他原因导致的认知障碍,如炎症、肿瘤、正常颅压脑积水等。对于那些缺少急性卒中发作史的血管性痴呆类型如皮质下动脉硬化性脑病、分水岭区脑梗死、多发腔隙性脑梗死,影像学的依据更是必不可少的。④MRA、CTA 检查可了解血管动脉硬化情况。

4.诊断要点

以认知功能损害为核心表现的痴呆症状和脑血管病证据,且两者存在相关性,多发生于卒中后 3 个月内。

(1)有 1 个以上血管危险因素。

(2)存在 1 个以上认知域的损害。

(3)血管性事件和认知损害相关。

(4)认知功能障碍多呈急剧恶化或波动性、阶梯式病程。

5.诊断标准(血管性痴呆 DSM-V 诊断标准)

(1)满足重度血管性认知障碍的诊断标准

①基于以下证据显示的一个或多个认知领域(注意、执行功能、学习和记忆、语言、知觉运动或社会认知)的水平较以前明显下降:个人觉察、知情者报告或临床医生发现认知功能明显下降;并且经标准的神经心理学测验或其他量化的临床测验证实认知功能严重受损。

②认知功能障碍干扰日常活动的独立性(例如,至少像付账单或药物治疗管理这样复杂的工具性日常生活的活动需要帮助)。

③认知障碍并非由谵妄所致。

④认知障碍不能由其他精神疾病(如重症抑郁、精神分裂症)解释。

(2)以下任何方面提示临床特点符合血管性原因

①认知障碍的发生与一次或多次脑血管病事件相关。

②认知功能下降主要表现为注意力(包括信息处理速度)和额叶执行功能。

(3)存在能解释认知功能下降的脑血管病的病史、体征和(或)神经影像学证据。

(4)认知障碍不能由其他脑部疾病或系统性疾病解释。

6.鉴别诊断

(1)阿尔茨海默病(AD):两者均为老年期痴呆,但 VaD 的认知功能损害以执行功能障碍为主,呈阶梯性病程;AD 为进展性,以记忆障碍为主,脑血管病病史及影像学检查有助于诊断。

(2)正常颅压脑积水:当 VaD 出现脑萎缩时,常需要与正常颅压脑积水相鉴别,后者无卒中病史,并有进行性智力减退、行走困难、尿失禁三主征,结合病史叫鉴别。

(三)治疗

1.药物治疗

(1)抗痴呆治疗药物

①乙酰胆碱酯酶抑制药(AChEI):包括多奈哌齐、卡巴拉汀和加兰他敏。用法:多奈哌齐,5mg,口服,每日 2 次;卡巴拉汀,1.5～6mg,口服,每日 2 次;加兰他敏,8～12mg,口服,每日 2 次。同类药物不可联用。

②谷氨酸 N-甲基-D-门冬氨酸(NMDA)受体拮抗药:美金刚 20mg,口服,每日 1 次。

(2)改善脑血液循环药物

包括银杏叶制剂、尼麦角林、丁苯太软胶囊、尼莫地平等。

(3)精神行为异常症状的处理

①选择性 5-羟色胺(5-HT)重摄取抑制药(SSRIs)治疗 AD 伴发的抑郁、焦虑等 BPSD (Level B):包括:舍曲林、艾司西酞普兰等。用法:舍曲林 50～150mg,口服,每日 1 次;艾司西酞普兰 10～20mg,口服,每日 1 次。

②抗精神病药物能控制 AD 患者的 BPSD:常用的非典型抗精神病药包括喹硫平、奥氮平和利培酮。用法:喹硫平每日 25～200mg,分 2～3 次服用;奥氮平 5～10mg,口服,每晚 1 次;利培酮每日 2～6mg,口服,分 2～3 次服用。

2.预防治疗

寻找及控制脑血管病的危险因素(如高血压、高血脂、糖尿病、高黏高凝血症等),抗血小板聚集、控制血压、血脂、血糖等可减少 VaD 的发病风险。

第十二节　癫痫

一、癫痫的概念

(一)癫痫的定义

癫痫来源于希腊语中"epilambanein"一词,有"突然抓住"或"发作"的意思。癫痫是一组临床综合征,以反复发作的脑功能障碍为特征。癫痫由脑内神经元异常、过度放电所致。癫痫发作是脑对各种损害、损伤的非特异性反应,因此,癫痫可由多种不同原因所致。

(二)癫痫的历史

1.西方对癫痫的认识

有关癫痫的文字记载可以追溯到 4000 多年前的《汉穆拉比法典》。公元前 4500—前 1500

年的古印度《梵文草药》书中也对癫痫症状、病因、诊断和治疗做过详细的记载,癫痫被称为"apasmara",即意识丧失。另一个详细描述癫痫的古代文献是巴比伦的医学教科书《石刻碑文》,共 40 块,现陈列于英国博物馆内,又称石板书,据考证形成于公元前 1067—前 1047 年,涉及的年代远至公元前 2000 年。

现代医学有关癫痫大小发作的最早文字记录见于公元前 5 世纪希波克拉底《神秘的疾病》,它认为癫痫的发生是脑部功能紊乱所致,并讨论了主要的症状或先兆及所谓的原发性、特发性、继发性、症状性癫痫的诊断和年龄、体温、月经周期对癫痫发作的影响。

被称为"黑暗时代"的中世纪也是癫痫患者不幸的时代,强调用巫术、神秘力量及宗教哲理来解释癫痫的发生。当时,人们普遍认为癫痫是恶魔附身的表现,是做了坏事的结果,是一种邪恶的疾病。癫痫科学的研究处于愚昧的黑暗之中。

从 19 世纪中叶的文艺复兴开始,癫痫研究再次步入科学轨道。人们更多地从医学科学的角度来认识癫痫的发生、发展。1890 年,J.Hughlings Jackson 首次提出,癫痫源自局部脑结构紊乱所致的大脑灰质过度放电;20 年后,William Gowers 详细描述了部分癫痫综合征的临床表现。至此,用科学方法认识癫痫的发生、发展逐渐在各国医学研究人员中形成时尚。

2.中医对癫痫的认识

中医对癫痫的认识也有悠久的历史。公元前 5—前 3 世纪出版的中医经典名著《黄帝内经》就对癫痫进行了详细描述。以后的《灵枢·癫狂篇》将其描述为一种发作性神志异常的病症;《简明医彀》卷四记载:"此病皆由惊动其神,使脏器不平,郁而生涎,闭塞诸经,痰涎壅积,变热生风。"后世又禀赋遗传、七情内伤心肾虚怯、风火痰热、饮食劳倦及外伤为重要病因;《医学纲目》卷十一记载:"痰溢膈上,则眩甚仆倒于地而不知人,名曰癫痫。"《张氏医通》曰:"癫痫发时,昏不知人,卒然眩仆倒地,甚则抽搐,目上视,或口眼㖞斜,或口作六畜声。将醒时吐涎沫,醒后又复发。有连日发者,有一日三五次发者。"这些描述与现代所指的癫痫有许多相似之处。

(三)癫痫的标准化描述

癫痫严格来说不是一种独立的疾病,而是由人类已知或未知病因所引起的一种综合征。目前已经知道,有 140 多种临床上的常见病和多发病与癫痫发作有关,其涉及内科、外科、妇科、儿科等多个学科。在不同学科之间,需要用一种共同的语言来描述癫痫及与癫痫相关的知识,为此,国际抗癫痫联盟制订了癫痫标准化描述的词库,以统一表达方式,2001 年再次修改了原有的癫痫词汇库(表 5-12-1)。

表 5-12-1 癫痫发作现象的标准化描述词汇

发作期症状学描述的术语

(一)概括性名词

1.癫痫

1.1 癫痫性紊乱:具有反复癫痫发作的慢性神经系统情况

1.2 癫痫:能被考虑为癫痫性紊乱的慢性反复癫痫发作

2.癫痫发作:脑部神经元高度同步化,并通常具有自限性的活动所引起癫痫的临床表现

3.局灶性:最初的症状学提示或初期的活动表明发作仅起源于一侧半球的部分区域

4.全面性:最初症状学提示发作至少起源于双侧半球或由超过双侧半球部位所引起

(二)癫痫发作症状学名词

1.运动:指任何形式的肌肉活动,包括肌肉收缩增多(正性)或减少(负性)引起的运动

1.1 简单运动:由 1 块或 1 组肌肉收缩引起单一形式的运动,这种运动通常是刻板的,不能划分运动的时相

1.1.1 强直:肌肉收缩持续增加,维持数秒到数分钟

1.1.1.1 癫痫性痉挛:指以前的婴儿痉挛。表现为突然的,主要由近端肢体或躯干的屈、伸或屈伸肌收缩引起的发作,持续时间比肌阵挛长,但比强直性发作短,多数持续 1 秒左右,也可有局限性发作,出现扮怪相、点头等。癫痫性肌痉挛常丛集性出现

1.1.1.2 姿势性强直:一种姿势的固定,可能双侧对称或不对称

1.1.1.2.1 扭转:持续、强制性头、眼联合运动和(或)躯干旋转或从中线偏向一侧

1.1.1.2.2 张力障碍:主动肌和对抗肌持续收缩引起的手足徐动或扭转运动,当这种运动持续存在时可能引起姿势改变

1.1.2 肌阵挛:单个或不同部位(体轴、近端或远端)多个肌肉突然、不自主的、短暂性($<100ms$)收缩

1.1.2.1 负性肌阵挛:持续 500ms 以下的强直性肌肉活动的中止,其前没有肌阵挛的证据

1.1.2.2 阵挛:与节律性肌阵挛同义。指同组肌肉节律性、反复收缩,其频率为每秒 2~3 次,也可延长

1.1.2.2.1 贾克森扩布:传统上指阵挛活动沿单侧身体向邻近部位扩展

1.1.3 强直-阵挛:强直后紧跟有阵挛的序列活动,可有不同的变异型,如阵挛-强直-阵挛等

1.1.3.1 全面性强直-阵挛性发作:与双侧强直-阵挛性发作同义,也指以前的癫痫大发作。表现为双侧骨骼肌对称性强直性收缩后出现阵挛性肌肉活动,通常伴有自主神经症状

1.1.4 失张力:波及到头部、躯干或肢体肌群的肌张力突然丧失或减弱,持续 1~2 秒或更长,其前没有肌阵挛或强直出现

1.1.5 起立不能:由于失张力、肌阵挛或强直引起的直立性姿势的丧失,与跌倒发作同义

1.1.6 同步或非同步:同时或相同频率的躯体运动称为同步,非同时或非相同频率的躯体运动称为非同步

1.2 自动症:或多或少协调的反复,通常出现在认知功能有损伤时,类似于自主活动的运动现象,常伴有发作后遗忘。运动活动出现前也可有不协调的持续性行为异常

1.2.1 口消化道的自动症:表现为咂嘴、噘嘴、咀嚼、舔舌、磨牙或吞咽的自动症

1.2.2 模仿性自动症:面部表情提示一种精神状态,通常表现为恐怖的自动症

1.2.3 手指或足的自动症

a.主要出现在远端,可为单侧或双侧

b.有摸索、轻拍、推拿性运动的自动症

1.2.4 姿势性自动症:常为单侧

a.用手掌向自己或外周环境做摸索或探索运动

b.运动似乎有加强语言情感表达的趋向

1.2.5 运动过多性自动症

a.近端肢体或中轴肌肉产生的规律性连续运动,例如踩踏板样运动、骨盆摆动及摇晃

b.运动频率逐渐增加或不恰当的快速运动

1.2.6 运动减少性自动症:运动幅度或频率减少或正在进行的运动的终止

1.2.7 语言障碍性自动症:没有相关运动或感觉通路功能障碍的语言交流障碍,包括健忘、语序错误或这些现象的综合

1.2.8 应用障碍性自动症:尽管有完整的相关感觉或运动系统和合适的理解和协作能力,但仍然不能进行简单的、命令或模仿式的学习活动

1.2.9 痴笑性自动症:没有适当情感因素的暴发性语言或痴笑

1.2.10 哭泣性自动症:暴发性哭泣

1.2.11 发声性自动症:单一或反复的发声,例如咕噜或尖叫声

1.2.12 言语性自动症:由单词、字句或短句组成的单一或反复的语言

1.2.13 自发性自动症:刻板的,仅与自身有关,而不依赖于环境因素的自动症

1.2.14 交互性自动症:非刻板的,不仅与自身有关,而且受环境因素影响的自动症

2 非运动性表现

2.1 先兆:患者主观感觉到的发作现象,可能先于所观察到的发作出现,如果单独出现就是感觉性发作

2.2 感觉:不是由外部适当刺激所引起的一种知觉性体验,可以修饰发作或先兆

2.2.1 基本感觉:单一的,涉及一种简单感觉模式如躯体感觉、视觉、听觉、嗅觉、味觉、上腹部或头部感觉的不定型现象

2.2.1.1 躯体感觉:麻刺感、麻木感、电击感、疼痛、运动或想要运动感

2.2.1.2 视觉:闪光或闪烁、斑点、暗点、黑蒙、视物单调

2.2.1.3 听觉:蜂鸣、鼓声或声音单调

2.2.1.4 嗅觉:气味,通常是不愉快的

2.2.1.5 味觉:酸、苦、咸、甜或金属味道

2.2.1.6 上腹不适感:上腹不适,包括恶心、空无、压迫、蠕动、不适、疼痛、饥饿和油腻感,这些感觉可以上升到胸或咽喉部,有些现象可能反映发作性自主神经功能紊乱

2.2.1.7 头部感觉:头部异常感,如头轻、麻木或头痛

2.2.1.8 自主神经感觉:一种与自主神经有关的感觉,包括心血管、胃肠道、泌汗、血管舒缩和体温调节功能

2.2.2 经验性感觉:情感、记忆或组合性知觉,包括错觉、复杂性幻觉,可能单独或联合出现,包括有人格解体感,这些现象的主观性质类似于在日常生活中的体验,但只有脱离真实环境才能被承认

2.2.2.1 情感:包括恐惧、抑郁、欢乐或愤怒(少见)

2.2.2.2 记忆障碍:表现为发作性失记忆,例如似曾相识或不相识感

2.2.2.3 幻觉:与外界刺激不相吻合的一种复合感觉,包括视觉、听觉、躯体感觉、嗅觉或味觉,例如听见或看见某人在谈话

2.2.2.4 错觉:包括视觉、听觉、躯体感觉、嗅觉或味觉系统知觉的错误改变

2.3 认知障碍:这个名词描述的事件有下列特征:①主要或多数事件有明显的特征;②有 2 个或 2 个以上的认知内容;③内容不清楚,否则就应用更特殊的名词,例如记忆体验性发作或幻觉体验性发作认知内容包括:

知觉:代表感觉信息观念

注意:知觉或任务的适宜选择

情感:知觉的适当感情表达

记忆:有能力贮存和重复感觉或概念

执行功能:结果的预料、选择、监测,包括练习、语言运动活动的启动

3 自主神经事件

3.1 自主神经先兆:一种包括心血管、胃肠道、泌汗、血管舒缩和体温调节功能在内的自主神经系统的感觉

3.2 自主神经性发作:包括心血管、瞳孔、胃肠道、泌汗、血管舒缩和体温调节在内的自主神经系统功能客观和明显的改变

4 躯体调节

4.1 偏侧

4.1.1 单侧:排除或事实上排除了一侧感觉、运动或自主神经现象

4.1.1.1 半:其他描述词的前缀同,如半侧阵挛

4.1.2 全面:与双侧同义,运动、基本感觉或自主神经现象至少超过一侧

4.1.2.1 不对称:行为的数量或分布在两侧有明显的不同

4.1.2.2 对称:某一现象事实上双侧均等

4.2 身体部分:所提到的,如手臂、面部、躯干或其他区域

4.3 中心:主要用来修饰体轴性描述

4.3.1 轴:包括躯干和颈部

4.3.2 近端肢体:表示从肩到腕,从髋到踝

4.3.3 远端肢体:表示手指、手掌、足趾或足掌

5 发作时的修饰和描述

5.1 癫痫状态:持续超过这种发作类型大多数患者持续的时间后,发作仍然没有停止的临床征象或反复的癫痫发作在发作间期中枢神经系统的功能没有恢复到正常基线

5.2 前驱症状:发作前现象。一种主观或客观的临床改变,病灶相关性感觉或激动,其可预示一次癫痫发作,但不是癫痫的组成部分

5.3 发作后现象:发作征象结束时出现或变得明显的短暂性中枢神经系统功能异常

二、癫痫流行病学调查

(一)癫痫的发病率

各国癫痫发病率差异较大,多数研究结果表明,癫痫(复发的非诱发性发作)年发病率在24/10万～53/10万。近20年由于对妊娠妇女和儿童保健的重视和改善,发达国家儿童癫痫的发病率有所下降。多数发展中国家和贫穷地区癫痫发病率高于发达国家和富裕地区。有些非洲和南美国家像坦桑尼亚、厄瓜多尔、智利癫痫年发病率超过100/10万,甚至达到190/10万。除资源匮乏、贫穷外,可能与当地某些寄生虫病如脑囊虫、疟疾、盘尾丝虫病等的流行有关。亚洲国家癫痫发病率的报道很少。

1.年龄与发病率的关系

儿童癫痫发病率比成年人高,出生后1岁内发病率最高,如瑞典为96/10万、丹麦203/10万、日本190/10万、美国82/10万、德国206.6/10万。随着年龄的增长发病率有所降低。进入老年期(60～70岁以后),由于脑血管病、老年痴呆和神经系统退行性病变等发病率增加,癫痫的发病率开始上升。

2.性别影响

多数癫痫流行病学调查显示:男性癫痫发病率高于女性,可能与男性受到癫痫危险因素(如头部外伤、脑卒中、中枢神经系统感染)袭击机会比女性多有关,但是也有男女发病率差别不大和女性发病率高于男性的报道。

3.发作类型和癫痫综合征的发病率

根据国际抗癫痫联盟(ILAE)制订的癫痫分类,可以将癫痫分为5种类型:部分性发作、全身强直-阵挛发作、肌阵挛发作、失神发作和其他类型。明尼苏达州的罗彻斯特、非洛群岛及智利等地的研究表明,新发病例中部分性发作病例略高于50%。在瑞典对成人和儿童的调查数据汇总后发现,部分性发作是主要的发作类型。明尼苏达州研究发现,肌阵挛发作是1岁内最主要的发作类型,也是1～4岁年龄组最常见的类型,但是5岁后就罕见了。儿童癫痫综合征中良性儿童癫痫最常见,占儿童癫痫的15%～24%,年发病率在10/10万～21/10万。

(二)癫痫的患病率

世界各地对癫痫患病率的报道有很大差别,根据WHO的统计,发达国家、经济转轨国家、发展中国家和不发达国家癫痫的患病率分别为0.5%、0.61%、0.72%和1.12%。由此可见,癫痫的患病率与各国、各地区的自然、社会、经济环境不同,也与病因及危险因素差异有关。癫痫在发展中国家特别是不发达国家比发达国家更为常见。南美癫痫的患病率一般较高,最高的报道来自巴拿马(5.7%),一般在1%～3%,与这些国家癫痫高发病率是一致的。近年亚洲国家癫痫患病率的报道增多,一般在0.5%～1.0%。

1.年龄、性别分布

癫痫患病率与发病率一样,不同年龄组有一定的差异。4岁以内的小儿患病率最低分别为0.14%和0.22%,5～9岁开始上升,15岁以后基本上保持一定水平,进入老年期由于发病率的增加,患病率升高。Wallace报道,1995年英国癫痫患病率为0.515%;儿童期偏低(5～9

岁为 0.316%）；老年期升高（65～69 岁为 0.601%，70～74 岁为 0.653%，75～79 岁为 0.739%）。

国内外大部分报道癫痫患病率男性均略高于女性，与发病率性别差异是一致的。冰岛男、女患病率之比为 1.26∶1；意大利为 1.2∶1。我国六城市调查，男、女患病率之比为 1.3∶1；部分农村及少数民族地区调查，患病率男∶女为 1.1∶1。总之无论是癫痫发病率或患病率，性别分析意义不大。

2.癫痫发作类型的分布

绝大多数发达国家如美国、英国、意大利、冰岛、法国等报道部分性发作所占比例超过全身性发作。多数发展中国家如厄瓜多尔、坦桑尼亚、印度、尼日利亚等部分性发作和全身性发作各占一半。我国几项发作类型分布研究，除江苏省在 0～14 岁儿童中进行的一项研究，单纯部分性发作所占比例最高外，其他研究均显示全身性发作所占比例最大，主要是全身性强直-阵挛发作（GTCS）。

3.癫痫综合征的分布

癫痫综合征多见于儿童。以色列有报道 440 例儿科癫痫患儿 20 年连续观察结果，各种类型癫痫分布为：部分性发作继发全身发作（20.6%）、复杂部分性发作（12.5%）、婴儿痉挛症（9%）、简单部分性发作（8.6%）、儿童良性 Rolandic 癫痫（8%）、失神发作（7%）、全身性强直-阵挛发作（6.6%）、全身性强直发作（5%）、肌阵挛发作（2.2%）、儿童良性枕叶癫痫（2%）、混合型发作（1.8%）、Lennox-Gastaut 综合征（0.5%）、少年肌阵挛癫痫（0.9%）、非典型失神发作（0.6%）、不能分类的发作（12%）。

4.危险因素和可能病因

由于癫痫的病因复杂多样，发病机制至今尚不十分明确。

（1）遗传因素：癫痫患者近亲中的高发病率，单卵双胞胎癫痫发病的一致性是双卵双胞胎的 5～10 倍，这都说明了遗传因素的作用。根据 56000 名孕妇从妊娠开始直到小孩 7 岁进行的一项前瞻性研究报道，第一级近亲中无癫痫患者的孕妇，其子女患癫痫的危险性约为 1%，近亲中有癫痫患者，危险增加 3～4 倍。该研究还通过对同母异父的同胞中癫痫发病率的差异的分析，了解到所谓"母系因素"的作用，以探讨癫痫发病的遗传来源。

（2）患者胎儿期母亲遭受因素：这在国内外的多项研究中，均得出阳性结果。这些因素包括母孕期妊娠中毒症、精神创伤、腹部外伤、接受放射线、服用药物、接触有害化学物以及感染性疾病等。

（3）患者出生时遭受因素：研究表明足月顺产者较各种形式的难产及早产者患癫痫的危险要小；而出生困难，包括产后窒息、产钳助产、吸引产、胎位不正、产伤、早破水、过期产、吸入性肺炎等，都可能增加癫痫的危险。在国内研究中，患者出生时母亲年龄大于 30 岁，也有相对危险性，这可能与高龄孕妇、难产较多有关。这些都提示加强妇婴保健对预防癫痫的意义。

（4）热性惊厥（FC）史：热性惊厥是小儿时期特有的惊厥性疾病之一。大量文献报道 2%～4%的儿童发生过 FC，2%～10%的 FC 患儿以后会发展成癫痫。FC 史是癫痫的一个危险因素，这可能与个体"惊厥阈值"不同有关。患癫痫者有过 FC 史的多于正常人，但不能认为 FC 者以后会发展成癫痫。

(5)神经系统疾病：大部分症状性癫痫是由中枢神经系统疾病或颅脑外伤引起，国外报道外伤后癫痫的发病率为3.1%（轻伤约为1.5%，中伤约为2.9%，重伤约为17.0%），国内报道脑外伤后癫痫发病率为4%~10%。癫痫发病率与颅脑损伤程度有关，伤情严重者如昏迷时间长、硬膜下血肿、硬脑膜破损、脑挫裂伤，特别是皮质和皮质下挫裂伤及出血，伤后容易继发癫痫，年龄越小也越容易有癫痫发作。

我国的脑血管病发病率很高，有关卒中后癫痫的发病率也有报道，痫性发作和癫痫的发病率平均为8.7%（3.6%~20%），而出现迟发性发作患者往往会再次发作，成为癫痫，发病率在4%左右。精神发育迟滞（MR）和脑瘫是儿童常见神经系统疾病，15%~30%儿童癫痫发作与MR或脑瘫有关。癫痫的危险性随年龄增长而增加，5岁、10岁、15岁、22岁时癫痫的危险性分别为9%、11%、13%和15%。自闭症（又称孤独症）儿童癫痫的发病率在5%~40%。多数报道自闭症出现癫痫的比例高于MR和脑瘫。

(6)社会经济地位：从WHO统计看出不发达国家癫痫的患病率明显高于发达国家。社会经济地位低的人群癫痫发病率更高，可能与妇幼保健不足、外伤、感染和营养不良有关。

5.治疗缺口

治疗缺口是指一定时间内特定人群中活动性癫痫患者数与接受正规治疗患者数之间的差，用百分数表示，包括诊断不足和治疗不足两部分患者。WHO调查显示2年和5年内有发作的活动性癫痫患者其治疗缺口更大一些，分别为64.8%和67.9%。由此可见大量癫痫患者未得到正规治疗。

（三）癫痫的病死率

癫痫的病死率据国外报道为1/10万~4.5/10万，我国报道为3/10万~7.9/10万。每年有0.1%的癫痫患者因癫痫而死亡，病死率在不同年龄组中几乎相同。美国每年有5.2万~10.5万患者有癫痫持续状态。癫痫持续状态是神经科的急症，虽然治疗手段有了提高，但目前病死率依然很高，30天内死亡的约占20%。

许多疾病的病死率可以反映疾病的严重程度，但癫痫则不完全如此。癫痫的死亡原因有多种：①癫痫的病因，尤其像脑肿瘤和脑血管疾病等可直接导致死亡。②发作时的意外事故，如溺水以及少数的婴儿癫痫持续状态导致死亡。有严重癫痫病的成人，这种癫痫不明原因的突然死亡（SUDEP）的年发生率为2‰~10‰，比无发作性疾病的人群高出几倍。

由于癫痫不作为单独的疾病列入死亡登记表的"死因"，有关癫痫的病死率数据并不可靠。近年来采用标化死亡比（SMR）来比较癫痫人群与一般人群死亡的情况，能更加准确地反映癫痫的严重程度。各类死因包括癫痫相关疾病（如颅内肿瘤、卒中和痴呆）、癫痫并发症（如肺炎和坠落伤）和其他原因。欧洲其他地区的研究经随访6.5~45年，所得的SMR为1.6~9.3，而美国的研究分别随访17~29年，SMR为1.8~8.0。欧美另一些重要的有关癫痫死亡原因的SMR：恶性肿瘤1.47~5.2，循环系统疾病1.3~4.0，呼吸系统疾病1.7~4.0，消化系统疾病5.1，外伤和中毒2.7~5.6，自杀1.8~3.5，SUDEP 0.5~6.0。有研究显示癫痫患者的自杀率是一般人群的5~6倍。

我国在近期完成的癫痫管理示范项目中发现，癫痫患者的主要死因是伤害（37%）和脑卒中（31%），而恶性肿瘤、肺炎和心肌梗死分别占11%、6%和3%。肺炎、伤害、脑卒中和恶性肿瘤的 SMR 分别为 21.3、12.2、7.0 和 1.6。以 2004 年中国人口年龄构成进行标化后得出总的 SMR 为 3.85，其中 15～19 岁、20～24 岁和 25～29 岁年龄组的 SMR 分别是 23.3、40.2 和 33.3，说明癫痫病死率在青年中非常高。

三、病因

癫痫是由多种病因引起的综合征。按病因不同可分为原发性和继发性两大类。

原发性癫痫，又称特发性癫痫，是应用目前诊断技术不能找到明确病因的癫痫。这并不意味着无原因，仅是尚未找到病源，所以又称之为隐源性癫痫。随着医学影像学和医学生物技术不断发展，一些先前认为的原发性癫痫找到了原因，原发性癫痫的范围越来越窄。临床上原发性癫痫多有家族遗传倾向，也有称之为遗传性癫痫或家族性癫痫。

到目前为止，已明确的单基因遗传性癫痫有 7 种，可由 10 种单基因突变导致；多基因遗传性疾病目前已明确 6 种基因，涉及 3 种癫痫类型；已明确与癫痫有关的易患基因有 70 多种。这些基因绝大部分表达的是离子通道或离子通道调节因子。

继发性或症状性癫痫，是指有明确病因的癫痫，也可称为获得性癫痫。在这类疾病中，癫痫发作只是全身或脑部疾病的表现之一，此类癫痫占整个癫痫的 30%～40%，常见继发性癫痫病因如下：

（一）中枢神经系统先天性异常

中枢神经系统的先天性异常是癫痫常见原因，也是构成精神发育迟滞的重要因素，是由于胚胎形成后种种原因导致的脑结构发育异常，常见的有无脑回、巨脑回、小多脑回、神经元异位症、脑穿通畸形、巨脑症和脑小症等，这些畸形可以同时存在，也可以与其他先天畸形共存。此外，胼胝体发育不全、单一脑室症、透明隔缺损或囊肿等中线结构异常也可有癫痫发作。此类癫痫多见于婴幼儿及青少年。

1.神经管闭合障碍

神经管闭合障碍引起的畸形可有无脑畸形、脑膜膨出及脑膜脑膨出，最易引起癫痫发作的是丘脑下部错构瘤，除痴笑性癫痫发作外，还常伴有性早熟。

2.脑回形成障碍

常见有无脑回、巨脑回及多微小脑回畸形。无脑回表现为完全的脑回阙如，巨脑回表现为宽而扁平的脑回，这是两种程度不等的脑表面异常畸形，可以同时存在，是由于较晚移行的神经元未能穿过皮质深层，使皮质的浅层形成异常。CT 和 MRI 显示病变部位皮质的增厚，其下面的白质变薄，灰白质交界缺乏正常的指状突起而呈平滑状，病变侧的脑常较对侧小，脑室常呈中度扩大，巨脑回畸形还常常呈不对称分布，临床常有显著的局灶体征。多微小脑回畸形是指脑回的数量增多而无正常的空间排列，是由于神经元已经到达皮质但分布异常所致。CT 常常难以显示病灶，MRI 可以显示多个较小的脑回，呈局限或弥漫性分布。这些患者除有癫痫发作外，还可有发育迟滞。

3.神经元异位

神经元异位又称灰质异位。在过去常诊断为原发性癫痫，MRI 应用于临床后，发现此类癫痫患者有好像"脑回位于白质"的现象,为此类癫痫找到了病因。1859 年,Tungel 首先报道灰质异位的病理。在胚胎发育期,神经元来自胚胎脑室表面增殖区的生发基质内的神经母细胞,在胚胎3～5 个月时神经胶质细胞纤维沿放射状向皮层移行,此过程需要 10～16 周,于胎儿 6 个月时形成大脑表面的 6 层神经元,在此期间如果孕妇感染病毒、接受 X 线、中毒、缺血、缺氧等,可以使此过程受阻,造成神经元停滞在异常位置上,导致灰质移位。异位的灰质可以见于从室管膜到软膜之间的任何部位,大脑和小脑同样可以发生。异位的灰质结节位于室管膜下称为结节型,位于白质内侧称为板型,位于侧脑室旁并延伸到大脑皮质称为带型。以前两者多见,病灶可以为单个或多个。临床上表现为癫痫、智力低下或神经系统损害的其他表现。

4.脑裂畸形

脑裂畸形是指大脑原始沟、裂的附近可见对称性裂隙,是该处神经元移行过程根本没有发生所致。CT 和 MRI 常表现为中央沟附近对称存在裂隙,从皮质表面延伸到脑室,裂隙也可仅见于一侧。裂隙常呈楔形,以脑表面处裂隙较宽,与裂隙相通的脑室常呈局限性扩大。这种裂隙分为闭唇型和开唇型两种。闭唇型者脑裂两侧壁非常靠近或完全融合,脑裂端的脑室呈漏斗状向外突出。开唇型者裂隙两侧彼此分开,裂隙内充满脑脊液,常常伴有脑积水,裂隙的两侧壁为异位灰质,临床上可有轻偏瘫、癫痫及精神发育迟滞。

5.先天性外侧裂周围综合征

CT 及/或 MRI 图像显示外侧裂周围脑皮质增厚,表面光滑,外侧裂增大,常表现为两侧性,还可扩及顶叶和颞叶,偶尔也可为一侧外侧裂皮质。临床表现为癫痫、认知缺陷、不同程度的神经系统损害。

6.胼胝体发育不全

胼胝体可在胚胎早期因感染或缺血等因素导致其发育不全,可分为全部或部分阙如,常合并其他脑发育异常,如基亚里Ⅱ型,丹迪-沃克畸形,扣带回、透明隔阙如,神经移行障碍等。单纯胼胝体发育不全多无明显症状,在合并其他畸形的情况下常有癫痫、免疫力低下等表现。

7.视-隔发育不全

视-隔发育不全是指视神经发育不全和透明隔阙如或发育不全,此类患者可有视神经发育不全的眼部症状,包括视觉活动减少、视敏度减弱、眼震、色盲、视盘发育不良等,此外半数患者可伴有癫痫发作,2/3 患者有丘脑下部及垂体功能障碍。

8.脑穿通畸形

脑穿通畸形多由于胚胎期脑组织破坏所致和脑组织局部缺失形成非典型囊肿,多位于额后、顶前叶,常与脑室和(或)蛛网膜下隙相交。其主要症状有癫痫、轻偏瘫等。

(二)神经皮肤综合征

神经皮肤综合征是一组遗传性疾病,常见者如下:

1.结节性硬化

结节性硬化(TSC)为常染色体显性遗传病,是以多种器官的组织缺陷和错构瘤为特征的系统性疾病,临床特征为面部皮脂腺瘤、癫痫及智力减退。脑 CT 扫描可见脑室周围及颞叶等部位的高密度钙化影。其癫痫发作类型因年龄不同而异。乳儿期出现症状者呈婴儿痉挛及全面强直-阵挛发作;发作年龄较大者可表现为全面强直-阵挛发作、单纯部分发作和复杂部分发作等多种形式。

2.神经纤维瘤病

神经纤维瘤病是一种原因不明的少见的遗传性疾病,常染色体显性遗传,1882 年,von Rechlinghausen 首先报道,又称 von Rechlinghausen 病。主要特征是皮肤的咖啡牛奶色素斑,周围神经和脑神经的多发性神经纤维瘤,常合并神经系统肿瘤,如脊膜瘤或脑膜瘤、脊髓或脑实质的胶质瘤。神经纤维瘤的外显多从青春期以后出现,成年期明显增加,晚年停止或减少,可能与体内的雌激素分泌的生理特征相关。因颅内肿瘤存在,故常伴有全面强直-阵挛发作和智力障碍。脑 CT 检查有助于颅内肿瘤的早期发现。

3.斯德奇-韦伯综合征

又称脑面血管瘤病或脑三叉神经血管瘤病,属于常染色体显性遗传病,也有散发者。本病也属于脑血管畸形的一种特殊类型。它表现为出生即存在面部红葡萄酒色扁平血管痣,沿三叉神经第一支分布,可以波及第二、三支,严重蔓延到对侧面部;神经系统表现,50%有智能减退,60%有偏瘫、偏盲,患者还可有对侧肢体部分性癫痫发作;眼部表现,有 30%患者伴发先天性青光眼,还可并发脉络膜、巩膜、视网膜血管瘤等。影像学具有特征性改变,颅脑 CT 见一侧或双侧枕叶锯齿状或轨道状钙化,可累及同侧颞叶、顶叶后部。半数以上患者 DSA 有同侧大脑血管瘤。

4.进行性单侧面萎缩症

又称 Romberg 病,是一种罕见病,病因不明。本病多在青春期起病,表现为慢性进行性单侧面部皮肤及皮下组织萎缩,偶可蔓延至躯干半侧,萎缩皮肤常有色素沉着;部分病例伴有癫痫部分发作或全面发作,脑电图异常;同侧颜面痛或感觉障碍。

(三)脑部获得性疾病

中枢神经各类疾病导致的癫痫与年龄有关。1987 年,有学者对自然人群中 3593 例癫痫患者进行调查研究,发现中国人群癫痫发病是以儿童和青少年多见,相关致病因素如妊娠高血压综合征(妊高征)、产后窒息,其中母亲妊高征患儿出生后癫痫发病率是正常母亲所生患儿的11 倍,产后窒息是无产后窒息者的 30 倍。常见与年龄有关的癫痫病因如下,见表 5-12-2。

表 5-12-2　与年龄有关的癫痫的常见病因

年龄	病因
生后 1 周	围生期窒息、围生期外伤、早期中枢神经系统感染、低血钙、低血糖、其他早期代谢异常
生后 2 周	早期中枢神经系统感染、低钙血症、胆红素脑病
3 周至 3 个月	早期中枢神经系统感染
4 个月至 2 岁	热性惊厥、早期中枢神经系统感染、先天性代谢障碍、脑血管病
3～10 岁	儿童良性癫痫、早期中枢神经系统感染后遗症、中枢神经系统感染、外伤、中毒
11～20 岁	外伤,早期中枢神经系统感染后遗症,中枢神经系统感染,动、静脉畸形
21～40 岁	外伤,颅内肿瘤,早期中枢神经系统感染后遗症,中枢神经系统感染,慢性酒精中毒,动、静脉畸形
41～60 岁	颅内肿瘤、外伤、中枢神经系统感染、脑血管病、慢性酒精中毒
60 岁以上	脑动脉硬化、颅内肿瘤、颅内转移瘤

1.颅脑损伤

(1)分娩时颅脑损伤:由围生期脑损伤所引起的儿童癫痫并不少见,这主要与新生儿或初生儿对缺氧、缺血耐受性差之故有关。妊娠高血压、子痫、药物使用;胎盘早剥离、胎盘老化、脐带过长绕颈;急产、滞产、早产、过期产;难产时使用产钳、胎头吸引器;胎儿吸入羊水、胎粪等均可致胎儿脑缺血、缺氧。此外,胆红素脑病亦可致脑损伤,引起癫痫发作。

(2)颅脑外伤:颅脑外伤是癫痫的常见原因之一,脑外伤后癫痫的发病率各家报道不一,通常颅脑损伤程度越重,癫痫发病率越高,一般为 2%～5%,重症颅脑外伤伴有颅内血肿者可达25%～30%。开放性颅脑损伤较闭合性者高。外伤性癫痫可由各种外伤引起,战时多由枪伤所致,和平时则与交通或工矿事故有关。癫痫发生与外伤部位亦有关系,以大脑额叶皮质运动区及颞叶尤其颞叶内侧面损伤发病率更高。此外与受伤者的年龄、遗传因素及颅内血肿、感染、粉碎性或凹陷性骨折等也有一定的关系。

颅脑外伤后出现癫痫的潜伏期长短不一。有 3 种情况:①外伤后即刻发作。伤后数小时出现癫痫,约占 3%,多见于严重脑外伤,可能是脑挫裂伤、颅内血肿、粉碎或凹陷骨折等物理性刺激,致瞬间脑神经元异常兴奋有关;可表现为全面发作或部分发作,多数患者发作 1 次后不再发作,多数不遗留脑外伤后癫痫;预后良好。②外伤后早期发作。伤后数小时至 1 个月内引起癫痫发作,约占 13%。③外伤后晚期发作。伤后 1 个月乃至数年内出现的癫痫,约占84%。晚期发作主要与脑挫裂伤、脑膜脑瘢痕、脑萎缩、颅内异物和(或)骨片、颅内感染甚至外伤性颈内动脉闭塞等有关。临床上以部分发作或复杂部分发作最为常见,可以继发全面发作。

2.颅脑肿瘤

是继发性癫痫常见原因之一,癫痫由于脑肿瘤引起者占 0.43%～0.6%,而脑肿瘤引发癫痫的发病率为 35%,其中以癫痫为首发症状的占 12.3%。幕上肿瘤癫痫发病率高,大脑半球不同部位的肿瘤癫痫发病率依次为额叶＞颞叶＞顶叶。癫痫发作类型与脑瘤部位有关。额叶肿瘤多为全面性强直-阵挛发作,中央区者多为单纯部分发作和(或)继发性全面强直-阵挛发作,颞叶者多为复杂部分发作。肿瘤的性质影响癫痫的发生,其中少突胶质细胞瘤发生癫痫概率最高;其次为星形细胞瘤和脑膜瘤。在小儿以脑胶质瘤多见,成年人脑胶质瘤最多;其次是脑膜瘤和转移瘤,还可见于颅咽管瘤、神经鞘瘤、海绵状血管瘤、脂肪瘤等。总之,肿瘤性质为良性、生长缓慢且靠近大脑皮质者,癫痫发病率高。

手术切除脑肿瘤后,可使 80%患者的癫痫发作缓解或改善。但原无癫痫发作的脑肿瘤在手术后引起癫痫发作者也较常见。

3.脑血管疾病

脑血管病是引起老年人癫痫的最常见原因,随着脑血管病发病率的增加,卒中后癫痫的发病率也随之增高。

卒中后癫痫是指脑卒中后才有的反复多次的癫痫发作。按照其发生的迟早分为卒中后早期癫痫和迟发性癫痫。前者是指卒中后 2 周内出现的癫痫反复发作,后者指卒中 2 周后出现的癫痫。

Dhanuka 对卒中后癫痫进行前瞻性临床研究,发现卒中后早期癫痫发作主要在发病后立刻出现或 48 小时内出现,此类癫痫大约占卒中后癫痫的 77%。卒中后早期癫痫常可自动缓解。迟发性癫痫发作大多在卒中后 2 年内发生。

不同的卒中类型癫痫发作形式不同。出血性卒中以全面发作最常见,多为早期癫痫。缺血性卒中以部分发作多见,也可由部分发作继发全面发作或直接全面发作,多为晚发癫痫。皮质或皮质下受累的卒中癫痫发病率远高于其他部位受累。大面积脑梗死、病情严重、脑水肿明显者易发癫痫;脑栓塞比脑血栓形成更易发生癫痫发作。出血性卒中较缺血性卒中的癫痫发病率高,尤其是蛛网膜下隙出血(SAH)。

有报道,缺血性卒中患者早期癫痫发作以后发展为癫痫者为 35%,而迟发性癫痫发作为 90%。同样在出血性卒中患者中,早期癫痫发作后发展为癫痫者为 29%,迟发性癫痫发作为 93%。皮质损害以及第一次癫痫发作在迟发期者,其发展为癫痫的可能性较大。

脑动、静脉畸形常在成年期出现癫痫发作。颅内静脉或静脉窦血栓形成亦可发生癫痫,发作类型多为全面强直-阵挛发作,可伴有颅内压升高及偏瘫、失语等。

4.颅内感染

任何年龄的中枢神经系统感染都可以是癫痫的原因。病原体可以是病毒、细菌、真菌、立克次体、螺旋体、寄生虫等。

(1)病毒感染:常见的急性病毒性脑炎有流行性乙型脑炎、单纯疱疹病毒性脑炎、带状疱疹病毒性脑炎、狂犬病毒性脑炎,它们都是癫痫的常见原因;慢性病毒感染引起的亚急性硬化性全脑炎、进行性多灶性白质脑病;传染性海绵状脑病(朊蛋白病),包括 Jacob-Creutzfeld 病、库鲁病等也可引起癫痫发作。此外,病毒感染后所致的急性脱髓鞘性脑病、HIV 感染引起的机会感染性脑炎,可以以癫痫首发。

(2)细菌感染:常见的有结核性脑膜脑炎、流行性脑脊髓膜炎、布鲁杆菌性脑炎、炭疽杆菌性脑脊髓膜炎、脑蛛网膜炎、硬脑膜外脓肿及结核瘤等。急性期可作为其临床表现的症状之一,晚期亦可遗有癫痫发作及脑电图痫性放电。癫痫发作形式多为全身或部分发作。

(3)螺旋体感染:梅毒螺旋体侵犯神经系统引起神经梅毒。脑膜血管型梅毒、慢性进展性麻痹痴呆(梅毒性脑膜脑炎)均可有部分性或全面性强直-阵挛发作。由钩端螺旋体感染引起的脑膜脑炎或血管炎也常伴有癫痫发作。

(4)真菌感染:较常见侵及神经系统的真菌有隐球菌、念珠菌、毛霉菌、曲菌、酵母菌、球孢子菌、荚膜组织胞浆菌及放线菌等,常在长期使用抗生素或肾上腺皮质激素及全身衰竭的情况下发生,其中由新型隐球菌引起隐球菌性脑脊髓膜炎最常见。临床除表现全身中毒症状及脑脊髓膜炎症状外,亦可有癫痫发作。

(5)寄生虫感染:脑寄生虫感染的脑囊虫病在我国东北、西北、华北地区常见,并且是这些地区癫痫的常见原因,癫痫可以作为脑囊虫病的一种临床表现类型,发病率为 50%～70%;脑血吸虫病和脑肺吸虫病在南方地区是癫痫的一种原因;另外,脑包虫病、脑弓形体病、脑旋毛虫病及脑型疟疾等也可有癫痫发作。癫痫发作形式可以是全面发作或部分发作。

(6)免疫接种:包括狂犬病、麻疹、乙型脑炎、流感、百日咳、白喉、伤寒、脊髓灰质炎等预防接种后所引起的脑炎或脑病,均可表现癫痫发作。

5.脑变性疾病

(1)阿尔茨海默病:多见于 50 岁以后,其病理改变为大脑皮质弥漫性萎缩,故又称弥漫性大脑萎缩症,主要表现为进行性痴呆,常伴有癫痫发作及偏瘫。

（2）皮克病：又称脑叶萎缩症,多于中年后起病,主要为额、颞叶萎缩。除进行性痴呆外,少数可有癫痫发作。

（3）家族性进行性肌阵挛：又称 Unverricht Lundborg 综合征,为一隐性遗传性疾病,青年和成年早期发病,常以全面强直-阵挛发作开始,逐渐出现进行性加重的肌阵挛和进行性痴呆。

（4）肌阵挛性小脑协调障碍：又称拉姆齐-亨特Ⅱ型综合征,为常染色体显性遗传。主要病理改变为小脑齿状核、红核变性。半数患者伴有肌阵挛及全面强直-阵挛发作。

此外,脑白质营养不良等脑变性疾病均可有癫痫发作。

（四）中毒性疾病

1.酒精中毒

一次大量饮酒可造成急性中毒,长期超量饮酒可引起慢性中毒,两者均可致癫痫发作。我国某学者曾报道 6 岁男孩偷饮 60°白酒 200mL 后出现急性酒精中毒,抽搐、昏迷,经抢救成功后,留有痴呆和继发精神运动性癫痫。慢性酒精中毒性脑病是长期大量饮酒引起的营养性精神、神经疾患。主要表现为人格障碍和智能衰退,少数患者以震颤、谵妄、幻觉、科萨科夫综合征精神障碍为主要表现,患者多数合并周围神经损害,部分患者伴有肌肉萎缩、癫痫发作等。影像学改变以脑皮质萎缩或脑室扩大。妊娠妇女酒精中毒所生婴儿除发育障碍外,也可有癫痫发作。戒酒亦可诱发癫痫发作。

2.药物中毒

中枢兴奋药如戊四氮、贝美格（美解眠）、士的宁、印防己毒素、樟脑、尼可刹米等中毒也可引起惊厥发作；抗抑郁药如丙米嗪（米帕明）、阿米替林；抗精神药物如三氟拉嗪、氯普噻吨等过量也可致癫痫；异烟肼消耗体内大量维生素 B_6,后者是合成抑制性神经递质 GABA 的重要辅酶,长期使用较大剂量异烟肼可诱发癫痫发作；长期服用较大剂量镇静安眠药或抗癫痫药突然撤除时也可引起癫痫发作,甚至呈持续状态；青霉素刺激大脑皮质可致抽搐；中药苍耳子、白果、曼陀罗中毒时常引起癫痫发作。

3.金属中毒

如铅、铊、汞及砷等中毒可致惊厥发作。

4.其他中毒

如有机磷中毒,毒鼠药中毒（如氟乙酰胺）,动物类如河豚、蜘蛛毒及蜂毒等中毒均可导致癫痫发作。

（五）原发或系统性疾病所致癫痫

1.代谢及内分泌疾病

（1）糖尿病：糖尿病是引起癫痫发作的危险因素,有时癫痫可以作为糖尿病的首发症状,某学者观察 240 例临床确诊的糖尿病患者,癫痫发作 15 例,占 6.3％。

非酮症性高血糖患者 25％可以出现癫痫,部分发作多见,也可全面发作,并且癫痫的发作与血糖水平直接相关。

低血糖脑病可致癫痫发作。研究发现大脑的尾状核、豆状核、大脑皮质、海马和黑质对低血糖敏感,最易受累。新近研究发现,敏感区可能还包括胼胝体和皮质下白质。所谓的低血糖脑病是指低血糖反复发作或持续时间长(＞6 小时),上述敏感区脑组织发生严重的或不可逆的对称性损害,患者遗留中枢性瘫痪、锥体外系症状、智能减退、痴呆、癫痫等后遗症。

(2)尿毒症:慢性肾功能不全尿毒症神经系统损害高达 65％,癫痫发病率为 8％,脑萎缩、脑白质脱髓鞘是尿毒症脑病病理表现形式。临床表现包括全身强直-阵挛发作、局部抽动、扑翼样震颤、肌纤维颤搐和肌阵挛等。尿素、酚类、代谢性酸中毒和脑水肿、肌酐代谢产物胍类物质和中分子物质、甲状旁腺激素、微量元素、各种急慢性脑循环障碍及水、电解质、酸碱平衡等代谢紊乱参与了尿毒症时肌阵挛的发生。尿毒症引起多种代谢障碍影响了皮质、皮质下、脑干网状结构、小脑、脊髓等有关结构联系环路。

(3)甲状旁腺功能减退症:任何原因引起的甲状旁腺功能减退症,导致钙磷代谢异常,临床上表现为反复癫痫样抽搐发作。脑 CT 可见基底节区对称性钙化斑。这类疾病包括 Fahr 病、甲状旁腺功能减退症、假性甲状旁腺功能减退症。

2.结缔组织病

(1)风湿性脑病:风湿热发病率近几年明显下降,但是该病演变预后较差,应引起注意。风湿病可累及神经系统出现风湿脑病,后者占风湿病 0.74％,脑病的发生是风湿活动的标志。主要临床表现是癫痫发作和精神异常。

(2)系统性红斑狼疮:SLE 早期神经性系统损害占 25.5％,晚期达 60％,可出现狼疮脑病。脑病多数发生在 SLE 活动期或晚期,也可为 SLE 的首发症状。脑病的主要表现是癫痫发作和(或)精神症状(淡漠、抑郁、兴奋、思维混乱),也可出现神经系统定位体征。

(3)贝赫切特综合征:贝赫切特综合征(BD)又称白塞综合征,是以口腔溃疡、眼葡萄膜炎和外阴溃疡为特征的慢性进行性、复发性全身性炎症性病变。神经系统受累时称神经贝赫切特综合征,国外报道占贝赫切特综合征的 10％～28％,国内占 6.5％,其中中枢神经系统受累占 70.8％。如果中枢神经系统受累可出现弥漫性或局灶性脑损害的症状,表现类似急性脑血管病或脑炎,患者可出现癫痫发作。

(4)结节性多动脉炎:是累及多系统多器官的自身免疫性疾病,大约 30％侵犯中枢神经系统。颅内动脉受累可出现一系列的脑缺血或出血症状,临床上出现脑局部定为体征、局限性癫痫等。

3.营养缺乏

维生素 B_6 缺乏在成年人中很少见,多见于人工哺乳的婴幼儿,常同时有维生素 B_1、维生素 B_2 缺乏,患儿早期出现兴奋、不安、惊厥等中枢神经系统症状,发作频繁者可引起智能减退。

4.心血管疾病

(1)高血压脑病(HE):是引起癫痫发作的常见原因。HE 是指血压急剧升高引起急性全面性脑功能障碍,是脑血流自动调节机制崩溃,脑血管由收缩变为被动扩张,脑血流量增加,引起过度灌注,最后导致血管源性脑水肿。临床表现除血压明显增高外,头痛、呕吐、意识障碍、癫痫发作为主要症状。血压控制后症状及头部影像学迅速改善。影像学特点是大脑半球的后部在 CT 上呈低密度改变,MRI T_1 加权像低信号或等信号 T_2 加权像高信号改变,病变可以累及脑干和小脑。上述影像学表现可以随着临床症状的改善而消失,有学者将其命名为可逆性后部白质脑病综合征。

（2）子痫：妊娠高血压患者出现抽搐，并排除其他疾病，称为子痫。高血压脑病在其中扮演了重要角色。

（3）阿-斯综合征：是一组心源性疾病引起的急性脑缺血综合征，表现为突然晕厥，意识丧失，严重者常伴有抽搐及大小便失禁。常见病因有心肌梗死、高血压性心脏病、心肌炎、心肌病、风湿性心瓣膜病等。

5.缺血、缺氧性脑病

（1）一氧化碳中毒：CO中毒引发的癫痫多发生在中毒的急性期。有报道称发病率大约在12％。临床表现多为全身强直阵挛发作，少部分为单纯部分运动发作。发作频繁者预后不良。早在20世纪50年代就有学者对CO中毒死亡患者进行神经系统形态学研究，80年代某学者对2例CO中毒后7～8天死亡的患者进行CT扫描和病理对照研究，生前CT显示双侧苍白球及内囊膝部低密度改变。病理所见：脑水肿、脑疝，切面见双侧苍白球坏死灶，与周围界限较清。双额、颞、岛叶皮质及苍白球等处散在点状出血。镜下见软脑膜、蛛网膜下隙血管扩张充血，额叶皮质细胞脱失；皮质下白质疏松水肿，伴弥散胶质细胞增生；毛细血管扩张、出血。坏死软化灶周围见大量吞噬细胞。病灶周围白质水肿。双侧海马锥体细胞层有不同程度的缺血性改变，锥体细胞脱落，毛细血管扩张充血。白质区脱髓鞘改变。小脑浦肯野细胞部分脱失，贝格曼胶质细胞增生。

（2）其他：溺水、自缢、心搏骤停、麻醉意外、致死性哮喘等原因引起的急性脑缺氧可引起癫痫发作。脑缺氧严重者在心肺复苏后可留有癫痫后遗症状。

6.其他

脑膜白血病、各种全身感染等均可引起癫痫发作。

四、诊断

（一）临床表现

1.全部性发作

（1）全部性强直阵挛发作（GTCS）：是一种表现最明显的发作形式，故既往也称为大发作。以意识丧失、双侧对称强直后紧跟有阵挛动作并通常伴有自主神经受累表现为主要临床特征。

（2）失神发作

①典型失神：发作突发突止，表现为动作突然中止或明显变慢，意识障碍，不伴有或伴有轻微的运动症状（如阵挛/肌阵挛/强直/自动症等）。发作通常持续5～20秒（<30秒）。发作时EEG呈双侧对称同步、3Hz（2.5～4Hz）的棘慢综合波爆发。约90％的典型失神患者可被过度换气诱发，主要见于儿童和青少年，如儿童失神癫痫和青少年失神癫痫，罕见于成人。

②不典型失神：发作起始和结束均较典型失神缓慢，意识障碍程度较轻，伴随的运动症状（如自动症）也较复杂，肌张力通常减低，发作持续可能超过20秒。发作时EEG表现为慢的（<2.5Hz）棘慢波综合节律，主要见于严重神经精神障碍的患者，如Lennox-Gastaut综合征。

③肌阵挛失神：表现为失神发作的同时，出现肢体节律性2.5～4.5Hz阵挛性动作，并伴有强直成分。发作时EEG与典型失神类似。

④失神伴眼睑肌阵挛:表现为失神发作的同时,眼睑和(或)前额部肌肉出现 5～6Hz 肌阵挛动作。发作时 EEG 显示全部性 3～6Hz 多棘慢波综合。

(3)强直发作:表现为躯体中轴、双侧肢体近端或全身肌肉持续性的收缩,肌肉僵直,没有阵挛成分,通常持续 2～10 秒,偶尔可达数分钟。发作时 EEG 显示双侧性波幅渐增的棘波节律(20±5Hz)或低波幅约 10Hz 节律性放电活动。强直发作主要见于 Lennox-Gastaut 综合征。

(4)阵挛发作:表现为双侧肢体节律性(1～3Hz)的抽动,伴有或不伴有意识障碍,多持续数分钟。发作时 EEG 为全部性(多)棘波或(多)棘-慢波综合。

(5)肌阵挛发作:表现为不自主、快速短暂、电击样肌肉抽动,每次抽动历时 10～50 毫秒,很少超过 100 毫秒。可累及全身也可限于某局部肌肉或肌群,可非节律性反复出现。发作期典型的 EEG 表现为爆发性出现的全部性多棘慢波综合。肌阵挛发作既可见于一些预后较好的特发性癫痫患者(如青少年肌阵挛性癫痫),也可见于一些预后较差的、有弥漫性脑损害的癫痫性脑病(如 Dravet 综合征、Lennox-Gastaut 综合征)。

(6)失张力发作:表现为头部、躯干或肢体肌肉张力突然丧失或减低,发作之前没有明显的肌阵挛或强直成分。发作持续 1～2 秒或更长。临床表现轻重不一,轻者可仅有点头动作,重者则可导致站立时突然跌倒。发作时 EEG 表现为短暂全部性 2～3Hz(多)棘-慢波综合发放或突然电压低减。失张力发作多见于癫痫性脑病(如 Lennox-Gastaut 综合征、Doose 综合征)。

2.部分性发作

(1)简单部分性发作(SPS):发作时无意识障碍。根据放电起源和累及的部位不同,简单部分性发作可表现为运动性、感觉性、自主神经性和精神性发作四类,后两者较少单独出现,常发展为复杂部分性发作。

(2)复杂部分性发作(CPS):发作时有不同程度的意识障碍,可伴有一种或多种简单部分性发作的内容。

(3)继发全部性发作:简单或复杂部分性发作均可继发全部性发作,可继发为全面强直-阵挛、强直或阵挛发作,本质上仍为部分性发作。

3.癫痫性痉挛

在 2010 年 ILAE 分类工作报告中,明确把癫痫性痉挛作为一种发作类型。癫痫性痉挛可以是全部性起源、局灶性起源或起源不明。癫痫性痉挛表现为突然、主要累及躯干中轴和双侧肢体近端肌肉的强直性收缩,历时 0.2～2 秒,突发突止。临床可分为屈曲型或伸展型痉挛,以前者多见,表现为发作性点头动作,常在觉醒后成串发作。发作间期 EEG 表现为高度失律或类高度失律,发作期 EEG 表现多样化(电压低减、高幅双相慢波或棘慢波等)。癫痫性痉挛多见于婴幼儿,如 West 综合征,也可见于其他年龄。

4.反射性发作

反射性发作不是独立的发作类型。它既可以表现为局灶性发作,也可以为全部性发作。其特殊之处是发作具有特殊的外源性或内源性促发因素,即每次发作均为某种特定感觉刺激所促发,并且发作与促发因素之间有密切的锁时关系。促发因素包括视觉、思考、音乐、阅读、进食、操作等非病理性因素。其可以是简单的感觉刺激(如闪光),也可以是复杂的智能活动

（如阅读、下棋）。发热、酒精或药物戒断等病理性情况下诱发的发作，则不属于反射性发作。反射性发作和自发性发作可同时出现在一个癫痫患者中。

（二）辅助检查

1.脑电图

对疑诊癫痫的患者应进行脑电图检查。间歇期脑电图常可发现癫痫样电位或者非特异性异常。间歇期癫痫样电位包括棘波、尖波和发作性快节律以及这些电位与慢波的复合电位，如棘-慢波、多棘-慢波。癫痫样电位和非癫痫样电位的鉴别依赖其波形特征分为：波形上的不对称性，即起始相（正相）时程短且波幅低，第二相（负相）时程长且波幅高；后续慢波波幅较高，有别于背景活动。间歇期癫痫样电位的出现概率并不标志癫痫发作复发和疾病的严重性。癫痫样放电反映了"易激惹区"的电活动，是癫痫分类［局灶性（部分性）/全部性（全面性）］、癫痫综合征和致痫区定位诊断的依据之一。

间歇期脑电图非特异性异常包括广泛性或者局灶性慢波以及双侧背景活动波幅不对称等弥漫性或局灶性异常。这些非特异性异常也可见于非癫痫病例。虽然脑电图对局灶性癫痫的定位诊断并不具有特异性，但脑电图表现对诊断特定脑区起始或早期受累的局灶性癫痫有一定提示意义。

颞区间歇性节律性 δ 活动（TIRDA）被认为是颞叶癫痫比较特异的间歇期脑电图表现，并且曾有报道称 TIRDA 与颞叶内侧硬化高度相关。在颞叶外癫痫患者，特别是枕叶癫痫、额眶区癫痫、扣带回癫痫中，也可记录到单侧或者双侧分布的颞叶癫痫样放电。额叶癫痫发作有提示价值的发作期脑电图异常包括额叶相关电极出现的节律性快活动（β 或者 α 范畴）或者 θ 节律、节律性棘波，这些改变常见于背外侧额叶癫痫。顶-枕叶癫痫以及岛叶癫痫同样缺乏较为特异的发作期脑电图改变，故其定位诊断需要综合发作期症状学、脑电图及影像学完成。

全部性棘-慢复合波高度提示全部性发作或者全部性癫痫。在特发性全部性癫痫中，间歇期全部性棘-慢波通常高于 2.5Hz。全部性棘-慢波可被过度换气、闪光刺激和特殊行为诱发。肌阵挛发作（婴儿期或青春期特发性肌阵挛癫痫）常与棘-慢波放电相关，且容易被闪光刺激诱发出现。

2.神经影像诊断

（1）磁共振（MRI）：磁共振（MRI）技术已成为癫痫影像学诊断的基础手段。所有癫痫或者出现癫痫发作的患者都建议进行高分辨率的 MRI 扫描。出现首次癫痫发作或者新诊断的癫痫患者中也有 13%～14% 可发现 MRI 异常，若使用 3.0Tesla 的 MRI 扫描，这个比例可提升至 26%。在局灶性癫痫病例中，超过 70%～90% 的病例在完整切除已准确定位或者影像学显示完全的致痫病变后可实现发作消失，但对于 MRI 阴性的病例则术后效果不佳。采用 T_2 加权快速自旋回声序列的轴位全脑扫描（层厚 3～5mm）对致痫病变的检出率较高。常用液体衰减反转恢复（FLAIR）序列的薄层扫描显示病变细节。反转恢复（IR）序列常用于显示灰白质界限，双倍反转恢复序列可用于显示微小灰质改变。T_2 加权序列常用于显示含铁血黄素沉积性病变，如海绵状血管瘤、脑外伤等。

（2）正电子发射断层成像（PET）：对癫痫诊断可起到重要作用，特别是对局灶性癫痫定位诊断和术前评估意义重大。目前最常用的 PET 示踪剂是 $[^{18}F]$ 2-氟-2 脱氧-D-葡萄糖

（[^{18}F]FDG），故称为[^{18}F]FDG-PET。[^{18}F]FDG-PET 可通过检测脑组织对葡萄糖的代谢率反映不同区域神经元功能状态。多数情况下，局灶性癫痫致痫区及其周围区域在发作间期呈低代谢，发作期呈高代谢。

（3）单光子发射计算机断层成像（SPECT）：可提供局部脑血流量（rCBF）信息，并通过对间歇期和发作起始时的成像对比，对致痫区定位诊断提供有价值的信息。

（4）功能磁共振（fMRI）、脑磁图（MEG）：对癫痫患者运动、感觉、语言功能区定位，以及对致痫区定位诊断均有一定的价值，对局灶性癫痫外科切除部位和范围的确定有重要的意义。

（5）头颅 CT：头颅 CT 的敏感性及特异性均不如 MR，而且孕产期妇女禁用，但 CT 检查具有独特的应用价值，是对 MRI 的补充，即①对于有钙化的病变，如 Sturge-Weber 综合征、结节性硬化症、囊虫结节等；②对于 MRI 禁忌证的患者，如体内有心脏起搏器、金属置入物的患者，只能进行 CT 检查；③MRI 幽闭综合征患者。

3.染色体及基因诊断

染色体及基因检测已经成为癫痫诊断重要的辅助手段。目前已经发现一些染色体病可以出现癫痫发作，最常见 21-三体患者可以合并癫痫发作，另外一些染色体易位、倒置、单倍体、三倍体或者环状染色体患者均可能出现癫痫发作，因此染色体核型分析对于一部分患者的病因诊断提供了帮助。

既往利用一代测序技术检测已知的癫痫致病基因，但仅限于临床高度怀疑的某一种癫痫。随着高通量二代测序技术及微阵列比较基因组杂交技术的发展及应用，越来越多的癫痫致病基因被发现，目前已经成功应用于癫痫性脑病的病因学诊断。但是，基因检测不作为常规病因筛查手段，通常是在临床已高度怀疑某种疾病时进行。

4.其他检查

（1）血液检查：包括血常规、血糖、电解质、肝功能、肾功能、血气、乳酸等，能够帮助寻找病因，同时服用抗癫痫药物需定期抽血检测药物不良反应或药物浓度。

（2）尿液检查：包括尿常规及遗传代谢病的筛查。

（3）脑脊液检查：对怀疑颅内感染或某些遗传代谢病需进行脑脊液检查。

（4）心电图：对疑诊癫痫或新诊断的癫痫患者，建议常规进行心电图检查，有助于发现容易误诊为癫痫发作的某些心源性发作，还能早期发现某些心律失常。

（三）诊断要点

癫痫发作的本质是脑神经元突然异常放电导致的临床表现，有一过性、反复性及刻板性的特点，伴有脑电图的痫样放电。癫痫的诊断分为 5 个步骤：

（1）确定发作性事件是否为癫痫发作：首先确定是诱发性癫痫发作还是非诱发性癫痫发作，传统上，临床出现两次（间隔至少 24 小时）非诱发性癫痫发作时可诊断为癫痫。

（2）确定癫痫发作的类型。

（3）确定癫痫及癫痫综合征的类型。

（4）确定病因。

（5）确定残障和共患病。

（四）鉴别诊断

癫痫发作需与各种各样的非癫痫发作相鉴别,非癫痫发作是指临床表现类似于癫痫发作的所有其他发作性事件,不同年龄需要鉴别的非癫痫发作有所差异。

1.新生儿和婴儿期(0~2岁)

需鉴别呼吸异常(窒息发作/屏气发作)、运动异常(抖动或震颤/良性肌阵挛/惊跳反应/点头痉挛/异常眼球活动)、代谢性疾病(低血糖/低血钙/低血镁/维生素 B_6 缺乏)。

2.学龄前期(2~6岁)

需鉴别睡眠障碍(夜惊症/睡行症/梦魇)、习惯性阴部摩擦、惊跳反应、腹痛、注意力缺陷、晕厥。

3.学龄期(6~18岁)

需鉴别晕厥、偏头痛及头痛、抽动症、发作性运动障碍、精神心理行为异常(焦虑/恐惧/暴怒)、睡眠障碍。

4.成人期(大于18岁)

需鉴别晕厥、癔症发作、偏头痛及头痛、舞蹈症、发作性睡病、短暂性脑缺血发作、短暂性全面遗忘症、老年猝倒、多发性硬化发作性症状。

五、治疗

正确的癫痫发作以及综合征的分类诊断是治疗成功的前提。抗癫痫药物(AEDs)治疗是癫痫治疗的主流手段。癫痫的药物治疗是一个预防性的连续治疗方案,目的是达到癫痫发作完全控制,并且临床没有明显的不良反应。癫痫的药物治疗需要医师对于 AEDs 有全面而熟悉的掌握,包括药物作用机制、药动学、药物剂量、适应证、药物的相互作用和急性、慢性的不良反应。

经过合理的药物治疗,有70%左右的患者可以达到发作完全缓解。在余下的药物难治性患者中外科手术治疗能为15%~30%的患者提供发作完全缓解的机会。

在治疗中,也应该充分重视特殊的癫痫人群,儿童、老年人、女性(特别是孕龄期女性)以及有身心残障的患者需要针对自身的特点而选择合理和针对性的治疗方案。

（一）癫痫的药物治疗

1.抗癫痫药物介绍

近一个多世纪来,AEDs 有了很大的发展,使癫痫的治疗有了根本改变。其中,在 1990 年前上市的一般称之为传统抗癫痫药物,包括目前临床应用的苯巴比妥(PB)、苯妥英钠(PHT)、苯二氮䓬类、卡马西平(CBZ)以及丙戊酸(VPA)等,而 1990 年后上市的一般称之为抗癫痫新药,目前在我国上市的有托吡酯(TPM)、拉莫三嗪(LTG)、奥卡西平(OXC)以及左乙拉西坦(LVT)等。

2.药物作用机制

AEDs 主要通过作用于离子通道或通过神经递质受体间接作用于离子通道来降低神经元兴奋性。离子通道可分为电压门控和配体门控离子通道。电压门控离子通道靶点中,钠离子通道的作用尤其重要,是卡马西平、苯妥英钠等多种 AEDs 的作用靶点;乙琥胺及丙戊酸的作用位点是 T 型电压门控钙离子通道。γ-氨基丁酸(GABA)是脑内重要的神经递质,通过控制 Cl⁻ 离子通道发挥抑制作用,GABA 受体是许多 AEDs 的作用靶点,包括丙戊酸、苯巴比妥等。现有 AEDs 的作用靶点还包括兴奋性神经递质谷氨酸受体,突触囊泡蛋白 2A(SV2A)及以电压门控钙离子亚通道。

3.药物不良作用

AEDs 均可能产生不良反应,其严重程度与药物以及个体患者相关。药物的不良反应是导致药物治疗失败的一个主要原因。治疗癫痫,应充分了解抗癫痫药物可能出现的不良反应。相对来说,抗癫痫新药较传统抗癫痫药物的不良反应较少。

大部分 AEDs 的不良反应轻微,但是少数也可危及生命。常见的不良反应包括以下 4 类:

(1)剂量相关的不良反应:是对中枢神经系统的影响。例如,苯巴比妥的镇静作用,卡马西平、苯妥英钠引起的头晕、复视、共济失调等与剂量有关。从小剂量开始缓慢增加剂量,尽可能不超过说明书推荐的最大治疗剂量,可以减轻这类不良反应。

(2)特异体质的不良反应:一般出现在开始治疗的前几周,与剂量无关。部分特异体质的不良反应虽然罕见,但可能危及生命,主要有皮肤损害、严重的肝毒性、血液系统损害等。部分严重者需要立即停药,并积极对症处理。

(3)长期的不良反应:与累积剂量有关。

(4)致畸作用:癫痫女性后代的畸形发生率是正常妇女的 2 倍左右。大多数研究认为,AEDs 是致畸的主要原因。

(二)抗癫痫药物治疗原则

1.开始抗癫痫药物治疗

癫痫药物治疗是系统而规范的治疗方案,开始抗癫痫药物治疗意味着需要长期每天服药。是否需要开始药物治疗,需要充分评价,需要基于对再次发作的可能性和治疗可能产生风险两者之间仔细地评估。选择抗癫痫药应该遵循最大的疗效和最小可能发生不良反应的原则。

在开始对一位新诊断癫痫的抗癫痫药物治疗以前,应该考虑以下方面:①患者具有肯定的癫痫发作。需要排除其他与癫痫发作相似的其他发作症状。如果发作的性质难以确定,则应该进行一段时期的观察,再做决定。②如果癫痫再发的风险高于抗癫痫药物的不良作用的风险,应开始治疗。一般认为在出现第二次自发发作之后进行 AEDs 治疗。部分患者尽管有 2 次以上的自发性发作,但是发作的间隔时间在 1 年以上,由于发作期太长,对疗效判断以及利益风险的权衡,可以向患者及家属说明情况,暂时推迟治疗。③部分患者仅有 1 次发作后,可以考虑药物治疗,并非真正首次发作,在此之前,有被忽视的其他发作形式。部分性发作,有明确病因,影像学异常,脑电图有肯定的癫痫样放电等,预示再次发作的可能性大。虽然为首次发作,但其典型的临床和脑电图特征符合癫痫综合征的诊断,如 LGS 以及婴儿痉挛等,可以在首次发作后开始 AEDs 治疗。④有明确的触发因素,如停服某种药物、酒精戒断、代谢紊乱、睡眠剥夺或者有特定触发因素的反射性癫痫等,可能随潜在的代谢性疾病的纠正或者去除病因而使发作消失,并不需要立刻开始 AEDs 治疗。

2.药物治疗的选择

(1)单药治疗：选择适当的抗癫痫药物进行单药治疗，优势在于有利于减少 AED 的不良反应，减少抗癫痫药物之间和抗癫痫药物以及非抗癫痫药物之间的相互作用，方便对疗效和不良作用的判断，方案简单，经济负担轻，并且有更好的耐受性。

要充分重视循证医学提供的证据。选择一线的抗癫痫药物开始癫痫治疗，以小剂量开始，并逐渐达到推荐剂量。如果加量至尚能耐受的剂量水平仍然没有获益，则需要转换为另外一种一线抗癫痫药物或者联合用药。

(2)药物的选择：大多数癫痫患者的长期预后与发作初期是否得到正规的抗癫痫治疗有关。在开始治疗之前应该充分向患者本人以及家属解释长期治疗的意义以及潜在的风险，以获得他们对治疗方案的认同，有利于保持良好的依从性。

根据发作类型和综合征类型分类选择药物是癫痫治疗的基本原则。

①卡马西平、丙戊酸、拉莫三嗪、托吡酯、苯巴比妥、左乙拉西坦、左尼沙胺、加巴喷丁和奥卡西平可用于部分性发作和部分性癫痫的单药治疗。苯妥英钠尽管疗效确切，但由于其具有非线性药动学特点，容易引起不良反应，药物之间相互作用多，长期使用的不良反应明显，已经逐步退出一线用药。

②丙戊酸、拉莫三嗪、左乙拉西坦、托吡酯可以用于各种类型的全面性发作和全面性癫痫的单药治疗。

③丙戊酸、拉莫三嗪、托吡酯和左乙拉西坦是广谱的 AEDs，对局灶性和全面性发作均有效，可作为发作分类不明确时的选择。

(3)合理的多药联合治疗：尽管单药治疗有明显的优势，但是有 20%~50% 的癫痫患者接受单药治疗，仍然未能很好地控制发作，在这种情况下，可以考虑多药治疗（联合治疗或称为添加治疗）。但是，合用的药物越多，相互作用就越复杂，不良反应的发生率就越高。因此，建议最多不要超过 3 种 AEDs 联合应用。

优先选择一种 AED 的需要考虑：①多种不同作用机制的药物联合应用，尽量选择与目前应用的 AED 具有不同作用机制的药物。如果添加的药物与现在应用的药物有相同的作用机制，那么不太可能有较好的疗效，不良反应将增加。②避免有相同不良反应、复杂相互作用和酶酶诱导的药物合用。③如果联合治疗仍然不能获得更好的疗效，建议转换为患者最能耐受的治疗，选择疗效与不良反应之间的最佳平衡点，并考虑手术治疗的可能性。

(4)药物相互作用：传统抗癫痫药物有复杂的药动学，例如，苯妥英钠、卡马西平、苯巴比妥以及扑米酮是肝酶诱导药，与许多常用的药物，如华法林、口服避孕药、钙通道拮抗药和一些化疗药物等产生相互作用，通过提高药物代谢酶的活性，造成药物代谢加快，从而降低了合并用药的血浆浓度，使联合用药复杂化。而丙戊酸是肝酶抑制药，能够抑制或者阻滞药物代谢的酶，从而造成同时应用的其他药物代谢速度下降，导致其血浆浓度增高。

新的抗癫痫药物有较少的或者无明显的药物相互作用。

(5)治疗药物监测（TDM）：治疗药物监测是对治疗目标范围进行检测的手段。血药浓度的参考范围是从大多数人获得满意的癫痫发作控制效果时的浓度范围。

总体来说，TDM 对于下述情况有价值：①获得成功稳定控制发作的患者中，明确基础的有效浓度，目的在将来发作缓解后再发、妊娠、需要与其他非抗癫痫药物合用时，提供参考；②评价疗效差可能的原因，如怀疑患者依从性差；③评价潜在中毒的原因；④评价疗效丧失潜在的原因；⑤判断继续调整药物剂量的余地。

尽管 TDM 具有指导价值，需要注意的是，因为患者个体之间有很大的差异，抗癫痫药物的有效剂量应该依靠临床标准判断。

3.抗癫痫药物的调整

(1)AEDs 对中枢神经系统的不良影响在开始治疗的最初几周内最为明显，以后大部分逐渐消退，减少治疗初始阶段的不良作用可以提高患者的依从性。药物治疗应该从较小的剂量开始，缓慢地增加剂量直至发作控制或达到最大可耐受剂量。

(2)治疗过程中患者如果出现剂量相关的不良反应，可暂时停止增加剂量或酌情减少当前剂量，待不良反应消退后再继续增加至目标剂量。

(3)合理安排服药次数，既要方便治疗，提高依从性，又要保证疗效。如果发作或药物的不良反应表现为波动形式，则可以考虑选择缓释剂型或者调整服药时间和频率。

(4)患者发作完全缓解超过 3～5 年；患者患有年龄相关性的癫痫综合征，并且已经到了发作自发缓解的年龄。中止抗癫痫药物应该非常缓慢，减药剂量和减药的时间间隔更长。减药速度越快，出现复发的概率就越大。苯巴比妥与苯二氮䓬类药物更需要避免快速撤药。

在撤药以前，需要对患者进行全面的评估。患者即使存在非常轻微以及不频繁的发作，也提示了活动性的癫痫，不能停药。如果患者在撤药的过程中出现以上的发作表现，则很可能需要恢复先前的治疗。

4.特殊人群的药物治疗

(1)儿童癫痫的药物治疗：儿童正处于生长发育和学习的重要阶段，在选择抗癫痫药物时，应充分考虑到药物可能对认知功能产生的影响。苯巴比妥、苯二氮䓬类以及托吡酯等，有导致影响认知功能的风险。

(2)孕龄女性：一方面，服用酶诱导类的 AEDs，能够减弱避孕效果；另一方面，服用 AEDs 的女性患者，其畸形率较正常高。因此，孕龄妇女应避免服用能够增加胎儿畸形风险的 AEDs，如苯妥英钠、丙戊酸，而新型抗癫痫药物相对安全。服用 AEDs 的女性癫痫患者，应该在孕前 3 个月每天服用叶酸 5mg，并且服用 AEDs 的女性所分娩的新生儿，建议出生后予以肌内注射维生素 K 1mg。

(3)老年人癫痫：针对老年人新发癫痫以及癫痫延续到老年期的患者，由于老年人在生理和病理方面的改变，在药物治疗方面应注意其特殊性。老年人体内 AEDs 蛋白结合率减少，药物分布容积减少，同时肝脏和肾脏药物清除率减低，因此，药物剂量应该减少至成年人的 1/2 左右；同时，由于老年人共患病多，应尽可能选择非酐酶诱导或者抑制的药物，减少药物之间的相互作用；同时，老年人对于 AEDs 的不良反应更为敏感，应减少或者避免应用对认知功能有影响的药物，同时避免造成或者加重骨质疏松的药物。由于老年人容易出现卡马西平以及奥卡西平导致的低钠血症，也应减少使用相关药物。根据推荐，拉莫三嗪以及左乙拉西坦在老年人中的应用有很好的安全性。

5.癫痫持续状态(SE)的治疗

癫痫持续状态时神经科的急症,迅速明确的诊断是控制发作的前提。治疗原则包括尽快终止发作,一般应在 SE 发生的 30 分钟以内终止发作;保护脑神经元;查找病因,去除促发因素。

(1)全面性惊厥性癫痫持续状态的治疗

①一般措施:保持呼吸道通畅;给氧;监护生命体征,即呼吸、血压、血氧及心脏功能等;建立静脉输液通道;对症治疗,维持生命体征和内环境的稳定;根据具体情况进行实验室检查,如全血细胞计数、尿常规、肝功能、血糖、血钙、凝血象、血气分析等。

②药物治疗

a.在 30 分钟内终止发作的治疗

地西泮:为首选药物,起效快,1~3 分钟即可生效,但作用持续时间短。其不良反应是呼吸抑制,建议给予患者心电、血压、呼吸监测。成年人首次静脉注射 10~20mg,注射速度＜2~5mg/min,如癫痫持续或复发,可于 15 分钟后重复给药,或用 100~200mg 溶于 5％葡萄糖溶液中,于 12 小时内缓慢滴注。

丙戊酸:丙戊酸注射液 15~30mg/kg 静脉推注后,以 1mg/(kg·h)的速度静脉滴注维持。

劳拉西泮:静脉注射成年人推荐用药剂量 4mg,缓慢注射,注射速度＜2mg/min,如癫痫持续或复发,可与 15 分钟后按相同剂量充分给药。如再无效果,则采取其他措施。12 小时内用量不超过 8mg,18 岁以下患者不推荐。作用时间较地西泮长,不良反应类似于地西泮。

苯妥英钠:成年人静脉注射每次 150~250mg,注射速度＜50mg/min,必要时 30 分钟后可以再次静脉注射 100~150mg,一日总量不超过 500mg。静脉注射速度过快易导致房室传导阻滞、低血压、心动过缓,甚至心搏骤停、呼吸抑制,有引起结节性动脉周围炎的报道。注意监测心电图及血压。无呼吸抑制以及对意识影响作用。

水合氯醛:10％水合氯醛 20~30mL 加等量植物油保留灌肠。

b.发作超过 30 分钟的治疗

请专科医生会诊、治疗,如有条件进入监护病房。

必要时请麻醉科协助诊治,可酌情选用此类药物:咪达唑仑、异丙酚、硫喷妥等。

对有条件者,进行 EEG 监护。

③维持治疗:在应用上述方法控制发作后,应立即应用长效 AEDs 苯巴比妥 0.1~0.2g 肌内注射,每6~8 小时一次,以巩固和维持疗效;同时,根据患者发作类型选择口服 AEDs,必要时可鼻饲给药,达到有效血浓度后逐渐停止肌内注射苯巴比妥。

④病因治疗:积极寻找病因,并针对病因治疗。

(2)非惊厥癫痫持续状态的治疗:静脉注射地西泮,用法同惊厥性癫痫持续状态。

第十三节　脊髓疾病

一、急性脊髓炎

急性脊髓炎是由免疫或感染等原因所诱发的脊髓急性炎症,是脊髓的一种非特异性炎性病变,而中毒、血管病、代谢疾病、营养障碍、放射性损害所引发的脊髓损伤,通常被称为脊髓病。炎症常累及几个髓节段的灰白质及其周围的脊膜、并以胸髓最易受侵而产生横贯性脊髓损害症状。临床特征为病损平面以下的肢体瘫痪,传导束性感觉缺失和自主神经功能损害,如尿便功能障碍。部分患者起病后,瘫痪和感觉障碍的水平均不断上升,最终甚至波及上颈髓而引起四肢瘫痪和呼吸肌麻痹,并可伴高热,危及患者生命安全,称为上升性脊髓炎。

(一)病因

病因至今尚未明确,1975 年亚洲流感流行后,该病发病率一度明显增高,证明本病与病毒感染相关。常见于 2 型单纯疱疹病毒、水痘——带状疱疹病毒及肠道病毒,对亚洲流感后患者流感 A、B 病毒抗体滴度测定和患者脑脊液病毒抗体及特异性 DNA 的测定均显示病毒对脊髓的直接损害可能是主要原因,但尚未直接从病变脊髓或脑脊液中分离出病毒。推测病毒感染的途径可能为长期潜伏在脊神经节中的病毒在人体抵抗力下降时,沿神经根逆行扩散至脊髓而致病,或者病毒感染其他身体部位后经血行播散至脊髓。根据其病前多有上呼吸道感染、腹泻、疫苗接种等病史,目前多数学者倾向于认为本病更可能与病毒感染后所诱导的自身免疫反应有关,而外伤和过度疲劳可能为诱因。

(二)病理

本病可累及脊髓的任何节段,但以胸段最为常见(74.5%),其次为颈段和腰段。病损为局灶性或横贯性亦有多灶融合或散在于脊髓的多个节段,也可累及脑干或大脑,但较少见。病变多累及脊髓灰白质及相应的脊膜和神经根,多数病例以软脊髓、脊髓周边白质为主。肉眼观察受损节段脊髓肿胀、质地变软、软脊膜充血或有炎性渗出物。切面可见受累脊髓软化、边缘不整、灰白质界限不清。镜下可见软脊膜和脊髓内血管扩张、充血,血管周围炎性细胞浸润,以淋巴细胞和浆细胞为主,有时也可见少量中性粒细胞;灰质内神经细胞肿胀、碎裂,虎斑消失,尼氏体溶解,胞核移位,白质中髓鞘脱失、轴突变性,病灶中可见胶质细胞增生。早期患者病变主要集中在血管周围,有炎细胞渗出和髓鞘脱失,病变严重者有坏死,可融合成片状或空洞,在这个过程中亦可以看到胶质细胞增生,以小胶质细胞增生为多见,若吞噬类脂质则成为格子细胞而散在分布于病灶中。后期病变部位萎缩,并逐渐形成纤维瘢痕,多伴星形胶状细胞增生,脊髓萎缩变细;脊膜多伴原发或继发改变,多表现为血管内皮细胞肿胀,炎细胞渗出,血管通透性增加,后期则可出现血管闭塞。

(三)临床表现

一年四季均可发病,以冬春及秋冬相交时为多,各年龄组和职业均可患病,以青壮年和农民多见,无明显性别差异,散在发病。

患者多在脊髓症状出现前数天或 1～4 周可有发热、全身不适或上呼吸道感染或腹泻等症状，或有疫苗接种史。起病急，常先有背痛或胸腰部束带感，随后出现双下肢麻木、无力等症状，伴尿便障碍。多数患者在数小时至数天内症状发展至高峰，出现脊髓横贯性损害症状。临床表现多变，取决于受累脊髓节段和病变范围。

1.运动障碍

以胸髓受损害后引起的截瘫最常见，一方面可能胸段脊髓较长，损害概率较大；另一方面由于 T₄ 为血管供应交界区，容易缺血而受到炎症损伤，因此胸髓病变以 T₄ 部位多见。其表现为双下肢截瘫，早期主要表现为脊髓休克现象，呈弛缓性瘫痪，病变水平以下肢体肌张力降低，腱反射减弱或消失，病理征多为阴性，腹部及提睾反射消失。一般认为该现象的产生是由于脊髓失去高级神经中枢的抑制后，短期内尚未建立独立功能，因此出现的一种暂时性的功能紊乱。休克期持续时间差异较大，从数天到数周不等，也有多达数月的情况，后者少见。一般持续 3～4 周，其时间跨度与脊髓损伤程度和并发症密切相关，脊髓损伤完全者其休克期较长，并发尿路感染、压疮者，休克期更长，甚至数月至数年无法恢复。经过积极治疗后，脊髓自主功能可逐渐恢复，并逐渐过渡到痉挛性瘫痪，即瘫痪肢体肌张力由屈肌至伸肌逐渐增高，腱反射逐渐增高，肌力恢复始于远端，如足趾，逐渐膝、髋等近端关节运动逐步恢复，甚至可恢复行走能力。若脊髓损害完全，休克期后可以出现伸性反射、肌张力增高，但肌力恢复较差，尽管其脊髓本身神经兴奋性有恢复，甚至高于正常水平。脊髓损伤不完全的患者，下肢可表现为内收、足内旋，刺激下肢皮肤可引起肢体的抽动。严重损伤患者，在其足底、大腿内侧或腹壁给予轻微刺激，即可引起强烈的肢体痉挛，伴出汗、竖毛，甚至出现二便失禁，临床上称该现象为"总体反射"。该类型患者预后大多不良。部分患者并发症较少，但截瘫长期恢复不佳，反射消失，病理征阴性，可能与脊髓供血障碍或软化相关。

如颈髓受损则出现四肢瘫痪，并可伴有呼吸肌麻痹而出现呼吸困难。若病变部位在颈膨大，则出现双上肢弛缓性瘫痪和双下肢中枢性瘫痪，胸段病变引起双下肢中枢性瘫痪，腰段脊髓炎胸腹部不受累，仅表现双下肢弛缓性瘫痪，骶段病变则无明显肢体运动障碍和锥体束征。

2.感觉障碍

损害平面以下肢体和躯干的各类感觉均有障碍，重者完全消失，呈传导束型感觉障碍，系双脊髓丘脑束和后索受损所致。有的患者在感觉缺失上缘常有 1～2 个节段的感觉过敏带，病变节段可有束带样感觉异常。少数患者表现为脊髓半切综合征样的感觉障碍，出现同侧深感觉和对侧浅感觉缺失，主要是因为脊髓炎的局灶性损伤所致。骶段脊髓炎患者多出现马鞍区感觉障碍、肛门及提睾反射消失。另有一些儿童患者由于脊髓损伤较轻而无明显的感觉平面，恢复也较快。随着病变恢复，感觉障碍平面会逐渐下降，逐渐恢复正常，但恢复速度较运动功能恢复更慢，甚至有些患者终身遗留部分感觉功能障碍。

3.自主神经障碍

脊髓休克期，由于骶髓排尿中枢及其反射的功能受到抑制，排尿功能丧失，因膀胱对尿液充盈无任何感觉，逼尿肌松弛，而呈失张力性膀胱，尿容量可达 1000mL 以上；当膀胱过度充盈时，尿液呈不自主地外溢，出现尿失禁，称之为充盈性尿失禁或假性尿失禁，此时需给予导尿。在该期患者直肠运动不佳，常出现大便潴留，同时由于肛门内括约肌松弛，还可出现大便失禁。

当脊髓休克期过后,随着脊髓功能逐渐恢复,因骶髓排尿中枢失去大脑的抑制性控制,排尿反射亢进,膀胱内的少量尿液即可引起逼尿肌收缩和不自主排尿,谓之反射性失禁。如病变继续好转,可逐步恢复随意排尿能力。随着脊髓功能恢复,大便功能可逐渐正常。在脊髓休克期,如果膀胱护理不得当,长期引流,无定期地膀胱充盈,在脊髓恢复期可出现尿频、尿急、尿量少,称为痉挛性小膀胱或急迫性尿失禁。个别患者由于脊髓损伤较重,长期弛缓性瘫痪,膀胱功能难以恢复正常。痉挛性屈曲性截瘫者常有便秘,而长期弛缓性瘫痪者结肠运动和排便反射均差。此外,损害平面以下躯体无汗或少汗、皮肤干燥、苍白、发凉、立毛肌不能收缩;截瘫肢体水肿、皮肤菲薄、皮纹消失、趾甲变脆,角化过度。休克期过后,皮肤出汗及皮肤温度均可改善,立毛反射也可增强。如是颈髓病变影响了睫状内脏髓中枢则可出现 Horner 征。

急性上升性脊髓炎少见,但病情凶险,在数小时至数日内脊髓损害即可由较低节段向上发展,累及较高节段,临床表现多从足部向上,经大腿、腹胸、上肢到颈部,出现瘫痪或感觉障碍,严重者可出现四肢完全性瘫痪和呼吸肌麻痹,而导致呼吸困难、吞咽困难和言语不能,甚至累及延髓而死亡。当上升性脊髓炎进一步累及脑干时,出现多组脑神经麻痹,累及大脑可出现精神异常或意识障碍,病变超出脊髓范围,称为弥漫性脑脊髓炎。

(四)辅助检查

1.实验室检查

急性期周围血白细胞总数可稍增高,合并感染可明显增高。腰穿查脑脊髓液压力多正常,少数因脊髓肿胀至椎管轻度阻塞,一般无椎管梗阻现象。外观多无明显异常,脑脊液细胞总数特别是淋巴细胞和蛋白含量可有不同程度的增高,但也可正常,多以淋巴细胞为主。脑脊液蛋白定量正常或轻度升高,葡萄糖及氯化物正常。蛋白和白细胞数的变化多于脊髓的炎症程度和血脑屏障破坏程度相一致。

2.X 线和 CT

脊柱 X 线片常无明显异常改变,老年患者多见与脊髓病变无关的轻、中度骨质增生。CT 多用于除外继发性脊髓疾病,如脊柱病变引起的脊髓病、脊髓肿瘤等。

3.MRI

磁共振成像能早期显示脊髓病变的性质、范围、程度,是确诊急性脊髓炎最可靠的方法,其分辨率和准确率均优于 CT。急性期可见病变部位水肿、增粗,呈片状长 T_1 长 T_2 异常信号,信号均匀,增强可有斑片状强化,也可早期发现多发性硬化的病理变化。

4.视觉诱发电位、脑干诱发电位

多用于排除脑干和视神经的早期损害,对鉴别视神经脊髓炎作用明显。

(五)诊断和鉴别诊断

多青壮年发病,病前两周内有上呼吸道感染、腹泻症状,或疫苗接种史,有外伤、过度疲劳等发病诱因。急性起病,迅速出现肢体麻木、无力,病变相应部位背痛和束带感,体检发现:①早期因"脊髓休克期"表现为弛缓性瘫痪,休克期后病变部位以下支配的肢体呈现上运动神经元瘫痪;②病损平面以下深浅感觉消失,部分可有病损平面感觉过敏带;③自主神经障碍:尿潴留、充盈性尿失禁、大便失禁。休克期后呈现反射性膀胱、大便秘结,阴茎异常勃起等。辅助检查发现:①急性期外周血白细胞计数正常或稍高;②脑脊液压力正常,部分患者白细胞和蛋白轻度增高,糖、氯化物含量正常;③脊髓 MRI 示病变部位脊髓增粗,长 T_1 长 T_2 异常信号。

根据急性起病,病前的感染史,横贯性脊髓损害症状及脑脊液所见,不难诊断,但需与下列疾病相鉴别:

1.周期性麻痹

多有反复发作病史,但无传导束型感觉障碍及二便障碍,发病时离子检查可见血钾低于正常(<3.5mmol/L),补钾后症状迅速缓解,恢复正常。

2.脊髓压迫症

常见的有脊髓硬膜外血肿、脓肿、脊柱转移瘤和脊柱结核。脊髓肿瘤一般发病慢,逐渐发展成横贯性脊髓损害症状,常有神经根性疼痛史,多呈进行性痉挛性瘫痪,感觉障碍呈传导束型,常从远端开始不对称减退,脑脊液细胞多正常,但蛋白增高,与椎管梗阻有关,属髓外压迫,硬膜外脓肿起病急,脓肿所在部位压痛明显,但常有局部化脓性感染灶、全身中毒症状较明显,瘫痪平面常迅速上升,脊髓造影可见椎管有梗阻,属髓外硬膜外压迫。

3.吉兰-巴雷综合征

与急性脊髓炎休克期相似,表现为急性起病的四肢弛缓性瘫痪,不同之处在于该综合征感觉障碍应为末梢型而非传导束型,运动障碍远端重,脑脊液可见蛋白、细胞分离现象。

4.急性脊髓血管病

脊髓前动脉血栓形成呈急性发病,剧烈根性疼痛,损害平面以下肢体瘫痪和痛温觉消失,但深感觉正常。脊髓血管畸形可无任何症状,也可表现为缓慢进展的脊髓症状,有的也可表现为反复发作的肢体瘫痪及根性疼痛,且症状常有波动,有的在相应节段的皮肤上可见到血管瘤或在血管畸形部位所在脊柱处听到血管杂音,须通过脊髓造影和选择性脊髓血管造影才能确诊。

5.视神经脊髓炎

急性或亚急性起病,兼有脊髓炎和视神经炎症状,常有复发缓解,如两者同时或先后相隔不久出现,易于诊断。与急性脊髓炎相比,首次发病后脊髓功能恢复较差,胸脊液白细胞数、蛋白量有轻度增高。常规行视觉诱发电位及 MRI 检查可帮助早期明确诊断。

6.急性脊髓灰质炎

儿童多见,多有发热、腹泻等前驱症状后,出现不完全、不对称性的软瘫,无传导束型感觉障碍及尿便障碍。

7.脊髓出血

多急性起病,起病时多诉背部突发剧痛,持续数分钟或数小时后出现瘫痪,可有感觉障碍,二便无法控制,腰穿脑脊液呈血性。

(六)治疗措施

针对病因制定治疗方案,有明确病原感染者,需针对病原用药;大多急性脊髓炎以炎性脱髓鞘损害为主要病理改变,因此治疗重点在于早期调节免疫,努力减轻脊髓损害,防止并发症,促进功能恢复。

1.皮质类固醇疗法

本病急性期治疗应以激素为主,早期静脉给予甲泼尼龙 1g/d,3～5 天后减量,也可选用地塞米松 10～20mg 或者氢化可的松 100～300mg 静脉滴注,10～14 天为 1 个疗程,每天一次;以后可改为泼尼松 30～60mg/d 或者地塞米松 4.5mg/d 口服,病情缓解后逐渐减量,5～6 周停用。应注意给予补充足够的钾盐和钙剂,加强支持,保证足够的入液量和营养,必要时给予抗生素预防感染,对高血压、糖尿病、消化系统溃疡患者应谨慎使用。

2.脱水

有研究显示脊髓炎早期脊髓水肿肿胀,适量应用脱水药,如 20% 甘露醇 250mL 静脉滴注,bid;或 10% 葡萄糖甘油 500mL 静脉滴注,qd,可有效减轻脊髓水肿,清除自由基,减轻脊髓损伤。

3.免疫球蛋白

可调节免疫反应,通过中和血液的抗髓鞘抗体及 T 细胞受体,促进髓鞘再生及少突胶质细胞增生。一般 0.4g/(kg·d),缓慢静脉滴注,连续 5 天为 1 个疗程。对急性期的危重症患者尤为适合,不良反应少,偶有高黏血症或过敏反应。

4.改善血液循环,促进神经营养代谢

可给予丹参、烟酸、尼莫地平或低分子右旋糖酐或 706 代血浆等改善微循环、降低红细胞聚集、降低血液黏稠度;同时可给予神经营养药物如 B 族维生素、维生素 C、胞磷胆碱、三磷腺苷、辅酶 A、辅酶 Q_{10} 等药物口服,肌内注射或静脉滴注,有助于神经功能恢复。

5.抗感染治疗

预防和治疗肺部及泌尿系统感染。患者大多有尿便障碍,导尿常会继发泌尿系统感染。危重患者,尤其是上升型脊髓炎患者多有呼吸肌麻痹,肺部感染多见,同时由于激素治疗,进一步影响了患者的抵抗力,容易感染。因此,根据感染部位和细菌培养结果,尽早选择足量敏感抗生素,以便尽快控制感染。部分学者主张常规应用抗病毒药如板蓝根、阿昔洛韦、利巴韦林等。

6.血液疗法

对于激素治疗收效甚微且病情急进性进展的患者可应用血浆置换疗法,该法可以将患者血液中自身抗体和免疫复合物等有害物质分离出来,再选用正常人的血浆、白蛋白等替换补充,减轻免疫反应,防止损害进一步加重,改善肌力,促进神经肌肉功能恢复,但所需设备及费用比较昂贵,难以普遍使用。相对经济的方法包括新鲜血浆输注疗法,200～300mL,静脉滴注,2～3 次/周,可提高患者免疫力,也可缓解患者病情,减轻肌肉萎缩,但疗效较血浆置换差。

7.中药治疗

可给予板蓝根、板蓝根、金银花、赤芍、杜仲、牛膝、地龙等药物,清热解毒、活血通络,促进肢体恢复。

8.其他

可给予转移因子、干扰素等调节机体免疫力,对有神经痛者给予镇痛对症治疗。有学者指出可给予高压氧治疗,改善和纠正病变部位的缺血缺氧损害,利于机体组织再生和修复。

(七)防治并发症

1.维护呼吸功能

上升性脊髓炎常因呼吸肌麻痹而出现呼吸困难,危及患者生命.因此保持呼吸道通畅,防治肺部感染,成为治疗成功的前提,应按时翻身、变换体位、协助排痰,对无力咳痰者必要时及时做气管切开,如呼吸功能不全、可酌情使用简易呼吸器或人工呼吸机。

2.压疮的防治

(1)压疮的预防和护理:

①避免局部受压。每2小时翻身1次,动作应轻柔,同时按摩受压部位。对骨骼突起处及易受压部位可用气圈、棉圈、海绵等垫起加以保护,必要时可使用气垫床或水床等。

②保持皮肤清洁干燥,勤翻身、勤换尿布,对大小便失禁和出汗过多者,要经常用温水擦洗背部和臀部,在洗净后敷以滑石粉。

③保持床面平坦、整洁、柔软。

(2)压疮的治疗与护理:主要是不再使局部受压,促进局部血液循环,加强创面处理。局部皮肤红肿、压力解除后不能恢复者,用50%乙醇局部按摩,2～4次/天,红外线照射10～15分钟,1次/天。皮肤紫红、水肿、起疱时,在无菌操作下抽吸液体、涂以甲紫、红外线照射,2次/天。水疱破裂、浅度溃烂时,创面换药,可选用抗生素软膏,覆盖无菌纱布。坏死组织形成、深度溃疡、感染明显时,应切除坏死组织,注意有无无效腔,并用1∶2000高锰酸钾或过氧化氢或1∶5000呋喃西林溶液进行清洗和湿敷,创面换药,红外线照射。创面水肿时,可用高渗盐水湿敷。如创面清洁、炎症已消退,可局部照射紫外线,用鱼肝油纱布外敷,促进肉芽生长,以利愈合;如创面过大,可植皮。

3.尿潴留及泌尿道感染的防治

尿潴留阶段,在无菌操作下留置导尿管,每4小时放尿1次。有研究认为为预防感染,可用1∶5000呋喃西林溶液或4%硼酸溶液或生理盐水冲洗膀胱,2次/天,但也有学者认为该法对预防尿道感染不仅无效,有可能有害,因此不主张对膀胱进行冲洗。切忌持续开放尿管,以免膀胱挛缩,容积减少。鼓励患者多饮水,及时清洗尿道口分泌物和保持尿道口清洁。每周更换导管一次。泌尿道发生感染时,应选用抗生素。若膀胱出现节律性收缩,尿液从导管旁渗出时,应观察残余尿量,若残余尿量在100mL左右时,拔除导尿管。

4.直肠功能障碍的护理

鼓励患者多吃含粗纤维的食物和食酸性食物,多吃蔬菜瓜果,无法正常进食者应尽早鼻饲饮食,保证患者营养。对便秘患者应及时清洁灌肠,并可服缓泻药,防止肠麻痹。对大便失禁患者应及时识别排便信号,及时清理。

5.预防肢体挛缩畸形,促进功能恢复

瘫痪肢体应保持功能位,早期被动活动,四肢轮流进行,应及时地变换体位和努力避免发生肌肉挛缩,促进瘫痪肢体功能恢复。如患者仰卧时宜将其瘫肢的髋、膝部置于外展伸直位,避免固定于内收半屈位过久。棉被不宜过重,注意防止足下垂,并可间歇地使患者取俯卧位,以促进躯体的伸长反射。瘫痪下肢可用简易支架,早期进行肢体的被动活动和自主运动,并积极配合针灸、按摩、理疗和体疗等。

(八)预防及预后

增强体质,预防上呼吸道感染或其他感染对防治本病意义重大,一旦发病应尽早就诊和治疗,鼓励患者积极配合治疗。急性脊髓炎患者如发病前有发热、腹泻、上感等前驱症状,脊髓损伤局限,无压疮、呼吸系统及泌尿系统感染等严重并发症,治疗及时有效,通常多数在3～6个月可治愈。如脊髓损伤较重，并发症较多，治疗延误，则往往影响病情恢复，或留有不同程度的后遗症。上升性脊髓炎如治疗不力，可于短期内出现呼吸功能衰竭，因此，患者应及时诊治。对本病的诊治专科性较强，劝告患者及其家庭应到有条件的神经疾病专科诊治。关于本病与多发性硬化的关系在疾病早期尚难肯定，有少数病者以后确诊为多发性硬化，因此，应长期进行随访观察。

二、脊髓空洞症

脊髓空洞症是一种慢性进行性的脊髓变性疾病，是由于不同原因导致在脊髓中央管附近或后角底部有胶质增生或空洞形成的疾病。空洞常见于颈段，某些病例，空洞向上扩展到延髓和脑桥（称之为延髓空洞症），或向下延伸至胸髓甚至腰髓。由于空洞侵及周围的神经组织而引起受损节段的分离性感觉障碍、下运动神经元瘫痪，以及长传导束动能障碍与营养障碍。

（一）病因和发病机制

脊髓空洞症与延髓空洞症的病因和发病机制目前尚未完全明确，概括起来有以下 4 种学说：

1.脑脊液动力学异常

早在 1965 年，由 Gardner 等人认为由于第四脑室出口区先天异常，使正常脑脊液循环受阻，从而使得由脉络膜丛的收缩搏动产生的脑脊液压力搏动波通过第四脑室向下不断冲击，导致脊髓中央管逐渐扩大，最终形成空洞。支持这一学说的证据是脊髓空洞症常伴发颅颈交界畸形。其他影响正常脑脊液循环的病损如第四脑室顶部四周软脑膜的粘连也可伴发脊髓空洞症。通过手术解决颅颈交界处先天性病变后，脊髓空洞症所引起的某些症状可以获得改善，但是这种理论不能解释某些无第四脑室出口处阻塞或无颅颈交界畸形的脊髓空洞症，也不能解释空洞与中央管之间并无相互连接的病例。也有人认为传送到脊髓的搏动压力波太小，难以形成空洞。因此，他们认为空洞的形成是由于压力的影响，脑脊液从蛛网膜下隙沿着血管周围间隙（Virchow-Robin 间隙）或其他软脊膜下通道进入脊髓内所造成。

2.先天发育异常

由于胚胎期神经管闭合不全或脊髓中央管形成障碍，在脊髓实质内残留的胚胎上皮细胞缺血、坏死而形成空洞。支持这一学说的证据是脊髓空洞症常伴发其他先天性异常，如颈肋、脊柱后侧突、脊椎裂、脑积水、Klippel-Feil 二联征（两个以上颈椎先天性融合）、先天性延髓下疝（Arnol-Chiari 畸形）、弓形足等。临床方面也不断有家族发病的报道，但该学说的一个最大缺陷在于空洞壁上从未发现过胚胎组织，故难以形成定论。

3.血液循环异常

该学说认为脊髓空洞症是继发于血管畸形、脊髓肿瘤囊性变、脊髓损伤、脊髓炎伴中央软化、蛛网膜炎等而发生的。引起脊髓血液循环异常，产生髓内组织缺血、坏死、液化，形成空洞。

4.继发于其他疾病

临床上屡有报道，脊髓空洞症继发于脊柱或脊髓外伤、脊髓内肿瘤、脊髓蛛网膜炎、脊髓炎以及脑膜炎等疾病。因脊髓中央区是脊髓前后动脉的交界区，侧支循环差，外伤后该区易坏死软化形成空洞，常由受伤部的脊髓中央区（后柱的腹侧，后角的内后方）起始并向上延伸。脊髓内肿瘤囊性交可造成脊髓空洞症。继发性脊髓蛛网膜炎患者,可能由于炎症粘连、局部缺血和脑脊液循环障碍,脑脊液从蛛网膜下隙沿血管周围间隙进入脊髓内,使中央管扩大形成空洞。脊髓炎时由于炎症区脱髓鞘、软化、坏死,严重时坏死区有空洞形成。

目前,多数学者认为脊(延)髓空洞症不是单一病因所造成的一个独立病种,而是由多种致病因素造成的综合征。

(二)病理

空洞较大时病变节段的脊髓外形可增大,但软膜并不增厚。空洞内有清亮液体填充,其成分多与脑脊液相似。有的空洞内含黄色液体,其蛋白增高,连续切片观察,空洞最常见于颈膨大,常向胸髓扩展,腰髓较少受累。偶见多发空洞,但互不相通。典型的颈膨大空洞多先累及灰质前连合,然后向后角扩展,呈"U"字形分布。可对称或不对称地侵及前角,继而压迫脊髓白质。空洞在各平面的范围可不相同,组织学改变在空洞形成早期,其囊壁常不规则,有退变的神经胶质和神经组织。如空洞形成较久,其周围有胶质增生及肥大星形细胞,形成致密的囊壁(1～2mm厚,部分有薄层胶原组织包绕)。当空洞与中央管交通时,部分空洞内壁可见室管膜细胞覆盖。

空洞亦可发生在延髓,通常呈纵裂状,有时仅为胶质瘢痕而无空洞。延髓空洞有下列3种类型:①裂隙从第四脑室底部舌下神经核外侧向前侧方伸展,破坏三叉神经脊束核、孤束核及其纤维;②裂隙从第四脑室中缝扩展,累及内侧纵束;③空洞发生在锥体和下橄榄核之间,破坏舌下神经纤维。上述改变以①、②型多见,③型罕见。延髓空洞多为单侧,伸入脑桥者较多,伸入中脑者罕见。延髓空洞尚可侵犯网状结构,第Ⅹ、Ⅺ、Ⅻ脑神经及核,前庭神经下核至内侧纵束的纤维,脊髓丘系以及锥体束等。

脑桥空洞常位于顶盖区,可侵犯第Ⅵ、Ⅶ脑神经核和中央顶盖束。

Barnett 等根据脊髓空洞症的病理改变及可能机制,将其分为4型。

1.脊髓空洞伴孟氏孔阻塞和中央管扩大

(1)伴Ⅰ型 Chiari 畸形。

(2)伴颅后窝囊肿、肿瘤、蛛网膜炎等造成孟氏孔阻塞。

2.脊髓空洞不伴孟氏孔阻塞(自发型)

3.继发性脊髓空洞

脊髓肿瘤(常为髓内)、脊髓外伤、脊蛛网膜炎、硬脊膜炎、脊髓压迫致继发脊髓软化。

4.真性脊髓积水,常伴脑积水

(三)临床表现

发病年龄通常为20～30岁,偶尔发生于儿童期或成年以后,文献中最小年龄为3岁,最大为70岁。男性与女性比例为3:1。

1.脊髓空洞症

病程进行缓慢,最早出现的症状常呈节段性分布,首先影响上肢。当空洞逐渐扩大时,由于压力或胶质增生的作用,脊髓白质内的长传导束也被累及,在空洞水平以下出现传导束型功能障碍。两个阶段之间可以间隔数年。

(1)感觉症状:由于空洞时常始于中央管背侧灰质的一侧或双侧后角底部,最早症状常是单侧的痛觉、温度觉障碍。如病变侵及前连合时可有双侧的手部、臂部尺侧或一部分颈部、胸部的痛、温觉丧失,而触觉及深感觉完整或相对地正常,称为分离性感觉障碍。患者常在手部发生灼伤或刺、割伤后才发现痛、温觉的缺损。以后痛、温觉丧失范围可以扩大到两侧上肢、胸、背部,呈短上衣样分布。如向上影响到三叉丘脑束交叉处,可以造成面部痛、温觉减退或消失,包括角膜反射消失。许多患者在痛、温觉消失区域内有自发性的中枢痛。晚期后柱及脊髓丘脑束也被累及,造成病变水平以下痛、温、触觉及深感觉的感觉异常及不同程度的障碍。

(2)运动障碍:前角细胞受累后,手部小肌肉及前臂尺侧肌肉萎缩,软弱无力,且可有肌束颤动,逐渐波及上肢其他肌肉、肩胛肌以及一部分肋间肌。腱反射及肌张力减低。以后在空洞水平以下出现锥体束征、肌张力增高及腱反射亢进、腹壁反射消失、Babinskin 征呈阳性。空洞内如果发生出血,病情可突然恶化。空洞如果在腰骶部,则在下肢部位出现上述的运动及感觉症状。

(3)营养性障碍及其他症状:关节的痛觉缺失引起关节磨损、萎缩和畸形,关节肿大,活动度增加,运动时有摩擦音而无痛觉,称为夏科关节。在痛觉消失区域,表皮的烫伤及其他损伤可以造成顽固性溃疡及瘢痕形成。如果皮下组织增厚、肿胀及异样发软,伴有局部溃疡及感觉缺失时,甚至指、趾末端发生无痛性坏死、脱失,称为 Mervan 综合征。颈胸段病变损害交感神经通路时,可产生颈交感神经麻痹综合征。病损节段可有出汗功能障碍,出汗过多或出汗减少。晚期可以有神经源性膀胱以及大便失禁现象。其他如脊柱侧突、后突畸形、脊柱裂、弓形足等亦属常见。

2.延髓空洞症

由于延髓空洞常不对称,症状和体征通常为单侧型。累及疑核可造成吞咽困难及呐吃、软腭与咽喉肌无力、悬雍垂偏斜;舌下神经核受影响时造成伸舌偏向患侧,同侧舌肌萎缩伴有肌束颤动;如面神经核被累及时可出现下运动神经元型面瘫;三叉神经下行束受累时造成同侧面部感觉呈中枢型痛、温觉障碍;侵及内侧弓状纤维则出现半身触觉、深感觉缺失;如果前庭小脑通路被阻断可引起眩晕,可能伴有步态不稳及眼球震颤;有时也可能出现其他长传导束征象,但后者常与脊髓空洞症同时存在。

(四)辅助检查

1.腰椎穿刺及奎肯试验

一般无异常发现。如空洞较大则偶可导致脊腔部分梗阻引起脑脊液蛋白含量增高。

2.X 线检查

可发现骨骼 Charcot 关节、颈枕区畸形及其他畸形。

3.延迟脊髓 CT 扫描(DMCT)

即在蛛网膜下隙注入水溶性阳性造影剂,延迟一定时间,分别在注射后 6 小时、12 小时、18 小时和 24 小时再行脊髓 CT 检查,可显示出高密度的空洞影像。

4.磁共振成像(MRI)

是诊断本病最准确的方法。不仅因为其为无创伤检查,更因其能多平面、分节段获得全椎管轮廓,可在纵、横断面上清楚显示出空洞的位置及大小、累及范围、与脊髓的对应关系等,以及是否合并 Arnol-Chiari 畸形,以鉴别空洞是继发性还是原发性,有助于选择手术适应证和设计手术方案。

5.肌电图

上肢萎缩肌肉有失神经表现,但在麻木的手部,感觉传导速度仍正常,是因病变位于后根神经节的近端之故。

(五)诊断与鉴别诊断

1.诊断

成年期发病,起病隐袭,缓慢发展,临床表现为节段性分布的分离性感觉障碍,手部和上肢的肌肉萎缩,以及皮肤和关节的营养障碍。如合并有其他先天性缺陷存在,则不难做出诊断。MRI检查可确诊。

2.鉴别诊断

本病须与下列疾病相鉴别:

(1)脊髓内肿瘤:可以类似脊髓空洞症,尤其是位于下颈髓时。但肿瘤病变节段短,进展较快,膀胱功能障碍出现较早,而营养性障碍少见,脑脊液蛋白含量增高,可以与本病相区别。对疑难病例可做脊髓造影和MRI鉴别。

(2)颈椎骨关节病:可出现手部及上肢的肌肉萎缩,但根痛常见,感觉障碍为呈根性分布而非节段性分布的分离性感觉障碍。可行颈椎摄片,必要时做CT和MRI检查可明确诊断。

(3)肌萎缩性侧索硬化症:不容易与脊髓空洞症相混淆,因为它不引起感觉异常或感觉缺失。

(4)脑干肿瘤:脊髓空洞症合并延髓空洞症时,需要与脑干肿瘤相鉴别。脑干肿瘤好发于5~15岁儿童,病程较短,开始常为脑桥下段症状而不是延髓症状,临床表现为展神经、三叉神经麻痹,且可有眼球震颤等;其后随肿瘤长大而有更多的脑神经麻痹症状,出现交叉性瘫痪。如双侧脑干肿瘤则出现双侧脑神经麻痹及四肢瘫。疾病后期可出现颅内压力增高等,可与延髓空洞症相鉴别。

(5)麻风:虽可有上肢肌萎缩与麻木,但无分离性感觉障碍,所有深浅感觉均消失,且常可摸到粗大的周围神经(如尺神经、桡神经及臂丛神经干),有时可见到躯干上有散在的脱色素斑、手指溃疡等,不难鉴别。

(六)治疗

本病目前尚无特殊疗法,可从以下几方面着手:

1.支持治疗

一般对症处理,如给予镇痛药、B族维生素、三磷酸腺苷、辅酶A、肌苷等。痛觉消失者应防止烫伤或冻伤。加强护理,辅助按摩、被动运动、针刺治疗等,防止关节挛缩。

2.放射治疗

对脊髓病变部位进行照射,可缓解疼痛,可用深部X线疗法或放射性核素^{131}I疗法,以后者较好。方法有:

(1)口服法:先用复方碘溶液封闭甲状腺,然后空腹口服钠^{131}I溶液$50\sim200\mu\mathrm{Ci}$,每周服2次,总量$500\mu\mathrm{Ci}$为1个疗程,$2\sim3$个月后重复疗程。

(2)椎管注射法:按常规做腰椎穿刺,取头低位15°,穿刺针头倾向头部,注射无菌钠131碘铬液 0.4～1.0μCi/mL,15 天 1 次,共 3 或 4 次。

3.手术治疗

对 Chairi 畸形、扁平颅底、第四脑室正中孔闭锁等情况可采用手术矫治。凡空洞/脊髓的比值＞30％者,有手术指征。手术的目的在于:

(1)纠正伴同存在的颅骨及神经组织畸形。

(2)椎板及枕骨下减压。

(3)对张力性空洞,可行脊髓切开和空洞-蛛网膜下隙分流术或空洞-腹膜腔分流术。

4.中药治疗

有人采用补肾活血汤加减治疗该病,据报道有效,但至少持续服药 3 个月以上,否则疗效不佳。

(七)预后

本病进展缓慢,如能早期治疗,部分患者症状可有不同程度缓解。少数患者可停止进展,迁延数年至数十年无明显进展。部分患者进展至瘫痪而卧床不起,易发生并发症,预后不良。

三、脊髓压迫症

脊髓压迫症是一组具有占位效应的椎管内病变。脊髓受压后的变化与受压迫的部位、外界压迫的性质及发生速度有关。随着病因的发展和扩大,脊髓、脊神经根及其供应血管受压并日趋严重,一旦超过代偿能力,最终会造成脊髓水肿、变性、坏死等病理变化,出现脊髓半切或横贯性损害及椎管阻塞,引起受压平面以下的肢体运动、感觉、反射、括约肌功能以及皮肤营养功能障碍,严重影响患者的生活和劳动能力。

(一)病因和发病机制

脊髓压迫症病因在成人以肿瘤最为常见,约占 1/3 以上;其次是炎症;少见病因包括脊柱损伤、脊柱退行性变、颅底凹陷症等先天性疾病以及脊髓血管畸形所致硬膜外及硬膜下血肿;在儿童则以椎管内肿瘤、外伤、感染和先天性脊柱畸形较为常见。

(二)诊断与鉴别诊断

1.临床表现

(1)临床分类:根据病程的发展可分为三类。

①急性脊髓压迫症:患者数小时至数日出现脊髓横贯性损害,表现为病变平面以下弛缓性截瘫或四肢瘫。

②亚急性脊髓压迫症:介于急性与慢性之间,出现持续性神经根痛,侧索受压出现锥体束征、感觉障碍及括约肌功能障碍。

③慢性脊髓压迫症:缓慢进展,临床上髓外与髓内病变表现不同。髓外压迫病变通常表现根痛期、脊髓部分受压期及脊髓完全受压期,三期出现的症状体征常相互叠加。髓内压迫病变神经根刺激不明显,可早期出现尿便障碍和受损节段以下分离性感觉障碍。

(2)主要症状

①神经根症状:神经根性疼痛或局限性运动障碍,具有定位价值。早期病变刺激引起的根

性痛,沿受损的后根分布的自发性疼痛,有时可表现相应节段"束带感"。随病变可由一侧、间歇性进展为双侧、持续性;前根受压可出现支配肌群束颤、肌无力和萎缩。

②感觉障碍:a.脊髓丘脑束受损出现受损平面以下对侧躯体痛温觉减退或消失;后索受压出现受损平面以下同侧深感觉缺失;横贯性损害上述两束均受损,表现为受损节段平面以下一切感觉均丧失。b.感觉传导纤维在脊髓内存在一定的排列顺序,使髓内与髓外病变感觉障碍水平及循序不同。髓外压迫的感觉障碍是由下肢向上发展;而髓内压迫的感觉障碍是自病变节段向下发展,鞍区感觉保留至最后才受累,称为马鞍回避。c.脊膜刺激症状表现为与病灶对应的椎体叩痛、压痛和活动受限,多由硬脊膜外病变引起。因此,感觉障碍对判断髓内外病变及脊髓压迫平面有重要参考价值。

③运动障碍:急性脊髓损害早期表现为脊髓休克,2~4周后表现为痉挛性瘫痪。慢性脊髓损伤,当单侧锥体束受压时,引起病变以下同侧肢体痉挛性瘫痪;双侧锥体束受压,则引起双侧肢体痉挛性瘫痪。初期为伸直性痉挛瘫,后期为屈曲性痉挛瘫。

④反射异常:脊髓休克时各种反射均不能引出。受压节段因后根、前根或前角受损出现相应节段的腱反射减弱或消失,锥体束受损则损害水平以下同侧腱反射亢进、病理反射阳性、腹壁反射及提睾反射消失。

⑤括约肌功能障碍:髓内病变早期出现括约肌功能障碍,圆锥以上病变双侧锥体束受累,早期出现尿潴留和便秘,晚期为反射性膀胱,而马尾及圆锥病变则出现尿、便失禁。

⑥自主神经症状:自主神经低级中枢位于脊髓侧角,病变节段以出现泌汗障碍、皮肤划痕试验异常、皮肤营养障碍、直立性低血压等表现为特征,若病变波及脊髓 $C_8 \sim T_1$ 节段则出现 Horner 征。

2.辅助检查

(1)脑脊液检查

①脑脊液动力学改变:压颈试验可证明椎管是否有梗阻,但压颈试验正常并不能排除椎管梗阻。a.椎管部分阻塞:初压正常或略增高,压腹迅速上升,解除腹压缓慢下降,放出脑脊液后末压明显下降。b.椎管完全阻塞:在阻塞平面以下测压力很低甚至测不出,压腹可迅速上升,而颈静脉加压对脑脊液压力无影响,放出脑脊液后明显下降。

②脑脊液常规及生化改变:细胞计数一般均在正常范围,炎性病变多有白细胞计数升高;有出血坏死的肿瘤者红细胞和白细胞均升高;椎管完全梗阻时脑脊液蛋白明显增高,蛋白-细胞分离,甚至可超过 10g/L,流出后自动凝结,称为 Froin 征。

(2)影像学检查

①脊柱 X 线:一般正位、侧位即可,必要时加摄斜位。对于脊柱损伤,重点观察有无骨折错位、脱位和椎间隙狭窄等。椎旁脓肿和良性肿瘤常有阳性发现,如可见椎弓根间距增宽、椎弓根变形、椎间孔扩大、椎体后缘凹陷或骨质疏松。

②磁共振成像(MRI):能清晰地显示脊髓受压部位及范围、病变大小、形状及与椎管内结构关系,必要时可增强扫描推测病变性质。

③CT:有助于显示肿瘤与骨质之间的关系及骨质破坏情况。

④脊髓造影可显示脊髓的形态位置及脊髓腔状态,核素扫描可判断椎管梗阻部位,随着

CT、MRI 应用,这种检查方法很少应用。

3.诊断要点

诊断脊髓压迫症的基本步骤:首先,必须明确脊髓损害是压迫性的或是非压迫性的;其次,确定脊髓压迫的部位或节段,进而分析压迫是在脊髓内、髓外硬膜内或硬膜外病变以及压迫的程度;最后,确定病变性质。

(1)明确是否存在脊髓压迫:根据病史中是否有脊柱外伤;慢性脊髓压迫症的典型表现分为根痛期、脊髓部分压迫期及脊髓完全受压期,脑脊液检查奎根试验阳性及 MRI 能提供最有价值的信息。

(2)脊髓压迫的纵向定位:早期的节段性症状对病变的节段定位有重大价值,如根痛、感觉障碍的平面、腱反射改变、肌肉萎缩、棘突压痛及叩痛等,脊髓造影和脊髓 MRI 也可以帮助定位。如出现呼吸困难、发音低沉,表明病变位于高颈髓($C_1 \sim C_4$);脐孔症阳性可见于 T_{10} 病变;圆锥病变($S_3 \sim S_5$)可出现性功能障碍、大小便失禁或潴留等。

(3)脊髓压迫的横向定位:定位脊髓压迫的病变位于髓内、髓外硬膜下或是硬膜外。患者的症状、体征及发展顺序对于横向定位很有帮助;若感觉运动障碍自压迫水平向远端发展,同时存在感觉分离现象,较早出现括约肌功能障碍等,表明压迫位于髓内可能性大;若早期有根痛,且出现脊髓半切综合征,则压迫位于髓外硬膜下可能大;若是急性压迫,根痛明显且有棘突叩痛,压迫常位于硬膜外;但尚需行脊髓 CT 或 MRI 进一步确定病变部位。

(4)脊髓压迫的方位:确定病变偏左或偏右对于确定手术显露范围有较大帮助,病变通常位于先出现运动障碍的那侧或运动障碍较重的那侧。侧方压迫常表现脊髓半切综合征,病灶侧出现根痛或束带感;前方压迫出现脊髓前部受压综合征;后方压迫则出现病损水平以下深感觉障碍、感觉性共济失调等。

(5)脊髓压迫病变性质:脊髓压迫定性诊断根据病变部位及发展速度。一般髓内或髓外硬膜下压迫以肿瘤为最常见;硬膜外压迫,多见于椎间盘突出,常有外伤史;炎性病变一般发病快,伴有发热与其他炎症特征;血肿压迫,常有外伤史,症状、体征进展迅速;转移性肿瘤,起病较快、根痛明显、脊柱骨质常有明显破坏。

4.鉴别诊断

脊髓压迫症早期常有根痛症状,需与能引起疼痛症状的某些内脏疾病相鉴别,如心绞痛、胸膜炎、胆囊炎、胃、十二指肠溃疡以及肾结石等。当出现脊髓受压体征之后则需进一步与非压迫性脊髓病变相鉴别。

(1)急性脊髓炎:急性起病,病前常有感冒或腹泻等全身的炎症症状,脊髓损害症状骤然出现,数小时至数天内发展达高峰,受累平面较清楚易检出,肢体多呈松弛性瘫痪,常合并有感觉和括约肌功能障碍,脑脊液白细胞数增多,以单核及淋巴细胞为主,蛋白质含量亦有轻度增高。若细菌性所致者以中性白细胞增多为主,脑脊液的蛋白质含量亦明显增高,MRI 可见病变脊髓水肿,髓内异常信号,可有增强。

(2)脊髓蛛网膜炎:本病起病缓慢,病程长,症状时起时伏,亦可有根痛,但范围常较广泛,缓解期内症状可明显减轻甚至完全消失,脊柱 X 线片多正常,脑脊液动力试验多呈现部分阻塞,伴有囊肿形成者,可完全阻塞脑脊液,脑脊液的白细胞增多、蛋白质可明显增高,脊髓造影可见造影剂在蛛网膜下隙分散成不规则点滴状、串珠状,或分叉成数道而互不关联。

(3)脊髓空洞症:起病隐袭,早期症状常为节段性的局部分离性感觉障碍,手部小肌肉的萎缩及无力,病变多见于下颈段及上胸段,亦有伸展至延髓者,脑脊液检查一般正常,MRI可见髓内长 T_1 长 T_2 信号。

(4)肌萎缩侧索硬化症:为一种神经元变性疾病,主要累及脊髓前角细胞、延髓运动神经核及锥体束,无感觉障碍,多以手部起病,伴肌肉萎缩和束颤,查体可有腱反射亢进、病理征阳性,电生理显示广泛神经源性损害,脑脊液检查一般无异常,MRI检查无明显异常。

(三)治疗

应及早明确诊断,尽快去除脊髓受压的病因,手术是唯一切实有效的措施,同时应积极防治并发症,早期康复和加强护理。

1.病因治疗

根据病变部位和病变性质决定手术方法,如病变切除术、去椎板减压术及硬脊膜囊切开术等。急性压迫病变力争发病或外伤事件6小时内减压;硬膜外转移肿瘤或淋巴瘤者应做放射治疗或化学治疗;髓内肿瘤者应视病灶边界是否清楚予以肿瘤摘除或放射治疗;恶性肿瘤或转移瘤如不能切除,可行椎板减压术,术后配合放化疗治疗;颈椎病和椎管狭窄者应做椎管减压,椎间盘突出者应做髓核摘除;硬脊膜外脓肿应紧急手术,并给予足量抗生素;脊柱结核在根治术同时进行抗结核治疗;真菌及寄生虫感染导致脊髓压迫症可用抗真菌或抗寄生虫治疗。

2.药物治疗

(1)激素:脊髓急性损伤早期应用大剂量甲泼尼龙静脉注射可改善损伤后脊髓血流和微血管灌注,使脊髓功能得到改善。伤后8小时内给药,脊髓功能恢复最明显,伤后24小时内给药仍有治疗意义。使用时应注意其不良反应。

(2)胃肠动力药物:西沙必利能改善脊髓损伤患者的结肠和肛门直肠功能障碍,促进排便。

3.康复治疗

(1)心理康复治疗:存在心理障碍者需自行心理调整,必要时加用抗焦虑、抗抑郁药物治疗及心理辅导。

(2)脊髓功能的康复治疗:包括按摩、被动运动、主动运动、坐起锻炼等功能训练;另外可以进行功能重建,包括功能性神经肌肉电刺激、肌腱转移手术、交叉步态矫正术、大网膜脊髓移植术等,针对脊髓损伤患者性功能障碍可采用阴茎假体植入和真空缩窄等疗法;瘫痪肢体的理疗。

4.防治并发症及对症支持治疗

包括预防感染、防止深静脉血栓、预防压疮、预防关节挛缩等。

四、脊髓亚急性联合变性

脊髓亚急性联合变性(SCD)多认为是因体内维生素 B_{12} 缺乏引起的中枢和周围神经系统的变性疾病。其临床表现主要是因病变累及脊髓后、侧索引起,相应的表现有双下肢或四肢麻木、深感觉异常、感觉性共济失调、痉挛性瘫痪等,有时严重者大脑白质及视神经也可受累。

(一)病因和发病机制

本病的发生与维生素 B_{12} 缺乏有关。维生素 B_{12} 缺乏可在其摄取、吸收、结合、转运及遗传因素中的任何环节发生障碍而导致。其机制尚不清楚,可能与下列因素有关:甲基转移反应障碍导致髓鞘形成障碍和髓鞘脱失;轴突的代谢障碍及中间产物毒性作用也会造成脱髓鞘病变;类脂质代谢障碍也可以引起轴突变性。

(二)诊断与鉴别诊断

1.临床表现

(1)SCD 多中年发病,男性多于女性,无明确发病时间,多为亚急性或慢性起病,症状逐渐加重。

(2)神经精神系统症状:常见的先是双足感觉异常,随后会有无力、痉挛步态及双下肢僵硬,可发展至上肢。深感觉障碍多表现为本体感觉和震动觉丧失,足部明显,共济失调、闭目难立征、跟膝胫试验多呈阳性,腱反射可增高或减低,病理征多呈阳性。部分可出现 Lhermitte 征,括约肌功能障碍,也可有痴呆、记忆力减退等智力障碍和抑郁、烦躁、幻想等精神症状。

(3)可出现血液、胃肠等方面广泛的病变,较多的是先出现胃肠及血液疾病。神经精神也可先出现。

2.辅助检查

(1)血常规:多数有巨幼细胞贫血,但并非全有。

(2)血清维生素 B_{12} 和叶酸测定:常可见二者降低,但血清维生素 B_{12} 不能直接反映组织真实水平,血清维生素 B_{12} 正常时,还有可能出现功能性的不足。

(3)胃液分析:多数患者注射组胺做胃液分析发现抗组胺性胃酸缺乏,少数患者胃液仍有游离胃酸。

(4)脑脊液检查:多数正常,少数病例可有轻度蛋白升高。

(5)电生理检查:可以较早发现神经组织的功能改变,神经电生理检查可提示病变部位,有助于 SCD 的诊断,对评估治疗前后病情的发展变化很有意义,尤其可判断症状不典型的患者是否有神经系统的损害,从而减少误诊,包括肌电图及神经传导速度、体感诱发电位、运动诱发电位、视觉诱发电位。

(6)MRI:可见脊髓后索、侧索出现局灶等 T_1 长 T_2 信号,典型表现为 T_2WI 序列病灶多为高信号;可在矢状位上看到脊髓后部有纵条状的病灶信号;而在轴位可看到较典型的"反兔耳征""倒 V 字征"病灶分布在脊髓后部。

3.诊断要点

根据中年以后缓慢隐匿起病,亚急性或慢性病程,脊髓后索、锥体束及周围神经合并受损表现,血清维生素 B_{12} 减少,维生素 B_{12} 治疗后神经症状改善可确诊。

4.鉴别诊断

(1)铜缺乏性脊髓病:其临床表现可与维生素 B_{12} 缺乏性亚急性联合变性十分相似。实验室检查主要特点为血清铜、铜蓝蛋白降低,可伴有贫血及粒细胞减少。脊髓 MRI 颈胸髓后索 T_2 高信号。补铜治疗后症状可能有部分改善,预防性补铜无效。

(2)脊髓压迫症:病灶常自脊髓一侧开始,早期多有神经根刺激症状,逐渐出现脊髓半切至横贯性损害症状,表现为截瘫或四肢瘫,平面较确切的传导束性感觉障碍,尿便障碍以及相应节段的肌萎缩。腰椎穿刺可见椎管梗阻,脑脊液蛋白增高,脊髓造影或脊髓 MRI 检查可供鉴别。

(3)视神经脊髓炎:起病较急,表现为横贯性或播散性脊髓损伤,病灶以下感觉、运动、括约肌障碍以及视神经改变,一般不伴有对称性周围神经损害,诱发电位、MRI 检查及脑脊液检查有助于鉴别。

(4)周围神经病:多种原因,特别是营养不良性或合并肿瘤的周围神经病可表现对称性四肢远端感觉及运动障碍,但多不伴贫血及维生素 B_{12} 缺乏,无脊髓侧索及后索损害体征,症状体征好转与恶化通常与维生素 B_{12} 治疗无密切关系。

(5)脊髓痨:表现后索及后根受损症状,如深感觉消失、感觉性共济失调、腱反射减弱或消失、肌张力明显降低,过电样痛等,但无锥体束征,脑脊液蛋白正常或轻度增高,90%的患者 CSF-IgG 增高及梅毒血清学检查阳性。

(三)治疗

1.药物治疗

(1)维生素 B_{12}:1000μg,肌内注射,每日 1 次,2 周后每周肌内注射 1000μg,可根据病情发展改善情况,1 个月后每个月肌内注射 1000μg,必要时需终身用药。

(2)贫血患者服用硫酸亚铁 0.3~0.6g,每日 3 次,或 10%枸橼酸铁铵溶液 10mL,每日 3 次;有恶性贫血者,叶酸与维生素 B_{12} 共同使用;不宜单独应用叶酸,否则会导致精神症状加重。

(3)胃液中缺乏游离胃酸的萎缩性胃炎患者,可服用胃蛋白酶合剂或饭前服稀盐酸合剂 10mL。

2.康复治疗

包括肢体功能训练、电疗、针灸、理疗等。

五、脊髓血管疾病

脊髓血管疾病分为缺血性、出血性及血管畸形三大类。发病率远低于脑血管疾病,对脊髓血管病的基础和临床研究亦滞后于脑血管病。虽然两者的疾病谱相似,都可发生出血、缺血、畸形、炎症等病变,但脊髓血液循环有着完全不同的特点,决定了它的临床表现及治疗的明显不同。

(1)脊髓循环呈节段性供血,自颈颅交界到圆锥通常有 6~8 根主要根髓动脉为脊髓提供血流,其充分的侧支循环使脊髓对缺血的耐受性明显高于脑组织。节段性供血的不利因素是在两根动脉供血区域之间存在一个血供的"分水岭"(如 T_4 和 L_2 水平),这一区域血供相对较少,因而更易受到缺血性的损害。实验证明颈段和腰段脊髓血流量明显高于胸段,特别是上胸段。

(2)根髓动脉大多起自肋间动脉和腰动脉,胸、腹腔大动脉的压力变化将直接影响脊髓血供,如手术操作、大动脉的阻断均可反应为脊髓缺血。

(3)脊髓静脉回流入胸腰腔,且回流静脉缺乏静脉瓣,胸腹腔的炎症、肿瘤等病变常能轻易侵入椎管腔静脉丛。可以理解,为什么硬脊膜外转移性肿瘤多来自胸腹腔的原发灶。胸腹腔压力的突然变化,可以直接反应为椎管内静脉压力升高,成为椎管内出血的原因之一。

(4)脊髓供血动脉均穿过骨性孔道进入椎管腔,因而这些动脉可因脊椎骨折和椎间盘突出等原因而造成供血动脉被阻断,并因此产生脊髓缺血性损害。脊髓前动脉亦可因后纵韧带钙化等机械因素造成脊髓缺血。

(5)脊髓位于骨性管道之内,且神经结构紧密,即使是较小的血管损害亦可能造成严重的神经功能障碍。近20年来,由于MRI的问世,选择性血管造影及介入治疗的广泛应用,显微外科技术的发展,特别是对脊髓显微解剖及血流动力学的研究成果,使人们对脊髓血管病有了更正确认识,使治疗更趋合理。

(一)脊髓缺血

1.病因

动脉硬化是脊髓缺血的主要原因,而且近年来缺血性脊髓病的发生率趋于上升,对高龄人群的影响更明显。由于血供不足可以造成短暂的脊髓缺血的症状,严重者可发展成为永久性脊髓损害。其他病因产生的短暂性血压过低,可以使上述病理过程加重或加速发展。由于脊髓血供大多数来自肋间动脉和腰动脉,主动脉的血流障碍可直接减少脊髓供血,主动脉病变如夹层动脉瘤、损伤和主动脉手术时临时阻断,均可使脊髓缺血加重,甚至产生脊髓软化,造成永久性截瘫。

2.病理

临床及实验均证实脊髓对缺血有较好的耐受性。在实验室条件下,狗的脊髓可耐受20～26分钟的缺血而不致造成永久性神经损害。间歇性供血不足既可因适当的治疗和休息而得到缓解,又可因继发性缺血加重而致病情恶化。轻度神经损害在供血恢复后可完全消失。严重缺血则造成永久性的脊髓梗死。

3.症状

下肢远端无力和间歇性跛行为其特点。下肢无力情况在行走后更加明显,同时可以出现下肢腱反射亢进及病理反射。休息或使用扩血管药物可使无力现象缓解,病理反射也消失。病情继续进展则造成永久性损害,下肢无力不再为休息和药物治疗所缓解,并出现肌肉萎缩、共济失调和感觉障碍,晚期出现括约肌功能障碍。

4.诊断

虽然近年来本病的发生率有所上升,但较之其他脊髓疾病依然较低。因此,当出现脊髓功能损害时,应首先考虑其他常见的脊髓疾病,以免延误诊断。根据足背动脉搏动的存在可以与周围血管疾病所造成的间歇性跛行相区别。

5.治疗

主要针对动脉硬化治疗。轻病例早期增强心脏输出功能和服用扩血管药物都有助于症状的缓解;血压较低的患者可使用腹部束紧的办法,以改善脊髓的血液循环状况。任何原因造成的短暂性低血压均可能使症状加重,应尽量避免。

（二）脊髓动脉血栓形成

1.病因

动脉硬化是老年人动脉血栓形成的主要原因。结节性动脉周围炎、糖尿病、大动脉夹层动脉瘤等也可能成为致病原因。梅毒及结核性动脉炎曾经是动脉血栓形成的主要原因，但是，脊髓动脉血栓形成的机会远较脑动脉少。从 200 例脑动脉硬化的尸检中，仅发现 2 例伴有动脉硬化性脊髓病，而在 235 例进行性脊髓病的高龄患者中，几乎均有脊髓动脉硬化的表现。轻微损伤能够引起脊髓前动脉血栓形成已被尸检证实，但应首先考虑到椎间盘突出、脊髓肿瘤等对动脉压迫所致的闭塞或出血。轻微损伤导致脊髓血管畸形闭塞或出血的报道亦不鲜见。

2.病理

肉眼观察可见脊髓动脉呈节段性或区域性闭塞，动脉颜色变浅。病变的早期有脊髓充血水肿，可以发生脊髓前部或后部的大片梗死，这要依脊髓前或是脊髓后动脉受累而定。脊髓梗死的范围可达数个乃至十几个节段。组织学改变取决于发病时间的长短和侧支循环建立的情况。

3.临床表现

（1）脊髓前动脉综合征：起病突然，亦有数小时或数日内逐步起病者。剧烈的根痛为最早出现的症状，少数病例为轻微的酸痛。疼痛的部位一般在受累节段上缘相应的水平，偶尔与受累节段下缘相符合。颈部脊髓前动脉闭塞，疼痛部位在颈部或肩部。瘫痪出现之后，疼痛仍可持续数日到数周。瘫痪一般于最初数小时内发展到顶峰，很少有延迟到数日者。个别病例瘫痪发生后旋即好转，数日后再度恶化。瘫痪可以是不对称的，早期表现为脊髓休克、肌张力减低、腱反射消失。脊髓休克过去以后，病变相应节段出现松弛性瘫痪，病变水平以下为痉挛性瘫痪，肌张力增高，腱反射亢进，并出现病理反射。早期就有大小便功能障碍。感觉分离是其特征性表现，痛觉和温觉丧失而震动觉和位置觉存在。侧支循环建立后，感觉障碍很快得到改善。

当动脉闭塞发生在胸段，则仅有相应节段的肌肉瘫痪，常缺乏感觉分离现象。

腰段受累主要表现为下肢远端的轻瘫、括约肌功能障碍，缺乏感觉分离的特征。感觉消失区有皮肤营养障碍。

如果闭塞仅累及脊髓前动脉的小分支，可能发生局部小的软化灶，临床表现为单瘫或轻度截瘫，不伴有感觉障碍。

（2）脊髓后动脉血栓形成：脊髓后动脉有较好的侧支循环，因而对血管闭塞有较好的耐受性。当脊髓后动脉闭塞时，经常没有广泛的神经损伤，所以也不构成综合征。临床表现为深反射消失、共济失调、神经根痛和病变水平以下的感觉丧失，但括约肌功能常不受影响。

4.诊断与鉴别诊断

能够造成横断性或部分性脊髓损害的疾病很多，因而为脊髓动脉血栓形成的诊断带来困难。急性脊髓炎的感觉丧失是完全的，没有感觉分离现象，同时伴发热及脑脊液中炎性细胞增加等感染征象，有助于鉴别诊断。如果怀疑有脊髓肿瘤或出血，可借助于腰椎穿刺、脊髓造影、CT 或 MRI 加以鉴别。

5.治疗

脊髓动脉血栓形成与脑血栓形成的治疗原则相同。对截瘫患者应注意防止发生压(褥)疮和尿路感染。

(三)自发性椎管内出血

椎管内出血不常见。其可伴发于外伤特别是脊椎骨折时,或伴发于脊髓血管畸形或椎管内肿瘤等,亦可因腰穿或硬脊膜外麻醉而起病。医源性因素(如使用抗凝药)或与凝血相关的疾病可使椎管内出血的概率明显增加。患者可因日常活动,如排便、翻身、咳嗽甚至握手等轻微动作而诱发椎管内出血。

1.硬脊膜外血肿

(1)症状:椎管内血肿大部分为硬脊膜外血肿,血肿几乎全部位于背侧。早期症状为突然发生的背痛,数分钟到数小时之内出现神经根刺激症状,并迅速出现神经损害症状,继而逐步发生脊髓圆锥受累的表现。

(2)诊断:除根据典型症状外,腰穿和脑脊液检查、脊髓造影加高分辨率 CT 扫描均有助于确诊。MRI 的诊断意义最大,有条件时可作为首选诊断手段。

(3)鉴别诊断:包括所有能引起急性背痛和根性损害的疾病。硬脊膜外脓肿及急性椎间盘突出,虽然症状类似,但其感染和外伤史是重要鉴别点。

(4)治疗与预后:预后与脊髓损害的程度、患者的年龄及处理是否及时有关。硬脊膜外血肿多采用尽早椎板减压清除血肿的办法。术后近 50% 病例可望部分或完全恢复。

2.硬脊膜下血肿

发病率低于硬脊膜外血肿。虽然理论上有可能性,但临床上很少有硬脊膜内、外同时发生血肿者。除损伤因素外,硬脊膜内血肿的发病大多与抗凝治疗有关,少数与腰穿、肿瘤出血有关。

(1)症状:起病与临床表现和硬脊膜外血肿极其相似。急性背痛和根性症状是其特点,继之以病变节段以下的截瘫。

(2)诊断:脑脊液动力学检查常显示蛛网膜下隙梗阻,甚至出现抽不出脑脊液的"干池"现象。脊髓造影、CT 及 MRI 是明确诊断的重要依据。

(3)治疗:椎板减压和(或)血肿引流使 30%～50% 的患者可望恢复。

3.脊髓型蛛网膜下隙出血

自发性脊髓型蛛网膜下隙出血的发病率很低,不及外伤性蛛网膜下隙出血的 1%。常见的出血原因为脊髓动静脉畸形、血管瘤(包括感染性动脉瘤、海绵状血管瘤等)、主动脉缩窄症及脊髓肿瘤,其中许多病例在接受抗凝治疗中发病。

(1)症状:突然起病的背痛并迅速出现截瘫,当血液进入颅内时可产生与颅内蛛网膜下隙出血相似的表现。

(2)诊断:症状典型者诊断不难。腰穿可获得血性脑脊液。脊髓造影和 MRI 有助于明确病因。本病需与快速累及脊髓的其他脊髓病相鉴别。

(3)治疗:如有血肿存在应考虑椎板减压术,同时需注意纠正凝血功能障碍和病因治疗。

4.脊髓内出血

脊髓内出血(又称出血性脊髓炎)很罕见。通常的致病原因有:①脊髓动静脉畸形;②血友病或其他凝血障碍性疾病;③髓内肿瘤;④脊髓空洞症;⑤其他不明原因。

脊髓内出血起病突然,以剧烈的背痛为首发症状,持续数分钟到数小时后疼痛停止,代之以截瘫、感觉丧失、大小便失控和体温升高。上颈段受累时可发生呼吸停止,重症者可于数小时之内死亡。度过脊髓休克期后出现痉挛性截瘫。轻者可于发病后数日或数周后恢复,但多半会遗留下或轻或重的神经损害,且存在复发的可能性。

急性期主要是对症处理,保持呼吸道通畅,防止并发症,同时注意病因学检查,以确定进一步的诊治方案。

(四)脊髓血管畸形

脊髓血管畸形常与其他原因所致的脊髓病相混淆。其临床表现的多变性给诊断带来许多困难。近年来,对脊髓血流动力学和选择性脊髓血管造影的深入研究,使人们对这种疾病有了更正确的认识,治疗也更趋合理。

1.分类

从血流动力学角度考虑,脊髓血管畸形可分类为以下各型:

(1)脊髓血管畸形Ⅰ型:即硬脊膜动静脉瘘,又称硬脊膜动静脉畸形、葡萄状脊髓动静脉血管病等,是最常见的脊髓血管畸形,占该类患者的75%～80%。其病理基础是硬脊膜接近神经根地方的动静脉直接交通。血供来自根动脉,沿软脊膜静脉丛回流。

ⅠA:由单一根髓动脉供血。

ⅠB:由多根根髓动脉供血。

(2)脊髓血管畸形Ⅱ型:即血管团样髓内动静脉畸形,是由单根或多根髓动脉供应的髓内团块样血管畸形。血管团较局限,病理血管之间没有神经组织,与正常脊髓组织之间有一层胶质细胞相隔。

(3)脊髓血管畸形Ⅲ型:称为幼稚型髓内动静脉畸形,是髓内巨大而复杂的血管团块状结构异常,血供丰富,与正常神经组织之间没有明确界限,且与Ⅱ型一样可与正常神经组织共享供血动脉,因而危害更大,治疗更困难。

(4)脊髓血管畸形Ⅳ型:为脊髓表面动静脉畸形,亦称脊髓动静脉瘘,是脊髓软脊膜的动静脉直接沟通。血管造影时出现的粗大静脉及静脉压力增高为其特征,亦为症状产生的主要原因。其多呈逐步起病,病程可长达2～25年。根据血供情况可分为3个亚型:

Ⅳ-A型:仅有一个供血动脉,血流慢,压力中等。

Ⅳ-B型:血供及引流情况介于ⅣA和Ⅳ-C之间。

Ⅳ-C型:有多根巨大供血动脉和团块样引流静脉。

(5)脊髓海绵状血管瘤:脊髓海绵状血管瘤或称海绵状血管畸形,由局限性海绵状的毛细血管扩大而构成,其间不含神经组织。

2.病理生理

脊髓血管畸形对临床的影响取决于许多因素,而且这些因素可以单独起作用或相互叠加。

(1)缺血:是引起脊髓损害症状的主要因素之一,缺血可以是盗血,静脉高压所致脊髓低灌注状态的结果,缺血对神经功能的影响是长期渐进的。

（2）压迫作用:常来自扩张的引流静脉或动静脉畸形血管团或海绵状血管瘤。脊髓对压迫的反应很敏感,因而导致神经损害。

（3）出血:可使脊髓血管畸形呈卒中样起病或病情突然恶化。海绵状血管瘤的多次髓内小量出血,可表现为临床症状的反复发作。

（4）血栓形成:血黏度升高,血流淤滞及血管损伤可能是造成血栓形成的基础。动脉血栓形成造成脊髓急性缺血,而静脉受累则加重了静脉淤滞,使脊髓低灌注和受压状况进一步恶化。

3.临床表现

（1）脊髓动静脉畸形

①绝大部分45岁以前发病,其中约50%的人16岁以前出现症状,男女之比3:1。临床特点是突然起病、症状反复再发,急性发病者系畸形血管破裂所致,出现蛛网膜下隙出血或脊髓内血肿;缓慢起病多见。逐渐加重,亦可呈间歇性病程,有症状缓解期。

②血管畸形出血可在该脊髓神经支配区突发剧烈疼痛、根性分布感觉障碍或感觉异常,受累水平以下神经功能缺失,如上和(或)下运动神经元性瘫,表现不同程度截瘫,根性或传导束性分布感觉障碍,以及脊髓半切综合征,少数病例出现后索性感觉障碍或脊髓间歇性跛行,括约肌功能障碍早期尿便困难,晚期失禁。少数表现单纯脊髓蛛网膜下隙出血,可见颈强直及Kernig征等。

③约2/3的髓内AVM首发症状是不完全性瘫,有时病前有轻度外伤史,发生AVM破裂出血,一年内复发率接近40%。血管畸形压迫和浸润脊髓可引起亚急性脊髓病变或位内病变症状体征,如分离性感觉障碍、病变节段以下运动障碍等。瘫痪常可自行好转,不久又可复发。

④脊髓血管畸形常伴同节段其他组织畸形,1/4～1/3的患者合并脊柱附近皮肤血管瘤、血管痣、椎体血管畸形、颅内血管畸形、脊位空洞症及下肢静脉曲张等,对脊髓血管瘤定位有一定价值。

（2）髓周硬膜下动静脉瘘多发于14～42岁,无性别差异。起始症状为脊髓间歇性跛行,主要表现不对称性根——脊髓综合征,临床进展缓慢,发病7～9年可能导致截瘫。

（3）硬脊膜动静脉瘘多见于男性,平均发病年龄大于髓周硬膜下动静脉瘘。病灶几乎均位于胸腰髓,常见疼痛、感觉异常、括约肌功能障碍和上下运动神经元同时受损症状,症状常在活动或改变姿势后加重。典型病例呈慢性进行性下肢瘫,有时类似脊髓肿瘤或周围神经病(如慢性炎症性脱髓鞘性多发性神经病),至今尚无该病引起出血的报道。

（4）海绵状血管瘤表现进行性脊髓功能障碍,髓内海绵状血管瘤多见于中青年,常引起进行性或阶段性感觉运动障碍。

4.辅助检查

（1）脑脊液检查如椎管梗阻可见CSF蛋白增高,压力低。血管畸形破裂发生脊髓蛛网膜下隙出血可见血性脑脊液。

（2）脊柱X线平片可显示Cobb综合征患者椎体、椎板及附件破坏。脊髓碘水造影可确定血肿部位,显示脊髓表面血管畸形位置和范围。不能区别病变类型。可显示碘柱内粗细不均扭曲状透亮条影附着于脊髓表面,透视下可发现畸形血管搏动。注入造影剂后患者仰卧如显示"虫囊样"可提示本病。脊髓造影可显示盆周硬膜下动静脉瘘异常血管影,病变血管水平出现梗阻或充盈缺损,脊髓直径正常,也可显示 Cobb's 综合征脊髓膨大、髓周血管影及硬膜外占位征象。

(3)CT 及 MRI 检查对脊髓血管畸形有重要诊断价值,可显示脊髓局部增粗、出血或梗死等,增强后可发现血管畸形。CT 及 MRI 可显示椎体呈多囊性或蜂窝状结构改变。MRI 可见髓内动静脉畸形,硬脊膜动静脉瘘血管呈蜿蜒线状或脊髓背侧环绕圆形低信号血管影,海绵状血管瘤表现局部脊髓膨大,内有高低混杂信号。

(4)选择性脊髓动脉造影对确诊脊髓血管畸形有价值,可明确区分血管畸形类型,如动静脉畸形、动静脉瘘、海绵状血管瘤及成血管细胞瘤等,显示畸形血管大小、范围及与脊髓的关系,可对病变精确定位,有助于治疗方法选择。脊髓血管造影能清楚显示髓内动静脉畸形的大小、供血动脉管径及引流静脉,显示髓周硬膜下动静脉瘘或硬脊膜动静脉瘘的瘘口部位、大小、供血动脉、引流静脉及循环速度等;海绵状血管瘤血管造影正常。选择性动脉血管造影并向大动脉胸部分支注射造影剂可能找到供应该畸形的动脉分支。

5.诊断及鉴别诊断

(1)诊断:根据患者的病史及症状体征,脊髓造影或选择性脊髓血管造影可为诊断提供确切证据。临床诊断要高度重视突然起病及症状反复再发的临床特征,也要注意到可以呈缓慢起病的间歇性病程。急性发病时剧烈根痛,以及慢性病程中脊髓性间歇性跛行都高度提示本病,合并同节段血管痣、皮肤血管瘤对本病诊断及定位有意义。

(2)鉴别诊断:此病诊断较困难,早期常被误诊为其他类型脊髓病,须注意鉴别。

6.治疗

脊髓血管畸形治疗根据患者情况可采取选择性介入栓塞治疗、血管显微神经外科畸形血管结扎术或切除术,这些技术应用极大地提高本病的临床疗效。

(1)脊髓动静脉畸形治疗:①治疗前应先行 MRI 和 DSA 检查,明确病灶体积、形态及其纵向与横向延伸,血流流速、供血动脉、引流静脉方向或有无静脉瘤样扩张等,伴动静脉瘘须了解瘘口部位、大小及循环速度等,根据畸形类型选择及制定合适治疗方案。②髓内 AVM 含丰富弥散的畸形血管团,手术难度大,致残率高,临床首选超选择性介入栓塞疗法。该治疗通过动脉导管将栓塞剂注入畸形血管。③脊髓 AVM 威胁到脊髓功能时,属显微外科手术彻底切除病变适应证,是目前脊髓血管畸形标准化治疗方法,由于本病预后差,尽可能早期诊断,早期手术治疗,一旦出现严重脊髓功能损害再行手术则无裨益。

(2)髓周动静脉瘘治疗可根据脊髓 DSA 显示影像,如超选择性插管可到达瘘口前端,可选择栓塞法;若供血动脉细长,导管很难到位,手术直接夹闭瘘口治愈率也相当高。

(3)硬脊膜动静脉需首选栓塞治疗,不便于栓塞治疗或治疗失败者可手术夹闭。

(4)椎体和椎旁动静脉畸形多伴脊髓压迫症状,术前栓塞可减少 AVM 大部分血供,减轻椎管内静脉高压,手术能有效去除占位效应,通常可选栓塞与手术联合治疗。

(5)对此类脊髓血管畸形除针对病因治疗,还须使用脱水药、止血药等对症治疗。截瘫患者应加强护理,防止合并症如压疮和尿路感染。急性期过后或病情稳定后应尽早开始肢体功能训练及康复治疗。

（五）脊髓血管栓塞

脊髓血管栓塞与脑血管栓塞的病因相同,但其发病率远较后者低。血凝块、空气泡、脂肪颗粒、炎性组织碎块、转移性恶性肿瘤组织和寄生虫都可能成为脊髓血管栓塞的栓子。

1.临床表现

脊髓血管栓塞常常与脑血管栓塞同时发生,因而临床症状常被脑部损害症状所掩盖。来自细菌性内膜炎或盆腔静脉炎的炎性组织块所造成的脊髓血管栓塞,除因动脉梗阻产生的局灶坏死外,还可能因炎性栓子的侵蚀造成弥漫性点状脊髓炎或多发性脊髓脓肿,临床表现为严重的截瘫和括约肌功能障碍。

减压病是高空飞行和潜水作业者的常见病,气栓栓塞偶尔成为胸腔手术或气胸者的并发症。在游离气泡刺激脊髓神经根时,可发生奇痒、剧痛等不愉快的感觉,进而产生感觉障碍,下肢单瘫或截瘫。

转移性肿瘤所致的脊髓血管栓塞,常伴有脊柱和椎管内的广泛转移、根痛和迅速发生的瘫痪为其特点。

疟疾患者偶尔伴发脊髓损害,随着体温的升高出现周期性截瘫和大、小便失禁,数小时后随着体温的恢复正常。截瘫的原因可能是被疟原虫寄生的红细胞阻塞了毛细血管,因而造成脊髓缺血水肿。抗疟疾治疗可制止它的再发。

2.治疗

主要治疗措施与脑血管栓塞相同。

六、脊髓蛛网膜炎

脊髓蛛网膜炎也称粘连性脊蛛网膜炎,是蛛网膜的一种慢性炎症过程,在某种病因的作用下,使蛛网膜逐渐增厚,引起脊髓和神经根的损害,或形成囊肿阻塞髓腔,或影响脊髓血液循环,最后导致功能障碍。发病年龄在 30～60 岁,男性多于女性,病变以胸腰段多见。

（一）病因和发病机制

1.病因

（1）原发性脊髓蛛网膜炎病因不明,可能与某种病毒感染有关。

（2）继发性脊髓蛛网膜炎多与椎管内某种感染、较重的椎管狭窄、脊髓损伤、椎管内注射药物、椎间盘手术、脊髓疾患如脊髓空洞症、多发性硬化症等引起的并发症。

2.发病机制

在上述病因的作用下,蛛网膜逐渐增厚、粘连,引起脊髓和神经根的损害;或形成囊肿阻塞髓腔;或影响脊髓血液循环而导致功能障碍。

（二）诊断与鉴别诊断

1.临床表现

（1）局限型:症状较轻,可发生于腰段、颈段及胸段,局限侵及几个节段的蛛网膜呈现节段性感觉障碍,括约肌障碍不明显,侵及神经根可以出现相应节段的肌肉萎缩及无力。

（2）弥漫型：症状较重，中年人多见，病变从胸段开始可以侵及颈段、腰段、圆锥及马尾部位，出现多发性节段性感觉障碍。其可以出现肌力减退或瘫痪及括约肌功能障碍，腱反射降低或消失，腰穿时脑脊液压力初压较低。脑脊液呈无色透明，白细胞数目可轻度升高而蛋白质定量往往明显增高。

（3）囊肿型：脊髓肿瘤的临床表现相似。

2.辅助检查

（1）腰椎穿刺：压颈、压腹试验呈部分性或完全性阻塞，脑脊液白细胞计数正常或稍多，蛋白中等度增高，糖和氯化物多数正常。

（2）椎管造影：造影剂在病变部位呈斑点状或片状不规则分布，如有阻塞平面，其边缘多不整齐。

（3）MRI 检查：有时可见小的蛛网膜囊肿。

3.诊断要点

（1）亚急性或慢性起病，病程进展缓慢，症状可自行缓解或复发加重，复发加重多与感冒受凉或劳累有关。

（2）发病前常有感染、发热、椎管内药物注射史，或有脊柱疾患如外伤、增生、椎间盘突出、椎管狭窄，或脊髓病变如肿瘤、多发性硬化、脊髓空洞症等。

（3）临床症状与病变部位及程度相关，早期常有后根刺激症状，如上肢及胸背部呈放射性疼痛或有束带感，休息后症状减轻，其后出现不同程度的脊髓受损症状。少数患者病初即可出现脊髓横贯症状。病变弥散者，除主要病变部位的神经体征外，常有多发性脊髓或神经根损害症状，如横贯水平以下感觉减退区内尚有根性分布的感觉障碍；痉挛性瘫痪部位内有局限性的肌肉萎缩或肌纤维震颤等。

（4）体格检查时体征一般不对称。

（5）结合脑脊液、椎管造影及 MRI 检查结果可进一步明确诊断。

4.鉴别诊断

（1）脊髓肿瘤：起病缓慢，有进行性脊髓压迫症状，症状和体征与受压迫的脊髓节段要对应，MRI 增强扫描和椎管造影有助于鉴别。

（2）颈椎间盘突出：可表现为单侧或双侧上肢疼痛或麻木感，手或前臂可有轻度肌萎缩，一般中老年多见，颈椎 X 线检查可见生理曲度变直或反弓，病变椎间隙变窄；颈椎 MRI 检查可见椎间盘突出、椎间隙变窄。

（三）治疗

1.药物治疗

（1）积极治疗原发病：如抗感染或抗结核治疗等。

（2）激素治疗：氢化可的松 $100\sim200$mg 或地塞米松 $10\sim20$mg＋生理盐水 100mL，静脉滴注，每日 1 次，7～14 天后改为口服泼尼松 $30\sim40$mg，以后每周减 5mg，直至停药。

（3）神经营养治疗：可选用 B 族维生素及其他神经营养药物。

2.腔内注射

症状较重时可脊髓腔内注射地塞米松，一般每周 1 次，4～5 次为 1 个疗程。

3.手术治疗

囊肿型或局部粘连型可做囊肿摘除及粘连分离术,术后辅以药物治疗。

4.康复治疗

包括针灸、理疗、体疗等。

第六章　内分泌与代谢系统疾病

第一节　皮质醇增多症

皮质醇增多症即库欣综合征。1912 年 Harvey Cushing 报告 1 例 23 岁女性,表现为肥胖、多毛和月经紊乱。1932 年即 20 年后经手术发现垂体嗜碱细胞瘤,被命名为 Cushing 综合征,但当时还不知促肾上腺皮质激素(ACTH)和皮质醇。1934 年有人报告了肾上腺肿瘤引起的皮质醇增多症,1962 年有人报告了异位 ACTH 综合征。所以,皮质醇增多症是由多种病因引起,是由于肾上腺皮质长期分泌过量皮质醇引起的复杂的症候群,这称为自发性库欣综合征。长期应用外源性糖皮质激素可引起类似库欣综合征临床表现,称为医源性库欣综合征。忧郁症、神经性厌食和长期大量饮酒等也可引起下丘脑-垂体-肾上腺皮质功能紊乱,导致假性库欣综合征。

一、病因和病理

皮质醇增多症的病因可分 ACTH 依赖性和非 ACTH 依赖性两大类。ACTH 依赖性是指垂体或垂体以外的某些肿瘤组织分泌过量 ACTH,使双侧肾上腺皮质增生并分泌过量皮质醇,皮质醇的分泌过多是继发的。非 ACTH 依赖性是指肾上腺皮质自主地分泌过量皮质醇,其原因是肾上腺皮质腺瘤、肾上腺皮质腺癌,也可以是双侧肾上腺皮质大结节增生,原发性色素结节性肾上腺皮质病。

1.垂体性库欣综合征

垂体性库欣综合征即库欣病,因垂体分泌过量 ACTH 引起双侧肾上腺皮质弥漫性和(或)结节性增生,束状带和网状带明显增宽,皮质醇分泌显著增加。库欣病患者占库欣综合征患者总数的 60%~70%。库欣病的发病率在美国为每百万人口每年 5~25 例。我国尚无确切的流行病资料。男女性别之比为 1:(3~8),男女差别极为显著,原因尚不明。库欣病可发生在任何年龄,以 25~45 岁为多见。

垂体过量分泌 ACTH 大致可归纳为以下几种原因:

(1)垂体 ACTH 腺瘤:库欣病患者在经蝶垂体探查时,有 85%~90%患者存在垂体 ACTH 腺瘤。垂体 ACTH 腺瘤摘除后,有大部分患者获得了临床和内分泌功能的完全缓解,而且其中多数患者还会出现暂时性的垂体-肾上腺皮质功能低下。垂体 ACTH 腺瘤周围的正常垂体组织中的 ACTH 分泌细胞呈透明变性退化,此种细胞称为 Crooke 细胞。近年有人还证明库欣病患者外周血及脑脊液中促皮质素释放激素(CRH)浓度低于正常人。这些事实对垂体 ACTH 腺瘤具有自主分泌能力提供了有力的证据。然而,另有一些事实却难以用"自主性"来解释,如库欣病患者在注射外源性 CRH 后,血 ACTH 及皮质醇的上升幅度比正常人还高;大剂量地塞米松抑制试验能抑制库欣病患者 ACTH 及皮质醇的分泌至 50% 以下;最近有人观察了库欣病患者 ACTH 血浓度的昼夜节律变化,发现库欣病患者不仅 ACTH 脉冲的波幅增大,且脉冲频率及整体水平都增加,从而认为其中包含了下丘脑也有异常的因素。所以,垂体 ACTH 腺瘤的病因和发病机制仍然不很清楚,但一般认为是垂体依赖的。

垂体 ACTH 瘤可能存在着若干不同的类型。Lamberts 认为,来源于垂体前叶 ACTH 细胞或来源于残存的垂体中叶细胞的 ACTH 瘤各有特点。Nelson 认为,双侧肾上腺切除术后会出现 Nelson 综合征的垂体 ACTH 瘤和不会出现 Nelson 综合征的垂体 ACTH 瘤本来就不是同一类型。

垂体 ACTH 腺瘤中微腺瘤的比例高达 90%,而且其中直径≤5mm 的占多数,大腺瘤只有约 10%。垂体瘤没有明确的包膜。有的有假包膜,有的连假包膜都没有。垂体 ACTH 瘤的局部浸润倾向明显大于其他垂体瘤,可以向邻近的海绵窦、蝶窦及鞍上池浸润。

(2)垂体 ACTH 腺癌:罕见。早期难以与良性的腺瘤相鉴别,病理改变也很相似,只有它向颅内其他部位及远处转移时或显微镜下发现瘤栓时才能肯定。

(3)垂体 ACTH 细胞增生:在库欣病中的比例各家报道不一,从 0~14% 不等。有某医院病理科对经蝶窦切除的 136 例库欣病患者的垂体标本进行了检查,仅发现 11 例(8.1%)为垂体 ACTH 细胞增生。垂体 ACTH 细胞增生可为弥漫性、簇状或形成多个结节,还有一些在增生的基础上形成腺瘤。增生的原因尚不清楚。有些可能为下丘脑 CRH 分泌过多。有报道艾迪生病(Addison 病)可发生垂体 ACTH 瘤,这是因肾上腺皮质功能低下,使下丘脑 CRH 细胞及垂体 ACTH 细胞增生及分泌亢进,垂体 ACTH 腺瘤是在 ACTH 细胞增生的基础上形成的。这种情况极为罕见。有些垂体 ACTH 细胞增生是因为下丘脑以外的肿瘤异位分泌 CRH 所致,也有很多垂体 ACTH 细胞增生找不到明确的原因。

2.异位 ACTH 综合征

垂体以外的肿瘤组织分泌过量有生物活性的 ACTH,使肾上腺皮质增生并分泌过量皮质醇,由此引起的皮质醇增多症为异位 ACTH 综合征。

Brown 于 1928 年报道 1 例皮质醇增多症伴有非内分泌肿瘤。到 1962 年 Meador 等证实了皮质醇增多症可以由非内分泌肿瘤分泌 ACTH 引起,于是就有了异位 ACTH 综合征(EAS)的名称。此后此类病例报道增多。目前可以看到的大宗库欣综合征病因分析中,异位 ACTH 综合征占 10%~20%。很多学者认为,仍然有相当大量的异位 ACTH 综合征未被诊断,因而已经报道的数字仍然是个低估的数字。

异位分泌 ACTH 的肿瘤可分为显性和隐性两种。显性肿瘤瘤体大,恶性程度高,发展快,肿瘤较易发现,但常常因病程太短,典型的皮质醇增多症的临床表现尚未显现患者已死亡。隐性肿瘤瘤体小,恶性程度低,发展慢,在影像检查时不易发现,这类患者有足够的时间显现出典型的皮质醇增多症临床表现,临床上难以和垂体性皮质醇增多症相鉴别。

早期的报道中,引起异位 ACTH 综合征的最常见原因为肺癌,尤其是小细胞性肺癌,约占

50％,其次为胸腺瘤(10％)、胰岛肿瘤(10％)、支气管类癌(5％),其他还有甲状腺髓样癌、嗜铬细胞瘤、神经节瘤、神经母细胞瘤、胃肠道肿瘤及性腺肿瘤等。20世纪80年代以后报道的系列中,类癌的比例增大,占异位ACTH综合征的36％～46％,而小细胞肺癌只占8％～20％。其原因可能为,人们对肺癌引起的异位ACTH综合征不再感到新鲜而报道减少,而对病程较长,临床表现和垂体性库欣综合征相似的类癌比较重视有关。某医院20世纪90年代初报告的20例异位ACTH综合征中,支气管类癌、胸腺类癌和肺癌分别占25％、40％和15％,有1例右鼻腔顶部肿瘤和1例大腿内侧软组织肿瘤。最近有人统计:小细胞肺癌50％,非小细胞肺癌5％,胰腺肿瘤(含类癌)10％,胸腺肿瘤(含类癌)5％,肺类癌10％,其他类癌2％,甲状腺髓样癌5％,嗜铬细胞瘤及相关肿瘤3％,其他肿瘤10％。

垂体以外的肿瘤能分泌ACTH的发病机制是什么? 研究证明,人体各脏器的所有真核细胞内都存在着ACTH基因即POMC基因。在正常情况下,垂体外组织内POMC(阿黑促皮素原)基因可以有微量表达,所以这些组织内可以检测到微量的ACTH或POMCmRNA。当这些组织出现肿瘤性生长时,POMC基因表达增多,mRNA及ACTH及其相关肽含量增加。垂体外肿瘤合成并释放入血的主要分子形式是ACTH前体POMC及大分子中间产物,没有生物活性,而具有生物活性的ACTH1-39的比例较低。当肿瘤能合成足够数量的有生物活性的ACTH时,患者才会出现异位ACTH综合征的临床表现。垂体外肿瘤POMC的mRNA主要存在两种长度,即800及1400个碱基对,以800bp为主,而垂体前叶ACTH分泌细胞内POMCmRNA主要是1200个碱基对一种。这种差别可能是垂体外肿瘤释放高比例无生物活性POMC肽的原因。

异位ACTH分泌瘤的细胞类型主要是APUD细胞即神经内分泌细胞,来源于胚胎外胚层神经嵴。APUD肿瘤可分泌一种或几种肽类激素,如ACTH、胰岛素、降钙素、血管加压素、胃泌素、胰高血糖素和胰泌素等,还可以合成一种或几种生物胺,如组胺、血清素及儿茶酚胺等。APUD肿瘤细胞胞浆内有分泌颗粒。常见的APUD肿瘤有小细胞性肺癌、胰岛细胞瘤、胰腺肿瘤、胆管癌、各种类癌、甲状腺髓样癌、胸腺瘤等。APUD肿瘤引起的异位ACTH综合征约占该病的80％。有5％的异位ACTH分泌为过渡性细胞瘤,也来自外胚层神经嵴,如嗜铬细胞瘤、神经母细胞瘤、神经节旁瘤、神经节瘤等。另外15％的异位ACTH分泌瘤为非APUD细胞瘤,像腺癌、鳞癌及未分化的肿瘤等。有一类肿瘤主要来自中胚层,如肝癌、黑色素细胞瘤等,这类肿瘤也可合成和分泌多种肽类激素,如PRL、GH、TSH、FSH、LH、PTH及某些肿瘤抗原如α-FP、CEA,但一般不分泌ACTH及其相关肽。

肿瘤异位分泌ACTH一般是自主性的,不受CRH兴奋,也不被糖皮质激素抑制,但支气管类癌分泌ACTH与众不同,多数可被大剂量地塞米松抑制。有人认为一些支气管类癌除异位地分泌ACTH外,还同时分泌CRH。有人报道,个别病例原发肿瘤不分泌ACTH,而转移瘤却分泌。

肿瘤异位分泌CRH,有单分泌CRH,也有CRH和ACTH同时分泌。这些病例临床诊断都很困难,要通过手术或尸检获得的肿瘤(原发灶或转移瘤)经过免疫组织化学检查等方法获得证实。

3.肾上腺皮质肿瘤

分泌皮质醇的肾上腺皮质肿瘤有良性的腺瘤和恶性的腺癌之分。国外腺瘤和腺癌的比例相仿,分别占库欣综合征的 6%～10%。在中国,腺瘤的比例显著高于腺癌。

不论是肾上腺皮质腺瘤还是腺癌,其皮质醇的分泌都是自主性的,因而下丘脑 CRH 及垂体 ACTH 细胞都处于抑制状态。肿瘤以外的肾上腺组织,包括同侧和对侧,都呈萎缩状态。

肾上腺皮质腺瘤是由单克隆细胞株发展而来,体积一般较小,多数直径为 2～3cm,重10～40g,成圆形或类圆形,有完整包膜。腺瘤一般为单个,肾上腺左右侧发现腺瘤的概率大致相等。偶有双侧同时发现腺瘤。腺癌比较大,重量多数超过 100g。腺癌的形状不规则,呈分叶状,瘤内常有出血、坏死及囊性变。肿瘤周围血管中或血栓中常有瘤细胞。肾上腺皮质腺癌早期转移的可能性很大,骨、肺、肝及淋巴结是常见的转移部位。

肾上腺皮质腺瘤细胞种类单一,主要分泌皮质醇。腺癌组织除分泌大量皮质醇外,还分泌一定数量肾上腺弱雄激素,如去氢表雄酮及雄烯二酮等。

随着 CT、MRI、超声等影像诊断技术的进步,有不少肾上腺意外瘤发现。所谓肾上腺意外瘤是指在常规体检或在检查非肾上腺疾病时通过影像检查发现肾上腺有占位性病变。Ross NS 报告影像检查肾上腺意外瘤的发现率为 1.3%～8.7%。这些肿瘤大小不等,一般没有明显的临床症状,但常常存在一定数量的某种激素的分泌,包括皮质醇、醛固酮和儿茶酚胺等。应当进行相关的特殊功能试验,以诊断或排除某种亚临床的肾上腺疾病,包括亚临床库欣综合征。

4.肾上腺皮质大结节样增生(AIMAH)

AIMAH 是一种少见的库欣综合征,约占库欣综合征患者总数的 1%。Kirschner 于 1964年首次报告。开始以为是 ACTH 启动了肾上腺皮质增生,慢慢地结节样增生具备了自主分泌能力,后来证明本病一开始就是 ACTH 非依赖性的。自 20 世纪 90 年代起 AIMAH 已定为库欣综合征的一种独立病种。其表现为双侧肾上腺腺瘤样增生,多个结节融合在一起,成分叶状。结节间的肾上腺组织是增生的。CT 显示密度较低且不均。大量的研究提示 AIMAH 肾上腺细胞膜上有多种异位受体表达,包括胃抑多肽、加压素、血清素、血管紧张素、LH 和肾上腺素等,这些受体的异常表达与本病的病因有关。本病皮质醇的分泌有很强的自主性,垂体ACTH 分泌被严重抑制。

5.原发性色素结节性肾上腺皮质病(PPNAD)

较罕见的库欣综合征。发病年龄平均 18 岁,多见于青少年。50% 的病例为散发性,其余为家族性。家族性发病通常与 Carney 复合征相关联。carney Complex 是一个多种疾病的复合体,包括皮肤病变(80%):色素斑、蓝痣和皮肤黏液瘤;心脏黏液瘤(72%);PPNAD(45%);双侧乳腺纤维腺瘤(女性患者 45%);睾丸肿瘤(56%);垂体瘤(10%)与内分泌系统有关的还有生长素瘤。PPNAD 的临床表现可轻可重。一般有较典型的皮质醇增多症的临床表现。肾上腺皮质病理特点为总重量不大,在萎缩的肾上腺皮质背景上分布有多个黑色或棕色的小结节,结节直径多<4mm。PPNAD 患者皮质醇分泌过量,大剂量的地塞米松不能将其抑制,有时用药后血尿皮质醇水平反而升高。血 ACTH 水平低于最小可测值。血 ACTH 及皮质醇对CRH 兴奋试验无反应。研究证明,本病可能为编码蛋白激酶 A(PKA)调节亚单位 1-A 型的

基因突变所致。

6.异位肾上腺皮质瘤

罕见。肾上腺皮质在胚胎发育时有一个迁徙的过程。少数肾上腺皮质细胞在此过程中会散落在途中,这些散落的肾上腺皮质细胞有可能发展为肿瘤。这种肿瘤的行为与肾上腺皮质肿瘤相同,但定位很困难。文献上有报道在盆腔发现分泌皮质醇的肿瘤,临床表现与肾上腺皮质腺瘤相同。

7.McCune-Albright 综合征(MAS)

这也是一种先天性疾病,是由于与腺苷环化酶有关的刺激 G 蛋白 α 亚单位的编码基因发生突变引起。临床表现为纤维萎缩和皮肤色素沉着,常伴有垂体、甲状腺和性腺功能亢进,因此,性早熟和 GH 分泌过多很常见。MAS 合并皮质醇增多症也屡有报告。基因突变后的 G 蛋白具有 ACTH 样作用,持续不断地刺激皮质醇的分泌。

二、临床表现

典型的 Cushing 综合征病例表现为向心性肥胖、满月脸、多血质、紫纹等;但并非所有的患者都有典型的 Cushing 综合征病例表现,这与皮质醇增高的持续时间与严重程度有关。少数病例呈周期性或间歇性,称为周期性 Cushing 综合征,多见于垂体性 ACTH 分泌性腺瘤,也可见于异位 ACTH 综合征、肾上腺瘤或结节性肾上腺增生。

1.向心性肥胖

常出现体重增加和脂肪分布改变,也有只有脂肪分布改变而体重没有增加,甚或体重下降,有的尽管体重增加,极度肥胖者罕见。脂肪主要堆积于中心性部位(躯干和腹部),而外周(四肢)脂肪减少。脂肪堆于面部,脸变圆,称为"满月脸";脂肪堆积于颈后部,形成"水牛背";脂肪堆积于腹部,同时皮肤弹性差,造成腹部下垂,形成"悬垂腹";脂肪堆积于锁骨上窝(锁骨上窝脂肪垫)可使锁骨上窝消失。由于四肢脂肪减少,同时可伴肌肉萎缩,故四肢瘦小。体脂增多和分布异常主要是由于皮质醇增多诱导脂肪堆积于躯干和腹部,而外周脂肪分解增加,因外周脂肪对糖皮质激素作用敏感性高于胰岛素;而中心性部位刚好相反。

2.皮肤改变

由于过度糖皮质激素分泌导致分解代谢增高,患者皮肤萎缩。皮肤薄而透明,皮下血管易于见到;面部红润,呈多血质外貌;由于皮肤萎缩,弹性纤维断裂,可出现紫纹。紫纹主要位于腹部和胁部,也可见于上下肢和肩部,典型紫纹宽>1cm;年轻患者更为多见。微血管脆性增加,轻伤即可引起瘀斑;可在取血样部位出现瘀斑或血肿。一些患者可出现花斑癣,为真菌感染所致。皮肤色素沉着多见于异位 ACTH 综合征者,但也见于 10% 的 Cushing 综合征患者。由于雄激素增高,可见痤疮、多毛、额秃发。

3.肌肉骨骼改变

50%~80% 的患者出现肌无力。下肢较上肢明显,近端甚于远端。骨盆带肌受累比肩带肌更早和更严重;患者抱怨由坐位站起和爬楼梯困难,症状逐步加重,以后出现手举过头部也有困难。严重者可因呼吸肌受累而出现呼吸衰竭。患者出现不同程度骨质疏松;可发生骨折,如椎骨、肋骨骨折。椎骨骨折多见于胸椎和腰椎,可引起背痛、驼背和身材变矮;偶见股骨头无菌性坏死。

4.心血管系统改变

心血管并发症是 Cushing 综合征的主要死亡原因。其主要危险因素包括高血压、肥胖、糖尿病、血脂异常和高凝状态等。80%的成年人患者和 47%的儿童患者出现高血压;在异位 ACTH 综合征最为常见,95%的患者有高血压。大多数为轻到中度高血压,但约 17%的患者高血压严重。多种因素导致血压升高,包括皮质醇具有盐皮质激素活性,肾素-血管紧张素系统激活,心血管对血管收缩物质如儿茶酚胺、血管加压素和血管紧张素 II 等反应性增强,β 肾上腺素能受体对儿茶酚胺敏感性增高,一氧化氮合成酶、前列环素和激肽-激肽释放酶等血管扩张系统受抑制,心排出量增加,外周血管抵抗等。病程长患者可出现心肌病和心功能衰竭。

5.性功能障碍

(1)女性:由于肾上腺雄激素产生过多,以及过度分泌糖皮质激素抑制垂体促性腺激素和下丘脑 GnRH 分泌,患者性欲下降;月经异常见于 70%~80%的患者,表现为月经减少、不规则或停经;难于受孕。少数患者可出现明显多毛,以及阴蒂肥大等明显男性化,提示可能为肾上腺癌。

(2)男性:由于过度糖皮质激素抑制垂体促性腺激素分泌,并抑制下丘脑 GnRH 产生和睾丸功能,患者出现性欲下降、阴茎缩小、睾丸变软。

6.糖代谢异常

约 70%的患者出现糖耐量异常,20%~50%为糖尿病。糖皮质激素过多可直接和间接引起糖耐量异常和糖尿病;直接作用包括促肝脏糖异生,降低肝脏和肌肉胰岛素敏感性,胰高血糖素升高等;间接作用包括蛋白分解和脂肪分解增加,这导致胰岛素抵抗产生和葡萄糖产生增加,糖异生底物增多。中心性肥胖可加重胰岛素抵抗。此外,糖皮质激素过多也可损害 β 胰岛素分泌。

7.其他

易疲劳、失眠、记忆力下降、注意力不集中;也可出现抑郁、躁狂、焦虑、谵妄等,其中以抑郁最为常见,见于 50%~80%的患者;慢性高皮质醇血症可抑制下丘脑 GHRH 分泌和垂体 GH 的合成,同时生长激素诱导的 IGF 产生也减少,可引起儿童生长停滞。过度增加的皮质醇可抑制免疫和炎症反应,故患者可出现严重的免疫缺陷,增加感染机会。一些患者可出现高钙血症和尿道结石,少数患者由于眼部脂肪增多,可出现突眼。由于糖皮质激素的盐皮质激素活性,钾排出增多;患者可出现低钾血症性碱中毒,其最常见于异位 ACTH 综合征,也可见于 10%的 Cushing 综合征患者。脂类动员可引起血脂异常,表现为血三酰甘油升高,总胆固醇和低密度脂蛋白胆固醇也升高,而高密度脂蛋白胆固醇下降。由于处于高凝状态,因子 Ⅷ、纤维蛋白原和 von Willebrand 因子等凝血因子增加而纤溶活性下降,患者可出现静脉血栓形成。

三、辅助检查

1.定性检查

(1)皮质醇昼夜分泌节律:在正常人体内,皮质醇呈脉冲式分泌,且具有昼夜节律,即在早上 6:00—8:00 血清皮质醇水平达到高峰而在正常睡眠的前半期最低。在 Cushing 综合征患者,皮质醇昼夜节律消失;其中最突出的表现是午夜皮质醇低谷消失。午夜皮质醇水平是诊断 Cushing 综合征的一个敏感指标。在睡眠状态下,0:00 时血清皮质醇以 49.68nmol/L 为切点,敏感性 100%,特异性 20%。若切点提高至 207nmol/L,则特异性增至 87%;在清醒状态下,血清皮质醇以 207nmol/L 为切点,敏感性>96%,特异性>87%。必须指出的是,午夜血皮质醇水平易受各种应激因素如情绪、静脉穿刺或感染等的影响,故检测时必须尽量避免各种影响因素,如在入院后 2 天后才取血,取血前不要告知患者,以免影响患者的睡眠,在患者睡眠 1 小时后取血,同时提前进行静脉置管,以提高午夜血皮质醇检测的准确性。

(2)24 小时尿游离皮质醇:在正常情况下,血浆中 10% 的皮质醇未与皮质类固醇结合球蛋白(CBG)结合,这些游离状态皮质醇具有生理活性;游离皮质醇可通过肾脏滤出,但大多数被肾小管重吸收,由尿中排出的游离皮质醇较恒定。在 Cushing 综合征患者,皮质醇分泌增多可导致尿游离皮质醇(UFC)排出增多。24 小时 UFC 反映的是体内 24 小时内皮质醇整体分泌水平。由于检测的是游离皮质醇,引起 CBG 水平变化的疾病或药物(如口服避孕药)并不影响 24 小时 UFC 检测结果。其对 Cushing 综合征的诊断的敏感性可达 95%;但在一些早期、轻症患者或处于非活动期的周期性 Cushing 综合征患者,24 小时 UFC 水平可以正常。中、重度肾功能不全患者 24 小时 UFC 可明显降低。一些药物如卡马西平、非诺贝特等应用可导致 24 小时 UFC 增高。因 24 小时 UFC 在 Cushing 综合征患者变异很大,故至少应该检测 2 次 24 小时 UFC。准确收集 24 小时尿量是保证 24 小时 UFC 检测质量的前提。在生理学尿量时(500～2500mL/24h),24 小时 UFC 与尿量并不相关;但当饮水量过多(≥5L/d)、尿量增多可使肾小管对游离皮质醇的重吸收减少,导致 24 小时 UFC 增高,故检查期间应避免过多饮水。目前一般应用的是基于抗体的检测方法(如放射免疫法或 ELISA),检测的皮质醇与其他类固醇存在交叉反应,若应用高效液相色谱或串联质谱法可提高 UFC 的特异性。

(3)午夜唾液皮质醇:唾液中只存在游离状态的皮质醇,并与血中游离皮质醇浓度平行,且不受唾液流率的影响,故唾液皮质醇水平的昼夜节律改变和午夜皮质醇低谷消失是 Cushing 综合征患者较稳定的生化改变,而且,唾液在室温或冷藏后仍能稳定数周。在成年人(>18 岁),午夜唾液皮质醇对 Cushing 综合征诊断的敏感性>92%,特异性>96%。由于唾液皮质醇检测方法包括免疫分析(如 RIA、ELISA、化学发光法)和高效液相色谱或串联质谱法,不同检测方法唾液皮质醇切点不同。由于可在家中采集标本,而且有较高敏感性,午夜唾液皮质醇已被作为 Cushing 综合征的一线筛查方法。此外,午夜唾液皮质醇在监测 Cushing 综合征患者垂体瘤手术失败,以及术后是否复发也非常有价值。甘草或烟草中含有 11β 羟类固醇脱氢酶 2 抑制药——甘草酸,可使唾液皮质醇水平假性升高,因此采集唾液前要避免吸烟。

(4)地塞米松抑制试验:正常人外源性糖皮质激素可抑制下丘脑-垂体-肾上腺轴(HPA 轴),而在 Cushing 综合征患者,由于皮质醇自主分泌,对这种负反馈减弱或消失。1960 年,Liddle 首次描述了小剂量地塞米松抑制试验(LDDST 2mg/d,48h)。1965 年,Nugent 提出 1mg 过夜地塞米松抑制试验(1mg-DST);以后也有研究者将地塞米松剂量改为 1.5mg 或 2mg,但后者对 Cushing 综合征诊断似乎没有优势。经典 LDDST 操作较烦琐,但特异性较 1mg-DST 的高。1mg-DST 操作简单,更适合在门诊进行 Cushing 综合征的筛查。在 1mg-

DST,若以服药后次日晨 8:00—9:00 血清皮质醇水平切点值定为 140nmol/L,特异性＞95％；切点值 50nmol/L,敏感性＞95％,特异性约 80％。故应用 1mg-DST 来进行筛查时,为保证有足够高的敏感性,目前主张将服药后 8:00—9:00 血清皮质醇水平切点值定为 49.68nmol/L。必须注意的是,多种因素可影响地塞米松的吸收和代谢,这可影响 DST 的结果。一些药物如苯巴比妥、苯妥英钠、卡马西平、利福平等可通过 CYP3A4 诱导肝酶加速清除地塞米松而降低其血浓度;肝、肾功能衰竭患者的地塞米松清除率降低;妊娠和口服避孕药等影响 CBG 的情况也可出现假阳性或假阴性。

(5)地塞米松-CRH 试验:1993 年,Yanovski 等首次提出以地塞米松-CRH 试验来鉴别轻症 Cushing 综合征和假性 Cushing 综合征。其主要机制是在由肿瘤分泌 ACTH 或皮质醇引起的皮质醇增多症患者中,由于对糖皮质激素负反馈作用减弱,因此在小剂量皮质类固醇作用之后,仍能对 CRH 刺激产生反应;相反,如果患者的皮质醇增多并非肿瘤分泌 ACTH 或皮质醇增生引起的(如假性 Cushing 综合征),由于糖皮质激素的负反馈作用,小剂量皮质类固醇作用之后对 CRH 的反应迟钝。该试验方法为先进行 48 小时,2mg/d DST,在最后 1 剂地塞米松 2 小时后静脉注射 CRH,15 分钟后测定血清皮质醇,最初认为地塞米松-CRH 试验对鉴别轻症 Cushing 综合征和假性 Cushing 综合征具有较高的价值,但随后的研究显示其并不优于LDDST。美国内分泌学会的临床指南推荐地塞米松-CRH 试验适用于 UFC 结果可疑的患者;在给予 CRH 时应测定地塞米松浓度以排除假阳性结果,血清皮质醇测定在低水平时必须非常准确。

2.病因学检查

(1)ACTH:通过测定血 ACTH 水平可鉴别 ACTH 依赖性和 ACTH 非依赖性 Cushing 综合征。如 8:00—9:00 的血 ACTH＜10ng/L(2pmol/L)提示为 ACTH 非依赖性 Cushing 综合征;如 ACTH＞20pg/mL(4pmol/L)则提示为 ACTH 依赖性 Cushing 综合征;如 ACTH 浓度为 10～20ng/L(2～4pmol/L)时,则需行 CRH 兴奋试验来协助诊断。在 ACTH 非依赖性 Cushing 综合征中,因 ACTH 分泌受抑制,外源性 CRH 并不能使 ACTH 升高;相反,外源性 CRH 刺激 ACTH 升高提示为 ACTH 依赖性 Cushing 综合征。尽管异位 ACTH 综合征患者血 ACTH 水平高于 Cushing 综合征,但 30％异位 ACTH 综合征和 Cushing 综合征患者血 ACTH 水平存在重叠,故 ACTH 测定难以区分这两种疾病。

(2)大剂量地塞米松抑制试验(HDDST):应用于鉴别 Cushing 病和异位 ACTH 综合征的主要机制是在大部分的垂体 ACTH 分泌腺瘤,尽管对地塞米松的负反馈作用减弱,但仍得以保留,而异位 ACTH 分泌肿瘤对地塞米松的负反馈作用消失。常用方法包括口服地塞米松2mg,每 6 小时 1 次,服药 2 天,于服药前和服药第 2 天测定 24 小时尿 UFC 或尿 17-OHCS;单次口服 8mg 地塞米松的过夜大剂量 DST,于用药前、后测定血清皮质醇水平进行比较。前者较为烦琐,但更为准确。以次日晨血皮质醇水平被抑制超过对照值的 50％为标准,HDDST 对异位 ACTH 分泌肿瘤的假阳性率为 10％～30％,对垂体 ACTH 分泌腺瘤的假阴性率为20％,故单独以 HDDST 难于做出可靠的诊断。

(3)CRH 兴奋试验:CRH 由下丘脑分泌,通过与垂体 ACTH 分泌细胞的特异受体作用,刺激 ACTH 的产生与释放。在 ACTH 依赖性 Cushing 综合征中,大部分的垂体 ACTH 分泌腺瘤表达 CRH 受体,对 CRH 刺激能分泌 ACTH,而异位 ACTH 分泌肿瘤不表达 CRH 受体,故对 CRH 刺激无反应,这是 CRH 兴奋试验鉴别 Cushing 综合征与异位 ACTH 综合征的机制。目前不同研究使用的 CRH 类型(人或羊 CRH)不同;采血时间点(15 分钟或 30 分钟)、用于判断的指标(ACTH 或皮质醇)及其升高幅度(ACTH 较基线升高 35%～50%,皮质醇较基线升高 14%～20%,)也不同。总的来说,CRH 兴奋试验是 ACTH 依赖性 Cushing 综合征病因诊断中较有价值的鉴别方法,绝大部分 Cushing 综合征患者在 CRH 刺激后出现阳性反应;但少数异位 ACTH 综合征患者对 CRH 也有反应,即存在假阳性。有认为 CRH 兴奋试验结合 HDDST 可提高诊断的准确性。

(4)去氨加压素兴奋试验:去氨加压素是人工合成多肽类物质,为加压素的类似物,可通过血管加压素受体 V_2 和 V_3(V1b)发挥作用。由于大部分的垂体 ACTH 分泌腺瘤表达 V_2 和 V_3 受体,而不少异位 ACTH 分泌肿瘤不表达这些受体,故去氨加压素兴奋试验可应用于 Cushing 病与异位 ACTH 综合征的鉴别。该试验是 CRH 兴奋试验的替代试验,因相对于 CRH,DDAVP 则容易获得且价格便宜。但由于多达 20%～50% 的异位 ACTH 综合征患者对去氨加压素有反应,故该试验对 Cushing 病与异位 ACTH 综合征的鉴别诊断价值有限,只有在不能获得 CRH 的情况下才进行该试验。

(5)双侧岩下窦静脉采血:在 1977 年,Corrigan 等报道从岩下窦静脉采血可鉴别 ACTH 依赖性 Cushing 病。目前认为,双侧岩下窦静脉采血是鉴别 Cushing 病和异位 ACTH 综合征的金标准。一侧腺垂体引流静脉血从同侧海绵窦回流至岩下窦,再进入颈静脉。经股静脉和下腔静脉插管至双侧岩下窦后,可应用数字减影血管成像术证实插管位置是否正确和岩下窦解剖结构是否正常。在静脉注射 CRH 前和后于双侧岩下窦、外周静脉同时取血,测定 ACTH:岩下窦(IPS)与外周(P)血浆 ACTH 比值在基线状态≥2 和 CRH 刺激后≥3 提示为 Cushing 病,反之则为异位 ACTH 综合征。BIPSS 诊断 Cushing 病的敏感性为 95%～99%,特异性为 95%～99%,假阴性为 1%～10%,这与技术、静脉引流系统解剖变异等多种因素有关。双侧岩下窦静脉 ACTH 差值>1.4 提示垂体瘤偏侧生长;手术并发症以腹股沟皮下血肿最为常见,严重并发症如深静脉血栓、肺栓塞或脑干血管损伤很少见。近年也有于海绵窦或颈静脉进行采血,或以去氨加压素代替 CRH 刺激 ACTH 分泌,但其有效性与安全性仍有待于进一步研究加以证实。

3.影像学检查

(1)垂体:对于 ACTH 依赖性 Cushing 病,垂体影像学检查必不可少。MRI 对垂体瘤诊断的敏感性高于 CT,前者为 50%～60%,后者为 40%～50%,故 CT 检查通常应用于 MRI 有禁忌证或没有 MRI 检查。大多数垂体 ACTH 分泌腺瘤在 MRI 表现为低信号,对比剂 Gd-DPTA 不能使其增强,但约 5% 的微腺瘤呈等信号。动态 MRI 和薄层(1mm)MRI 具有更高分辨率。必须注意的是,在正常人群中 MRI 检出垂体瘤的比例亦有 10%。

(2)肾上腺:对于 ACTH 非依赖性 Cushing 病,通常以薄层 CT 或 MRI 对肾上腺进行检查。CT 可检测出直径>5mm 的肾上腺肿块。肾上腺瘤通常直径>2cm,应用 CT 较易检测到,但 CT 可低估肾上腺大小。肾上腺癌直径>5cm。CT 显示肿瘤同侧和对侧肾上腺萎缩。CT 显示 AIMAH 患者双侧肾上腺明显增大,有单个或多个大小不等的结节;或双侧肾上腺弥漫性增大、单侧肾上腺大结节等;半数 PPNAD 患者肾上腺大小形态正常,典型病例的 CT 表现为串珠样结节改变。ACTH 依赖性 CS 的双侧肾上腺呈现不同程度的弥漫性或结节样增粗增大。^{131}I-6-碘甲基-19-去甲胆固醇(NP-59)是一种肾上腺显影剂,其被摄取后储存于肾上腺细胞内脂滴中。正常肾上腺在摄入 NP-59 于 5 天后显影,而摄入 NP-59 后 5 天内出现单侧肾上腺显影提示为功能性皮质类固醇分泌性腺瘤。

(3)异位分泌 ACTH 肿瘤:胸腹部 CT 或 MRI 检查有助于发现异位分泌 ACTH 肿瘤。大部分异位分泌 ACTH 肿瘤如小细胞肺癌、支气管类癌和胸腺类癌位于胸部,故胸部 CT 扫描可发现胸部肿瘤,但对<1cm 的类癌,仍难于诊断。很多异位 ACTH 综合征肿瘤表达生长抑素受体,故生长抑素受体显像可用于异位 ACTH 综合征的肿瘤定位,但^{111}In-喷曲肽生长抑素受体显像对异位分泌 ACTH 肿瘤定位的敏感性只为 33%~80%。^{18}F-FDGPET 可发现 35%的异位分泌 ACTH 肿瘤,但当 CT 或 MRI 检查未能发现肿瘤时,^{18}F-FDCPET 通常也未能发现病灶,故^{18}F-FDGPFT 检查并不优于 CT 或 MRI 扫描检查。

4.特殊人群的检查

(1)孕妇:正常孕妇,血清皮质醇存在昼夜节律,但血皮质醇和唾液皮质醇水平增高;妊娠早期 24 小时 UFC 正常,而妊娠中后期可增高至正常上限的 3 倍。孕期地塞米松对血清和尿皮质醇的抑制作用减弱,故小剂量地塞米松抑制试验有较高的假阳性。在孕妇 Cushing 综合征的诊断中,唾液皮质醇水平切点尚不明确。地塞米松抑制-CRH 试验在妊娠 Cushing 综合征诊断中的作用研究很少,而且,妊娠期间 ACTH 和皮质醇对 CRH 反应减弱。故妊娠期 Cushing 综合征的诊断较难。对于孕妇的 Cushing 综合征的筛查,推荐使用 24 小时 UFC;在妊娠中后期,24 小时 UFC 高于正常上限 3 倍提示 Cushing 综合征。在妊娠期 Cushing 综合征患者中,40%~50%为肾上腺瘤,30%为 Cushing 综合征。在病因诊断方面,由于胎盘 CRH 分泌,血 ACTH 水平随着妊娠进展而增高,而肾上腺瘤引起的 Cushing 综合征,ACTH 分泌可不受抑制;但如果 ACTH 分泌受抑制,提示为 ACTH 不依赖性 Cushing 综合征,可行肾上腺超声和 MRI 平扫(对比剂 Gd-DPTA 对胎儿影响尚不能肯定)。若血 ACTH 水平增高,可行 HDDST;CRH 兴奋试验对妊娠期 Cushing 综合征的病因鉴别诊断价值尚不清楚。BISPP 检查中产生的电离辐射可危害胎儿,故应谨慎使用。

(2)儿童:由于标本收集方法简单,午夜唾液皮质醇在儿童患者应用更具优势。午夜血清皮质醇也具有较高敏感性。24 小时 UFC 必须以体表面积校正。在体重≥40kg 的儿童,标准 2mg 地塞米松试验可如成年人一样进行,但体重<40kg 者,则按 $30\mu g/(kg \cdot d)$ 计算。在<10 岁儿童,ACTH 非依赖性 Cushing 综合征常见;而在较大儿童,Cushing 综合征常见,约占 Cushing 综合征的 75%~80%,而异位 ACTH 综合征少见。尽管如此,在垂体 MRI 扫描阴性者,可行 BIPSS 检查。

(3)其他:抗癫痫药物如苯妥英钠、苯巴比妥和卡马西平可通过 CYP3A4 诱导肝酶对地塞米松的清除而导致 DST 假阳性,对于服用此类药物的患者不推荐使用地塞米松抑制试验,而代以血、唾液或尿皮质醇测定。在严重肾功能衰竭的患者,由于皮质醇经肾脏排泄减少,而皮质醇昼夜分泌节律存在,在筛查时建议应用 1mg 过夜地塞米松抑制试验而不是 24 小时 UFC。对于怀疑周期性 Cushing 综合征的患者推荐使用 UFC 或午夜唾液皮质醇而不是 DST。肾上腺意外瘤患者多为亚临床 Cushing 综合征，UFC 可能正常，而午夜皮质醇水平增高，地塞米松试验不受抑制，故对肾上腺意外瘤患者 Cushing 综合征筛查，建议使用 1mg DST 或午夜皮质醇，故应选择 1mg DST 或午夜血清或者唾液皮质醇。

四、诊断

有典型临床表现和明显生化异常者，Cushing 综合征较易诊断。但一些患者特别是轻症、早期的患者，临床表现不典型，较易漏诊。

1.筛查指征

美国内分泌学会和中国内分泌协会专家共识推荐对以下人群进行 Cushing 综合征的筛查。

(1)年轻患者出现骨质疏松、高血压等与年龄不相称的临床表现。

(2)具有 Cushing 综合征的临床表现，且进行性加重，特别是有典型症状如肌病、多血质、紫纹、瘀斑和皮肤变薄的患者。

(3)体重增加而身高百分位下降，生长停滞的肥胖儿童。

(4)肾上腺意外瘤患者。

2.初始检查

美国内分泌协会推荐初始检查选用 24 小时 UFC(至少测定 2 次)、午夜唾液皮质醇(至少测定 2 次)、过夜或经典小剂量地塞米松抑制试验的至少一项试验；如有一项高敏感性的检查结果异常，推荐采用上述另一项所推荐的试验做进一步检查；如果最初的检查结果正常但在临床上高度可疑，应采用另一种试验进行检查。在特殊情况下进行地塞米松-CRH 试验或午夜血清皮质醇测定。中国内分泌协会专家共识推荐对高度怀疑 Cushing 综合征的患者，应同时进行 24 小时 UFC(至少测定 2 次)、午夜唾液皮质醇(至少测定 2 次)或血清皮质醇昼夜节律中的至少两项试验；当初步检查结果异常时，则应进行过夜或经典小剂量地塞米松抑制试验来进行 Cushing 综合征确诊。

3.病因诊断

确诊为 Cushing 综合征患者，应进一步进行病因诊断。通过 ACTH 水平判断为 ACTH 依赖性 Cushing 综合征和 ACTH 非依赖性 Cushing 综合征。对于 ACTH 依赖性 Cushing 综合征患者，进行 HDDST、CRH 兴奋试验，以及垂体影像学等检查；对临床表现典型及各项功能试验均支持 Cushing 综合征诊断的患者，如检出垂体病灶(＞6mm)，通常可诊断为 Cushing 综合征；但需注意，但在正常人群中 MRI 检出垂体瘤的比例亦有 10%。ACTH 依赖性 Cushing 综合征患者如临床、生化、影像学检查结果不一致或难以鉴别 Cushing 综合征或异位 ACTH 综合征时，可行 BIPSS 以鉴别 ACTH 来源。对于考虑为异位 ACTH 患者，应行胸、腹 CT 或 MRI 扫描检查进行定位诊断。对 ACTH 非依赖性 Cushing 综合征，应行肾上腺 CT 或 MRI 扫描检查，以协助病因诊断。

五、鉴别诊断

Cushing 综合征与假性 Cushing 综合征有时很难鉴别。假性 Cushing 综合征是指具有轻的 Cushing 综合征的临床表现与生化特点,但在引起这些改变的疾病治愈后,Cushing 综合征的表现和生化异常消失,可出现假性 Cushing 综合征的疾病包括肥胖症、抑郁症、酗酒等。

1.肥胖症

可有高血压、糖耐量减低、月经异常等。由于皮质醇清除增加,HPA 轴被激活;过度胰岛素分泌与高胰岛素血症也与 HPA 轴被激活有关。5% 的患者可出现尿游离皮质醇增高,2%～13% 的患者地塞米松抑制试验不受抑制;也对肾上腺对外源性 ACTH 反应增高,但血皮质醇昼夜节律保持正常。地塞米松抑制试验(0.5mg/次,每 6 小时 1 次,2 天)、地塞米松-CRH试验和去氨加压素试验可能有助于鉴别。

2.酗酒者

可出现中心性肥胖、多血质和外周肌肉萎缩等表现;尽管皮质醇分泌昼夜节律仍存在,但血皮质醇处于高水平;尿游离皮质醇也增高;由于肝脏对地塞米松清除增加,40% 的患者小剂量地塞米松抑制试验不受抑制。在戒酒 2～3 个月后,临床表现和生化异常可减轻。

3.抑郁症状

Cushing 综合征常出现抑郁症状,而抑郁症患者可出现 Cushing 综合征生化异常。抑郁症患者 HPA 轴活性增高,这与中枢神经系统盐皮质激素受体(MR)和糖皮质激素受体(GR)表达不平衡有关;患者海马 MR 活性增高,而下丘脑 GR 数目减少或活性下降。抑郁症患者血和尿皮质醇增高,皮质醇分泌昼夜节律异常,小剂量地塞米松抑制试验不受抑制,ACTH 对CRH 刺激反应下降;肾上腺可增大。抑郁症无 Cushing 综合征的临床表现;抑郁症缓解之后,上述生化异常也正常。对于一时难于鉴别的 Cushing 综合征与假性 Cushing 综合征,可进行随访;Cushing 综合征患者往往病情进展迅速,而假性 Cushing 综合征患者,其表现通常不随时间变化而加重。

六、治疗

理想的治疗应达到纠正高皮质醇血症,使之达正常水平,既不过高也不过低;解除造成高皮质醇血症的原发病因。病因不同,库欣综合征的治疗方法有不同的选择。

1.垂体性皮质醇增多症即库欣病的治疗

(1)手术治疗:肾上腺切除术是库欣病治疗的比较古老的方法。早期国外多采用双侧肾上腺全切术,可明确解除高皮质醇血症的各种临床表现,但术后出现肾上腺皮质功能低下,需终身补充肾上腺皮质激素。手术危险性较大,手术死亡率较高。另外,本法并未解决垂体ACTH 分泌亢进的问题,相反,有 8%～40% 的患者术后会出现 Nelson 综合征,即垂体瘤增大,血 ACTH 水平明显升高及严重的皮肤黏膜色素沉着。无 Nelson 综合征的患者血 ACTH浓度也会显著升高,并有不同程度的色素沉着。我国过去多采用肾上腺次全切除术,即一侧全切,另一侧大部切除。此法曾使不少患者的病情得到不同程度的缓解,但切多切少很难掌握,因而术后仍会有相当多患者出现肾上腺皮质功能低下或库欣病复发。肾上腺次全切加垂体放疗可以使疗效有所改善,但难以解决根本问题。双肾上腺全切术加肾上腺自体移植术在国内报道较多,有程度不等的效果,但远期疗效不肯定,移植的肾上腺组织成活率低。有人尝试带血管移植,将肾上腺组织种在腰部肌肉内。这种方法成活率可提高,但复发率也上升。

垂体瘤手术开始于 Cushing 本人,为经额垂体瘤手术,已有 60 多年历史。但经额手术困难大,风险多,无法切除鞍内肿瘤,所以未获推广。20 世纪 70 年代初,Hardy 开创了在手术显微镜的帮助下,行经鼻经蝶窦垂体瘤摘除术,取得了满意的疗效。此法很快获得推广,现在已成为库欣病治疗的首选。根据国际内分泌学会 2008 年发表的专家共识,对于在影像检查和(或)手术探查中发现垂体瘤者,选择性垂体瘤摘除术的疗效满意;对于影像及手术探查均未发现垂体瘤者,应扩大切除范围,进行垂体半切或大部切,即切除垂体前叶 3/4 至 4/5。术后血皮质醇降至 $2\mu g/dL(50nmol/L)$ 以下或 UFC 降至 $20\mu g/24h$ 以下者,术后 10 年的复发率约 10%,可认定为缓解;如术后血 F 在 $2\sim5\mu g/dL(50\sim140nmol/L)$ 或 UFC 在 $20\sim100\mu g/24h$,则可以认为缓解,但复发率升高;如术后血 $F>5\mu g/dL(140nmol/L)$ 或 $UFC>100\mu g$,则不能算缓解,复发率明显升高,临床应加强随访。常见的手术并发症为一过性尿崩症、脑脊液鼻漏、出血等,发生率不高,极少有因手术引起死亡者。有医院于 20 世纪 70 年代后期首先将本法引进国内,并做了若干改进,至今已积累了 500 例以上的经验,目前手术治愈率、并发症发生率等均已达到了国际先进水平。现在国内已有不少医院能开展这一手术。

对于手术效果差或术后复发的病例,可进行再次经蝶垂体手术,但二次手术的疗效不如首次,手术的难度更大。如鞍区有明确占位性病灶,成功的概率较高。

(2)非手术治疗:垂体放疗和药物治疗都是库欣病治疗的辅助手段。双侧肾上腺切除术可留作最后的办法。

垂体放疗对于库欣病是一种重要的辅助治疗。^{60}Co 或直线加速器均有一定效果。有50%~80%的患者出现缓解,出现疗效的时间在放疗后 6 个月至数年不等,多数在 2 年之内。如果放射治疗时设计一种特制的头部模型,使定位更为准确,改 2 个放射野为 3 个放射野,则可明显改善垂体瘤放疗的效果。用γ-刀或X-刀治疗垂体瘤,称立体定位放射手术。其疗效和常规放疗相似,优点是起效较快,不良反应较少。英国有些专家把垂体放疗列为首选之一,尤其是对儿童患者。有医院对垂体手术效果差或复发病例进行直线加速器垂体放疗,取得了较好效果。

药物治疗对于库欣综合征(包括库欣病)也是一种辅助治疗,主要用于手术前的准备及放疗后疗效尚未出现时。手术后疗效不满意时用药物可达到暂时的病情缓解。药物有两类:一类针对肾上腺皮质,通过对皮质醇生物合成中若干酶的抑制以减少皮质醇的合成;另一类针对下丘脑-垂体。

密妥坦对肾上腺皮质细胞有直接破坏作用,因而作用持久,被称为"药物性肾上腺切除",适用于各种病因的库欣综合征,尤其适用于肾上腺皮质癌的治疗。其他药物对皮质醇合成酶的抑制都是短暂的,停药后,血皮质醇水平很快上升。由于用药后库欣病患者的 ACTH 分泌明显增加,ACTH 对皮质醇分泌的促进作用会抵消药物对皮质醇的抑制作用,从而使药物不再有效。国内可以生产的是氨鲁米特和酮康唑。前者目前已无供应,后者在国外用得较多,效果不错,但因对肝功能的影响较大,个别可出现急性肝萎缩,因此,应用过程中应密切观察肝功能。米非司酮(RU486)是一个用于药物流产的药物。由于它有糖皮质激素受体的拮抗作用,有人将它用于库欣综合征的治疗。目前认为该药适合于非垂体性库欣综合征,从 5mg/

(kg·d)开始,逐步加大到 400～800mg/d,一般 6 周可见效,70%患者临床有改善。不良反应有恶心、头痛及嗜睡,还有男性乳房发育和勃起障碍。

作用于下丘脑-垂体的药物目前尚无成熟到应用于临床,但是当前研究的热点。

总之,库欣病治疗虽然取得了巨大进步,但仍然存在很多问题,有些患者治疗相当困难,需要因人而异,采取多种方法综合治疗,以提高疗效,提高患者的生活质量。

2.异位 ACTH 综合征的治疗

异位综合征的治疗的前提是诊断明确、肿瘤定位清晰。手术切除异位分泌 ACTH 的肿瘤是首选。凡体积小,恶性程度低的异位 ACTH 瘤,如支气管类癌手术切除可获得治愈。肿瘤大也可手术治疗,即使局部有淋巴结转移,切除肿瘤及周围淋巴结,必要时加局部放疗,疗效仍良好。若肿瘤较大,和周围粘连紧密,也应将原发肿瘤尽量切除,术后加局部放疗,可获得库欣综合征的暂时缓解,延长患者寿命。如肿瘤已无法切除,或已有远处转移,或虽高度怀疑异位 ACTH 综合征,但找不到 ACTH 分泌瘤,则应考虑做肾上腺切除术,以缓解严重威胁患者生命的高皮质醇血症。针对皮质醇合成的药物治疗对降低皮质醇也有帮助。

3.肾上腺皮质腺瘤的治疗

将腺瘤摘除,并保留已经萎缩的腺瘤外肾上腺,即可达到治愈的目的。手术一般采用腰部切口入路。近年来有人报道用腹腔镜方法。腹腔镜方法创伤小,术后恢复快,但技术要求比较高。腔镜可经腹腔或经腹膜后两种办法。凡有腹部手术史或心肺功能差者,腹膜后腹腔镜更适合。肾上腺皮质腺瘤一般为单侧,尚未见术后有复发的病例。腺瘤摘除后患者会有一过性的肾上腺皮质功能低下,需补充小量糖皮质激素。糖皮质激素剂量要慢慢减,约半年至 1 年后可逐渐停药。由于肾上腺皮质激素水平突然下降,即使已补充生理量的糖皮质激素,患者在头几个月内仍然有乏力、纳差、恶心、关节肌肉疼痛等不适。极个别患者双侧都有肾上腺腺瘤,应予注意。

4.肾上腺皮质腺癌的治疗

早期诊断,争取在远处转移前将肿瘤切除,可获得良好的效果。如已有远处转移,手术切除原发肿瘤的效果显然不佳。药物治疗中首选为密妥坦。肾上腺皮质腺癌恶性程度较高,肿瘤体积大,周围浸润比较严重,常常在早期即有重要脏器(如肝、肺、脑)转移,因而总的预后不好。

5.肾上腺大结节增生的治疗

一般应做双侧肾上腺切除术,术后长期用糖皮质激素替代治疗。对于临床表现较轻者也可切除一侧肾上腺后观察疗效,必要时再切除另一侧。

6.家族性色素结节性肾上腺病的治疗

对于库欣综合征临床表现轻者,可先切除一侧肾上腺。术后定期随访,如病情不缓解,再切除另一侧。

七、预后

库欣综合征很少有报告能自发缓解的。如果患者得不到恰当的治疗,高皮质醇血症引起的症候群将持续存在,可能会有起伏波动。如果治疗不够及时,即使后来经治疗皮质醇分泌降至正常,但有些临床表现已不能逆转。严重的低血钾、感染和心脑血管并发症常常是皮质醇增多症死亡的直接原因。生长发育期儿童患皮质醇增多症,会严重影响身高和导致骨骼畸形,严重影响性腺发育和心理健康,所以,皮质醇增多症应当早发现、早诊断、早治疗。

第二节 骨质疏松症

一、概述

骨质疏松症(OP)是一种以骨量低下、骨微结构破坏、导致骨脆性增加、易发生骨折为特征的全身性骨病(WHO,1994)。2001 年美国国立卫生研究院(NIH)提出骨质疏松症是以骨强度下降、骨折风险性增加为特征的骨骼系统疾病,骨强度反映了骨骼的两个主要方面,即骨矿密度和骨质量。

该病可发生于不同性别和任何年龄,但多见于绝经后妇女和老年男性。骨质疏松症分为原发性和继发性两大类。原发性骨质疏松症又分为绝经后骨质疏松症(Ⅰ型)、老年性骨质疏松症(Ⅱ型)和特发性骨质疏松症(包括青少年型)3 种。绝经后骨质疏松症一般发生在妇女绝经后 5～10 年内;老年性骨质疏松症一般指老人 70 岁后发生的骨质疏松;继发性骨质疏松症指由任何影响骨代谢的疾病或药物所致的骨质疏松症;而特发性骨质疏松症主要发生在青少年,病因尚不明。

二、病理生理特征

有三方面因素可以导致骨骼脆性增加:在生长期没有达到理想的骨量和骨强度;过度的骨吸收导致骨量减少及骨微结构破坏;骨重建过程中,骨形成不足以代偿过度的骨吸收。脆性骨折,尤其是髋部和腕部骨折还与跌倒的频率与方向有关。

为了维持健康骨骼,骨重建过程不断地将陈旧的骨骼去除,并以新的骨骼替代。骨重建过程是成人骨骼中骨细胞的主要活动,骨重建可以发生在不规则的小梁骨表面的吸收陷窝,也可以发生在相对规则的皮质骨的哈弗系统。该过程始于多能干细胞活化为破骨细胞,而这需要与成骨细胞的相互作用才能完成。由于骨重建过程中的骨吸收和逆转阶段非常短暂,而需要成骨细胞完成修复的阶段较长,因此,任何骨重建的加快均会导致骨丢失增加,而且,大量未经修复替代的吸收陷窝和哈弗氏管会使骨骼更加脆弱,过度的骨吸收还会导致小梁骨正常结构的彻底丧失。因此,骨吸收增加会通过多种途径导致骨骼变得脆弱。然而,骨吸收增加并不一定导致骨量丢失,如骨骼在青春期加速生长期的改变。因此,骨重建过程中骨形成不足以代偿骨吸收才是骨质疏松病理生理过程的关键因素。

老年人的骨量等于青年(30～40 岁)时峰值骨量减去其后的骨量丢失。绝经和老龄会导致骨转换加快及骨量的丢失,从而导致骨折风险增加,而其他与老龄相关的功能下降将进一步放大骨折的风险。

三、流行病学资料

随着我国老年人口的增加,骨质疏松症发病率处于上升趋势,在我国乃至全球都是一个值得关注的健康问题。目前,我国 60 岁以上老龄人口估计有 1.73 亿,是世界上老年人口绝对数量最多的国家。2003—2006 年的一次全国性大规模流行病学调查显示,50 岁以上人群以椎体和股骨颈骨密度值为基础的骨质疏松症总患病率女性为 20.7%,男性为 14.4%。60 岁以上人群中骨质疏松症的患病率明显增高,女性尤为突出。按调查估算全国 2006 年在 50 岁以上人群中约有 6944 万人患有骨质疏松症,约 2 亿 1 千万人存在低骨量。北京等地区基于影像学的流行病学调查显示,50 岁以上妇女脊椎骨折的患病率为 15%,相当于每 7 名 50 岁以上妇女中就有一位发生过脊椎骨折。近年来,我国髋部骨折的发生率也有明显上升趋势,经美国人口作标化后,1990—1992 年、2002—2006 年间,北京市 50 岁以上的女性和男性髋部骨折发生率分别增长了 2.76 倍和 1.61 倍,而 70 岁以上的女性和男性髋部骨折发生率分别增长了 3.37 倍和 2.01 倍。未来几十年中国人髋部骨折率还会明显增长。骨质疏松的严重后果是发生骨质疏松性骨折(脆性骨折),即在受到轻微创伤或日常活动中即可发生的骨折。骨质疏松性骨折的危害很大,导致病残率和死亡率的增加,而且,骨质疏松症及骨质疏松性骨折的治疗和护理,需要投入巨大的人力和物力,费用高昂,造成沉重的家庭、社会和经济负担。

四、病因与发病机制

(一)骨骼的解剖生理

骨由骨细胞(占 3%)和细胞外基质组成。细胞外基质中骨矿物质约占 50%,骨基质占 30%,水分占 15%。组成骨的细胞有成骨细胞、破骨细胞、基质细胞和骨细胞。骨的前体细胞由多能干细胞在转录因子的刺激下分化成"成骨细胞"。其细胞核表达雌激素和维生素 D 受体,细胞表面表达整合素和细胞因子的受体。成骨细胞内源性激活因子有成纤维细胞生长因子(FGF)、血小板衍化生长因子(PDGF)、胰岛素样生长因子(IGF)和转化生长因子 β(TGF-β)。破骨细胞由造血前体细胞分化形成,破骨细胞活性过高可引起骨骼的不恰当破坏,导致几种骨和关节疾病,如骨质疏松症、Paget 病、肿瘤引起的骨溶解、甲状旁腺功能亢进症和风湿性关节炎。现认为 NF-κB 配体的受体激活因子是骨形成唯一最重要的细胞因子。其他细胞因子在骨形成的不同阶段起着调节作用,如白细胞介素(IL-1、IL-3、IL-6、IL-11)、肿瘤坏死因子(TNF)、维生素 D3、粒细胞-巨噬细胞集落刺激因子(GM-CSF)和巨噬细胞集落刺激因子(G-CSF)。骨的硬度主要决定于骨矿含量(BMC),而骨骼的韧性决定于骨基质的质量。骨骼的结构可分为皮质骨及松质骨,皮质骨即密质骨,也称为板状骨。松质骨即网状骨。皮质骨组成四肢长骨的骨干及骨的皮质,它占全身骨的 80%。松质骨占全身骨的 20%,见于长骨的终端及椎体,由薄的骨板(骨小梁)和骨髓组成,血管丰富,代谢活跃,当患骨质疏松症时骨小梁变细,易被压折。松质骨在股骨颈占 25%,大小转子占 50%,椎体占 70%,是老年人驼背常见的原因。

骨骼的重塑：人的骨骼在一生中不断地进行吸收与重塑。开始时破骨前体细胞活化成为破骨细胞，破骨细胞能分泌酸性液以溶解矿物质，分泌蛋白溶解酶以消化基质，随后破骨细胞凋亡，称为吸收期；由骨游离出来的钙、磷、胶原等被单核细胞及吞噬细胞所消化形成黏合线，称为反转期；由前成骨细胞云集在黏合线上，生成胶原纤维以形成新的基质，称为形成期；最后由成骨细胞覆盖骨表面形成一排衬里细胞恢复至静寂期。骨吸收及重建的过程可归纳为静寂→激活→吸收→逆转→形成→静寂。骨吸收与骨形成如此有序地进行称为耦联方式。由骨的吸收至重建的一个周期称为骨转换时间，时需 3～7 个月。

（二）骨质疏松形成的机制

骨质疏松分为三型，分别为原发性骨质疏松、继发性骨质疏松和特发性骨质疏松。在此，我们主要讲述原发性骨质疏松。原发性骨质疏松症分为两型，即绝经后骨质疏松症（Ⅰ型）和老年退行性骨质疏松症（Ⅱ型）。绝经后骨质疏松症由于雌激素水平不降导致成骨细胞和破骨细胞数量增加，呈现高转换状态，骨吸收超过骨形成.加速骨丢失。确切的机制尚不清楚。但雌激素水平下降可引起细胞因子特别是 IL-6、M-CSF 表达上调，导致破骨细胞的形成和激活。老年退行性骨质疏松症与增龄相关，成骨细胞活性降低，骨形成减缓，呈低转换状态，确切的机制尚不清楚。增龄的作用可导致成骨细胞的某些基因表达降低或上调，如 IGF、FGFT 和细胞内结合蛋白，失去正常骨形成和骨吸收的耦联，导致相对骨吸收增加。另一种骨丢失的假设是伴随增龄雌激素水平降低，亦包括男性。与年龄增长相关的其他因素包括维生素 D 代谢紊乱以及小肠对钙的吸收减少；饮食中钙的减少，进一步加重缺钙（表 6-2-1）。

表 6-2-1 原发性骨质疏松的危险因素

性别	女性
年龄	老年患者的病情程度
雌激素缺乏	卵巢功能不全或绝经
家族史	有骨质疏松家族史
种族	亚洲人（尤其是皮肤白者）、欧洲人和高加索人
体型	娇小瘦弱者
生活方式及活动	饮酒、吸烟、运动负荷不当、静止不动是骨丢失的强大危险因素，外伤而制动或卧床、体力劳动及户外活动少
饮食及嗜好	钙摄入不足、高蛋白饮食；吸烟、饮酒、咖啡、可乐和汽水等
免疫	以 RANKL 为分子基础的骨免疫学

（三）骨代谢

骨矿物质为含钙化合物，对于维持体内平衡有重要作用。人体的机械性负重及体力活动对骨骼重建起重要促进作用。影响骨重建过程的主要激素有雌激素、甲状旁腺素（PTH）、1,25 二羟维生素 D_3、降钙素（CT）、甲状腺素、雄激素、糖皮质激素及生长激素等。甲状旁腺素的生理作用为促成骨转换，它也可提高肾对磷的排泄，提高肠对钙的吸收。维生素 D 属甾体类激素，钙三醇对钙在肠道黏膜细胞的吸收和保持血钙水平的稳定起重要作用。降钙素与破骨细胞上降钙素受体结合，抑制破骨细胞的活性，促进线粒体摄取钙，使高血钙降低；它还可直接作用于肾曲管,抑制对钙的重吸收,使钙自尿排出。降钙素用于临床可有增加骨量的效果。骨吸收和骨重建以耦联方式进行,影响它的因素很多,重要因素见表 6-2-2。

表 6-2-2　骨吸收及骨形成的影响因素

	骨吸收	骨形成
甲状旁腺素	＋	＋
降钙素	－	0
维生素 D	＋	－,(＋)
胰岛素	0	＋
糖皮质激素	＋	－
生长激素	0	＋
雌激素	－	＋
干扰素	－	－
前列腺素 E	＋	＋

注:＋,增加;－,减少;0,无明显作用

五、临床表现

许多骨质疏松症患者早期常无明显的症状,往往在骨折发生后经 X 线或骨密度检查时才发现已有骨质疏松。骨质疏松症典型的临床表现包括疼痛、脊柱变形和发生脆性骨折。

(一)疼痛

患者可有腰背疼痛或周身骨骼疼痛,负荷增加时疼痛加重或活动受限,严重时翻身、起坐及行走有困难。发生骨折的部位可有明显的疼痛和活动障碍。

(二)脊柱变形、身高变矮

骨质疏松严重者可有身高缩短、脊柱后突或侧弯畸形和伸展受限。胸椎压缩性骨折会导致胸廓畸形,影响心肺功能;腰椎骨折可能会改变腹部解剖结构,导致便秘、腹痛、腹胀、食欲减低等胃肠道症状。

(三)骨折

脆性骨折是指低能量或者非暴力骨折,如从站高或者小于站高跌倒或因其他日常活动而发生的骨折为脆性骨折。发生脆性骨折的常见部位为胸、腰椎,髋部,桡、尺骨远端和肱骨近端。髋部骨折会导致疼痛及功能丧失,患者的功能往往不能完全恢复,许多患者需要永久性护理。腰椎骨折也会导致疼痛及功能丧失,但症状相对较轻,腰椎骨折常常反复发作,后果一般与骨折的次数相关。桡骨远端骨折会导致急性的疼痛及功能丧失,但往往功能恢复较好。患者发生过一次脆性骨折后,再次发生骨折的风险明显增加。

六、诊断及鉴别诊断

(一)骨质疏松的诊断

目前各个国家和专业学会对于骨质疏松症的诊断均基于发生了脆性骨折及(或)骨密度低

下。目前尚缺乏直接测定骨强度的临床手段,因此,骨密度或骨矿含量测定仍是骨质疏松症临床诊断以及评估疾病程度的客观量化指标。

1.脆性骨折

指低能量或者非暴力骨折,这是骨强度下降的明确体现,故也是骨质疏松症的最终结果及合并症。发生了脆性骨折临床上即可诊断骨质疏松症。

2.基于骨密度结果的诊断标准

骨质疏松性骨折的发生与骨强度下降有关,而骨强度是由骨密度和骨质量所决定。骨密度约反映骨强度的70%,若骨密度低同时伴有其他危险因素会增加骨折的危险性。因目前尚缺乏较为理想的骨强度直接测量或评估方法,临床上采用骨密度(BMD)测量作为诊断骨质疏松、预测骨质疏松性骨折风险、监测自然病程以及评价药物干预疗效的最佳定量指标。骨密度是指单位体积(体积密度)或者是单位面积(面积密度)的骨量,能够通过无创技术对活体进行测量。骨密度及骨测量的方法也较多,不同方法在骨质疏松症的诊断、疗效的监测以及骨折危险性的评估作用也有所不同。

双能X线吸收测定法(DXA)是目前国际学术界公认的诊断骨质疏松的金标准,可对髋部、腰椎以及全身的骨密度进行测定。定量计算机断层照相术(QCT)可以对单位体积的骨密度进行测定,是骨质疏松科研工作中的重要工具,但在临床工作中的应用远远不如DXA普遍。

基于DXA测定的骨质疏松诊断标准如表6-2-3:骨密度值低于同性别、同种族正常成人的骨峰值不足1个标准差属正常;降低1~2.5个标准差之间为骨量低下(骨量减少);降低程度等于和大于2.5个标准差为骨质疏松;骨密度降低程度符合骨质疏松诊断标准同时伴有一处或多处骨折时为严重骨质疏松。骨密度通常用T-Score(T值)表示,T值=(测定值-骨峰值)/正常成人峰值骨密度标准差。

表 6-2-3 骨质疏松诊断标准

诊断	T 值
正常	T值≥-1.0
骨量低下	-2.5<T值<-1.0
骨质疏松	T值≤-2.5

T值用于表示绝经后妇女和大于50岁男性的骨密度水平。对于儿童、绝经前妇女以及小于50岁的男性,其骨密度水平建议用Z值表示,Z值=(测定值-同龄人骨密度均值)/同龄人骨密度标准差。

测定骨密度的临床指征:中华医学会骨质疏松和骨矿盐疾病分会2011年指南推荐对符合以下任何一条者行骨密度测定:

——女性65岁以上和男性70岁以上,无论是否有其他骨质疏松危险因素;

——女性65岁以下和男性70岁以下,有一个或多个骨质疏松危险因素;

——有脆性骨折史或(和)脆性骨折家族史的男、女成年人;

——各种原因引起的性激素水平低下的男、女成年人;

——X线摄片已有骨质疏松改变者；

——接受骨质疏松治疗、进行疗效监测者；

——有影响骨代谢疾病或使用影响骨代谢药物史；

——IOF(国际骨质疏松基金会)骨质疏松症一分钟测试题回答结果阳性；

——OSTA(亚洲人骨质疏松自我筛查工具)结果≤-1；

OSTA是基于年龄和体重的骨质疏松筛查工具,发现骨质疏松女性的敏感性和特异性分别为91%和45%,OSTA指数计算方法是：(体重-年龄)×0.2。

(二)骨质疏松症的鉴别诊断

骨质疏松症可由多种病因所致。在诊断原发性骨质疏松症之前,一定要重视排除其他影响骨代谢的疾病,以免发生漏诊或误诊。需要鉴别的疾病包括：

1.内分泌疾病

皮质醇增多症、性腺功能减退、甲状旁腺功能亢进症、甲状腺功能亢进症、1型糖尿病等。

2.风湿性疾病

类风湿关节炎、系统性红斑狼疮、强直性脊柱炎、血清阴性脊柱关节病等。

3.恶性肿瘤和血液系统疾病

多发性骨髓瘤、白血病、肿瘤骨转移等。

4.药物

长期超生理剂量糖皮质激素,甲状腺激素过量,抗癫痫药物,锂、铝中毒,细胞毒或免疫抑制剂(环孢素、他克莫司),肝素,引起性腺功能低下的药物(芳香化酶抑制剂、促性腺激素释放激素类似物)等。

5.胃肠疾病

慢性肝病(尤其是原发性胆汁性肝硬化)、炎性肠病(尤其是克罗恩病)、胃大部切除术等。

6.肾脏疾病

各种病因导致肾功能不全或衰竭。

7.遗传性疾病

成骨不全、马方综合征、血色病、高胱氨酸尿症、卟啉病等。

8.其他

任何原因维生素D不足、酗酒、神经性厌食、营养不良、长期卧床、妊娠及哺乳、慢性阻塞性肺疾病、脑血管意外、器官移植、淀粉样变、多发性硬化、获得性免疫缺陷综合征等。

七、预防及治疗

一旦发生骨质疏松性骨折,生活质量下降,出现各种合并症,可致残或致死,因此,骨质疏松症的预防比治疗更为重要。骨质疏松症初级预防指尚无骨质疏松但具有骨质疏松症危险因素者,应防止或延缓其发展为骨质疏松症并避免发生第一次骨折；骨质疏松症的二级预防指已有骨质疏松症,T值≤-2.5或已发生过脆性骨折,其预防和治疗的目的是避免发生骨折或再次骨折。

骨质疏松症的预防和治疗策略较完整的内容包括基础措施、药物干预及康复治疗。

(一)基础措施

基础措施贯穿于整个骨质疏松症初级预防和二级预防,内容包括:

1.调整生活方式

(1)富含钙、低盐和适量蛋白质的均衡膳食:在老年人中普遍存在饮食中的钙、维生素 D 和蛋白质的不足。充足的蛋白质摄入对于维持肌肉骨骼系统是必要的,同时可减少骨折后并发症的发生。

(2)适量负重的体育锻炼和康复治疗:制动是导致骨量丢失的重要因素,在床上制动一周的患者所丢失的骨量可能是非制动患者一年所丢失的骨量。

(3)避免嗜烟、酗酒,慎用影响骨代谢的药物:有研究显示戒烟的老年女性髋部骨折风险可降低 40%。

(4)防治跌倒:90%的髋部骨折与跌倒相关,因此应采取防止跌倒的各种措施。

(5)加强自身和环境的保护措施(包括各种关节保护器)等。

2.骨健康基本补充剂

(1)钙剂:我国营养学会制订成人每日元素钙摄入推荐量 800mg 是获得理想骨峰值、维护骨骼健康的适宜剂量,如果饮食中钙供给不足可选用钙剂补充,绝经后妇女和老年人每日元素钙摄入推荐量为 1000mg。目前的膳食营养调查显示我国老年人平均每日饮食钙约 400mg,故平均每日应补充元素钙500~600mg。钙摄入可减缓骨的丢失,改善骨矿化。用于治疗骨质疏松症时,应与其他药物联合使用。单纯补钙并不能替代其他抗骨质疏松药物治疗。钙剂选择要考虑其安全性和有效性,高钙血症时应该避免使用钙剂。此外,应注意避免超大剂量补充钙剂潜在增加肾结石和心血管疾病的风险。

(2)维生素 D:促进钙的吸收,对骨骼健康、保持肌力、改善身体稳定性、降低骨折风险有益。维生素 D 缺乏可导致继发性甲状旁腺功能亢进,增加骨吸收,从而引起或加重骨质疏松。成年人推荐剂量为普通维生素 D 200IU/d(5μg/d),老年人因缺乏日照以及摄入和吸收障碍常有维生素 D 缺乏,故该推荐剂量为400~800IU/d(10~20μg/d)。维生素 D 用于治疗骨质疏松症时,剂量可为 800~1200IU/d,还可与其他药物联合使用。可通过检测血清 250HD 浓度了解患者维生素 D 的营养状态,适当补充维生素 D。国际骨质疏松基金会建议保持老年人血清 250HD 水平等于或高于 30ng/mL(75nmol/L)以降低跌倒和骨折风险。此外,临床应用维生素 D 制剂时应注意个体差异和安全性,定期监测血钙和尿钙,酌情调整剂量。

(二)药物治疗

中华医学会骨质疏松和骨矿盐疾病分会 2011 年指南建议具备以下情况之一者,需考虑药物治疗:①确诊骨质疏松症患者,无论是否有过骨折;②骨量低下患者并存在一项以上骨质疏松危险因素,无论是否有过骨折;③无骨密度测定条件时,具备以下情况之一者,也需考虑药物治疗:

已发生过脆性骨折;

—OSTA 筛查为"高风险";

—FRAX 具计算出髋部骨折概率≥3%或任何重要的骨质疏松性骨折发生概率≥20%

（暂借用国外的治疗阈值，目前还没有中国人的治疗阈值）。

FRAX是世界卫生组织推荐的骨折风险预测简易工具，可用于计算10年发生髋部骨折及任何重要的骨质疏松性骨折发生概率。

抗骨质疏松药物有多种，其主要作用机制也有所不同。有的以抑制骨吸收为主，有的以促进骨形成为主，也有一些具有多重作用机制的药物。临床上抗骨质疏松药物的疗效判断应当包括是否能提高骨量和骨质量，最终降低骨折风险。目前国内已批准上市的抗骨质疏松药物如下（按药物名称英文字母顺序排列）：

1.双膦酸盐类

双膦酸盐是焦膦酸盐的稳定类似物，其特征为含有P-C-P基团。双膦酸盐与骨骼羟磷灰石有高亲和力的结合，特异性结合到骨转换活跃的骨表面上抑制破骨细胞的功能，从而抑制骨吸收。不同双膦酸盐抑制骨吸收的效力差别很大，因此临床上不同双膦酸盐药物使用的剂量及用法也有所差异。

（1）阿仑膦酸钠：中国SFDA批准用于治疗绝经后骨质疏松症和糖皮质激素诱发的骨质疏松症。有些国家也批准治疗男性骨质疏松症。临床研究证明增加骨质疏松症患者腰椎和髋部骨密度、降低发生椎体及非椎体骨折的风险。用法为口服片剂70mg，每周一次或10mg，每日1次；阿仑膦酸钠70mg＋维生素 D_3 2800IU的复合片剂，每周1次。建议空腹服药，用200～300mL白开水送服，服药后30分钟内不要平卧，应保持直立体位。另外，在此期间也应避免进食牛奶、果汁等饮料及任何食品和药品。胃及十二指肠溃疡、反流性食管炎者慎用。

（2）依替膦酸钠：中国SFDA批准用于治疗原发性骨质疏松症、绝经后骨质疏松症和药物引起的骨质疏松症。临床研究证明增加骨质疏松症患者腰椎和髋部骨密度、降低椎体骨折风险。用法为口服片剂，每次0.2g，一日2次，两餐间服用。本品需间歇、周期服药，服药2周后需停药11周，然后重新开始第二周期，停药期间可补充钙剂及维生素 D_3 。服药2小时内，避免食用高钙食品（例如牛奶或奶制品）以及含矿物质的营养补充剂或抗酸药。肾功能损害者、孕妇及哺乳期妇女慎用。

（3）伊班膦酸钠：中国SFDA批准用于治疗绝经后骨质疏松症。临床研究证明增加骨质疏松症患者腰椎和髋部骨密度、降低发生椎体及非椎体骨折的风险。该药为静脉注射剂，每3个月一次间断静脉输注伊班膦酸钠2mg，加入250mL生理盐水，静脉滴注2小时以上。肌酐清除率＜35mL/min的患者不能使用。

（4）利噻膦酸钠：国内已被SFDA批准治疗绝经后骨质疏松症和糖皮质激素诱发的骨质疏松症，有些国家也批准治疗男性骨质疏松症。临床研究证明增加骨质疏松症患者腰椎和髋部骨密度、降低发生椎体及非椎体骨折的风险。用法为口服片剂5mg，每日1次；片剂35mg，每周1次。服法同阿仑膦酸钠。胃及十二指肠溃疡、反流性食管炎者慎用。

（5）唑来膦酸：中国已被SFDA批准治疗绝经后骨质疏松症。临床研究证明增加骨质疏松症患者腰椎和髋部骨密度、降低发生椎体及非椎体骨折的风险。唑来膦酸静脉注射剂5mg，静脉滴注至少15分钟以上，每年一次。肌酐清除率＜35mL/min的患者不能使用。

2.降钙素类

降钙素是一种钙调节激素，能抑制破骨细胞的生物活性和减少破骨细胞的数量，从而阻止骨量丢失并增加骨量。降钙素类药物的另一突出特点是能明显缓解骨痛,对骨质疏松性骨折或骨骼变形所致的慢性疼痛以及骨肿瘤等疾病引起的骨痛均有效,因而更适合有疼痛症状的骨质疏松症患者,主要用于骨质疏松骨折急性期。目前应用于临床的降钙素类制剂有 2 种:鲑鱼降钙素和鳗鱼降钙素类似物,临床研究证实均可增加骨质疏松患者腰椎和髋部骨密度,SFDA 均批准用于治疗绝经后骨质疏松症,两者的使用剂量和用法有所差异。

鲑鱼降钙素有鼻喷剂和注射剂两种。鲑鱼降钙素注射剂一般应用剂量为每次 50IU,皮下或肌内注射,根据病情每周 2～7 次。鳗鱼降钙素为注射制剂,用量每周 20U,肌内注射。

此类药物不良反应包括少数患者有面部潮红、恶心等不良反应,偶有过敏现象,可按照药品说明书的要求确定是否做过敏试验。

3.雌激素类

雌激素类药物能抑制骨转换,阻止骨丢失。临床研究已证明激素疗法(HT),包括雌激素补充疗法(ET)和雌、孕激素补充疗法(EPT)能阻止骨丢失,降低骨质疏松性椎体、非椎体骨折的发生风险,是防治绝经后骨质疏松的有效措施。在各国指南中均被明确列入预防和治疗绝经妇女骨质疏松药物。有口服、经皮和阴道用药多种制剂。药物有结合雌激素、雌二醇、替勃龙等。激素治疗的方案、剂量、制剂选择及治疗期限等应根据患者情况个体化选择。其适应证为 60 岁以前的围绝经和绝经后妇女,特别是有绝经期症状(如潮热、出汗等)及有泌尿生殖道萎缩症状的妇女。禁忌证包括雌激素依赖性肿瘤(乳腺癌、子宫内膜癌)、血栓性疾病、不明原因阴道出血及活动性肝病和结缔组织病为绝对禁忌证。子宫肌瘤、子宫内膜异位症、有乳腺癌家族史、胆囊疾病和垂体泌乳素瘤者慎用。需注意严格掌握实施激素治疗的适应证和禁忌证,绝经早期开始用(60 岁以前),使用最低有效剂量,规范进行定期(每年)安全性检测,重点是乳腺和子宫。

4.甲状旁腺激素(PTH)

PTH 是当前促进骨形成药物的代表性药物:小剂量 rhPTH(1-34)有促进骨形成的作用。国内已批准治疗绝经后严重骨质疏松症。临床试验表明 rhPTH(1-34)能有效地治疗绝经后严重骨质疏松,提高骨密度,降低椎体和非椎体骨折发生的危险。用法为 $20\mu g/d$,皮下注射。用药期间应监测血钙水平,防止高钙血症的发生。治疗时间不宜超过 2 年。有动物研究报告,rhPTH(1-34)可能增加成骨肉瘤的风险,因此对于合并佩吉特病、骨骼疾病放射治疗史、肿瘤骨转移及合并高钙血症的患者,应避免使用。

5.选择性雌激素受体调节剂类(SERMs)

SERMs 不是雌激素,其特点是选择性地作用于雌激素的靶器官,与不同形式的雌激素受体结合后,发生不同的生物效应,在骨骼上与雌激素受体结合,表现出类雌激素的活性,抑制骨吸收,而在乳腺和子宫上则表现为抗雌激素的活性,因而不刺激乳腺和子宫。国内已被 SFDA 批准的适应证为治疗绝经后骨质疏松症。临床试验表明雷洛昔芬可降低骨转换至女性绝经前水平,阻止骨丢失,增加骨密度,降低发生椎体骨折的风险。降低雌激素受体阳性浸润性乳癌的发生率。雷洛昔芬用法为 60mg,每日 1 片,口服。少数患者服药期间会出现潮热和下肢痉挛症状,潮热症状严重的围绝经期妇女暂时不宜用。国外研究报告该药轻度增加静脉栓塞的危险性,国内尚未发现类似报道。故有静脉栓塞病史及有血栓倾向者如长期卧床和久坐期间禁用。

6.锶盐

锶是人体必需的微量元素之一,参与人体许多生理功能和生化效应。锶的化学结构与钙和镁相似,在正常人体软组织、血液、骨骼和牙齿中存在少量的锶。人工合成的锶盐雷奈酸锶,是新一代抗骨质疏松药物。国内已被 SFDA 批准治疗绝经后骨质疏松症。体外实验和临床研究均证实雷奈酸锶可同时作用于成骨细胞和破骨细胞,具有抑制骨吸收和促进骨形成的双重作用。临床研究证实雷奈酸锶能显著提高骨密度,改善骨微结构,降低椎体骨折及所有非椎体骨折风险。用法为口服 2g/d,睡前服用,最好在进食 2 小时之后。不宜与钙和食物同时服用,以免影响药物吸收。不推荐在肌酐清除率<30mL/min 的重度肾功能损害的患者中使用。具有高静脉血栓(VTE)风险的患者,包括既往有 VTE 病史的患者,应慎用雷奈酸锶。

7.活性维生素 D 及其类似物

包括 1,25 双羟维生素 D_3(骨化三醇)和 1α 羟基维生素 D_3(α-骨化醇)。前者因不再需要经过肝脏和肾脏羟化酶羟化就有活性效应,故得名为活性维生素 D。而 1α 羟基维生素 D_3 则需要经 25-羟化酶羟化为 1,25-双羟维生素 D_3 后才具活性效应,所以,活性维生素 D 及其类似物更适用于老年人、肾功能不全以及 1α 羟化酶缺乏的患者。目前国内 SFDA 已批准用于骨质疏松症的治疗,能促进骨形成和矿化,并抑制骨吸收。有研究表明,活性维生素 D 对增加骨密度有益,能增加老年人肌肉力量和平衡能力,降低跌倒的危险,进而降低骨折风险。长期使用应注意监测血钙和尿钙水平。

1,25-双羟维生素 D_3 用法为口服,0.25~0.5µg/d;1α 羟基维生素 D_3 的用法为口服,0.5~1.0µg/d,后者肝功能不全者可能会影响疗效,不建议使用。

8.维生素 K_2(四烯甲萘醌)

四烯甲萘醌是维生素 K_2 的一种同型物,是 γ-羧化酶的辅酶,在 γ-羧基谷氨酸的形成过程中起着重要的作用。γ-羧基谷氨酸是骨钙素发挥正常生理功能所必需的。动物试验和临床试验显示四烯甲萘醌可以促进骨形成,并有一定抑制骨吸收的作用。在中国已获 SFDA 批准治疗绝经后骨质疏松症,临床研究显示其能够增加骨质疏松患者的骨量,预防骨折发生的风险。用法为口服 15mg,一日 3 次,饭后服用(空腹服用时吸收较差,必须饭后服用)。少数患者有胃部不适、腹痛、皮肤瘙痒、水肿和转氨酶暂时性轻度升高。服用华法林者禁忌使用。

9.地舒单抗

(1)首个用于治疗骨质疏松症的生物药物,是一个完全人源化 RANKL 单克隆抗体。该药能够与 RANKL 结合,防止 RANKL 与 RANK 结合。

(2)地舒单抗能够抑制破骨细胞的激活和功能。

(3)地舒单抗能够降低椎体骨折、髋部骨折和非椎体骨折风险。

(4)地舒单抗与其他生物制剂合用可能会增加感染风险,但是临床试验未发现感染风险增高,也未见机会致病菌感染的报道。

(5)在 RA 患者中,地舒单抗与感染发生率增加无关。

第三节　老年糖尿病

　　全球的糖尿病患病率正逐年上涨,与此同时人口的老龄化日趋显著,老年糖尿病患者的人数正急剧增加。老年糖尿病有其独特的临床特点,而且老年人常常同时患有多种疾病和服用多种药物,社会活动和经济状况也和青年人大不相同,因此诊断和治疗有其特殊性,致残、致死率高,老年糖尿病正日益受到大家重视。

一、流行病学

　　糖尿病全球的患病率明显升高,尤以老年糖尿病患者群为甚。调查显示 65 岁及以上人群中患病率为 15％～20％,新诊断的占 7％,65～74 岁间糖尿病患病率增加 200％,75 岁以上增加 400％,随着年龄增加,糖尿病患病率急剧升高。20～39 岁人群中糖尿病以每年 1％～2％的速度增加,而在 60～74 岁人群中则是 20％的年增长率。流行病调查显示,意大利 1992—1996 年 65～84 岁的人群中糖尿病患病率为 12.8％。若根据美国糖尿病学会(ADA)1998 年的诊断标准校正,老年人群的患病率还要增加至 15.3％。在该人群中,中青年起病的占 55.3％,65 岁以后起病的占 44.7％。美国糖尿病控制和预防中心的数据表明大约有 20.9％的 60 岁以上老人患有糖尿病,患病的高峰在 65～74 岁,在此年龄段 20％的男性和超过 15％的女性患有糖尿病,超过 75 岁后患病率有所下降。

　　我国老年糖尿病的患病率为 9.19％～20％,1997 年北京 60 岁以上人群糖尿病标化的患病率为 15.7％,其中 60～69 岁患病率为 13.73％,70～79 岁为 19.08％,80 岁以上为 21.05％。2001 年上海的调查显示 60 岁以上人群糖尿病的患病率是 18.7％,有医院的结果显示 60 岁以上糖尿病平均患病率是 28.7％,其中 60～69 岁为 17.6％,70～79 岁为 30.2％,80 岁以上为 37.8％。2001—2002 年青岛地区老年糖尿病的患病率为 16.5％,远高于其他年龄段。天津市 2011 年的一项调查结果显示老年糖尿病的患病率为 16.48％。由此可见,老年糖尿病患者群的迅猛增加已成为一个全球问题。

二、发病机制和病理生理

　　老年糖尿病患者群是异质性人群,包括非老年期起病和老年期起病。多数老年糖尿病为 2 型糖尿病,但近年来发现临床最初诊断为 2 型糖尿病的患者中,10％～25％患者的胰岛细胞特异性抗体为阳性。Pietropaolo 等报道一组年龄在 65 岁或以上、临床诊断为 2 型糖尿病的患者,其中 12％有 GA-DA 和(或)IA-2A 阳性提示由胰岛自身免疫损伤所致的糖尿病亦见于老年患者。

　　老年人更容易患糖尿病的机制目前尚未完全阐明,一般认为其发生是遗传因素和环境因素共同的作用。在老年糖尿病患者群中基因的作用显著,有糖尿病家族史的个体随着年龄的增加,患病的概率增加。遗传因素可导致胰岛素原向胰岛素的转化发生障碍,也可引起胰岛素分子发生突变,或胰岛素受体基因缺陷等。其他因素也影响老年糖尿病的发生,如老龄化、饮食结构的改变、激素的变化以及多种药物的影响。

老龄化的进程可以加速改变糖代谢的各个方面,如胰岛素分泌、胰岛素功能、肝糖原合成等,这些改变和患者的基因背景相互作用使老年人群的糖尿病发病率随着年龄增加。大于 50 岁的人群中,年龄每增加 10 岁,空腹血糖上升 0.06mmol/L,OGTT 服糖后 2 小时血糖上升 0.5mmol/L。

多项研究显示老龄化本身并不是老年人群胰岛素抵抗的主要原因,但老龄化与体重和脂肪组织增加,非脂肪组织减少相关,可能会影响胰岛素的信号传导。此外老龄化所致的腹型肥胖可导致高胰岛素血症、胰岛素抵抗。老年人饮食结构的改变,脂肪成分增加和碳水化合物减少,也可促进胰岛素抵抗的发生,通过改变饮食结构和增加运动来改善机体成分的比例可延缓胰岛素抵抗的发生就可说明这一点。HGP 在糖代谢稳态过程中发挥重要作用,包括空腹和餐后血糖。正常人的肝脏对胰岛素十分敏感,当血浆胰岛素水平低于正常值时,HGP 可被完全抑制,与年龄无关。EGIR 报告显示,随着老龄化 HGP 有下降的趋势,但在校正体重后这种差异消失。另有研究显示,老年糖尿病患者肝糖的输出并没有增加。因此,在老年人群中肝脏的胰岛素抵抗并不是导致糖耐量异常的主要原因。骨骼肌是胰岛素介导血糖摄取的主要场所,而脂肪组织对胰岛素介导的血糖摄取相对较少,只占 2%～3%。EGIR 报告老龄化与胰岛素介导的血糖利用减少相关,但校正 BMI 后无明显差异。而大量多中心研究显示老龄化不能影响血糖的摄取,故目前老龄化相关的胰岛素抵抗仍存在争议。老龄化与脂肪增加相关,而腹部脂肪的增加又与胰岛素抵抗相关。故老龄化引起的腹部脂肪堆积是老年人胰岛素抵抗的原因之一。肌肉收缩可以增加肌肉对血糖的利用,同时运动可以激活 AMPK 信号传导通路,提高胰岛素敏感性。缺乏锻炼时老年人普遍存在的问题,增加有氧运动可很好地改善胰岛素抵抗。

在老年人群中精氨酸刺激胰岛素分泌比青年人减少 48%,β 细胞功能随着年龄增加而减退,胰岛素分泌也随之减少。在正常情况下胰岛素分泌是脉冲式的,而老年人胰岛素脉冲分泌受损。研究显示 β 细胞对肠促胰激素的刺激反应在老年人是降低的,因此推测与老龄化相关的肠促胰激素刺激的胰岛素分泌缺陷是导致老年人糖耐量异常的原因。虽然 C 肽水平在年龄上不存在差异,但 IVGGT 过程中老年人胰岛素分泌相对下降,老年人相对于年轻人第一时相胰岛素分泌减少 46%,第二时相减少 56%。糖耐量异常是老龄化过程中的一个表现。上述证据显示靶组织,对胰岛素敏感性的下降和胰岛 β 细胞不适当的功能下降导致糖代谢紊乱,进而发展为糖尿病。

三、临床特征和并发症

(一)临床特征

由于老年人肾糖阈增高,故尿糖多不敏感;渴感中枢功能下降,认知功能和反应下降等,导致典型的三多一少(烦渴、多饮、多食、多尿,体重下降等)症状不明显,50% 以上的患者没有此典型症状,多数患者往往是由于常规查体发现血糖升高。即使有症状也不典型,易与其他系统疾病混淆,造成诊断延误。有些患者是以非酮症性高渗昏迷、脑卒中或心肌梗死等并发症初次就诊。此外,肌无力、视物模糊、泌尿系感染、关节疼痛、抑郁等也常是老年糖尿病的首发症状。

突然发生的体温过低、恶性外耳炎、泌尿系感染导致肾乳头坏死,认知功能迅速减退等都可出现在老年糖尿病个体。

糖尿病排在引起老年人死亡的原因第 6 位,但实际上是老年人群最常见的致残致死原因,患有糖尿病的老人死亡的风险是相同年龄组没有糖尿病的老年人的 2 倍,这主要是因为糖尿病引起的大血管病变和微血管病变。

(二)心血管事件

2 型糖尿病患者 40%～50%死于冠心病。传统的危险因素包括:高血压、血脂异常、吸烟和糖尿病仍然贯穿整个老年时期。UKPDS 研究显示严格控制血压可以降低 24%的糖尿病相关终点、44%卒中,32%糖尿病相关死亡事件、34%肾衰竭、47%视力下降的风险。HbA1c 每下降1%,心肌梗死减少 14%,21%任何糖尿病相关终点。在一项包括了 10000 名 45～79 岁受试者的队列研究结果提示心血管疾病的风险和任何原因的死亡随着 HbA1c 的升高而增加。

(三)糖尿病微血管病变

糖尿病视网膜病变是造成失明的主要原因,其主要预测因子是病程。严格的血糖控制可降低糖尿病视网膜病变的患病率 76%。任何一种心血管事件的危险因素都是糖尿病视网膜病变的危险因素,如高血压。65 岁以上的糖尿病患者发生白内障和青光眼的风险是非糖尿病患者的 2～3 倍。因此一旦确诊糖尿病就行眼底检查,良好的血糖、血压的控制有益于预防和延缓糖尿病视网膜病变。

糖尿病神经病变包括周围神经病变、多神经病变和自主神经病变。手套袜子样感觉异常在老年患者中较常见,远端的感觉异常会造成糖尿病足。自主神经病变虽然无疼痛感,但与生活质量密切相关。

糖尿病肾病可迅速发展,危险因子包括血糖控制不佳、高血压、病程长、男性、高总胆固醇和吸烟。老年人还有其他一些危险因素,如造影剂、神经毒性药物、心力衰竭。血糖控制和ACEI 有助于尿蛋白的控制。

(四)脑血管事件和痴呆、抑郁

卒中是糖尿病患者比较担心的事件,全球糖尿病患者发生卒中的风险升高 3 倍。卒中是导致活动障碍的高风险因素,预测因素包括高血压、房颤、糖尿病或有脑血管事件的病史。脑血管事件的致死率在糖尿病患者中明显升高,特别是在急性期。严格的血压控制对预防卒中有积极的意义。

老年糖尿病患者发生抑郁和各种神经精神症状的概率明显高于非糖尿病患者。认知功能下降在糖尿病患者中非常明显,这与病程和血糖控制相关。在脑血管事件(多发性腔隙性脑梗死和出血)后 3 个月内血管性痴呆可造成认知功能急剧恶化,糖尿病使血管性痴呆的危险性升高 2～8 倍。糖尿病患者伴有高收缩压和血脂异常更易患有 Alzheimer 病。良好的血糖控制可减缓认知功能的恶化。值得注意的是认知功能的下降可导致患者血糖不易达标,增加用药剂量和种类;若患者遗忘自己已经服药可出现重复服药,使低血糖的风险加大。

抑郁在老年人群中多见但不是单单在糖尿病患者中,易与认知障碍和痴呆相混淆。病史可以有所帮助,如对过去的事不停地抱怨,常处于情绪低落状态或有负罪感等,一旦发现应给予适当的看护。研究表明糖尿病患者抑郁发生的风险是非糖尿病患者的 2 倍,而且是独立于年龄、性别和目前的其他疾病。抑郁可导致患者血糖控制不佳和依从性下降。由于老年人更容易出现上述问题，故建议在确诊糖尿病的同时进行功能评估，以便更好地控制血糖和治疗相关疾病。

（五）低血糖事件

老年糖尿病患者的低血糖是严重的，有时甚至是致命的。在该人群中应正确评估低血糖风险和血糖正常所带来的益处的平衡。老年糖尿病患者症状往往不典型，而且常常与自主神经病变以及认知缺陷相混淆，从而导致受伤或骨折。除药物因素外还有其他一些原因造成老年人低血糖频繁发作。老年人分泌对抗调节的激素能力受损，特别是胰高血糖素，同时他们的感知力下降，意识不到低血糖的一些"警告"症状，即使他们受到过这方面的教育。同时发生低血糖时他们的运动功能受损，是他们不能采取有效的步骤去纠正低血糖状态。减少严重低血糖事件需要对老龄患者进行教育提高他们对低血糖早期症状的认识。

四、诊断和筛查

年龄是糖尿病和 IGT 的一个重要危险因素，老年人群中漏诊的糖尿病患者占了较大的比例，由于老年糖尿病患者往往没有临床症状或症状非典型，常常延误诊断；老年糖尿病的筛查和诊断还是遵从于目前的统一诊断标准，没有针对不同年龄组的诊断标准，OGTT，随机血糖、HbA1c 以及问卷调查都是有效评价老年人群糖尿病风险的手段，而尿糖不作为检查的手段。

老年糖尿病的危险因素包括：亚裔、非裔种群；BMI＞27 和（或）腰围超标；冠心病或高血压伴或不伴高脂血症；卒中；反复感染；使用升糖药物，如糖皮质激素，雌激素等；糖尿病家族史；IGT/IFG。

对于有一个或更多危险因素的患者，建议 65～74 岁年龄段每 2 年一次，大于 75 岁每年一次糖耐量的检测。没有家族史，大于 65 岁的个体，2h-OGTT 相对于空腹血糖能更好地预测糖尿病和冠心病。在空腹血糖正常的高危人群中，若 PBS 无法执行，则 HbA1c 对诊断有帮助，HbA1c＞6％易发展为糖尿病。

五、治疗

老年糖尿病的治疗要重视基础治疗。基础治疗包括教育和管理、饮食和运动三方面。缺乏糖尿病的防治知识是血糖控制差的最主要原因。重视老年患者的教育和管理是提高糖尿病治疗水平的重要举措。

1.治疗原则

（1）老年 2 型糖尿病患者，病情轻者，可先行饮食治疗和运动治疗，效果不佳时再加用降糖药。

（2）2 型糖尿病患者经上述治疗效果不好或磺酸脲类药物继发性失效，或出现重要并发症，手术前后和应激时需要及时使用胰岛素治疗。

（3）各型糖尿病均应施行饮食疗法，并辅以运动锻炼（除非对运动有禁忌情况者）。

2.糖尿病知识教育

患者对糖尿病有关知识的了解程度是治疗成功的关键。因此，糖尿病一旦确诊，即应对患者进行糖尿病教育,包括糖尿病的一般知识、自我血糖和尿糖的监测、降糖药物的用法和用量、不良反应的观察和处理等以及各种并发症的表现及防治,必须认识到糖尿病的治疗是一综合治疗,而不仅仅是血糖的控制。他们还需要告知关于其他药物对血糖的控制、糖尿病并发症以及糖尿病患者的自我护理方面的影响。

3.饮食治疗

饮食治疗是一项重要的基础治疗措施。饮食治疗的原则为控制总热量和体重、减少食物中脂肪,尤其是饱和脂肪酸含量,增加食物纤维含量,使食物中糖类、脂肪和蛋白质的所占比例合理。

4.运动疗法

运动疗法是糖尿病的基本治疗方法之一,应根据患者的实际情况,选择合适的运动项目,量力而行,循序渐进,贵在坚持。提倡餐后的适量室内运动与每周3~4次的体能锻炼相结合,每周2~3次的抗阻力运动,如举重物、抬腿保持等可以帮助老年患者延缓肌肉的减少。

5.口服降糖药

目前主要有五种类型的口服降糖药。

(1)磺酸脲类:此类药物主要作用于胰岛 B 细胞表面的受体,促进胰岛素分泌。其适用于胰岛 B 细胞功能无明显减退及无严重肝、肾功能障碍的糖尿病患者。常用有格列本脲(优降糖)2.5~5mg,每天 2~3 次;格列齐特(达美康)80mg,每天 2~3 次;格列吡嗪(美吡达)5~10mg,每天 2~3 次;格列喹酮(糖适平)30~60mg,每天 2~3 次;格列美脲(亚莫利)1~4mg,每天 1 次;格列吡嗪缓释剂型(瑞易宁)2.5~15mg,每天 1 次。由于老年患者的低血糖风险相对较大,应避免使用格列本脲。有轻、中度肾功能不全的患者可以考虑使用格列喹酮。

(2)双胍类:此类药物能促进肌肉等外周组织摄取葡萄糖,加速糖的无氧酵解,抑制糖异生,减少或者抑制葡萄糖在肠道中的吸收。目前使用的是二甲双胍,适用于 2 型糖尿病,伴肥胖者应为首选药物。二甲双胍 250~750mg,每天 2~3 次。二甲双胍无低血糖的风险,本身没有肾毒性,估算肾小球滤过率(eGFR)在 60mL/(min·1.73m²)以上时可以使用,eGFR 在 45~60mL/(min·1.73m²)时二甲双胍应该减量,eGFR 在 45mL/(min·1.73m²)以下时不适合使用二甲双胍。双胍类药物禁用于肝功能不全、心力衰竭、缺氧或接受大手术的患者,以避免乳酸酸中毒的发生。在做使用碘化造影剂的检查前应暂时停用二甲双胍。

(3)葡萄糖苷酶抑制剂:能选择性作用于小肠黏膜刷状缘上的葡萄糖苷酶,抑制多糖及蔗糖分解成葡萄糖,延缓糖类的消化,减少葡萄糖吸收,降低餐后高血糖。现用阿卡波糖(拜糖平)50~100mg,每天 2~3 次;伏格列波糖 0.2~0.4mg,每天 2~3 次。此类药需与第一口饭一起嚼服。阿卡波糖是国内唯一批准可用于糖尿病前期的药物。

(4)非磺酸脲类胰岛素促分泌剂:苯甲酸衍生物(瑞格列奈)和苯丙氨酸衍生物(那格列奈),其结构与磺酸脲类不同,与胰岛 B 细胞表面的受体结合部位也不同,其作用也通过 ATP 敏感的钾通道关闭和钙通道开放,增加细胞内钙浓度而刺激胰岛素释放。通常在进餐时服用,剂量因血糖水平而异,瑞格列奈 0.5~2mg,每天 3 次。那格列奈 120mg,每天 3 次,餐前服用。格列奈类药物受肾功能影响小,以降低餐后血糖为主,低血糖的风险较磺脲类药物相对低。

(5)胰岛素增敏剂(噻唑烷二酮):可促进胰岛素介导的葡萄糖利用和改善 B 细胞功能。

已在临床应用的有曲格列酮(因肝损害,现已停用)、吡格列酮和罗格列酮。罗格列酮剂量2~4mg,每天1~2次,吡格列酮15~30mg,每天1~2次。噻唑烷二酮类药物增加胰岛素敏感性作用确切,但有增加体重、水肿、心力衰竭、骨折的风险,在老年患者中的应用还存在争议,一般不推荐在老年糖尿病患者中使用。

此外,还有近年上市应用的肠促胰素类:

(1)二肽基肽酶4(DPP-4)抑制剂:主要降低餐后血糖,低血糖风险小,耐受性和安全性比较好,不增加体重,对于老年患者有较多获益。

(2)胰高血糖素样肽-1(GLP-1)受体激动剂:对于比较瘦弱的老年患者不适合。肾功能不全时药物需要减量,有胰腺炎病史者需慎用。目前,尚缺乏老年患者的使用经验。

6.胰岛素治疗

(1)适应证:①老年1型糖尿病患者;②老年2型糖尿病患者经较大剂量口服药物治疗,血糖仍然控制不好时;③糖尿病出现严重急性并发症时,如酮症酸中毒、高渗性昏迷等;④老年2型糖尿病患者遇严重应激时(如较大手术、较严重感染、心肌梗死、脑血管意外等);⑤糖尿病出现严重的慢性并发症时,如严重肾病、神经病变、视网膜出血等;⑥口服降糖药禁忌使用时,可改用胰岛素。

(2)剂量:每天剂量根据病情,一般从小剂量开始,每天予10~30U,以后根据血糖控制情况逐步调整。

(3)用法:一般于餐前15~30分钟皮下注射。①轻型患者可早上注射一次每天剂量(通常长效和短效胰岛素各占1/3和2/3或用预混胰岛素);②病情较重或每天胰岛素用量大于30U者,应每天早晚各1次或每餐前各1次,总量的2/3用于早中餐前,1/3用于晚餐前;严重者,每天3~4次。

(4)最常见和严重的不良反应为低血糖,治疗时务必进行血糖监测。

7.血糖控制目标(表6-3-1)

表中值是针对总体糖尿病患者而言,对于有合并症的老年患者及其他异常情况或环境时,治疗目标有所不同,空腹血糖应<7.8mmol/L,餐后2小时应<10mmol/L。

表 6-3-1　血糖控制目标

代谢指标	理想	一般	较差
餐前静脉血浆血糖(mmol/L)	4.4~6.1	≤7.0	>7.0
(毛细血管全血血糖)	4.4~6.1	≤8.0	>8.0
餐后静脉血浆血糖(mmol/L)	4.4~8.0	≤10.0	>10.0
(毛细血管全血血糖)	5.4~9.0	≤11.0	>11

预期寿命>10年、低血糖风险小、控糖获益大、医疗支持好的老年糖尿病患者,糖代血红蛋白控制标准为<7.0%,相应空腹血糖<7.0mmol/L和餐后2小时血糖<10.0mmol/L。对新诊断、相对年轻、预期生存期>10年,无并发症及伴发疾病、降糖治疗无低血糖和体重增加等不良反应、不需要降糖药物或仅用单种非胰岛素促泌剂降糖药,并且治疗依从性好的患者可将糖代血红蛋白控制在正常水平。对老年人尤其是高龄患者的血糖控制目标总体要放宽,主

要原因是,老年人的神经反应相对比较迟钝或存在神经病变,容易发生无感知低血糖。

以下是个体化的分层控制目标:

(1)HbA1c<7.5%:适用情况为①预期生存期>10年;②并发症及伴发疾病较轻;③有一定低血糖的风险;④应用胰岛素促泌剂类降糖药物或以胰岛素治疗为主的1型糖尿病和2型糖尿病。

(2)HbA1c<8.0%:适用情况为①预期生存期>5年;②并发症及伴发疾病程度中等;③有低血糖的风险;④应用胰岛素促泌剂类降糖药物或以胰岛素治疗为主的老年2型糖尿病患者。

(3)HbA1c<8.5%:适用情况为①预期生存期<5年;②完全丧失自我管理能力;③需要避免严重高血糖引发的糖尿病急性并发症和难治性感染等情况发生,消除尿糖并避免代谢紊乱。

按功能分类来说:功能独立类老年人为7.0%~7.5%,功能依赖类为7.0%~8.0%,对于虚弱的患者更可放宽至8.5%。

8.血压管理

糖尿病患者的高血压患病率是非糖尿病患者的1.5倍,同时高血压又能增加糖尿病肾病和视网膜病变等并发症的发生率,因此降糖的同时要兼顾血压控制。

指南建议一般老年糖尿病患者,血压应控制在140/90mmHg以下。而更低的血压目标则≤120/90mmHg,对于65岁以上人群并未有更多的获益。对于虚弱的老年人,血压控制目标更可放宽至150/90mmHg。临终患者则不必过于严格地控制血压。

在6周的单一非药物性治疗如限盐、戒烟、限酒、锻炼等未能达到降压目标时应开始药物治疗。对于糖尿病合并高血压患者,起始及后续的药物治疗都应包括血管紧张素转换酶抑制剂(ACEI)或血管紧张素受体拮抗剂(ARB)(需排除禁忌证)。

9.血脂管理

功能状况良好的老年糖尿病患者降脂目标:低密度脂蛋白胆固醇(LDL-C)<2.5mmol/L,三酰甘油(TG)<2.3mmol/L,高密度脂蛋白胆固醇(HDL-C)>1.0mmol/L。对于既往有心血管疾病病史的老年患者,低密度脂蛋白(LDL)<1.8mmol/L。考虑虚弱、痴呆及晚期患者有限的预期寿命,应放宽血脂控制目标甚至不予干预。如他汀类单药不能达标,可联合应用胆固醇吸收抑制剂,合并高三酰甘油血症者,要首先控制脂肪摄入量,如TG≥4.5mmol/L可加用贝特类调脂药或肠道脂肪酶抑制剂,无高尿酸血症者可选用烟酸制剂。

10.尿酸管理

老年患者的尿酸控制目标同一般人群,推荐服用抑制嘌呤合成类药物,小剂量起始,逐步达标,可辅用碳酸氢钠(小量多次)维持尿pH在6.5左右(6.2~6.9)。

第七章　血液系统疾病

第一节　急性淋巴细胞白血病

一、定义

急性淋巴细胞白血病(ALL)简称"急淋",是起源于造血干、祖细胞的以原始、幼稚淋巴细胞增殖积聚为特征的一种恶性疾病。以儿童患病多见,成年人 ALL 仅占 25%。成年人 ALL 的 CR 率可达 75%~89%,3~5 年 OS 率为 28%~39%,多数预后不佳。

二、流行病学

据美国国家肿瘤研究所资料显示,美国白种人中 ALL 的年龄调整总发病率为 1.5/100000,而黑种人中为 0.8/100000,男女比例为 1.4/1.0。此病约占全部白血病的 12%,多见于儿童,发病率在 2~5 岁达到高峰(5.3/100000),随后逐渐下降,35 岁左右再次升高,80~84 岁达到发病小高峰(2.3/100000)。研究发现,ALL 的发病率存在地区差异。北欧、西欧、北美洲、大洋洲人群中发病率较高,而亚洲及非洲人群发病率则较低。有学者进行的调查显示,国人中急性淋巴细胞白血病的年发病率为 0.69/100000,占所有白血病的 25%。

三、病因与发病机制

一般认为以下因素与 ALL 致病有关。

1.遗传易感性

先天性染色体异常患者发生包括 ALL 在内的白血病风险增加。Down 综合征患者患急性白血病(多为急性髓系白血病,少数为前体 B 细胞 ALL)的危险较预期值高 20 倍左右。某些遗传性疾病如共济失调-毛细血管扩张症、Klinefelter 综合征、Fanconi 贫血、Bloom 综合征、多发性神经纤维瘤等发生 ALL 的风险增加。在共济失调-毛细血管扩张症患者的淋巴细胞和白血病细胞中常常发现染色体重组,包括 7p13-p14、7q32-q35、14q11 和 14q32 等,这些区带分别是编码 T 细胞受体(TCR)γ、β、α/δ 及免疫球蛋白重链(IgH)的基因位点。这些突变使得 V(D)J 重排时染色体易位的产生大大增加,从而易患 ALL。其他先天性或获得性免疫缺陷病患者,如先天性 X 连锁丙种球蛋白缺陷症,免疫球蛋白 A 缺陷和易变性免疫缺陷患者也是 ALL 易患人群。同卵双生者可同时或先后发生 ALL,提示遗传易感性在 ALL 致病中的作用,同时也提示子宫内发生的某种可能同时影响到孪生胎儿的事件或许与这种现象有关。

2.辐射

核辐射与白血病致病有关。日本原子弹爆炸后幸存者中受到辐射剂量大于 lGy 者发生白血病的风险增加近 20 倍,发病高峰期为受到辐射后 6～7 年,主要为 AML,也包括 ALL。核电站辐射也可能是致病危险因素。

3.化学制剂

苯及其他能引起骨髓抑制的化学制剂,包括化疗药物可以导致 ALL 的发生。继发性ALL 可见于少数接受化疗或放疗的患者。

4.病毒

没有直接证据表明病毒能造成人类 ALL,但有证据提示某些病毒在淋巴系统肿瘤的病理过程中起作用。日本与加勒比海地区人类 T 细胞白血病病毒Ⅰ(HTLV-Ⅰ)的流行感染被认为是成人 T 细胞白血病/淋巴瘤的病因,EB 病毒是一种非洲地方性 Burkitt 淋巴瘤的强致病因素。

肿瘤的发生是多重因素共同作用的结果。在对 ALL 的发病机制的研究中,学者发现多种体细胞获得性遗传学改变与白血病细胞的生长、分化异常以及恶性转化密切相关。这些改变所累及基因多为转录因子或转录调节因子的编码基因,这些基因的改变可能导致基因转录紊乱,从而使淋巴系祖细胞发生分化阻滞及生长异常,最终发生白血病。

(一)B 系 ALL 常见的染色体易位

t(1;19)(q23;p13)使位于 19 号染色体的 E2A 基因与 1 号染色体上的 PBX2 基因发生融合,产生 E2A-PBX1 融合基因,该基因翻译产生几种不同形式的嵌合蛋白。正常的 E2A 基因编码一种 bHLH 转录因子,而 PBX1 基因与果蝇的 EXD 基因相关,为一种同源盒基因,两种基因与各自的靶基因结合,通过各自的效应区对基因转录进行调节。两种基因发生融合后,E2A 蛋白的 DNA 结合结构域,即 bHLH 结构域被 PBX1 的同源盒结构域所取代,这种嵌合蛋白仍能与 PBX1 的靶基因结合,但由于反式激活结构域的改变,其对靶基因的转录调节紊乱,可能参与 ALL 的进展。最早的实验证实,给接受致死量照射的小鼠输注经含有 E2A-PBX1 融合基因的逆转录病毒感染过的骨髓干细胞后,小鼠很快发展为 AML。此后发现这种融合基因可以转化 NIH3T3 细胞,并能诱导转基因小鼠发生 T 细胞淋巴瘤。转基因小鼠模型表现为 B 细胞和 T 细胞均减少,提示在表达融合基因的 T 细胞发生恶性转化之前细胞凋亡增加。对融合基因产物的进一步研究显示,E2A 激活结构域的缺失将导致嵌合蛋白转化活性丧失,但 PBX1 同源盒结构域的缺失不影响蛋白的转化活性。不过同源盒结构域及其旁侧结构是 E2A-PBXl 与其他同源盒蛋白相互作用以及与特异靶基因序列结合所必需的。

t(17;19)易位形成 E2A-HLF 融合基因,见于 Pro-BALL。HLF 基因属于基本亮氨酸拉链转录因子(bZIP)的 PAR 亚家族成员,其蛋白的正常功能仍未完全明了,但它与线虫发育过程中调节特定神经细胞死亡的 CES-2 蛋白相似,推测与细胞生存有关。E2A-HLF 嵌合蛋白中两个 E2A 反式激活结构域与 HLF 的 DNA 结合/蛋白-蛋白相互作用结构域。推测嵌合蛋白以同源二聚体形式和 DNA 结合。近来的实验结果提示 E2A-HLF 嵌合蛋白可能通过抑制细胞凋亡发挥致白血病作用。在具有 t(17;19)易位的细胞中以显性负性方式封闭 E2A-HLF

基因表达,细胞即出现凋亡,而正常的 B 祖细胞中表达 E2A-HLF 基因,此细胞可以拮抗 IL-3 依赖的和 p53 诱导的细胞凋亡。以上结果提示 E2A-HLF 蛋白可能激活正常情况下被 CES-2 样蛋白所抑制的靶基因表达,造成细胞生存异常以及白血病转化。

11q23/MLL 基因异常见于约 80％婴儿 ALL、5％AML 及 85％拓扑异构酶Ⅱ抑制药治疗相关的继发性 AML 患者,也可见于少数治疗相关急 ALL 患者,成年人 ALL 中约占 7％。位于 11q23 的 MLL 基因由于染色体易位等可与 80 余种基因发生融合,ALL 中最常见的是 t(4;11),部分可见 t(11;19)。

t(12;21)/TEL-AML1 融合基因在儿童 ALL 中最为多见,约占 B 细胞急淋的 1/4,成人急淋中罕见,文献报道发生率仅为 1％～4.5％。TEL 基因的生理功能仍未完全明了,在嵌合蛋白中,TEL 的 HLH 结构与几乎全长的 AML1 蛋白发生融合,包括反式激活结构域和 runt 同源结构域。TELAML1 融合蛋白仍能与 AML1 的靶基因序列,即核增强序列结合,但不同的是这种融和蛋白所募集的是组蛋白去乙酰化酶而不是辖激活因子,因而使 AML1 的靶基因转录活性受抑。这种改变影响了造血干细胞的自我更新与分化能力,可能在白血病的发病中发挥重要的作用。

t(9;22)(q34;q11)/BCR-ABL 融合基因见于 95％CML、1％～2％AML、5％儿童 ALL 和 15％～30％成年人 ALL。易位致使 9 号染色体长臂上的 ABL 基因与 22 号染色体上的 BCR(BCR)基因融合。BCR 基因由 23 外显子构成,在各种组织中广泛表达。从氨基到羧基端可以划分为几个结构域:①二聚体区(DD)介导了 BCR 之间二聚体的形成;②SH2 结合区,可以结合 ABL 的 SH2 区;③丝氨酸/苏氨酸激酶激活区;④Rho 鸟苷酸交换因子(RhoGEF)同源区,该区加速 Ras-GTP 的转换,使 Ras 的活性提高;⑤Ras 相关蛋白 p21 和 p21rac 的 GTP 酶激活蛋白(GAP)同源区,可使 Ras 结合的 GTP 加速水解成 GDP,而使 Ras 失活。ABL 基因由 12 个外显子组成,在脾脏、胸腺、睾丸高表达。由于转录后不同剪切,产生两种 mRNA,长度分别为 6kb 与 7kb,编码蛋白均为 145kd,是细胞生长负性调节因子。B 型蛋白氨基末端的甘氨酸可以被肉豆蔻酰化,引导蛋白定位于细胞膜上。而 a 型蛋白则无肉豆蔻酰化信号,主要定位于细胞核内。

从氨基端到羧基端可以划分以下几个结构域:①SH3 区,参与蛋白间的相互作用,ABL 失去 SH3 后,则可激活转化细胞的能力;②SH2 区,可以结合蛋白中磷酸化的酪氨酸残基;③SH1 区,也称之为酪氨酸激酶区,可以使酪氨酸残基磷酸化;④ABL 结合位点;⑤核定位信号(NLS);⑥DNA 结合区;⑦肌动蛋白结合区。

形成 BCR-ABL 融合基因时,ABL 断裂点主要位于第 1 或第 2 内含子上,而 BCR 的断裂点有 3 个区域。①主要断裂点聚集区(M-bcr),在绝大部分 CML 及 50％以上成人 ALL 的 t(9;22)BCR 断裂于此区,早期认为 BCR 断裂于第 2、3 内含子上,产生的融合基因转录本有 2 种,分别为 b2a2、b3a2,以 b3a2 多见。随着 BCR 基因结构清楚之后,发现上述断裂点实际位于第 13、14 内含子上,b2a2 与 b3a2 分别包含了 BCR 第 1～13 与 1～14 外显子。目前仍然用 b2a2、b3a2 描述上述两种 BCR-ABL 融合基因,两者均编码 210KD 蛋白(p210[BCR-ABL]);②次要断裂点聚集区,(m-bcr)位于 BCR 的第 1 内含子,见于 50％的 Ph＋的成人 ALL,80％ Ph＋的儿童 ALL。这样 BCR 的第 1 外显子与 ABL 融合(ela2),翻译产生 190KD 蛋白(p190[BCR-ABL]);

③微小断点聚集区（μ-bcr），位于 BCR 第 19 内含子。BCR 的 1～19 外显子与 ABL 融合（e19a2，前称为 c3a2），编码 230KD 蛋白，(p230^{BCR-ABL})。p190、p210 和 p230 蛋白中的 ABL 蛋白结构几乎保持完整。BCR-ABL 定位于细胞浆内，依靠 BCR 的双聚体区形成二聚体，使 BCR-ABL 酪氨酸激酶活性明显提高，并且可以相互使酪氨酸磷酸化。BCR-ABL 致白血病的机制是 BCR-ABL 可使细胞恶性转化、增殖；可以诱导造血细胞脱离对造血生长因子的依赖性，抑制造血细胞凋亡；抑制髓系祖细胞对骨髓基质细胞的黏附。BCR-ABL 本身有多个功能结构域，与多种下游信号传递途径有关联，而导致上述现象的发生。

C-Myc 基因重排见于所有的 Burkitt 淋巴瘤和 FAB-L3 型 ALL。其中 80% 的 Burkitt 淋巴瘤为 t(8;14)(q24;q32)导致 C-Myc 与免疫球蛋白重链基因调节区域并置，其余的为 t(2;8)(p11;q24)导致与免疫球蛋白 κ 链基因调区域并置，而 t(8;22)(q24;q11)导致与免疫球蛋白 λ 链基因调区域并置。C-Myc 基因定位于 8q24，是调控细胞增殖、分化和凋亡的转录因子。C-Myc 在细胞由静止期进入增殖的细胞周期时发挥作用，除促进增殖外，C-Myc 还有阻碍分化的作用。C-Myc 可与 MAX 形成异源二聚体，另外 MAX 也可形成同源二聚体，或与 MAD、MXI1 形成异源二聚体。由于在整个细胞周期 MAX 的表达量恒定，C-Myc/MAX 二聚体的比例是由 C-Myc、MAD 和 MXI1 的相对量决定的。当 MAD 和 MXI1 相对表达多时，对靶基因的转录起负调控作用，抑制细胞增殖。当 C-Myc 表达多时，如同恶性血液病时 C-Myc 的组成性表达时，C-Myc/MAX 二聚体占主导，对靶基因的转录起正调控作用，促进细胞增殖。C-Myc/MAX 可能也是通过募集具有组蛋白乙酰化酶活性的蛋白而上调基因转录，而 MAX/MXI1 则通过募集 HDAC 抑制基因转录。染色体易位导致 C-Myc 过表达。C-Myc 基因自身 5' 端抑制其表达的调节区域在一部分 t(8;14) 易位中该区域缺失了，而在所有的 t(2;8)、t(8;22) 和另一部分 t(8;14) 易位中，C-Myc 基因虽然带有该区域，但易位的 C-Myc 基因的该区域都有突变，阻碍了能抑制 C-Myc 转录的转录因子与之结合。上述 2 种机制均与 Myc 相关 ALL 致病有关。C-Myc 的致转化能力得到了实验证实。体外强制表达 C-Myc 可使静止期细胞进入细胞周期。用 EB 病毒转染 B 淋巴细胞使其表达 C-Myc 可使 B 淋巴细胞永生，提示 C-Myc 是 EB 病毒阳性淋巴瘤导致肿瘤的可能靶基因。C-Myc 的转基因小鼠经过一个潜伏期很多都发生 B 细胞肿瘤。由于肿瘤的存在需要 C-Myc 的持续表达，抑制 C-Myc 的表达可使肿瘤失去肿瘤表型，因此 C-Myc 也是一个潜在的肿瘤治疗靶点。

（二）T 系 ALL 中常见的染色体易位

T 细胞肿瘤的染色体断裂点常会累及染色体 14q11 的 TCRα 位点或 7q35 的 TCRb 位点，使 TCR 基因的增强子与其他转录因子并置，导致这些转录因子过表达而使细胞转化。

t(11;14)(p14;q11)和 t(11;14)(p15;q11)分别引起 RBTN1 和 RBTN2 基因与 TCRα 易位，导致 RBTN1 和 RBTN2 异常表达。RBTN1 和 RBTN2 高度同源，并且具有称为 LIM 结构域的蛋白质相互作用基序。RBTN1 和 RBTN2 能与 TAL1，TAL2，LYL1 相互作用，通过这些蛋白复合物促进转录的激活，在造血发育中起重要作用。在转基因小鼠过表达 RBTN1 或 RBTN2 能导致 T 细胞肿瘤。

t(1;14)(p32;q11)引起 TAL1（也称 SCL）异常表达，TAL 基因编码一种碱性螺旋-袢-螺旋(bHLH)转录因子，是各系造血细胞发生所必需的转录因子。它能与其他的 bHLH 蛋白

E47/E12[196]形成转录复合物。TAL1也能与RBTN1和RBTN2相互作用,提示这些不同染色体易位在致细胞转化机制中的联系。虽然累及TAL1的t(1;14)易位只发生于3%的T-ALL,但TAL1重排和异常表达可在65%的T-ALL检测到。提示TAL1过度表达在许多TALL的发病机制中起关键作用。

t(10;14)(q24;q11)引起HOX11基因易位到TCRδ位点,在T系-ALL或淋巴瘤中都有发生。HOX11是一种有转录活性的蛋白,具有DNA结合活性的同源异型盒结构域,这种蛋白正常情况下不在T细胞表达。在T-ALL还存在t(7;19)(q35;p13)易位导致LYL1基因与TCRβ位点并置,使LYL1基因过度表达。其中HOX11、TAL1和LYL1在T-ALL中的异常表达是互斥的。

(三)二类突变基因

染色体重组所激活的癌基因多数不足以引发白血病的产生。上述基因主要损害细胞的分化能力,多数都需要具有改变造血干、祖细胞增殖与生存能力的第2类突变才能导致急性白血病的发生,动物实验以及对慢粒急变的细胞遗传学改变的研究为这一假说提供了佐证。单纯转染一种融合基因后动物仅表现为骨髓增殖性疾病样改变而非急性白血病,导入第2类基因突变后动物才产生白血病。以下的ALL常见2类突变基因在白血病致病中起重要作用。

1.FLT3受体

FLT3主要表达于不成熟造血干祖细胞,靶向破坏FLT3后骨髓定向B祖细胞缺陷,而且移植后T细胞和髓系细胞造血重建缺乏提示FLT3基因在多能造血干细胞的发育中发挥重要的作用。在造血系统恶性疾病中,包括AML、ALL以及CML急淋变中能检测到FLT3的高水平表达。据文献报道,ALL中FLT3的组成性激活突变,包括内部串联复制(FLT3-ITD)和"活化环"点突变在急淋中也可发现,其发生率分别为3%以及3%~22%。FLT3过度表达也可造成受体自我激活,另外FLT3配体自分泌刺激也参与了受体的激活。持续性受体活化可能参与白血病的发生。

2.RB蛋白途径

RB蛋白途径改变在ALL发生中也发挥着重要的作用。RB蛋白在细胞周期调控中起着关键作用。低磷酸化状态的RB蛋白抑制细胞自G1期进入S期。RB的磷酸化状态是由细胞周期素依赖的激酶(CDK)调控的,而INK4蛋白,包括$p16^{INK4a}$、$p15^{INK4b}$等通过抑制CDK而阻止RB蛋白磷酸化,从而使细胞阻滞在G1期。在急淋中虽然RB自身改变不多见,但$p16^{INK4a}$和$p15^{INK4b}$失活在B急淋中很常见,可能在白血病的发生中发挥作用。

3.p53途径

Tp53是p53的编码基因,其自身突变在急淋中很少见。但p53途径中的其他成员的突变却很常见。Tp53是一种抑癌基因,其产物p53在细胞异常增殖、DNA损伤以及低氧等条件下被激活,调节细胞发生细胞周期阻滞而修复DNA或诱导细胞发生凋亡而清除异常细胞。p53可被HDM2结合后降解,而后者活性受到$p14^{ARF}$的抑制,以上各环节维持p53的稳态,确保细胞群体的正常。在急淋中$p14^{ARF}$的缺失、转录沉寂以及HDM2的过度表达极为常见,提示这一途径在白血病发生中的重要作用。

四、临床表现

成人 ALL 多起病急骤,白血病细胞在骨髓中累积导致骨髓造血衰竭而致红细胞、粒细胞及血小板减少而出现贫血、感染及出血等非特异性表现,白血病细胞在淋巴器官及髓外浸润,因累及不同组织而出现相应症状及体征,如纵隔、肝、脾及淋巴结肿大,神经精神症状等,体重减轻者偶见。T、B 细胞急淋患者临床表现既有共性,又各有特点。

1.贫血

患者多在就诊前数天至 1~2 个月内出现进行性加重的面色苍白、乏力、活动后头晕、心悸等症状,颜面、口唇、甲床及结膜苍白,心率增快等体征。德国的一个多中心临床观察显示,近半数患者就诊时表现为中到重度贫血,约 1/5 患者可无贫血症状,可能与患者就诊及时与否、疾病进展程度有关,但绝大多数患者有不明原因的疲乏的主诉。

2.感染

由于粒细胞减少甚至缺乏,约 1/3 急淋患者就诊时出现感染及发热等症状。感染部位主要为呼吸道、口腔及肠道。发热多为中到高热,部分为低热,虽然白血病本身因代谢等原因可出现发热,但一般温度不超过 38℃。较高的发热几乎均为感染所致。化疗后骨髓抑制期患者大多出现感染,常见部位为呼吸道及胃肠道,部分出现皮肤、软组织感染。

3.出血

骨髓正常造血功能衰竭所致的血小板减少是急淋患者出血的主要原因,DIC 所致出血在初诊患者中很少见。约 1/3 患者就诊时有出血表现,多数表现为皮肤出血点及紫癜,个别见牙龈出血、口腔黏膜血泡,个别患者出现深部脏器出血如颅脑出血等。

4.髓外浸润

成人 ALL 中 CNS 受累较为多见。初诊时有 CNS 浸润者在儿童急淋患者中不到 5%,而成人患者中达到 15% 以上。如果不进行有效的 CNS 预防,大多数急淋患者在病程中会出现 CNSL。有人推测是由循环中白血病细胞"种植"在脑膜,或是颅骨骨髓中的白血病细胞直接浸润而致。脑膜是最常见的受累部位,但随着疾病的进展,白血病细胞也会累及脑实质和脊髓。临床上常出现颅内压增高的表现如头痛、恶心、呕吐、淡漠或易怒;查体可见颈项强直、视神经盘水肿。脑神经受累后可出现上睑下垂、面瘫等表现,常受累及的脑神经包括第 Ⅲ、Ⅳ、Ⅵ、Ⅶ 对脑神经。有时脑神经受累可为 CNS 复发的唯一表现。成熟 B 细胞急淋患者常见中枢神经及脑神经受累,T 细胞急淋患者 CNSL 也较为常见。少数 CNSL 患者由于下丘脑受累而出现下丘脑-肥胖综合征,出现食欲旺盛及体重增加。个别患者出现外周神经麻痹的症状。

淋巴结肿大是 ALL 特征性表现之一。半数以上患者发病时可以检查到淋巴结肿大,典型临床表现为无触痛性、与周围组织无粘连性淋巴结肿大。病理活检示淋巴结的正常结构消失。淋巴结肿大可间接反映肿瘤负荷,与疾病预后有关。广泛淋巴结肿大和纵隔肿大常是 T 细胞急淋的特征性改变,与不良预后相关。

成年患者中 50% 初诊时有肝脾大。显著肝脾肿大多提示不良预后。白血病细胞浸润所致肝脾肿大多为弥漫性大,病理活检示脾的红髓与白髓界线消失,其间见原始淋巴细胞浸润。在受累的肝中,原始淋巴细胞浸润多见于门脉区。尽管肝明显大,肝功能多数正常活仅有轻度异常。

其他器官浸润如睾丸浸润在成人急淋中很少见,发生率约为 0.3%,表现为无痛性单侧睾丸肿大。

五、实验室检查

1.血常规及外周血细胞分类

患者多表现为红细胞、血红蛋白减少及白细胞增高,外周血涂片分类可见原始淋巴细胞。据统计,成人急淋中外周血白细胞增高患者约占 59%,14% 患者白细胞计数在正常范围,27% 患者出现白细胞减少。16% 左右患者白细胞计数 $>100000×10^9/L$,通常高白细胞更多见于 T 细胞急淋。92% 患者外周血涂片中可以见到不同程度的白血病细胞。23% 患者表现为中性粒细胞缺乏,30% 患者血小板明显减少($<5×10^9/L$)绝大多数患者就诊时有血红蛋白减少。部分患者就诊时外周血白细胞不增高甚至减少,因此对怀疑急性白血病患者应行光镜下白细胞分类检查以免误诊。

2.骨髓细胞形态学

骨髓增生程度多为明显活跃至极度活跃,少数患者增生减低,骨髓小粒及油滴少见,细胞有成簇分布的趋势。骨髓中原始淋巴细胞比例明显增高,红系、粒系及巨核细胞减少。白血病细胞形态各异,美英法协作组的"FAB"分型根据细胞形态不同将其分为三型,即 L1、L2 和 L3 型。其中 L1 型细胞以小细胞为主,核型规则,核染色质均一,核仁小或不可见,胞质轻、中度嗜碱,量少,空泡少见;L2 型细胞大小不一,大细胞为主,核染色质不均一,核型不规则,常见核裂,可见一个或多个大核仁,胞质量不等,常较丰富,嗜碱性程度不一,空泡少见;L3 型细胞胞体大而均一,染色质细致均一,核规则,呈圆形或卵圆形,核仁明显,为一个或多个,胞质丰富,深度嗜碱,空泡明显。WHO 对于造血系统及淋巴组织肿瘤的诊断标准建议不做形态学区分,因为 L1、L2 型细胞的免疫表型、细胞遗传学改变以及临床特征无明显差异,而 L3 型多为成熟 B 细胞表型,预后以及治疗策略与前两者不同。

3.细胞组织化学染色

细胞组化检查有助于区分白血病细胞是淋系抑或髓系起源。50% 以上 ALL 细胞的过碘酸-雪夫染色(PAS),即糖原染色呈阳性反应,胞浆内组化染色阳性物质呈颗粒状、珠状或块状分布,提示糖原代谢紊乱。AML 细胞中除 M6 的原红细胞外,多数为 PAS 染色阴性或弱阳性,阳性物质多呈弥漫性细颗粒状分布。末端脱氧核苷转移酶(TdT)常见于 T 细胞或 B 系前体细胞,成熟 B 细胞急淋或急性髓系白血病细胞中少见。过氧化物酶(POX)、苏丹黑 B(SBB)等在淋巴系-白血病细胞多为阴性。α-醋酸萘酚酯酶(ANAE)、α-丁酸萘酚酯酶、萘酚-AS-D 氯代醋酸酯酶等多表达于粒系及单核系,淋巴系少见。由于细胞组织化学染色在白血病细胞中表达差异较大,因此组化检查对疾病的诊断仅为辅助诊断,仍需要结合免疫表型等其他手段来明确诊断。

4.免疫表型

免疫表型检查在目前的白血病诊断中占有重要地位。根据正常细胞发育过程中所表达的表面标志,临床医生可以判断白血病细胞的起源,因此能对白血病进行更为精确的分类,以便采取更适合的治疗方案,同时也有利于监测微小残留病,判断治疗的效果。ALL 的免疫学分型是根据细胞发育不同阶段的分子表面特异性受体或抗原特征为标准进行的,以下按照细胞系别对其免疫表型分别进行说明。

(1)B 系急性淋巴细胞白血病:按照细胞分化不同阶段,B 急淋可分为早期前 B、Common 急淋、前 B(pre-B)和成熟 B 细胞急淋(B-ALL)。早期前 B 又称为前前 B(pre-preB)或 B 祖细胞(pro-B)急淋,细胞表面仅表达人类白细胞抗原 CD34、HLA-DR、末端脱氧核苷转移酶(TdT)和 B 系特征型抗原 CD19,不表达 CD10、胞浆免疫球蛋白(CyIg)及细胞膜表面免疫球蛋白(SmIg)等,此型占成年人急淋的 11% 左右。Common 急淋是急性淋巴细胞白血病中的主要亚型,占成年人急淋的 51%,细胞除表达 CD34、HLA-DR、TdT 及 CD19 外,还表达 CD10 及糖蛋白(gp100/CD10),而 CyIg 与 SmIg 为阴性;Pre-B 以 CyIg 表达为特征,CD10 表达减低或阙如,无 SmIg 表达,此型占成年人急淋的 10%。B 细胞急淋以表达 SmIg 为标志,也可表达 CD10 及 CyIg,此型在 WHO 分类中被划分为 Burkitt 细胞白血病。

(2)T 系急性淋巴细胞白血病:T 急淋的分类方法不一。四分法根据 T 细胞发育过程将之分为 T 祖(pro-T)、前 T(pre-T)、皮质 T(ticalT)和髓质 T(matureT)细胞急淋,TdT、cyCD3 和 CD7 为共同表达抗原。pro-T 表达造血干祖细胞标志如 CD34 及 HLA-DR,不表达 CD2、CD5、膜表面 CD3(sCD3)及 CD4、CD8 等抗原。pre-T 除 CD2 和 CD5 表达阳性外,其他标志同 pro-T。皮质 T 急淋 CD34 和 HLA-DR 不表达,CD4 和 CD8 同时表达,CD1a 阳性,其他同 pre-T。髓质 T 细胞 sCD3 表达,CD4 或 CD8 表达,CD1a 阴性,其他同皮质 T。一般认为,CD3,特别是 cyCD3 是 T 急淋的特征性抗原,而 CD7、CD2 等与 AML 或 B 急淋有交叉反应。

某些非系特异性抗原表达在 ALL 中也有一定意义。如在 70%~80%B 系急淋中表达 CD34,而 T 系急淋中仅有 20%~30% 患者表达。CD34 表达与 Ph1 染色体或 bcr-ab1 融合基因表达密切相关,其预后意义仍未明了,有人认为 T 急淋中 CD34 与多药耐药蛋白共同表达与不良预后有关。

5.细胞遗传学

成年人急性淋巴细胞白血病中有 60%~70% 出现染色体异常,包括染色体的倍体和结构异常。其中最常见的是 t(9;22)(q22;q11),即 Ph 染色体,约占所有成年人急淋的 25%;其次为 9q21 染色体异常,见于约 15% 患者;11q23 异常见于 8%~11% 患者,其中最常见的是 t(4;11)(q21;q23)。t(1;19)(q23;p13)与前 B 表型密切相关,占成年人急淋的 5%~7%。儿童急淋中多见的染色体改变如高二倍体及 t(12;21)(p11;q22)在成年人急淋中很少见到,发生率均在 5% 以下。成年人急淋中还可见到 8q24、7q35、14q11 等异常。

6.分子生物学

聚合酶链反应(PCR)、基因特异探针的荧光原位杂交(FISH)等分子生物学技术的应用使临床医生能对急淋进行更为精确的分类,将其用于微小残留病检测能更为精确地判断疗效。成年人急淋中的分子生物学标记有 BCR-ABL、MLL-AF4 融合基因以及 TCR、IgH 重排等。目前有学者认为免疫球蛋白 κ 轻链的重排较重链重排更为稳定,更适用于微小残留病的检测。

7.脑脊液检查

对于确诊为 ALL 的患者,行脑脊液常规及生化检查以明确患者有否 CNSL。急淋患者 CNSL 常见的脑脊液改变包括脑脊液压力升高,白细胞计数增高,涂片中见白血病细胞。脑脊液生化检查显示蛋白升高,葡萄糖水平降低。

8.血液生化检查

血尿酸水平增高见于近半数成年人急淋患者,其升高水平与肿瘤负荷成正相关,高白细胞以及显著肝脾淋巴结肿大患者易见尿酸水平增高。血清乳酸脱氢酶水平也与白血病负荷相关,明显增高见于 B 细胞急淋。少数患者就诊时出现纤维蛋白原减低,但初诊时 DIC 极其罕见。患者在接受左旋门冬酰胺酶治疗后容易出现出凝血功能异常及低蛋白血症,应密切监视,及时处理。部分患者在接受诱导缓解治疗时因白血病细胞短期内被大量破坏溶解而出现"肿瘤溶解综合征"血液生化检查显示血清钾、磷显著升高,血气检查显示以代谢性酸中毒为主的酸碱平衡紊乱。

六、诊断与鉴别诊断

患者短期内出现贫血、感染、出血、肝脾及淋巴结肿大等临床表现,外周血及骨髓中原始淋巴细胞≥20%即可诊断为急性淋巴细胞白血病。急性淋巴细胞白血病亚型的区分有助于进一步掌握疾病的基本特征,从而对不同的亚型进行个体化治疗。FAB 协作组根据细胞的形态将急淋区分为 L1、L2、L3 三型(具体标准见实验室检查部分),即所谓 FAB 分型。由于形态学的主观性较强,导致不同检测者之间对部分疾病分型不一致。另外,急淋的原始细胞与急性髓系白血病 M0、M1 等亚型的白血病细胞形态极为相似,光镜下很难区分,而细胞免疫表型检查不但可以大大提高诊断的符合率,还能将疾病进一步区分为不同亚型,从而对疾病的治疗和预后有指导意义。细胞形态学检查同样能揭示疾病的预后。上述三种检查的结合可以相互弥补各自不足。WHO 关于淋系肿瘤的诊断分型标准认为,ALL 与淋巴母细胞淋巴瘤是同一疾病的两种不同临床表现,应并入淋巴母细胞淋巴瘤,但仍可保留白血病名称;ALL 诊断需满足骨髓原始、幼稚淋巴细胞≥25%,否则诊断为淋巴瘤;摒弃 L1、L2、L3 的形态诊断,改称为前体 T 淋巴细胞白血病/淋巴母细胞淋巴瘤(PreT-ALL/LBL)、前体 B 淋巴细胞白血病/淋巴母细胞淋巴瘤(PreB-ALL/LBL)和 Burkitt 白血病/淋巴瘤,分型中应注明如 t(9;22)(q34;q11);BCR-ABL、t(12;21)(p12;q22);TEL-AML1、11q23 异常/MLL 易位、t(1;19)(q23;p13);E2A-PBXl 及 8q24/Myc 易位等特征性的细胞遗传学异常。

根据典型的临床表现、血液及骨髓检查,急性淋巴细胞白血病不难诊断,但临床上应与以下疾病进行鉴别。

1.传染性单核细胞增多症

它是一种由 EB 病毒感染所致的疾病,临床表现为发热、咽峡炎、浅表淋巴结肿大(颈部淋巴结多见)、肝脾大,部分有皮疹。外周血淋巴细胞增高,异型淋巴细胞增高>10%,此种细胞分为三型,其中Ⅲ型细胞胞体较大,核形态较幼稚,见 1~2 个核仁,胞浆嗜碱,有多数空泡,易与原始淋巴细胞混淆;但此种患者骨髓不见原始淋巴细胞,偶可见吞噬血细胞现象,血液检查示噬异凝集试验阳性,血清检查 EB 病毒抗体阳性,可与急性淋巴细胞白血病相鉴别。

2.急性髓系白血病 M0、M1 型及双表型急性杂合细胞白血病

此类白血病的临床表现与急性淋巴细胞白血病无明显区别,而且细胞形态学也很难区分,可检测细胞表面抗原及 MPO 等。

3.慢粒淋巴细胞急性变

Ph 染色体阳性急性淋巴细胞白血病有时很难与慢性髓系白血病淋巴细胞急性变区分。一般来说,前者的融合产物多为 p190,而后者多为 p210。对于难以诊断的病例可以通过治疗反应来判断。Ph 染色体阳性急性淋巴细胞白血病治疗后获得完全缓解,外周血象可恢复正常,而慢性髓系白血病急变者治疗后仅能转至慢性期。

4.非霍奇金淋巴瘤(NHL)

既往以骨髓中原始细胞比例＞25% 为急性淋巴细胞白血病,以此与 NHL 区分,但近来 WHO 的分型标准不将此二者进行区分。

5.急性再生障碍性贫血

少数急淋患者发病时表现为全血细胞减少而且外周血不能见到原始细胞,此类患者应与急性再生障碍性贫血相鉴别。后者无肝脾及淋巴结肿大,骨髓增生低下甚至极度低,骨髓小粒空虚,油滴增多,淋巴细胞为成熟细胞,借此一般可与急淋区分;但少数急淋患者尤其是儿童在出现急淋典型表现前骨髓可表现为急性造血停滞表现,对此类患者应进行随访观察以免误诊。

6.慢性淋巴细胞白血病及幼淋巴细胞白血病

此两种白血病均表现为淋巴细胞明显增高,可有肝脾大、淋巴结肿大,但多临床进展较为缓和,骨髓及外周血中为成熟淋巴细胞为主,后者可见幼稚淋巴细胞为主,大多于 55% 以上。细胞免疫表型检查可做鉴别。

七、治疗

(一)支持治疗

支持治疗包括并发症处理、血制品输注、感染防治和造血生长因子应用等。患者入院后应尽快诊断,及时进行临床评估。对少数进展迅速的 B 细胞型 ALL 和纵隔包块、胸腔积液明显的患者,需立即进行降白细胞的治疗,一般在正式诱导治疗之前先给予泼尼松和(或)环磷酰胺。诱导治疗期间应充分补液、碱化尿液,防止尿酸沉积而损伤肾脏功能。别嘌醇为黄嘌呤氧化酶抑制剂,阻止尿酸的生成。拉布立酶为重组尿酸氧化酶,能促进尿酸氧化成更易排泄的尿囊素。拉布立酶降尿酸作用比别嘌醇快,且更安全,可用于肿瘤溶解综合征的治疗。贫血的患者应间断输红细胞悬液,维持 Hb 在 80g/L 以上。血小板≤10×10^9/L,血小板≤20×10^9/L 但有出血倾向或伴有发热的患者应及时输注血小板。血小板输注无效可输 HLA 配型相合的血小板。

感染是急性白血病常见并发症,也是白血病治疗失败效果的重要原因。粒细胞缺乏是感染的主要危险因素,CD4$^+$淋巴细胞缺乏、抗体缺陷和异基因造血干细胞移植后免疫抑制剂应用等也与感染密切相关。化疗或白血病浸润等常可导致皮肤黏膜屏障功能破坏,大大增加了

感染的机会。ALL 应用大剂量甲氨蝶呤、糖皮质激素长期应用、全身放射治疗、急性 GVHD 和患者营养不良、个人卫生状况差等是黏膜损伤、感染的危险因素。常见的致病菌为大肠埃希菌、肺炎克雷伯杆菌等革兰阴性菌,近年来金葡菌、链球菌等革兰阳性菌和机会性深部真菌感染也明显增多。一些预防措施能明显降低感染的发生。医护人员接触患者前应洗手,保持病房清洁,注意患者个人卫生,清洁饮食,勤漱口,保持大便通畅,便后坐浴,粒细胞缺乏时戴口罩有助于减少呼吸道感染,口服氟康唑能有效预防口咽部及消化道念珠菌感染。感染发生时应及时选用高效、广谱的抗生素经验性治疗,并根据可疑感染部位微生物培养结果和药敏试验及时调整用药。

ALL 治疗期间应用 G-CSF 或 GM-CSF 等造血生长因子能缩短粒细胞缺乏时间,减少感染发生与严重程度,降低死亡率。没有证据表明这些造血生长因子能刺激白血病细胞生长,促进临床复发。在接受 4 周诱导方案治疗的患者,造血生长因子与诱导治疗同用能明显降低感染的发生,而诱导治疗末期才开始应用则疗效有限。

(二)常规化疗

联合化疗是 ALL 治疗的主要方法。基于儿童 ALL 的治疗经验,成人 ALL 除成熟 B-ALL需采用短期强化治疗外,其他患者治疗一般分为三个阶段,即诱导治疗、巩固强化治疗和维持治疗;在积极进行全身治疗的同时还应重视 CNSL 等髓外白血病的防治。

1.诱导治疗

成人 ALL 诱导治疗后78%~93%能取得完全缓解(CR),中位缓解时间可达 18 个月。标准诱导治疗一般包括长春新碱、糖皮质激素和一种蒽环类药,通常加入门冬酰胺酶(ASP)、环磷酰胺,有时也与阿糖胞苷、巯嘌呤等组成更强烈的多药联合方案。不同诱导治疗方案的疗效并无显著差别。某些临床亚型强化诱导治疗可能取得更好的疗效,例如 T-ALL 诱导治疗中加入 CTX 和 Ara-C,成熟 B-ALL 采用含大剂量 MIX、分次给予的 CTX 和 CD20 单抗的方案诱导治疗等。泼尼松是最常用的糖皮质激素。地塞米松体外抗白血病活性要强于泼尼松,药物作用时间更长,在脑脊液中能达到更高的药物浓度。有学者认为,地塞米松取代泼尼松可降低成人 ALL 的 CNS 复发,提高总的生存。然而大剂量糖皮质激素长时间应用不良反应多,感染发生率和死亡率增加,可能抵消地塞米松的优势。增加泼尼松用量也能达到类似地塞米松的疗效。柔红霉素是最常用的蒽环类药物,诱导治疗时一般用量为 $30\sim45mg/m^2$,每周一次。有研究认为,柔红霉素增量($45\sim80mg/m^2$)连续 $2\sim3$ 天应用可提高疗效。例如,意大利 GIMEMA 诱导治疗时应用大剂量柔红霉素 $[30mg/(m^2 \cdot d)\times3$,第 1、3、5 周,总量 $270mg/m^2]$,结果 CR 率达 93%,6 年 EFS 率为 55%。但随后较大样本的多中心研究报道 CR 率和 EFS 率分别仅为 80% 和 33%,疗效并未提高,且骨髓抑制重,并发症多。目前认为增加蒽环类药物用量并不能提高成人 ALL 的总体疗效,也不肯定某些特殊类型成人 ALL 或特定年龄组的患者能否从中受益。儿童 ALL 诱导或缓解后治疗加用 ASP 虽不增加 CR 率,但可提高 CR 质量,改善长期生存。ASP 对成人 ALL 有无类似作用还不太肯定。临床上有三种不同来源的 ASP,即大肠杆菌属 ASP、欧文菌属 ASP 和聚乙二醇化的 ASP,生物半衰期分别为 1.2 天、0.65 天和 5.7 天;要获得稳定的血药浓度,需分别隔天、每天和间隔 $1\sim2$ 周应用。大肠杆菌属 ASP 抗白血病作用强于欧文菌属 ASP,但后者毒性较弱,可通过增加剂量来达到同等疗效。与大肠杆菌属 ASP 相比，聚乙二醇化 ASP 能提高儿童 ALL 的早期疗效，但并不能获得长期的生存优势。成人 ALL 应用 ASP 较儿童患者更易引起胰腺炎，与糖皮质激素合用可加重凝血异常，增加肝毒性，严重时需减量或推迟治疗。环磷酰胺一般在诱导治疗早期使用。意大利 GIMEMA 的报道认为，三药诱导治疗方案中加不加 CTX 并不影响 CR 率。但几个非随机临床试验发现，CTX 可提高 CR 率，对改善成人 T 细胞型 ALL 的预后尤其明显。一些研究中心在诱导治疗中加用含大剂量阿糖胞苷（HD-Ara-C，$1\sim3g/m^2$，q12h，3～6 天）的方案进行强化诱导治疗，结果 CR 率为 79%，并不优于常规诱导治疗。尚不明确这一治疗方式能否提高成人 ALL 的总体疗效或改善某些特殊临床亚型的 LFS。诱导治疗晚期应用含 HD-Ara-C 的方案骨髓抑制较重，治疗相关死亡率较高，CR 率低于诱导治疗早期应用 HD-Ara-C 的患者。含 HD-Ara-C 的方案诱导治疗的患者在后续的治疗中易出现粒细胞缺乏，粒细胞缺乏持续时间也延长，甚至可能被迫推迟后续化疗，进而影响整体疗效。

目前已很难再通过调整诱导治疗方案来进一步提高 CR 率。诱导治疗应着重于提高 CR 质量，以获得分子缓解（微小残留病水平≤0.01%）为追求目标。现在成人 ALL 标危组约 60% 的患者可达分子 CR，约 50% 的 Ph/BCR-ABL 阳性 ALL 经伊马替尼联合化疗诱导治疗也可达到分子 CR。

约 5%～15% 的成人 ALL 经诱导治疗不能取得 CR，这些患者预后极差，需进入临床试验或进行干细胞移植。成人 ALL 的诱导治疗相关死亡率为 5%～10%，且随着年龄增长而增加，60 岁以上可达 20%。感染是主要死因，真菌感染较为常见，需积极加强抗感染、支持治疗。

2.巩固、强化治疗

成人 ALL 巩固、强化治疗没有公认、一致的"标准"程序，不同诊疗中心的治疗方案和疗程数差别较大，难以比较优劣。巩固强化治疗一般采用原诱导方案、多种药物组成的新方案或大剂量化疗。干细胞移植亦属强化治疗。强化治疗方案通常包含替尼泊苷（VM-26）、VP-16、AMSA、MTZ、IDA 和 HDAC 或大剂量 MIX（HD-MTX）等。临床随机比较研究并未真正明确强化治疗有益于提高成人 ALL 整体疗效。意大利 GIMEMA 的一项研究就认为，与传统的巩固治疗相比，强化治疗并未提高 LFS；西班牙 PETHEMA 也认为，晚期强化不改善患者的长期生存。而英国 MRC 和美国 MDACC 认为，早期和晚期强化治疗可明显降低复发，增加 LFS。基于儿童 ALL 的治疗经验，目前已将强化治疗列为成人 ALL 缓解后的标准治疗。HD-Ara-C 较普遍地应用于成人 ALL 的强化治疗，但最佳剂量和最佳疗程数仍不明确。HD-Ara-C 可与 MTX 等其他药物联用。成人 pro-BALL 用含 HD-Ara-C 的方案巩固强化治疗后治愈率可达 50%。与儿童相比，成人患者对 HD-MTX 的耐受性较差，易有黏膜炎、肝损害等，严重时可能需推迟后续化疗。应用 HD-MTX 时需积极预防黏膜炎，密切观察病情，监测 MTX 血药浓度，及时四氢叶酸钙解救。四氢叶酸钙过早解救或用量过大都可降低 HD-MTX 的疗效。成人 ALL 标危组的 HD-MMTX 用量通常限制在 $1.5\sim2g/m^2$，而在 T-ALL 和高危组前体 B-ALL，增大 MTX 用量（如 $5g/m^2$）可能会取得更好的疗效。MTX 持续 4 小时输注的毒性要比持续 24 小时输注的低，但疗效也减低。ASP 毒性较多见于诱导治疗阶段，而巩固强化治疗时较少见。依照儿童 ALL 的治疗经验，诱导或巩固强化治疗使用 ASP 都可能提高总体疗效。成人 ALL 强化治疗也有应用大剂量蒽环类或鬼臼毒素类的，但疗效有待进一步确定。

不同临床亚型和危险分层的患者应用不同的巩固强化治疗可能提高疗效。德国 GMALL 05/93 方案对成人 ALL 在诱导治疗中应用含 HD-Ara-C 和 MTZ 的强化治疗,巩固强化阶段对前体 B-ALL 标危组给予 HD-MTX,前体 B-ALL 高危组给予 HD-MTX 和 HD-Ara-C,T-ALL 则给予 CTX 和 Ara-C。结果前体 B-ALL 标危组的中位缓解持续时间达 57 个月,5 年 OS 率为 55%;前体 B-ALL 高危组中除 Pro-BALL 持续缓解率达 41% 以外,其余临床亚型的持续缓解率仅 19%,疗效并未提高;而 T-ALL 的疗效则与临床亚型明显相关,胸腺 T-ALL、成熟 T-ALL 和早期 T-ALL 的持续 CR 率分别为 63%、28% 和 25%。

HLA 配型相合的同胞或无关供者异基因干细胞移植和自体干细胞移植是高危 ALL 缓解后治疗的主要方法。移植前数疗程的巩固强化治疗可降低微小残留病水平,提高 CR 质量,进而提高移植疗效。

成人 ALL 治疗中一个值得关注的问题就是化疗的间隔时间。经数轮化疗以后,部分患者粒细胞缺乏时间延长,甚至需推迟后续化疗,这增加了复发的机会。因此成人 ALL 治疗不能一味追求要达到强烈骨髓抑制,化疗方案安排上应注意强弱结合。

3.维持治疗

ALL 经诱导和巩固强化治疗后,还需进行 2~2.5 年的维持治疗。已有多项临床研究证明,取消维持治疗会降低 ALL 的长期疗效。维持治疗主要药物是 MTX($20mg/m^2$,每周一次,静脉注射为佳)和巯嘌呤(6-MP,$75\sim100mg/m^2$,口服,每日一次)。维持治疗应有足够的治疗强度,以达到 WBC$\leqslant3.0\times10^9$/L、中性粒细胞为 $(0.5\sim1.5)\times10^9$/L 为佳,还不清楚维持治疗期间间断强化治疗能否提高疗效。意大利 GIMEMA(0183)多中心研究发现,诱导和巩固强化治疗结束后进行间断强化治疗,10 年 OS 率并不优于常规维持治疗的患者,提示经充分的早期强化治疗后,维持阶段的间断强化治疗并不提高疗效。成人患者间断强化治疗的并发症较多,依从性也较差。可考虑给予较弱的 VP 等方案间断强化治疗。维持治疗应根据临床亚型和 MRD 水平来确定。成熟 B-ALL 不需维持治疗,Ph/BCR-ABL 阳性的 ALL 维持治疗可用酪氨酸激酶抑制剂。T-ALL 持续缓解达 2.5 年后就很少复发,而前体 B-ALL 即使缓解 5 年仍有复发可能,维持治疗对后者的意义更大。

4.中枢神经系统白血病预防

CNSL 防治是 ALL 整体治疗的重要组成部分。成人 ALL 初诊时 CNSL 发生率约为 6%,多见于 T-ALL(8%)和成熟 B-ALL(13%)。未经 CNSL 预防的成人 ALL,中枢神经系统复发率高达 30%。国外诊断 CNSL 需满足脑脊液 WBC$\geqslant5$/μl 且发现原、幼淋巴细胞;脑脊液 WBC 低于 5/μl 但发现原、幼淋巴细胞的也可诊断。神经根浸润的患者脑脊液检查可正常。CNSL 预防包括 MTX、Ara-C、地塞米松联合鞘内注射,大剂量全身化疗(HD-Ara-C、HD-MTX 和 ASP)和颅脑,脊髓照射等。采用颅脑,脊髓预防照射存有较多的争议。照射后易引起神经毒性,主要表现为癫痫、痴呆、智力障碍、内分泌紊乱和继发肿瘤等。在临床工作中观察到,照射后一些患者的骨髓造血恢复较慢,有可能影响到下一阶段的治疗。即使对高危患者,鞘注联合全身大剂量化疗也能有效地预防 CNSL,CNS 复发可降到 7%。成人 ALL 鞘注预防的次数取决于发生 CNSL 的风险大小。T-ALL、成熟 B-ALL、高白细胞数、血清 LDH 增高、髓外浸润明显或白血病细胞增殖旺盛的患者发生 CNSL 的风险高,需接受 16 次鞘注预防;而中等风险和低风险患者可分别只接受 8 次和 4 次鞘注预防。CNSL 预防不仅能降低 CNS 复发,也是提高总体疗效的重要举措。应该注意到,CNSL 发生风险也与操作者的腰穿水平有关——腰穿有可能不慎将外周血中的白血病细胞带入脑脊液中。因此腰穿应由有经验的操作者施行,并尽量在外周血白血病细胞数明显控制或消失以后执行。血小板低者在腰穿前应输血小板以防出血。

(三)造血干细胞移植

造血干细胞移植(SCT)是成人 ALL 极为重要的强化治疗手段,是高危患者治愈的主要方法,也是复发难治患者挽救性治疗的重要选择。根据干细胞的来源可分为异体移植(Allo-SCT,亲缘和非亲缘)和自体移植(ASCT),按预处理方案的强度可分为清髓性和非清髓性移植。Allo-SCT 可诱导移植物抗白血病(GVL)作用而降低复发,但移植并发症多,移植相关死亡(TRM)率高。ASCT 的并发症少,TRM 率低,但复发率也高。国外多项临床随机比较研究认为,成人 ALL 自体移植的疗效并不优于常规化疗。成人高危 ALL 采用 Allo-SCT 能取得比常规化疗更好的疗效,但对标危组能否从中获益还不太清楚。AIlo-SCT 的疗效主要取决于患者的年龄和白血病缓解状态。20 岁以下患者的长期 LFS 率可达 62%,而大于 20 岁者仅48%。CR1 期移植的疗效最佳,而二次或二次以上缓解(≥CR2)的患者和复发难治患者的移植疗效明显减低。一般认为,≥CR2 的成人 ALL 仍应推荐 Allo-SCT,如无合适的同胞或非亲缘供者,可考虑试验性非清髓性移植、脐血干细胞移植或半倍体移植。

成人 ALL 异体干细胞移植虽然已有了相当的经验,但移植的最佳时机、最佳预处理方案和最佳程序等仍不明确。德国 GMALL 认为高危患者应于诊断后 3~4 个月内进行移植,未取得分子缓解的标危患者和复发后再次取得 CR 的成人 ALL 也推荐移植。首选 HLA 配型相合或仅 1 个位点不相合的同胞供者移植,也可选择 HLA 配型相合或仅 1 个位点不相合的非亲缘供者移植;如无以上合适的供者,还可考虑脐血移植、半倍体移植或非清髓性移植。预处理方案多种多样,但一般都含 TBI。国际骨髓移植登记处(IBMTR)一项报告认为 VP-16 联合TBI 的预处理方案有一定优势。移植前去除 T 细胞是否有益尚无定论,应按各临床中心的自身经验来决定。

(四)难治、复发患者的治疗

难治、复发的成人 ALL 疗效很差,采用与标准诱导方案类似的方案再诱导治疗 CR 率一般不超 50%,HD-MTX、HD-Ara-C 或 MTZ 等单药诱导的再缓解率为 30%,而 AMSA、鬼白毒素等则仅为 10%~15%,长生存者罕见。MRC/ECOG 分析 609 例复发成人 ALL 的疗效,发现 5 年总生存率仅 7%;年龄小(≤20 岁)、CR1 期长(≥2 年)者预后相对较好;复发后接受SCT 的部分患者可获长期生存,而复发前的治疗对复发后治疗的疗效并无影响。法国报道LALA-94 方案治疗后首次复发的 421 例成人 ALL,再缓解率为 44%,中位 DFS 仅 5.2 个月,5 年 DFS 率为 12%;复发后接受移植、CR1 期≥1 年和复发时 PLT>100×10⁹/L 的患者预后相对良好,初诊时的危险分层和复发前的治疗不影响复发后治疗的疗效。两项研究都认为成人 ALL 复发后现行的挽救治疗疗效很差,CR1 期短和年龄偏大的患者尤其如此。Allo-SCT挽救治疗的疗效优于联合化疗,但 CR2 患者中仅 30%~40%能有条件移植,我国能进行移植的患者更少。为提高疗效,应积极鼓励患者进行新药临床试验。克罗拉滨是第二代嘌呤核苷酸类似药,Ⅱ期临床研究发现治疗难治、复发儿童 ALL 的有效率为 31%,CR 率可达 20%,现已被美国 FDA 批准用于成人 ALL 复发患者的试验性治疗。奈拉滨为脱氧鸟苷类似药,单药治疗 T-ALL 复发患者的有效率高达 50% 以上。其他新药如脂质体长春新碱、聚乙二醇化 ASP、伊马替尼和 CD20 单抗(美罗华)等,有望进一步提高难治、复发患者的疗效。

(五)青少年 ALL 的治疗

16～21 岁的青少年 ALL 是一组特殊患病人群。欧美一些临床研究机构回顾性比较了用儿童和成人 ALL 治疗方案治疗这类患者的疗效,结果发现儿童方案的疗效要明显优于成人方案,两组长期生存率分别为 60%～65% 和 30%～40%。与成人方案比较,儿童方案更多地使用了糖皮质激素、ASP 和长春新碱等非骨髓抑制性药物,CNSL 的防治更早、更强,维持治疗时间也更长。此外,执行儿童方案的患者依从性较好、化疗间歇期短,亦与儿童方案取得较好的疗效有关。美国 CALCB-ECOG/SWOC 为此开展了前瞻性Ⅱ期临床研究,将儿童方案用于 30 岁以下成人 ALL 的治疗,有些中心甚至推广到 50 岁以下的患者;经短期随访认为,儿童方案用于青少年甚至 50 岁以下成人 ALL 治疗是可行的,长期的疗效尚待进一步观察。

(六)老年 ALL 的治疗

老年 ALL 的 CR 率低于 50%,中位 CR 持续时间仅 3—12 个月,总生存率不到 10%。老年患者常合并多种器官、系统疾病,骨髓和髓外组织器官的代偿能力差,对化疗耐受性差,并发症多,治疗毒性较大、治疗相关死亡率高,常需强化支持治疗,且常被迫降低化疗强度,甚至推迟化疗;另外老年 ALL 的 t(9;22)等不良预后因素多,白血病细胞化疗敏感性差,耐药发生率高。故老年患者应积极推荐进入临床试验;一般情况好、健康评分值低(PS 评分为 0～2 分)的可给予标准剂量化疗,55～65 岁的 CR 患者条件允许时也可考虑 ASCT 或非清髓性移植;否则应推荐减低剂量的化疗,或者仅给予积极的支持治疗。

(七)特殊类型 ALL 的治疗

1.成熟 B-ALL

成熟 B-ALL(Burkitt 白血病/淋巴瘤)占成人 ALL 的 5%～9%。白血病细胞几乎都处于增殖周期,细胞倍增时间短(仅 24～48 小时),侵袭性强,结外(CNS 和 BM)浸润多见,发病时肿瘤负荷大,易发生肿瘤溶解综合征。白血病细胞表达 CD19、CD20、CD22 和 CD79a 等全 B 细胞抗原,CD10 和 bcl-6 呈阳性;有特征性的 c-myc、Ig(IgH/IgK/lgy)基因重排。常规化疗的 CR 率不超过 67%,长期 DFS 率低于 33%。而采用短期强化治疗和积极的 CNSL 预防后 CR 率可达 80% 以上,2 年 DFS 率为 60%～80%。比较有代表性的方案是 MDACC 的 Hyper C-VAD/MA(HyperCVAD:CTX $300mg/m^2$,q12h,d1～3;VCR 2mg,d4、11;Adr $50mg/m^2$,d4;Dex 40mg/d,d1～4,d11～14;每疗程 21 天,第 1、3、5、7 疗程。MA:HD-MTX $1.0g/m^2$,d1;HD-Ara-C $3g/m^2$,q12h,d2、3;每疗程 21 天,第 2、4、6、8 疗程;同时给予 MTX、Ara-C 和 Dex 预防鞘注 16 次),还有 CMALL 的 ALL-L3 治疗方案(预治疗:CTX $200mg/m^2$,d1～5;Pred $60mg/m^2$,d1～5。A 方案:VCR 2mg,d1;MTX $1.5g/m^2$,d1;IFO $800mg/m^2$,d1～5;VM-26 $100mg/m^2$,d4、5;Ara-C $150mg/m^2$,q12h,d4、5;Dex $10mg/m^2$,d1～5;鞘注 d1、5;第 1、3、5 疗程。B 方案:VCR 2mg,d1;MTX $1.5g/m^2$,d1;CTX $200mg/m^2$,d1～5;Adr $25mg/m^2$, d4、5；Dex 10mg/m^2，d1～5；鞘注 d1；第 2、4、6 疗程。A、B 方案间歇约 2 周）。大多数患者在 4～6 周内达到 CR，PR 或 NR 的患者预后很差。短期强化治疗主要毒性反应为骨髓抑制、黏膜炎和神经毒性等，少数患者不能完成全程化疗，或化疗间隔较长，使复发率增加，疗效降低。化疗方案中 CTX、MTX 和 Ara-C 的最佳剂量、高分次给予的 CTX 最佳间隔时间仍不清楚。几乎所有成熟 B-ALL 都表达 CD20。CD20 单抗与短期强化治疗联用可进一步提高疗效。例如 Thomas 等报道 23 例成熟 B-ALL 采用利妥昔单抗联合 Hyper CVAD/MA 方案治疗 CR 率为 91%，2 年生存率为 89%，而单纯化疗的患者生存率仅 58%，有显著差异；这一差异在 60 岁以上的患者更为明显，加或不加利妥昔单抗治疗的 2 年 OS 率分别为 89% 和 19%。

现有资料表明，SCT 的疗效并不优于大剂量短期强烈化疗。CNSL 预防时取消颅脑照射并不影响疗效。在临床中也观察到，接受颅脑照射预防的患者常因骨髓抑制毒性而延迟化疗，从而增加了复发的机会。绝大多数成熟 B-ALL 复发发生于 1 年以内，持续 2 年 CR 者可认为"治愈"，故这类患者不需维持治疗。目前还不清楚难治、复发患者的最佳挽救治疗方案，SCT 可能提高疗效。有报道 ASCT 与 Allo-SCT 的复发率基本一致，且前者 OS 要优于后者，提示 Allo-SCT 后的 GVL 作用有限。

2.Ph/BCR-ABL 阳性 ALL

Ph/BCR-ABL 阳性 ALL 占成人 ALL 的 20%～30%，在 50 岁以上患者中甚至达 50% 以上。易位形成的 BCR-ABL 融合基因编码具有自主酪氨酸激酶活性的 p190 或 p210 蛋白，对白血病发病起着至关重要的作用。患者常规化疗的疗效很差，CR 率虽可达 50%～80%，但大多于 1 年内复发，长期 DFS 率不足 10%。Allo-SCT 被认为是唯一可能治愈本病的手段。MRC/ECOG（E2993）的资料显示，CR1 期接受 Allo-SCT 和仅进行常规化疗/ASCT 的患者 5 年复发率分别为 32% 和 81%，5 年 EFS 率分别为 36% 和 17%，5 年 OS 率分别为 42% 和 19%。法国（LALA-94 方案）和日本名古屋 BMT 组也有类似的结论。然而仅少数 CR1 期患者能有条件进行 Allo-SCT。接受 HLA 配型相合非亲缘供者移植的患者并发症较多，移植相关死亡率较高。非清髓性移植、脐血移植和半相合移植的疗效也有待进一步评价。伊马替尼是 ABL 酪氨酸激酶抑制剂，治疗 t(9;22)/BCR-ABL 阳性的 CML 慢性期患者取得了满意疗效。伊马替尼（400～600mg/d）单药治疗难治、复发 Ph/BCR-ABL 阳性 ALL 的 CR 率为 29%，少数患者疗效可持续 4 周以上，中位疾病进展时间为 2.2 个月，中位生存时间可达 4.9 个月。患者很快出现耐药、复发。伊马替尼与 VCR、CTX、DNR、Ara-C 和 VP-16 联合在体外抗白血病试验中有协同作用，而与 MTX 相互拮抗。日本成人 ALL 研究组（JALSC）将伊马替尼 600mg/d 与 VP 方案联用治疗初治 Ph/BCR-ABL 阳性 ALL，取得 CR 后接受 4 疗程的 HD-MTX＋HD-Ara-C 和伊马替尼（600mg/d，28 天为 1 疗程）轮替治疗，有 HLA 配型相合的亲缘或非亲缘供者的患者接受移植，其余采用伊马替尼＋VP 方案（每月 1 次）维持治疗 2 年。结果 CR 率达 96%，达 CR 中位时间为 28 天，其中 26% 的 CR 患者在诱导治疗第 28 天即取得"分子缓解"；治疗 1 年时 71% 的患者获得分子 CR，预计 2 年 EFS 率和 OS 率分别为 49% 和 58%。Thomas 等用伊马替尼联合 Hyper-CVAD/MA 方案治疗 Ph/BCR-ABL 阳性 ALL，结果 CR 率为 96%，达 CR 的中位时间为 21 天；联合治疗方案和单纯化疗的 2 年 DFS 率分别为 87% 和 28%。现认为，伊马替尼与化疗同用疗效要优于序贯治疗。伊马替尼不增加化疗毒性，与 VP

方案甚至单与甲泼尼龙联用治疗老年患者即可明显改善疗效,延长生存。Allo-SCT 前应用伊马替尼可降低 MRD 水平、提高移植疗效,Allo-SCT 后继续应用可降低复发。伊马替尼耐药的患者,可改用新的酪氨酸激酶抑制剂如尼罗替尼、达沙替尼等治疗。

3.T-ALL

T-ALL 占成人 ALL 的 15%～20%,主要见于青年男性,初诊时多有 WBC 数增高($\geqslant 3.0 \times 10^9/L$)、纵隔肿大和 CNS 浸润等,易有 CNS 复发。继往 T-ALL 的疗效很差,中位 CR 持续时间不超过 10 个月,长期生存率低于 10%。采用含 CTX、Ara-C 和 HD-MTX 的方案治疗,成人 T-ALL 的 CR 率已达 80% 以上,LFS 率为 40%～50%。因患者白血病负荷较大,诱导治疗时需注意防治肿瘤溶解综合征。T-ALL 的中枢神经系统浸润和复发多见,应十分重视 CNSL 的防治。纵隔肿大的患者可接受纵隔照射治疗,但部分患者经照射后骨髓造血恢复较慢,可能影响到全身化疗;目前也还不能肯定纵隔照射能提高这类患者的疗效。Ⅳ UP214-ABL1 基因扩增见于 5.6% 的前体 T-ALL(CD3$^+$、CD2$^+$ 和 CD7$^+$),化疗疗效较差,采用伊马替尼等酪氨酸激酶抑制剂治疗有望提高疗效,也可试用奈拉滨和 CD52 单抗治疗。

第二节 慢性淋巴细胞白血病

慢性淋巴细胞白血病(CLL),简称慢淋,是淋巴细胞恶性增生性疾病,病理特征是成熟淋巴细胞在淋巴组织及脏器的广泛浸润。受侵犯的主要器官除淋巴结外,还有脾、肝与骨髓。淋巴细胞可有形态学改变,也常合并免疫功能的异常。

一、流行病学

(1)本病在欧美各国较常见,在我国、日本及东南亚国家较少见。

(2)男女之比为(2～3)∶1,约 2/3 在 60 岁以上,30 岁以下罕见。

二、病因

目前认为,慢性淋巴细胞白血病的病因尚未明了,可能遗传因素具有一定的作用,部分慢性淋巴细胞白血病患者有染色体核型、数量和结构的异常,其中以 12～14 号染色体异常多见,以 12 号染色体三体最多见。B 细胞慢性淋巴细胞白血病染色体易位(11;14),其 11 号染色体上的原瘤基因 BCL-1(B 细胞淋巴瘤/白血病-1)易位至 14 号染色体上含有重链基因的断裂点处,从而产生异常蛋白质,可能是 B 细胞生长因子。慢性淋巴细胞白血病大多数为 B 细胞性,T 细胞性极少见。

三、分类

慢性淋巴细胞白血病常分三期。

1.A 期

血和骨髓中淋巴细胞增加,可有少于 3 个区域的淋巴组织肿大(5 个区域:双侧颈部淋巴结、腋下淋巴结、腹股沟淋巴结、肝和脾)。

2.B 期

淋巴细胞增加,3 个或 3 个以上区域淋巴组织肿大。

3.C 期

在 B 期的基础上增加贫血或血小板减少等症状。

四、临床表现

患者多为老年人,起病十分缓慢,往往无自觉症状,偶因查体或检查其他疾病时发现。

1.症状

早期可有倦怠乏力,逐渐出现腹部不适、食欲缺乏、消瘦、低热、盗汗。晚期患者可出现头晕、心悸、气短、皮肤紫癜、皮肤瘙痒,骨骼痛,常易感染。有 8%～10%患者可并发自身免疫性溶血性贫血。

2.体征

80%患者有淋巴结肿大,并以此引起患者注意,以颈部、锁骨上、腋窝、腹股沟等处淋巴结肿大为主。肿大的淋巴结无压痛,质地中等,可移动。CT 扫描可发现肺门、腹膜后、肠系膜淋巴结肿大。50%～70%的患者有轻至中度脾大,轻度肝大,多在脾大后发生,但胸骨压痛少见。晚期患者可出现贫血、血小板减少、皮肤黏膜紫癜。T 细胞 CLL 可出现皮肤增厚、结节以至全身红皮病等。

五、并发症

(1)由于免疫功能减退,常易并发感染,是患者病情恶化和死亡的主要原因之一。最常见的是细菌感染,病毒感染次之,真菌感染较少见。

(2)继发第二种肿瘤,有 9%～20%患者可出现。最常见者为软组织肉瘤、肺癌等。

六、辅助检查

1.血象

血象中白细胞增多是本病的特点,最突出的发现是小淋巴细胞增多,白细胞计数大多在 $(15\sim50)\times10^9/L$,少数可超过 $100\times10^9/L$。早期小淋巴细胞占白细胞的 65%～75%,晚期占 90%～98%,其形态与正常的小淋巴细胞难以区别。中性粒细胞和其他正常白细胞均显著减少。早期,贫血可不存在,以后逐渐加重,晚期贫血可以很严重,网织红细胞增高,血清胆红素增加。晚期血小板计数常减低。

2.骨髓象

早期白血病细胞仅在少数骨髓腔内出现,因此,早期骨髓象可无明显改变;晚期正常的骨髓细胞几乎全部被成熟的小淋巴细胞所代替,原始淋巴细胞和幼稚淋巴细胞仅占 5%～10%。红系、粒系及巨核细胞均减少,伴有溶血时幼红细胞可代偿性增生。

3.Coombs 试验

阳性。

4.骨髓活检

淋巴细胞呈不同形式的浸润,其浸润类型与 CLL 患者预后直接相关,分别有这几种,即①骨髓间质浸润:淋巴细胞浸润呈带状,约 1/3 患者呈上述表现,常为早期,患者预后较好;②结节状或结节状与间质混合浸润:10％ CLL 患者呈结节状,25％患者呈结节状与间质浸润混合型,这两种形式预后亦较好;③弥漫浸润:25％患者淋巴细胞呈弥漫浸润,骨髓造血细胞明显减少;此型患者临床上呈进展型或侵袭性,预后较差。

5.淋巴结活检

显示淋巴结内呈与外周血相同的小淋巴细胞弥漫性浸润,组织学上与小淋巴细胞淋巴瘤表现相同,因此,淋巴结活检对 CLL 患者无诊断作用;但当淋巴结肿大原因不明时,尤其是怀疑 CLL 转为 Richter 综合征淋巴瘤时,应做淋巴结活检,此时浸润的淋巴细胞为大 B 淋巴细胞或免疫母细胞。

6.免疫学检查

从表面膜免疫球蛋白(SmLg)和胞质免疫球蛋白测定证实 95％为 B 细胞型,除只有一型轻链(κ 或 λ)外,尚有 IgM、IgD、IgM 结合 IgD。2％～5％为 T 细胞型。淋巴细胞缺乏正常的转化和丝状分裂功能,对抗原或植物血凝素的刺激反应减低或消失;用各种菌苗刺激,也不能形成免疫抗体。治疗有效疾病好转后,免疫功能可有所恢复。T 细胞慢淋中辅助型 T 细胞(CD4$^+$)占多数,其次有抑制 T 细胞型(CD8$^+$)20％的患者抗人球蛋白试验阳性,但有明显溶血性贫血者仅 8％。

7.染色体常规显带和荧光原位杂交(FISH)

分析分别发现 50％～80％的患者有染色体异常。预后较好的染色体核型为 13q 和正常核型;预后较差的染色体核型包括 12 号染色体三体、11q$^-$ 和 17p;已检出的染色体异常还有 6q$^-$。

8.其他

50％～75％患者有低 γ 球蛋白血症,随着疾病进展而严重,少数为无丙种球蛋白血症。5％患者血清可出现单克隆免疫球蛋白血症,主要是 IgM,IgG 和 IgA 较少见。个别有冷球蛋白血症,尿中偶可有轻链排出。

七、诊断

对于老年患者、反复感染、不明原因贫血、浅表淋巴结或肝、脾肿大,皆应疑及慢性淋巴细胞白血病,进行全面的血常规检查。

外周血淋巴细胞绝对值升高是诊断 CLL 的基本条件,但其具体数值有不同标准。2008 年美国 NCI 领导的工作组制订的 CLL 诊断标准为淋巴细胞绝对值＞5000/mm^3,1989 年国际 CLL 研究小组(IWCLL)提出,将淋巴细胞绝对值＞10000/mm^3 作为诊断阈值。2008 年 WHO 的"造血和淋巴组织肿瘤分类"和 2012 年美国 NCCN 皆采用了单克隆 B 淋巴细胞≥

5000/mm³ 作为诊断 CLL 最低标准。中国学者陈书长等认为,由于中国 CLL 发病率较低,为避免漏诊,建议采用 NCI 标准。

外周血淋巴细胞绝对值升高所持续的时间,对 CLL 的诊断也很重要。如果患者仅有淋巴细胞计数升高而无其他症状,不宜贸然做出 CLL 的诊断,需要至少观察 4～12 周,并做免疫分型。

免疫分型对 CLL 诊断是必不可少的。典型 CLL 细胞表达 CD5、CD23、CD19、CD20;SmIg、CD22 及 CD79b 弱表达,不表达 CD103 和 FMC7。Matutes EJ 等曾提出来 CLL 诊断的积分系统。

八、鉴别诊断

淋巴细胞增多可发生于各种病毒感染、弓形体病和百日咳,这些疾病的患者多为年轻人或儿童。淋巴细胞增多为反应性,呈多克隆性,而非单克隆增殖;存在时间短暂而非持续性。

很多淋巴增殖性疾病的临床表现类似 CLL,少数类型肿瘤细胞的免疫表型也与 CLL 有相似之处,但治疗方法与预后却有很大不同,需注意进行鉴别。

1.幼淋细胞白血病(PLL)

临床表现以脾明显增大为主。外周血中白细胞数和淋巴细胞计数增高,但也可能正常。PLL 时,外周血中增多的淋巴细胞形态学与 CLL 不同,55% 以上为幼淋巴细胞,直径在 10～15μm,圆形的细胞核中可见清晰的核仁,染色质较致密,胞质不多。

B-PLL 与 CLL 一样,皆为 B-淋巴细胞肿瘤,其免疫表型具这些特点:SmIg++,CD79b++,FMC7+、CD5、CD23 低表达,可以与 CLL 相鉴别。但应注意,PLL 的白血病细胞可能起源于 T 细胞,其免疫表型特点为 CD2、CD3、CD7 阳性,TdT 及 CD1a 不表达,60% 左右为 CD4 阳性,CD8 阴性,25% 共表达 CD4 及 CD8,15% 为 CD4 阴性,CD8 阳性。

2.毛细胞白血病(HCL)

大多数 HCL 的血象呈全血细胞减少,但少数病例可有白细胞和淋巴细胞计数增多,需与 CLL 相鉴别。形态学上,HCL 细胞胞体略大于 CLL 细胞,胞质有突起,光镜下看似细胞边缘破碎状;透射电镜下,胞质突出有如毛发。骨髓涂片的细胞化学染色酸性磷酸酶呈强阳性,且不被酒石酸抑制(TRAP+)。与 CLL 细胞不同,HCL 细胞的免疫表型为:B 细胞标记物(CD19、CD20、CD22)皆为阳性,而 CD5 和 CD23 阴性;同时特殊表达 CD25、CD11c 和 CD103。

3.套细胞淋巴瘤(MCL)

MCL 是非霍奇金淋巴瘤(NHL)的一个亚型。其肿瘤细胞大小与小淋巴细胞相似,而且同时表达 CD20 和 CD5。如果患者就诊时已达白血病期,其外周血淋巴细胞计数增高,就容易与 CLL 相混淆。但 MCL 细胞 CD23 阴性,SmIg 呈现高表达。此外,具有典型的细胞遗传学异常,即 t(11;14)(q13;q32),涉及 BCL-1 和 Ig 重链基因复合物 cyclin D1 阳性。由于 MCL 预后很差,其与 CLL 的区别就显得十分重要。

4.脾边缘区淋巴瘤(SMZL)

此型淋巴瘤少见。脾大为主要临床表现,外周血可出现中度淋巴细胞增多,故需要与

CLL 相鉴别。SMZL 细胞类似小淋巴细胞,核染色质浓聚,没有核仁,近半数患者淋巴细胞胞浆凸起类似绒毛。常需要通过免疫表型与 CLL 相区别。SMZL 的免疫表型为 CD19、CD20、CD79b、FMC7、SmIg 阳性,CD5、CD23 及 CD25 阴性。

5.小淋巴细胞淋巴瘤(SLL)

在 WHO 分类中,小淋巴细胞淋巴瘤(SLL)被认为与 CLL 是同一种疾病的不同表现形式。

6.单克隆 B 淋巴细胞增多症(MBL)

早在 1992 年,Marti 等发现在 CLL 患者的直系亲属中存在 MBL,而无任何临床症状,此一研究结果被其他作者陆续证实并扩展至正常人群。2005 年,Marti 等提出 MBL 的诊断标准如下:

(1)外周血存在单克隆 B 细胞亚群,依据为:轻链限制性,总 k∶γ 比值大于 3∶1 或小于 0.3∶1,或 25% 以上的 B 细胞表面不表达或低表达免疫球蛋白;存在免疫球蛋白重链基因重排。

(2)存在特异的免疫表型。

(3)经重复检测,单克隆 B 细胞亚群持续存在 3 个月以上。

(4)B 淋巴细胞绝对值 $< 5 \times 10^9/L$。

(5)无淋巴增殖性疾病或自身免疫疾病的其他特点,如淋巴结或脏器肿大,或自身免疫性或感染性疾病,或 B 症状包括疲劳、体重下降、夜汗等。

2008 年 Rawstron AC 等报道,在血象正常和淋巴细胞增多($> 4000/mm^3$)的老年人群中(> 60 岁),经流式细胞术检测发现 5.1% 的受检者存在 CLL 表型的单克隆淋巴细胞,而没有任何临床症状和其他异常。因此,在诊断 CLL 时,需注意与 MBL 相鉴别。

九、治疗

1.概述

CLL 的治疗决策基于以下三点考虑:

(1)相对于其他血液肿瘤而言,CLL 进展缓慢。

(2)目前 CLL 的治疗手段尚不能治愈本病,少数较年轻的患者(< 50 岁)除外。

(3)CLL 患者的中位年龄为 72 岁,中国可能略低于此数值。

由此,CLL 的治疗目标应当是改善临床症状,提高生活质量,适当延长寿命。

在介绍 CLL 的各种治疗方法之前,先明确评价治疗效果的标准。

2.治疗时机选择

早期无症状的 CLL,包括无症状的 Binet 分期 A 期及 Rai 分期 0、I 期患者无需治疗,仅需定期医学观察。研究表明 CLL 疾病早期治疗不能延长生存期,反而增加第 2 肿瘤发生率。应定期血常规检查,监测淋巴细胞绝对值等变化,注意淋巴细胞倍增时间。

CLL 开始治疗的时机取决于疾病的活动状态、医生的经验以及患者本人意愿。以下的指征可供参考。

(1)进行性骨髓衰竭的证据,表现为贫血和(或)血小板减少进展或恶化。

(2)巨脾(左肋缘下>6cm)或进行性或有症状的脾肿大。

(3)巨块型淋巴结肿大(最长直径>10cm)或进行性或有症状的淋巴结肿大。

(4)进行性淋巴细胞增多,如2个月内升高>50%,或淋巴细胞倍增时间(LDT)<6个月。

(5)自身免疫性贫血和(或)血小板减少对皮质类固醇或其他标准治疗反应不佳。

(6)至少存在下列一种疾病相关症状:①在以前6个月内无明显原因的体重下降≥10%;②严重疲乏(如ECOG体能状态≥2;不能工作或不能进行常规活动);③发热,体温>38.0℃2周以上,无其他感染证据;④无感染证据,夜间盗汗>1个月。

当CLL患者出现上述表现之一,即可判定为有治疗指征。淋巴细胞数不能作为治疗的唯一指标。另外,决定是否治疗还应考虑到患者年龄及合并症等情况,年轻体质好的患者治疗可以积极一些,而年老体弱、有合并症的患者如疾病无明显进展,选择治疗时更应保守。

3.初治患者的治疗选择

对于有治疗指征的患者,目前倾向于根据患者不同疾病危险度、体能状态及生物学特征采用个体化治疗方案以最大限度提高治疗效果。根据FISH检测del(17p)[以del(17p)>20%为阳性]的结果进行治疗选择。开展p53突变的检查后,突变的意义等同于del(17p)。

(1)对于无del(17p)患者的治疗,按年龄及身体状况进行个体化治疗,选择如下:

①较年轻、无并发症的患者,建议应用FC±R方案化疗。不能耐受者可B±R、COP±R、CHOP±R方案。

②年龄较大,或有严重并发症不能耐受的患者,单药应用氟达拉滨、苯达莫司汀、苯丁酸氮芥、及COP±R、CHOP±R方案均可。

③合并自身免疫性溶血性贫血(AIHA)的患者,首先应用糖皮质激素控制溶血,如反应不佳则开始针对CLL的治疗。避免应用氟达拉滨、COP±R、CHOP±R方案。

(2)伴del(17p)患者的治疗,选择如下:

①年轻(<55岁)有供者的,考虑异基因造血干细胞移植,可采用减低剂量预处理移植以减轻毒副反应,以扩大应用范围。

②利妥昔单抗(R)+大剂量甲泼尼龙(HDMP)+血浆:应用利妥昔单抗前给予新鲜冷冻血浆400mL;MP 1g(m²·d),d1～5,每28天为1个疗程。注意预防胃溃疡、糖尿病、心力衰竭、感染及股骨头坏死等。有消化道溃疡者禁用。

③FCR方案治疗,剂量用法见表7-2-1。

表 7-2-1 CLL 常用化疗方案

方案	用量用法	疗程
FC±R	氟达拉滨(F)25mg/(m²·d),d1～3; 环磷酰胺(CTX)250mg/(m²·d),d1～3; 利妥昔单抗(R)(375～500)mg/m²,d1;	4周重复;最多6个疗程
HDMP+R+血浆	新鲜冷冻血浆:400mL(应用利妥昔单抗前); 大剂量甲泼尼龙(HDMP):1g/m²×5d; 利妥昔单抗(R):(375～500)mg/m²,d0,	同上

续表

方案	用量用法	疗程
BR	苯达莫司汀(B)90mg/m² d1～2； 利妥昔单抗(R)(375～500)mg/m² d0	同上
F	氟达拉滨(F)30mg/(m²·d)d1～3	同上

④阿仑单抗(CD52抗体)：单独应用或与 FCR 联合组成四药联合方案。

(3)选择氟达拉滨为基础治疗的标准：年龄＜70岁；无心脏、肝、肾功能的明显异常(心功能Ⅱ级以内；ALT,AST,胆红素低于正常值2倍；Cr低于正常上限2倍,Ccr＞70mL/min)；无间质性肺炎和肺纤维化；无活动性感染；无严重合并症：如消化道出血、神经系统症状、其他肿瘤、活动性肝炎或其他病毒感染；无 AIHA；患者愿意接受该治疗且经济能力可承受。

4.复发难治患者的治疗

难治性 CLL 定义：对核苷类似物治疗无反应,或虽然有反应(CR 或 PR)但停止治疗后12个月以内疾病再次进展,或干细胞移植后1年内疾病进展或复发。

复发 CLL 的治疗指征同初治。停止治疗12个月后复发或进展,可以按照原方案治疗。停疗12个月内复发或进展,则按照难治性 CLL 进行二线治疗。

对于没有应用氟达拉滨为基础的治疗或利妥昔单抗者,可以采用 FCR 方案治疗,对于初治时应用过 FCR 者,可以应用 BR、阿仑单抗、大剂量甲泼尼龙＋利托昔单抗等治疗。有条件进行移植的患者可应用异基因造血干细胞移植,对于化疗有效(≥PR)者,也可选择自体造血干细胞移植。对于老年或有较严重合并症的患者,保守或姑息治疗(苯丁酸氮芥、利妥昔单抗、苯达莫司汀或沙利度胺等,注意支持治疗)不失为合适选择。

疾病复发或进展时应注意排除 Richter 转化的可能。

5.CLL 常用药物及治疗方案

(1)烷化剂：这是最传统的治疗 CLL 的药物,以苯丁酸氮芥(瘤可然)为代表,已在临床应用数十年,通过 DNA 交联发挥抗肿瘤作用。服用方法可以连续给药,每日剂量为0.1mg/kg,口服,连续4～8周,根据血象调整剂量。西方国家更多地采用大剂量的间歇治疗,剂量为0.4～0.8mg/(kg·d),每4周1次,此种方式我国很少使用。无论何种给药方法,瘤可然治疗的总有效率(ORR)为30%～50%,CR 仅为4%～10%。目前该药单独应用仅推荐70岁以上患者或有严重合并症不能耐受化疗患者。

苯达莫司汀是由烷基化氮芥连接嘌呤-氨基酸分子而成,它不仅可使单链或双链 DNA 发生交联,还可以引起蛋白和蛋白之间的交联,抑制、杀伤肿瘤细胞。难治复发的 CLL 患者应用苯达莫司汀,有6人获完全缓解。9人获部分缓解,总有效率达到75%。初治 CLL 患者经6个疗程苯达莫司汀治疗,CR 率31%,总反应率为68%,而单独接受瘤可然治疗的对照组 CR 率2%,ORR 为31%,前者持续缓解时间(21.8个月)也明显高于瘤可然组(8.0个月)。苯达莫司汀需静脉注射,50～60mg/(m²·d),连续3～5天,每4周1个疗程,可用6个疗程,骨髓抑制为其主要不良反应。

(2)嘌呤核苷类似物：这是以氟达拉滨为代表的一组嘌呤核苷类似物,具有抑制核糖核酸还原酶的作用,阻断 DNA 合成。在 20 世纪 80 年代这类药物相继问世,极大地改变了 CLL 的预后。

治疗 CLL 时,最常用的嘌呤类似物为氟达拉滨,多为静脉输注,25mg/(m² · d),连续 5 天为 1 疗程,每 28 天可重复 1 次,通常应用 4～6 个疗程。由于标准的氟达拉滨治疗方案有较强的免疫抑制和骨髓抑制作用,而患者多为化疗耐受性较差的老年人,在我国应用氟达拉滨治疗 CLL 患者时,需要注意及时调整剂量和化疗间隔,以免发生严重不良反应。

氟达拉滨也有口服剂型,受肠道吸收能力影响,剂量应为 40mg/(m² · d),每一疗程同样连续服用 5 天。

单药氟达拉滨的疗效在某些方面优于瘤可然。早期的大规模临床试验的结果表明:在未经治疗的 CLL 患者,单用氟达拉滨的完全缓解率达到 70%,但此后进行的有对照的多中心随机临床试验认为:未经治疗的 CLL 患者单独服用氟达拉滨的 CR 率为 15%～20%,瘤可然为 4%～7%;总反应率在氟达拉滨组为 63%～80%,瘤可然组为 37%～72%。但经过长期随访,氟达拉滨与瘤可然相比,延长了患者的缓解期(19～31 个月),提高了生活质量,却并未延长患者的总生存期。

除氟达拉滨外,其他嘌呤类似物,如克拉曲滨(2-氯脱氧腺苷),同样可用于 CLL。有作者报道,总体反应率为 77%,其中完全缓解率达到 34%,同样未能延长总生存期。此药为静脉注射,0.12mg/(kg · d),连续 5 个月为 1 个疗程。

氟达拉滨等嘌呤类似物的主要不良反应为骨髓抑制,同时清除了 T 细胞,也引起明显的免疫抑制,使得机会感染的发生率较高,如真菌感染、病毒激活等,往往在连续数个疗程之后出现,应提高警惕,及时发现,停止用药。氟达拉滨还可引发自身免疫性溶血性贫血(AIHA),可能与 T 细胞亚群比例失调有关。氟达拉滨若与环磷酰胺合用,可降低 AIHA 的发生率。有作者报道,克拉屈滨增加发生肺癌的危险。

(3)单克隆抗体:以单克隆抗体为代表的免疫治疗已成功地用于非霍奇金淋巴瘤,包括 CLL。

利妥昔单抗为抗 CD20 单克隆抗体,可与 CLL 细胞的 CD20 抗原结合,通过补体依赖的细胞毒作用(CDC)和抗体依赖细胞的细胞毒作用(ADCC)以及诱导凋亡等途径杀伤肿瘤细胞。临床用于 CD20⁺ 的 B 淋巴细胞肿瘤。早期的临床试验结果表明,单独使用利妥昔单抗治疗难治或复发的 CLL 患者,总有效率仅 10% 左右,最高 25%,远低于其他的惰性淋巴瘤。其原因被归结为 CLL 患者时瘤负荷较大,且 CLL 肿瘤细胞表面 CD20 抗原弱表达,故需要大剂量单克隆抗体方能有效。此后,有作者将利妥昔单抗每周剂量增加至 2250mg/m²,或常规剂量 375mg/m²,每周 1 次增加至每周 3 次,结果血液学和淋巴结病变获得明显改善,但对于伴有 17p- 的高危 CLL 单用大剂量利妥昔单抗仍然无效。目前认为,对于 70 岁以上高龄、一般状况很差、不能耐受嘌呤类似物的患者,可单独给予利妥昔单抗,以缓解病情。更多的时候,利妥昔单抗应联合化疗作为 CLL 的一线治疗方案。

另一种单克隆抗体是阿仑单抗,它是全人源化抗 CD52 单克隆抗体。单独使用阿仑单抗治疗初治的 CLL 患者反应率可达 83%～89%,其中 CR 者占 19%～24%,疗效持续时间达 24 个月,显著优于利妥昔单抗,这是由于 CD52 表达于所有的淋巴细胞,不易脱落或发生内化,是更理想的靶向治疗药物。阿仑单抗可静脉注射或皮下注射,每次 30mg,每周 3 次共用 4～12 周,获得 CR 或疾病进展则停止使用。阿仑单抗的主要不良反应是 T 细胞也被清除,造成免疫功能低下,增加了感染的机会,尤其是 CMV 的再激活,发生率为 10%～66%。在应用阿仑单抗时,若同时给予更昔洛韦预防,可明显降低 CMV 感染。值得一提的是,对于伴有 17p-、11q-或 p53 突变的高危患者,阿仑单抗有效,但对于显著淋巴结增大者(>5cm)效果不佳。

(4)治疗 CLL 的新药:过去数年中,研制用于 CLL 的新药多通过免疫机制,更准确地讲,是作用于 CLL 细胞中那些抑制凋亡或促进增殖的特殊基因。这些药可分为 7 类。

①标记或不标记同位素的单克隆抗体:以全人源化的 CD20 单抗和 CD23 单抗及 [131]I 标记的 CD20 单抗为代表。

②Bcl-2 抑制药:以 AT-101 为代表,体外可诱导 CLL 细胞凋亡。

③核苷类似物,以氯法拉滨为代表。已批准用于复发的 ALL 和 AML 治疗。

④激酶抑制药:以黄酮吡多为代表,降低抗凋亡蛋白 Bcl-2 的表达,诱导 CLL 细胞凋亡。

⑤免疫调节药:包括抑制血管新生作用的雷那度胺、甲基化抑制药 5-氮杂胞苷、小分子热休克蛋白抑制药 CNF2024 等。

⑥细胞因子:以白介素 21(IL-21)为代表,介导 B 淋巴细胞凋亡。

⑦其他,如反义寡核苷酸,植物碱 Silvetrol 等。

(5)常用联合化疗方案

①以烷化剂为主的联合化疗:一项荟萃分析证实,以烷化剂为主的各种联合化疗方案,如 CVP、CAP 或 CHOP 等,对 CLL 的疗效并不优于单独应用瘤可然,而毒副作用较大,目前仅用于复发病例,可与单克隆抗体合用。

②包含嘌呤类似物联合化疗:氟达拉滨联合环磷酰胺(FC 方案)可以增加 CR 率。O'Brein S 等以氟达拉滨 30mg/(m² · d),联合环磷酰胺 300～500mg/(m² · d),连续 3 天的方案治疗 CLL 患者,既往氟达拉滨敏感者总反应率 80% 以上,获 CR 者达 35%;对氟达拉滨耐药者,总反应率为 38%。中位无进展生存 40 个月以上。主要的毒副作用为骨髓抑制,有 40% 的患者出现了 3/4 级的发热与感染。

FC 与氟达拉滨单药的疗效比较发现,FC 组的总反应率(94%)和 CR 率(16%)均高于氟达拉滨组(分别为 83% 和 5%)。2 组的无进展生存时间分别为 49 个月和 33 个月,但 2 组间的总生存期没有差异。近 10 年,欧美的多个临床观察皆证实 FC 方案在某些疗效指标方面优于单用氟达拉滨。

以 FC 方案为基础联合其他化疗药物如 FC+米托蒽醌(FCM)、氟达拉滨+表柔比星以及克拉屈滨+环磷酰胺(CC)等方案,但未获广泛应用。

③免疫化学治疗:将单克隆抗体与细胞毒类药物联合应用治疗肿瘤,称为免疫化疗。利妥昔单抗联合氟达拉滨(FR)应用于既往治疗或未治疗的 CLL 患者的总体有效率 87%,CR 率为 32%。氟达拉滨和利妥昔单抗同时使用组的总有效率(90%)和 CR 率(47%)均高于序贯使用组(77% 和 28%),2 年 PFS 或 OS 皆有所延长,这表明利妥昔单抗与氟达拉滨有协同作用。

氟达拉滨、环磷酰胺和利妥昔单抗三药联合治疗 CLL(FCR),具体方案为:氟达拉滨,25mg/(m² · d),第 1～3 天;环磷酰胺 375mg/(m² · d),第 1～3 天;利妥昔单抗 375mg/m² 第

1 天。每 4 周 1 个疗程,共 6 个疗程。经过 6 年的随访观察,总反应率为 95%,CR 率达到 71%。4 年存活率 90%,无进展生存(PFS)长于 FC 方案治疗的患者。有限的观察表明 70 岁以上的老年患者对此方案耐受性差,而具有高危细胞遗传学异常的患者是否由此方案受益,尚不肯定。

另一种嘌呤类似物脱氧助间型霉素(喷司他丁)联合 CTX 和 Rituximab 的方案(PCR)对初治的 CLL 也可取得与 FCR 方案相似的疗效,且因治疗耐受性较好,老年患者同样可以使用。

至于以阿仑单抗与氟达拉滨的联合的免疫化疗方案,目前仅用于复发/难治 CLL 的治疗。临床试验表明:具有 17p 或 p53 突变的 CLL 患者,对前述常规的治疗方案疗效不佳。CR 率低,复发率高,以氟达拉滨为主方案治疗本类患者中位存活约 15 个月,3 年无进展生存率为 0。利妥昔单抗同样不能改善其疗效。美国 NCCN 指南建议:如果患者年龄>70 岁,优先选择阿仑单抗;较年轻的患者,经免疫化疗获得 CR 或 PR 后,可行异基因造血干细胞移植。

(6)CLL 的巩固治疗:除了异基因造血干细胞移植,目前的化疗免疫或免疫化疗皆无法治愈 CLL,终将复发。患者经初始治疗获得疗效后,是否需要巩固治疗及如何巩固治疗,尚无定论。

有二项临床试验观察了干扰素 α 的巩固治疗效果。

1995 年有学者给予 31 例经氟达拉滨治疗获得 CR 或 PR 的患者,α 干扰素每次 300mL,每周 3 次,皮下注射,结果未能改善患者的无进展生存期或缓解状态。

单克隆抗体已用于 CLL 的巩固治疗,可以改善缓解质量和延长缓解时间。阿仑单抗效果优于利妥昔单抗。一项Ⅳ期随机试验结果表明经阿仑单抗巩固治疗组 PFS 明显长于未巩固治疗组。氟达拉滨治疗后的 CLL 患者,皮下注射 10mg 阿仑单抗,每周 3 次,共 6 周,CR 者由 35% 增加为 79.4%,59% 患者达到残留病检测阴性。在巩固治疗中,18 例出现 CMV 激活,经更昔洛韦治疗得以控制。

迄今仅有二项以利妥昔单抗作为 CLL 巩固治疗的非随机临床试验,虽然缓解时间得到延长,但因病例数少,尚需要大规模前瞻性随机试验证实。

(7)造血干细胞移植:迄今为止,CLL 与其他白血病一样,通过化疗或联合免疫化疗无法得到治愈,造血干细胞移植是唯一可以根治白血病的手段。但是,CLL 患者多为老年人,且中位生存期可长达 10 年,因此,考虑到风险与代价,大多数患者不适合、也不需要进行造血干细胞移植(HSCT)。

近 10 年,较年轻的 CLL 患者逐渐增多,1/3 新诊断的患者年龄在 50 岁以下,同时 CLL 的预后指标逐渐完善,可以较准确地区分出高危患者,这些患者具有实施 HSCT 的指征与可能。

①异基因造血干细胞移植(Allo-HSCT):20 世纪 90 年代,人们开始尝试应用 Allo-HSCT 治疗高危、耐药或化疗复发的 CLL。耐药或高危的 CLL 接受包含 TBI 的清髓性预处理方案 Allo-HSCT 治疗,CR 率为 87%,预计 5 年 OS 为 39%~65%,复发率 5%~19%。发生急、慢性 GVHD 者复发率明显降低。

为了减少移植相关的死亡率,给年龄较大的患者接受 Allo-HSCT 的机会,一些作者采用减低剂量预处理方案(RIC)。与同期进行的清髓 Allo-BMT 相比,移植相关死亡明显减少,但复发率增加,两组间 OS 和 EFS 无显著差别。通过 PCR 方法以 IgH 基因重排为标记,研究复发的 CLL 患者经 RIC 异基因 HSCT 后微小残留病水平并随访患者发现,移植后 6 个月时,PCR 阴性者 2 年无病生存率 93%,而 PCR 阳性者 2 年无病生存率仅 46%;移植后 12 个月再次行 PCR 检测,阴性者 2 年 DFS 为 100%,阳性者为 57%,提示较高水平肿瘤清除可延长患者的生存。移植前肿瘤负荷较大者疗效不佳。

②自体造血干细胞移植:对 CLL 患者来说,自体干细胞移植较 Allo-HSCT 更为适宜。首先,备选患者年龄可放宽至 65 岁、甚至 70 岁,而且不需寻找供者,并发症少,移植相关死亡率低。2004 年的一项回顾性配对研究中,比较了自体 HSCT 与常规化疗的 CLL 患者的疗效发现,自体 HSCT 组生存期明显延长。然而,2011 年发表的几篇前瞻性研究并未证实自体造血干细胞移植较常规化疗治疗疾病进展期的生存优势。联合化疗基础上美罗华等单抗的应用可大大改善 CLL 患者的总体生存,从而抵消了自体移植所带来的潜在生存优势。

复发率高是自体 HSCT 的主要缺点,实行自体 HSCT 后患者的 DFS 没有出现平台期。目前认为自体造血干细胞移植,可以使具有高危因素的早期 CLL 患者获益,但对于晚期,特别是氟达拉滨无效患者效果较差,不宜作为常规治疗手段。

总之,常规化疗不能治愈 CLL,自体造血干细胞移植可以延长患者的生存期,但仍然不是治愈 CLL 的有效手段。目前临床上着重探讨减低剂量预处理异基因造血干细胞移植是否适用于年龄较大的 CLL 患者,以及如何减少 GvHD 的发生。在实施 Allo-BMT 之前,要权衡利弊。

十、并发症

作为血液系统和免疫系统的恶性肿瘤,同时具有患者发病年龄大、病程长的生物学特点,CLL 与其他白血病相比,在观察与治疗的过程中,会出现某些特殊的并发症。

1.自身免疫性血细胞减少

CLL 伴有免疫缺陷和自身免疫现象。CLL 细胞具有自身反应的特点,靶细胞主要是成熟的血细胞。常见者为红细胞,其次为血小板,原因尚不清楚。临床上导致自身免疫性溶血性贫血(AIHA)、免疫性血小板减少性紫癜(ITP),少数为骨髓衰竭和纯红再障(PRCA)。

约 37% 以上 CLL 患者在病程中可发生 AIHA,近 10%~15% 患者诊断时可伴有 AIHA。肿瘤分期越晚,发生率越高。AIHA 的重要诊断依据为直接抗人球蛋白试验(DAT)。Catovsky 等报道,以常规 DAT 检测 1273 例未经治疗的 CLL 患者,8.6% 为阳性,采用有丝分裂原刺激的 DAT 可提高阳性率。

ITP 是 CLL 时另一种免疫性血细胞减少的形式,发生率为 2%~3%,其中 1/3 同时伴有 DAT 阳性或 AIHA,但 ITP 的诊断需要排除其他如脾亢等引起血小板减少的原因。

PRCA 较为少见,贫血发生时骨髓中红系造血细胞阙如,在 CLL 中的发生率为 1%,可能由 CLL 时过多的大颗粒淋巴细胞抑制红系造血所致。

某些治疗 CLL 的药物可引起 CLL 患者自身免疫性血细胞减少,最常见者为氟达拉滨。氟达拉滨治疗的患者,溶血性贫血的发生率为 11%,与单用瘤可然组相似(12%),而接受环磷酰胺＋氟达拉滨治疗的患者,仅 5% 患者发生溶血性贫血。BeyerM 等认为:CLL 患者体内 Treg 细胞增加,这类细胞对氟达拉滨较敏感,接受治疗后其数量下降,免疫抑制功能降低,从而导致自身免疫性血细胞减少。

CLL 合并免疫性血细胞减少的治疗,基本上与原发的免疫性血细胞减少相同。首选糖皮质激素如泼尼松,$1mg/(kg \cdot d)$,10~14 天后逐渐减量。若疗效不佳,可换用其他免疫抑制药(环孢素、骁悉等)、静脉免疫球蛋白、脾切除或抗 CD20 单克隆抗体等,此时可同时进行 CLL 的治疗,但要注意监测合并症有无加重。在继续给予化疗前,先服用免疫抑制药,可能避免 AIHA 或 ITP 复发或加重。也有作者报道长期服用环孢素 A 可以使得曾发生氟达拉滨诱发 AIHA 的 CLL 患者仍可耐受氟达拉滨的治疗。

2.Richter 综合征(RS)

Richter 综合征是指 CLL 患者在组织学上进展为侵袭性淋巴增殖性疾病,主要是弥漫大 B 细胞淋巴瘤,也包括 HL、PLL、HCL 等。

RS 的发生率为 2.8%~10.7%。由 CLL 的诊断至出现 RS 的中位时间为 48 个月。可能的危险因素有 CLL 晚期、LDH 升高、β_2 微球蛋白升高及 ZAP-70 表达等。

临床表现以突然出现的 B 症状和迅速肿大的淋巴结为特点,1/3 患者有结外病变,往往伴有贫血和血小板减少、免疫球蛋白升高。RS 的诊断有赖于再次淋巴结活检,以取得病理学依据。在活检前有条件可以行 PET-CT 检查,以帮助选择活检部位,敏感性高达 91%,特异性为 80%。

CLL 患者一旦出现 RS,需按照侵袭淋巴瘤治疗。经典的联合化疗方案如 B-CHOP、DHAP 等,或包括氟达拉滨的 FAD 等,皆可取得暂时的疗效,但生存期很短,多于 6 个月内死亡。以 OFAR 方案(奥沙利铂、氟达拉滨、阿糖胞苷和利妥昔单抗)治疗 Richter 综合征的总反应率为 50%,CR 率为 20%,但中位生存期不足 8 个月。因此,RS 是 CLL 的终末期表现,仅少数能够进行 Allo-BMT 的年轻患者可以获得长期无进展生存。

3.第二肿瘤

CLL 患者发病年龄较大,生存期较长,很容易发生第二肿瘤,接受过化疗或放疗也是致癌因素。此外,免疫异常、反复感染也增加了 CLL 患者第二肿瘤的发病率。第二肿瘤的类型包括卡波西肉瘤、肺癌、喉癌、黑色素瘤等及 MDS、AML 等。常见的前 5 位第二肿瘤类型为肺癌、结肠癌、前列腺癌、膀胱癌、乳腺癌。发生第二肿瘤的独立的危险因素包括老年、男性、β_2 微球蛋白升高、乳酸脱氢酶升高、血肌酐升高,而细胞遗传学异常和化疗影响的作用尚不肯定。总之,在诊治 CLL 患者时,要警惕第二肿瘤的存在与发生。

4.感染

在西方国家,50% 以上 CLL 患者会出现反复感染,成为最主要的死亡原因,在各种死亡原因中占 60%~80%。

CLL 患者易合并感染的根本原因是免疫缺陷。CLL 时,经常出现低免疫球蛋白血症,也可伴发抗原-抗体反应减弱,这种体液免疫功能低下会导致严重的细菌性感染,而定期注射人免疫球蛋白,可预防感染的发生;同时,CLL 患者的 T 细胞的质量与数量的变化,CD4/CD8 比值下降,NK 细胞功能降低,这些改变将影响患者的细胞免疫功能,成为易感染的危险因素。

除了 CLL 疾病本身免疫缺陷，治疗可进一步加重免疫抑制。长期服用烷化剂会引起不同程度的中性粒细胞减少，甚至粒缺，此时细菌感染几乎不可避免。糖皮质激素在治疗自身免疫性贫血等合并症时，也抑制了患者的免疫功能，增加感染风险。氟达拉滨为代表的嘌呤核苷类似物可以在 2～3 个月内迅速减少 $CD4^+$ 细胞数量，停药后这种现象可持续 2 年之久，也可减少中性粒细胞、单核细胞的生成，极易造成各种机会致病菌感染。单克隆抗体，如利妥昔单抗（抗 CD20）、阿仑单抗（抗 CD52），可将外周 B 淋巴细胞减少 90％以上，部分患者免疫球蛋白呈轻度下降。有激活潜在病毒，如 HBV 的风险。

S.Francis 等回顾性分析了 280 例 CLL 患者合并感染的情况，认为确诊时较晚的临床分期、IgVH 突变检测阴性、初始强烈化疗方案等可能预示患者将发生严重感染，需要采取静脉注射入丙种球蛋白和给予抗生素等预防措施。

CLL 患者合并的感染中以细菌性感染为主，革兰阳性和革兰阴性细菌感染发生率类似；病毒和真菌感染发生率皆不到 10％；约 1/3 患者病原体不明。自应用嘌呤类似物以来，肺孢子菌、李斯特菌、分枝杆菌、疱疹病毒、曲霉菌等病原体感染有增加趋势。

参考文献

1.王伟,卜碧涛,朱遂强.神经内科疾病诊疗指南.3 版.北京:科学出版社,2019.

2.Andrew,Davies,Carl,等.呼吸系统基础与临床.北京:北京大学医学出版社,2019.

3.赵冰.循环系统疾病.北京:中国医药科技出版社,2019.

4.石宏斌.肾内科新医师手册.北京:化学工业出版社,2019.

5.王晨,王捷.内科疾病学.北京:高等教育出版社,2019.

6.王拥军.哈里森神经内科学.3 版.北京:科学出版社,2018.

7.彭永德.内科疾病临床思辨.北京:人民卫生出版社,2018.

8.朱月永,庄则豪,董菁.消化内科医师查房手册.北京:化学工业出版社,2018.

9.贺蓓,周新.呼吸系统疾病诊疗基础.北京:中国医药科技出版社,2018.

10.杭宏东.肾内科学.北京:中国协和医科大学出版社,2016.

11.王良兴,余方友.呼吸系统疾病的检验诊断.北京:人民卫生出版社,2016.

12.杨霞,孙丽.呼吸系统疾病护理与管理.武汉:华中科技大学出版社,2016.

13.冯莉,宋立格,王巧云.呼吸科疾病临床诊疗技术.北京:中国医药科技出版社,2016.

14.涨潮鸿,江领群.临床护理实践技能.北京:科学出版社,2016.

15.唐前.内科护理.重庆:重庆大学出版社,2016.

16.徐欣昌,田晓云.消化系统疾病.北京:人民卫生出版社,2015.

17.修麓璐.呼吸内科临床护理实践指导手册.北京:军事医学科学出版社,2015.

18.席淑华.急危重症护理.上海:复旦大学出版社,2015.

19.张晓念,肖云武.内科护理.上海:上海第二军医大学出版社,2015.

20.丁炎明,张大双.临床护理基础技术操作规范.北京:人民卫生出版社,2015.

21.王志敬.心内科诊疗精萃.上海:复旦大学出版社,2015.

22.马爱群,王建安.心血管系统疾病.北京:人民卫生出版社,2015.

23.李秀云,殷翠.临床护理实践.北京;人民卫生出版社,2014.

24.陈晓锋,梁健,唐友明.神经内科医师手册.北京:化学工业出版社,2014.

25.田莹,扬名钫.危重症护理实践.昆明:云南科学技术出版社,2014.